Vorwort

Die Betreuung und Behandlung älterer Patientinnen und Patienten steht im Zentrum der Tätigkeit des Allgemeinarztes und des Internisten, aber auch Spezialisten anderer Fachbereiche müssen spezifische Aspekte des höheren Lebensalters in ihre diagnostischen und therapeutischen Maßnahmen integrieren.

Das »HEXAL Lexikon Geriatrie« soll diesem großen Benutzerkreis einen raschen Überblick geben, wenn einschlägige Literatur gerade nicht greifbar ist oder die Hektik des Praxisalltags den Blick in ein Handbuch nicht zuläßt.

Der Verlag dankt Frau Dr. med. Susanne Jäckle-Kirchhoff für die gewissenhafte Bearbeitung der Stichwörter.

Mit der Firma HEXAL Pharma als Namensgeber haben wir einen Förderer gefunden, der es ermöglicht, dieses Werk, gemessen an seiner Qualität und Ausstattung, zu einem besonders günstigen Preis herauszubringen.

Dr. med. Burkhard Scheele
Urban & Schwarzenberg
Verlag für Medizin

HEXAL Lexikon Geriatrie

Herausgegeben von der Lexikon-Redaktion
des Verlages Urban & Schwarzenberg

Bearbeitet von
Susanne Jäckle-Kirchhoff

Urban & Schwarzenberg
München – Wien – Baltimore

Bitte richten Sie Rückfragen an:

Lexikon-Redaktion des Verlages
Urban & Schwarzenberg
Postfach 20 19 30
80019 München

Das Quellenverzeichnis der Abbildungen und Tabellen finden Sie am Ende des »HEXAL Lexikon Geriatrie«

Die Abbildungen wurden von Jonathan Dimes, Mary Anna Barratt-Dimes, Lob + Partner, Siri Mills, Otto Nehren und Dr. Katja Dalkowski erstellt.

Die Deutsche Bibliothek – CIP-Einheitsaufnahme

Jäckle-Kirchhoff, Susanne
HEXAL-Lexikon Geriatrie / bearb. von Susanne Jäckle-Kirchhoff.
Hrsg. von der Lexikon-Red. des Verl. Urban & Schwarzenberg.
[Die Abb. wurden von Jonathan Dimes erstellt]. –
München ; Wien ; Baltimore : Urban und Schwarzenberg, 1997
ISBN 3-541-30511-8
NE: Lexikon Geriatrie: HST

Umschlaggestaltung: Dieter Vollendorf
Druck: Appl, Wemding
Bindung: Großbuchbinderei Monheim, Monheim

ISBN 3-541-30511-8

Hinweise für den Benutzer

1. Bei eingedeutschten Formen der Wörter ist die Schreibweise mit k/z statt mit c und mit ä bzw. ö statt ae bzw. oe durchgeführt (z.B. Zäkumfistel). Chemische Substanzen sind meist mit c geschrieben, wenn der Wortstamm aus dem Lateinischen ableitbar ist (z.B. Glucose, Lactose); bei griechischem Wortstamm (z.B. Glykosid, Galaktose) wird das k bevorzugt.

2. Ein Teil der aus mehreren Wörtern bestehenden Termini ist nicht unter dem ersten, sondern unter dem zweiten Terminus-Teil definiert. Ebenso sind durch Zusammensetzung von Wörtern gebildete Begriffe entweder unter dem Bestimmungswort oder – wegen eines gegebenen Zusammenhangs – unter dem Grundwort erklärt.

3. In der alphabetischen Ordnung stehen Eponym-Begriffe stets an erster Stelle, d. h. vor gleichlautenden Wörtern; sie sind durch ein dem (den) Eigennamen angehängtes Sternchen (*) gekennzeichnet, das für -s, -sche, -scher, -sches steht. Doppelnamen sind mit einem //-Zeichen verbunden. Gelegentlich ist der Name einem Begriff nachgestellt (evtl. in Klammern). Im Text sind die Autorennamen in Kapitälchen gesetzt. In Klammern – am Textanfang – stehen ferner gelegentlich Eigennamen, die auf die Erstpublikation, eine Entdeckung etc. hinweisen.

4. In Stichwortblöcken wird das an erster Stelle stehende »Hauptstichwort« durch eine Abkürzung wiederholt (evtl. abgewandelt als Abkürzung für die entsprechende Mehrzahlform).

5. Kennzeichnung mit ↗ bzw. s.u. (»siehe unter«) und s. (siehe) bedeutet Abhandlung an der verwiesenen Stelle; die Abkürzung vgl. (»vergleiche«) bzw. s. a. (»siehe auch«) weist auf bestehende, evtl. konträre Beziehungen der Begriffsinhalte hin.

6. Bei Verweisungen gilt auch die gebeugte Form als Hinweis auf die ungebeugte.

7. Am Stichwortende werden meist die entsprechenden englischen (amerikanisch-engl.) Übersetzungen gebracht; Kennzeichen: [E] (mehrere Übersetzungsmöglichkeiten werden ggf. durch »;« getrennt), engl. Begriffe als Lehnwort werden wie deutsche Wörter behandelt.

8. Zahlen in eckigen Klammern bei Abbildungen, Schemata und Tabellen kennzeichnen deren Quelle. Die Zuordnung erfolgt über das Quellenverzeichnis am Ende des »HEXAL Lexikon Geriatrie«.

Abkürzungen, Kurzzeichen

(Soweit hier und im Rechtschreibduden nicht aufgeführt, dem lexikalischen Teil entnehmen)

A

a – Jahr (»annus«)
A.; Aa. – Arteria; Arteriae
Abk. – Abkürzung
Abltg. – Ableitung
Ätiol. – Ätiologie
Ät.path. – Ätiopathogenese
allerg – Allergologie
allg. – allgemein
Amp. – Ampulle
anästh – Anästhesiologie
anat – Anatomie
anat. – anatomisch
androl – Andrologie
angeb. – angeboren
angiol – Angiologie
ant. – anterior
anthrop – Anthropologie
Anw. – Anwendung
a.p. – anterior-posterior
asc. – ascendens
a.-v. – arteriovenös
av., Av- – atrioventrikulär
AZ – Allgemeinzustand

B

Bac. – Bacillus
bakt – Bakteriologie
bakt. – bakteriell
baln – Balneologie
Baz. – Bazillus
bds. – beiderseits, -seitig
Begr. – Begriff
bes. – besonders, besondere(r)
best. – bestimmt
Bez. – Bezeichnung
biochem – Biochemie
biol – Biologie
biol. – biologisch
BK – Berufskrankheit
BKS – Blutkörperchensenkung(sreaktion)
BRD – Bundesrepublik Deutschland
BSG – Blutkörperchensenkungsgeschwindigkeit
BTM – Betäubungsmittel
BW – Brustwirbel
BWK – Brustwirbelkörper
BWS – Brustwirbelsäule
bzgl. – bezüglich

C

C – Zervikalsegment
Ca. – Karzinom
chem – Chemie
chir – Chirurgie

D

d – Tag (»dies«)
D – Dorsal(= Thorakal)-segment
D. – Dichte
DD – Differentialdiagnose
def. – deformans
dent – Zahnmedizin
derm – Dermatologie
dermatol. – dermatologisch
desc. – descendens
Di – Diphtherie
diät – Diätetik
diagnost – Diagnostik
Dil.; dil. – Dilution; dilutus
dist. – distal(is)
DNA; DNS – Desoxyribonucleinsäure
dors. – dorsal(is)
dptr – Dioptrie
Drag. – Dragée(s)

E

E – engl. Übersetzung
e.g. – (engl.) z.B.
Einh. – Einheit
Einw. – Einwohner
embryol – Embryologie
embryol. – embryologisch
endokrin – Endokrinologie
endokrinol. – endokrinologisch
enterol – Enterologie
entom – Entomologie
entspr. – entsprechend
enzym – Enzymologie
epidem – Epidemiologie
Erkr. – Erkrankung
Ery – Erythrozyt(en)
ext. – externus
EZ – Ernährungszustand
Ez. – Einzahl

F

Flor. – Flores
Fol. – Folia
For. – Foramen
forens – Gerichtsmedizin
front. – frontal(is)

G

G.; Ggl. – Ganglion
gastroenterol – Gastroenterologie
gastrol. – gastrologisch
geburtsh – geburtshilflich
gebr. – gebräuchlich
genet – Genetik
Ggs. – Gegensatz
Gl (l). – Glandula(e)
gr.griech. griech. – griechisch
gyn – Gynäkologie
gynäkol. – gynäkologisch

H

h – Stunde (»hora«)
hämat – Hämatologie
helminth – Helminthologie
hepat – Hepatologie
Herstg. – Herstellung
histol – Histologie
histol. – histologisch
histor – Medizingeschichte
histotechn – Histotechnik
HNO – Hals-Nasen-Ohren-Heilkunde
hom – Homöopathie
HW – Halswirbel
HWK – Halswirbelkörper
HWS – Halswirbelsäule
hyg – Hygiene

I

i.a. – intraarteriell
i.c. – intrakutan
ICR – Interkostalraum
IE, iE – Internat. Einheit
i.e.S. – im eigentl. Sinn, im engeren Sinn
Ig – Immunglobulin
i.m. – intramuskulär
immun – Immunologie
inf. – inferior
int. – internus
I.P. – isoelektrischer Punkt
i.p. – intraperitoneal
i.u. – intrauterin
i.v. – intravenös
i.w.S. – im weiteren Sinn

J

Jh. – Jahrhundert
Jz. – Jahrzehnt

K

kard – Kardiologie
kardiol. – kardiologisch
KBR – Komplementbindungsreaktion
klin – Klinik; klinisch
KM – Kontrastmittel; Knochenmark
Konz. – Konzentration
Kp. – Siedepunkt

Krkht.	–	Krankheit
kybern	–	Kybernetik

L

L	–	Lumbalsegment
LA	–	Lebensalter
labor	–	Labormedizin
laryng	–	Laryngologie
lat.	–	lateral(is)
latein.	–	lateinisch
Leuko(s)	–	Leukozyt(en)
Lhj.	–	Lebenshalbjahr
li.	–	links
Lig(g).	–	Ligamentum, -ta
Liq.	–	Liquor
Lj.	–	Lebensjahr
Ljz.	–	Lebensjahrzehnt
LK	–	Lymphknoten
L.mon.	–	Lebensmonat
Lsg.	–	Lösung
LW(K)	–	Lendenwirbel(körper)
L.wo.	–	Lebenswoche
LWS	–	Lendenwirbelsäule

M

M.	–	Musculus
maj.	–	major
MAK	–	maximale Arbeitsplatzkonzentration
mathe(m)	–	Mathematik
max.	–	maximal, maximus
med.	–	medial(is)
MG	–	Molekulargewicht
mhd.	–	mittelhochdeutsch
mikrob	–	Mikrobiologie
Min., min	–	Minute
min.	–	minimal, minor
Mm.	–	Musculi, Muskeln
mol.	–	molar
Mol.	–	Molekül
Mol.gew.	–	Molekulargewicht
Mon.	–	Monat
mykol	–	Mykologie
Mz.	–	Mehrzahl

N

n	–	normal (chem.)
N.	–	Nervus
neg.	–	negativ
nephr(ol)	–	Nephrologie
Neugeb.	–	Neugeborenes
neurochir	–	Neurochirurgie
neur(ol)	–	Neurologie
neurophys(iol)	–	Neurophysiologie
Nn.	–	Nervi
nukl(earmed)	–	Nuklearmedizin

O

O'...	–	Ober...
o.a.	–	oder andere(s)
o.ä.	–	oder ähnliche(s)
o.B.	–	ohne Befund
Op.	–	Operation(s...)
op.	–	operativ
ophth	–	Ophthalmologie
opt	–	Optik
orthodont	–	Orthodontie
orthop	–	Orthopädie
otol	–	Otologie
OZ	–	Ordnungszahl

P

p.a.	–	posterior-anterior
päd	–	Pädiatrie
parasitol	–	Parasitologie
Pat.	–	Patient(en)
path	–	Pathologie
path.anat.	–	pathol.-anatomisch
pathophys(iol)	–	Pathophysiologie
pharm(ak)	–	Pharmakologie
pharm(az)	–	Pharmazie
physik	–	Physik
physiol	–	Physiologie
physiotherap	–	Physiotherapie
Pl.	–	Plexus; Plural
Plv.	–	Pulvis, Pulver

PNA – Pariser Nomina Anatomica
pneum(ol) – Pneumologie
pos. – positiv
post. – posterior
ppm – parts per million
Präp. – Präparat
Proc. – Processus
protozool – Protozoologie
prox. – proximal(is)
psych – Psychologie
psych(iatr) – Psychiatrie
pulm(ol) – Pulmologie

Q

qual. – qualitativ
quant. – quantitativ
quart. – quartär

R

R – Röntgen (Einh.)
R. – Ramus
Rad. – Radix
radiol – Radiologie
re. – rechts
rel. – relativ
rhin – Rhinologie
Rhiz. – Rhizoma
RKM – Röntgenkontrastmittel
Rö – Röntgen
röntg – Röntgenologie
RR – Blutdruck (nach Riva-Rocci)
Rr. – Rami

S

s – Sekunde
s. – sive, seu (latein. = oder)
s. – siehe
S – Sakralsegment
s.c. – subkutan
sec, Sek. – Sekunde
serol – Serologie
Sg. – Singular
sin. – sinister
spez. – speziell
spezif. – spezifisch
statist – Statistik
Std. – Stunde
subsp. – Subspecies
sup. – superior
SW – Sakralwirbel
Sy(ndr). – Syndrom
Sympt(e). – Symptome

T

T. – Teil(e)
tbc. – tuberculosus
Tbk – Tuberkulose
tbk. – tuberkulös
Tbl. – Tablette
Tct. – Tinctura
Temp. – Temperatur
Tg. – Tag(e)
Th – Thorakal(wirbel)
therap – Therapie
Ther.
toxik – Toxikologie
Tr. – Tractus, Truncus
Trit. – Trituratio

U

U'... – Unter...
u.a. – unter anderem; und andere(s)
u.a.m. – und andere(s) mehr
u.M. – und Mitarbeiter
U/min – Umdrehung pro Minute
urol – Urologie
u.U. – unter Umständen

V

V. – Vena
v.a. – vor allem
var. – Varietas
ven. – venös
vener(ol) – Venerologie
ventr. – ventral(is)
Verbdg(n). – Verbindung(en)
Verw. – Verwendung
vet – Veterinärmedizin
virol – Virologie
VO – Verordnung

Vork. – Vorkommen
vork. – vorkommend
vorw. – vorwiegend
Vv. – Venae, Venen

W

WHO – Weltgesundheitsorganisation
WK – Wirbelkörper
Wkg. – Wirkung
Wo. – Woche(n)
WS – Wirbelsäule

Z

zeitgen. – zeitgenössisch
zool – Zoologie
Zus. – Zusammensetzung
zytol – Zytologie
zytol. – zytologisch

A

Aachener Aphasietest: in der Depressionsdiagnostik angewandter psychologischer Test zur Beurteilung altersentsprechender kognitiver Leistungen; geeignet zur Prüfung der Sprachfunktionen sowie zur differenzierten Beurteilung der Spontansprache. Der Test besteht aus 5 Subtests (Token-Test, Nachsprechen, Schriftsprache, Benennen u. Sprachverständnis) u. beinhaltet als Screening-Instrument auch eine Kurzform.

Abarognosis, Baragnosis**:** Störung des Gewichtsschätzvermögens; v.a. bei Kleinhirnerkrankung (bei einseitiger Erkrankung herdseitig). [E] abarognosia.

Abasia, Abasie: psychisch oder organisch (z.B. bei Lähmungen) bedingte Gehunfähigkeit; meist mit Astasie kombiniert. [E] abasia.

Abbau: 1) ↗Atrophie, Involution. [E] atrophy. **2) A. der Persönlichkeit:** die meist mit Demenz kombinierte Wesensänderung (Affekt-, Antriebs-, Triebstörungen) als weitgehend irreparables, oft auch fortschreitendes Syndrom bei chronischer Hirnerkrankung, z.B. als »hirnorganisches« Abbausyndrom bei Hirnatrophie (↗Tab.). [E] mental deterioration.

Typische Symptome des »geistigen Abbaus«. [12]

im intellektuellen oder kognitiven Bereich
- Zerstreutheit
- Störungen der Merkfähigkeit
- in fortgeschrittenen Fällen auch räumliche und zeitliche Orientierungsstörungen sowie Probleme im sprachlichen Ausdruck

in Stimmung und Befindlichkeit
- Interesselosigkeit
- affektiver Rückzug
- Ängstlichkeit
- Stimmungslabilität
- Neigung zur Verstimmtheit

im Verhalten
- Apathie
- Reizbarkeit und Aggressivität

Abblassung, temporale: weißliche Verfärbung der schläfenseitigen Hälfte der – sonst scharf begrenzten – Sehnervpapille (= Discus nervi optici) bei teilweiser Sehnervatrophie; z.B. bei retrobulbärer Neuritis (v.a. bei Polysklerose), chronischem Alkohol- u. Tabakmißbrauch. [E] temporal pallor of optic disc.

Abdomen *PNA***:** der Bauch; der Rumpfabschnitt zwischen Brustkorb u. Becken, bestehend aus Bauchwand, -höhle u. -eingeweiden. [E] abdomen. – **A., akutes:** ↗akutes A. [E] acute a.; surgical a.

Abdomensonographie: Untersuchung des Abdomens mittels Ultraschall. Altersbedingte Veränderungen finden sich an verschiedenen Organen u. lassen sich sonographisch nachweisen. Das Pankreas weist im Alter durch Atrophie, Lipomatose u. Fibrose häufig eine gesteigerte Echogenität auf, kann aber auch verschmälert u. sonographisch schwierig abgrenzbar imponieren. Die Leber atrophiert ebenfalls im Alter mit relativer Zunahme von Bindegewebe u. Kollagenfasern, was zu leicht gesteigerter Echogenität führen kann. Die physiologische Altersniere ist durch Parenchymverschmälerung bei gleichzeitiger Verbreiterung des zentralen Echokomplexes gekennzeichnet (Parenchym-Pyelon-Index ca. 1,1).

Abdomenübersicht(saufnahme): Leeraufnahme des Bauches, v.a. – im sagittalen Strahlengang – am Stehenden zur Darstellung von ↗Flüssigkeitsspiegeln u. pathologischen Gas-/Luftansammlungen; beim Schwerkranken in Rückenlage in seitlicher Projektion mit »angestellter« Kassette. [E] abdominal survey radiography; abdominal plain film.

Abdomenuntersuchung: Inspektion u. Palpation des Bauches u. seiner Organe; bei älteren Patienten besteht durch Fettakkumulation u. Schwächung der Bauchmuskulatur häufig ein »Dickbauch« ohne pathologischen Befund. Stuhl kann bei Obstipation nicht nur in der linken Fossa iliaca, sondern auch im Colon transversum getastet werden, ebenso wie ein vergrößertes Caecum häufig palpabel ist. Nach einem Aortenaneurysma sollte vorsichtig gesucht werden; ergibt sich palpatorisch der V.a. einen Unterbauchtumor, muß auch an eine überfüllte Harnblase bei Harnverhalt ohne Symptome gedacht werden.

Abdominalschmerzen: Schmerzen im Bauchraum, bedingt durch vielfältige Ursachen. Viele ältere Patienten klagen über gelegentliche oder häufige abdominelle Beschwerden ohne organisches Korrelat, die Beschwerden sind vielmehr Ausdruck anderer Grunderkrankungen, eingeschränkter Aktivität oder psychischer Probleme. Unterschieden werden akute A. (↗akutes Abdomen) von chronischen bzw. chronisch-rezidivierenden A. Häufigste Ursachen chronischer A. sind Ulkusleiden, chronische Cholezystitis/Pankreatitis, Aortensklerose (Angina abdominalis), Divertikulose/Divertikulitis, Zosterneuralgie, Reizung von Nervenwurzeln, Hyperkalzämie, Obstipation usw.

Abführmittel, Laxanzien, Laxativa: Mittel zur Beseitigung der Stuhlverstopfung (Obstipation) durch Ingangsetzen der Stuhlentleerung (↗Defäkation) u. durch Aufweichen eingedickten Stuhles (↗Fäzes). Unterschieden werden 1) Gleitmittel (Lubricantia); schlecht- oder nichtresorbierbare Öle: Glycerin u. Paraffin; Mineralöl mit Zusatz von Agar-Agar als Füllmittel bzw. Phenolphthalein als – Dickdarmwirksames – diphenol. A.; bei chronischer Anw. dieser Öle Gefahr von Vitaminmangelzuständen (Vitamin A, D, E, K); 2) Füllmittel, d.h. unverdauliche u. nicht resorbierbare, unter Wasseraufnahme quellende u. durch Volumenzunahme die Auslösung des Defäkationsreflexes begünstigende Mittel: Agar-Agar, Methylcellulose u. – als Hausmittel – Leinsamen; 3) Stoffe mit Hemmeffekt gegenüber Flüssigkeits- u. Natrium-Resorption bei gleichzeitiger Begünstigung der Flüssigkeitsabsonderung (samt Elektrolyten: Na^+, K^+, Ca^{2+}, Cl^-) im Dickdarmbereich = **antiabsorptiv u. sekretagog wirkende A.** (sog. Dickdarmmittel), u. zwar Anthrachinone (wirksam durch darmbakteriell entstandene Endprodukte ihrer Aglykone) sowie **diphenolische A.** (Phenolphthalein, Bisacodyl u. dessen Schwefelsäureester Natriumpicosulfat; wirken durch im Dickdarm freiwerdende Diphenole) u. Gallensäuren; 4) **osmotische A.** wirken durch Zurückhalten osmotisch äquivalenter Flüssigkeitsmengen in der Darmlichtung; z.B. Lävulose sowie – als **salinische A.** – Sulfationen (Karlsbader Salz; Magnesiumsulfatwässer, Glaubersalz). – Alle belastet, v.a. bei chronischer Verabfolgung, durch Gefahr von Wasser-/Elektrolythaushalt-Störungen, Dickdarmveränderungen, manche auch – substanzspezifisch – durch besondere Nebenwirkungen. [E] laxatives; purgatives. – **A., natürliche:** in sog. »natürlichen Laxanzienkombinationen« enthaltene pflanzl. Stoffe; z.B. Extractum Colocynthidis (»Koloquinten-Extrakt«), Aloe, Jalapa-Harz, Podophyllin (gilt als potentiell terato- u. karzinogen).

Abhängigkeit: unwiderstehlicher Drang, ein Suchtmittel einzunehmen, um entweder ein Gefühl des Wohlbefindens zu erzielen, oder um Mißempfindungen auszuschalten; die Bez. A. sollte nach Empfehlung der WHO den Begriff »Sucht« ersetzen. Folgende Stoffgruppen können zu einer A. führen: Morphine, Barbiturate u. Alkohol, Kokain, Cannabis, Amphetamine, Kat (Khat), Halluzinogene, Schnüffelstoffe; außerdem Medikamente wie bsp. Benzodiazepine. Es wird zwischen körperlicher (Symptome variieren je nach Droge) u. seelischer A. unterschieden; zur A. gehören Toleranzsteigerung u. körperliche Entzugssyndrome beim Absetzen sowie ein gesteigertes Verlangen mit zentriertem Denken, das vorwiegend um die Droge kreist. Die Übergänge zwischen Mißbrauch u. A. sind fließend. Zum Entstehen einer A. bedarf es u.a. einer persönlichen Disposition, eines speziellen materiellen u. sozialen Umfeldes u. Milieuveränderungen als Auslöser von Krisen.

Abiotrophie: Vitalitätsverlust, Wachstumshemmung u. Degeneration von Geweben infolge mangelhafter oder fehlender Gewebsernährung. [E] abiotrophy.

Abklatschgeschwür, Kontaktgeschwür: das bei innigem Kontakt zwischen 2 gegenüberliegenden Organwänden von einer auf die andere Wand übergreifende

Geschwür, z.B. bei ↗Ulcus pepticum des Magens. [E] kissing ulcer.

Abklatschkarzinom, -metastase: Geschwulstmetastase auf der einem Primärtumor gegenüberliegenden Organwand, u. zwar als Folge unmittelbarer Absiedlung (Inokulations-, Kontaktkarzinom); meist aber wohl eine lymphogene Metastase. [E] contact cancer.

Abklatschung: Abklatschen des Rückens, des Gesäßes u./oder der Beine (auch als Selbstbehandlung) mit dosierten Schlägen (schnell kreisende Bewegungen) mit einem ausgewrungenen oder triefend nassen, zu einem Streifen zusammengelegten Handtuch; eine sog. »kleine Anw.«. [E] slapping.

Abklingquote: Wirkungsverlust (in %) eines verabfolgten Heilmittels, i.e.S. eines Herzglykosids, während 24 Std. durch Ausscheidung u. Verstoffwechslung (z.B. bei Digitoxin 7%, Strophanthin 40%!). [E] decay rate.

Ablatio: (latein.) **1)** operative Abtragung, Entfernung, *chir* ↗Amputation. [E] ablation. **2)** Abhebung. [E] detachment; separation. – **A. chor(i)oideae,** Amotio chorioideae: das Sichabheben der Aderhaut von der Lederhaut (Sklera); z.B. nach Augenverletzung, -operation; führt zu Vorderkammerabflachung, Bulbushypotonie, Bildung eines peripheren Netzhautbuckels; Prognose günstig. [E] choroidal detachment. – **A. falciformis:** s.u. Ablatio retinae. [E] falciform detachment. – **A. mammae:** Mammaamputation. [E] mastectomy. – **A. retinae,** Amotio retinae: Netzhautablösung; teilweise oder totale Abhebung der geschädigten Netzhaut, z.B. durch subretinale Flüssigkeitsansammlung, Tumor, Verletzung, bei Retinopathie u. idiopathisch (primär); beginnt mit Photopsie u. Kamptopsie als »warnenden« Prodromalsymptomen, gefolgt von Skotom. [E] retinal detachment.

Abreibung: straffes Anlegen eines leicht ausgewrungenen kalt-nassen Leinentuches, mit dem nachfolgend die Reibung (lange glatte »Striche«) bis zur Angleichung an die Hauttemperatur erfolgt; Anw. als Ganz- oder Teilmaßnahme.

Abscheidungsthrombus: trocken-brüchiger, »weißer« bis »grauer« ↗Thrombus mit geriffelter Oberfläche; das Blutgerinnsel entsteht an geschädigter Intima der Blutgefäße oder am Endokard durch Thrombozytenagglutination zu einem – auch Erythrozyten u. Fibrin enthaltenden – Maschenwerk, das von einem Leukozytenmantel umgeben wird. Typisch als Kopfteil des großen, gemischten Thrombus. [E] white thrombus.

Absence, Absentia mentalis, Absenz: (französ.) sekundenlange Bewußtseinstrübung oder -einengung (»Denkpause«) bei ↗Epilepsie; eine Form des Petit mal (daher von diesem nicht abgrenzbar). – EEG: bilateral-synchrone Spitze-Welle-Komplexe (3/Sek.). [E] absence of mind; petit mal absence.

Absinthvergiftung: Vergiftung durch Spirituosen mit Bitterstoffen aus Wermut (= Artemisia absinthium); im wesentlichen hervorgerufen durch das krampferregende Thujon. Symptome des komplizierten Alkoholismus (motorische u. sensible Störungen, Nausea, Erbrechen, Stupor). – Die chronische A. = **Absinthismus** mit Abbauerscheinungen des Zentralnervensystems. [E] absinth poisoning; absinthism.

Absterbe-EKG: das EKG des sterbenden Herzens; zeigt Lähmungs- u. Reizungsphasen der primären u. tieferen Automatiezentren, Lähmung der Erregungsleitung, Deformierung der Vorhof- u. Kammerkomplexe; schließlich bleibt jede Erregung aus. [E] agonal electrocardiogram.

Abstinentia, Abstinenz: Enthaltung (auch die entziehungsbedingte) von gewohnten Genuß-, Heilmitteln; auch die geschlechtliche Enthaltsamkeit (= **A. sexualis**). [E] abstinence; sobriety.

Abulie: krankhafte Willens- u. Entschlußlosigkeit; z.B. bei Neurose, Psychosen.

Abusus: mißbräuchliche Anw.; z.B. als ↗Arzneimittelmißbrauch. [E] abuse.

Abwehrmechanismen: helfen einem Betroffenen dabei, das Schicksal (Behinderung, Krankheit oder Tod) in seiner Endgültigkeit anzunehmen. Meist werden im Verlauf dieses Prozesses 4 Stadien durchlaufen: Verleugnung; Aggression; Hadern mit Gott oder dem Schicksal; Depression.

Abwehrspannung: reflektorische Anspannung der Bauchdeckenmuskulatur (evtl. »bretthart«) infolge Reizung des Peritoneums der Bauchwand durch einen entzündlichen Prozeß; Spannung allgemein oder umschrieben (bei flächenhafter bzw. begrenzter Peritonitis); sie kann im Schock, Rausch, spätem Peritonitis-Stadium evtl. fehlen. [E] muscular defense.

Acarbose: ein als kompetitiver Alpha-Glucosidase-Inhibitor wirksames Pseudotetrasaccharid mit Affinität zu Glykosidhydrolasen des Bürstensaums der Dünndarmschleimhaut (verzögert den postprandialen Blutzuckeranstieg u. den entsprechenden Anstieg des Seruminsulins). – Nebenwirkungen: Flatulenz, Meteorismus, Durchfälle.

Accretio: Verwachsung natürlich frei nebeneinander liegender Organe als Entzündungsfolge. – **A. pericardii** s. **cordis:** Verwachsung des äußeren Herzbeutelblattes mit der Umgebung als narbiges Ausheilungsstadium einer akuten Perikarditis; von Bedeutung v.a. bei gleichzeitiger Concretio pericardii. Symptome: evtl. systolische Brustwandeinziehung u. frühdiastolischer Schleuderton. [E] accretion.

Accrochage: (französ.) das »Hängenbleiben« als seltene Herzrhythmusstörung mit periodischer Synchronisation (»period. Verzahnung« bzw. »period. Rhythmusangleichung«) zweier Schrittmacheraktionen beim AV-Block als Folge hoher Sinusfrequenz (z.B. unter Belastung). [E] accrochage.

Acebutolol: ein ↗Betarezeptorenblocker; Klasse-II-Antiarrhythmikum, s.u. Antiarrhythmika.

ACE-Inhibitor, -Hemmer: Inhibitoren des **A**ngiotensin **c**onverting **e**nzyme, das von Angiotensin I in Angiotensin II übergeführt wird. Hauptvertreter sind Captopril, Enalapril, Lisinopril u. Perindopril, Ramipril; bewirken Blutdrucksenkung. [E] ACE inhibitor.

Acemetacin: Glykolsäureester des ↗Indometacins; ein Analgetikum u. Antirheumatikum mit guter Verträglichkeit auch bei Lebererkrankungen. [E] acematacine.

Acetazolamid: Diuretikum; wirkt durch Hemmung der Carboanhydrase, heute weitgehend durch andere, effektivere Diuretika ersetzt. Anw. hauptsächlich noch zur Glaukombehandlung.

Acetylcholin: der sog. »Vaguswirkstoff«; der leicht hydrolysierbare Essigsäureester des Cholins. Ein biogenes Amin (quartäre Ammoniumbase) in Pflanzen u. Tieren u. ein enzymatisch reguliertes Gewebshormon im menschlichen Körper. *pharm* Seine Wirkung ist **n**icotinartig an **n**-Cholinozeptoren (der Ganglienzellen des Sympathikus u. Parasympathikus; auch an den Endplatten), **m**uscarinartig an den **m**-Rezeptoren der Zellen der Zielorgane des Parasympathikus (Effekte: Herzfrequenzverlangsamung [über Sinusknoten] mit Abnahme der Kontraktionskraft der Vorhöfe sowie der AV-Überleitung, Erschlaffung der Gefäßmuskulatur [Blutdruckabfall], Kontraktion glatter Muskulatur [Bronchien, Darm, Uterus; ferner Blasendetrusor u. Mm. sphincter u. dilatator pupillae; mit Miosis bzw. Nahsichteinstellung der Linse], Zunahme der Sekretion der Speichel-, Bronchial-, Darm- sowie der Schweißdrüsen; ferner – über postganglionäre synapt. Fasern des Sympathikus – NNM-Stimulierung [Adrenalin-, Noradrenalinfreisetzung]); Hemmung der A.-Aktivität möglich, z.B. durch Triethylcholin u. Diethylaminoethanol (Synthesehemmung), Botulinus-Toxin, Ca^{2+}-Mangel bzw. Mg^{2+}-Überschuß (Freisetzungshemmung), Curare, Hexamethonium, Atropin (Hemmung der Reaktion mit n- bzw. m-Cholinozeptoren [letzteres als Atropin-Effekt]), Physo- u. Neostigmin; durch Phosphorsäureester Abbaustörung. – *toxik* Vergiftung (meist als Autointoxikation, z.B. nach suizidaler Einnahme von Phosphorsäureestern, die als Hemmstoffe der Acetylcholinesterase wirken) äußert sich in Vagotonie mit Durchfall, Harnabgang, Speichel-, Tränenfluß (»blut. Tränen«), reichlicher Bronchialschleimabsonderung, Schweißausbrüchen, Bradykardie, Miosis, Bronchialkrämpfen u. Krampfanfällen, Atemlähmung. Gegenmittel: Atropin, PAM. [E] acetylcholine.

Acetylsalicylsäure, Acidum acetyl(o)salicylicum, ASS: das klassische Analgetikum, Antipyretikum u. Antiphlogistikum; ihre Wirkung beruht auf zentraler u. peripherer Hemmung der Prostaglandinsynthese. ASS wird in Leber, Niere u. Serum zu Salicylsäure hydrolisiert u. konzentrationsabhängig zu 80–95% an Protein gebunden, in der Leber erfolgt Kopplung der Salicylsäure an Glykokoll oder Glucuronsäure. Angewendet wird ASS in der

Schmerztherapie (500–1000 mg alle 4 bis 6 Std., zur Schlaganfallprophylaxe u. in der Therapie der Demenz zur Verbesserung der Hirndurchblutung u. des kognitiven Leistungsvermögens. Limitierend für den Einsatz von ASS sind die hämatologischen, gastroenterologischen u. renalen Nebenwirkungen, v.a. im Alter bei bestehender Reduktion der Nierenfunktion. ASS bewirkt Verlängerung der Blutungszeit (Thrombozytenaggregationshemmung), Hypoprothrombinämie u. Thrombozytopenie; in hoher Dosierung (> 5 g/Tag) auch Hemmung der Vitamin-K-abhängigen Gerinnungsfaktoren. Bei gestörter Leberfunktion oder Überdosierung nimmt die Eliminationshalbwertzeit von ASS stark zu, da unveränderte Salicylsäure tubulär hochgradig rückresorbiert wird. Bei älteren Patienten ist das Verteilungsvolumen für ASS größer, die Eiweißbindung u. Clearance geringer u. die HWZ verlängert. ASS ist potentiell nephrotoxisch, v.a. bei gleichzeitiger Gabe von ACE-Hemmern u. Thiaziddiuretika, die Entwicklung einer Analgetikanephropathie ist ebenso häufig wie unter Phenacetin. ASS führt außerdem häufig zu gastrointestinalen Blutungen, sein Einsatz ist somit bei Magen-Darm-Ulcera kontraindiziert, ebenso bei hämorrhagischer Diathese u. – in hoher Dosierung – bei Blutbildungsstörungen. [E] acetylsalicylic acid.

Achlorhydrie: die absolute oder (histamin-) refraktäre Anazidität, die auch nach Pentagastringabe (früher Histamingabe) fehlende Absonderung von Salzsäure (HCl) durch die Magenschleimhaut = »pentagastrinrefraktäre Anazidität«, gekennzeichnet durch ein konstantes HCl-Defizit bei fraktionierter Magenuntersuchung; führt zu Verdauungsstörungen (v.a. als Diarrhöen). Tritt auf z.B. bei chronischer atroph. Gastritis u. im Greisenalter; ist ein fast obligates Frühsymptom der perniziösen ↗Anämie. [E] achlorhydria.

Achselvenensperre, akute, Paget*-v. Schroetter* Syndrom**:** durch Thrombose verursachte Abflußbehinderung in der Vena axillaris oder V. subclavia; Ursachen: äußerer Druck auf das Gefäß-Nervenbündel durch Überlastung (»Überanstrengungsthrombose« = Thrombose d'effort), v.a. bei anlagemäßiger Enge (»Thoracic-outlet-Syndrom«), aber auch bei chronisch bedingter Hemmung des Blutrückstromes durch Narben, Kallus oder Tumor; iatrogen durch Sondierung, zentralvenöse Zugänge, Herzschrittmachersonden. Symptome: plötzliche Armschwellung (»akuter Armstau«) mit venöser Stauung u. Zyanose, Schweregefühl, krampfartigen Schmerzen, evtl. Parästhesien, trophische Störungen. Verlauf langwierig; häufig Rezidive. [E] axillary vein thrombosis. – **A., chronische:** Thoracic-inlet-Syndrom. **1)** Zustand nach thrombotischer akuter ↗Achselvenensperre. **2)** chronische Stauung im Rahmen eines Thoracic-inlet-Syndroms i.e.S. durch intermittierende Venenkompression, teilweise auch mit hierdurch bedingter fibrotischer Einengung der Vene.

Acipimox: ein Nicotinsäure-Analogon; ↗Lipidsenker zur Therapie schwerer primärer u. sekundärer Fettstoffwechselstörungen.

Aconitin: das giftige Hauptalkaloid des »Eisenhutes« (Aconitum napellus). Anw. *therap* in der Homöopathie als Antipyretikum, Antineuralgikum. Letale Dosis: 1 bis 5 mg; Vergiftungssymptome: Empfindungsstörungen (Parästhesien, Anästhesie), Temperatur- u. Pulsabfall (Hypothermie; Bradykardie), Polyurie, Koliken, Atemstillstand, Herzlähmung. [E] aconitine.

ACTH: **a**drenoc**o**rtico**t**ropes **H**ormon, ↗Corticotropin. [E] ACTH.

ACTH-Test: klinische Funktionsprüfung der Nebennierenrinde durch Verabfolgung von ACTH-Präparaten (meist i.v.) u. Bestimmung der Corticoide in Plasma u./oder Urin (v.a. als Serum-Cortisol, ggf. als Corticoidmetaboliten [17-Hydroxycorticosteroide] im Harn). Als **ACTH-Kurztest** oder **-8-Stunden-Test** (25 IE i.v. bzw. 50 IE per Infusion; Cortisol-Bestimmung vor ACTH-Gabe sowie nach 1 u. 2 bzw. 4, 6 u. 8 Std.). – Bei primärer u. sekundärer Nebennierenrindeninsuffizienz u. adrenogenitalem Syndrom kein deutlicher Hydrocorticosteroidanstieg, bei Cushing* Syndrom erhebliche Zunahme, bei Adenom unterschiedliches Verhalten. [E] ACTH-test, ACTH stimulation test.

Adams*-Stokes*(-Morgagni*) Syndrom (Robert A., 1791–1875, Chirurg, Dublin; William St.), A.*-St.* Anfall, ASA**:** herzbedingte, lebensbedrohliche Anfälle von Bewußtlosigkeit (Synkope; evtl. mit Krämpfen) durch Hirnanämie infolge längerdauernder Minderung der Herzleistung durch Herzrhythmusstörung (Asystolie, extreme Bradykardie [z.B. bei AV-Block], Kammerflimmern). [E] Adams-Stokes syndrome.

Adenoviren, Adenoviridae, ARD-, AD-, APC-Viren**:** weltweit verbreitete Familie geometrischer (ikosaedrischer) DNS-Viren; z.Zt. 31 Serotypen beim Menschen differenzierbar. Die 60–80 nm großen, ätherresistenten Viren bewirken Einschlußkörper-Bildung im Zellkern; in Zellkulturen zeigen sie oft einen typischen zytopathischen Effekt. Erreger von Krankheiten der Atmungsorgane (auch einer Pneumonie; Serotypen 1–4, 7, 14, 21) sowie des Pharyngokonjunktivalfiebers (3, 7), der epidem. Keratokonjunktivitis (3), der Gastroenteritis mit Atemwegsinfekt (1, 2, 5 u. 7), selten auch einer Enzephalitis (3, 7); ferner Exanthemerreger u. onkogene (Tumorbildung anregende) Typen. – Impfschutz ist möglich (für ca. 12 Mon.). [E] adenoviruses.

Aderlaß: therapeutische Blutentnahme (400 bis 1000 ml) aus einer Vene (im Dringlichkeitsfall aus einer Arterie) mittels weitlumiger Kanüle (z.B. STRAUSS* Kanüle), evtl. nach Venae sectio. Indikation: Kreislaufentlastung bei Linksherzinsuffizienz (Lungenstauung), akutes Hirnödem, maligner Hochdruck, Eklampsie, Polyzythämie. [E] bloodletting. – **A., unblutiger:** therapeutische Senkung des zentralen Venendrucks (Entlastung des kleinen Kreislaufs) durch Verminderung des zirkulierenden Blutvolumens mittels venöser Stauung an den Gliedmaßen (Mitteldruck; max. Dauer 30 Min.) oder – weniger wirksam – durch heiße Fußbäder, Senfwickel; durch moderne Antidiuretika weitgehend verdrängt.

Adiastolie (Politzer*): ungenügende diastolische Ausdehnung(smöglichkeit) des Herzens; *klin* rechtsventrikuläre Herzinsuffizienz. [E] compliance defect of right ventricle.

Adipositas, Obesitas**:** Fettleibigkeit; die generalisierte Vermehrung des Fettgewebes infolge positiver Energiebilanz; meist unterschieden (problematisch!) als reine Folge übermäßiger Nahrungsaufnahme (Mast) oder als Symptom von Stoffwechselerkrankungen; ist z.T. kombiniert mit Fettverteilungsstörungen (= **zonale A.**; z.B. als Stammfettsucht, Breaches-, Falstaff-, Gürtel-Typ. Ist aber zu unterscheiden von örtlichen, selbständigen zonalen Vermehrungen des Unterhautfettgewebes, z.B als MADELUNG* Fetthals, Adipositas dolorosa). Die A. stellt einen Risikofaktor für andere Erkrankungen dar. Die Rehabilitation alter Patienten nach Schlaganfall wird durch A. erheblich erschwert. Zur Behandlung der A. eignet sich bei älteren Patienten eine Ernährungsumstellung, eine drastische Reduktion der Gesamtkalorienzufuhr sollte vermieden werden. [E] fatness; adiposity; adipositas. – **A. dolorosa, A. tuberosa simplex,** DERCUM* Krankheit**:** schmerzhafte, bilateral symmetrische Fettwülste (knotenähnlich) des Unterhautfettgewebes an Stamm u. Extremitäten u. mit Adynamie, depressiven Störungen; v.a. bei Frauen in der Menopause. [E] Dercum's disease.

Adipozele: Eingeweidebruch mit Fettgewebe als alleinigem Bruchinhalt. [E] adipocele.

Adipsie: »Durstlosigkeit«, fehlendes Bedürfnis nach Flüssigkeitsaufnahme. [E] adipsia.

adrenerg(isch): 1) durch Freisetzung des Neurotransmitters Adrenalin wirkend (entsprechende **a. Neurone** im zentralen Nervensystem nachgewiesen); vgl. adrenerges System. **2)** auf die Catecholamine Noradrenalin u. Adrenalin reagierend; s.a. adrenerge Rezeptoren. [E] adrenergic. – **a. Rezeptoren,** Adrenozeptoren**:** die Catecholamine Adrenalin u. Noradrenalin bindende Membranrezeptoren der Erfolgsorgane des vegetativen Nervensystems, unterschieden als ↗Alpharezeptoren (α_1 u. α_2) u. ↗Betarezeptoren (β_1 u. β_2). – Durch sie werden auch bestimmte Arzneimittel gebunden, die als pharmakologische Agonisten den Catecholaminen analoge Wirkungen auslösen (s.a. Sympathomimetika) oder aber – als Antagonisten – die Rezeptoren blockieren (Alpha- bzw. ↗Betarezeptorenblocker; s.a. Sympatholytika). [E] a. receptors. – **a. System:** die Gesamtheit der vegetativen Nervenfasern, die Noradrenalin, Adrenalin als Neurotransmitter freisetzen; im wesentlichen die postganglionären Fasern des Sympathikus, aber auch die präganglionären Fasern für das Nebennierenmark. [E] a. system.

Adriamycin, Doxorubicin: ein Anthracyclin-Antibiotikum mit breitem zytostat. Wirksamkeitsspektrum bei malignen Erkrankungen. [E] Adriamycin®.

adult respiratory distress syndrome: (engl.) ↗ARDS.

Aerosol: Dispersionssystem feinst in Gas verteilter fester oder flüssiger Teilchen (Rauch, Nebel) der Größe 10^{-4} bis 10^{-7} cm. Als **künstliches A.** ein aus Heil- oder Desinfektionsmitteln (als Dispersum) mittels eines inerten, unter Druck stehenden Gases als Treibmittel (Dispergens) erzeugtes A. Anw. für ↗Aero(sol)therapie bzw. Aerosol-Raumluftdesinfektion (letztere z.B. mittels Butylen- u. Triäthylenglykol-Aerosols). [E] aerosol.

Aerosoltherapie: Inhalationstherapie mit Anw. künstlicher, wirkstoffhaltiger Aerosole; z.B. bei Erkrankungen der oberen Atemwege; s.a. Tab. [E] aerosol therapy.

Aerosoltherapie (Beziehung zwischen Partikeldurchmesser, Ablagerungsmechanismus u. Ablagerungsort) [63]

Partikeldurchmesser	Ablagerungsort	Ablagerungsmechanismus
< 1 μ	werden ausgeatmet	bleiben in der Gasphase
1–5 μ	peripherer Bronchialbaum	Sedimentation
5–10 μ	obere Luftwege u. zentraler Bronchialbaum	Trägheitsaufprall
> 10 μ	obere Luftwege	

Affekt: *(latein. affectus = Gemütszustand)* relativ kurz dauerndes u. abgrenzbares, stark ausgeprägtes Gefühl (»Gefühlswallung«), meist begleitet von vegetativ-körperlichen Symptomen mit Ausdruckscharakter; z.B. Freude, Angst, Scham. Als qualitative u. quantitative Abweichung von der Norm der »**pathologische A.**« (Affektstörung). [E] affect. – **A., inadäquater:** ein nicht dem Bewußtseinsinhalt entsprechender A. (z.B. als schizophrener A., d.h. ohne Bezug zum übrigen Erleben = Affektdissoziation). [E] inadequate a.

After: ↗Anus. [E] anus. – **A., künstlicher:** ↗Anus praeternaturalis; vgl. Kolostomie, Enterostomie.

Afterjucken: ↗Pruritus ani. [E] anal itching.

Aggravatio, Aggravation: (latein.) Erschwerung, Verschlimmerung; i.e.S. *klin* die Übertreibung von Symptomen durch den Kranken. [E] aggravation.

Aggressivität: Angriffslust; Ausmaß der Neigung zur Entäußerung von Aggressionen, nimmt im Alter meist ab. [E] aggressivity.

Agonie, Agone: der »Todeskampf«; der Zustand zunehmender Einschränkung (Dysregulation) der lebenswichtigen Körperfunktionen Vita reducta bzw. minima), aus dem es keine spontane Erholung gibt. Zeichen: Facies hippocratica, Bewußtseinsverlust, röchelndes Atmen, schwindender Puls. [E] agony.

AIDS: Akronym als Bez. für – virusbedingte – »erworbene Immuninsuffizienz« (engl. = **a**cquired **i**mmuno**d**eficiency **s**yndrome); Störung des zellulären Immunsystems mit ausgeprägter Verminderung (bis Fehlen) der T-Helferzellen, gemäß »Arbeitsgruppe AIDS« des Centers for Disease Control (CDC) wie folgt definiert: »erworbenes Immundefektsyndrom, charakterisiert durch das Auftreten von persistierenden oder rezidivierenden Krankheiten, welche auf Defekte im zellulären Immunsystem hinweisen, wobei keine anderen bekannten Ursachen dieser Immundefektsymptomatik nachzuweisen sind.« Erstmals 1981 (GOTTLIEB et al.) in den USA beschriebene Erkrankung. Seit 1982 auch in Europa erfaßt. Rasche Ausbreitung infolge Mangels spezifischer Therapiemöglichkeiten; ist durch hohe Sterblichkeit belastet; wird verursacht durch zum Typ C gehörige Retroviren: LAV (**L**ymphadenopathie-**a**ssoziiertes **V**irus; Erstbeschreibung MONTAGNIER et al.) = HTLV III (**h**umanes **T**-Zell-**L**eukämie-**V**irus III; GALLO et al.) = ARV (**A**IDS-assoziiertes **R**etro**v**irus; LEVY) = HIV-1 (**h**uman **i**mmunodeficiency **v**irus; internat. Nomenklaturkomitee; jetzt gültige Bez.); ferner wurde in Westafrika ein sich unterscheidendes Virus entdeckt: HIV Typ 2

(Montagnier 1986). Vermehrung in Zellen, die den CD4-Rezeptor tragen (v.a. T-Helfer-Lymphozyten, Makrophagen, Gastrointestinal-Ganglienzellen). Die Viren knospen aus den befallenen Zellen aus u. gelangen durch den Blutstrom in den ganzen Körper; Ausscheidung vom Virusträger über Blut, Speichel, Ejakulat bzw. Scheidensekret, aber auch Muttermilch (auch intrauterine Infektion zu 10–20%). Das Immunsystem reagiert auf das Eindringen des Virus mit der Bildung von Antikörpern (AK), die gegen die Kern- u. die Hüllproteine gerichtet sind (v.a. auf dem Nachweis dieser AK beruht die heutige AIDS-Diagnostik). Hohe Infektionsrate bei promisken männlichen Homosexuellen, bei Drogenabhängigen (»Fixern«), Empfängern von HIV-haltigem Blut bzw. dessen Präparationen (v.a. Bluter; inzwischen durch Vorsorgemaßnahmen der Blutspendezentralen weitgehend geschützt); in den USA ferner Immigranten aus der Karibik; gefährdet sind heterosexuelle Intimpartner infizierter Personen, Neugeborene HIV-infizierter Mütter. Häufigste Übertragung durch Inokulation infektiöser Körperflüssigkeiten bei Sexualkontakten. Als Antwort auf die dauernde Zerstörung der T-Helferzellen kommt es zeitweise zur Proliferation des lymphatischen Systems. Verlauf in 4 Phasen; Frühsymptome ähnlich der infektiösen Mononukleose (1. Stadium); dann asymptomatische Phase von Monaten bis zu 10 Jahren, in welcher jedoch die HIV-spezifischen Antikörper nachweisbar bleiben (welche meist 3–8 Wochen nach der Inokulation auftreten). Die 3. Phase (2. Krankheitsstadium) ist gekennzeichnet durch eine aus der dauernden Zerstörung der T-Helferzellen u. der Proliferation des lymphatischen Systems resultierende Lymphadenopathie (»Lymphadenopathie-Syndrom«, LAS); diese kann lokalisiert sein (mindestens 2 befallene extragenitale Körperregionen [v.a. Hals-Nacken-Bereich] u./oder eine unklare Splenomegalie gelten als sehr verdächtig), kann aber auch generalisiert vorliegen; dieses Stadium wird als ARC (**A**IDS-**r**elated **c**omplex) bezeichnet (auch Exazerbationen von Hautkrankheiten [z.B. seborrhoisches Ekzem, ausgedehnte Pityriasis versicolor, multiple Verrucae vulgares] können auf eine HIV-Infektion hinweisen). Bei der Mehrzahl der mit HIV infizierten Menschen entwickelt sich das Vollbild von AIDS: breite klinische Symptomatik mit Leistungsabfall, Fieber(schüben), Hyperhidrosis u. Nachtschweiß, Gewichtsverlust u. Durchfällen, oraler Haarzell-Leukoplakie (der Zunge), neurologischen Symptomen (»AIDS-Enzephalopathie«) sowie rezidivierenden Infektionen der Haut u. Schleimhäute (z.B. hämorrhagischer ulzerierender Herpes zoster). Opportunistische Erreger: Candida, Pneumocystis carinii, Zytomegalievirus = CMV u. andere Viren der Herpes-Gruppe, Toxoplasma, Aspergillus, atypische Mykobakterien; ↗Tab.

Als weitere Komplikation treten Neoplasmen auf, z.B. die aggressive disseminierte kutane u. viszerale Form des Kaposi* Sarkoms (das ohne Immunschwäche selten erst nach dem 60. Lj. auftritt), u. zwar als multilokuläre knötchen- bis plaqueartige, bräunliche bis livide Gebilde v.a. in den Hautspaltlinien, aber auch im Bereich des Gaumens, des Magen-Darm-Traktes u. der Lymphknoten, anfangs etwa linsengroß, evtl. konfluierend; gelegentliches Auftreten von Hodgkin- u. Non-Hodgkin-Lymphomen. Nach Ausbildung des AIDS-Vollbildes überleben nur 60–70% der Patienten das nächste Jahr.

Therapie: Behandlung der Sekundärkrankheiten. Eine Verbesserung der Grundsymptomatik scheint mit Azidothymidin (hemmt die reverse Transcriptase des HIV) erreichbar zu sein, jedoch mit zytostatischen Nebenwirkungen; ansonsten versuchsweiser Einsatz von Immunmodulatoren.

Für die Diagnostik steht heute als Screening-Test der Anti-HIV-EIA bzw. -ELISA im Vordergrund; positive Proben bedürfen aber der Bestätigung, u. zwar über die Immunfluoreszenz oder den Immunoblot (Western-Blot) oder den Radioimmunopräzipitations-Assay = RIPA. Auch der direkte Virusnachweis ist möglich. Epidemiologische Daten sprechen dafür, daß HIV-positive Träger mehr als 5 Jahre symptomlos u. ohne Beeinträchtigung ihres Gesundheitszustandes leben können; sie gelten jedoch als potentielle Virusausscheider. Weitere Diagnostika: Blutbild,

AIDS: Einteilung in Laborkategorien (WHO)

Kategorie	Anzahl der T-Helferzellen/mcl
1	> 500
2	200–499
3	< 200

AIDS: Einteilung in klinische Kategorien (WHO)

Gruppe A	– positive HIV-Serologie, asymptomatisch – Lymphadenopathie-Syndrom – akute HIV-Erkrankung
Gruppe B	Hinweise auf Störungen der zellulären Immunität: – konstitutionelle Symptome (Fieber, Gewichtsverlust, Diarrhö) – Infektionen (Pneumonien, Candidosen, Tuberkulose, Meningitis etc.) – neurologische Symptome – Herpes zoster über mehrere Dermatome – orale Haarzellenleukoplakie
Gruppe C	AIDS-definierende Krankheiten: – opportunistische Infektionen (Pneumocystis-carinii-Pneumonie: Candidabefall von Ösophagus, Trachea, Bronchien, Lunge; Aspergillose; Histoplasmose; Toxoplasmen-Enzephalitis; chronischer Herpes simplex; retinale u. gastrointestinale Zytomegalie; rezidivierende Salmonellen-Bakteriämie; Kryptokokkose u. -sporidiose; atypische Mykobakteriose) – KAPOSI-Sarkom – Non-Hodgkin-Lymphome vom B-Zelltyp – ZNS-Lymphome – Wasting-Syndrome

Blutsenkungsreaktion, Enzymbestimmungen (alkalische Phosphatase, Transaminasen), Serumelektrophorese, quantitative Bestimmung der Immunglobuline, β_2-Mikroglobulin, Intrakutan-Tests auf zellvermittelte Immunität, Untersuchung der Lymphozyten-Subpopulationen im Frischblut (quantitative Bestimmung der T-Helfer- u. der T-Suppressor-Zellen. T-Helferzellen bei Gesunden 800–1200/µl; Werte unter 400/µl sprechen bei Nachweisbarkeitsdauer über 3–6 Monate für AIDS); ferner Bestimmung der In-vitro-Stimulierbarkeit von Lymphozyten durch Antigene oder Mitogene; evtl. auch Lymphknotenbiopsie; die diagnostisch wertvolle Virusisolierung stellt erhebliche technische Anforderungen.

Ajmalin, Rauwolfin: ein Rauwolfia-Alkaloid mit antiadrenergischer, am Herzen mit chinidinähnlicher, in hohen Dosen auch sedativer Wirksamkeit. Anw. bei Extrasystolie, paroxysmaler Tachykardie, z.B. im Rahmen des WPW-Syndroms; s.a. Antiarrhythmika. [E] ajmaline.

Akanthokeratose: Verdickung der Stachelzell- u. Hornschicht der Haut, z.B. als senile Keratose. – **A., präkanzeröse, Akanthokeratom:** das Keratoma senile bzw. die Land- u. Seemannshaut. [E] acanthokeratodermia; acanthosis (e.g. actinic).

Akanthose, Acanthosis: zu Epidermisverbreiterung führende Verdickung des Stratum spinosum der Haut als Folge einer Steigerung der Mitoserate u./oder Verzögerung der Differenzierung (Proliferations- bzw. Reifungsverzögerungs-A.). [E] acanthosis. – **Acanthosis nigricans:** schmutzigbraune bis -graue papillomatös-keratotische Hautveränderungen; meist beidseitig symmetrisch in Achselhöhlen, Gelenkbeugen, im Nacken-, Geschlechtsbereich, selten universell u. auch an Schleimhäuten. – Als **A. n. maligna** mit starker Pigmentierung (auch der Gliedmaßen u. Schleimhäute) als paraneoplastisches Syndrom bei malignen Geschwülsten (Adeno-Ca.); in höherem Alter; neigt zur Entwicklung bösartiger Geschwülste. [E] a. nigricans. – **A. verrucosa seborrhoica:** ↗Alterswarze. [E] seborrheic keratosis.

Akathisie: Unfähigkeit zu ruhigem Sitzenbleiben, wobei aber Bewegungen nur kurze Erleichterung schaffen. Ein »extrapyramidal-motorisches hyperkinetisches« (Früh-)Symptom bei PARKINSON* Krankheit u. während der Behandlung mit Neuroleptika. [E] akathisia.

Akinesia, Akinesie, Akinese: **1)** hochgradige Bewegungsarmut bis Bewegungslosigkeit; meist als extrapyramidale Störung (z.B. beim PARKINSON* Syndrom), selten *psych* bei Stupor oder bei motorischer Lähmung; häufige Nebenwirkung hochpotenter ↗Neuroleptica; evtl. als EHRET* Lähmung (= amnestische A.), akinetischer ↗Mutismus. [E] akinesis; akinesia. – **A. algera:** A. infolge organisch nicht begründbarer Schmerzen. [E] pain induced arrest of motion. – **A. intermittens angiosclerotica:** Typus DETERMANN des »intermittierenden Hinkens« (↗Claudicatio) mit Versagen der Arm-, Bein-, Zungenmuskulatur infolge organischer oder funktioneller Gefäßverengung. [E] intermittent angiosclerotic arrest of motion. **2)** das – ventrikulographisch nachweisbare – Ausbleiben der physiologisch in der Systole auftretenden aktiven Einwärtsbewegung der Wand des li. Herzventrikels.

Akne, Acne, Hautfinnen(ausschlag)**:** *(A. = verballhornt griech. »Akme« = Spitze)* Sammelbezeichnung für mit Knötchen-, Knotenbildung einhergehende Erkrankungen des Talgdrüsenapparates u. der Haarfollikel, u. zwar z.T. unter deutlicher Beeinflussung durch Hormone (z.B. bei CUSHING*, STEIN*-LEVENTHAL* Syndrom; als Steroidakne) oder Heilmittel (A. medicamentosa; z.B. Halogen-, Cortisonakne). [E] acne.

Akrocyanosis, Akrozyanose**:** blaurote Verfärbung der Akren bei allgemeiner Zyanose oder infolge örtlicher, venös-kapillärer vasomotorischer Störung; verstärkt bei Kälte u. Nässe u. mit Neigung zu Erfrierungen; häufig mit Cutis marmorata kombiniert. [E] acrocyanosis.

Akromioklavikulargelenksarthrose: altersbedingte Arthrose des Akromioklavikulargelenks. Die Patienten klagen über Schmerzen im Bereich des Schultergürtels, eine Schultergelenksarthrose findet sich aber eher selten. Beweglichkeit der Schulterregion meist normal.

Akupressur: die Fingerdruckmassage als Variante der Akupunktur, d.h. als Punktmassage unter Berücksichtigung der entspr. Meridiane. [E] shiatsu.

Akupunktur: Therapieform der altchinesischen Medizin; eine spezielle Form der Hautreiz- bzw. Segmenttherapie. Die als geeignet ausgewählten Punkte der Körperoberfläche (auf Leitbahnen festgelegt) werden mit dünnen Nadeln (v.a. Stahl) gestochen u. damit stimuliert; auch andere Reizformen sind möglich (z.B. Moxibustion). Anw. in der westlichen Medizin v.a. bei Schmerzzuständen als **Akupunktur-Analgesie**; selten als Elektrostimulationsanalgesie in Kombination mit herkömmlichen Narkoseverfahren (in Westeuropa nur in wenigen operativen Einheiten eingesetzt). Sonderformen: Ohr-A. (»Aurikulotherapie«), Elektro-, Laser-A. [E] acupuncture.

Akutbehandlung: notwendige stationäre Behandlung des geriatrischen Patienten bei Gefährdung der Vitalfunktionen; wird, soweit möglich, kombiniert mit integrierter Rehabilitation zur Wiedererlangung/ Stabilisierung der körperlichen, geistigen u. sozialen Leistungsfähigkeit.

akutes Abdomen: ein plötzlich einsetzendes, zunehmend bedrohliches u. eine sofortige diagnostische Abklärung erforderndes Krankheitsbild mit den Kardinalsymptomen Leibschmerz (umschrieben oder diffus; als Spontan-, Druck-, Bewegungsschmerz), Erbrechen u. Meteorismus (»großes Abdomen« infolge Darmmotilitätsstörung; s.a. Ileus), Bauchdeckenspannung (↗Abwehrspannung) u. Zeichen akuter Kreislaufstörung (evtl. Schock). Meist begleitet von Leukozytose (evtl. nur Linksverschiebung), Temperaturanstieg. Im allgemeinen Zeichen einer chirurgisch zu behandelnden Grundkrankheit. Beim geriatrischen Patienten können Haupt- oder Allgemeinsymptome fehlen. [E] acute abdomen; surgical abdomen.

Albuminkonzentration: Gehalt des Albumins im Serum, vermindert sich zwischen dem 20. u. 80. Lebensjahr um ca. 20%, wahrscheinlich aufgrund einer verminderten Syntheserate u. altersbedingter Faktoren (z.B. chronische Erkrankungen, Immobilität). Die Abnahme der A. ist für die medikamentöse Behandlung geriatrischer Patienten von großer Bedeutung, da durch sie die Zunahme der Serumkonzentration zahlreicher Wirkstoffe bedingt ist, entsprechend muß eine Dosisreduzierung erfolgen.

Alexia, Alexie: Leseunvermögen. [E] alexia. – **A. literale:** Leseunfähigkeit als optische Agnosie mit Unfähigkeit, trotz erhaltenen Sehvermögens Buchstaben (bzw. – als **verbale A.** – Buchstabengruppen = Wörter) zu erkennen; vermutlich infolge Herdstörung im Gyrus angularis (mit Störung der Verbindung = Diskonnektion zum Okzipitalhirn = subkortikale A.). – **A., sensorische:** »Lesestörung bei sensorischer Aphasie«; A. durch Verlust der Wortklangerinnerung; als Temporallappen-Symptom. [E] sensory a.

Häufige Allgemeinsymptome beim **akuten Abdomen** [12]

- Unruhe, Verwirrtheit
- Exsikkose, trockene Zunge
- flacher Puls, Tachykardie, Blutdruckabfall
- Kaltschweißigkeit
- Fieber, Leukozytose
- Wind- und Stuhlverhalt
- Übelkeit, Erbrechen
- Facies hippocratica

Häufige Ursachen des **akuten Abdomens** nach Schmerzlokalisation [12]

Epigastrium
- Ulkusperforation
- akute Pankreatitis
- Beginn einer akuten Appendizitis
- Angina pectoris
- Pleuropneumonie
- Aneurysma
- Ketoazidose

paraumbilikal
- akute Enterokolitis
- epigastrische Nabelhernie
- Reizkolon
- Ileus

rechter Oberbauch
- akute Cholezystitis
- Ulcus duodeni
- Appendizitis
- akute Hepatitis
- akute Leberstauung
- Herpes zoster
- Nierenkolik

linker Oberbauch
- Ulkus(-perforation)
- Milzaffektionen (Infarkt, Ruptur)
- Myokardinfarkt
- Hiatushernie
- Perikarditis, Pleuritis

Unterbauch
- Appendizitis
- Adnexitis
- gynäkologische Tumoren
- Divertikulitis
- Nephrolithiasis
- Beckenvenenthrombose
- akute Koxitis
- Harnverhalt, Harnwegsinfektionen

Algodystrophie-Syndrom: Schmerzhaftigkeit zahlreicher Gelenke (Polyarthropathie) mit vegetativen (z.B. Schmerzen, vasomotorische Störungen mit Ödembildung, Hautrötung) u. trophischen Störungen. Die Rheumatests sind negativ. – **posttraumatisches A.-S.** s.u. SUDECK* Syndrom. [E] algodystrophy.

Alkalose: Zustand krankhafter Alkalivermehrung in Blut (= Alkaliämie) u. Geweben; als Störung des Säure-Basen-Haushaltes. [E] alkalosis. – **A., fixe:** durch vermehrten endogenen Anfall an Basen oder durch Verlust an H^+-Ionen aus dem EZR (= Additions- bzw. Subtraktions-A.) bzw. durch vermehrte CO_2-Abatmung (bei Hyperventilation [als respirat. A.]). – **A., hypochlorämische:** extrarenale metabolische A. infolge starker H^+-Ionenverluste, z.B. bei anhaltendem Erbrechen oder Diarrhö (Chlorid-Diarrhö-Syndrom). – **A., metabolische:** A. im Zusammenhang mit Stoffwechselstörungen, d.h. als Folge starker Ionenausscheidung u. dadurch erhöhter Bicarbonatresorption in der Niere (renale A., z.B. bei CONN*, BARTTER*, CUSHING* Syndrom; ferner als Diuretika-Effekt), bei extrarenalen Säureverlusten (hypochlorämische A. durch Erbrechen); ferner bei Einnahme von Alkalisalzen (z.B. Natriumcarbonat); Merkmale: Anstieg der HCO_3^--Konzentration, des pH (bei dekompensierter A. > 7,44) u. – reaktiv – der H_2CO_3-Konzentration u. des pCO_2. [E] metabolic a. – **A., respiratorische:** A. als Folge einer Hyperventilation, d.h. infolge Hypokapnie durch verstärktes Abatmen von CO_2. [E] respiratory a.

Alkoholamblyopie: Sehschwäche (↗Amblyopie) durch alkoholtoxische Schädigung des makulopapillären Bündels des Sehnervs u. der Netzhautganglienzellen. [E] alcohol amblyopia.

Alkoholdelir, Delirium tremens: ↗Alkoholpsychose nach chronischem Alkoholmißbrauch. Symptome: örtliche u. zeitliche Desorientiertheit, psychomotorische Unruhe (Bewegungsdrang), Halluzinose (↗Alkoholpsychose), Zittern (↗Alkoholtremor), Ataxie, vegetative Störungen (Schwitzen, Tachykardie, Temperaturerhöhung); lebensbedrohlicher Zustand (Gefahr des Herz-Kreislauf-Versagens). [E] delirium tremens.

Alkoholdepravation: Wesensänderung bei chronischem Alkoholismus (vgl. Depravation); Absinken des geistigen u. ethischen Niveaus, Affektlabilität, Enthemmung. Der Spätzustand als organisches ↗Psychosyndrom. [E] alcoholic depravity.

Alkoholepilepsie: epileptische Anfälle (engl.: *rum fits*; auch Absencen u. Temporalanfälle) bei Alkoholismus (frühzeitig durch Absinth-haltige Alkoholika); auch als Initialsymptom eines ↗Alkoholdelirs. Bei chronischem Alkoholmißbrauch evtl. als Manifestwerden einer genuinen Epilepsie. E alcohol epilepsy.

Alkoholiker, Alkoholkranker: exzessiver Trinker. – Nach JELLINEK Typen wie folgt: α-Typ: Konfliktbetäubungstrinker; mit zeitweiser psychischer Abhängigkeit u. Fähigkeit zu Abstinenz; β-Typ: Gelegenheitstrinker; nicht regelmäßiger übermäßiger Alkoholkonsum, körperliche Komplikationen; γ-Typ: mit physischer, später auch psych. Abhängigkeit; Toleranz erhöht, Entzugssymptome, soziale Schäden, Wesensänderung; so auch der δ-Typ, zusätzlich Unfähigkeit zu Abstinenz; ε-Typ: episodisch zu Alkoholexzeß neigend (Dipsomanie). E alcoholic.

Alkoholismus: 1) A., akuter: ↗Alkoholrausch. **2) A., chronischer:** ständiger oder periodischer (Dipsomanie) Alkoholmißbrauch ohne oder mit Suchterscheinungen. Führt häufig zu sozialem Abgleiten u. seelischen Schäden (↗Alkoholiker) u. zu chronischen körperlichen Giftwirkungen wie Eiweiß-, Vitamin-, Elektrolytmangelzuständen, ↗Alkoholamblyopie, -depravation, -gastritis, -myelo- u. -polyneuropathie, -psychose, -tremor. E alcoholism (acute; chronic).

Folgeerscheinungen des **Alkoholmißbrauchs** [24]

somatisch	psychisch	sozial
Fettleber Hepatitis	Wesens-änderungen (z.B. KORSAKOW* Syndr.)	Belastung für die Familie
Leberzirrhose Pankreatitis	depressive Verstimmung	Leistungsdefizit mit Arbeitsplatzverlust
Gastritis Magen-Darm-Ulcera Anämie	Suizidalität Schlafstörungen Delir zerebrale Krampfanfälle	Verkehrsdelikte
Kardiomyopathien Myopathien Polyneuropathien Tremor ZNS-Schäden Alkohol-embryopathien		Straftaten

Alkoholpolyneuropathie: Nervenschäden bei chronischem Alkoholismus: Überempfindlichkeit oberflächlich gelegener Nerven auf Druck u. Dehnung, motorische u. sensible Lähmungen (letztere evtl. als handschuh- oder strumpfförm. Störungen der Oberflächensensibilität), Ataxie (»alkoholische Pseudotabes« als symmetrische, distale, beinbetonte Tiefensensibilitätsstörung), Wadenkrämpfe (v.a. nächtlich); evtl. Hirnnervenbeteiligung. E alcoholic polyneuropathy.

Alkoholpsychose: Psychose durch chronischen Alkoholismus; ↗Delirium tremens, Alkoholhalluzinose (meist akustisch, evtl. auch optisch, mit vorwiegend bedrohlichen, oft biographisch ableitbaren Inhalten bei ungestörtem Bewußtsein; u. zwar als Delirium-tremens-Residuum oder mit Übergang ins ↗Alkoholdelir, evtl. in organische Demenz), Alkoholparanoia (speziell mit Eifersuchtswahn) oder als alkoholisches ↗KORSAKOW* Syndrom (evtl. begleitet von Alkoholpolyneuropathie oder – seltener – einer WERNICKE* Enzephalopathie); s.a. Alkoholrausch. E alcohol psychosis.

Alkoholrausch: das 2. Stadium der akuten Alkoholvergiftung (zuvor Fröhlichkeit [Euphorie], Rededrang, Selbstgefühlsteigerung); der einfache Rausch als kurzdauernde symptomatische Psychose mit verminderter Schmerzempfindlichkeit, Bewegungsdrang mit Bewegungsstörungen (zerebellare Ataxie), Spracherschwernis, psychischer Enthemmung, Denkstörung, Amnesie, evtl. auch mit Hypothermie. – Das 3. Stadium des einfachen Rausches (Vollrausch) mit Störung der Ziel- u. Haltemotorik; das 4. Stadium als Koma. – **A., pathologischer,** komplizierter oder epileptoider A.: A. der Alkoholempfindlichen; mit Dämmerzustand, Enthemmung u. Sinnestäuschungen (mit persönlichkeitsfremden Handlungen, evtl. mit aus dem Erregungszustand resultierenden Gewalttaten [»agitierter A.«]). E alcohol poisoning.

Alkoholschäden: durch chron. Alkoholismus bedingte Dauerschäden. **1)** als ZNS-Schäden ↗Alkoholepilepsie, ↗Alkoholdelir, ↗Alkoholpsychose, WERNICKE* Enzephalopathie (evtl. mit Alkoholpolyneuropathie oder alkohol. KORSAKOW* Syndrom kombiniert), Kleinhirnrinden-Atrophie (zerebellare Koordinationsstörungen, v.a. als Gang- u. Stand-Ataxie; meist auch Alkoholpolyneuropathie; die Atrophie v.a. im Kleinhirnwurmbereich [u. durch Computertomographie nachweisbar]; Hypoxien u. Vitamin-B_1-Mangel als Begleitursachen), Balkendegeneration (v.a. bei Rotweintrinkern; neuropsychologisch Zeichen des Balkenmangels; Verlauf akut [mit Alkoholepilepsie; auch Koma] oder chronisch [mit progressiver Demenz]), zentrale Brücken-Myelinose (symmetrische Pons-Entmarkung; diskrete neurolog. Herdsymptome, Hirnstammzeichen; organisches Psychosyndrom, Hypotonie des Kreislaufs u. Paraparesen der Beine oft als auffallende Symptome). **2)** als periphere Schäden ↗Alkoholpolyneuropathie, Myopathien (Muskelschwellungen, proximal betonte Schwäche u. Atrophie der Gliedmaßenmuskulatur; zugleich meist deutlicher tox. Leberschaden), Neuromyopathie (Kombination von Alkoholpolyneuropathie u. alkohol. Myopathie).

Alkoholtremor: der für den chronischen Alkoholismus typische Tremor (v.a. Händezittern als Ruhe-, Intentionstremor). Ist Teilsymptom des Alkoholdelirs. [E] alcohol tremor.

Allergie: (PIRQUET 1906) die veränderte, d.h. gesteigerte oder verminderte Reaktionsweise (»Andersempfindlichkeit«) des Organismus; i.e.S. die zu krankhafter Immunreaktion (Überempfindlichkeitsreaktion) führende Reaktionsänderung des Organismus aufgrund einer Sensibilisierung durch ein Allergen. Ist Grundlage für Krankheitserscheinungen verschiedener Art. Bei der humoral, d.h. durch zirkulierende Antikörper vermittelten **A. vom Soforttyp** (oder vom Frühtyp), d.h. bei den Allergietypen I–III (= IgE-vermittelte bzw. zytotoxische oder komplementvermittelte A. bzw. ARTHUS* Typ; ↗Abb.) treten innerhalb von Sekunden, Minuten oder Tagen nach Allergenkontakt Juckreiz, Erythem u. Quaddelbildung (Urticaria) bzw. Purpura, Blut-, Organschäden bzw. Serumkrankheit, evtl. auch Schock-Symptome auf. Bei der zellvermittelten = **A. vom verzögerten Typ** (= Spättyp = Typ IV) erfolgt erst nach Stunden bis Tagen die Bildung eines entzündlichen Infiltrats: der »Ekzem-« bzw. »Tuberculintyp« der A. (typisch z.B. als Kontakt-, Infekt-, Arzneimittel-A.). – Das Zustandekommen einer A. ist abhängig von einer Disposition (allergische Diathese), von der Allergenart (obligate Sensibilisierung), der Allergenmenge,

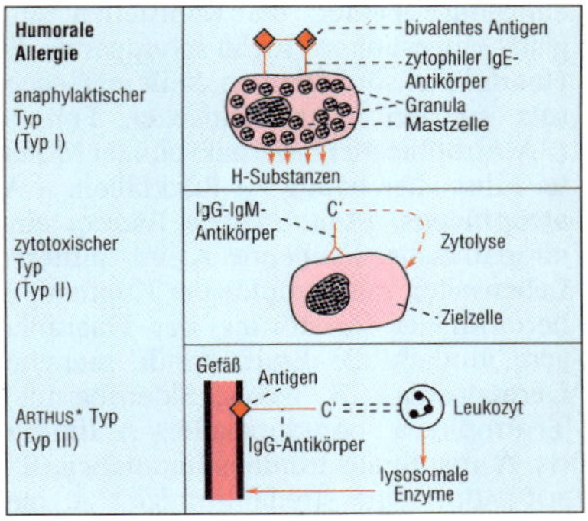

Allergie [45]

der Durchlässigkeit der Kontaktflächen (Haut, Schleimhäute), von der Phagozytose u. der vegetativen Reaktionslage. [E] allergy.

Allgemeinnarkose: Narkose durch Anw. von Mitteln, die zu allgemeiner Betäubung führen. [E] general anesthesia.

Allochezia, Allochezie: 1) die örtlich unphysiologische (= dystope) Stuhlentleerung, z.B. durch Anus praeter. **2)** die Entleerung anderer Massen als des Stuhls (z.B. Blut, Schleim, Urin) aus dem After. [E] allochezia.

Allopathie: die Heilmethode(n) der Schulmedizin, i.e.S. (S. HAHNEMANN) die Anw. von Mitteln, die beim Gesunden der Krankheit entgegengesetzte Symptome hervorrufen; vgl. Homöopathie. [E] allopathy.

Allopurinol: ein Isomer des Hypoxantins, ein Pyrazolopyrimidin-Derivat. Anw. als Xanthinoxidasehemmer zur Gichtbehandlung. [E] allopurinol.

Allo(r)rhythmie: eine Herzrhythmusstörung (↗Arrhythmie) mit regelmäßig wiederkehrenden Extrasystolen oder aber als partieller Herzblock; z.B. als Bi- u. Trigeminie, 2 : 1-Extrasystolie. [E] allorhythmia.

Alopecia, Alopezie, Calvities, Effluvium capillorum: Haarausfall bis -losigkeit. Selten angeboren, häufig dagegen erworben. [E] alopecia. – **A. actinica:** strahlenbedingte A. [E] actinic a. – **A. areata,** A. circumscripta, Area Celsi, Pelade: plötzlich einsetzender, ursächlich unklarer (idiopathischer) Ausfall der Kopfhaare (aber auch der Bart- u. Achselhaare u. Wimpern) in Form kreisrunder bis ovaler, evtl. sich vereinigender Felder; die Kahlstellen sind glatt, eingesunken, nicht schuppend, die Haarfollikel sind erhalten; heilt im Gegensatz zu den symptomatischen Formen (↗A. atrophicans) innerhalb einiger Monate, führt aber häufig zu Rückfällen. – **A. atrophicans,** Pseudopelade BROCQ: eine idiopathische, bleibende A. im mittleren Lebensalter; mit Atrophie der Kopfhaut u. herdförmiger Zerstörung der Haaranlagen; ähnlich die Endzustände mancher Dermatosen (z.B. Favus, Sklerodermie). [E] atrophic a.; pseudopelade. – **A. liminaris,** A. marginalis frontalis traumatica (SABOURAUD): eine streifenförmige ↗A. mechanica im Stirnbereich als Folge der Zugwirkung (»Traktions-A.«) monströser oder straffer Haartrachten, der Anw. von Steckkämmen (»Chignon-A.«) etc. [E] marginal traumatic a.; traction a. – **A. mechanica:** A. durch chronische Zug-, Druck-, Reibungswirkung; ist nach evtl. eingetretener Follikelatrophie irreversibel. – Tritt z.B. auf als postoperative Druck-A. im Scheitelbereich (obliterierende Vaskulitis). [E] mechanical a. – **A. pityro(i)des:** eine flächenhafte, chronische, idiopathische A. mit kleieförmiger Schuppung (A. furfuracea, als Pityriasis capitis) u. mit trockener Haut; ohne Begleitfollikulitis; vgl. A. seborrhoica. – **A. seborrhoica:** A. bei fettiger Seborrhö; bei Frauen als Schütterwerden des Haupthaares, später auftretend als A. climacterica. [E] seborrheic a. – **A. senilis:** physiologische A. des Alters; ohne wesentliche Seborrhö u. Schuppung. [E] senile a. – **A. symptomatica:** die A. als para- u. postinfektiöses Phänomen (z.B. nach Typhus, Fleckfieber, spezifischen Krankheiten) sowie als mechanisch, toxisch (Thallium), aktinisch bedingte Krankheit. [E] symptomatic a.

Alphablocker: s.u. Alpharezeptoren. [E] alphablockers.

Alpharezeptoren, α-Rezeptoren: auf Adrenalin u. andere Catecholamine (als physiologische Agonisten) ansprechende ↗adrenerge Rezeptoren; unterschieden als α_1- u. α_2-Adrenozeptoren; erstere postsynaptisch an glatter Muskulatur u. Myokardzellen, letztere präsynaptisch an postganglionären sympath., Noradrenalin freisetzenden u. an Acetylcholin freisetzenden parasympath. Nervenfaserenden. Über α_1-R. erfolgt Vasokonstriktion (Arteriolen, Venen des Körperkreislaufs), über α_2-R. dagegen Vasodilatation, ferner Motilitäts- u. Tonusabnahme im Magen-Darm-Trakt (u. Kontraktion der zugehör. Schließmuskeln; auch des Blasensphinkters u. -trigonums), Tonuszunahme des Ureters, Milzkapsel- u. Pilomotorenkontraktion (mit lokalisierter Steigerung der Schweißsekretion), Glykogenolyse u. Gluconeogenese, Sekretionsminderung der Pankreasazini u. der Betazellen der Pankreasinseln, Steigerung der K^+- u. H_2O-Sekretion aller Speicheldrüsen. Diese »α-Wirkung« läßt sich durch bestimmte Alpharezeptorenblocker (z.B. Phentolamin, Dibenamin, Mutterkornalkaloide; s.a. Sympatholytika) blockieren, durch Alpharezeptorenstimulanzien (z.B. Phenylephrin) isoliert steigern (s.a. Sympathomimetika). [E] alpha receptors.

Alpharezeptorenblocker: s.u. Alpharezeptoren; s.a. adrenerge Rezeptoren. [E] alpha receptor blockers.

Alprazolam: Schlafmittel aus der Gruppe der kurzwirksamen Benzodiazepine; findet Anw. bei pflegebedürftigen Patienten, eine Medikation zur Nacht für länger als 4 Wochen sollte vermieden werden.

Alprenolol: Betarezeptorenblocker mit Wirkung auf β_1- u. β_2-Rezeptoren, Anw. in der Hypertoniebehandlung.

Alprostadil: ein Prostaglandinderivat (PGE_1) mit vasodilatierender Wirkung. Anw. zur Therapie peripherer Durchblutungsstörungen bei arterieller Verschlußkrankheit; s.a. Prostaglandine.

Altenbevölkerung: Anteil der über 60-jährigen Personen in der BRD nach 1989; jeder 5. Einwohner ist älter als 60 Jahre, Frauen über 65 bilden den größten Teil der weiblichen Altenbevölkerung (jede 5. Frau ist älter als 65). Die gestiegene Lebenserwartung ist ein Resultat der nach dem Zweiten Weltkrieg eingeführten sozial- u. gesundheitspolitischen Maßnahmen, von welchen Frauen gegenwärtig mehr profitieren als Männer.

Altenmißhandlung: körperliche u./oder seelische Mißhandlungen von meist hochbetagten, pflegebedürftigen Menschen kommen ähnlich häufig vor wie Kindesmißhandlungen. Gerade in der häuslichen Familienpflege kommt es aufgrund von

Überforderung der pflegenden Angehörigen nicht selten zur Anw. von Gewalt, aber auch im Heimbereich können Burn-out-Symptome u. unaufgearbeitete Pflegekonflikte zu Mißhandlungen führen. Hilfe für die überlasteten Angehörigen stellen komplementäre Dienste der Altenhilfe (z.B. Tagespflege, Kurzzeitpflege) u. Familienberatung dar, in der Heimpflege müssen die entsprechenden Aufsichtsbehörden präventiv beratend tätig werden. Der Hausarzt hat als wichtige Vertrauensperson eine besondere Verantwortung beim Erkennen u. Vermeiden von Gewalt zu tragen.

Alter: 1) im allgemeinen Sinne das Lebensalter (als **kalendarisches Alter**). [E] age. – **A., biologisches:** das durch das Ausmaß des morphologischen (z.B. als Knochenalter) u. funktionellen Entwicklungsstandes des Organismus oder seiner Teile bestimmte – u. vom kalendarischen Alter evtl. abweichende – »Leistungsalter«. [E] biological age. **2)** das Greisenalter, ↗Senium; s.a. Alter(n)s... [E] old age.

Alternans: der regelmäßige Wechsel zwischen einem (peripher feststellbaren) kräftigen u. einem schwachen Pulsschlag (Pulsus alternans i.e.S.), begleitet von herzschlagbedingten Phänomenen über dem Herzen (= hämodynamischer A.). [E] alternans. – **A., elektrischer:** die bei hämodynamischem A., aber auch bei Digitalisüberdosierung u. schwerer Myokardschädigung eintretenden EKG-Veränderungen: jeder 2. Kammerkomplex ist verschieden (bei der totalen Form einschließlich der P-Zacke). [E] electrical a. – **A., hämodynamischer** oder **mechanischer:** als Symptom einer Linksherzschwäche (v.a. bei Hypertonie, Koronarsklerose) auftretender regelmäßiger Wechsel der Stärke von Spitzenstoß, Herztönen (PKG!), Blutdruck, Venen- u. Arterienpuls. [E] haemodynamic a.; mechanical a.

Alternsforschung, Alternslehre: ↗Gerontologie. [E] gerontology; gereology.

Altersatrophie: Atrophie der Organe des alten Menschen infolge Nachlassens der Stoffwechselvorgänge; eine Involutionsatrophie. – s.a. Altersschwäche. [E] senile atrophy.

Altersbrille: Lesebrille bei ↗Alterssichtigkeit. [E] presbyopic glasses.

Altersdemenz: die senile ↗Demenz.

Altersdepression: (s.a. Depression); bei geriatrischen Patienten stehen häufig andere Symptome für eine Reihe von Krankheitsbildern im Vordergrund, ein solcher Symptomwandel kann auch bei der Altersdepression vorkommen. Anstelle von Angst, Trauer, Antriebsmangel etc. stehen somatische Beschwerden wie Schlafstörungen, Müdigkeit, Obstipation, Gewichtsverlust, abdominale Beschwerden, Kopfschmerzen, Schwitzen, Muskelverspannungen, Herzbeschwerden usw. im Vordergrund.

Altersdiabetes: Diabetes mellitus mit Manifestation etwa im 5. Ljz.; meist als nicht-Insulin-abhängiger Diabetes u. meist auf Sulfonylharnstoffe gut ansprechend (Übergang in Insulin-empfindlichen Typ aber möglich). [E] adult-onset diabetes.

Altersemphysem: primäres substantielles (u. irreversibles) ↗Lungenemphysem des höheren Lebensalters infolge Atrophie der elastischen Lungengewebe, begünstigt durch Alterskyphose. [E] senile emphysema.

Altersfestlegung: nach einer Definition der WHO ist alt, wer das 65. Lj. vollendet hat, meist beginnt die bewußte Auseinandersetzung mit den älteren Patienten aber erst bei den über 70jährigen. Die A. ist somit willkürlich, da eine genaue Bestimmung des biologischen Alters eines Menschen im fortgeschrittenen Leben aufgrund der erheblichen interindividuellen Unterschiede u. der intraindividuellen Variabilitäten schon des normalen Alterns nicht möglich ist.

Altersflecke, Lentigo senilis**:** Pigmentvermehrung in den Basalzellen der degenerativ-atrophischen Altershaut, bevorzugt an lichtexponierten Stellen. – s.a. Keratosis senilis; vgl. Lipofuscin. [E] senile lentigo.

Altershaut: die physiologische (= natürliche), im 4. Ljz. beginnende, einfache Atrophie aller Hautschichten. Merkmale: Juckreiz (durch Trockenheit u. Fettarmut der Haut), Purpura (sklerotische Rhexis- u. Diapedeseblutungen mit Restpigmentierung). [E] senile skin; senile atrophy of the skin.

Altersheilkunde: ↗Geriatrie. [E] geriatrics.

Altershyperthyreose: ↗Hyperthyreose.

Alterskeratose: ↗Keratose.

Alterskopfschmerz: ↗Kopfschmerz.

Alterskyphose: eine im höheren Alter auftretende Kyphose (als zunehmend fixierter »Rundrücken«) infolge seniler Bandscheibendegeneration u. Schwundes der Haltemuskulatur; vgl. Altersosteoporose. 🄴 senile kyphosis.

Altersmanie: s.u. Alterspsychose. 🄴 senile mania.

Altersosteoporose: die durch ↗Altersatrophie bedingte, im höheren Alter beginnende, meist subjektiv symptomarme, fortschreitende (senile) ↗Osteoporose des gesamten Skeletts, insbes. der Wirbelkörper (vgl. Alterskyphose). 🄴 senile osteoporosis.

Alterspigment: ↗Lipofuscin. 🄴 lipofuscin.

Alterspsychose: geistige/seelische Störungen aufgrund altersbedingter Hirnrückbildungsvorgänge (zerebrale Involution) oder infolge Arteriosklerose; evtl. psychoreaktiv verstärkt. Als Altersmanie (zyklothyme Manie; mit Leere u. Starre bzw. Unruhe), als senile ↗Demenz – s.a. Altersschizophrenie. 🄴 geriopsychosis; senile psychosis.

Altersschizophrenie: seltene, in höherem Lebensalter erstmalig auftretende Schizophrenie. – Häufig auch fälschliche Bez. für die senile ↗Demenz mit paranoiden Erscheinungen. 🄴 senile schizophrenia.

Altersschwäche, Marasmus senilis: der körperliche (↗Altersatrophie) u. geistige Abbau im Alter; äußert sich in Schwund der Körpersubstanz (Herabsetzung des Gewebsstoffwechsels), allgemeiner Abwehrschwäche (Resistenzverlust), verzögerter Rekonvaleszenz, Bewegungsverarmung, Starrsinn, Verlust des Neugedächtnisses, geistiger Abstumpfung, Schlaflosigkeit.

Altersschwerhörigkeit: ↗Presbyakusis.

Alterssichtigkeit, Presbyopie: altersbedingter Verlust der Fähigkeit zu Nahakkommodation als Folge von Linsenveränderungen (Elastizitätsschwund, Sklerose u. Wasserverarmung des Linsenkernes); Korrektur erfolgt durch Konvexgläser (»Altersbrille«). 🄴 presbyopia.

Altersvorsorgevollmacht: Regelung im Betreuungsrecht, nach welcher ein Betroffener gezielt für den Eintritt eines altersbedingten physischen oder geistigen Gebrechens bereits früher einer anderen Person eine Vollmacht zur Wahrnehmung seiner Angelegenheiten erteilt hat.

Alterswarze, Verruca senilis s. seborrhoica, seborrhoische Warze: im späten Lebensalter, u. zwar meist an Seborrhö-Prädilektionsstellen auftretendes, gelbliches bis schwarzes, scharf begrenztes, breitbasiges, stark verhorntes, evtl. als Papillom imponierendes, harmloses Hautgebilde in Form einer Warze. 🄴 senile wart; basal cell papilloma; seborrhoic keratosis.

Alveolaratrophie: Schwund des unbezahnten Alveolarfortsatzes des Kiefers als Altersinvolution oder bei Parodontose. 🄴 alveolar atrophy; atrophy of the alveolar bone.

Alzheimer* Krankheit (ALOIS A., 1864–1915, Neurologe, München, Breslau), präsenile ALZHEIMER* Demenz, Demenz vom ALZHEIMER*-Typ: wahrscheinlich dominant (evtl. aber multifaktoriell) erbliche präsenile, im 5. bis 6. Lebensjahrzehnt auftretende, unaufhaltsam fortschreitende Großhirnrindenatrophie (primär degenerative Atrophie) mit senilen Plaques, Degeneration von Neurofibrillen und kongophiler Angiopathie; häufiger Frauen betreffend, bisweilen mit verwaschenen Herdsymptomen (Aphasie, Apraxie). Beginn mit Nachlassen der geistigen Leistungsfähigkeit, schneller Ermüdbarkeit, fortschreitenden Störungen des Gedächtnisses, der Orientierung bis zur ↗Demenz; in den letzten Jahren auch Bez. für senile Demenz vom primär degenerativen Typ. Die Prognose ist schlecht; Therapie bisher nur symptomatisch. 🄴 Alzheimer's disease.

Amaurose, Amaurosis: die totale Erblindung (»schwarzer Star«), d.h. das Fehlen jeglicher Lichtempfindung (auch Unterscheidung von Tag u. Nacht nicht möglich); angeboren (z.B. bei Augenfehlbildung; auch als tapetoretinale A.) oder erworben (akut einseitig z.B. bei Glaukom, Sehnervverletzung, Embolie der Zentralarterie; beidseitig bei Methylalkohol-Vergiftung, Urämie, Eklampsie). – **A. partialis fugax:** eine plötzliche, vorübergehende beidseitige Sehstörung; psychogen (mit erhaltener Lichtreaktion), v.a. aber bei Netzhautdurchblutungsstörung; auch Bez. des Migräne-Flimmerskotoms. – **A., tapetoretinale:** eine erbliche A.; typisch mit Pfeffer-und-Salz-Fundus.

Amblyopia, Amblyop(s)ie: angeborene oder erworbene Schwachsichtigkeit, i.e.S. die ohne organischen Augenbefund. [E] amblyopia. – **A. ex anopsia:** A. durch echte Funktionsausfälle des Auges. – **A. ex non usu:** A. infolge längeren Nichtgebrauchs des Auges, v.a. des schielenden Auges = Schielamblyopie (hierbei wird das störende Doppelbild zentralnervös unterdrückt). – **A., toxische:** A. infolge Netzhaut- oder Sehnervschadens durch exo- oder endogene Gifte wie Alkohol, Methylalkohol, Nicotin, Blei, giftige Stoffwechselprodukte (vgl. Amaurose). [E] toxic a.

Amentia, amentielles Syndrom: als symptomatische Psychose oder als Psychosyndrom vorkommendes akutes halluzinatorisches Irresein mit Zusammenhangslosigkeit (Inkohärenz) des Denkens, Ratlosigkeit, Desorientiertheit, Illusionen, evtl. auch mit sekundären Wahnideen (= **A. paranoides**), motorischer Unruhe (= **A. agitata**) oder Stupor (= **A. attonita**); evtl. mit Übergang in ein Delir. – Ferner als alkoholische A. eine Leichtform der Alkoholpsychose (ohne wesentliche Delirsymptome). [E] amentia.

Amikacin: ein ↗Aminoglykosid-Antibiotikum; halbsynthetisches Kanamycin-Derivat.

Amikrobiose, intestinale: Fehlen der normalen Darmflora nach Einnahme von Antibiotika; mit Symptomen der Dysbakterie (Meteorismus, enteritische Stühle); Gefahr der Soor-Infektion. [E] intestinal amicrobiosis.

Amilorid: ein kaliumsparendes (= antikaliuretisches) Diuretikum.

Amimie: 1) mimische Unbewegtheit infolge Beeinträchtigung der extrapyramidalen Motorik (= **motorische** = **ataktische A.**; z.B. als »Maskengesicht« beim PARKINSON* Syndrom). **2)** Verlust der Mienen- u. Gebärdensprache u. deren Verständnis bei Aphasia totalis (= **sensorische A.**). [E] amimia.

Aminoglykosid-Antibiotika: Antibiotika, bestehend aus Streptamin u. glykosidisch daran gebundenem Glucosamin, Ribose, Kanosamin etc.; z.B. Amikacin, Dibekacin, Gentamicin, Kanamycin, Neomycin, Netilmycin, Sisomycin, Streptomycin, Tobramycin. Die meisten heute verwendeten A. besitzen ein sehr breites Wirkungsspektrum. Lücken sind bei den Streptokokken u. Anaerobiern vorhanden. Das Wirkungsoptimum liegt im alkalischen Bereich zwischen pH 7,5 u. 8,0. [E] aminoglycoside antibiotics.

Aminophyllin: Kombination von Theophyllin (Methylxanthin) u. Äthylendiamin als Lösungsvermittler; Anw. beim akuten Asthmaanfall (i.v.); häufigste Nebenwirkung ist Erbrechen.

5-Aminosalicylsäure: bei chronisch-entzündlichen Darmerkrankungen (z.B. Colitis ulcerosa) angewendetes Präparat; antiphlogistisch aktiver Metabolit von Sulfasalazin. [E] 5-aminosalicylic acid.

p-Aminosalicylsäure, Paraaminosalizylsäure, PAS: ein perorales Tuberculostaticum; es hemmt das Wachstum, aber auch die Resistenzentwicklung der Mykobakterien. [E] para-aminosalicylic acid.

Amiodaron: ein Klasse-III-Antiarrhythmikum mit selektiv verlängernder Wirkung auf die Aktionspotentialdauer; Indikation: v.a. supraventrikuläre u. ventrikuläre Arrhythmien. Wegen erheblicher Nebenwirkungen (Hornhautablagerungen, Photosensibilität, Schilddrüsenfunktionsstörungen etc.) strenge Indikationsstellung.

Amitriptylin: ein ↗Antidepressivum.

Amnesia, Amnesie: zeitlich begrenzte, teilweise bis totale, evtl. von Konfabulationen ausgefüllte Erinnerungslücke. [E] amnesia. – **A., anterograde:** A. für die erste Zeit nach Rückkehr des Bewußtseins. [E] anterograde a. – **A., kongrade:** A. für die Dauer der Bewußtlosigkeit. – **A., posthypnotische:** vom Hypnotiseur für die Hypnoseerlebnisse suggerierte A. [E] posthypnotic a. – **A., psychogene:** A. als »Verdrängung« bestimmter Erlebnisse ins Unterbewußte. [E] psychogenic a. – **A., retrograde,** retroaktive A.: A. für einen Zeitabschnitt vor dem auslösenden Ereignis (z.B. vor Commotio u. Contusio cerebri, einem epileptischen Anfall). [E] retrograde a.

amnestisch: auf ↗Amnesie bezüglich. – **a. Attacke, a. Episode:** anfallsartig auftretende, zeitlich streng begrenzte ↗Amnesie, meist als Ausdruck einer flüchtigen Ischämie im Versorgungsbereich der A. cerebri posterior. Bisweilen schwer von psychomotorischen Anfällen aus dem epileptischen Formenkreis zu differenzieren. – **a. Syndrom:** ↗KORSAKOW* Syndrom. [E] amnestic syndrome.

Amotio: Wegbewegung, Ablösung. E amotio; removal; detachment. – **A. chor(i)oideae:** gebräuchliche Bez. für ↗Ablatio choroideae. – **A. retinae:** Netzhautablösung, ↗Ablatio retinae.

Amoxicillin: ein – nach oraler Gabe – gut resorbierbares Ampicillin-Derivat. E amoxicillin.

Amphotericin B: antibiotische Substanz aus Streptomyces nodosus; fungistatisch wirksam gegen alle humanpathogenen Pilze. E amphotericin B.

Ampicillin: α-Aminobenzylpenicillin, das erste halbsynthetische Penicillin, wirksam gegen grampositive u. gramnegative Keime. E ampicillin.

Amputatio, Amputation, Ablatio: das krankhaft spontane (z.B. infolge Nekrose, durch Amnionstränge) sowie das verletzungsbedingte (= »traumatische A.«) oder aber operative Abtrennen eines endständigen Körper- oder Organabschnittes (z.B. supravaginale Uterusamputation; Rektumamputation); letzteres allgemein als das außerhalb von Gelenken (= »extraartikulär«), »in der Kontinuität« erfolgende Absetzen einer Gliedmaße, u. zwar optimal am Ort der Wahl u. allgemein mit typischer Schnittführung. Inkorrekt auch Bez. für die Gliedmaßenabsetzung im Gelenk = Exartikulation (»A. per contiguitatem«), z.B. die A. mediotarsalis u. A. metatarsea = die Fußabsetzung im CHOPART* bzw. LISFRANC* Gelenk. E amputation.

Amrinon: ein Bipyridin-Derivat; Phosphodiesterase-Hemmer mit langdauernder positiv inotroper, positiv chronotroper u. vasodilatierender Wirkung. Anw. zur Therapie schwerer Formen der Herzinsuffizienz. E amrinone.

Amyloidose, amyloide Degeneration: heterogene Gruppe klinischer Zustände mit dem gemeinsamen Kriterium der zumeist extrazellulären, systemischen oder lokalisierten Ablagerung eines jeweils spezifischen Proteins in der geordneten Konformation der antiparallelen Faltblattstruktur. Die derzeit noch nicht abgeschlossene, neue Nomenklatur definiert nach der chemischen Struktur der Amyloidfibrillenproteine bzw. ihrer entsprechenden Vorläuferproteine folgende Typen: **1) AL-A.:** (früher »primäre A.«) das Fibrillenprotein AL leitet sich von monoklonalen Immunglobulin-Leichtketten oder deren N-terminalen Bruchstücken her u. ist assoziiert mit: a) Plasmazelldyskrasien (A. LUBARSCH-PICK); b) andere B-Zell-Neoplasien mit Mehrproduktion von Immunglobulin-Leichtketten; c) lokales Amyloid, z.B. Lunge, Trachea, Harnwege; d) hereditäre Formen, extrem selten. **2) AA-A.:** Vorläufer des Fibrillenproteins AA ist SAA, ein Akute-Phase-Protein des Serums, Apolipoprotein der HDL-Fraktion. a) reaktive A. (früher »sekundäre A.«): chronischer Infekt, z.B. Tuberkulose, Lepra, Lues, Bronchiektasien; chronische Entzündung, z.B. Colitis ulcerosa, M. CROHN; Kollagenosen, z.B. systemischer LE, rheumatoide Arthritis; Malignome; subkutaner Heroinabusus; b) idiopathische A. ohne faßbare Grundkrankheit; c) hereditäre A. **3) AF-A.:** familiäre A., deren Fibrillenprotein sich von Transthyretin = Präalbuminvarianten mit abnormer Aminosäuresequenz ableitet: familiäre Amyloidpolyneuropathie Typ I–IV. **4) AS-A.:** senile A. mit Amyloidablagerung in verschiedenen Organen im Rahmen des Alterungsprozesses: a) senile systemische A.; b) isolierte senile Vorhof-A.; c) senile Aorten-A.; d) Insel-A. des Pankreas; e) senile kardiovaskuläre A. **5) AB-A.:** A. bei Patienten mit Langzeitdialyse. **6) AE-A.:** amyloide endokrine Organe, die aus Proteohormonen entstehen (Schilddrüse, Hypophyse). **7) Sonstige definierte A.:** familiäre amyloide Kardiomyopathie, hereditäre zerebrale Hämorrhagie. **8) Noch nicht definierte A.:** Hautamyloid, Pankreasamyloid bei Diabetes, familiäre nephropathische A. u.v.m. Bei den häufigsten Formen einer generalisierten A. überwiegen im Fall der AA-A. ein mehr hepato-spleno-renales, im Fall der AL-A. ein mehr kardiovaskulär-digestives Befallsmuster; AB-A. sparen dagegen diese Organbezirke aus. Gastroenterologische Symptome der A.: Makroglossie, Geschmacksverlust, Dysphagie, Appetitlosigkeit, Völlegefühl; Diarrhöen, Borborygmus, abdominelle Krämpfe, Ulzerationen, Blutungen u. Obstruktion in Magen u. Dünndarm; sprueartige Symptome, Malabsorption; Hepatomegalie mit auffallend geringen oder keinen Funktionsstörungen; Splenomegalie. Diagnostik: Biopsien aus den befallenen Organen.

Anaemia, Anämie: »Blutarmut«; die Verminderung der Zahl u./oder des Hämoglobingehaltes der roten Blutkörperchen (Erythrozyten) unter die Norm. Sie verursacht v.a. eine Störung des Sauerstoff- = O_2-Transports u. eine Insuffizienz der O_2-abhängigen Leistungen u. geht oft mit erhöhtem Bilirubinanfall u. sekundärer Hämochromatose einher. Sie tritt als primäre oder als symptomatische (= sekundäre) Erkrankung auf sowie akut oder chronisch; läßt sich nur unbefriedigend nach Ätiogenese (↗Schema), Morphologie, Farbstoffgehalt etc. systematisieren. So werden z.B. unterschieden **a)** Mangelanämien (z.B. als Eisen-, Vitamin-, Protein-, Orotsäure-Mangelanämie), **b)** sideroachrestische = Eisennutzungsanämien, **c)** hämolytische Anämien (durch krankhafte Erythrozytenzerstörung), **d)** aplastische Anämien (durch quantitativ unzureichende Erythrozytenbildung) u. **e)** Anämien bei Hämoglobinopathien (darunter Thalassämien, angeborene Methämoglobinämie); zahlreiche Formen sind klinisch bekannter als Eponymbegriffe (s.a. die nachfolgenden Definitionen). [E] anemia.

A., achlorhydrische: hypochrome Anämie durch Eisenresorptionsstörung infolge Hyp- bis Anazidität des Magensaftes; FABER* Anämie. [E] achlorhydric a. – **A., achrestische:** A. infolge Verwertungsstörung der für den Hb-Aufbau nötigen Substrate, i.e.S. die sideroachrestische A. [E] achrestic a. – **A., achylische:** A. infolge gestörter oder – nach totaler oder teilweiser Magenentfernung – nicht stattfindender (= agastrische A.) Magensekretion, u. zwar als achlorhydrische bzw. – durch Intrinsic-factor-Mangel – als megaloblastische Anämie. [E] achylic a. – **A., akute:** A. als Folge akuten Blutverlustes durch Blutung (Blutungsanämie), hämolytische Krise (bei chronischer hämolytischer Anämie; bei Infektionskrankheiten, Leukämie) oder als Effekt hämolytischer Immunantikörper. [E] acute a. – **A., alimentäre:** Mangelanämie als Folge qualitativ oder quantitativ unzureichender Nahrungszusammensetzung (v.a. Eiweiß-, Vitaminmangel). [E] malnutrition a. – **A., aplastische; A., aregeneratorische:** A. infolge Störung der Blutbildung (Erythropoese); z.B. bei Panmyelopathie, Osteomyelosklerose, als Erythroblastopenie. [E] aplastic a. – **A., autoimmunhämolytische:** A. als Autoimmunkrankheit durch Autoimmunantikörper, z.B. als DYKE*-YOUNG*, LOUTIT* u. Typ WIDAL-ABRAMI* Anämie. [E] autoimmune hemolytic a. – **A. drepanocytotica:** Sichelzellanämie. – **A., erythroklastische:** hämolytische A. infolge mechanischer Erythrozytenschädigung (Erythroklasie). [E] erythroclastic a. – **A., essentielle:** als ess. hypochrome A. die FABER* A.; als ess. hypochrome A. i.e.S. (SCHULTEN) die idiopathischen Formen der ↗Eisenmangelanämie. [E] essential a. – **A., familiäre: 1)** fam. hämolytische A., Kugelzellenanämie. **2)** fam. hämolytische (mikrozytäre) hypochrome A., Thalassaemia minor. **3)** fam. hypoplastische A. als DIAMOND*-BLACKFAN* Anämie bzw. ESTREN*-DAMASHEK* Syndrom. **4)** fam. (konstitutionelle) infantile perniziosaähnliche A., FANCONI* Anämie. **5)** A. familiaris splenica; bei GAUCHER* Krankheit u. als Kugelzellenanämie. [E] familial a. – **A., hämolytische:** A. durch krankhaft gesteigerten Erythrozytenzerfall, d.h. mit verkürzter Ery-Lebensdauer, kompensatorisch gesteigerter Erythropoese (mit Retikulozytose), Anstieg des indirekten Bilirubins im Serum, evtl. auch mit Hämoglobinurie; evtl. als familiäre A. [E] hemolytic a. Als **korpuskuläre h. A.** die A. bei innerstrukturellen Erythrozytendefekten, z.B. Kugelzellen-A., Elliptozyten-A., Thalassaemia major u. minor, Sichelzellen-A., Hb-C-Krankheit, MARCHIAFAVA* A.; als **serogene h. A.** die A. durch Antikörper- oder Autoantikörperwirkung gegen normale Ery, z.B. als symptomatische A. bei Erkrankungen des lymphatischen u. des retikulohistiozytären Gewebes, bei Kollagenosen, Syphilis oder als erworbene idiopathische A. (= autoimmunhämolytische A.), z.B. durch inkomplette Wärme- u. Kälteagglutinine; ferner durch Isoantikörper bei Blutgruppenunverträglichkeit; als **toxische h. A.** durch Blutgifte (z.B. nach schwerer ausgedehnter Verbrennung, bei Nierenerkrankungen u. infektiös-toxischen Krankheiten) oder durch Zellzerfall-, Stoffwechselprodukte bzw. durch Einwirkung von Chemikalien, Arzneimitteln, Pflanzen-, Schlangengiften etc.; als **enzymopenische h. A.** bei Enzymopathien, z.B. bei Glucose-6-phosphat-dehydrogenase-, Pyruvatkinase-Mangel der Ery; als **hereditäre makrozytäre h. A.** eine normochrome A. unbekannter Ätiologie, mit normaler osmotischer u. mechanischer Ery-Resistenz, Porphobilinogenurie u. geringer Milzvergrößerung (Splenektomie ohne Besserungseffekt!); als **hereditäre h. A. ohne Sphärozyten** eine dominant erbliche A. mit Enzymdefekt der Ery u. mit Porphyrinstoffwechselstörung.

A., hyperchrome: A. mit vermehrtem Hämoglobingehalt der Erythrozyten (auf den Einzel-Ery bezogen), d.h. mit Färbeindex > 1,0 u. Hb_E > 34 pg; Zellbildung stärker gestört als die Hämoglobinbildung; meist auch Bildung von Makro-, Megalozyten, Megaloblasten. [E] hyperchromic a. – **A., hypochrome:** A. mit vermindertem Hämoglobingehalt der Erythrozyten (auf den einzelnen Ery bezogen), d.h. mit Färbeindex deutlich < 1,0 u. Hb_E < 30 pg; Störung im Hämoglobinaufbau. Meist als Eisenmangelanämie, selten als sideroachrestische A. [E] hypochromic a. – **A., immunhämolytische:** Anämie, hämolytische serogene. [E] immunohemolytic a. – **A., leuko-erythroblastische:** A. bei Osteomyelofibrose/Osteomyelosklerose, Knochenmarkkarzinose; im peripheren Blut treten Erythrozyten-Vorstufen auf (infolge extramedullärer Erythropoese); Leukozytose. [E] leukoerythroblastic a.

A., makrozytäre: hyperchrome A. mit Megalo- bzw. Makrozyten im Blut, Rechtsverschiebung der PRICE//JONES* Kurve, aber ohne Megaloblasten im Knochenmark; z.B. bei Leberzirrhose, Hämochromatose. – Makrozytär sind z.T. aber auch aplastische Anämien (z.B. nach Benzol-, Goldvergiftung; bei Strahlenschaden), z.T. die akuten serogenen hämolytischen Anämien. [E] macrocytic a. – **A., megaloblastische:** hyperchrome A. mit Megaloblasten im Knochenmark u. mit Megalozyten (= **megalozytäre A.**), evtl. auch Megaloblasten im peripheren Blut; meist infolge Vitamin-B_{12}- bzw. Folsäuremangels. Erstrangig als kryptogenetische perniziöse Anämie; ferner symptomatisch (meist nur als perniziosiforme A.) z.B. nach Magenresektion, bei Magenkarzinom, nach ausgedehnter Dünndarmresektion, bei Sprue, Kwashiorkor, als Aufbrauchperniziosa. [E] megaloblastic a. – **A., mikrozytäre:** A. mit Bildung von Mikrozyten; v.a. die Kugelzellen-A., Thalassämie; evtl. als Eisenmangel-A. [E] microcytic a.

A., normochrome: A. mit normalem Färbeindex (1,0) u. normalem Hb_E-Wert (ca. 32 pg); v.a. die akute Blutungsanämie u. die aplastischen u. die meisten hämolytischen Anämien. [E] normochromic a. – **A., perniziöse,** Perniziosa, BIERMER* A.: megaloblastische ↗A. mit umstrittener Ätiopathogenese (= kryptogenetische Form). Eine hyperchrome A. mit Leuko- u. Thrombopenie, Aniso- u. Poikilozytose, Megalozytose (evtl. auch Megaloblastose), Rechtsverschiebung der PRICE//JONES* Kurve, gesteigerter Erythropoese, Megaloblasten sowie Riesenstabkernigen u. -metamyelozyten im Knochenmark, erhöhtem Eisenspiegel im Blut (als Zeichen der ineffektiven Erythropoese); ferner Hyperbilirubinämie, Zunahme der LDH im Serum u. der Glucose-6-phosphat-dehydrogenase in den Ery, niedrige Vitamin-B_{12}-Blut-

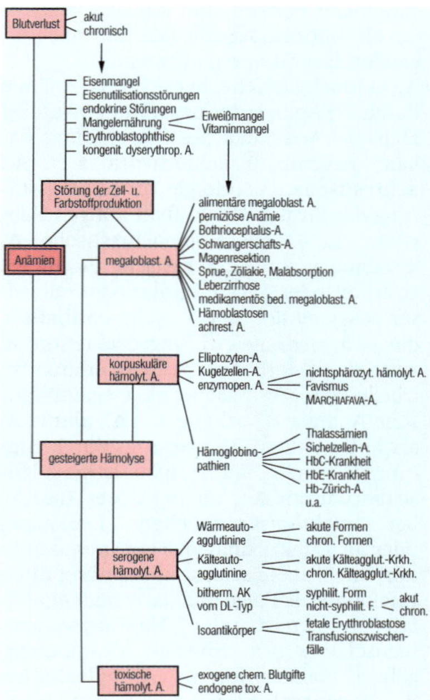

Einteilung der **Anämien**
nach der Pathogenese (nach H. BEGEMANN)

werte (< 100 pg/ml), histaminrefraktäre Anazidität u. pathologischer SCHILLING* Test; klinisch HUNTER* Glossitis, häufig funikuläre Spinalerkrankung; gelegentlich psychische Symptome. [E] pernicious a.

A., perniziosiforme: die »pseudoperniziösen« Formen der megaloblastischen A. (mit nur angedeuteten Veränderungen der Ery bzw. der Ery-Vorstufen im Knochenmark). – **A., postinfektiöse:** Eisenmangel-A. nach Infektionskrankheiten. – **A., sideroachrestische:** A. infolge Verwertungsstörung resorbierten Eisens (u. Störung der Häm- bzw. Hämoglobinsynthese); allg. mit Auftreten von Ringsideroblasten (»**sideroblastische A.**«); meist als hypochrome A. mit vermehrtem Serumeisen; als symptomatische A. z.B. bei Hämoglobinopathien u. bei Pyridoxin-, Eiweißmangel; ferner essentielle Formen. [E] sideroachrestic a. – **A., sideropenische:** ↗Eisenmangelanämie. – **A. splenica:** A. mit Milzbeteiligung; i.e.S. die »splenogene« A. (vorwiegend durch Reifungshemmung) bei Hypersplenismus; als Sonderform ferner z.B. bei chron. Malaria, Brucellosen, Kala-Azar (hypochrom, makrozytär; mit Lympho- u. Monozytose, verminderter Gerinnungsfähigkeit). [E] splenic a.

Anakrotie: ↗Dikrotie durch eine zusätzliche Pulswelle im aufsteigenden (»anakroten«) Schenkel der Pulskurve; z.B. bei Aortenstenose. [E] anacrotism.

Analeptica, -tika: *(griech. analeptikos = verbessernd)* Arzneimittel mit anregender Wirkung auf Bezirke herabgesetzter Erregbarkeit im Zentralnervensystem (v.a. auf das Atem-, Kreislaufzentrum, Reflexzentren). Sie wirken direkt zentral erregend (z.B. Coffein), reflektorisch (z.B. Riechsalz), zentral u. peripher erregend (z.B. Amphetamin, Adrenalin, Ephedrin) oder durch direkte Stoffwechselbeeinflussung (z.B. Brenztrauben-, Glutaminsäure). [E] analeptics.

Analgetica, -tika: Arzneimittel, die i.S. der Analgesie wirksam sind, d.h. schmerzlindernd oder -stillend wirken. Als starke A. das Morphin u. analog die synthetischen Betäubungsmittel, als schwache A. Salicylsäure- u. Pyrazolderivate (diese z.T. mit antipyretischem, antineuralgischem u. antirheumatischem Nebeneffekt). [E] analgesics; analgetics.

Anamnese: die subjektiv erinnerlichen (oder von Angehörigen mitgeteilten) früheren Krankheiten als Vorgeschichte einer aktuellen Krankheit (= Eigenanamnese), ergänzt durch Krankheitsangaben aus dem Familienbereich (= Familien-A.). Als »**biographische A.**« über die früheren Krankheiten hinaus auf die ganze Lebensgeschichte erweitert. [E] anamnesis.

Anaphylaxie: (PORTIER u. RICHET 1902) akute allergische Allgemeinreaktion als »Typ I« der Immunreaktion. Eine humorale ↗Allergie vom Soforttyp. Wird als **aktive zytotrope A.** vermittelt durch Reagine (IgE), die – anläßlich der Sensibilisierung – als zytophile Antikörper die Oberfläche ihrer Zielzellen (Mast-, Endothelzellen, basophile Granulozyten, Thrombo-, Retikulohistiozyten) durch Bindung an deren Fc-Rezeptor besetzten (passive Zellsensibilisierung), so daß es bei erneutem Kontakt – u. Brückenbildung – mit dem Allergen (z.B. heterologe Seren, Pollenextrakte, Bienengift, Penicillin) Komplement-unabhängig zu einer Antigen-Antikörper-Reaktion kommt mit Freisetzung von Mediatoren (Histamin, H-Substanzen; auch PAF, Leukotriene, Prostaglandine) u. zur Auslösung funktioneller u./oder morphologischer Störungen, u. zwar – je nach Art der Allergenzufuhr – in bestimmten Organen (= **lokalisierte A.**) oder aber generalisiert (u. mit artunterschiedlicher Betonung der einzelnen Erscheinungen): gesteigerte Gefäßwandpermeabilität (mit Ödembildung; Urticaria, Glottisödem), Verkrampfung der glatten Muskulatur (z.B. Bronchospasmus, Darmkoliken), Steigerung der Drüsensekretion (z.B. Rhinitis), Störungen der Blutgerinnung u. des Herzrhythmus, Kreislaufversagen (= anaphylaktischer – eventuell letaler – Schock; im Gegensatz zu letzterem werden die anderen klin. Erscheinungen als Schockfragmente bezeichnet, wobei ein bestimmtes Organ jeweils als Schockorgan im Vordergrund steht). [E] anaphylaxis. – **A., inverse:** »umgekehrte A.«; eine passive experimentelle A. durch Injektion von Allergen u. Auslösung der Erscheinungen (Schock) durch nachfolgende Injektion entsprechender Antikörper. [E] inverse a. – **A., lokale:** s.u. Anaphylaxie. [E] local a. – **A., maskierte:** die Antianaphylaxie. – **A., passive:** A.

durch z.B. parenterale Verabfolgung von Antikörpern (zytotrope AK oder Immunglobuline) u. nachfolgende Gabe homologen Antigens. [E] passive a.

Anarchie cardiaque: (französ.) regellose Herzschlagfolge ohne vorherrschenden Grundrhythmus als Folge polytoper Reizbildung bei schwerem Myokardschaden. [E] cardiac anarchy; delirium cordis.

Anasarka, Hydrops ana sarca**:** nicht-entzündliches Ödem der Unterhaut (»über der Muskulatur«), wobei die Haut glatt, dünn u. dystrophiegefährdet ist. Meist infolge Herz-Kreislauf-Dekompensation. [E] anasarca.

Androgen-Blockade: Blockade der Androgen-Membranrezeptoren durch ein synthet. Antiandrogen. Indikation: metastasierendes Prostatakarzinom; wird ergänzt durch Absenkung des Blut-Androgenspiegels durch ein LH-RH-Homolog oder durch Orchidektomie.

Aneurysma: umschriebene, meist asymmetrische, dauerhafte krankhafte Wandausbuchtung eines vorgeschädigten arteriellen Blutgefäßes oder der Herzwand; s.a. Aneurysma, echtes. [E] aneurysm. – **A., angeborenes:** meist an den basalen Hirnarterien (Circulus arteriosus Willisii) gelegene Fehlbildung. Seltener auch an Aorta ascendens u. Sinus aortae Valsalvae, Arteria abdominalis, Beckenarterien u. Nierenarterien. [E] congenital a. – **A., arteriosklerotisches:** durch Atherosklerose hervorgerufenes A.; gewöhnlich an der Bauchaorta, meist infrarenal, sowie an Arteria femoralis u. poplitea, seltener an der Arteria lienalis. [E] atherosclerotic a. – **A. arteriovenosum,** A. varicosum**:** arteriovenöse Fistel mit aneurysmatischer Aufweitung des venösen Schenkels; meist als falsches Aneurysma nach gleichzeitiger Verletzung beider Gefäße, nach Einbruch eines echten arteriellen A. in die Vene oder aber Folge der Ausweitung einer arteriovenösen Anastomose; früher auch allgemein für arteriovenöse Fistel. [E] arteriovenous a. – **A. cirsoides,** A. serpentinum s. racemosum**:** das Ranken- oder Traubenaneurysma; Rankenangiom; älterer Begriff für ↗Angioma arteriale racemosum. [E] cirsoid a. – **A. cordis,** Herzwandaneurysma**:** Ausbuchtung der Wand der linken Herzkammer als Spätfolge eines narbig abgeheilten transmuralen Myokardinfarktes. [E] cardiac a. – **A. cylindricum:** A. fusiforme.

A. dissecans: intramurale, meist in der Tunica media gelegene Spaltbildung der Arterienwand; ausgehend von einem Intimaeinriß (als Primärereignis oder sekundär nach intramuraler Hämatombildung durch primäre Zerreißung von Vasa vasorum) kommt es durch Wühlblutung zur Ausbildung eines mehr oder weniger langen Falschkanals. Dieser kann durch einen zweiten Intimaeinriß weiter peripher wieder Anschluß an das wahre Gefäßlumen finden, durch Ruptur der Arterienaußenschicht zur inneren Blutung führen oder durch Thrombose des Spaltraumes – mit oder ohne Einengung des Gefäßlumens – zur spontanen Obliteration des Spaltraumes führen. Gefürchtete Komplikationen sind die schwere Aortenklappeninsuffizienz bei Mitbeteiligung eines Sinus aortae Valsalvae sowie die Verlegung multipler Arterienabgänge durch raumfordernde Wirkung des Falschkanals. Weitaus häufigste Lokalisation ist die Aorta (↗Aortenaneurysma dissecans). Häufigste Ursache ist die Medianekrose Gsell*-Erdheim*; seltene Ursachen sind Marfan* Syndrom, ↗Arteriosklerose, Aortensyphilis, Dezelerationstrauma, vorangegangene Operationen im Bereich der Aortenwurzel (Herzklappenersatz, aortokoronare Bypassoperation). [E] dissecting.

A., echtes, A. verum: A. durch örtliche Aufdehnung aller Wandschichten des Gefäßes; ist angeboren oder Folge einer Gefäßwandschädigung (z.B. nach Entzündung, Degeneration, Arteriosklerose, Embolie) oder eines Narbenzuges (Traktionsaneurysma); wird formal unterschieden z.B. als A. cirsoideum, fusiforme u. sacciforme. Folgen: örtliche Wirbelbildungen, Thrombosierung (evtl. zu Spontanheilung oder u.U. zu Embolie führend), Druckschädigung von Nachbarorganen; bei Einriß Gefahr einer rasant verlaufenden u. lebensbedrohlichen (»foudroyanten«) Blutung. [E] true a. – **A., embolisches:** als mykotisches (infektiöses) oder blandes A. ein durch embolisch verschleppte Teilchen hervorgerufenes A.; Hauptursache der mykotischen Aneurysmen: ↗Endocarditis lenta u. Lungenabszesse. [E] embolic a.

A., falsches, A. spurium: ein gefäßwandnaher Bluterguß (= periarterielles Hämatom), der mit der Lichtung eines eingerissenen Gefäßes in offener Verbindung steht u. von einer »organisierten« Fibrinmembran umgeben ist. E false a. – **A. fusiforme:** echtes A. mit gleichmäßig-spindelförmiger Ausbuchtung der Gefäßwand in ihrem gesamten Umfang. E fusiform a. – **A., mykotisches:** s.u. A., embolisches. – **A. orbitale:** im hinteren Teil der Augenhöhle gelegenes arteriovenöses A. zwischen der inneren Arteria carotis u. dem Sinus cavernosus (Karotis-Kavernosus-Fistel). E orbital a. – **A. racemosum:** ↗Angioma arteriale racemosum. E racemose a. – **A. sacciforme:** echtes, meist exzentrisches A. mit Sackform u. engem Hals. E saccular a. – **A. sinus Valsalvae (congenitum):** angeborene aneurysmatische Ausweitung einer der 3 Aortenklappen, üblicherweise des posterioren (nichtkoronaren) oder rechtskoronaren Segels, evtl. mit resultierender Schlußunfähigkeit (Aorteninsuffizienz); Gefahr der Perforation in den rechten Vorhof bzw. die rechte Herzkammer. E aortic sinusal a. – **A. spurium:** ↗A., falsches. – **A. varicosum:** ↗A. arteriovenosum. – **A. verum:** ↗A., echtes. E true a.

Aneurysma

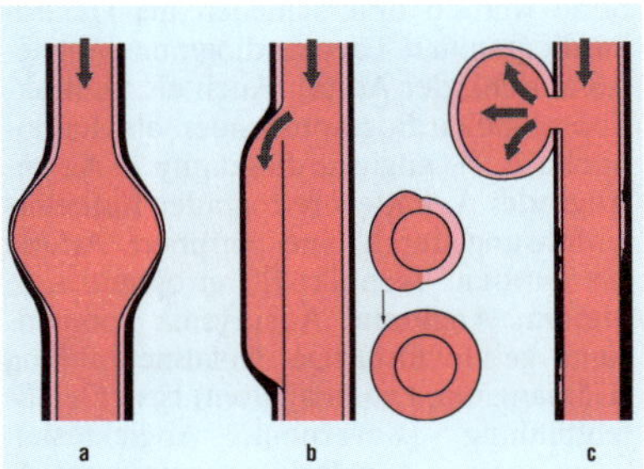

a) Aneurysma verum; **b)** Aneurysma dissecans; **c)** Aneurysma spurium [21]

Anfall: plötzliche, reversible Änderung des Bewußtseinszustandes, des Vegetativums, des Herz-Kreislauf-Systems etc. einschließlich der klinischen Auswirkungen; s.a. Paroxysmus. I.e.S. *neurol* der zerebrale ischämische A. (besser: Insult, s.u. Apoplexia cerebri) bzw. der epileptische A. (einschließlich des traumatisch epileptischen A., Jackson* A.) mit oder ohne motorische Entladungen; s.a. Synkope, Narkolepsie. E attack; seizure.

Anfallsserie: Serie zerebraler ischämischer ↗Anfälle in schneller Folge, aber jeweils mit Wiedererlangen des Bewußtseins.

Angina: Krankheit mit Verengungs-, Beengtheitszustand, Beengungsgefühl. E angina.

1) die »Halsentzündung« (Angina i.e.S.) als Entzündung des lymphatischen Rachenrings, u. zwar als Sonderform der Tonsillitis palatina entweder eine selbständige, akute, unspezifische Infektionskrankheit (oft als Streptokokken-A.) oder aber nur Symptom einer Allgemeinerkrankung. Symptome: Schluckschmerzen, anhaltender, zum Ohr u. Kieferwinkel ausstrahlender, vom Mesopharynx ausgehender Rachenschmerz, Rachen- u. Mandel- = Tonsillenrötung, Tonsillenschwellung, Druckschmerz u. Schwellung der regionalen Halslymphknoten (am Kieferwinkel), Fieber, gestörtes Allgemeinbefinden. E sore throat.

2) Engegefühl bei Gefäßkrankheiten mit Verengungszuständen. – **A. abdominalis,** Dysbasia intestinalis: teils kolikartige, teils mit Vernichtungsgefühl einhergehende, evtl. intermittierende Leibschmerzen mit Symptomen des akuten Bauches infolge einer – v.a. arteriosklerotischen – Ischämie im Bereich der Mesenterialgefäße; Manifestation eines aortalen Anzapfsyndroms. E intestinal angina.

3) A. pectoris, Stenokardie, Herzbräune: Syndrom mit ischämisch bedingtem, meist anfallsweisem, in der Herzgegend (retrosternal bzw. präkordial) auftretendem Schmerz (Kardialgie), der dumpf, drückend, krampfartig oder bohrend u. verbunden ist mit einem charakteristischen Beengungs- u. Vernichtungsgefühl, oft auch mit typischen Ausstrahlungen, evtl. in Form von Parästhesien (s.a. Abb.); pathognomonisch: der meist bestehende Zusammenhang der Symptome mit körperlicher Belastung (»Belastungs-A.«; vgl. Ruheangina), evtl. auch Kälte (!), ferner das lytische Abklingen in Ruhe sowie typische EKG-Zeichen (im Anfall oft ST-Senkung, T-Abflachung, spitz-negatives T); s.a. koronare Herzerkrankung. Komplikationen: Myokardinfarkt, Herztod. – Als **A. p. gravis** mit gehäuften Anfällen (von > 30 Min. Dauer); meist als Manifestation eines rudimentären Innenschichtinfarktes (»Präinfarkt«); auch z.T. bezeichnet als »drohender Myokardinfarkt« (mit typischen Änderungen der ST-Strecke im EKG, nachweisbaren krankhaften Veränderungen bei der Kineangiographie u. Ventrikulographie, erhöhten SGOT-, CPK- u. Myoglobin-Werten). – Als **A. decubitus** mit nächtlichen Schmerzanfällen von kurzer bzw. längerer Dauer, u. zwar als Folge der Nichtbewältigung des aus der Horizontallage resultierenden Mehrangebots an Blut u. der sekundären linksventrikulären Dilatation. Als **Crescendo-A.** ein Typus mit Intensitäts- u. Häufigkeitszunahme; gilt wie der »Decubitus-Typ« als **instabile A. p.** (Typ zwischen intensitätsstabilen Verläufen u. Myokardinfarkt). Als Sonderformen ferner der Status anginosus (anhaltende Schmerzzustände) u. das ↑PRINZMETAL* Syndrom. – Abzugrenzen sind Zustände von »Herzschmerzen«, die nicht durch Myokard-Hypoxie bedingt sind, u. zwar die **A. p. spuria** s. **falsa** (die vasomotorisch bedingte funktionelle »Stenokardie« bei vegetativer Dystonie, bei seelischer Erregung, Hyperthyreose), die **A. p. pulmonalis** (bei pulmonaler Hypertonie) u. das »**A.-p.-Syndrom**« (als Folge einer Halssympathikusalteration). [E] angina pectoris.

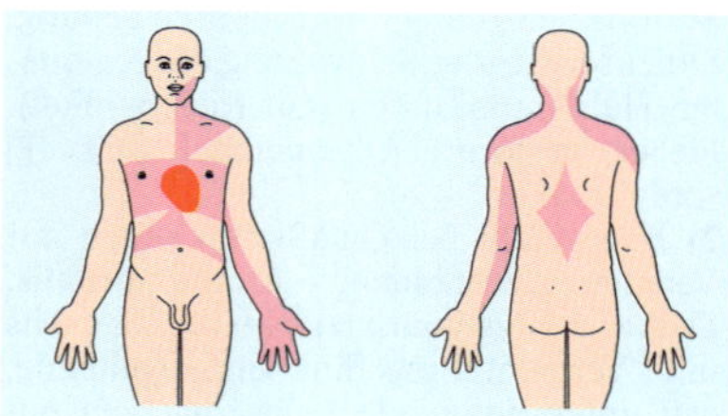

Schmerzzonen bei **Angina pectoris** [43]

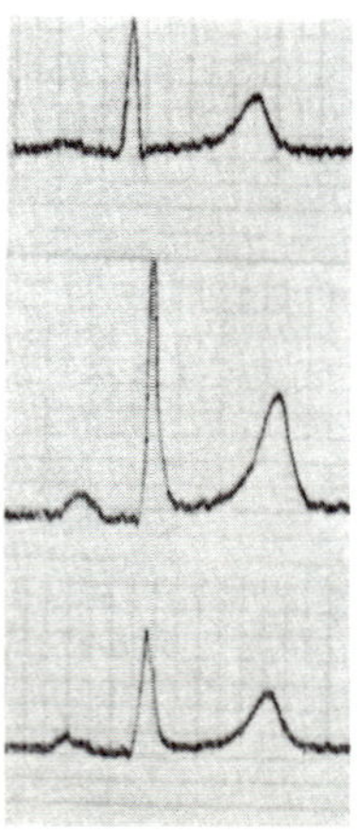

Vegetativ-vagotone Elektrokardiogramm-Veränderungen mit Hebung der ST-Strecken, Überhöhung u. Zuspitzung der T-Zacken bei funktionell-stenokardischem Anfall **(»Angina pectoris spuria«)** [71]

Angiographie: Gefäßdarstellung durch Injektion eines Röntgenkontrastmittels u. anschließende Anfertigung schneller, programmierter Aufnahmeserien (Angiogramme); i.e.S. als Arteriographie (z.B. als Aorto-, Angiokardiographie); ferner als Phlebo- u. Lymphangiographie. [E] angiography.

Angiokardiographie: Röntgendarstellung der großen Herzgefäße u. der Herzbinnenräume durch Injektion eines wasserlöslichen positiven Kontrastmittels (i.v. oder – mittels eines venös eingeführten Herzkatheters – in ein herznahes Gefäß oder in eine Herzhöhle) mit nachfolgender – kinephotographischer – Anfertigung einer Bildserie (vgl. Angiographie); die Teile der Serie werden unterschieden als Dextrokardiogramm u. Lävokardiogramm (letzteres einschl. der Aorta). Auch als Subtraktionsangiokardiographie oder als Radionuclid-A. [E] angiocardiography. – **A., retrograde:** A. mittels retrograder Kathetereinführung durch eine periphere Arterie (SELDINGER* Technik). [E] retrograde a.

Angiom, Angioma, Aneurysma spongiosum: geschwulstartige Gefäßneubildung (Hämangiom, Lymphangiom) bzw. Gefäßfehlbildung (Kavernom, Angiektasie). [E] angioma. – **A. arteriale racemosum,** A. arteriale plexiforme: Rankenangiom; Knäuel geschlängelter, erweiterter Arterien als wahrscheinlich echte Neubildung; v.a. im Kopfbereich; angeboren in der Netzhaut beim BONNET*-DECHAUME*-BLANC* Syndrom. – Angeboren auch das venöse Rankenangiom, u.a. im Rückenmark beim FOIX*-ALAJOUANINE* Syndrom. – **A. corporis diffusum,** Angiokeratoma c. d.: FABRY* Syndrom. – **A. plexiforme:** ↑A. arteriale racemosum. – **A. serpiginosum Crocker*,** Naevus infectiosus: papelförmige, mit Ausnahme der Handflächen u. Fußsohlen universelle Angiome als ringförmige purpurfarbene Herde mit atrophischem Zentrum; treten im Kindesalter auf u. bilden sich – oft unvollkommen – zurück; Ätiologie unbekannt. – **A. stellatum:** Naevus araneus. [E] spider a. – **A. teleangiectaticum:** Kapillarhämangiom. [E] teleangiectatic a.

Angiopathia, Angiopathie: Gefäßerkrankung, z.B. als Arterio-, Veno-, Lymphangio-, Makroangio-, Mikroangio-, Angioorganopathie. [E] angiopathy. – **A. diabetica:** A. als – häufigste – Komplikation eines länger bestehenden Diabetes mellitus (↑Abb.); als Makroangiopathie eine generalisierte Arteriosklerose mit bevorzugter Beteiligung des Gehirns, des Herzens, der Nieren u. der peripheren Gefäße; als Mikroangiopathie eine Kapillaropathie mit Ablagerung von Mucopolysacchariden in der Basalmembran u. mit Manifestation als Retinopathia diabetica, Nephropathia diabetica (↑KIMMELSTIEL*-WILSON* Syndrom), als Hautgangrän, diabetische Polyneuropathie. [E] diabetic a. – **A. labyrinthica:** MENIÈRE* Krankheit. [E] labyrinthine a. – **A. retinae traumatica:** PURTSCHER* Syndrom. [E] traumatic retinal a.

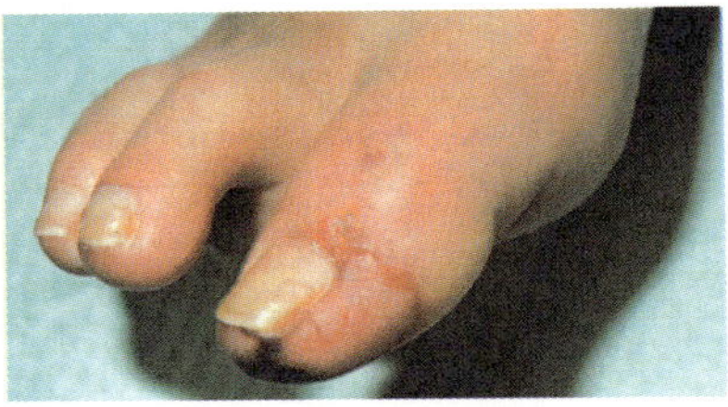

Diabetische Angiopathie: Zehennekrose [14]

Angioplastie: geschlossene perkutane (= perkutane transluminale [= PTA]) oder offene intraoperative Aufdehnung von Gefäßen mit Hilfe koaxialer Katheter (ursprüngliche = DOTTER* Technik) oder – heute meist – mittels Ballonkatheters (GRÜNTZIG), evtl. als Zusatzmaßnahme bei einer Gefäßoperation. – Auch als perkutane transluminale koronare A. (↑PTCA) zur Dehnung von Stenosen der Herzkranzgefäße (= Koronarangioplastie). – Neuerdings auch mit Laser- u. diversen anderen Techniken möglich. [E] angioplasty.

Angst: das beim Erleben (oder der Vorstellung) einer unüberwindlich erscheinenden Bedrohung auftretende beengende Gefühl des existentiellen Bedrohtseins (extrem als Todesangst), das von v.a. vegetativen Symptomen begleitet wird (Blässe, Schweiß, veränderte Mimik, Zittern, Herzklopfen, Blutdruckanstieg, evtl. auch Ohnmacht, Durchfall). Ist im Gegensatz zur Furcht nicht objektgerichtet. – **A., pathologische:** krankhaft gesteigerte Angst, z.B. als neurotische A. (↑Angstneurose, -anfall, -hysterie), als psychotische A. (z.B. bei Schizophrenie, endogener Depression; als Angstdelirium bei Epilepsie evtl. in Gewalttätigkeit umschlagend) oder aber als somatisches Symptom (z.B. bei Angina pectoris, Thyreotoxikose). [E] anxiety; fear.

Angstneurose: Neurose mit allgemein übersteigerter Angstbereitschaft oder mit besonderen Angstsymptomen; im Gegensatz zur ↑Phobie in der Regel ohne ein bestimmtes Objekt. [E] anxiety neurosis.

Anisokorie: ungleiche Weite der Pupillen beider Augen infolge einseitiger Lähmung oder einseitigen Krampfes des Musculus sphincter bzw. M. dilatator pupillae (z.B. bei einseitigem HORNER* Syndrom); s.a. Pupillenreflex. Typisch u.a. als Frühsymptom bei Neurosyphilis u. als einseitige Mydriasis bei gleichseitigem Druckkonus. [E] anisocoria.

Anorexia, Anorexie, Asitie: Verlust des Nahrungstriebes; auch Appetitlosigkeit, Magersucht. [E] anorexia.

Anosognosie: Unfähigkeit zum Erkennen eigener durch Krankheit *(griech. = nosos)* bedingter Funktionsausfälle; Symptom einer Hirnschädigung (z.B. durch Apoplexie). [E] anosognosia.

Antacida, Antazida: Magensäure bindende Mittel, die möglichst weder das Säure-Basen-Gleichgewicht des Blutes stören noch selbst oder in Form ihrer Reaktionsprodukte als Säurelocker wirken. [E] antacids.

Anterolateralinfarkt: ↑Myokardinfarkt der Vorder- u. teilweise auch der Seitenwand des linken Ventrikels; meist durch Verschluß des Ramus descendens anterior der li. Herzkranzarterie. [E] anterolateral infarction.

Anteroseptalinfarkt: ↗Myokardinfarkt der Vorderwand u. des Kammerseptums durch Verschluß eines Astes des Ramus descendens der li. Herzkranzarterie. [E] anteroseptal infarction.

Antiarrhythmica, -arrhythmika: Mittel zur Behandlung von Herzrhythmusstörungen. Nach ihren elektrophysiologischen Wirkungsmechanismen werden die A. in 4 verschiedene Klassen (Klasse-I- bis Klasse-IV-Antiarrhythmika nach VAUGHAN WILLIAMS*) eingeteilt:
Klasse-I-Antiarrhythmika: die sog. Natriumantagonisten oder Membranstabilisatoren mit den Untergruppen IA bis IC. – Klasse-IA-Antiarrhythmika sind die Chinidin-artig wirkenden Substanzen Chinidin, Procainamid u. Disopyramid. (Eine Zwischenstellung nimmt das Propafenon ein. Es kann sowohl zur Klasse IA als auch zur Klasse IC gerechnet werden.) Haupteigenschaft der Klasse-IA-Antiarrhythmika: v.a. Verlängerung der Dauer des Aktionspotentials. Indikation: Vorhofflimmern u. Vorhofflattern, supraventrikuläre u. ventrikuläre Tachykardien, Extrasystolien. – Klasse-IB-Antiarrhythmika sind Lidocain, Tocainid, Mexiletin u. Phenytoin, wobei Phenytoin auch als Antiepileptikum eingesetzt wird. Hauptangriffspunkt sind die Kammern, weniger die Vorhöfe. Die Wirkung der Klasse-IB-Antiarrhythmika besteht in der Verkürzung der Aktionspotentialdauer. Indikation: v.a. ventrikuläre Arrhythmien. – Die Klasse-IC-Antiarrhythmika umfassen die Substanzen Flecainid, Lorcainid, Encainid, Aprindin u. Prajmalin. Eine Einwirkung auf die Aktionspotentialdauer ist nicht erkennbar. Indikation: supraventrikuläre u. ventrikuläre Arrhythmien. – **Klasse-II-Antiarrhythmika:** die ↗Betarezeptorenblocker. Indikation: Sinustachykardien, supraventrikuläre paroxysmale Tachykardien, ventrikuläre (v.a. Catecholamin-bedingte) Extrasystolien. – **Klasse-III-Antiarrhythmika:** ihr Wirkprinzip besteht in einer selektiven Verlängerung der Aktionspotentialdauer. Hauptsubstanzen Amiodaron u. Sotalol (Betablocker mit Klasse-III-Wirkung). Indikation: supraventrikuläre u. ventrikuläre Rhythmusstörungen. Wegen der erheblichen Nebenwirkungen wird Amiodaron jedoch nur bei sonst therapieresistenten Arrhythmien gegeben. – **Klasse-IV-Antiarrhythmika:** ↗Calciumantagonisten mit antiarrhythmischen Eigenschaften. Hauptvertreter sind Verapamil, Gallopamil u. Diltiazem. Indikation: tachykarde Rhythmusstörungen. – **Herzglykoside:** als Antiarrhythmika können auch Glykoside eingesetzt werden. Indikation: supraventrikuläre Tachykardien, Vorhofflimmern u. -flattern mit schneller AV-Überleitung.

Antiarrhythmika (VAUGHAN WILLIAMS* Klassifikation)

Klasse I (Natriumantagonisten)		
	Klasse IA	Chinidin Procainamid Disopyramid Propafenon
	Klasse IB	Lidocain Tocainamid Mexiletin Phenytoin
	Klasse IC	Flecainid Lorcainid Encainid Aprindin Prajmalium Propafenon
Klasse II (Betarezeptorenblocker)		Atenolol Betaxolol Metoprolol Acebutolol Carteolol Mepindolol Pindolol Oxprenolol
Klasse III (sog. Kaliumantagonisten bzw. Betarezeptorenblocker mit Klasse-III-Wirkung)		Amiodaron Sotalol
Klasse IV (Calciumantagonisten)		Verapamil Gallopamil Diltiazem
Herzglykoside		

Antibiotica, -tika: die mit dem Penicillin (FLEMING 1928; FLOREY u. CHAIN 1940) erstmals unter dieser Bez. in die Behandlung infektiöser Krankheiten eingeführten natürlichen Stoffwechselprodukte (u. deren halb- u. vollsynthetische Nachbildungen) von Bakterien, Aktinomyzeten, Pilzen, Flechten, Algen u. höheren Pflanzen (↗Tab.). Sie besitzen ein mehr oder weniger spezifisches Wirkungsspektrum gegen

Antibiotika-Gruppen

Aminoglykosid-Antibiotika (z. B. Streptomycin, Gentamicin, Sisomycin, Tobramycin, Amikacin)
Ansamycine (z. B. Rifampicin)
Antimykotika *Polyenantibiotika* (z. B. Nystatin, Natamycin, Amphotericin B, Pecilocin) *Benzofuranderivate* (Griseofulvin)
β-Lactam-Antibiotika *Penicilline* (Benzylpenicillin u. seine Derivate, Oralpenicilline, penicillinasefeste Penicilline, Breitspektrum-Penicilline, gegen Proteus u. Pseudomonas wirksame Penicilline) *Cephalosporine* (z. B. Cefalotin, Cefaloridin, Cefalexin, Cefazolin, Cefotiam)
Chloramphenicol-Gruppe (Chloramphenicol, Thiamphenicol, Azidamphenicol)
Linosamide (Lincomycin, Clindamycin)
Makrolid-Antibiotika (z. B. Erythromycin, Oleandomycin, Spiramycin)
Peptid-, Peptolid-, Polypeptid-Antibiotika (z. B. Polymyxin B u. E, Bacitracin, Tyrothricin, Capreomycin, Vancomycin)
Tetracycline (z. B. Tetracyclin, Oxytetracyclin, Minocyclin, Doxycyclin)
weitere Antibiotika (Fosfomycin, Fusidinsäure)

krankheitserregende Mikroorganismen, die sie abtöten (Bakterizidie) oder im Wachstum hemmen (Bakteriostase); ihre Wirksamkeit wird evtl. beeinträchtigt durch die Resistenz der Erreger. Wirken durch Störung der Zellwandstruktur, Veränderung der Permeabilität der Zytoplasmamembran, Hemmung der Proteinsynthese oder durch Interferenzeffekte im Zellstoffwechsel der Erreger. Bei Anw. von Kombinationspräparaten besteht die Möglichkeit (durch Nutzung der Wirksamkeit der Einzelkomponenten = Additions-, Potenzierungseffekt) der Ausweitung des Wirkungsbereichs, der Verzögerung der Resistenzentwicklung u. der Minderung der Toxizität; andererseits ist evtl. aber gegenseit. negative Beeinflussung der Antibiotika solcher Kombinationen gegeben. Die Anw. erfolgt auch prophylaktisch (»**Antibiotikaschutz**«); eine solche Prophylaxe ist aber nur unter ganz strenger Indikation erlaubt; findet Anw. z.B. vor, während u. nach einer Operation (unter anderem zur präoperativen »Sterilisierung« des Dickdarms), bei der Behandlung schwerer Schlafmittelvergiftungen, »offener« Verletzungen. – Die in der Tab. zusammengefaßten A. werden ergänzt durch Chinolone (Substanzen mit 4-Chinolon als Grundgerüst). Einige A. werden wegen ihrer Hemmung der Nucleinsäuren- u. Proteinsynthese auch als Zytostatika eingesetzt (z.B. Meractino-, Adria-, Dauno-, Mitomycin; Actinomycin), z.T. auch als Immunsuppressiva. [E] antibiotics.

Anticholinergica, -ergika: ↗Parasympatholytica. [E] anticholinergics.

Anticonvulsiva, -konvulsiva: Heilmittel mit hemmender u. mildernder Wirkung gegenüber zentral bedingten – v.a. epileptischen – Krämpfen; z.B. Barbiturate, Hydantoine, Succinimide, Oxazolidine, Benzodiazepine. [E] anticonvulsants.

Einteilung der Antidepressiva [58]

	Nicht-MAO-Hemmer				MAO-Hemmer
	trizyklisch		nicht trizyklisch	Präkursoren	
psychomotorisch aktivierend	Desipramin Nortriptylin Noxiptilin Protriptylin		Nomifensin		Isocarboxazid Iproclozid Tranylcypromin
psychomotorisch stabilisierend	Imipramin Imipraminoxid Clomipramin Dibenzepin Melitracen Dimetacrin	Lofepramin Maprotilin	Mianserin Viloxazin Zimelidin		
psychomotorisch sedierend	Amitriptylin Amitriptylinoxid Trimipramin Doxepin Dosulepin Butriptylin		Trazodon	L-Tryptophan Oxitriptan	

Antidepressiva: Psychopharmaka zur Therapie von ↗Depressionen (v.a. der endogenen); Stoffgruppen: ↗Tab. S. 27 [E] antidepressants; antidepressives.

Antidiabetica, -tika: Heilmittel, die den Blutzucker senken u. damit zur Behandlung des Diabetes mellitus geeignet sind; u. zwar – die nur parenteral wirksamen – ↗Insulinpräparate sowie orale Antidiabetika. [E] antidiabetics. – **A., orale:** bestimmte synthetische Verbindungen, die die Freisetzung des Insulins aus den B-Zellen der Pankreasinseln bzw. – im Blut – aus inaktiven Plasmaproteinbindungen begünstigen; v.a. Sulfonyl- u. Sulfanilylharnstoff-Derivate (z.B. Tolbutamid, Glibenclamid). Ferner – bisher – auch Guanidine, Biguanide. [E] oral a.

Antidiarrhoica, -diarrhoika: »Stopfmittel« gegen Durchfallerkrankungen; peristaltikhemmende Mittel (z.B. Heporid), Adsorbenzien, Adstringenzien, Antiphlogistika. [E] antidiarrheals.

Ant(i)emetica, -tika: Mittel gegen Erbrechen bei Kinetosen, Hyperemesis gravidarum etc.; z.B. Hyoscyamin, Antihistaminika, Phenothiazinderivate. [E] antiemetics.

Antiepileptica, -tika: Mittel zur Epilepsiebehandlung, ↗Anticonvulsiva. [E] antiepileptics.

Antihistaminica, -histaminika: Substanzen, die die Histaminwirkung durch reversible Blockierung der spezifischen Geweberezeptoren (= H_1- bzw. H_2-Rezeptoren) hemmen; z.B. Äthylendiamin-, Colamin-, Propylamin-Derivate. – Anw. der H_1-Antagonisten (H_1-Rezeptorenblocker als »klassische A.«; keine Wirkung an H_2-Rezeptoren) bei Allergosen, allergischen Reaktionen, Juckreiz, der H_2-Antagonisten = H_2-Rezeptorenblocker zur Hemmung der Salzsäurebildung in der Magenschleimhaut (Anw. bei Hyperazidität, Ulcus duodeni; z.B. als Cimetidin, Ranitidin). Je nach Präparat besitzen sie darüber hinaus spasmolytische, adrenolytische, antiemetische, lokalanästhetische, fungistatische u. sedierende Wirkungen (letztere treten, ebenso wie auch eventuelle vegetative Wirkungen, u.U. als unerwünschte Nebenwirkungen auf; z.T. auch – bei älteren H_2-A. – antiandrogene Effekte [Potenzstörung, Hyperprolactinämie, Gynäkomastie]). – Überdosierung führt zu Vergiftungsbild mit Krämpfen, Halluzinationen, Koordinationsstörungen u. Symptomen wie bei Atropinvergiftung (sämtlich als anticholinerge Effekte). [E] antihistamines.

Antihypertensiva, -hypertonica: Mittel zur symptomatischen Behandlung der ↗Hypertonie (s. Tab.). Wirken – gemäß der vielfältigen Pathogenese der Krankheit – durch ihre Angriffspunkte am Nerven- u. Herz-Kreislauf-System, durch Beeinflussung der Nierenfunktion u. des Wasser-Elektrolyt-Haushaltes, aber auch enzymatisch. Es sind dies – als »A. erster Wahl« – Diuretika (v.a. Benzothiadiazin-D.; evtl. kombiniert mit Betarezeptorenblockern), Vasodilatatoren (z.B. Hydralazin, Dihydralazin, Minoxidil), Calcium-Kanalblocker (z.B. Nifedipin, Verapamil), Antisympathotonika u. Alpharezeptorenblocker (Guanethidin, Reserpin, Guanfacin, Methyldopa), Hemmstoffe des »converting enzyme« des Angiotensins (z.B. Captopril), der Angiotensin-II-Rezeptorenblocker Saralasin sowie Betarezeptorenblocker. – Nachteilige blutdrucksenkende (= »hypotensive«) Effekte sind möglich. [E] antihypertensives; hypotensives.

Antihypertensiva

Am Sympathikus angreifende Substanzen	Alpharezeptorenblocker Betarezeptorenblocker Antisympathotonika Reserpin Guanethidin
Diuretika	z.B. Benzothiadiazin-Derivate
Calciumantagonisten	Nifedipin, Verapamil
ACE-Inhibitoren	Captopril Enalapril Lisinopril Ramipril Perindopril
Sonstige Vasodilatatoren mit direktem Angriff an der glatten Muskulatur	Dihydralazin Minoxidil Nitroprussid-Natrium Diazoxid

Antikoagulanzien: Substanzen mit Hemmwirkung auf die Blutgerinnung; i.e.S. *pharm* die therapeutisch angewandten thrombostatischen Substanzen, wirksam durch Vitamin-K-Verdrängung (Cumarine, Seltene Erden) oder als Blocker der Thrombinaktivität (Heparin, Heparinoide). Die Anw. (v.a. die langzeitige) zwingt zur Beachtung der Kontraindikationen. [E] anticoagulants.

Antikoagulation: die Hemmung der Blutgerinnung mit ↗Antikoagulanzien; kurz- oder längerfristige Anw. bei Patienten mit erhöhter Thrombose- u. Emboliegefahr (z.B. bei nach Myokardinfarkt, bei rezidivierenden Thrombosen u. Embolien); vgl. Fibrinolysetherapie.

Antikonvulsiva: ↗Anticonvulsiva.

antinukleäre Faktoren, ANF: Antikörper bzw. Autoantikörper (γ-Globuline) gegen Zellkernbestandteile (d.h. gegen DNS, Histone, DNS-Histokomplexe, Ribonucleoproteine, Nucleolus-RNS, Non-Histon-Proteine, virusassoziierte Proteine; als »Lupus-erythematodes-Zellfaktor«); z.B. bei Lupus erythematodes, rheumatoider Arthritis, Poly- u. Dermatomyositis, Virushepatitis, Panarteriitis, autoimmunhämolytischen Anämien. [E] antinuclear antibodies.

Antiparkinsonica, -ika: Mittel gegen Parkinsonismus; v.a. synthetische Stoffe wie Trihexyphenidyl(derivate), Benztropin, L-Dopa, Amantadin, Bromocriptin; früher v.a. Atropin-Präparate. [E] antiparkinsonians.

Antiphlogistica, -tika: Mittel, welche Entzündungen örtlich oder über die Blutbahn entgegenwirken; s.a. Antirheumatica. [E] antiphlogistics.

Antipyrese: Anw. fiebersenkender Maßnahmen; z.B. »antipyretische« Bäder (Abkühlungsbad) u. Mittel (»**Antipyretika**«).

Antirheumatica, -rheumatika: Mittel zur Behandlung rheumatischer Krankheiten. Als **symptomatische A.** die **nicht-steroidalen A.** (NSAR, NSAID; z.B. Acetylsalicylsäure, Phenylbutazon, Indometacin; sog. Prostaglandinsynthesehemmer) oder **steroidale A.** (Corticosteroide); Wirkungen antiphlogistisch u. (schwach) analgetisch, bei den Steroiden auch antiexsudativ, antiproliferativ, immunsuppressiv. Als **kausale A.** Penicillin G u. Erythromycin (ersteres außer in akuter Phase auch für Rezidivprophylaxe). Als sog. Basistherapeutika Mittel, die zwar nicht kausal wirken, aber die Grundlage der Behandlung der chronischen rheumat. Krankheiten bilden, u. zwar Goldpräparate (hemmen mesenchymale Reaktion), D-Penicillamin (Interferenz mit Kollagenbildung; Abbau des »Rheumafaktors« begünstigend) sowie Chloroquin (ein Malariamittel; Wirkungsweise ungeklärt). [E] antirheumatics.

Antispasmodica, -dika: Mittel gegen Krämpfe der glatten Muskulatur; ↗Spasmo-, Parasympatholytika. [E] antispasmodics.

Antrieb: ein vitaler Impuls, der sich in Trieb, Wollen u. Motorik auswirkt (meist in Richtung auf ein bestimmtes Ziel); Störungen manifestieren sich als Antriebsarmut (u. zwar als eine konstitutionelle Vitalitätsschwäche oder aber als Krankheitsfolge), als Antriebshemmung (z.B. bei Depression), als Antriebsverminderung (v.a. bei organischen Hirnschäden, Schizophrenie) oder als Antriebsvermehrung (v.a. bei affektiver Erregung, Schizophrenie, in der manischen Phase). [E] impulsion.

Anurie: fehlende oder auf maximal 100 ml/24 h verminderte Absonderung des Harns. [E] anuria. – **A., echte:** A. infolge eines primären kapillären Nierenparenchymschadens mit sekundärem Tubulusschaden (= **renale A.**) oder infolge Funktionsstörung oberhalb oder unterhalb des Nephrons (= **prärenale** = **extrarenale A.** bzw. **postrenale** = **subrenale A.**; erstere z.B. im Schock, bei Exsikkose oder reflektorisch, z.B. bei Retroperitonealhämatom; letztere z.B. bei hoher, oberhalb der Blase erfolgender Harnsperre [Harnwegsverschluß]). [E] true a. – **A., falsche,** Harnsperre: A. infolge Abflußhindernisses unterhalb des Ureters (z.B. bei Harnröhrenverschluß). [E] false a.

Anus *PNA*: der After; der vom Analring umgrenzte unterste Mastdarmabschnitt (= unteres, auf dem Damm mündendes Darmende). [E] anus. – **A. praeter(naturalis):** der an unnatürlichem Ort befindliche After; angeboren (als Nebenafter bei Atresia ani) oder erworben, u. zwar als spontane äußere Darmfistel; i.e.S. jedoch der chirurgisch angelegte Kunstafter (A. artificialis), u. zwar als komplette Ausleitung des Dickdarms oder – selten u. kurzzeitig – des Dünndarms zur Körperoberfläche; wird als ein- oder doppelläufiger A. pr. angelegt, d.h. als endständige Ausleitung nur des proximalen (= oralen) Darmendes bzw. beider Schenkel der an die Bauchdecke herangezogenen Darmschlinge. Als präliminarer A. pr. wird er als entlastender bzw. die Darmentleerung sichernder Eingriff vor großen, wegen (Dick-)Darmunwegsamkeit nötigen Darmoperationen angelegt; die künstliche Darmöffnung wird nach Erfüllung ihres Zweckes wieder verschlossen (»Rückverlagerung«), oder aber sie bleibt als Dauerzustand erhalten (temporärer bzw. definitiver A. pr.). Je nach Ausleitungsort bzw. ausleitendem Darmbereich wird er bezeichnet als **A. pr. iliacus** (zwischen Nabel u. vorderem Teil des li. Beckenkamms), **A. pr. lumbalis** (über dem quadratischen Lendenmuskel), **A. pr. perinealis** (am Damm), **A. pr. sacralis** (im oberen Winkel der Afterwunde in der Kreuzbeingegend, z.B. nach einer Rektumexstirpation nach KRASKE), **A. pr. sigmoideus** (sog. »Sigma-Ausleitung«), **A. pr. transversus** (am Colon transversum). Die Bildung erfolgt gelegentlich – am einläufigen After – unter Einscheidung mittels eines gestielten Bauchhautlappens (GOETZE* After = **A. pr. peni-** oder **rostriformis**). [E] preternatural a.

Aortenaneurysma: ein Aneurysma verum oder Aneurysma dissecans der Aorta; u. zwar als **arteriosklerotisches** = **atherosklerotisches A.** (95% an der infrarenalen Bauchaorta); als **luetisches** = **syphilitisches A.** (meist in der Aorta ascendens als Folge einer Mesaortitis luetica); als **A. dissecans** z.B. bei Medianecrosis aortae, GSELL*-ERDHEIM* Syndrom, ↗Atherosklerose, MARFAN* Syndrom; meist in der Aorta ascendens beginnend, verschieden weit in die Peripherie reichend. Klassifikation nach Ursprungsort u. Längsausdehnung nach DE BAKEY in Typ I–III; angesichts der Ähnlichkeiten bezüglich Prognose u. Therapie werden neuerdings Typ I u. II meist zum proximalen (Ursprungs-)Typ A zusammengefaßt u. dem distalen (Ursprungs-)Typ B (= Typ III nach DE BAKEY) gegenübergestellt (Stanford-Klassifikation, s.a. Abb.). Nachweis der Dissektion früher bei 80% erst bei der Autopsie, intravitaler Nachweis heute meist möglich mit transösophagealer ↗Ultraschall-Echokardiographie, Kernspin(resonanz)tomographie u. Computertomographie. Symptome: durch Druck auf die Nachbarorgane Schluckbeschwerden, Husten, Anisokorie, Rekurrenslähmung (»heisere Stimme«), Knochenusuren; ferner hörbares systolisches Schwirren, diastolischer Stoß, Aortengeräusch. Zeichen der Aortenklappeninsuffizienz, Zeichen der Ischämie an den großen Aortenästen. Bedarf wegen Rißgefahr (Aortenruptur) außer eventueller ursächlicher medikamentöser Behandlung v.a. der Operation (Resektion mit Ersatzplastik). [E] aortic aneurysm.

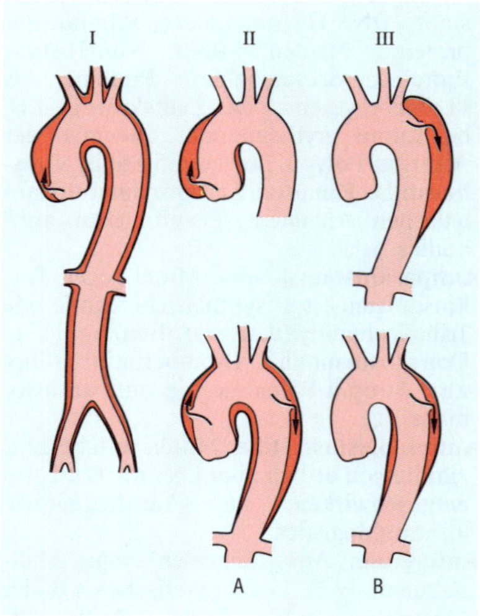

Einteilung akut dissezierender thorakaler **Aortenaneurysmen** nach de BAKEY* (Typ I–III) u. in der Stanford-Klassifikation (Typ A und B) [6]

Aortenklappenstenose, valvuläre Aortenstenose**:** Verengung der Öffnung der Aortenklappe (Valva aortae) durch Verdickung, evtl. auch Verkalkung ihrer Semilunarklappen (Valvulae semilunares) sowie durch Verwachsungen im Bereich der Klappenkommissuren, meist infolge rheumatischer oder bakterieller Endokarditis, seltener als angeborene Klappenfehlbildung (meist kombiniert mit anderen Herzfehlbildungen). Führt zu Druckbelastung des li. Ventrikels mit tonogener Herzdilatation u. konzentrischer Herzhypertrophie, auf die bei Dekompensation eine myogene Dilatation mit relativer Mitralinsuffizienz, Lungenstauung, Rechtsherzinsuffizienz folgen. Symptome: schnelle Ermüdbarkeit, Schwindel, kardiale ↗Synkopen nach Belastung, Angina pectoris. Objektive Symptome: systolisches Schwirren (zu den Karotiden fortgeleitet), mittel- bis spätsystolisches Austreibungsgeräusch (Punctum maximum im 2. ICR rechts, fortgeleitet in die Karotiden; Phonokardiogramm: »Spindelgeräusch« = Rhombusform mit Crescendo-Decrescendo-Charakteristik), evtl. abgeschwächter 1. Aortenton, abgeschwächter bis fehlender 2. Aortenton u. umgekehrte Spaltung des 2. Tones, oft auch ein Aortendehnungston; ferner hebender Spitzenstoß, Pulsus parvus et tardus, kleine Blutdruckamplitude; EKG: Linksbelastung u. Reizleitungsstörung; Röntgenbild: Aortenherz ohne Verbreiterung, häufig mit poststenotischer Dilatation der Aorta ascendens. – Die Behandlung – soweit nicht symptomatisch – erfolgt operativ (Kommissurotomie, Klappendébridement, Klappenersatz [STARR*-EDWARDS*, CUTTER* Klappe]). – s.a. Aortenstenose. Ⓔ aortic valvular stenosis; aortic valve stenosis.

Aortenstenose: die angeborene oder erworbene Verengung der Aorta bzw. der Aortenklappe (= **A., valvuläre,** Aortenklappenstenose); i.e.S. die supravalvuläre A. Ⓔ aortic stenosis. **1) A., kongenitale** = **Coarctatio aortae:** zu 98% Lokalisation am Isthmus aortae (Aortenisthmusstenose), selten aber auch im Bereich des Aortenbogens (dort meist zwischen dem Abgang der linken Arteria carotis communis u. der Arteria subclavia) als Arcusstenose, dicht oberhalb des Durchtrittes durch das Zwerchfell als Deszendensstenose oder als Coarctatio aortae abdominalis (= abdominelle A.) suprarenal, interrenal oder infrarenal gelegen. Symptome: Blutdruckdifferenz zwischen den oberen u. unt. Extremitäten, evtl. auch Durchblutungsstörungen der infrastenotischen Bereiche. Ⓔ congenital abdominal a. st. **2) A., infra-** oder **subvalvuläre,** Konusstenose: Enge der Ausflußbahn der linken Herzkammer infolge – meist ringförmiger – fibrös-muskulärer Endokardleisten; als angeborene Form die sog. idiopathische hypertroph. subaortale Stenose (= IHSS; Subaortenstenose) mit Symptomen wie bei der valvulären A., evtl. aber ohne poststenotische Dilatation der Aorta ascendens u. ohne Aortendehnungston. Ⓔ subvalvular a. st. **3) A., supravalvuläre:** als Aortenstenose i.e.S. die Aortenverengung dicht oberhalb der Aortenklappe (v.a. als ringförmige Enge am oberen Rand des Sinus Valsalvae). Die Symptome ähneln denen der Aortenklappenstenose, jedoch ist der 2. Aortenton betont. Die Enge kann durch Längsinzision u. Patch-Plastik behoben werden. – Diese Form kommt auch familiär vor, kombiniert mit idiopathischer infantiler Hyperkalzämie u. multiplen Fehlbildungen (WILLIAMS*-BEUREN* Syndrom). Ⓔ supravalvular a. st.

aortofemoraler Bypass: operative Verbindung der Schenkelarterien mit dem infrarenalen Bauchaortenteil über eine Gefäßprothese bei hochgradiger Enge der unteren Bauchaorta u. der Femoralarterien infolge Arteriosklerose. Ⓔ aortofemoral bypass.

aortokoronarer Venen-Bypass (ACVB): koronarchirurgische Überbrückung einer koronaren Gefäßverengung bzw. eines Verschlusses durch Interposition eines homologen Venenstückes zwischen Aorta ascendens u. dem distalen Koronarsegment; s.a. Koronarchirurgie.

Apathie: Teilnahmslosigkeit, mangelnde Gefühlsansprechbarkeit. Ⓔ apathy.

Aphasia, Aphasie, Aphemie: jede nicht durch eine Störung der Sprachlautbildung (Artikulation) bedingte Sprachstörung (d.h. als Störung der erworbenen Sprache); eine sog. Hirnwerkzeugstörung, beruhend auf einer Herdschädigung in der dominanten Großhirnhemisphäre (v.a. der Präzentral-, Schläfen-, Inselregion). Ⓔ aphasia. – **A., amnestische,** transkortikale motorische A.: »Wortvergessenheit«; Wortfindungsstörung bei erhaltenem Begriffs- u. Sprachverständnis u. bei intakter Spontansprache; nicht erinnerliche Namen u. Wörter werden – auch beim Schreiben – umschrieben (»Ersatzstrategie«). Angedeutet bei Ermüdung u. Aufregung, ständig ausgeprägt bei Herden im unteren Scheitellappen, z.B. bei progressiver Paralyse, Hirnsklerose, seniler Demenz. Ⓔ amnestic a. – **A., globale:** A. als Sprachbeschränkung auf Lautautomatismen; bei Störung der gesamten Sprachregion des

Gehirns, z.B. bei Apoplexie. [E] global a. **A., kortikale: 1) A., kortikale motorische,** BROCA* Aphasie: Sprachversagen infolge Schädigung des motorischen Sprachzentrums; Spontansprache, Reihen- u. Nachsprechen sind aufgehoben; das Sprachverständnis ist gestört wegen Störung der »inneren Sprache«. [E] cortical motor a. **2) A., kortikale sensorische,** BASTIAN*-WERNICKE*-KUSSMAUL* Aphasie: Beeinträchtigung der »inneren Sprache«, des Leseverständnisses u. des Schreibens mit Unfähigkeit zum Nachsprechen; Verlust der Kontrolle der Spontansprache u. des Redeflusses, Sprachstörung in Form literaler, syllabärer u. verbaler ↗Paraphasien; bei Schädigung im sensorischen Sprachzentrum. [E] cortical sensory a.

A., subkortikale: 1) A., subkortikale motorische: »reine Wortstummheit« bei erhaltener »innerer Sprache«; Wörter können nicht gesprochen werden (= Apraxie der Sprachhandlung), jedoch können Klopfzeichen für Silbenzahl u. Betonung gegeben werden (= DÉJERINE*-LICHTHEIM* Phänomen); der Herd liegt subkortikal im BROCA* Sprachzentrum. [E] subcortical motor a. **2) A., subkortikale sensorische:** »reine Worttaubheit« als Agnosie für Sprachlaute; bei intakter »innerer Sprache« sind Lesen u. Spontanschreiben möglich; der Krankheitsherd liegt subkortikal im sensorischen Sprachzentrum. [E] subcortical sensory a. – **A., transkortikale:** die sog. LICHTHEIM* Formen der sensorischen bzw. motorischen A. bei Schädigung zentraler Bahnen; vgl. Aphasie, amnestische. [E] transcortical a.

Aphrodisiaka: Mittel zur Anregung u. Stärkung des Geschlechtstriebs u. der Potenz. [E] aphrodisiacs.

apikal, apicalis: an der Spitze (Apex) eines Organs. [E] apical. – **a. Granulom:** Wurzelspitzengranulom. [E] a. granuloma. – **a. Infarkt:** Myokardinfarkt vorn im Bereich der Herzspitze; mit Infarktzeichen in den EKG-Ableitungen II, V_6. [E] a. infarction. – **a. Thorax-Syndrom:** PANCOAST* Syndrom.

APNB: Wechseldruckbeatmung (engl. **A**lternating **P**ositive-**N**egative Pressure **B**reathing).

Apolipoproteine, Apo: Eiweißkomponenten als Unterfraktionen der ↗Lipoproteine. Die Hauptklassen werden bezeichnet als »Apo« A bis E. Bindung an spezifische Membranrezeptoren (LDL-Rezeptoren) ermöglicht Aufnahme der Lipoproteine in die Zelle u. deren Verstoffwechslung; s.a. Hypercholesterinämie. Bestimmen die Spezifität der Lipoproteine (u. sind als deren Marker nutzbar); z.B. aktiviert Apo A-I die Lecithin-Cholesterin-Acyltransferase (u. soll antiatherogen sein); Apo A-II ist ein lipophiles Strukturprotein; Apo B ist das Hauptprotein cholesterinreicher Lipoproteine; Apo C-I bis -III in allen Lipoproteinklassen vorkommend. [E] apolipoproteins.

Apoplexia, Apoplexie: im engeren, ursprüngl. Sinne der Schlaganfall (= Apoplexia cerebri); im weiteren Sinne auch plötzliche, erhebliche Blutung in ein Organ oder eine Körperhöhle. [E] apoplexy; cerebrovascular accident; stroke. – **A. adrenalis:** Nebennierenapoplexie. – **A. bulbaris:** Hirnnervenausfälle wie bei Bulbärparalyse durch Zirkulationsstörungen in der Medulla oblongata analog der A. cerebri. – s.a. Oblongata-Syndrom. [E] apoplexy in oblongata region. – **A. cerebelli:** Kleinhirnapoplexie als analoges Geschehen wie bei A. cerebri; meist infolge Thrombose der hinteren oberen Kleinhirnarterie, evtl. mit subarachnoidalem Bluteinbruch. [E] cerebellar stroke. – **A. cerebri,** zerebraler oder apoplektischer Insult, Schlaganfall, Gehirnschlag: klinisches Syndrom, gekennzeichnet durch ein neurologisches Defizit, das perakut bis subakut auftritt u. aus einer ↗Hirndurchblutungsstörung (dort Tab.) resultiert, u. zwar aus einem thrombotischen oder embolischen Gefäßverschluß (mit oder ohne manifesten ↗Hirninfarkt) oder aber aus einer spontanen Gefäßruptur mit nachfolgender intrazerebraler oder subarachnoidaler Blutung (↗Hirnblutung). Zwar sind Ätiologie u. Pathogenese meist erst im weiteren Krankheitsverlauf abklärbar, aber es können frühzeitig verschiedene – bezüglich Therapie u. Prognose relevante – Typen unterschieden werden:

1) **t**ransitorisch-**i**schämische **A**ttacke (»TIA«) = passagere Attacke; eine flüchtige ↗Hirnischämie, deren Symptomatik (neurologisches Defizit) sich spätestens innerhalb von 24 Stunden zurückbildet u.

keine morphologischen Veränderungen hinterläßt (»TRINS«);
2) **p**rolongiertes **r**eversibles **i**schämisches **n**eurologisches **D**efizit (PRIND) bzw. **re**versibles **i**schämisches **n**eurolog. **D**efizit (RIND); eine länger als 24 Std. anhaltende neurologische Symptomatik, die sich nur langsam, schließlich aber vollständig zurückbildet;
3) **p**artiell **r**eversible **i**schämische **neuro**log. **S**ymptomatik (PRINS); progredient oder progressiv fortschreitend sich entwickelnder Insult, charakterisiert durch neurolog. Symptome mit inkompletter oder fehlender Rückbildungstendenz;
4) persistierender kompletter ↗Hirninfarkt, gekennzeichnet durch eine neurolog. Symptomatik, die sich sehr inkomplett oder gar nicht zurückbildet bzw. zum Tode führt. Das Geschehen nimmt seinen Ursprung in den Bereichen der verschiedenen Hirngefäße, wodurch sich eine vielfältige klin. Symptomatik mit z.T. sehr unterschiedlichem neurolog. Defizit ergibt. Das Ausmaß der Schädigung wird z.T. begrenzt durch Kollateralen, d.h. durch einen vorhandenen Umgehungskreislauf, dessen Möglichkeiten aber eingeschränkt werden durch das aus der ↗Hirnischämie resultierende ↗Hirnödem (führt zu Kompression u. Minderung des Perfusionsdrucks, auch zu Blutstase mit Veränderungen der Blutviskosität, welche bei der Rückbildung der Ischämie den Blutfluß in die geschädigten Bereiche stört [»No-Reflow-Phänomen«]). Die Heilung ischämischer Nekroseherde erfolgt über Narbenbildung, evtl. unter Ausbildung von Zysten, u. es kommt – im Bereich der Hirnrinde – zu einer Granularatrophie, andererseits – v.a. bei zahlreichen kleinen Infarkten – zur Entwicklung eines Status lacunaris; als Residuen ergeben sich evtl. anhaltende neurologische Ausfälle, auch Zustände von Demenz, z.B. – als Folge einer hypoxischen Hirnschädigung – eine Multiinfarktdemenz. – Blutungsbedingte Insulte haben ihren Prädilektionssitz im Bereich der Basalganglien (wobei es mitunter zur Ausbreitung in die Capsula interna oder zu einem Bluteinbruch in das Ventrikelsystem kommt); Thrombose- u. Embolie-bedingte Apoplexien erfolgen am häufigsten im Bereich der Arteria cerebri media; dem Insult gehen – wie auch in anderen Hirnbereichen – im allgem. Prodromalsymptome voraus (meist Kopfschmerzen, aber auch passagere ischämische Attacken); Anfangs- = Initialsymptome sind heftige Kopfschmerzen, ausgeprägte Bewußtseinstrübung bis Bewußtlosigkeit; es entwickelt sich eine – meist brachiofazial, d.h. im Arm- u. Gesichtsbereich betonte – sensomotorische Hemiparese bis ↗Hemiplegie, meist begleitet von homonymer Hemianopsie zur Gegenseite (zur gelähmten Seite; »déviation conjuguée«); die Lähmung ist zunächst schlaff (im Gesicht z.B. als hängender Mundwinkel u. Aufblähung der Wange der gelähmten Seite beim Ausatmen = »Tabakblasen«), später spastisch. Im Falle der Mitbeteiligung des Striatums treten ferner extrapyramidal-motorische Bewegungsstörungen auf; die Reflexe sind abgeschwächt, u. es treten alsbald Pyramidenzeichen auf; ferner besteht Harn- u. Stuhlinkontinenz. – Die diagnostische Abgrenzung des Schädigungsbereichs erfolgt durch kraniale Computertomographie, zerebrale Angiographie, Untersuchungen der Hirndurchblutung (verschiedene, z.T. nuklearmedizin. Methoden); die sich hieraus u. aus der Diagnose des Grundleidens ergebenden Befunde bestimmen das therapeutische Vorgehen. [E] cerebral apoplexy.
A. retinalis: flächenhafte Netzhautblutung bei Thrombose der Zentralvene. [E] retinal vascular bleeding. – **A. spinalis:** Rückenmarksapoplexie als analoges Geschehen zur A. cerebri; Folge der Hämatomyelie ist eine Querschnittslähmung. [E] spinal vascular accident. – **A. uteri:** symptomarme Rißblutung in der Basal- oder der inneren Myometriumschicht der Gebärmutter in der Menopause; evtl. Ausbreitung in das Beckenbindegewebe (= **A. uteroparametrica** bzw. **-pelvica**).

Apparat, orthopädischer: aus starren oder funktionellen Teilen bzw. Einheiten zusammengesetztes Hilfsmittel für die mechanische Unterstützung der Beweglichkeit u./oder der Stabilität von Körper-, Gliedmaßenabschnitten (»Stützapparat«); als **medikomechanischer A.** für die Bewegungstherapie; s.a. Korsett. [E] orthopedic device.

Appendicitis, Appendizitis, Wurmfortsatz, »Blinddarmentzündung«: die meist durch örtlich vorhandene Darmkeime ausgelöste (= enterogene) Entzündung des Wurmfortsatzes (Appendix vermiformis). Entsteht als **akute A.** obstruktiv, d.h. infolge Lichtungsverschlusses durch Kotsteine, Verwachsungen etc. oder – seltener – nicht-obstruktiv hämatogen (durch Keimabsiedlung auf dem Blutwege); tritt v.a. im frühen Kindes- bis mittleren Lebensalter auf. Beginnt mit uncharakteristischen Beschwerden (Übelkeit, Appetitverlust, Erbrechen, diffuse Leibschmerzen) u. entwickelt – meist nach kürzerem, symptomärmerem Intervall – die typischen, allgemein rechtsseitigen Symptome: Unterbauchschmerzen mit charakteristischen Appendizitisschmerzpunkten u. Appendizitiszeichen sowie ↗Abwehrspannung der Bauchmuskeln, Temperaturanstieg (axillorektale Differenz!), Leukozytose, erhöhte BSG. Es entwickeln sich katarrhalische bis eitrige (A. purulenta) oder phlegmonöse Wandprozesse (letztere mit Gefahr der Nekrose u. Perforation), begleitet von Exsudatbildung u. Infiltration der Nachbarschaft (u.a. als Perityphlitis, Peritonitis, Peritonealabszeß). Besonders gefährliche Verläufe bei Kindern nach Infektionskrankheiten u. v.a. bei Erkrankung im hohen Alter (»Greisen-A.«) u. in der Schwangerschaft. Die Behandlung erfolgt durch Appendektomie, u. zwar als Früh-Operation innerhalb 48 Std. oder als Intervall-Op., d.h. nach Abklingen der Symptome, dann meist erst nach mehreren Wochen (z.B. bei subakuter bzw. chronischer A., v.a. aber bei verschleppten Fällen, z.B. bei periappendizitischem Abszeß, Konglomerattumor, jedoch nach zuvor nötiger Abszeßdrainage). [E] appendicitis.

Appetit: das Verlangen nach Nahrungsaufnahme (»Schwachform« des Hungers). Unterliegt – ebenso wie die Nahrungsaufnahme – einem komplexen zentralnervösen Steuerungsmechanismus, in dem der ventromediale Hypothalamuskern als Sättigungszentrum u. laterale Kerngebietsanteile als Hungerzentrum wirksam sind; deren Funktion wird durch das limbische System u. die Hirnrinde (Neocortex, in Reaktion auf Substanzen wie Glucose, freie Fettsäuren, Cholezystokinin) beeinflußt, wie auch durch sensorische (optische, olfaktorische u. gustatorische) Reize. Das System ist eng verknüpft mit dem gesamten Motivations- u. Triebsystem des Organismus. Endogene oder medikamentös (z.B. durch Antidepressiva) bedingte Veränderungen sind vielfach auch mit Geschmacksveränderungen verbunden (Bevorzugung z.B. von »süß«, »sauer«). [E] appetite.

Apraxia, Apraxie: Unfähigkeit zur Ausführung erlernter zweckmäßiger Bewegungen oder Handlungen trotz erhaltener Wahrnehmungs- u. Bewegungsfähigkeit. [E] apraxia. – **A., gliedkinetische:** auf eine Extremität begrenzte ungestalte spastische Bewegungen bei Ausfall subkortikaler Verbindungsbahnen (Assoziations- u. Kommissurenbahnen) zur motorischen Hirnrinde (Area 4). [E] limb-kinetic a. – **A., ideatorische:** A. infolge Störung des Bewegungsentwurfes für eine komplizierte mehrteilige Handlung; Resultat: unvollständige Handlungsabläufe trotz richtiger Einzelakte; bei Kombination mit der ideomotorischen A. kommt es zu Fehlhandlungen (= Fehlgebrauch von Dingen). Wird verursacht durch einen Scheitellappenherd (meist der dominanten Hemisphäre). [E] ideational a. – **A., ideokinetische** oder **ideomotorische:** A. als Störung der Zielbewegungen u. der Gestik in Form von Parapraxien: an sich richtige Einzelbewegungen werden in falscher Reihenfolge ausgeführt u. erfolgen mit unnötigen zusätzlichen Bewegungen, auch mit falscher Zielsetzung (z.B. Reiben der Zigarette statt des Streichholzes an der Streichholzschachtel). [E] ideokinetic a.; ideomotor a. – **A., konstruktive:** auf gestaltende Handlungen (Zeichnen, Modellieren etc.) beschränkte A. als Folge von Ausfällen im Scheitellappen- u. Scheitel-Hinterhauptlappen-Bereich. [E] constructive a.

Arbeitstherapie: dosierte körperliche oder geistige Arbeit im Rahmen einer planmäßigen Rehabilitation; evtl. kombiniert mit beruflicher Umschulung; s.a. Beschäftigungstherapie. [E] work therapy.

Arborisationsblock, Astblock, Verzweigungsblock: Herzblock durch Störung der Erregungsleitung in einzelnen Ästen eines TAWARA* Schenkels. EKG: aufgesplitterte Kammerkomplexe, niedrige Amplitude in den Extremitätenableitungen. [E] arborization block.

Arcus: (latein.) Bogen, Bogenteil. [E] arch. – **A. senilis (corneae),** Gerontoxon: durch Lipoideinlagerung bedingter schmaler, grauweißer, vom Hornhautlimbus abgesetzter Trübungsring der bradytrophen Kornea des Auges des alten Menschen (↗Abb.).

Arcus senilis (corneae) [46]

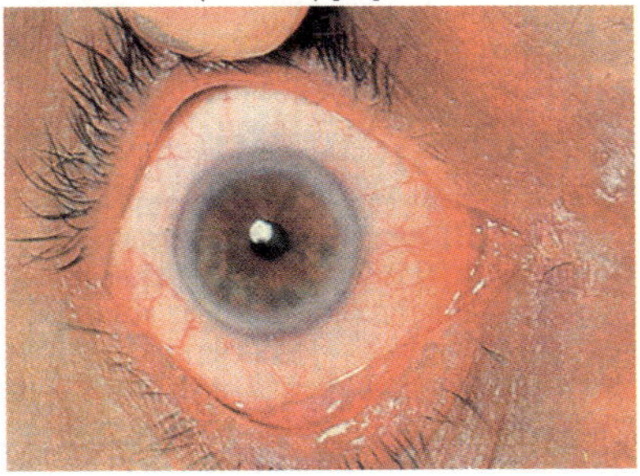

ARDS: (engl.) **a**dult **r**espiratory **d**istress **s**yndrome, akute respiratorische Insuffizienz; früher als Schocklunge bezeichnetes klinisches Syndrom mit Abfall des arteriellen O_2-Partialdrucks unter den altersmäßig zu erwartenden Wert. Es tritt auf im Rahmen von Sepsis, Trauma u. Schock. Klinischer Verlauf: im Gefolge dieser Ereignisse treten zunächst mäßige Hypoxämie u. respiratorische Alkalose bei noch normalem Röntgenbild der Lunge auf. Es folgt die respiratorische Insuffizienz mit ausgeprägter Hypoxämie u. unveränderter respiratorischer Alkalose trotz O_2-Insufflation. Röntgenologisch bestehen Zeichen des interstitiellen Ödems. Spätestens in diesem Stadium ist die Indikation zur maschinellen Beatmung gegeben, um das irreversible ARDS-Stadium zu verhindern. Dieses ist gekennzeichnet durch ein progressives Lungenversagen. Röntgenologisch stellt sich eine retikuläre Zeichnung der Lunge dar. Therapie: maschinelle Beatmung mit positiv-endexspiratorischem Druck (PEEP), wodurch eine Öffnung kollabierter Alveolen u. damit eine künstliche Erhöhung des reduzierten Lungenvolumens versucht wird. Evtl. kommt die extrakorporale CO_2-Elimination über eine Silikonmembranlunge im venovenösen Bypass in Frage. Dieses Verfahren wird allerdings bisher nur in wenigen Zentren durchgeführt. Entscheidend ist die Behandlung des auslösenden Krankheitsgeschehens, insbesondere des Schocks.

Areflexie: Fehlen der normalen Reflexe (v.a. der Eigenreflexe); z.B. bei Polyneuritis, Tabes dorsalis. [E] areflexia. – **A., familiäre hereditäre:** das ADIE* Syndrom. [E] familial hereditary a.

Armprothese: s.u. Prothese, s.a. Handprothese.

Arrhythmia, A(r)rhythmie: Störung einer rhythmischen Tätigkeit; i.e.S. die Störung der regelmäßigen Herzschlagfolge bei Reizbildungs- oder Reizleitungsstörung (s.a. Allorrhythmie, Block, Sinusarrhythmie, Vorhofflimmern u. -flattern, Extra-, Ersatzsystole, Parasystolie, Erregungsleitungsstörung) oder aber als respiratorische A. [E] arrhythmia. – **A. absoluta; A. perpetua:** regellose Schlagfolge der Herzkammern ohne einen erkennbaren Grundrhythmus (im EKG meist Vorhofflimmern; gelegentlich frustrane Kontraktionen mit Pulsdefizit); als langsame Form (Kammerfrequenz < 100/Min.) oder als schnelle Form (Kammerfrequenz 100–180/Min.; evtl. als sog. »Absoluta-Anfall«). Ursachen: Hyperthyreose, Mitralklappenvitium, Myokarditis, koronare Herzkrankheit (meist bei schweren Formen), idiopathisch. [E] continuous a.; perpetual a. – **A., respiratorische:** die physiologische, vegetativ bedingte Sinusarrhythmie mit Frequenzzunahme bei Einatmung u. -abnahme bei Ausatmung; sie fehlt unter Belastung, bei Hyperthyreose, diabetischer Neuropathie u. meist im höheren Alter. [E] respiratory a.

Artemisia absinthium: Wermut, Absinth [Compositae]. Das Gerb- u. Bitterstoffe enthaltende Kraut dient als aromatische Bitterdroge bei Magen-Darm-, Leber-Galle-Beschwerden u. als Tonikum. Das äther. Öl der Pflanze (mit toxischem Thujon) wirkt krampflösend; in hohen Dosen ist es ein Krampfgift (Absinthvergiftung). [E] wormwood; absinthe.

arteriell: auf Arterien bezüglich. [E] arterial. – **a. Verschlußkrankheit:** s.u. Verschlußkrankheit. [E] a. occlusive disease; a. obstructive disease.

Arterienverkalkung: ↑Arteriosklerose. [E] arterial calcification.

Arterienverschluß: Unterbrechung des arteriellen Blutstromes durch Verlegung des Lumens (↑Embolie, ↑Thrombose), stenosierende Wandveränderungen (↑Arteriosklerose, ↑Arteriitis, Endangiitis obliterans, intramurales Hämatom bei ↑Aneurysma dissecans oder Trauma, zystische Adventitiadegeneration) oder Kompression von außen (Tumor, Knochenfragmente oder Hämatome nach Trauma). Wegen völlig unterschiedlicher Symptomatologie, Therapie u. Prognose wird klinisch zwischen akutem A. (s.u.) u. chronischer arterieller ↑Verschlußkrankheit unterschieden, wobei sich die beiden klinischen Begriffe weniger am tatsächlichen morphologischen Substrat orientieren als vielmehr daran, ob das Krankheitsbild abrupt, buchstäblich innerhalb von Minuten auftritt oder ob es sich vielmehr allmählich progredient manifestiert. – **A., akuter:** im weiteren Sinne gehören hierher auch der akute ↑Myokardinfarkt, der ischämische zerebrale ↑Apoplex, der akute ↑Mesenterialarterienverschluß u. die ↑Lungenembolie. Im engeren Sinne wird darunter aber der akute Verschluß der Extremitätenarterien verstanden. Ursache ist bei ca. 60–70% eine ↑Embolie u. bei ca. 20% eine ↑Thrombose (meist bei ↑Arteriosklerose); bei ca. 10–20% läßt sich nicht zwischen Thrombose u. Embolie differenzieren; seltenere Ursachen sind dissezierendes ↑Aortenaneurysma, Trauma, Arteriospasmus, Phlegmasia caerulea dolens. Symptome sind plötzlich beginnender, heftiger Schmerz (»peitschenhiebartig«), Abblassen u. Kälte der betroffenen Extremität; zusätzlicher Sensibilitätsverlust u. Lähmungen kennzeichnen das komplette Ischämiesyndrom (FONTAINE*), das zur Erhaltung von Extremität u. Leben eine prompte Therapie innerhalb weniger Stunden erfordert (bei suprainguinalem Verschluß immer Operation [↑Embolektomie, ↑Bypass], bei infrainguinalem Verschluß alternativ auch PTA oder sonstige Kathetertechniken). Spannungsblasen u. ischämische Muskelrigidität zeigen beginnenden, irreversiblen Gewebetod an, bei dem therapeutisch neben der Gefäßrekonstruktion auch die primäre ↑Amputation in Betracht gezogen werden muß. Bei weiterhin ausbleibender Therapie oder bei verspäteter Gefäßrekonstruktion resultieren ↑Gangrän, Flüssigkeits- u. Elektrolytentgleisung, Nierenversagen u. Schock (Crush-Niere, Tourniquet-Schock). Nur bei inkomplettem Ischämiesyndrom – also bei Fehlen einer unmittelbaren Bedrohung der Extremität durch Gewebsnekrose – ist eine konservative Therapie vertretbar (↑Antikoagulation, ↑Fibrinolyse, Tieflagerung, vasoaktive Medikamente).

Arteriitis: Entzündung einzelner bis aller Schichten der Arterienwand (d.h. End-, Mes-, Peri- bzw. Panarteriitis); z.B. bei Sepsis, lokaler Eiterung, Tbk, Syphilis (im Stadium III; vorwiegend als Mesarteriitis), Fleckfieber (Endarteriitis), allergisch-hyperergischem Prozeß (z.B. **A. rheumatica**), Kollagenosen (↑Periarteriitis nodosa), als Endangiitis obliterans, arterielle ↑Verschlußkrankheit. Akut oder chronisch (letztere – als **A. deformans** – meist i.S. der Arteriosklerose). [E] arteriitis. – **A. temporalis; A. cranialis; A. gigantocellularis; A. granulomatosa,** Riesenzellarteriitis, HORTON* Syndrom: vermutlich allergisch-hyperergische A. der äußeren Kopf-, v.a. der Schläfenarterien, aber auch der Arteria centralis retinae (Erblindungsgefahr!), Arteria subclavia etc.; mit Zerstörung der Media durch riesenzellreiche Granulationen (↑Abb.). Symptome: Müdigkeit, migräneartige Kopfschmerzen, subfebrile Temperaturen, Beschleunigung der Blutsenkung, evtl. auch rheumatische Polymyalgie; Gefäße sind tastbar verhärtet, druckempfindlich, evtl. pulslos. Beginnt meist erst ab dem 7. Ljz. [E] temporal a.; cranial a.; giant-cell a.

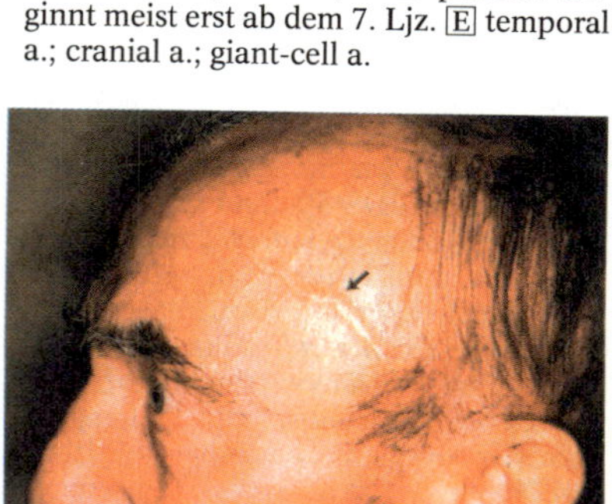

Arteriitis temporalis (Pfeil) [54]

Arteriographie: gezielte Röntgenkontrastdarstellung von Arterien u. deren Ästen (s.a. Angiographie) nach Injektion eines röntgenpositiven wasserlösl. Röntgenkontrastmittels in das Gefäß mittels Arterienpunktion oder Arterienkatheterismus (SELDINGER* Technik; evtl. unter Verw. einer Druckspritze). Die Aufnahmen (Arteriogramme) werden möglichst in Serientechnik angefertigt, evtl. unter Miterfassung der venösen oder der Parenchymphase. Als **selektive** bzw. **superselektive A.** die Darstellung einer bestimmten Arterie unter Anw. eines Spezialkatheters, der in das betreffende Gefäß bzw. – an Bauchgefäßen – in Gefäßäste höherer Ordnung eingeführt wird. [E] arteriography.

Arteriosclerosis, -sklerose: »Arterienverkalkung«; häufigste Systemerkrankung der Arterien, u. zwar als chronisch fortschreitende Degeneration (Atheromatose) mit produktiven Veränderungen der Gefäßwand (↗Atherosklerose). Führt zu Wandverhärtungen u. -deformierung mit Elastizitätsverlust u. Verengung der Gefäßlichtung (durch arteriosklerotische Plaques, sekundäre Thrombosen). Als ursächlich (= ätiologisch) bedeutsam gelten neben konstitutionellen u. Alternsfaktoren (»Physiosklerose«) u.a. die Lebensweise (z.B. lipidreiche Ernährung), toxische Einflüsse (Nicotin), Hypertonie, Stoffwechselleiden (z.B. Diabetes) u. chronische, z.B. rheumatische Entzündungen. – Als besondere Formen die »**zentrale A.**« mit typischer (u. oft alleiniger) Lokalisation in der Aorta (Aortensklerose) u. deren großen Ästen (evtl. thorakal oder abdominal betont) sowie Verläufe, bei denen einzelne Organe oder Organsysteme im Vordergrund stehen (z.B. als Koronar-, Zerebralarterien-, Nephrosklerose) oder aber v.a. die Extremitäten betroffen sind (»Gänsegurgelarterien« bei der ↗MÖNCKEBERG* Sklerose). – Die Gefäßeinengungen bis -verschlüsse (**A. obliterans**) der Arterien führen zu vielfältiger allgemeiner u. organspezifischer Symptomatik wie Abmagerung, geistige u. körperliche Leistungsschwäche bzw. Infarkte u. Malazien (v.a. an Gehirn u. Herzmuskel), Gangrän der Gliedmaßen, atrophische Schrumpfung (z.B. Schrumpfniere), Diapedeseblutung u./oder Gefäßeinrisse (↗Apoplexia cerebri [s.a. Hirnischämie]), Aneurysmen, Embolien. – Außer der A. i.e.S. (↗Atherosklerose) i.w.S. alle mit ↗Sklerose einhergehenden Arterienerkrankungen wie Arteriolosklerose, MÖNCKEBERG* Mediaverkalkung oder Sklerose. [E] arteriosclerosis.

Arthralgia, Arthralgie: Gelenkschmerz.

Arthritis: akute oder chronische, unspezifische oder spezifische Gelenkentzündung, u. zwar als A. sicca (»trockene« A.; vorwiegend granulomatös, z.B. bei Tbk, Syphilis; evtl. aber mehr degenerativ, Arthropathie) oder als A. exsudativa (mit Bildung eines serösen, fibrinösen bzw. serofibrinösen oder – als A. purulenta – eines eitrigen Ergusses). Als primäre A. infolge einer direkten, evtl. unfallbedingten Schädigung (mit oder ohne Keimeinschleppung); als sekundäre A. v.a. durch hämatogene Keimaussaat (= metastatische A.; Infektarthritis), durch Übergreifen eines Nachbarschaftsprozesses, als Teilgeschehen einer Systemerkrankung des Skelettes. Sie ist evtl. auf die Gelenkauskleidung, die Synovialis, beschränkt (= Synovialitis) oder bezieht den Knorpel u. Knochen mit ein (= Osteoarthritis = Arthritis i.e.S.); ist auf ein größeres Gelenk beschränkt (Monarthritis) oder aber tritt gleichzeitig an zahlreichen Gelenken auf (↗Polyarthritis). Symptome: Gelenkschwellung, -schmerzen, Funktionshemmung, gelenktypische Entlastungsstellung(en). – s.a. Periarthritis, vgl. Arthrose. [E] arthritis.

A. alcaptonurica: Gelenkveränderungen u. als »rheumatisch« empfundene Beschwerden bei Alkaptonurie als Folge der v.a. im Knorpel stattfindenden Pigmentablagerungen (Ochronose) u. der Störung des Mineralstoffwechsels. [E] alcaptonuric a. – **A. allergica:** A. als allergisch-hyperergische Mitreaktion der Gelenke; als partial-allergische A. die Infektarthritis; ferner – obwohl bisher nicht eindeutig als allergisch bewiesen – die akute Polyarthritis, der intermittierende Hydrops u. der Rheumatismus palindromicus. [E] allergic a. – **A. ankylosans:** chronische Arthritisformen, die zu Gelenkzerstörungen u. narbenbedingter Gelenkversteifung führen (s.a. Arthritis mutilans). [E] ankylosing a. – **A., atypische:** atypische Formen der chronischen Polyarthritis: Arthropathia psoriatica, STILL*, FELTY*, SJÖGREN*, REITER*

Syndrom. – **A. dysenterica:** das Ruhrrheumatoid. E dysenteric a. – **A. exsudativa:** s.u. Arthritis. E exudative a. – **A. fungosa:** der Gelenkfungus. E fungal a. – **A. gonorrhoica: 1)** metastatische Infektarthritis bei Gonorrhö; meist als Monarthritis v.a. des Knie-, Hand-, Hüft- oder Sprunggelenks; Neigung zu Ankylose, Knochenatrophie. **2)** allergisch-hyperergisches Rheumatoid bei Gonorrhö. E gonococcal a.; gonorrheal a. – **A., hämophile:** das Blutergelenk. E hemophilic a. – **A., juvenile chronische:** juvenile rheumatoide Arthritis. – **A., metastatische:** s.u. Arthritis. – **A. mutilans:** die verstümmelnde Form der primär chronischen Polyarthritis u. der Arthropathia psoriatica; mit – meist seitensymmetrischen – Zerstörungsherden (trophoneurotische Osteolysen) der Finger-, Zehenglieder (mit Bildung von »Fernrohrfingern«). E a. mutilans. – **A. purulenta:** ↗Gelenkeiterung. E suppurative a. – **A. rheumatica:** s.u. Rheumatismus, Polyarthritis. – **A., rheumatoide:** primär chronische ↗Polyarthritis. Als **juvenile rh. A.** eine systemische (STILL* Syndrom) u. einige nicht-systemische Formen (z.B. polyartikulär seronegativ oder seropositiv [mit nachweisbarem ↗Rheumafaktor] bzw. mono- u. oligo- = pauziartikulär [gynäkotrop als Früh-, androtrop als Spättyp]). E rheumatoid a. (juvenile). – **A. serosa:** ↗Arthritis mit serösem Gelenkerguß. – **A. sicca:** s.u. Arthritis. – **A. syphilitica:** auf ein Gelenk bzw. einige Gelenke beschränkte Hydrarthrose bei angeborener Syphilis oder im III. Syphilisstadium (»tardive Arthrolues«); sie tritt v.a. an den Zehen-, aber auch an Hüft-, Kniegelenken auf; geht später mit nächtlichen Gelenkschmerzen einher (Dolores osteocopi nocturni); anstelle der Hydrarthrose evtl. auch Zystenbildungen durch periartikuläre Gummen (= Perisynovitis gummosa); ferner das polyartikuläre Rheumatoid bei Syphilis II. E syphilitic a. – **A. tuberculosa:** die Gelenktuberkulose. E tuberculous a. – **A. urica:** anfallsweise, monoartikuläre, schmerzhafte (sub)akute A. (↗Podagra) im Verlauf der ↗Gicht, u. zwar v.a. an den Hand-, Fuß-, Knie- u. Ellenbogengelenken. E gouty a.; uratic a. – **A. villonodularis pigmentosa:** ätiologisch unklare A. mit Synovialzottenwucherung, Hämosiderinablagerung, Osteolysen, Erguß. E pigmented villonodular synovitis; PVNS.

Arthrodese: operative Gelenkversteifung, z.B. bei schwerer Arthrose, bei chronischer, lähmungsbedingter Gelenkinstabilität. Sie erfolgt als Eingriff mit Gelenkeröffnung (= **intraartikuläre A.**; als Anfrischungs-, Druck-, Verriegelungs- oder Überbrückungs-, Bolzungs-A. etc.) oder ohne Gelenkeröffnung (= **extra-** oder **paraartikuläre A.**; v.a. als Verriegelungs-A. durch Spananlagerung). E arthrodesis.

Arthrolyse: operative Mobilisierung eines fibrös versteiften Gelenks durch Entfernung intra- oder extraartikulären Gewebes; evtl. kombiniert mit Gelenkkapsel-, Muskel-, Sehneneingriffen. E arthrolysis. – **A., erweiterte:** durch Knochenglättung am Gelenk ergänzte A. (Übergang zur Gelenkplastik).

Arthroplastik: Gelenkplastik zur Wiederherstellung der Beweglichkeit; z.B. als Arthrolyse, v.a. aber als Gelenkteilentfernung mit Interposition eines autoplastischen Transplantats, als Neuformung u. alloplastische Deckung der Gelenkflächen, Einpflanzen einer ↗Gelenkprothese (z.B. als Hüftarthroplastik). E arthroplasty.

Arthrose, Arthrosis, Arthronosis: vorwiegend degenerative Gelenkerkrankung verschiedenster Ursache; i.e.S. die A. deformans. E arthrosis. – **A. deformans,** Arthritis deformans, Arthropathia def., Osteoarthrosis def.: chronische, schmerzhafte, zunehmend funktionsbehindernde Gelenkveränderung infolge eines Mißverhältnisses von Tragfähigkeit u. Belastung; als primäre (idiopathische) A. def. die durch Abnutzung bedingte Altersarthrose v.a. des Hüft- u. Kniegelenks (Koxarthrose = Malum coxae senile bzw. Gonarthrose); als sekundäre A. def. die entsprechenden Folgen einer angeborenen oder erworbenen Gewebs-, v.a. Knorpelminderwertigkeit (hormonal bedingt oder infolge Überlastung, Arthritis, Unfalls, mechanischer Schädigung [Preßluftschaden], statischer Störungen); es treten Gelenkknorpelerweichungen u. -auffaserungen, auch Zystenbildungen auf, dann eine subchondrale Sklerose u. Neubildung von Spongiosa mit Osteophytenbildung. Allgemein kommt es zu Gelenkdeformierungen; s.a. Abb. E degenerative arthritis.

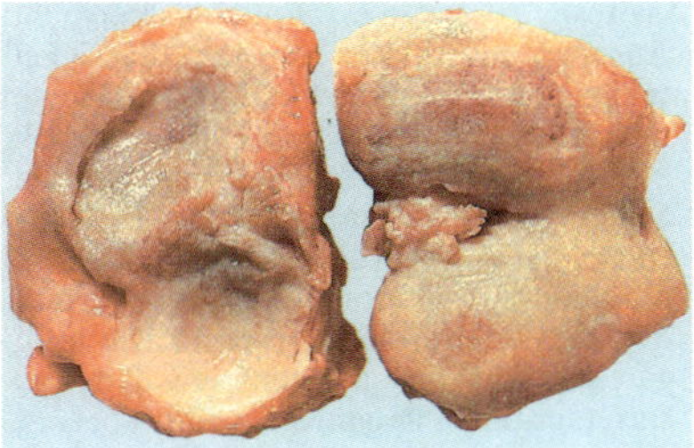

Arthrose des Kniegelenks mit fast vollständiger Zerstörung des Gelenkknorpels [18]

Arzneimittelabhängigkeit: ↗Abhängigkeit.

Arzneimittelallergie: die – von Dosis u. pharmakologischer Wirkung unabhängige – Überempfindlichkeit (↗Allergie) gegen bestimmte Arzneimittel u. Makromoleküle (mit Proteinnatur bzw. als eiweißgebundenes Hapten). Zeigt sich als allergische Sofortreaktion (mit anaphylaktischem Schock oder Schockfragmenten, z.B. Hypotonie, Hyperperistaltik, Bronchospasmen, Erytheme, Nesselausschlag, Ödem), als ↗Allergie vom Typ Serumkrankheit bzw. ARTHUS* Reaktion (mit Fieber, Gelenkschmerzen, Lymphknotenschwellungen, Proteinurie, Dermatitis, Exanthemen bzw. Vaskulitis); als Organmanifestationen z.B. Thrombozyto-, Leukozytopenie, Anämie, Purpura, Nierenschäden, Enzephalitis. [E] drug allergy.

Arzneimittel-Compliance: ↗Compliance.

Arzneimitteldermatitis: nach äußerlicher oder innerl. Arzneimittelanwendung akut u. meist symmetrisch auftretender Ausschlag als Ausdruck einer Arzneimittelallergie oder einer toxischen Wirkung (↗Arzneimittelexanthem). Der allergische Ausschlag ist meist einförmig (= monomorph; u. zwar als Rötung, Bläschen, Blasen oder Pusteln) u. ist evtl. kompliziert durch Blutungsneigung, Nekrosen. [E] drug eruption.

Arzneimittelexanthem, fixes: ein toxisches Exanthem (Arzneimitteldermatitis) in Form eines länger anhaltenden u. meist immer wieder an der gleichen Stelle auftretenden Erythems (scharf begrenzte infiltrierte Rötung mit später bläulich-bräunlicher Tönung); z.B. nach Antipyrin, Barbituraten. [E] fixed drug eruption.

Arzneimittelikterus: Gelbsucht als Symptom eines degenerativen Leberparenchymschadens durch Giftwirkung bestimmter Arzneimittel, z.B. Arsen-, Quecksilberverbindungen, Phenothiazine, Chloroform. [E] drug induced jaundice.

Arzneimittelmißbrauch: das medizinisch nicht nötige Einnehmen von Arzneimitteln, v.a. von Schmerz-, Schlaf-, Beruhigungs-, Anregungsmitteln u. Psychopharmaka, u. zwar oft als Gewohnheit zur Befreiung von körperlich oder seelisch bedingten Unlustgefühlen; bei chronischer Anw. Gefahr der Arzneimittelabhängigkeit, s.a. Abhängigkeit. [E] drug abuse.

Ascites: Bauchwasser(sucht), ↗Aszites.

Asomnia, Asomnie: Schlaflosigkeit.

asomnisch-hyperkinetisches Syndrom: völlige Schlaflosigkeit oder Schlafumkehr, kombiniert mit deliranten Erregungszuständen u. starker motorischer Unruhe als Teilbild bei der Enzephalitis (d.h. bei Thalamus-, Höhlengraureizung); evtl. erfolgt Übergang in PARKINSON* Syndrom. [E] insomnic-hyperkinetic syndrome.

Asthma: *(griech. = erschwertes Atmen)* anfallsweise hochgradige Atemnot; i.e.S. als Asthma bronchiale. [E] asthma.

A. bronchiale, Bronchialasthma**:** anfallsweise Wiederkehr von Atemnotanfällen infolge einer zu obstruktiver Ventilationsstörung führenden Enge der Atemwege (Bronchus- u. – v.a. – Bronchiolostenose) infolge Verkrampfung, Schleimhautödems u. krankhafter Schleimsekretion, kombiniert mit (reflektorischer?) Steigerung des Tonus der Einatmungsmuskeln (v.a. des Zwerchfells). Allgemein auf dem Boden eines hyperreaktiven Bronchialsystems, als Manifestation einer Allergie auf v.a. exogene Allergene (= Extrinsic-Asthma; meist Beginn in jungen Jahren bei atopischer Reaktionslage; überwiegend ausgelöst durch Pollen, später auch durch unspezif. Stimuli); aber auch als Intrinsic-Asthma, d.h. auf hereditär-konstitutioneller Grundlage u. unter Mitwirkung vegetativ-hormonaler (Pubertät, Menarche), chemisch-toxischer, mikrobiell-infektiöser (chronische Infekte des Atemtraktes) u. emotionaler Faktoren. Darüber hinaus auch symptomatische Formen (»Asthmasyndrom«) bei Bronchien-, Lungen-, Herzerkrankungen, z.B. bei Lungentuberkulose, -tumor, eosinophilem Infiltrat. Symptome: plötzlich – oft nachts (Vagotonus!) – einsetzendes Gefühl der Brustenge mit hochgradiger, evtl. zum Aufsitzen (u. Aufstützen) zwingender Atemnot (Dyspnoe bzw. Orthopnoe) mit erschwerter Ausatmung u. mit exspiratorischem Stridor (pfeifendes Atmen), evtl. auch mit Zyanose; ferner – v.a. gegen Anfallsende – mit Aushusten zähen Schleimes (mit Gehalt an eosinophilen Leukozyten; CHARCOT*-LEYDEN* Kristalle, CURSCHMANN* Spiralen). Der Anfall kann bis zu Stunden anhalten, evtl. tagelang dauern (Status asthmaticus). Im typischen Anfall, aber auch bei Asthmaäquivalent, treten evtl. auch allergische Begleitreaktionen im übrigen Respirationstrakt auf (z.B. als Asthmasinusitis). – Ferner, als Dauerasthma, dauernde Atemerschwernis ohne Anfälle von akuter Atemnot, oder Dyspnoe-Zustände im Zusammenhang mit Bronchitis (»Subasthma«), oder aber Bild der spastischen Bronchitis. Nach längerer Krankheitsdauer treten chronische Bronchitis, Dehnungsemphysem, Bronchiektasien, Atelektasen oder Cor pulmonale auf. [E] bronchial asthma.

A. cardiale, Herzasthma: Atemnot infolge vermehrter Stauung im kleinen Kreislauf bei ↗Linksherzinsuffizienz; Anfälle meist nachts im Liegen, d.h. bei Zunahme des venösen Rückflusses bzw. des zentralen Blutvolumens. Außer der Dys- u. Orthopnoe tritt evtl. auch ein akutes Lungenödem mit blutigem Auswurf auf. [E] cardiac asthma. – **A. nasale:** reflektorisch ausgelöstes A. bronchiale bei Erkrankung der Nasenhöhle. [E] nasal a. – **A. uraemicum:** symptomatische asthmoide Zustände bei Urämie, u. zwar infolge seröser Durchtränkung der Lunge (erhöhte Durchlässigkeit der Alveolar- u. Kapillarwandungen; evtl. mit kardialer Komponente). [E] uremic a. – **A. verminosum,** Wurmasthma: endogen-allergisches Asthma bronchiale bei Wurmbefall.

Asystolie: Ausbleiben der Herzkontraktion (Systole) infolge von Vagusreflexen, Reizbildungs-, Reizleitungsstörungen, bei Arbeitsmyokardschaden. EKG: vollständiger Aktivitätsverlust (»Null-Linien-EKG«). – s.a. Reanimation. [E] asystole.

Aszites, Hydraskos, Bauchwassersucht: Ansammlung klarer seröser Flüssigkeit (allgemein als Bauchfelltranssudat) im normalerweise kapillären Peritonealspalt, u. zwar infolge kardialer u./oder portaler Stauung (bei Herzinsuffizienz; Leberzirrhose, Pfortaderthrombose), bei Hypalbuminämie (Albuminmangel im Blut vermindert den onkotischen Druck) sowie infolge einer Natrium- u. nachfolgenden Wasserretention im Organismus. Führt bei entsprechendem Volumen zu Zwerchfellhochstand, Bauchdeckendehnung mit Verstreichen des Nabels u. Hautstreifung (Striae distensae). Die Diagnose erfolgt durch Perkussion u. Palpation (u.a. anhand der lageabhängigen Dämpfung; Undulation), am einfachsten durch Ultraschall(sonographie), Probepunktion. – Die Flüssigkeit eignet sich zur Kultivierung von eiweißbedürftigen Erregern. – **Ascites chylosus:** Chylusansammlung in der freien Bauchhöhle bei Verlegung des Ductus thoracicus. – **A. haemorrhagicus:** blutig tingierter Aszites bei entzündlichem oder tumorösem Bauchfellprozeß, z.B. bei Tbk, Karzinom. – Darin enthaltene Leukozyten u. Makrophagen sind zytodiagnostisch nutzbar. [E] ascites (chylous; hemorrhagic); peritoneal dropsy.

Ataxia, Ataxie: *(griech. ataxia = Unordnung)* Störung der Bewegungsabläufe u. der Haltungsinnervation mit Auftreten unzweckmäßiger Bewegungen infolge gestörter funktioneller Abstimmung der entsprechenden Muskelgruppen (Synergismus); z.B. als Rumpfataxie, d.h. mit Rumpfschwankungen im Sitzen infolge Abstimmungsstörung zwischen Rumpf- u. Gliedmaßenmuskulatur bei Kleinhirnwurmerkrankung; oder als Gliedmaßenataxie (= laterales Kleinhirnzeichen) bei Fehlkoordination der Gliedmaßenmuskeln; als Gangataxie bei Kombination von Rumpf- u. Gliedmaßen-A. Gelegentlich als akutes Geschehen, z.B. als WESTPHAL*-VON LEYDEN* Syndrom v.a. bei Kleinhirnerkrankung (hierbei mit Asynergie, Dysmetrie, skandierender Sprache). [E] ataxia. – **A., dynamische:** Bewegungsataxie, d.h. ausfahrende Einzel- u. Komplexbewegungen, evtl. mit Abweichtendenzen. [E] dynamic a. – **A., labyrinthäre:** A. bei Erkrankungen des Gleichgewichtssinnes. E labyrinthine a. – **A., lokomotorische:** Gangataxie, ↗Ataxie (allgemein). E locomotor a. – **A., motorische:** A. infolge Störung motorischer Bahnen, Zentren (im Gegensatz zur sensorischen A.); v.a. als zerebellare u. zerebrale A. E motor a. – **A. ocularis:** ↗Nystagmus. E ocular a. – **A., sensorische:** A. bei Erkrankung sensibler Leitungsbahnen, v.a. bei Hinterstrangerkrankung (als spinale A.). E sensory a. – **A., spinale:** A. infolge Erkrankung sensibler Rückenmarksbahnen (= Hinterstrangataxie), i.w.S. auch des peripheren sensiblen Neurons; z.B. bei funikulärer Spinalerkrankung, Tabes dorsalis, Polysklerose (Erkrankungen mit Ausfall der Tiefensensibilität) bzw. bei Polyneuritis (d.h. als »periphere A.«). – I.e.S. die erbliche FRIEDREICH* Ataxie. E spinal a. – **A., statische:** A. bei Störung der Haltungsinnervation; z.B. als A. im Stehen u. mit positivem ROMBERG* Phänomen. E static a. – **A. teleangiectatica,** Ataxia-Teleangiectasia: LOUIS//BAR* Syndrom. – **A., zerebellare:** Kleinhirnataxie; bei einseitiger Kleinhirnerkrankung als Hemiataxie, bei Kleinhirnwurmerkrankung als symmetrische A.; äußert sich in Asthenie, Dysmetrie, Adiadochokinese, Tremor, v.a. als Rumpfataxie mit ↗Abasie. Als angeborene A. bei PIERRE MARIE* Syndrom II oder als A. teleangiectatica. E cerebellar a. – **A., zerebrale:** A. bei Erkrankung des Stirn-, Scheitel-, Schläfenlappens des Gehirns bzw. Thalamus-, Vierhügelerkrankung (im Falle einseitiger Erkrankung als Hemiataxie). E cerebral a.

Atemgeräusch: die über der Lunge bei Auskultation hörbaren, durch das Ein- u. Ausströmen der Atemluft ausgelösten Geräusche (s.u. Atmen [2]). – vgl. Rasselgeräusche. E respiratory sounds; breath sounds.

Atemgrenzwert, AGW: die maximale Luftmenge, die durch willkürliche Steigerung der Atmung (↗Hyperventilation) pro Minute ein- u. ausgeatmet (= ventiliert) werden kann (= maximales Atemminutenvolumen). Klinisch wird das Ventilationsvolumen von 6 bis 8 Atemzügen/10 Sek. auf 1 Minute extrapoliert (entspricht einer Atemfrequenz von 40–50/Min.). Normalwert beim Erwachsenen ca. 80–150 l. E maximum breathing capacity; maximal minute volume.

Atemnot: ↗Dyspnoe; s.a. Orthopnoe. E dyspnea.

Atemstoßtest nach Tiffeneau: Bestimmung der Luftmenge, die nach tiefer Inspiration stoßartig ausgeatmet werden kann. Es wird das durch einen maximalen Ausatmungs- = Exspirationsstoß in 1 Sek. ausgeatmete Atemvolumen (= maximales Atemsekundenvolumen, Sekundenkapazität) bestimmt u. in Beziehung gesetzt zur aktuellen Vitalkapazität (normal 75–85%) bzw. – modifiziert – zum Sollwert der Vitalkapazität. E Tiffeneau respiratory test.

Atemtherapie: passive u. aktive Atemgymnastik (**Atemtraining**), Sprechübungen (Atemphasentraining) sowie Erlernen u. Anw. von Entspannungstechniken als unterstützende Maßnahmen bei Lungen- u. Bronchialerkrankungen; evtl. kombiniert mit der Anw. von Klimakammer, Elektrolunge, Inhalation etc. E respiratory therapy.

Atenolol: ein 4-substituiertes Phenoxy-Derivat; Betarezeptorenblocker mit selektiver Wirkung auf die β_1-Rezeptoren; Anw. als Klasse-II-Antiarrhythmikum, Antihypertensivum u. Koronartherapeutikum; s.a. Betarezeptorenblocker, Antiarrhythmika.

Atherosklerose: die der ↗Arteriosklerose zugrundeliegenden, chronisch fortschreitenden, herdförmigen (= Plaques) Veränderungen der multipotenten mesenchymalen Zellen der Innenschicht (Intima) u. der inneren Schichten der Media der Arterienwand; u. zwar eine Sklerose durch Bindegewebswucherung, die zu Verhärtung u. Verdickung der Wand führt, u. eine Atheromatose durch hyaline Quellung der Kittsubstanz des elastischen u. kollagenen Gewebes u. durch Einlagerung fettiger Massen (Cholesterin, Fettsäuren; später Kalkeinlagerung), schließlich gefolgt von Nekrosen u. evtl. auch Durchbruch in die Gefäßlichtung (»atheromatöses Geschwür«); s.a. Schema S. 42. Beide Prozesse sind weitgehend voneinander unabhängig. – Frühzeitige Entwicklung der A. erfolgt bei Hypercholesterinämie. E atherosclerosis.

Histogenese der fibroatheromatösen Plaques bei **Atherosklerose** [27]

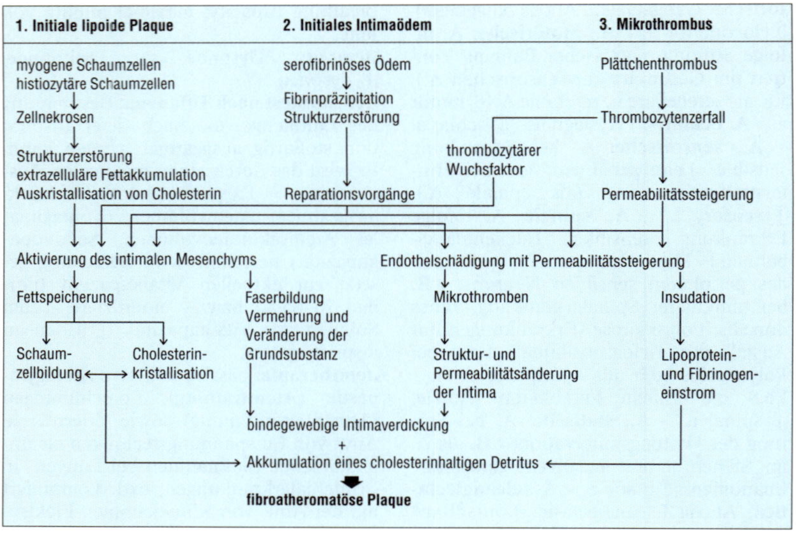

Athetose, Athetosis: akute oder chron., einseitige (= Hemiathetose) oder beidseitige Störung des extrapyramidalen Systems (EPS), u. zwar als Haltungs-, Tonus- u. Bewegungsstörung. Äußert sich in unwillkürlichen, langsamen, geschraubt-wurmförmigen (»athetotischen«) Spreiz-, Streck- u. Beugebewegungen bes. der Hände, Finger u. Füße. Ursache ist eine Erkrankung des Striatums u. Pallidums, die zu Fehlimpulsen an die prämotorischen (vor dem Gyrus precentralis gelegenen) Hirnrindenfelder des EPS u. zur Störung des rubroretikulären Systems führt. Wird ausgelöst durch Schädigung unter der Geburt oder durch entzündliche u. degenerative Prozesse. Die Hyperkinesen sind vielfach mit Muskeltonusstörungen (Dystonie) des Rumpfes kombiniert. [E] athetosis. – **A. duplex,** HAMMOND* Syndrom: beidseitige A. mit Muskelhypotonie bei Ganglienzellschäden (meist als Status marmoratus, z.B. nach Kernikterus). [E] double a. – **A., familiäre:** HALLERVORDEN*-SPATZ* Syndrom. [E] familial a. – **A. pupillaris:** Hippus. [E] pupillary a.

Atmen: 1) ↗Atmung. – s.a. Atem..., Respir... [E] respiration. **2)** Atemgeräusch; die beim Abhorchen der Lunge (↗Auskultation) feststellbaren, durch Lufteinstrom u. -ausstrom in die bzw. aus der Lunge (u. Atemwege) bewirkten Geräusche. Als normales A. das vesikuläre. – vgl. Rasselgeräusche. [E] respiratory sound; auscultatory respiration. – **A., bronchiales,** Bronchialatmen**:** das Atemgeräusch mit Ursprung im Bronchialbaum; es ist hell u. etwa gleichlaut, -lang u. -scharf bei der Ein- u. Ausatmung hörbar, u. zwar direkt über den großen Bronchien sowie – *path* charakteristisch – über verdichtetem Lungengewebe, d.h. über Infiltraten, Atelektasen, Verdichtungsbereichen (Indurationen), Neoplasmen; hat evtl. eine mäßige bis starke Bläschenatmenkomponente (= **bronchovesikuläres A.** bzw. vesikobronchiales A.). [E] bronchial breath sounds. – **A., unbestimmtes:** Atemgeräusch ohne deutliche Prägung i.S. des vesikulären oder bronchialen Atmens; wird bei wechselndem Luftgehalt gehört, z.B. über der Lungenspitze. – **A., vesikobronchiales:** s.u. Atmen, bronchiales. – **A., vesikuläres,** Bläschenatmen, Vesikuläratmen: das normale Atemgeräusch mit Ursprung in den Lungenalveolen; ist tief, brausend

u. während der Alveolenentfaltung beim Einatmen besonders deutlich; verstärkt hörbar bei tiefer Atmung u. Bronchitis, abgeschwächt bei Emphysem, Pleuraschwarten. [E] vesicular breath sounds.

Atmung: Lungenatmung; die vom Atemzentrum gesteuerte Belüftung der Lungenalveolen (Ventilation) u. der in den Alveolen erfolgende Gasaustausch durch Diffusion durch die alveolokapillare Membran mit anschließender Bindung (geringgradig auch physikalischer Lösung) von Sauerstoff an ↗Hämoglobin im Blut der Lungenkapillaren bzw. mit Abgabe von Kohlendioxid (CO_2) in die Alveolarluft. Störungen ergeben sich durch Elastizitätsabnahme der Lunge bzw. durch Einengung der Bronchiallichtungen (restriktive bzw. obstruktive Ventilationsstörung) sowie durch Störung des Atemzentrums, der Diffusion, der Blutzirkulation in der Lunge. [E] (external) respiration. – **A., agonale:** die langsame, unausgiebige A. mit größeren »apnoischen Pausen« (Schnappatmung) in der Agonie, d.h. bei Lösung des Zusammenwirkens der Teile des Atemzentrums. – **A., große,** Kussmaul* Atmung: die rhythmische, sehr tiefe u. geräuschvolle, normal schnelle bis beschleunigte A. bei Azidose, z.B. im diabet. Koma; s.a. Abb. [E] Kussmaul's r. – **A., intermittierende,** Biot* Atmung: gleichmäßige, ausreichend tiefe A. mit plötzlichen Pausen; bei Meningitis, Hirnerkrankungen; s.a. Abb. [E] Biot's r. – **A., künstliche:** ↗Beatmung; als assistierte Atmung u. als kontrollierte Atmung. [E] artificial respiration.

A., paradoxe, Czerny* Atmung: krankhafter Atmungstyp mit fast ausschließlicher Bauchatmung, u. zwar mit betonter Baucheinziehung bei Einatmung u. mit Bauchvorwölbung bei Ausatmung; z.B. bei Thoraxinstabilität infolge zahlreicher Rippenbrüche. [E] paradoxical r. – **A., periodische,** Cheyne*-Stokes* Atmung: Atmen mit abwechselnd an- u. absteigender Tiefe u. mit »apnoischen Pausen«; natürlich im Schlaf, krankhaft bei Apoplexie, Kreislaufkollaps; evtl. als »**wogende A.**«, d.h. ohne apnoische Pausen; s.a. Abb. [E] periodic r.; Cheyne-Stokes r.

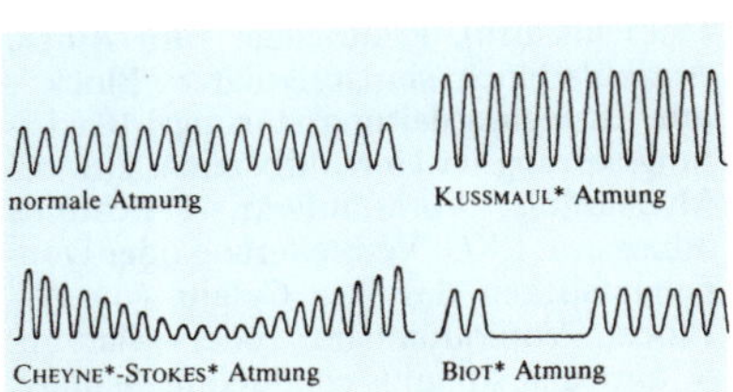

Typen der **Atmung** [15]

atrioventrikulär, atrioventrikular, atrioventricularis, av., av-, AV-: den Herzabschnitt zwischen Vorhof u. Kammer betreffend, i.e.S. die entsprechende Strecke des spezifischen Reiz- = Erregungsleitungssystems des Herzens einschließlich des Aschoff*-Tawara* Knotens. [E] atrioventricular (av.) – **av. Extrasystole:** Extrasystole mit Ursprung im Atrioventrikularknoten (Knoten-E). – **av. Reizleitungsstörung:** als erstgradige av. Reizleitungsstörung die Störung der Erregungsleitung des Herzens ohne Leitungsausfälle; die zweitgradige R. mit teilweisem (= »partiellem«) ↗Block, d.h. als 2:1- bis 4:1-Block, evtl. aber als Wenckebach* Periodik; die drittgradige R. mit totalem Block. [E] av. conduction disturbance.

Atrophia, Atrophie: Gewebsschwund infolge Mangelernährung der Gewebe bei mangelndem Substratangebot bzw. mangelhafter Zufuhr u./oder Substratverwertungsstörung, d.h. allgemein bei Störung des Gleichgewichts zwischen auf- u. abbauenden Stoffwechselprozessen (Anabolismus bzw. Katabolismus) zugunsten der letzteren. Entweder als **einfache A.,** d.h. Größenminderung der Zellen bei gleichbleibender Zellzahl als Folge des Überwiegens des Abbaustoffwechsels; evtl. als **degenerative A.**, d.h. mit gleichzeitigen Veränderungen der Zellstrukturen; oder – weitgehend – als **numerische A.,** d.h. als Abnahme der Zellzahl infolge ungenügenden Zellersatzes. Als **physiologische A.** im Verlauf von Entwicklungs-, Altersveränderungen, z.B. als Thymusinvolution bzw. Altersinvolution (u.a. der Geschlechtsdrüsen); die Alters-A. wie auch die A. bei bestimmten Krankheiten gehen evtl. unter gleichzeitiger Pigment-, v.a. Lipofuscinablagerung vonstatten (= braune A.). Die A. ist entweder allgemein (= **universelle A.**), z.B. als Hungeratrophie, bei zehrenden (= konsumierenden) Krankheiten, oder sie ist begrenzt (= lokale A.), z.B. infolge Minderbeanspruchung (als Inaktivitätsatrophie oder funktionelle A.), bei Störungen der Blutversorgung (= **vaskuläre A.**; z.B. bei Arteriosklerose, als Druckatrophie) u./oder Erkrankung der organversorgenden Nerven (neurogene A.; s.a. SUDECK* Atrophie). Sie führt zu äußerlich erkennbaren Organveränderungen (z.B. als granuläre A.), Formänderung (infolge Parenchymersatzes durch Binde- oder Fettgewebe). [E] atrophy; atrophia.

A. blanche: Vaskulitis kleiner Hautgefäße bei chron. ven. Insuffizienz. – **A., braune:** s.u. Atrophie (Einleitungstext). – **A. cutis striata et maculata,** Striae et Maculae distensae: streifen- u. fleckförmige Hautatrophie, z.T. mit Rötung; als familiäre Erkrankung oder erworben, z.B. nach mechanischer Überdehnung (bei Fettsucht, Schwangerschaft), bei CUSHING* Syndrom. – **A., exzentrische:** A. eines Hohlorgans oder eines Knochens mit Erweiterung der Organlichtung. – **A., granuläre:** A. mit feinkörniger Schrumpfung der Organoberfläche. – **A. gyrata choroideae et retinae:** erbliche, von der Peripherie zur Mitte fortschreitende Ader- u. Netzhautatrophie mit Pigmentverschiebungen am Augenhintergrund. [E] gyrate a. of choroid and retina. – **A., konzentrische:** A. mit Umfangsminderung (eines Hohlorgans). – **A., lokale:** örtliche A. im Gegensatz zur A. universalis. – **A., neurogene:** s.u. Atrophie (Einleitungstext). [E] neurogenic a.

Attacke: kurzzeitiges Anfallsgeschehen, ↗Anfall. [E] attack. – **A., transitorisch-ischämische** oder **zerebrale,** TIA: leichteste, flüchtige Form der Hirnischämie mit resultierendem zerebralem Insult (mit – von der Lokalisation abhängiger – neurologischer Symptomatik [Herdsymptome]; s.a. Apoplexia cerebri). [E] transient ischemic a.; TIA.

Audiometrie: die mittels Audiometer vorgenommene quantitative u. qualitative elektroakust. Hörprüfung, bei der der Proband die jeweils eben noch wahrgenommene Tonintensität anzuzeigen hat (Reintonaudiometrie), wobei die subjektiven Meßwerte als Audiogramm erfaßt werden. Dient zur Diagnostik von Hörstörungen, zur Beurteilung möglicher hörverbessernder Operationen, zur Hörgeräteanpassung etc. [E] audiometry. – **A., überschwellige:** A. für Laute oberhalb der Hörschwelle; zur Differenzierung von Innenohr- u. Hörnervenstörungen. [E] supraliminal a.

Auflage: therapeutische ↗Packung, Kompresse.

Aufliegen: ↗Dekubitus. [E] decubitus.

Augenbinnendruck: der intraokulare Druck als Resultante des Zu- u. Abflusses (Sekretion bzw. Resorption) des Kammerwassers; er beträgt bei Intaktheit der Abflußwege im Kammerwinkel u. SCHLEMM* Kanal bei ungestörter Regulation im Mittel 15–18 mm Quecksilbersäule = 2,0–2,4 kPa (Normalwerte: 10–20 mmHg = 1,3–2,9 kPa; Tagesschwankungen v.a. morgens). Dauernde Erhöhung besteht bei Glaukom, Senkung im diabetischen Koma, nach schwerer intraokulärer Entzündung (Vorstufe der Bulbusatrophie); Bestimmung erfolgt indirekt durch Tonometrie; Bulbusdruckversuch. [E] intraocular pressure.

Augendruck: ↗Augenbinnendruck.

Augenhintergrund, Fundus oculi: die mit dem Augenspiegel einsehbare Innenfläche des Augapfels: die im Normalfall durchsichtige Netzhaut, Netzhautgefäße, Sehnervpapille (Macula lutea, Choroidea); letztere u. das Pigmentepithel bestimmen die rote Grundfarbe (variiert durch den individuellen Pigmentgehalt), von der sich die Papille u. die Netzhautgefäße abheben. Veränderungen z.T. typisch (»pathognomonisch«) für bestimmte Augenleiden u. Allgemeinerkrankungen (z.B. Arteriosklerose, Diabetes mellitus, Tbk, Syphilis, Toxoplasmose) sowie für Hirndruck. – Neuerdings Darstellung auch mittels Videokamera. – s.a. Fundus. [E] eyeground.

auricularis, aurikulär: die Ohrmuschel, Auricula (aber auch das Ohr allgemein) betreffend, i.w.S. auch das Vorhofsohr (Auricula atrii). [E] auricular. – **aur. Block,** Aurikularblock: sinuaurikulärer ↗Block. – **aur. Erregungsleitungsstörung:** Reizleitungsstörung im Herzohrbereich, z.B. bei Myokarditis, Vorhofinfarkt, Pericarditis adhaesiva; EKG: Verbreiterung oder Doppelgipfeligkeit des P. – Gefahr von AV-Block, Vorhofflimmern oder -flattern. [E] auricular stimulus conduction disorder.

Ausfluß: ↗Fluor, ↗Harnröhrenausfluß. [E] discharge.

Auskultation: das diagnostische Abhorchen von Organen auf Schallphänomene, insbes. auf Herztöne u. -geräusche (= Herzauskultation), Atemgeräusche, Reibegeräusche, Darmgeräusche (Plätschergeräusche, Gurren [Borborygmus]). Erfolgt direkt mit dem Ohr oder aber indirekt mittels Stethoskop (LAËNNEC 1819), evtl. apparativ (Phonokardiographie). E auscultation.

Außenfürsorge: fürsorgerische Maßnahmen für ambulant behandelte psychiatrische Patienten.

Außenschichtinfarkt: Myokardinfarkt in Form der Schädigung oberflächlicher (subepikardialer) Herzmuskelanteile infolge Hypoxie. E outer layer infarction.

Austreibungston, Ejection **click:** heller, frühsystolischer Extraton zu Beginn der Austreibungsphase (0,05–0,09 Sek. nach 1. Herzton). Wahrscheinlich ein »Gefäßdehnungston«, u. zwar der Aorta ascendens (z.B. bei Aortenisthmusstenose, nicht-hochgradiger Aorteninsuffizienz) oder der Pulmonalis (z.B. bei pulmonaler Hypertonie, EISENMENGER* Syndrom). E ejection click.

Auswurf: ↗Sputum. E expectoration.

Autoimmunkrankheit, Autoimmunopathie: Krankheit, die ganz oder teilweise auf die Bildung von Autoantikörpern u. deren schädigende Einwirkung auf den Gesamtorganismus bzw. Organsysteme, d.h. auf »Autoaggression« zurückzuführen ist. Typisch z.B. als Thyreotoxikose, Schilddrüsen-bedingtes Myxödem, HASHIMOTO* Thyreoiditis, generalisierte Endokrinopathie, perniziöse Anämie, manche Formen der atrophischen Gastritis, Krankheiten einzelner oder aller korpuskulären Elemente des Blutes (z.B. autoimmunhämolytische Anämie, idiopath. Thrombozytopenie bzw. -pathie; idiopath. Leukopenie bzw. Agranulozytose), Pemphigus vulgaris u. Pemphigoid, sympathische Ophthalmie u. manche Uveitis-Formen, die primäre biliäre Leberzirrhose u. die chron. aggressive Hepatitis, der Diabetes mellitus Typ I, die CROHN* Krankheit u. die Colitis ulcerosa, das SJÖGREN* Syndrom, der Lupus erythematodes disseminatus u. die diskoide Form dieser Krankheit, die Dermatomyositis u. Sklerodermie, die rheumatoide Arthritis (= primär-chronische Polyarthritis), die Antiglomerulusbasalmembran-Nephritis. Grundlage ist eine »aggressive« Immunreaktion infolge Zusammenbruchs der Immuntoleranz gegenüber »Selbst«-Determinanten (das sind determinante Gruppen körpereigener Eiweißkörper) u. eine Abnahme der Aktivität der T-Suppressorzellen (mit Lymphozytenmarker T 8) bzw. ein Übergewicht der T-Helferzellen (mit Lymphozytenmarker T 4) über die Suppressorzellen (letztere kontrollieren die durch die Autoantigen-bindenden B-Lymphozyten bzw. durch proliferierende Plasmazellen erfolgende Synthese der Autoantikörper in enger Verknüpfung mit dem HLA-System); ferner ist Bildung von Autoantigenen möglich, z.B. durch Verbindung von Wirtsproteinen mit Haptenen (z.B. Arzneimittel), durch ontogenetisches Gewebe, das sich erst nach Entwicklung der Selbsttoleranz entwickelt (u. folglich vom Immunsystem als »fremd« empfunden wird; gilt ebenfalls für sequestrierte Proteine, die bisher keinen Kontakt mit dem Immunsystem hatten [z.B. Augenlinsenproteine nach Verletzung oder Op.] u. für durch Änderungen der Konformation der Proteine »demaskierte« Proteinkomponenten im Zusammenhang z.B. mit Infektion durch Viren oder Bakterien; ferner für im Zusammenhang mit Neoplasien entstandene neue Proteine). E autoimmune disease.

Automatismen: allgemeine Bez. für unbewußt (bei herabgesetzter oder fehlender Selbstkontrolle) ausgeführte komplexe Handlungen; z.B. unwillkürlich u. ohne Bewußtwerden erfolgende motor. Funktionsabläufe physiologischer oder unphysiolog. Art (Gehen oder Radfahren; bzw. Nesteln, Strampeln, Wischbewegungen; als **orale A.** ferner grundlose Kau- u. Schluckbewegungen, evtl. auch Schmatzen) als Phänomene bei psychomotorischen Anfällen, Hirnaffektionen, als Psychopharmaka-Nebenwirkung. E automatisms. – **A., spinale:** A. in Form von Enthemmungs- u. Reizphänomenen bei Querschnittsverletzungen des Rückenmarks. E spinal a.

Auxiliaratmung: die durch Funktion der Atemhilfsmuskeln (auxiliäre Atemmuskeln) forcierte Atmung bei hochgradiger Atemnot; vom Kranken gefördert z.B.

durch Aufsetzen, Aufstützen (vgl. Orthopnoe). [E] auxiliary breathing.

AV-, Av-, av., av-: ↗atrioventrikulär.

Avitaminose: ↗Vitaminmangelkrankheit. [E] avitaminosis.

Axilladissektion: Exstirpation von Lymphknoten der Axilla für diagnostische Zwecke (↗Staging).

AZ: **A**llgemein**z**ustand. [E] general condition.

Azathioprin: ein Mercaptopurin-Derivat; Zytostatikum (bei Leukämie), Antimetabolit (Purin-Metabolit!), Immunsuppressivum. [E] azathioprin.

Azidose, Azidämie: Störung des Säure-Basen-Gleichgewichts zugunsten der sauren Valenzen (Zunahme H^+-Ionen abgebender chem. Verbindungen); nachweisbar durch Bestimmung der Alkalireserve (ergibt Abnahme der Bicarbonat- = HCO_3^--Konz.), des CO_2-Partialdrucks der Alveolarluft, durch Erstellung des Ionogrammes von Blut u. Harn. Sie ist stoffwechsel- oder atmungsbedingt (metabolisch bzw. respiratorisch), kompensiert oder dekompensiert. – vgl. Alkalose. [E] acidosis. – **A., dekompensierte:** A. infolge Erschöpfung der Kompensationsmöglichkeiten. [E] decompensated a. – **A., diabetische:** metabolische A. bei Diabetes mellitus; es bestehen hierbei Glucosurie, Dehydratation, Kussmaul* Atmung, Präkoma bis Koma. [E] diabetic a. – **A., kompensierte:** eine nur relative, durch vermehrte Ausscheidung saurer Valenzen (= Steigerung der Azidogenese in der Niere) u. mit Hilfe der Alkalireserve teilweise ausgeglichene Azidose. Der Ausgleich erfolgt durch Bildung von Natriumsalzen aus Na^+ des Natriumbicarbonats bei gleichzeitiger Bildung von Kohlensäure aus den entbundenen Bicarbonationen, wobei das entstehende »Mehr« von CO_2 abgeatmet u. das pH normalisiert wird. [E] compensated a. – **A., metabolische:** stoffwechselbedingte A., u. zwar infolge **a)** Zunahme der fixen (= nicht flüchtigen) organischen Säuren im Blut bei Störungen v.a. des Kohlenhydratstoffwechsels, bei Zunahme anaerober Prozesse, Vergiftungen, Alkalose bzw. **b)** bei schock- oder nerval bedingter Störung der Ausscheidung der Anionen solcher Säuren, bei **c)** nierenbedingten, z.B. tubulopathischen sowie diarrhoischen u. fistelbedingten Kationenverlusten, **d)** bei übermäßiger Anionenzufuhr; ist gekennzeichnet durch Abnahme der HCO_3^--Konzentration des pH (< 7,36 bei dekompensierter A.) sowie – reaktiv – des pCO_2 bzw. $H_2CO_3^-$. [E] metabolic a. – **A., renale tubuläre:** nierenbedingte, meist hypochlorämische u. hypokaliämische Azidose mit normalem Rest-N; sie geht einher mit Rachitis bzw. Osteomalazie, Nephrolithiasis oder Nephrokalzinose; als primäre A. angeboren, mit Zwergwuchs einhergehend, als sekundäre A. bei entzündlichen, schockbedingten, erblichen etc. Tubulopathien. [E] renal tubular a. – **A., respiratorische:** die lungen- bzw. atmungsbedingte A. aufgrund einer H^+-Ionenzunahme aus dissoziierter Kohlensäure infolge von Gasaustausch- bzw. – kreislaufbedingt – Gastransportstörungen, bei Stenoseatmung, Störungen der Atemmechanik sowie des Atemzentrums. [E] respiratory a.

Azidoseatmung: die beschleunigte, vertiefte »große« ↗Atmung bei Azidose; z.B. im diabet. Koma. [E] acidotic breathing.

Azlocillin: ein Acylureidopenicillin; Breitspektrum-Penicillin.

Azotämie: Vermehrung stickstoffhaltiger Endprodukte des Eiweißstoffwechsels im Blut (mit ↗Rest-N-Werten > 35 mg%) infolge Minderausscheidung harnpflichtiger Stoffe (verminderte glomeruläre Filtration/verstärkte tubuläre Rückresorption. Als renale A. bei primären, als extrarenale A. bei sekundären Nierenfunktionsstörungen (letztere – meist infolge Mangeldurchblutung – z.B. bei Diabetes, Insuffizienz der Nebennierenrinde, nach Magen-Darm-Blutungen, Verbrennungen, bei Bestrahlungsschäden, Crush-Syndrom). [E] azotemia. – **A., chloroprive** oder **hypochlorämische:** A. infolge Exsikkose mit Salzmangelzustand, z.B. bei Addison* Krise, diabetischem Koma, Erbrechen, Diarrhö; evtl. kombiniert mit Anstieg der Körpertemperatur (Azothermie); fließende Übergänge zur Urämie. [E] chloropenic a.

B

Bacitracin, Bazitrazin: Antibiotikum (Polypeptidkomplex) aus Bacillus subtilis; wirksam gegen grampositive Bakterien, Gono- u. Meningokokken, Entamoeba histolytica. Nur äußerl. u. enteral (wird nicht resorbiert) anwendbar; parenteral nephrotoxisch. [E] bacitracin.

Backward-failure: (engl.) »rückwärtsgerichtetes Herzversagen«; eine Herzinsuffizienz, deren Symptome primär die Folge einer passiven venösen Stauung im »rückwärtigen«, d.h. stromaufwärts vom insuffizienten Herzabschnitt gelegenen Kreislaufbereich sind.

Baclofen, β-(4-Chlorophenol-)GABA: ein GABA-Derivat; hemmt im zentralen Nervensystem die exzitatorische Aktivität von Substanz P. Anw. in der Therapie chronischer Schmerzen.

Bad: **1)** Kurort (Heilbad), Badeanstalt. [E] spa. **2)** das therapeutische Eintauchen des Körpers (= Halb-, Dreiviertel-, Vollbad) oder einzelner Körperteile (= Teilbad, z.B. Sitz-, Arm-, Fußbad) in ein Bademittel, d.h. in ein ↗Heilwasser, in Wasser ohne bzw. mit Zusatz von Mineralsalzen, Pflanzen etc. oder in Brei (↗Peloide); ferner als Gas-, Sonnen-, Luft-, Sandbad; s.a. Balneo..., Bade..., Sauna. [E] bath; balneum. – **B., absteigendes:** ein Abkühlungsbad, u. zwar als Vollbad mit Kaltwasserzufluß (Temp.senkung von 39/36 auf 30/27 °C). [E] graduated bath. – **B., ansteigendes:** Bad mit allmählicher Wassertemperaturerhöhung von ca. 35 auf 40/45 °C, u. zwar als Fuß- oder Armbad n. SCHWENNINGER-HAUFFE oder als Sitz-, Halb- oder Vollbad zur Erzielung einer örtlichen u. sich reflektorisch weiter ausbreitenden (konsensuellen) Hyperämie ohne Wärmeschock sowie evtl. als Überwärmungsbad. [E] rising temperature b. – **B., hydroelektrisches:** ein Voll- oder Teilbad unter Einleitung von Gleich- oder Wechselstrom in die Badewanne mittels Elektrode, v.a. als Anoden-, Zwei-, Vierzellen-, STANGER* Bad. – **B., medizinisches:** Bad unter Nutzung therapeutisch wirksamer Zusätze. [E] medicated b.

Badedermatitis: Hautentzündung (↗Dermatitis) als »Badeausschlag« bald nach Beginn einer Badekur mit Anw. v.a. saurer u. schwefelhaltiger Thermen; klingt erst nach Kurende ab.

Bäderbehandlung, Balneotherapie: Wasserbehandlung mit beim älteren Patienten vorzugsweise warmen Bädern. Diese wirken sich bei richtiger Indikation nützlich u. wohltuend aus. Altersbedingte Veränderungen wie Einschränkung der pulmonalen u. kardialen Belastbarkeit, nachlassende Elastizität des Binde- u. Stützgewebes, veränderter Hautturgor, Muskelreduktion sowie verminderte Hautsensibilität müssen allerdings berücksichtigt werden. Der thermische Einfluß eines warmen Bades geschieht durch Leitung, die Durchblutung der Haut, das Herzzeitvolumen u. die Herzfrequenz steigen an, der diastolische Blutdruck sinkt mit steigender Temperatur. Die günstigsten Wirkungen eines warmen Bades sind Schmerzlinderung, verbesserte Trophik durch Hyperämisierung u. ein detonisierender Effekt auf die Muskulatur. Durch Abnahme der Viskosität der Synovia werden die Gelenke beweglicher, was v.a. bei degenerativen Gelenkveränderungen nützlich ist. Das Stanger- bzw. Zellenbad kombiniert die hydrostatischen u. thermischen Effekte mit den Wirkungen des elektrischen Stroms; angewendet werden diese Badeformen v.a. bei schmerzhaften Erkrankungen der Wirbelsäule, Osteoporose, Spondylarthritis ankylopoetica, Arthrosen, Tendopathien oder Polyneuropathien. Als gashaltiges Bad steht das Kohlensäurebad im Vordergrund; im Gegensatz zu anderen Badeinhaltsstoffen wird CO_2 gut durch die Haut aufgenommen. Indikationen sind funktionelle Durchblutungsstörungen, das RAYNAUD* Phänomen, die diabetische Mikroangiopathie, die arterielle Verschlußkrankheit (Stadium I u. II nach FONTAINE), trophische Störungen (z.B. bei Lähmungen) sowie SUDECK* Dystrophie.

Bäderheilkunde, -lehre: ↗Balneologie.

Bajonettstellung, Fourchette-, Gabelrückenstellung: = Fehlstellung der Hand als Folge einer sog. typischen Radiusfraktur (COLLES* Fraktur) mit Dislokation: die Hand ist derart speichenwärts verschoben, daß die Vorderarmachse nicht durch den Mittelfinger zu verlängern ist, sondern ellenseitig vorbeigeht (meist durch den Ringfinger), woraus die – sowohl bei seitlicher wie auch bei Betrachtung von oben – bajonettförmige Stellung resultiert, s.a. Abb. [E] bayonet deformity.

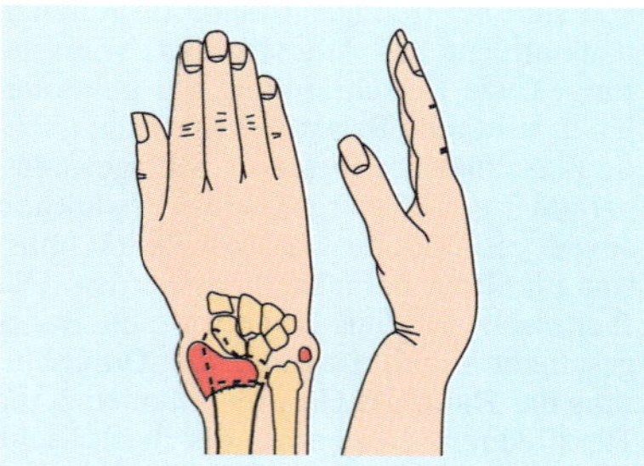

Bajonettstellung bei typischer Radiusfraktur

Bakterienflora: die dauernd oder vorübergehend als Lebensgemeinschaft einen Ort besiedelnden Bakterien (»Standort-« bzw. »Durchgangsflora«); beim Menschen als Mund-, Haut-, Darm-, Scheidenflora, die aus parasitären u. aus saprophytären Kommensalen besteht, welche als Verdauungshilfe u. als Gewebeschutz (v.a. die Hautflora) wirken. [E] bacterial flora.

Bakterieninfektion: Erkrankung durch das Eindringen von Bakterien in den Organismus; geht meist einher mit Abgeschlagenheit, Gliederschmerzen, Fieber sowie den charakteristischen Zeichen der jeweiligen Erkrankung (z.B. Pneumonie, Harnwegsinfekte, intraabdominale Infektionen, Endokarditis, Meningitis). Beim älteren Patienten kann eine Infektion mit atypischen, unspezifischen Symptomen einhergehen, was die Diagnosestellung erschwert. Die Fieberreaktion kann verspätet einsetzen, abgeschwächt sein oder vollständig fehlen; mögliche Ursachen liegen in einer verminderten Produktion von Zytokinen u. einer Funktionsminderung peripherer Thermoregulationsmechanismen.

Atypische/unspezifische Symptome des älteren Patienten bei Infektionen

Akute Verwirrtheitszustände u.a. unklare Verhaltensänderungen
Appetitlosigkeit, Gewichtsabnahme
Tachypnoe, Tachykardie, Herzinsuffizienz
Wahrnehmungsstörungen, Unruhe
Neurologische Ausfälle, Schwindel, Stürze
Absinken der Körpertemperatur

Bakteriurie: Ausscheidung von Bakterien im Harn (krankhaft bei Keimzahlen > 10^5/ml) z.B. bei Zystitis, Pyelonephritis. Der Harn wird dadurch opaleszent (die Trübung nimmt beim Stehenlassen zu) u. ist evtl. von stechendem oder fadem Geruch (durch Colibakterien bzw. Staphylokokken). Keimzählung u. -differenzierung durch Bakterienkultur; als Schnelltest ist der Nachweis mit Teststreifen möglich (bakterielle Nitratreduktion zu Nitrit u. nachfolgende Farbreaktion). [E] bacteriuria.

Balancefähigkeit: für den Bewegungsablauf wichtige, im Bewegungsapparat gelegene propriozeptive Empfindung, welche mit zunehmendem Alter nachläßt. Untersucht wird die B. mittels verschiedener Methoden, z.B. Messung des spontanen Schwankens während des ruhigen Stehens, Aufstehen aus sitzender Position, Drehen um die eigene Achse, Stehen mit geschlossenen Augen oder Gehen. Der Rückgang der B. wirkt sich für den älteren Patienten negativ bei der Bewältigung des Alltages aus, dies erfordert häufig den Einsatz von Hilfsmitteln (z.B. Gehstöcke, Haltegriffe).

Balanitis: die Entzündung der Eichel, fast stets mit Beteiligung des inneren Vorhautblattes (= Balanoposthitis). Klinisch als Schwellung u. Rötung (= **B. simplex**), aber auch oberflächliche Epitheldefekte (= **B. erosiva**) bis Geschwüre (**B. ulcerosa**) oder gar Gangrän (**B. gangraenosa**; diese auch als phagedänische Form; Balanozele). Wird ausgelöst oder begünstigt durch Phimose, Entartung der örtlichen Bakterienflora, Pilze (= **B. mycotica**; evtl. durch Geschlechtsverkehr übertragen), durch mechanische oder chem. Reizung. E balanitis. – **B. aphthosa:** Aphthen der äußeren Geschlechtsorgane, evtl. auch zugleich der Mundschleimhaut sowie mit Hauterscheinungen (= kombinierte oder bipolare Aphthose). E aphthous b. – **B. (chronica circumscripta) plasmacellularis:** (ZOON) B. mit spiegelnd bräunlich-roten, nicht erhabenen, scharf begrenzten, polyzyklischen Verhärtungen durch plasmozytäre Infiltration (»Plasmocytoma penis«). E plasma cell b.; Zoon's erythroplasia. – **B. circinata gonorrhoica:** (BAERMANN-JADASSOHN) B. mit landkartenartigen Erosionen. – **B. diabetica:** B. als juckendes ↗Diabetid; häufig zusätzlich infiziert. – **B. medicamentosa toxicodermica:** B. mit rötlichen, später nässenden Herden als fixes ↗Arzneimittelexanthem. – **B. psoriatica:** scharf begrenzter, entzündlich geröteter Herd. Ggf. einzige Manifestation einer Psoriasis vulgaris. – **B. syphilitica** FOLLMANN*: B. im Sekundärstadium der Syphilis; meist superinfiziert. – **B. xerotica et obliterans:** B. mit einer auch auf die Harnröhre übergreifenden Atrophie (mit Sklerose); Ursache unbekannt; gelegentlich nach Zirkumzision = **B. xer. postoperativa** STÜHMER*; s.a. Kraurosis.

Baldrian: ↗Valeriana officinalis. E valerian.

Ballaststoffe: eine Vielzahl verschiedener Kohlenhydrate pflanzlichen Ursprungs, die im Dünndarm nicht verdaut werden, z.B. Cellulose, Hemicellulose, Lignin u. Pektin. Man unterscheidet die wasserlöslichen von den wasserunlöslichen B.; erstere werden kaum fermentiert u. überwiegend mit dem Stuhl ausgeschieden (Erhöhung des Stuhlvolumens), letztere werden zum größten Teil durch Bakterien verstoffwechselt (Erhöhung der Bakterienmasse). Die Erhöhung des Stuhlgewichts führt zu einer schnelleren Passagezeit des Stuhls durch das Kolon. B. wirken somit verdauungsfördernd u. beugen Obstipation vor, außerdem vermindern sie das Risiko der Entstehung einer Divertikulose. Zahlreiche ältere Patienten leiden unter ständiger Obstipation; für sie ist eine gesunde, ballaststoffreiche Ernährung bei ausreichender Flüssigkeitszufuhr als Therapie besser geeignet als die Einnahme von Laxanzien. Ballaststoffreiche Lebensmittel sind u.a. Äpfel, Spinat, sämtliche Kohlsorten, Hülsenfrüchte, Salate, Kartoffeln, Haferflocken, Vollkornbrot. E roughage; dietary fiber.

Ballenhohlfuß: ↗Hohlfuß mit zusätzlicher stärkerer Abknickung der medialen Vorfußanteile (v.a. Metatarsalköpfchen I) zur Sohle hin, die zu markantem plantarem Vorragen des Großzehenballens führt; meist auch Hallux valgus (Ballenzehe) u. Krallenzehen; u.a. als Symptom bei Muskeldystrophie, Lähmungen.

Ballismus; ballistisches Syndrom: blitzartig schnelle, wuchtig-schleudernde, spontane Extremitätenbewegungen als Bewegungsstörung bei Schädigung des zum extrapyramidal-motorischen System gehörigen Nucleus subthalamicus oder seiner Verbindungsbahn zum Pallidum. Meist nur einseitig (kontralateraler Hemiballismus), evtl. nur an einer Gliedmaße (Monoballismus). E ballism.

Ballondilatation: ↗Angioplastie.

Ballonkatheter: Gummi- oder Kunststoffkatheter mit – meist – endständigem, durch Luft oder Flüssigkeit entfaltbarem Ballon, v.a. als Embolektomie-Katheter (n. FOGARTY), als Angioplastie-Katheter (n. GRÜNTZIG) u. als selbsthaltender Harnröhren-Dauerkatheter, als spezieller Herzkatheter, Bronchusblocker. E balloon-tipped catheter.

Balneologie: Lehre von der Entstehung, Gewinnung u. therapeutischen Anw. (»Bäderheilkunde«; s.a. Balneotherapie) ortsgebundener Kurmittel (Heilquellen, -sedimente, -gase). Befaßt sich ferner mit der therapeutischen Anw. des Meerwassers (Thalassotherapie) u. des Klimas (= Klimatologie).

Balneotherapie: die nach einem festgelegten Heilplan erfolgende Anw. ortsgebundener natürlicher Heilquellen, -sedimente u. -gase in Form von Bädern, Trinkkuren u. Inhalationen; allgemein unter gleichzeitiger Nutzung von Klima, Diät etc. [E] balneotherapy; balneotherapeutics.

Bandage: (französ.) Verband (evtl. mit Klebstoffunterlage) oder Mieder (i.e.S. ein nach Maß gefertigtes) aus elastischem oder halbsteifem Material.

Band-EKG: ↗Elektrokardiogramm, das auf ein Band aufgezeichnet wird u. später über einen Monitor zur Auswertung wiedergegeben werden kann.

Bandscheibendegeneration: die Alterungsvorgänge der Bandscheibe, bedingt v.a. durch Entquellung u. Elastizitätsverlust des Knorpels (↗Chondrose) sowie durch die nachfolgenden (Zermürbungs-)Risse u. Absprengung (Sequestrationen) des äußeren Faserringes bzw. des Bandscheibenkerns. Sie schränkt den funktionellen Wert der Bandscheibe ein (= Bandscheibenschaden) u. tritt v.a. im Bereich der Lenden- u. der Halswirbelsäule auf. ↗Bandscheibenprolaps, -protrusion. [E] intervertebral disk degeneration.

Bandscheibenprolaps, -vorfall, -hernie: das hernienartige Vortreten des Bandscheibenkerns (Nucleus pulposus) durch den Bandscheibenfaserring als Folge der ↗Bandscheibendegeneration, u. zwar zeitweilig (»pendelnd«) oder – v.a. bei völliger Faserringzerreißung – als Dauerprolaps (»**sequestrierter**« bzw. »**freier**« **B.**). Führt – je nach Prolapsrichtung – zur Bildung von SCHMORL* Knötchen, zu Spondylosis deformans sowie zu Bandscheibensyndrom. Die Diagnose wird klinisch-neurologisch gestellt u. durch CT, NMR, Myelo- u. Nukleographie gesichert. Ther.: konservativ; Chemonucleolyse (nur bei B. ohne Sequester); op. Entfernung des Prolapses durch perkutane Nukleotomie oder (mikro- bzw. makrochirurgisch) nach Fensterung bzw. (Hemi-)Laminektomie; evtl. Spondylodese; vgl. Bandscheibenprotrusion. [E] slipped disk; herniated (vertebral) disk; herniated nucleus pulposus.

Bandscheibenprotrusion: Vorwölbung der degenerierten, in der äuß. Faserschicht aber noch intakten Bandscheibe aus ihrem Bett (inkompletter Bandscheibenprolaps). Löst meist nur Wirbelsäulensymptome aus (z.B. Lumbago), seltener ein komplettes Bandscheibensyndrom. Ther.: konservativ; evtl. operativ (↗Bandscheibenprolaps). [E] protruding intervertebral disk.

Bandscheibensyndrom, Pulposus(-Prolaps)-Syndrom: die durch ↗Bandscheibenprolaps oder -protrusion ausgelöste Symptomatik: lokaler, oft durch Husten, Niesen oder Jugularvenenkompression verstärkter »Spontanschmerz« im Bereich der Wirbelsäule mit Einschränkung der Beweglichkeit (evtl. mit Schmerzskoliose) u. mit – meist lumbaler – Strecksteife u. neurologischen Symptomen durch Reizung des Rückenmarks bzw. der Wurzeln der Spinalnerven (Wurzelneuritis; mit Reflex-, Bewegungsstörungen, fibrillären u. faszikulären Zuckungen der Muskulatur, Hypalgesie u. -ästhesie, Ischias-Syndrom). [E] spinal disk syndrome; disk disease.

Bandscheibenvorfall: ↗Bandscheibenprolaps.

Barbiturate, Barbitale: die durch Substitution am C_5-Atom hypnotisch u. sedativ wirksamen Derivate der Barbitursäure (↗Tab.); die Wirkung nimmt mit der Kettenlänge des Substituenten zu u. ist noch stärker (aber kürzer) bei Ersatz des H an einem der N-Atome durch eine Methyl- u. Phenylgruppe oder bei Umwandlung der C=O- in eine C=S-Gruppe (»Thiobarbiturat«) am C_2. – Die B. wirken auf den Hirnstamm ein i.S. der Beeinflussung der phy-

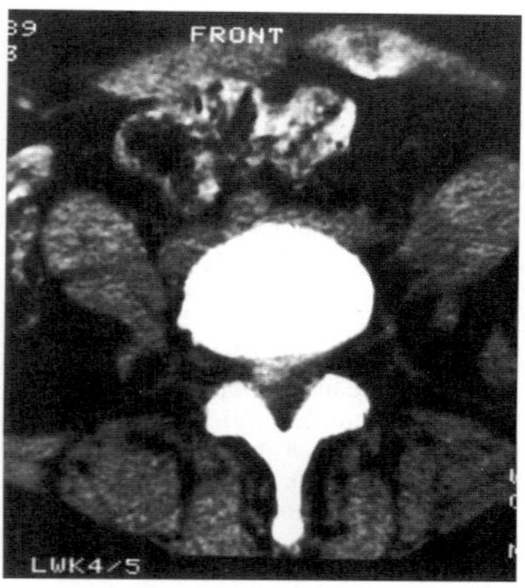

Bandscheibenprolaps: Höhe L4/L5 rechts, mediolateral (Computertomogramm) [14]

siologischen Schlafbereitschaft (»Ein-« u. »Durchschlafmittel«; sie haben als Thio-B. eine ultrakurze Wirkung). Die Ausscheidung erfolgt langsam, die Entgiftung der restlichen Mengen v.a. durch die Leber (evtl. tagelange Wirksamkeit, Kumulationsgefahr). Bei der Behandlung geriatrischer Patienten sollten B. wegen der unerwünschten psychischen Begleiterscheinungen möglichst nicht angewendet werden. E barbiturates.

Nr.	Kurzbez.	*
1	Allobarbital	m
2	Amobarbital	m
3	Aprobarbital	m
4	Barbital	l
5	Cyclobarbital	k
6	Cyclopentobarbital	k
7	Heptabarb	m
8	Pentobarbital	k
9	Phenobarbital	l
10	Propallynonal	k
11	Proxibarbal	m
12	(Sec)butabarbital	m
13	Secobarbital	k
14	Vinylbital	m
Thiobarbiturate		
15	Thiopental (Na-Salz)	uk
16	Thiobutabarbital (Na)	k
N-substituierte Barbiturate		
17	Hexobarbital	uk
18	Methohexital	uk

* Wirkungen: k = kurz, m = mittel, l = lang, uk = ultrakurz, zur Narkose

Barbituratsucht: Drogenabhängigkeit vom Barbiturattyp. Ein chronischer Schlafmittelmißbrauch mit paralyseartigen Zuständen ähnlich denen des chronischen Alkoholismus bzw. leichten Morphinismus. Bei zu plötzlichem Entzug treten evtl. epileptiforme Anfälle auf. E barbiturate addiction.

Bariumbrei: Kontrastmittel aus Barium sulfuricum purissimum u. Wasser für die Darstellung des Verdauungstraktes (v.a. durch orale Einnahme, evtl. mit Zusatz gewohnter Nahrungsmittel; z.B. mit Grießbrei als »RIEDER* Mahlzeit«; mit speziellen Zusätzen auch für Einläufe geeignet). Wirkt obstipationsfördernd. E barium meal.

Baroreflex: verantwortlich für die Regulation des Blutdruckes, seine Aktivität nimmt im Alter ab. Zusammen mit der Aktivitätszunahme des Karotissinusreflexes (Herzfrequenzabfall) kann der Rückgang der Aktivität des Baroreflexes den beim Blutdruckabfall notwendigen kompensatorischen Frequenzanstieg nicht mehr auslösen. Durch diese altersbedingten Veränderungen werden eine nicht unerhebliche Zahl synkopaler Anfälle im Alter verursacht.

Barre: quere Wulstbildung am Harnblasenausgang als Hindernis der normalen Harnentleerung; als **neurogene B.** durch eine bei manchen neurologischen Krankheiten auftretende Hypertrophie der Blasenmuskulatur (Detrusor- u. Trigonummuskulatur); als **hohe B.** = Querbarre durch Mittellappenbildung zu Beginn der Prostatahypertrophie bzw. durch Hypertrophie der Trigonalmuskulatur bei Sphinktersklerose oder – nach Prostatektomie – sog. Prostatalippe (»Pavillon«) zwischen regeneriertem Prostatabett u. Trigonum. E Mercier's barrier.

Barthel-Index: ein standardisierter Fragebogen zur Beurteilung der Selbsthilfefähigkeit des Patienten im Rahmen einer geriatrischen Funktionsbewertung (Geriatric Assessment). Der B. bewertet dabei Basisfunktionen bei Aktivitäten des täglichen Lebens wie Essen, Baden, Ankleiden, Kontinenz, Mobilität etc. mit einer Punkteskala.

Basaliom(a), Basalzellenkrebs, Epithelioma basocellulare**:** von den basalen Zellagen der Epidermis u. der Talgdrüsen-Haarfollikel ausgehender, örtlich infiltrierend u. destruierend wachsender, aber extrem selten metastasierender (»semimaligner«) Tumor; v.a. an lichtexponierter Haut (Gesicht = 80%, Hals, Nacken, Ohren, Unterschenkel); Therapie: möglichst frühzeitig Exzision mit ausreichendem Sicherheitsabstand; Röntgentherapie. E basalioma; basal cell carcinoma. – **B., initiales:** klinisch sehr unterschiedlich; z.B. kaum linsengroße, grauweiße Induration mit einzelnen Teleangiektasien (kleine, durch Verletzung wegen Rasieren oder Kratzen immer wieder auftretende Blutkruste gilt als klin. Leitsymptom). – **B., pigmentiertes:** meist flaches, unregelmäßig gefärbtes, bräunlich oder braun-schwarzes, oft zentral atrophisch eingesunkenes B. mit höckriger, glasig-glänzender Oberfläche (mit Teleangiektasien). – **B. sklerodermiformis:** schwer erkennbares B. vor allem an Nase, Stirn, Wangen; wachs- oder elfenbeinartige, flache, schlecht abgrenzbare Infiltratplatte. – **B. solidum,** knotiges (noduläres) B.: häufigstes B.; hautfarbenes, wächsern-glasiges, derbes, schmerzloses Knötchen mit feinen Teleangiektasien, ↗Abb.; infolge zentraler Einsenkung u. Atrophie entsteht der typische perlartige Randsaum: Basalioma planum cicatricans. Neigung zu zentraler Ulzeration mit hämorrhagischer Verkrustung (↗Ulcus rodens). – **B. terebrans:** ↗Ulcus terebrans. – **B., zystisches:** relativ weiches, bis erbsgroßes, bläulich-weißes B. mit Teleangiektasien, häufig im Lid- oder oberen Wangenbereich. – **Rumpfhautbasaliome:** multiple B. an nicht-lichtexponierten Stellen; oberflächlich lokalisierte, rötlich oder rötlich-braune, gelegentl. leicht juckende Herde, evtl. mit feiner Schuppung oder kleinen Krusten; harte, kleine, perlartige Knötchen im Randgebiet sind diagnostisch hilfreich. Auftreten z.B. Jahrzehnte nach Arsenzufuhr (Therapie, Brunnenwasser, Winzer).

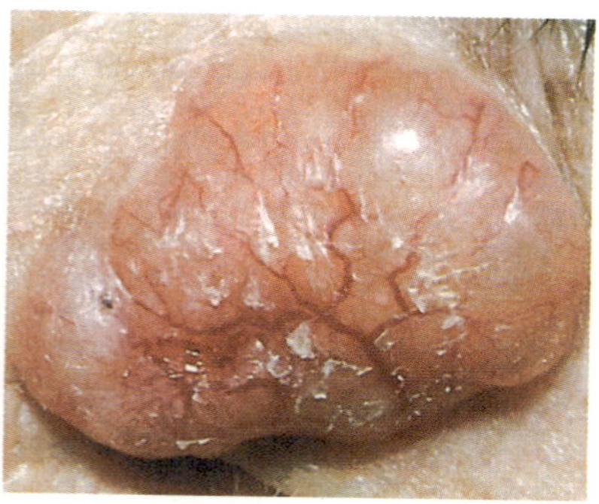

Knotiges (noduläres) **Basaliom** [59]

Basalzell(en)adenom: gutartiger, von den Basalzellen der Glandula parotis ausgehender Tumor bei älteren Patienten. E basal cell adenoma.

Basalzell(en)karzinom: ein bösartig entartetes (meist nach unzureichender Strahlentherapie »verwildertes«), autonom wachsendes u. metastasierungsbereites ↗Basaliom. E basal cell carcinoma.

Basedow* Krankheit (Karl Adolf v. B., 1799–1854, Arzt, Merseburg): eine immunogene Schilddrüsenfunktionsstörung (Hyperthyreose) mit den als »Merseburger Trias« bezeichneten Hauptsymptomen Kropf (Struma basedowiana als gleichmäßige oder knotige, gefäßreiche Schilddrüse), Exophthalmus (»Glotzauge«; endokrine Ophthalmo-/Orbitopathie) u. Tachykardie, verursacht durch TSH-Rezeptor-Autoantikörper, die Schilddrüsen-stimulierend wirken; daneben weitere klinische Zeichen u. subjektive Beschwerden (↗Hyperthyreose), u.a. Augensymptome (z.B. nach v. Graefe, Stellwag, Moebius), das **B.*-Herz** (basedowische Kardiopathie; Vorhofflimmern u. Hypertrophie, evtl. Dilatation mit Insuffizienz), die **B.*-Psychose** (extreme Stimmungslagen, geist. Störungen bei thyreotoxischer Krise). Die typischen B.*-Symptome (Exophthalmus, Lidödem u. Schwirrende Struma) fehlen im Alter immer, eher selten finden sich Übererregbarkeit, Schwitzen, Durchfälle u. Gewichtsverlust. Die Tachykardie stellt das Leitsymptom dieser im Alter oligosymptomatischen Erkrankung dar. Die Krankheit gehört zu den Immunthyreopathien mit der Besonderheit, daß Schilddrüsen-stimulierende Autoantikörper (z.B. **L**ong **A**cting **T**hyroid **S**timulator, LATS), eine Schilddrüsenüberfunktion hervorrufen. Die Augensymptome stehen in einer engen Assoziation zu dieser Hyperthyreose, sind wahrscheinlich ebenfalls Ausdruck einer immunogenen Entzündung. Die Ätiologie ist unbekannt. Die Diagnose stützt sich bei typischem klinischem Bild auf den Nachweis der Hyperthyreose u. in zunehmendem Maße auf Autoantikörper-Bestimmung. E Grave's disease; exophthalmic goiter.

Basilarismigräne: akuter Schwindel, Erbrechen, Nystagmus u. zerebellär ataktische Störungen als begleitende Hauptsymptome einer Migräneattacke; Ursache sind

Durchblutungsstörungen im Hirnstamm (vertebrobasiläres Stromgebiet).

bathmotrop: die Reizschwelle (z.B. des Herzens) verändernd; **positiv b.** wirkende Arzneistoffe steigern die Erregbarkeit, indem sie die Reizschwelle herabsetzen, **negativ b.** wirkende Arzneistoffe verringern die Erregbarkeit, indem sie die Reizschwelle heraufsetzen. [E] bathmotropic.

Bauchdeckenspannung: durch Reizung des Bauchfells ausgelöste, über Interkostal-, Lumbal- u. Sakralnerven vermittelte reflektorische Zunahme des Spannungszustandes der Bauchdeckenmuskulatur; typisch für Krankheitsprozesse mit Peritonealbeteiligung innerhalb der Bauchhöhle u. in Bauchfellnähe außerhalb des Bauchraumes (einschl. basaler Thoraxprozesse; aber auch bei Myokardinfarkt). Betrifft entweder nur einen begrenzten Bauchdeckenbereich (**umschriebene B.**; über einem Krankheitsherd) oder ist allgemein (**diffuse B.**; v.a. bei Peritonitis); im Extremfall sind die Bauchdecken nicht eindrückbar (»brettharter Bauch«). [E] abdominal rigidity.

Bauchfalte: diagonale Hautfalte im Bereich des Abdomens; diagnostisches Zeichen für frühere Fettleibigkeit, ausgeprägte Exsikkose oder einen osteoporotischen Wirbelkörpereinbruch.

Bauchfellentzündung: ↗Peritonitis. [E] peritonitis.

Bauchuntersuchung: die Untersuchung des Abdomens mittels Inspektion, Palpation, Auskultation sowie weiterführende diagnostische Maßnahmen (Röntgen, Sonographie etc.). Beim geriatrischen Patienten besteht durch die Tendenz der Fettakkumulation im Unterbauch u. um die Hüften sowie die Schwächung der Bauchmuskulatur bei sonst unverändertem Gesamtgewicht häufig ein sog. »Dickbauch« ohne Krankheitswert. Palpatorisch können bei Obstipation Skyballa in der linken Fossa iliaca u. im Colon transversum getastet werden, welche einen Unterbauchtumor vortäuschen können. Eine überfüllte Blase bei chronischem Harnverhalt kann zum gleichen Ergebnis führen. Ein evtl. vorhandenes Aortenaneurysma muß vorsichtig palpiert werden.

Bauchwassersucht: ↗Aszites. [E] ascites.

BE: Brot**e**inheit (↗Weißbroteinheit).

Beatmung: die Lungenbelüftung (Ventilation); i.e.S. die künstliche Belüftung der Lunge als Wiederbelebungsmaßnahme (↗Reanimation) u. als Maßnahme zur Behebung oder Vermeidung von Sauerstoffmangelzuständen bei Narkosen (v.a. bei Anw. von Muskelrelaxanzien) sowie bei allen Erkrankungen, Unfallfolgen oder Vergiftungen, die mit Atmungsinsuffizienz einhergehen, z.B. Poliomyelitis, ARDS, Pneumonie. Sie erfolgt als positive Druckbeatmung durch direkte Luft-(oder Narkosegas- bzw. Atemgasgemisch-)Einblasung in die Atemwege unter Anw. mechanisch (-automatisch) oder nur von Hand betriebener Beatmungsgeräte, mit deren Hilfe intermittierend der Lungeninnendruck erhöht wird, u. zwar in einer etwa der Normalfrequenz bzw. dem Krankheitsbild angepaßten Häufigkeit. Das Gasgemisch wird zugeführt über eine Atemmaske (ggf. Narkosemaske) oder eingeleitet über einen Endotrachealtubus (**endotracheale B.**), alternativ auch über einen Tracheostomietubus. Die endotracheale **apparative B.** erfolgt als gestützte Lungenbelüftung (**assistierte B.**), wobei ungenügende (d.h. zu flache oder zu seltene) spontane Atemzüge durch zusätzliche Lungenaufblähungen unterstützt werden, oder als **kontrollierte B.,** d.h. als vollständig künstliche äußere Atmung bei Atemstillstand oder als weitgehend gestützte Lungenbelüftung bei Atemdepression, wobei sich die Intensität (Frequenz, Druck, Atemvolumen) nach Herz-Kreislauf- u. Gasanalyse-Parametern richtet; modifiziert als IGZ-Atmung (= **i**ntermittierend **g**esteuerte **Z**usatzbeatmung), d.h. als Kombination von Spontanatmung über ein »Abrufventil« u. von intermittierender kontrollierter B. Ferner nur noch selten als B. ohne direkte Luftzuleitung durch rhythmischen Wechsel des Luftdrucks um den eingeschlossenen Körper des Patienten oder als Phrenikusatmung. Eine künstliche B. ist auch im Rahmen von Wiederbelebungsmaßnahmen als »Mund-zu-Mund«- oder »Mund-zu-Nase«-Beatmung möglich. [E] artificial respiration.

v. Bechterew* (WLADIMIR MICHAILOWITSCH V. B., 1857–1927, Neurologe, St. Petersburg) **Krankheit,** Spondylitis ankylosans, Spondylitis ankylopoetica: HLA-

B-27-assoziierte entzündliche Erkrankung der Wirbelsäule u. ihrer Grenzgelenke (Iliosakralgelenke, Intervertebralgelenke, Kostovertebralgelenke u. Sternoklavikulargelenke) mit der Tendenz zur Versteifung der Wirbelsäule in Fehlstellung u. Einschränkung der Atmungsfunktion des Brustkorbes. Evtl. auch Beteiligung der stammnahen u. peripheren Gelenke. Es findet sich ein charakteristisches Gangbild mit kompensatorischer Beugung in Hüft- u. Kniegelenken u. Abstützen der Hände an den Oberschenkeln. Bei schweren Kyphosen ergibt sich eine starke Einschränkung des Patienten. In Ausnahmefällen ist eine operative Korrektur der versteiften Wirbelsäule möglich. Zur Vorbeugung einer dauerhaften Kyphose sollte eine mobilisierende krankengymnastische Therapie konsequent u. langjährig erfolgen.

Beckenbodenschwäche: konstitutionelle oder erworbene Insuffizienz der haltenden Strukturen des Beckenbodens verbunden mit Descensus uteri; kann bis zum Uterusprolaps führen. Betroffen sind v.a. Multiparae; der Deszensus wird meist erst nach der Menopause durch Wegfall der hormonalen Stimulation der Genitalstrukturen u. dem damit verbundenen Elastizitätsverlust manifest. Leitsymptom sind Blasenbeschwerden u. Harninkontinenz.

Beckenbodentraining: Gymnastik zur Kräftigung der Beckenbodenmuskulatur; wird prophylaktisch u. therapeutisch bei Streß- u. Dranginkontinenz angewendet. Ziel ist das Erlernen eines Kontraktionstrainings zur Verhinderung bzw. Behebung einer Inaktivitätsatrophie der Beckenbodenmuskeln. Das Training hat nur als Langzeittherapie Sinn, was eine entsprechende Motivation des Patienten voraussetzt. Erlernt werden sollte die richtige Methode unter physiotherapeutischer Anleitung.

Beckenbruch: ↗Beckenfraktur.

Beckenfraktur: Bruch des knöchernen Beckens; als Beckenringbruch sowie als Fraktur des Beckenrandes (Beckenschaufel-, Sitz-, Steiß-, Kreuzbeinfraktur) oder der Hüftpfanne (Bruch des dorsalen Pfannenrandes oder des ventralen bzw. dorsalen Pfeilers [Absprengung des Scham- bzw. Sitzbeins bzw. beider]; ferner als Querfraktur des Bodens). [E] pelvic fracture.

Beck's Depression Inventory: Selbstbeurteilungsverfahren zur Befindlichkeitsmessung bei Depressionen mittels Fragebogen. Dieser enthält 21 Dimensionen u. liefert Orientierungswerte bezüglich des Schweregrades der Depression. Folgende Skalen beinhaltet der Test: Dysphorie, Hoffnungslosigkeit, Versagensgefühle, Objektbezugsstörung, Schuldgefühle, Strafbedürfnis, Selbsthaß, Selbstvorwürfe, Suizidalität, Weinen, Reizbarkeit, Kontaktstörung, Entschlußfähigkeit, negative Selbstvorstellungen, Arbeitsunfähigkeit, Schlafstörungen, Ermüdbarkeit, Appetitverlust, Gewichtsverlust, Hypochondrie, Libidoverlust.

Befindlichkeitsmessung: psychometrisches Verfahren zur Beschreibung von Alternsprozessen bezüglich Kognition u. Befindlichkeit; Anw. in der geriatrischen Depressions- u. Leistungsdiagnostik. Durchführung mittels standardisierter Tests als Selbstbeurteilungsverfahren oder Fremdbeurteilungsmethoden.

Begleitdepression: depressives Syndrom im Rahmen einer organischen Erkrankung. Eine B. kann bei nahezu allen somatischen Erkrankungen auftreten, z.B. bei chronischen Durchblutungsstörungen des Gehirns, zerebralem Insult, Morbus PARKINSON*, Chorea HUNTINGTON*, Epilepsie, ALZHEIMER* Demenz, multipler Sklerose, Infektionen, kardiovaskulären Erkrankungen, metabolischen u. endokrinen Störungen, Rheuma, Tumoren u.v.m. Im Unterschied zur endogenen Depression ist die B. leichter ausgeprägt u. spricht rascher auf Antidepressiva an, die Übergänge zwischen somatischer, psychoreaktiver u. endogener Depression sind jedoch immer fließend.

Begleitkrankheit: jede vom – im Vordergrund stehenden – Grundleiden mehr oder weniger unabhängige u. gleichzeitig mit diesem auftretende (»symptomatische«) Zweitkrankheit, z.B. Begleitanämie (symptomatische ↗Anämie), Begleitbronchitis (bei Pneumokoniose, Lungen-Tbk), Begleitenzephalitis (z.B. bei Fleckfieber, Influenza, Scharlach), Begleitgastritis (bei peptischem Ulkus, Magenkarzinom, Urämie), Begleitmeningitis (para- oder metainfektiös bei verschiedenen Infektionskrankheiten; meist gutartig; evtl. mit Übergängen zu Enzephalitis, Myelitis. E concomitant disease.

Behinderung: ein »von der Norm abweichender Zustand von mehr als sechsmonatiger Dauer, der die Eingliederung des Betroffenen in die Gesellschaft infolge körperlicher Regelwidrigkeit, Schwäche der geistigen Kräfte oder seelischer Störungen in erheblichem Umfang beeinträchtigt oder zu beeinträchtigen droht« (§§ 1 bis 5 EHVO, Eingliederungshilfe-Verordnung). E handicap; disability.

Beingeschwür: ↗Ulcus cruris.

Beinlänge: 1) absolute oder **anatomische B.,** die z.B. zwischen Trochanter major u. Innenknöchel bei gestrecktem Bein gemessen wird. **2) funktionelle B.:** am Stehenden der Abstand zwischen dem vorderen oberen Darmbeinstachel u. dem Innenknöchel bzw. Erdboden. E leg length (anatomic; functional).

Beinlängendifferenz: unterschiedliche Länge beider Beine; kommt z.B. als Folge von Kox- oder Gonarthrosen vor. Zur sicheren Diagnose ist eine Röntgenaufnahme des Beckens im Stehen notwendig. Auch beim älteren Patienten sollte die B. mittels orthopädisch-technischer Hilfsmittel ausgeglichen werden, häufig werden damit chronisch-rezidivierende Kreuzschmerzen beseitigt.

Beinödem: hydrostatisch bedingtes, allgemein meist an den Knöcheln beginnendes u. dann nach oben fortschreitendes ↗Ödem als Folge von Herzinsuffizienz, pulmonaler Hypertonie, Nieren- u. Lebererkrankungen, Diabetes mellitus (Kapillarschädigung), Schilddrüsenerkrankungen, aber auch bei Störungen des Wasserhaushalts (Beri-Beri, Eiweißmangel) oder des örtlichen Kreislaufs (Phlebitis, Phlebothrombose, Varikose, KLIPPEL*-TRÉNAUNAY* Syndrom, MILROY* Krankheit, Venenkompression, Lymphangitis, -adenitis, Filariose). Auch verschiedene Medikamente können Ödeme verursachen, z.B. Corticosteroide, Östrogene, Gestagene, α-Methyldopa, Clonidin, Vasodilatanzien (Hydralazin, Diazoxid, Nitrate, Calciumantagonisten), nichtsteroidale Antirheumatika. E edema of the leg.

Beinschmerzen: Schmerzen in den unteren Extremitäten; können Funktionsstörungen u. Erkrankungen verschiedener Organsysteme anzeigen (Gefäßsystem, Nervensystem, Bewegungsapparat, Lymphsystem). Häufige Ursachen für B. bei geriatrischen Patienten sind Traumen (z.B. bei Stürzen), nicht-traumatische Knochenschmerzen (Hohl-, Senk-, Spreizfuß, Hallux valgus, Fersensporn, Osteoporose, Chondropathie, Knochenmetastasen), rheumatische Erkrankungen, Elektrolytstörungen, Schädigungen oder Erkrankungen des zentralen u./oder peripheren Nervensystems (Apoplex, Lumboischialgie, Herpes zoster, diabetische Polyneuropathie etc.), Gefäßerkrankungen, Beinödeme.

Beinvenenthrombose: thrombotischer Verschluß der tiefen Beinvenen; ist bei alten Menschen eine der häufigsten Ursachen für ein akut auftretendes asymmetrisches Beinödem. Therapie mittels Lyse u. nachfolgender Antikoagulation. Als Folge einer B. entsteht eine chronisch-venöse Insuffizienz mit – im fortgeschrittenen Stadium – Stauungsdermatitis u. Ulcera cruris.

Belastungsechokardiographie: sonographische Methode zur Diagnostik der koronaren Herzkrankheit (s.a. Ultraschall-[Echo]kardiographie); Verfahren – wie beim Belastungselektrokardiogramm – mittels Fahrradergometer, wobei mit der B. eine höhere Sensitivität erreicht wird als beim Belastungs-EKG. Die B. gibt v.a. Aufschlüsse über den Schweregrad u. damit über die Prognose einer koronaren Herzkrankheit; erlaubt Aussagen über das enddiastolische Volumen u. über die Ejektionsfraktion.

Belastungselektrokardiogramm: das beim Herz-Kreislauf-Kranken nach definierbar dosierter, leichterer körperl. Belastung (mehrmal. Aufsitzen, Kniebeugen, leichte Ergometerarbeit, Treppensteigen, Laufbandbelastung) geschriebene EKG. Beim Gesunden mit Sympathikotoniezeichen, leichtem Rechtsabdrehen des P- u. QRS-Vektors, betontem P u. verkürztem PQ; beim Kranken Linksabdrehen des QRS- bzw. T-Vektors sowie massive ST-Senkung, »koronares« T, Überleitungsstörungen, Extrasystolie; evtl. auch Retrosternalschmerz, Anhebung der ST-Strecke. Bedeutsam der Befund unmittelbar u. 3–5 Min. nach Belastung. E stress ECG.

Benommenheit: Bewußtseinstrübung leichtesten Grades; charakterisiert durch Wortbildungsstörungen, Herabsetzung des Wahrnehmens, der Merkfähigkeit u. geist. Leistungsfähigkeit, des Orientierungs-, Urteils- u. Reaktionsvermögens; außer bei Krankheitsprozessen auch unter Affekteinfluß vorkommend. Evtl. mit retrograder Amnesie. [E] giddiness; dizziness.

Benperidol: stark wirksames Neuroleptikum der Fluorbutyrophenon-Gruppe.

Benzathin-Penicillin G: komplexes Salz aus 2 Molekülen Penicillin G bzw. V u. 1 Mol. Dibenzyläthylendiamin (»DBED«); schwerlösliches, nach i.m. Injektion ca. 3–4 Wochen wirksames Depotpenicillin. [E] benzathine penicillin.

Benzatropin methanosulfat: Anticholinergikum mit Atropin-, Antihistamin-, lokalanästhetischer u. zentral sedierender Wirkung; Antiparkinsonmittel. [E] benzatropine methansulfonate.

Benzodiazepine: (STERNBACH; RANDALL) Wirkstoffe (z.B. Diazepam) mit sedativer u. – dosisabhängig – hypnotischer sowie angst- u. spannungslösender (»anxiolytischer«), aber auch muskelrelaxierender u. antikonvulsiver Wirkung. Anw. als ↗Tranquilizer (Anxiolytika), ferner zur Prämedikation in der Anästhesiologie, zur Sedierung, bei Muskelspasmen u. Myalgien sowie bei Epilepsie. Durch Substitution in bestimmten Positionen ist die Grundstruktur mehrfach modifizierbar. Der Effekt der B. scheint durch Wirkungsverstärkung der γ-Aminobuttersäure am Rezeptor vermittelt zu werden. Wegen der Gefahr einer Abhängigkeitsentwicklung sollten B. eher zurückhaltend verordnet werden. [E] benzodiazepines.

Beriberi: *(singhales. = große Schwäche)* die klassische Avitaminose bei Mangel an Vitamin B_1 (Thiamin); kommt v.a. als Krankheit in Asien vor bei Verwendung von geschältem oder poliertem Reis (Keimentfernung beim Schälen) als Hauptnahrungsmittel, ferner infolge ↗Malabsorption bei Erkrankungen des Magen-Darm-Traktes, bei Speicherungsdefekt infolge Lebererkr., bei Störung des KH-Stoffwechsels (v.a. des Citratzyklus). Klinisch unterschieden als **a)** »trockene« B. mit überwiegend neuritischen Störungen (Parästhesien, Reflexstörungen, Muskelschwäche, bes. an den Beinen), als **b)** »feuchte« B. mit – nicht herzbedingten – Pleura- u. Perikardergüssen, Kehlkopf-, evtl. auch Hirnödem sowie mit Leptomeningitis, Hepatitis, als **c)** »akute perniziöse« B. mit allseitiger Herzerweiterung u. meist tödlicher Herzinsuffizienz (Stauungsdekompensation) sowie Ruhebradykardie u. starker Belastungstachykardie bei Niedervoltage im EKG (**B.-Herz**; Shoshin-Zustand) sowie als **d)** »zerebrale« oder »okuläre« B. (unter dem Bild der ↗Pseudo-Encephalitis WERNICKE). [E] beriberi; B_1 avitaminosis.

Berliner Schuh: der (Lähmungs-)Spitzfußkorrektur dienender Schuh mit einer den Mittelfuß u. die Ferse bis zum unteren Unterschenkeldrittel umfassenden Walklederkappe. [E] ankle-foot orthosis (= AFO).

Berührungsempfindlichkeit: stellt zusammen mit der Schmerzempfindung eine sensible Leistung des Nervensystems der Haut dar. Beim geriatrischen Patienten sind beide Empfindungen typischerweise leicht vermindert.

Beruhigungsmittel: ↗Sedativa; s.a. Hypnotika, Psychopharmaka, Tranquilizer. [E] sedatives.

Beschäftigungstherapie: die systematische Nutzung handwerklicher u. künstler. Tätigkeiten in der ↗Bewegungstherapie unter Anleitung eines Beschäftigungs- = Ergotherapeuten. Ziel ist die Verbesserung der motorischen, sensorischen u. psychischen Funktionseinschränkungen oder deren Wiederherstellung. Ferner die leichtere Form der – v.a. psychiatrischen – Arbeitstherapie, z.B. im Dienste der Resozialisierung. [E] occupational therapy.

Beschwerdefreiheit: das objektive oder subjektive Fehlen körperlicher Beschwerden, die gerade von älteren Patienten überhaupt nicht, abgeschwächt oder erst spät wahrgenommen werden. Eine der Ursachen stellt das Nachlassen des Organschmerzes im Alter dar, z.B. als stummer Myokardinfarkt, als geringer Schmerz bei Ulkus oder Appendizitis, als Gehschwierigkeit bei Oberschenkelfraktur usw.

Beschwerden, atypische: veränderte Symptome bei einer Reihe von Krankheitsbildern des geriatrischen Patienten; z.B. findet sich der typische Thoraxschmerz beim frischen Myokardinfarkt nur bei 20% der

Älteren, statt dessen imponieren Symptome wie Schock, Verwirrtheit, gastrointestinale Beschwerden oder schlicht allgemeine Schwäche. Bei Hyperthyreose findet sich Unruhe im Alter sehr selten, dafür häufig Apathie, Lethargie u. eine Verringerung der Spontanaktivität, die Altersdepression zeigt dagegen einen Symptomwandel in Richtung somatischer Beschwerden.

Besenreiservarizen: feinverzweigte oberflächl. intradermal gelegene Venenerweiterung (Phlebektasien), v.a. am Bein der Frau. – vgl. Naevus araneus. [E] starburst varices.

Beta-Adrenorezeptor-Antagonisten: ↗Betarezeptorenblocker.

Betablocker: ↗Betarezeptorenblocker. [E] betablocker.

Betalactam-Antibiotika: s.u. Antibiotika, dort Tab.

Betalipoproteine, -lipoproteide: 1) als β_1-Lipoproteine die bei der Elektrophorese mit der α_2-Fraktion (oder nahe dieser) wandernden ↗Lipoproteine geringer Dichte (LDL_2 bzw. LDL_3); sie sind bei einem Proteingehalt von 20–25% (v.a. Apo[protein] B sowie Apo C u. E) reich an Cholesterinestern, freiem Cholesterin u. Phospholipiden u. enthalten auch kleinere Mengen Triglyceride (sie sind für den Transport dieser Lipide – u. auch der Carotinoide u. Steroide – wichtig). **2)** als β-L. ferner ein Teil der ↗Lipoproteine hoher Dichte (HDL_1), die ebenfalls reichlich Cholesterinester enthalten. [E] beta lipoproteins; beta lipoproteides.

Betamethason: 16β-Methyl-9α-fluorprednisolon; ein synthetisches, mit Dexamethason(um) stereoisomeres Corticosteroid mit antiphlogistischer u. antiallerg. Wirksamkeit (aber ohne merklichen Mineralocorticoideffekt). [E] betamethason.

Betarezeptoren, β-adrenergische Rezeptoren: Membranrezeptoren, die auf adrenerge Transmitter des sympathischen Systems (Adrenalin, Noradrenalin) u. auf adrenerge arzneiliche Stoffe ansprechen, jedoch mit unterschiedlicher Spezifität in verschiedenen Organsystemen. Werden – je nach ausgelöstem Effekt – als β_1- u. β_2-Rezeptoren unterschieden. Als Bindungsprotein besitzen sie einen – Guanylnucleotide bindenden – Eiweißkörper, über den das Adenylatcyclase-System aktiviert wird. Aktivierungsablauf: Besetzung des Rezeptors durch den β-adrenergen Transmitter bzw. Catecholamine (auch Arzneimittel), Ausbildung eines Agonist-Rezeptor-Komplexes, Konformationsänderung, Kopplung an ein Bindungsprotein, Aktivierung des Adenylatcyclase-Systems mit Bildung zyklischen 3´,5´-Adenosinmonophosphats (cAMP) als Zweitbote (»second Messenger«) für den Start adrenerger Funktionen durch Aktivierung von Proteinkinasen, Phosphorylierung, Aktivierung inaktiver Enzyme (z.B. Triglyceridlipasen, Phosphorylasen; resultiert in vermehrter Lipolyse bzw. Glykogenolyse), Aktivierung von Calciumkanälen (Calciumioneneinstrom). Dieses Geschehen ist hemmbar durch ↗Betarezeptorenblocker u. Alpharezeptoren (= α_2-Adrenorezeptoren); andererseits sind β-sympathomimetische Wirkungen durch Methylxanthine imitierbar (diese Verbindungen hemmen den Abbau von cAMP durch die Phosphodiesterase). [E] beta receptors.

Betarezeptorenblocker, β-Adrenozeptorenblocker: Betarezeptoren-blockierende Substanzen mit Phenoxypropanolamin-Struktur. Hemmen die Wirkung von β-Sympathomimetika, v.a. des Noradrenalins; z.B. Atenolol, Acebutolol u. Metoprolol (selektiv v.a. an β_2-Rezeptoren wirksam), Propranolol u. Pindolol (beide β_1- u. β_2-wirksam); s.a. Sympathomimetika. Anw. bei Krankheiten mit eingeschränkter Koronarreserve u. – kardial u. allgemein – gesteigertem O_2-Verbrauch, z.B. als Prophylaktika gegen Angina pectoris, Reinfarkt, bei Tachyarrhythmien, akutem Myokardinfarkt, hyperkinetischem Herzsyndrom, Hyperthyreose u. Thyreotoxikose, Hypertonien (bei Phäochromozytom unter gleichzeitiger α-Rezeptorenblockade), Pfortaderhypertension, Tremor, einfachem Glaukom u. zur Migräne-Prophylaxe. Abruptes Absetzen der Medikation ist gefährlich (führt zu Blutdruckanstieg, Tachyarrhythmie, Angina pectoris, evtl. Myokardinfarkt, Tremor). Unerwünschte Nebenwirkungen: Bronchokonstriktion, Potenzstörungen, Verschlechterung einer bestehenden arteriellen Verschlußkrankheit, Verschlechterung einer diabetischen Stoffwechsellage, Anstieg des Cholesterinspiegels. [E] beta (receptor) blocker.

Betaxolol: ein ↗Betarezeptorenblocker; Klasse-II-Antiarrhythmikum, s.u. Antiarrhythmika.

Betreuung: das seit dem 1. 1. 1992 gültige Betreuungsgesetz löste das Vormundschafts- (mit Entmündigung) u. Pflegschaftsrecht (mit Pflegschaft) für Erwachsene ab. Ein Volljähriger kann aufgrund einer psychischen Krankheit oder einer körperlichen, geistigen oder seelischen Behinderung auf Bestellung des Vormundschaftsgerichts einen Betreuer erhalten, wenn er seine Angelegenheiten ganz oder teilweise nicht besorgen kann. Die B. steht erst an letzter Stelle der Hilfen, wenn ambulante Dienste u. rehabilitierende Maßnahmen nicht mehr helfen. Der Betreuer ist verpflichtet, den Hilfsbedürftigen im erforderlichen Umfang persönlich zu betreuen, er hat den Wünschen zu entsprechen, soweit dies dem Wohl des Hilfsbedürftigen nicht zuwiderläuft u. dem Betreuer zuzumuten ist. Der Betreuer darf nur für Aufgabenkreise bestellt werden, in denen die B. unbedingt nötig ist. Die Geschäftsfähigkeit bleibt von der Bestellung der Betreuung, die nur für Aufgabenkreise (Aufenthaltsbestimmungsrecht, Zuführung zur ärztlichen Behandlung, Vermögenssorge usw.) eingerichtet wird, unberührt. Zur Beratung u. zur Gewinnung geeigneter Betreuer haben die Städte u. Gemeinden Betreuungsbehörden einzurichten.

Betthilfsmittel: dienen zum möglichst weitgehenden Erhalt der Selbständigkeit bzw. zum Ausschluß von Gefährdung u. zur Hygiene des körperlich eingeschränkten Patienten; hierzu zählen z.B. Erhöhung des Bettes durch Unterkonstruktion (Aufstehen aus dem Bett), Bettleiter (Sturzsicherung), Urinflaschenhalter, Inkontinenzhilfsmittel u.a.

Bettnässen: ↗Enuresis. [E] bedwetting.

Beugekontraktur: die Teil- bis Vollversteifung eines Gelenkes in Beugestellung z.B. als Folgezustand einer langzeitigen Inaktivität bzw. Hypertonie (spastische B.) der Muskulatur. Zunächst nur als Streckhemmung, d.h. mit Restbeugevermögen. – s.a. Kontraktur. [E] flexion contracture.

Beugespastik: entsteht durch Erhöhung des Muskeltonus, die betroffene Extremität wird in Richtung der spastischen Muskelgruppen gezogen. Typisch ist die B. der oberen Extremität bei Hemiplegie nach apoplektischem Insult im Großhirnrindenbereich.

Beweglichkeitsstörungen: Störungen des normalen Bewegungsablaufes, verursacht durch Alterungsprozesse bzw. Erkrankungen des Bewegungsapparates, z.B. Arthrosen, Frakturen, Entzündungen, Osteopathien, Wirbelsäulenerkrankungen, Krankheiten des Nervensystems oder der peripheren Gefäße sowie verschiedene metabolische Störungen.

Bewegung: die Lageänderung der Gliedmaßen(teile) oder des Körpers im Raum über die Zeit; als **passive B.** durch Wirkungen von außen (z.B. bei Bewegungsübung); als **aktive B.** infolge Aktivierung von motorischen Nervenzellen, u. zwar willkürlich gemäß einem im Gyrus praecentralis entworfenen Bewegungs- = Innervationsmuster. Als **unwillkürliche aktive B.** (d.h. ohne Auslösung im motorischen Kortex) ist sie entweder eine **reflektorische B.** (erfolgt durch reizbedingte Aktivierung von Reflexmustern des Rückenmarks oder höherer zentral-nervöser Abschnitte) oder eine **automatische B.** (B. als krankhafter Automatismus stereotyper Art; z.B. Bewegungsstereotypie). – Der Bewegungsablauf ist bei **koordinierter B.** gekennzeichnet durch geregeltes Zusammenspiel (Synergie) von Agonisten u. Antagonisten, bei **unkoordinierter B.** gekennzeichnet durch Störung dieser Synergie, u. ist dann z.B. choreatisch (vgl. Chorea), choreiform, ataktisch (↗Ataxie), athetotisch (↗Athetose). [E] movement.

Bewegungen, assoziierte: normale u. automatische Handlungsanpassungen, die willkürliche Bewegungen begleiten; beim Gesunden zur Verstärkung präziser Bewegungen anderer Körperteile u. zur Unterstützung von Tätigkeiten, die einen besonderen Kraftaufwand erfordern. Beim Hemiplegiepatienten treten assoziierte Bewegungen in nicht betroffenen Extremitäten auf, wenn die betroffene Extremität aktiv bewegt wird.

Bewegungsbad: Methode der aktiven physikalischen Therapie, bei welcher der Patient gemeinsam mit dem Therapeuten gymnastische Übungen im Wasser durchführt. Ziel ist die Erhaltung oder Wiedererlangung der Steh- u. Gehfähigkeit. Wegen der

Kreislaufbelastung ist das B. bei allen Formen der Herzinsuffizienz, respiratorischer Insuffizienz u. nach frischen Thrombosen kontraindiziert.

Bewegungsdrang: eine ungerichtete motor. Unruhe, v.a. bei Katatonie, agitierter Melancholie, Dämmerzustand, Fieberdelir, organ. Hirnkrankh.; s.a. Akathisie. [E] agitation.

Bewegungsmangelkrankheiten, Hypomotilitätskrankheiten: Krankheiten, bei welchen Bewegungsmangel einen wesentlichen pathogenetischen Faktor darstellt; v.a. Kreislaufregulationsstörungen, vegetative Dystonien, Haltungsfehler u. -schäden des Skelettsystems u. des zugehörigen Bandapparates u. der Muskulatur, vorzeitige funktionelle Organschwäche, i.w.S. auch die Fettleibigkeit. [E] hypokinetic diseases.

Bewegungsstörung: die arthro-, myo- oder neurogene (d.h. gelenk-, muskulatur- oder nervenbedingte) Störung normaler Bewegungsabläufe. Die neurogene wird unterschieden als **pyramidale B.** (durch Störung im Pyramidenbahnsystem; manifestiert sich in Steigerung des Muskeltonus, in Hyperreflexie, evtl. in Form von Kloni, in pathologischen Reflexen v.a. der BABINSKI-Gruppe, in Lähmungen u. in Schwäche der Willkürbewegungen sowie Störung bis Aufhebung fein abgestufter Spezialbewegungen, in Abschwächung der Fremdreflexe) oder als **extrapyramidale B.** (bei Störung des EPS; u. zwar als Chorea, Ballismus, Torsionsdystonie, Athetose, Ruhetremor, Parkinsonismus, Myoklonien, organ. Tics; meist kombiniert mit Hyperkinesie, Muskelhypotonie, Rigor, Abweichungen der Ausdrucks- u. Mitbewegungen) oder als **nervale B.** (bei Ausfall peripherer bzw. Hirnnerven). – Ferner die B. psychogener Art. [E] movement disorder.

Bewegungstherapie: planmäßig dosierte, wiederholt durchgeführte passive u./oder aktive Bewegungsübungen (s.a. Krankengymnastik); z.B. als Entspannungs-, Kraft-Widerstands-, Gehübungen, als Hydro- bzw. Unterwassergymnastik; wichtig u.a. auch als Thromboseprophylaxe. [E] kinesitherapy.

Bewußtsein: das Gesamt der als gegenwärtig empfundenen seelischen Vorgänge, verbunden mit dem Wissen über die Subjekthaftigkeit des Erlebens (»ich bin es, der wahrnimmt«). [E] consciousness.

Bewußtseinslücke: die Erinnerungslosigkeit für alle oder best. Erlebnisinhalte nach einer – meist plötzlichen – Unterbrechung des Bewußtseins; v.a. bei organischen Hirnschädigungen (s.a. Amnesie), Vergiftungen, Epilepsie, Psychosen. [E] memory gap.

Bewußtseinsstörung: Sammelbez. für Störungen des Wachheitsgrades (Vigilanz) u. der Bewußtseinsinhalte, u. zwar als Folge einer Störung der Aktivität des aufsteigenden retikulären Aktivierungssystems bzw. der für das »Bewußtsein von etwas« zuständigen Bereiche der Großhirnhemisphären u./oder deren zuleitenden Bahnen. Symptome: Denkstörungen bis Denkverlust (als Folge der Beeinträchtigung der für das Denken u. planende Wollen nötigen Bewußtseinsklarheit), Störungen der Willkürmotorik, Abnahme bis Verlust der sprachlichen, mimischen, gestischen u. der durch die Sinnesorgane ermöglichten Kommunikation mit der Umwelt, Verlust der zeitlichen u. örtlichen Orientierung u. der Ansprechbarkeit für äußere Reize, Auftreten nichtadäquater Affekte (als Folge der Denkstörung). Unterschieden als Bewußtseinstrübung leichten (↗Benommenheit), schweren (zusätzliche Schläfrigkeit; Somnolenz) u. schwersten Grades (letztere als leichte Bewußtlosigkeit oder als Sopor, d.h. mit völliger Reaktionslosigkeit, oder als ↗Coma). – s.a. Absence, Dämmerungszustand. [E] reduced consciousness; impaired consciousness.

Bezafibrat: ein Clofibrat-Analogum; ↗Lipidsenker zur Therapie schwerer Hypertriglyceridämien, Hypercholesterinämien u. kombinierter Fettstoffwechselstörungen.

Beziehungsnetz: die Summe der sozialen Kontakte eines Menschen mit seiner Umwelt. Im Alter ändert sich häufig die emotionale Intensität sozialer Interaktionen, was u.a. auf die zunehmende Vereinsamung u. die verminderte Mobilität zurückzuführen ist.

bifaszikulärer Block: Störung oder Unterbrechung zweier Faszikel des intraventrikulären Erregungsleitungssystems als Folge einer Myokardschädigung; s.a. Block, kardialer.

Biguanide: von Guanylguanidin abgeleitete synthetische Verbindungen mit blutzuckersenkender Wirkung (nach peroraler Verabfolgung); wegen der erheblichen Nebenwirkungen – v.a. bei niereninsuffizienten Patienten – heute weitgehend aus dem Handel gezogen. Das einzige noch als Antidiabetikum angewendete B. ist das Metformin. [E] biguanides.

Bilirubin: ein gelbbrauner Gallenfarbstoff, der als Bestandteil des Blutes dem Serum gelbe Farbe verleiht. Er wird zu etwa 90% als albumingebundenes primäres B. bei dem im retikulohistiozytären System (v.a. der Milz u. Leber) erfolgenden oxidativen Abbau des Hämoglobins über seine Vorstufe Biliverdin gebildet sowie – bei der Hämoglobin-Synthese – aus Protoporphyrin (= parahämatisches B.; es ist nierengängig, konjugiert u. wird als direktes B. erfaßt) u. aus anderen Quellen (Shunt-Bilirubin). Das primäre B. wird in der Leberzelle zu wasserlöslichem sekundärem B. gepaart (Bilirubinkonjugation) u. in die Galle abgesondert. Nach der Ausscheidung ins Duodenum erfolgt die Rückbildung in unkonjugiertes B. u. der stufenweise Abbau (Dehydrierung) zu Urobilinogen/Urobilin, Stercobilinogen/Stercobilin u. zu Pyrrolderivaten. Ein Teil des in den Darm abgesonderten B. wird nicht im Stuhl ausgeschieden, sondern rückresorbiert, u. zwar z.T. bereits im Zwölffingerdarm, von wo es im Pfortaderblut zurück zur Leber gelangt u. erneut ausgeschieden wird (»enterohepat. Kreislauf«), z.T. aber erst im Enddarm, wo es als bereits dekonjugiertes B. rückresorbierbar ist u. über den großen Kreislauf zur Niere gelangt, um mit dem Harn ausgeschieden zu werden. – Der Nachweis u. die quant. Bestg. erfolgen u.a. nach VAN DEN BERGH, CLEGHORN-JENDRASSIK, MALLOY-EVELYN, GMELIN, EHRLICH (Diazotierung; sog. Aldehydprobe), SCHLESINGER (Zinksalzreaktion mit Fluoreszenz). – Terminologie u. Normalwerte s. nachfolgend. [E] bilirubin. – **B., direktes**; sekundäres, konjugiertes oder gepaartes B.: das in den Leberzellen aus dem indirekten = primären B. als Bilirubinglucuronid oder -sulfat gebildete (s. oben) wasserlösliche u. nierengängige B.; Normalgehalt, mittels Diazoreaktion ermittelt: 0–0,35 mg/dl (mg/dl × 17,1 = µmol/l); vermehrt bei angeborener Galaktosämie, Cholestase, DUBIN*-JOHNSON* Ikterus, Hepatitis epidemica, Hyperthyreose, Leberzirrhose, Parenchym- u. Verschlußikterus, Sepsis, tox. Leberschädigung, Infektions- u. Speicherkrankheiten. – Ferner als **oxidierbares B.** das mittels modifizierter GMELIN* Probe (CHABROL 1932) quantitativ bestimmbare direkte B. [E] direct b.; conjugated b. – **B., freies:** das indirekte B. [E] free b. – **B., gepaartes:** das direkte B. – **B., gesamtes,** Gesamtbilirubin, Serumbilirubin: das gesamte direkte u. indirekte B. des Blutes. Normal (bei Diazoreaktion) 0,1–1,5 mg/dl. [E] total b. – **B., indirektes,** primäres, unkonjugiertes, freies oder prähepatisches B.: das v.a. im RES (s. oben) gebildete wasserunlösliche, proteingebundene B., das erst bei Serumwerten > 2 mg/dl im Harn auftritt; es ist mit der VAN DEN BERGH* Probe erst nach Katalysatorzusatz nachweisbar; Normalwert: 0,2–1,1 mg/dl (= Differenz zwischen Gesamt-B. u. direktem B.); ist vermehrt bei Hämolyse, Shunt-Bilirubinämie, Hepatitis epidemica, MEULENGRACHT* Syndrom, posthepatischer Hyperbilirubinämie, Verschlußikterus, CRIGLER*-NAJJAR* Syndrom. [E] indirect b. – **B., konjugiertes:** das direkte B. – **B., parahämatisches:** s.u. Bilirubin. – **B., prähepatisches** oder **primäres:** das indirekte B. [E] primary b. – **B., sekundäres:** direktes B. [E] secondary b. – **B., unkonjugiertes:** das indirekte B. [E] unconjugated b.

Bindegewebsmassage: eine ↗Reflexzonenmassage mit tangentialem, lang- oder kurz-»anhakend« ziehendem Durchstreichen der Haut u. Unterhaut ohne wesentl. Druckwirkung der massierenden Fingerkuppe auf tiefere Gewebe. Sie erfolgt in den etwa den ↗HEAD* Zonen entsprechenden u. segmental bestimmten inneren Organen zugeordneten Zonen, u. zwar v.a. bei Hautverhaftungen mit tieferen Geweben, bei Funktionsstörungen innerer Organe u. bei Durchblutungsstörungen. [E] connective tissue massage.

Bindegewebsschwäche: eine konstitutionsbedingte Minderwertigkeit der Stützgewebe; eine Diathese, die zu typischen Schäden prädisponiert, z.B. zu Krampfaderbildung, Hämorrhoiden, Hernien, Ptosen innerer Organe, Senkspreizfuß, Arthrosen.

Biofeedback: (engl.) Therapie unter Nutzung optisch oder akustisch dargestellter »Feedback-Effekte« (z.B. auf dem Oszilloskop oder durch Licht bzw. Tonsignale), die dem Pat. das Ergebnis willentlich gesteuerter Aktionen auf das Vegetativum sichtbar machen; die Signale ermöglichen dadurch die Eigenkontrolle u. die Bestätigung der eigenen Beeinflussungsmöglichkeiten, d.h., sie ermöglichen ein sog. **Biofeedback-Training;** z.B. bei funktionellen Herzbeschwerden, bei neuromuskulären, auf das Vegetativum sich auswirkenden Spannungszuständen; auch bei Stuhlinkontinenz kann das B.-Training sehr erfolgreich sein, vorausgesetzt der Patient ist kooperationsfähig u. geistig klar.

Bioprothese: aus natürlichem Gewebe bestehende bzw. gefertigte Prothese, z.B. als überbrückendes Gefäßtransplantat bzw. als Herzklappenersatz. E biological prosthesis.

Biopsie: (BESNIER 1879) die – v.a. mikroskopische (histolog. u. zytolog.) – Untersuchung einer dem lebenden Organismus mittels eines Instrumentes, z.B. einer Spezialkanüle (z.B. VIM*-SILVERMAN* Kanüle), Vakuumsonde mit Schneidvorrichtung, durch Exzision etc. entnommenen Gewebsprobe; i.w.S. auch die zu diesem Zweck vorgenommene gezielte (z.B. mit Ultraschall) oder ohne vorherige Darstellung des Entnahmeortes bzw. ohne Bioskopie – als »Blind-B.« – vorgenommene Gewebsentnahme.

Biot* Atmung (CAMILLE B., 19. Jh., Arzt, Lyon): die intermittierende ↗Atmung. E Biot's respiration.

Biperiden: ein tertiärer Alkohol mit basisch substituiertem Alkylrest; Antiparkinsonmittel, zentrales Anticholinergikum.

Bitterwässer: Magnesiumsulfat-Wässer mit einer Gesamtmineralisation > 1 g/kg Wasser, wobei Mg als Kation u. Sulfat als Anion vorherrschen. Anw. als Trinkkur bei Erkrankungen der Verdauungsorgane u. bei Stoffwechselstörungen.

Bjerrum* Zeichen (JANNIK PETERSEN B., 1851–1920, Augenarzt, Kopenhagen): bogenförmiges, vom blinden Fleck ausgehendes Skotom (infolge eines Ausfalls in der Nervenfaserschicht der Retina) als Frühsymptom des chron. Glaukoms. E B.'s scotoma.

Blähung: ↗Flatus, Meteorismus.

Bläschenausschlag: ↗Herpes. E herpes.

Blasenachalasie: schmerzhafte Entleerungsstörung der Harnblase infolge unzureichender Eröffnung des Blasenmundes; als **neurogene** bei Multipler Sklerose, Querschnittslähmung, als **mechanische B.** z.B. bei Prostatahypertrophie. E bladder achalasia.

Blasenapraxie: unkontrollierbare Harnblasenentleerung (u. Stuhlinkontinenz) bei Frontalhirnprozessen. E bladder apraxia; apraxia of micturition.

Blasenatonie: Minderung bis Aufhebung des Spannungszustandes der Harnblasenmuskulatur; als **angeborene B.** (bei Megaureter-Megazystis-Syndrom) oder als **erworbene B.,** u. zwar als **neurogene B.** (bei motorischer Lähmung, z.B. bei spinalem Schock, Poliomyelitis, nach Schädigung der Hinterstrangbahn bzw. der hinteren Spinalwurzeln wie z.B. bei Tabes dorsalis, Syringomyelie; der funktionelle Endzustand ist eine »neurogene Überlaufblase«), als **myogene B.** (infolge Überdehnung, u.U. als »Papierblase«, durch mechanische Abflußbehinderung, z.B. bei »Prostatahypertrophie«; mit Überdehnungsschmerz u. Harndrang verbunden) oder als **neuromyogene B.** (nach Degeneration der Ganglienzellen der Blasenwand; z.B. bei Tabes; Symptome: spärliche Miktion u. Restharnzunahme; patholog. Endzustand ist eine wanddegenerierte »Beutelblase«). E bladder atony.

Blasendivertikel: angeborenes echtes u. meist enghalsiges Divertikel der – muskelschwachen – Harnblasenwand (bevorzugt hinten seitlich, als sog. Uretermündungsdivertikel). Meist mit örtlicher Harnstauung, Steinbildung u. sekundärer Infektion (Pyurie), evtl. mit Perforation. – Ferner erworbene Pseudodivertikel bei Entleerungsstörung (z.B. bei Prostatahypertrophie). E vesical diverticulum.

Blasenentleerung: ↗Miktion; s.a. Blasenpunktion. E bladder emptying; miction.

Blasenfistel: F. zwischen der Harnblase u. Nachbarorganen (= **innere B.**) oder der Körperoberfläche (= **äußere B.**). Entweder als **angeborene B.** (bei Blasenexstrophie, persistierendem Urachus) oder als **erworbene B.** (infolge Verletzung, als Op.folge, infolge Tumor-, Abszeßperforation). [E] vesicular fistula. – **B., künstliche:** eine operative B. bei Harnentleerungsstörungen, allg. als Trokarfistel mit eingelegtem (Dauer-)Katheter; s.a. Blasenpunktion. [E] artificial v. f.; artificial cystostomy.

Blasenfunktion: die normale physiologische Funktion der Harnblase, ↗Abb.

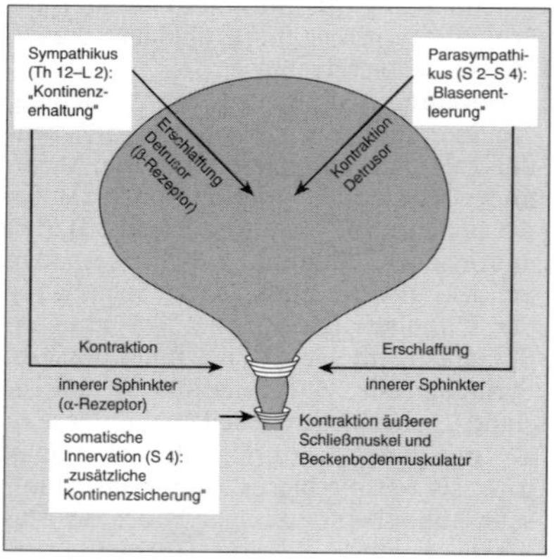

Blaseninkontinenz: ↗Harninkontinenz.

Blasenkapazität: das Fassungsvermögen der Harnblase (beim Erwachsenen 250–400[–800] ml). [E] vesical capacity; bladder capacity.

Blasenkatheter: starrer Metall-, Glas-, (elastischer) Seidengespinst-, Gummi- oder Kunststoffkatheter (auch als Einweg-K.) für Harnblasenkatheterismus. Modelle z.B. nach NÉLATON, MERCIER, TIEMANN, BOEMINGHAUS, STAEHLER, MALECOT, PEZZER, CASPER; s.a. Ballon-, Dauerkatheter. [E] bladder catheter.

Blasenpunktion: Punktion der Harnblase (mittels Kanüle oder Trokart) oberhalb der Symphyse als Palliativmaßnahme bei Harnverhaltungen; vgl. Blasenfistel. [E] puncture of the bladder; paracentesis vesicae.

Blasenschließmuskelprothese: künstlicher Blasenschließmuskelersatz, welcher die fehlende Verschlußfunktion der Harnröhre ersetzt. Die hydraulische Sphinkterprothese verschließt die Harnröhre mit kontrolliertem Druck u. läßt willkürliche, widerstandsarme Blasenentleerungen durch Öffnen des Sphinkters zu. Einsatz bei Belastungsinkontinenz (Männer u. Frauen), die Anw. ist nur sinnvoll, wenn der Patient geistig u. körperlich in der Lage ist, das Pumpsystem zu bedienen.

Bleomycin: als Zytostatikum angew. Antibiotikum aus Kulturen von Streptomyces verticillus. [E] bleomycin.

Blepharophimosis: abnorme Kürze der Lidspalte, u. zwar dominant oder rezessiv erblich (u. mit Mikrophthalmie, Blepharoptose u. anderen Fehlbildungen) oder erworben (z.B. bei narbiger Lidplattenschrumpfung nach chron. Blepharitis, bei Trachom, als senile B. evtl. mit En- u. Ektropium). [E] blepharophimosis. – **B., senile:** B. durch Erschlaffung der Fascia tarsoorbitalis u. des Lides sowie durch Medialverziehung des seitlichen Lidwinkels durch den Musculus orbicularis. [E] senile b.

Blepharospasmus: der Lidkrampf; u. zwar als Blepharotonus oder Blepharoklonus (letzterer evtl. als Blinzeltic = **B. nictitans**). [E] blepharospasm. – **B., reflektorischer:** B. als Symptom verschiedener Augenerkrankungen sowie bei Zahn-, Siebbeinzellenerkrankung, durch Fremdkörper- oder überstarken Lichtreiz. [E] b. due to adjacent process. – **B., sympathischer,** essentieller B.: z.B. als B. im Alter, bei Neurasthenie. [E] essential b. – **B., symptomatischer:** B. bei Erkrankungen des Zentralnervensystems, z.B. postenzephalitisch, bei Fazialisirritation, AXENFELD*-SCHÜRENBERG* Syndrom. [E] symptomatic b.

Blindenhilfe: die dem Blinden nach dem Schwerbehindertengesetz zustehenden Hilfen. Blind ist danach derjenige, dessen Restsehkraft auf dem besseren Auge nicht mehr als 0,02 (1/50) beträgt (↗Tab.). Der Blinde erhält einen Schwerbehindertenausweis u. hat Anspruch auf kostenlose Benutzung öffentlicher Verkehrsmittel mit Begleitperson. Weitere Hilfen stehen dem Betroffenen über die Sozialhilfe zu u. hängen vom jeweiligen Grad der Behinderung ab.

Gruppen funktioneller Beeinträchtigung der Sehkraft [12]

1. gröbere, einseitige Einschränkung des Sehvermögens (Sehschärfe): 1. Auge mindestens 1,0	2. Auge 0,3 und weniger
2. mäßige beidseitige Einschränkung des Sehvermögens: 1. Auge 0,7–0,4 (eine Kombination von 1. und 2. ist möglich)	2. Auge 0,7–0,4
3. Sehbehinderung: 1. Auge 0,3–0,067	2. Auge 0,3 und weniger
4. hochgradige Sehbehinderung: 1. Auge 0,05 ($^1/_{20}$)–0,3 ($^1/_{35}$) (der im Sozialrecht gebräuchliche Begriff „wesentliche Sehbehinderung" umfaßt die Gruppen 3. und 4.)	2. Auge 0,05 und weniger
5. Blindheit oder der Blindheit gleichzustellen: auf dem besseren Auge 0,02 ($^1/_{50}$) und weniger	

Blindenschrift: als BRAILLE* B. eine Schrift, deren Buchstaben aus 1–5 zu ertastenden Punkten in 6-Punkte-Anordnung bestehen. [E] braille.

Blindheit: die angeborene oder erworbene hochgradige Minderung des Sehvermögens, i.e.S. der völlige (beidäugige) Sehverlust (↗Amaurose). [E] blindness. – **B., funktionelle,** psychogene B.: Sehverlust ohne objektiven Augenbefund, z.B. nach Commotio cerebri, schwerem Schock, bei neurologisch-psychiatrischer Affektion einschl. »Hysterie«. – s.a. Rindenblindheit. [E] functional b. – **B., praktische:** die Herabsetzung des Visus auf $^1/_{25}$ bis $^1/_{50}$, so daß sich der Betroffene in einer ihm wenig vertrauten Umwelt nicht zurechtzufinden vermag. [E] legal b.

Block, kardialer: der Herzblock, d.h. die Verzögerung oder Unterbrechung der Erregungsausbreitung im Erregungsleitungssystem des Herzens, u. zwar als organisch bedingter Bl. infolge mechanischer, hypox., tox. oder entzündl. Myokardschädigung oder als funktioneller Bl., d.h. ohne erkennbare organ. Ursache u. nur vorübergehend z.B. bei Vagotonie, Karotissinus- u. Bulbusdruckversuch, schwerer Tachykardie, manchen Extrasystolien; er ist partiell (unvollständig oder nur zeitweilig, wobei im EKG eine verlängerte Überleitung, evtl. ein Erregungsausfall distaler Myokardabschnitte sichtbar wird) oder total (v.a. bei Koronarsklerose, Infarkt), dauerhaft oder flüchtig (permanent bzw. transitorisch). – s.a. Herzrhythmusstörungen (Tab.). [E] cardiac block; heart b.

Bl., atrioventrikulärer, AV-Block: Herzblock als teilweise oder totale Störung der atrioventrikulären (zwischen Herzvorhöfen u. -kammern) Überleitung infolge Schädigung durch Entzündung, Hypoxie, Hypokaliämie etc. sowie bei erhöhter Reizschwelle oder abgeschwächter Erregungsintensität (Absterbe-EKG). **1)** AV-Block I. Grades mit verlängerter PQ-Zeit (> 0,2 Sek.); jede Erregung wird übergeleitet. **2) partieller AV-Bl.:** AV-Block II. Grades mit PQ-Verlängerung u. nur teilweiser Erregungsüberleitung. **a)** MOBITZ* Typ I: die WENCKEBACH* Periode. **b)** der MOBITZ* Typ II; ein AV-Bl. mit Überleitung nur jeder 2., 3., 4. usw. Erregung (d.h. als 2:1-Block, 3:1-Bl. usw.). **3) totaler AV-Bl.:** der AV-Block III. Grades, bei dem keine Vorhofaktionen mehr übergeleitet werden; mit Reizbildung in sekundären oder tertiären Reizbildungszentren (atrioventrikuläre Dissoziation). Kann evtl. zu ADAMS*-STOKES* Anfällen oder zu endgült. Herzstillstand führen, z.B. als **Block im Block,** d.h. als Block mit zeitweisem Ausfall des Ersatzrhythmus infolge zusätzlicher Blockierung des Automatiereizes. Als bes. Form der »**totale orthograde**« **Bl.** mit möglichem Reentry. – Die genauere Lokalisation des AV-Blocks kann durch das HIS*-Bündel-EKG erfolgen. [E] atrioventricular b.

Bl., fokaler: Herzblock bei auf einen eng begrenzten Kammerbezirk beschränkter Störung der Reizleitung; er zeigt – meist nur in einzelnen Ableitungen – eine QRS-Knotung (evtl. QRS-Verbreiterung). E focal b. – **Bl., intraventrikulärer:** Herzblock infolge Leitungs- bzw. Ausbreitungsstörung im spezifischen (= leitenden) Muskelsystem der Kammern; im EKG als QRS-Verbreiterung ohne das typ. Bild des ↗Links- oder ↗Rechtsschenkelblockes; als **diffuser ventrikulärer Bl.** (= Wandblock) kommt er bei Hypothermie, Chinidin- oder Kalium-Intoxikation sowie in der Agonie vor. E intraventricular b. – **Bl., latenter:** ein unterschwelliger, erst bei beschleunigter Frequenz manifester Herzblock. E latent b. – **Bl., posterokaudaler:** Herzblock bei örtlich begrenzter Störung in der li. Kammerhinterwand; EKG: QRS-Verlängerung in den Extremitätenableitungen ohne Verspätung der größten Negativität in den Brustwandableitungen. – **Bl., retrograder:** die »atrioventrikuläre Einbahnleitung« mit Hemmung nur der retrograden Leitung zum Vorhof (Reentry). E retrograde b. – **Bl., sinuatrialer** oder **sinuaurikulärer:** Herzblock mit Überleitungsstörung vom Sinusknoten zur Vorhofwand (bzw. zum Herzohr); u. zwar seitenbegrenzt oder als **kompletter SA-Block** (u. dann mit sekundärem oder tertiärem ↗Ersatzrhythmus). E sinoatrial b.; sinoauricular b. – **Bl., subepikardialer:** Herzblock in der äußeren Herzmuskelschicht (im Bereich der Synapsen zwischen dem leitenden, spezifischen u. dem kontraktilen, muralen Myokard); evtl. als Wilson* Bl. (= »Major-Form« des rechtsseitigen subepikardialen Blocks). E subepicardial b. – **Bl., subtotaler:** ein AV-Block II. Grades, ein Bl. bei nur seltener Überleitung infolge stark verlängerter Refraktärperioden. E subtotal b.

Blockwirbel: die teilweise bis völlige, angeborene oder erworbene (v.a. entzündliche) Verschmelzung von 2 oder mehr Wirbelkörpern (evtl. einschließlich der Bögen u. Dornfortsätze). E fused vertebrae.

Blut, okkultes: eine mit dem bloßen Auge nicht wahrnehmbare Blutbeimengung im Harn oder Stuhl. E occult b.

Blutbild, Bb, BB: die qualitative u. quant. Zusammensetzung des Blutes bzw. die graphische Darstellung der Befunde, z.B. als **humorales B.** die Zusammensetzung bezüglich – ausgewählter – Parameter des Blutplasmas; i.e.S. die Befunde des peripheren Blutes bzgl. seiner korpuskulären Elemente (Differential-B.), unterschieden als rotes u. als weißes B. (Erythrozyten- u. Hämoglobin- bzw. Leukozytenbefunde); angegeben werden meist die Erythro-, Leuko- u. Thrombozytenzahl pro l (bzw. pro mm^3 ≙ µl), die Retikulozytenzahl (in ‰, bezogen auf Ery pro mm^3), der Färbeindex oder das Hb_E. Die BSG (Blutkörperchensenkungsgeschwindigkeit) nimmt mit dem Alter zu; unverändert oder leicht gesenkt sind Hämatokrit, Hämoglobin u. die Erythrozytenzahl. Die Leukozytenzahl ist beim älteren Menschen niedriger als beim jungen (zwischen 3000 u. 9000/mm^3). E blood count; hemogram. – **B., buntes:** (Schilling) ein Differential-B. mit ausgeprägter Vielfalt (Polymorphie) der Lympho- u. Monozyten (bei Fleckfieber, Virusinfektionen).

Blutdruck: der in den Gefäßen des Körper- u. Lungenkreislaufs herrschende (= intravasale) Druck; i.e.S. der arterielle Bl., der »im arteriellen System« auf Herzhöhe gegen den Atmosphärendruck gemessene Druck, der von der Herzleistung (Zeitvolumen) einerseits u. dem – durch den Gefäßwandtonus u. die Wandelastizität bestimmten – Gefäßwiderstand u. der Blutviskosität andererseits abhängt u. der die treibende = »hämodynamische« Kraft für die Blutzirkulation darstellt. Die Regelung, d.h. die Einstellung des mittleren Blutdrucks auf ein den jeweil. Erfordernissen angepaßtes Niveau, erfolgt auf Signale aus den Presso- u. Chemorezeptoren durch Kreislaufzentren u. deren vasomotorische (sympathische oder parasympathische) Efferenzen u. unter Beteiligung von Hormonen des Nebennierenmarks, u. zwar durch Änderung des peripheren Widerstandes (der aber auch durch örtl. Metaboliten beeinflußt wird) oder durch Veränderung der Herzfrequenz u. -kraft. E blood pressure. – **Bl., diastolischer:** der minimale Bl. während der Herzdiastole; er wird aufrechterhalten durch das Abströmen des endsystolischen Speichervolumens der Aorta u. beträgt normal um 80 mmHg (≙ 10,7 kPa). E diastolic b. p. –

Bl., mittlerer: der durch Mittelung (Planimetrie) der arteriellen Pulskurve gewonnene oder elektronisch durch Dämpfung des pulsatilen Drucksignals ermittelte Bl., der beim zentralen Puls etwa dem arithmetischen Mittel aus systolischem u. diastol. Bl. entspricht u. peripher dem diastolischen Bl. + ⅓ der Amplitude; er ist das Produkt aus mittlerem arteriellem Druck u. totalem peripherem Widerstand: $p_m = I \cdot W$; der Normalwert beträgt etwa 100 mmHg (≙ 13,3 kPa). [E] mean b. p. – **Bl., statischer:** der Blutdruck nach Stillegung des Kreislaufs; er liegt etwas unter dem normalen Venendruck u. ist – bei gegebenem Blutvolumen – Ausdruck der Gesamtelastizität des Kreislaufs; er ist durch künstliche Gefäßerweiterung, z.B. durch Spinalanästhesie, oder durch Blutvolumenvermehrung (z.B. Infusion) beeinflußbar. – **Bl., systolischer:** der aus der Herzsystole resultierende Höchstwert des Blutdrucks; er beträgt normal etwa 120 mmHg (≙ 16 kPa), ist aber im Alter durch Verminderung der Gefäßelastizität höher (vgl. Hypertonie). [E] systolic b. p.

Blutdruckerhöhung: dauerhafte Erhöhung des Blutdrucks über die Normalwerte; gilt als Risikofaktor für vaskuläre Erkrankungen von Herz u. Gehirn (koronare Herzkrankheit, Apoplex, transitorisch-ischämische Attacken, Demenz). Vorübergehende B. kann als sog. »Praxishypertonie« in ärztlicher Umgebung auftreten.

Blutdruckmessung: als **direkte Bl.** (»blutige«) die Bestimmung des ↗Blutdrucks mittels eines in ein geeignetes Blutgefäß eingeführten u. an ein – z.B. elektronisches – Manometer angeschlossenen Gefäßkatheters; die **indirekte Bl.** erfolgt mit dem Blutdruckapparat (nach RIVA/ROCCI* = RR), einem Meßgerät mit aufblasbarer u. an ein Manometer angeschlossener Gummimanschette (evtl. mit eingebautem Mikrophon bei semiautomatischen Systemen); der systolische u. der diastol. Druckwert werden hierbei auskultatorisch ermittelt (KOROTKOW* Ton) oder aber mittels Ultraschall-Doppler-Methode bzw. oszillatorisch (d.h. aus den Manometerpulsationen oder palpatorisch durch Tasten des Pulses); der bei der auskultator. Ermittlung abgelesene Wert ist Mittelwert aus Staudruck u. dem gegen die Gefäßwand wirkenden »Lateraldruck«. – Angabe der Werte erfolgt gemäß dem SI-System in Kilopascal (oder in mmHg; 1 mmHg = 133 Pa). [E] blood pressure measurement; hemodynamometry.

Bluterbrechen: ↗Hämatemesis. [E] blood vomiting.

Blutgerinnung: das Erstarren des flüssigen Blutes als physiologischer Schutzmechanismus gegen Blutverluste, d.h. als Mechanismus der Blutstillung bei Verletzung (u. gleichzeitig als Faktor der Wundheilung u. Infektionsabwehr). Ein komplexer u. in Phasen ablaufender Vorgang, der zur Bildung von unlöslichem Fibrin aus dem im Blutplasma vorhandenen Fibrinogen führt u. der – in Zusammenwirken mit Calciumionen – vom Thrombin katalysiert wird. An dem Geschehen sind ca. 30 Faktoren beteiligt, darunter die Gerinnungsfaktoren des Blutplasmas (Faktor I bis XIII; in aktivierter Form gekennzeichnet durch den Zusatz »a«, z.B. XIIa) u. zahlreiche, mit arabischen Ziffern numerierte Thrombozytenfaktoren, die in einem inneren u. einem – schneller wirksamen – äußeren (Intrinsic- bzw. Extrinsic-)System am Zustandekommen der Gerinnsel zusammenwirken. Im wesentlichen erfolgt eine Umsetzung von Proenzymen zu Enzymen. Die durch katalytische Wirkung des Thrombins entstehenden Fibrinmonomere werden durch Autopolymerisation zu netzbildenden Fibrinfäden, die durch den Faktor XIIIa stabilisiert werden. – Eine Hemmung der Gerinnung durch Störung von Einzelphasen, durch Produktionsbeeinflussung oder durch Abbau von Gerinnungsfaktoren bzw. -komplexen ist die Grundlage der Minuskoagulopathien, der Gerinnungsstörungen im engeren Sinne (s.u. Verbrauchskoagulopathie); dieses Prinzip wird therapeutisch bzw. prophylaktisch genutzt durch Verabfolgung von ↗Antikoagulanzien sowie bei Labortesten (z.B. durch Citrat, EDTA, Heparin). [E] blood coagulation; blood clotting.

Blutharnen: ↗Hämaturie.

Blut-Hirn-Schranke: der Schrankeneffekt der die Blutgefäße umgebenden Glia u. des Kapillarendothels für bestimmte Stoffe (d.h. für nicht lipoidlösliche Substanzen, Proteine). Die Schranke wird bei Vergiftungen, Hypoxidose u. im Tumorbereich durchbrochen. Fieber führt zu Permeabilitätsänderungen der B. mit intrazerebraler Azidose, Verschlechterung des Phosphatstoffwechsels u. vermehrter Bildung von Aminosäuren. [E] blood-brain barrier (BBB); blood-cerebral barrier.

Bluthochdruck: die arterielle ↗Hypertonie. [E] high blood pressure.

Bluthusten: ↗Hämoptoe, Hämoptysis.

Blut(körperchen)senkungsgeschwindigkeit, -reaktion, BKS, BSR, ESR, »Senkung«: die Bestimmung der Absinkgeschwindigkeit der Blutkörperchen in einer ungerinnbar gemachten Blutprobe (allgemein in Citratblut, einem 1+4- bzw. 1:5-Gemisch aus Natriumcitrat u. frisch entnommenem Blut), u. zwar anhand der durch Agglomeration bedingten Sedimentationsgeschwindigkeit der Erythrozyten. Sie erfolgt meist nach der WESTERGREN* Methode, wobei anhand der Graduierung der kleinlumigen, senkrecht aufgestellten, 200 mm langen speziellen Glasröhrchen der 1- u. 2-Stunden-Wert in mm abgelesen wird. Die Normalwerte betragen beim Mann 3–8 bzw. 5–18 mm, bei der Frau 6–11 bzw. 6–20 mm; höhere Werte (»BSG-Beschleunigung«) werden gefunden bei Dys- u. Paraproteinämie, d.h. bei z.B. entzündlich bedingter Zunahme der sog. grobdispersen Globuline, der »Akute-Phase-Proteine« (u. relativer Verminderung der – feindispersen – Albumine) u. bei qualitativen u. quant. Veränderungen der Erythrozyten; verminderte Werte z.B. bei Lebererkrankungen, Polyglobulien. [E] erythrocyte sedimentation rate (ESR).

Blutstuhl: Stuhl mit sichtbaren oder nur mikroskopisch oder chemisch nachweisbaren (»okkulten«) Blutbeimengungen; z.B. bei blutenden Geschwüren oder Krebs des Darmtraktes, Hämorrhoiden, Verschlußikterus. Die Beimengung ist schwärzlich (Melaena) bei Blutung aus den oberen Darmabschnitten, rötlich (evtl. nur als Auflagerung) bei Blutung aus unteren bis untersten Darmabschnitten. [E] bloody stool.

Bluttransfusion: die Übertragung von Vollblut oder Blutbestandteilen (z.B. Erythrozyten-, Leukozyten-, Thrombozytenkonzentrat) eines Blutspenders auf einen Empfänger; sie erfolgt zum Blutersatz bei Blutungen (bei akuter Blutung, v.a. als Maßnahme gegen Hypovolämie u. Schock), als symptomat. Therapiemaßnahme bei Blutkrankheiten (Anämie, Hämoblastosen, Agranulozytose), zur Behebung von Mangelzuständen an Blutgerinnungsfaktoren, Thrombozyten, Plasma (nach Verbrennungen) u. bei Erythroblastose (Austauschtransfusion). Ihr gleichzusetzen ist – bei gegebener Kontraindikation zur Vollblutübertragung (Hypervolämie, Herzinsuffizienz, Thrombose, Citratschäden, zu erwartende Immunreaktion) – die Übertragung nur bestimmter Blutbestandteile. Da sie eine – meist allogenetische, selten syngenet. – Transplantation flüssigen Gewebes darstellt, ist ihre Durchführung obligat abhängig außer von einer allg. bakterio- u. serologischen Unbedenklichkeit v.a. von einer Blutgruppengleichheit zwischen Empfänger u. Spender (ausnahmsweise möglich ist die Übertragung von »Universalspenderblut« der Blutgruppe 0) u. von der in einer vorangegangenen Kreuzprobe festgestellten Verträglichkeit. Sie erfolgt als direkte in Form der veno-venösen oder arterio-venösen Übertragung von Spender zu Empfänger oder – meist – als indirekte B. (= Blutinfusion) als Übertragung von Konservenblut (hierbei finden u.U. maschinelle extrakorporale Kreislaufsysteme Anw.). Das Blut wird allg. in eine Vene geleitet, kann aber im Extremfall, z.B. bei schwerstem oligämischem Schock, auch in die Aorta oder einen ihrer großen Äste eingebracht werden, wobei es unter Überdruck rückläufig zum Herzen gepumpt wird (= **retrograde Bl.**). [E] blood transfusion.

Blutung, Hämorrhagie: der Austritt von Blut aus seiner Gefäßstrombahn als Folge einer Verletzung oder eines Gefäßprozesses, der die Integrität des Kreislaufsystems aufhebt bzw. infolge erhöhter Gefäßwanddurchlässigkeit, in bd. Fällen evtl. begünstigt durch Störungen der Blutgerinnung. Sie erfolgt als **äußere Bl.** zur Körperoberfläche hin, als **innere Bl.** in einen Körperhohlraum oder in Gewebe. Der Art nach ist sie **arteriell** (pulskonform spritzende Entleerung hellen Blutes; mit Verblutungsgefahr), **kapillär** (Sickerblutung, z.B. aus verletzten parenchymatösen Organen, aus der Haut) oder **venös** (schwallartige oder gleichmäßig flutende Entleerung dunkelroten Blutes; mit Gefahr der Luftembolie), evtl. aber **petechial** (punktförmig in die Haut, Schleimhaut, z.B. bei Vitamin-C- oder Vitamin-P-Mangel; evtl. subkonjunktival = Hyposphagma). Sie wird je nach Lokalisation bezeichnet, z.B. als **intestinale Bl.** (Magen-, Darmblutung, Hämocholie etc.; ist okkult oder manifestiert sich als Blutstuhl, Melaena), **intraabdominelle Bl.** (Entleerung in die Peritoneal- = freie Bauchhöhle; ist massiv u. geht mit Schocksymptomatik einher, z.B. bei Leber-, Milzzerreißung, oder nur geringgradig, dann z.B. durch Peritoneallavage früh erkennbar. Weitere Blutungsarten sind die **genitale Bl.**, die **intrakranielle Bl.** (u. zwar intrazerebral, als ↗Hirnblutung, oder aber in Form eines epiduralen bzw. subduralen Hämatoms oder einer subarachnoidalen Bl.), die **intraokuläre Bl.** (infolge Zerreißung oder intraoperativer Verletzung größerer Choroideagefäße; führt als postoperative Bl. zu Wundsprengung u. Ausdrängen des Augapfelinhalts). [E] bleeding; hemorrhage.

Blutzucker: der Glucose-Gehalt des Blutes. Die Regulation, d.h. die Einstellung auf einen den intermediären Stoffwechselbedürfnissen entsprechenden Pegel (»Blutzuckerspiegel«), erfolgt durch einen nervös-hormonalen Synergismus, d.h. durch das Zusammenspiel des Insulins u. der kontrainsulinären Hormone Adrenalin u. Glucagon unter Beteiligung des Thyroxins, der Nebennierenrindenhormone (Glucocorticoide) u. des hypophysären STH (↗Schema) u. durch die in diesen Regelkreis integrierte, fast vollständige Rückresorption der Glucose aus dem Harn durch die Nierentubuli. Bei Versagen dieser Resorption, die auf einen Blut-Nieren-Schwellenwert von 160–170 mg pro 100 ml eingestellt ist, erfolgt eine Steigerung der sonst minimalen (ca. 0,5 g/die) Zuckerausscheidung mit dem Harn (= Glucosurie); dies ist auch der Fall z.B. bei Überschreiten des Schwellenwertes infolge Diabetes mellitus, bei einem Kohlenhydrat- bzw. Glucose-Überangebot, bei Tubulusschaden (Tubulopathien) wie z.B. beim FANCONI* Syndrom (diabetische bzw. alimentäre bzw. renale Glucosurie). Für den Nachschub stehen zur Verfügung Glykogendepots der Leber u. der Muskulatur, die Gluconeogenese aus Nicht-Kohlenhydrat-Stoffen sowie ferner die direkte Übernahme der durch die Nahrung zugeführten Glucose; vgl. Hyper-, Hypoglykämie, Antidiabetika. – Die Bestimmung erfolgt entweder mittels aromatischer Amine (n. HULTMAN) oder meist enzymatisch mittels Glucose-Oxidase (GOD) bzw. Hexokinase, die sämtlich spezifisch nur die Glucose erfassen; die Reduktionsproben, u.a. die nach CRECELIUS-SEIFERT (Reduktionsvermögen gegen Pikrinsäure), HAGEDORN-JENSEN (gegen Ferricyankali), SOMOGYI (gegen Kupfer) ergeben als Normspiegel Werte von 80–120 mg/dl (= 4,44–6,66 mmol/l entgegen 70–100 mg/dl = 3,89–5,55 mmol/l der enzymat. Proben); die Bestimmung ist ferner möglich mittels o-Toluidin (DUBOWSKI), durch (Hefe-)Vergärung (u. Anw. des Saccharometers n. EINHORN) sowie durch Photometrie, Polarimetrie, Schnellteste, mittels automatischer Analyzer oder durch Biosensoren. [E] blood sugar.

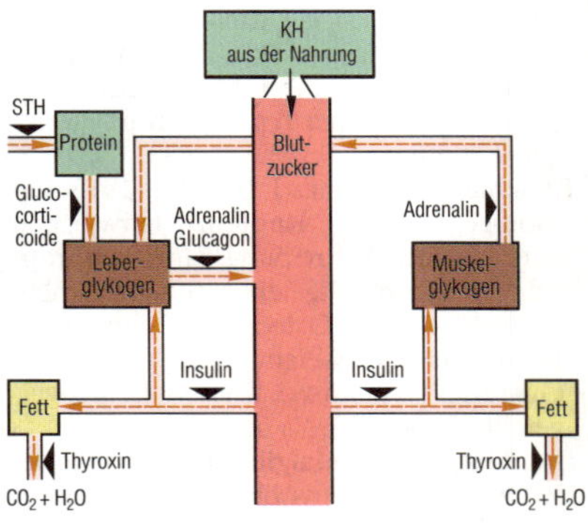

Bobath* Methode (KAREL B., 1908–1991, Neurologe, Prag, London)**:** eine konservative neurophysiologische Therapiemethode, z.B. bei Hemiplegie nach Apoplex; u. zwar als Eintrainieren der Unterdrückung nicht zurückgebildeter primitiver bzw. pathologischer Reflexmechanismen durch Antireflexhaltungen, Übungen zur Herstellung einer normalen Tonuslage u. durch Anbahnung höherintegrierter Bewegungs- u. Haltungsreflexe. Ziel ist, die erlernten Funktionen wieder zu automatisieren, damit der Patient sich wieder bewegen kann, ohne zu denken. E Bobath's method.

Boerhaave* Syndrom (HERMANN B., 1668–1738, Arzt, Leiden): Spontanzerreißung der Speiseröhre bei – älteren – Männern im Zusammenhang mit sehr heftigem Erbrechen (schwerste Form des MALLORY*-WEISS* Syndroms). Setzt ein mit plötzlichem Vernichtungsgefühl, blutigem Erbrechen u. Schockfragmenten; nachfolgend zunehmende Atemerschwernis (Tachy- u. Dyspnoe), Abwehrspannung im Oberbauch, Hautemphysem an Hals u. Gesicht; im Röntgenbild subphrenische Luftsicheln. E Boerhaave's syndrome.

Botulismus: die Vergiftung durch Botulinustoxine. Nach einer Latenzperiode von 12–24 Stunden treten folgende Symptome auf: Akkommodationslähmung, Mydriasis, Doppeltsehen, Ptosis, Sprach- u. Schluckstörungen, Aufhören der Speichelsekretion, Heiserkeit, Sprechstörung, Muskelschwäche, Atemnot, Krämpfe; evtl. symmetrische Extremitätenlähmung (= **rein motorischer B.**; »Botulinus-Polyneuropathie«). Hohe Letalität: bei Typ A (USA) ca. 50%, bei Typ B (Europa) geringer. E botulism.

Bouchard* (CHARLES J. B., 1837–1915, Pathologe, Paris) **Knoten:** vorwiegend streckseitige Auftreibung eines arthrotischen Fingermittelgelenks infolge Epiphysenhyperplasie, Osteophytenbildung u. periartikulärer Weichteilverdickung; im Ggs. zum HEBERDEN* Knoten nicht zweigeteilt. E Bouchard's nodes.

Brachialgia, Brachialgie: Armneuralgie bei Irritation des Plexus brachialis (Schulter-Arm-Syndrom); evtl. als **Br. paraesthetica nocturna,** d.h. mit schmerzhaften Mißempfindungen (bes. der Extremitätenenden) während der Nachtruhe, wahrscheinlich infolge vegetativ-vasomotorischer Dysregulation. – **Br. statica:** Br. meist durch Veränderungen der Halswirbelsäule (Zervikalsyndrom) u. nur bei aufrechter Körperhaltung.

Brachybasie: kleinschrittiger Gang als extrapyramidale Bewegungsstörung bei Parkinsonismus u. im Greisenalter (d.h. bei striopallidärer Atrophie). E brachybasia.

Brachyspondylie: abnorm geringe Wirbelkörperhöhe; generalisiert z.B. bei hochgradiger Osteoporose oder polytopen enchondralen Dysostosen.

Bradyakusie: ↗Schwerhörigkeit. E bradyacusia.

Bradyarrhythmie: langsame totale Arrhythmie (< 50/Sek.) bei Vorhofflimmern (mit erschwerter AV-Überleitung) oder -flattern (wechselnde 4:1- oder 5:1-Überleitung der Erregungen). – vgl. Bradykardie. E bradyarrhythmia.

Bradykardie: langsame – regelmäßige oder unregelmäß. – Herzschlagfolge (< 60/Min.) bei normo- oder heterotoper Reizbildung. Physiologisch bei der konstitutionellen Vagotonie u. bei trainierten Sportlern; krankhaft bei Störung der autonomen Reizbildung des Herzens oder bei Irritationen des autonomen Nervensystems (peripher oder – z.B. Vagotonie bei Hirndruck – zentral); z.B. als postsynkopales Bradykardie-Stoffwechselsyndrom. B. wird beim älteren Patienten auch durch verschiedene Medikamente verursacht, z.B. Betablocker, Digoxin, Dihydroergotamin, Nitropräparate). E bradycardia.

Bradykinesie: Verlangsamung der Bewegungsabläufe als Folge organischer Hirnerkrankungen (z.B. das **bradykinetische Syndrom** bei Parkinsonismus) sowie bei seel. Depression, neurotischer Fehlhaltung. E bradykinesia.

Bradyphrenie: Verlangsamung der psychischen Abläufe bei hirnorganischen Prozessen, hochgradigem Myxödem. E bradyphrenia.

Braille* Schrift: (1829) s.u. Blindenschrift.

Brechdurchfall: volkstümliche Bez. für mit Erbrechen u. Durchfall einhergehende Krankheiten wie unspezifische Gastroenteritis, Virusenteritis, akute Nahrungsmittelvergiftung, Cholera nostras. Neben einer symptomatischen Therapie muß beim geriatrischen Patienten besonders auf die Wiederherstellung des Wasser- u. Elektrolythaushaltes geachtet werden. E diarrhea and vomiting combined.

brennende Füße: ↗Burning-feet-Syndrom.

Brille: *(mittelhochdeutsch: berille = optisches Hilfsmittel aus Beryll)* das aus einem Gestell u. aus Brillengläsern bestehende opt. Mittel zum Ausgleich von Anomalien der Brechkraft (Refraktion) des

Auges oder als Schutzmittel gegen Strahlen-, Hitze-, Chemikalieneinwirkung (Korrektions- bzw. Schutz-Br.); z.T. als Spezialbrille, z.B. als **orthopädische B.** (z.B. als Blepharospasmus-, Ptosis-, Okklusions-, Spiegel-B.), **orthoskopische B.** (eine genau zentrierte B., die bei Strabismus das Verschmelzen der Sehbilder ermöglicht), **stenopäische B.** (B. mit Metallscheiben anstelle der Gläser; die Scheiben – mit Sehloch oder -schlitz, evtl. auch mit veränderlicher Irisblende – dienen als Mittel zur Einengung des Strahlenbündels u. damit zur Erhöhung der Netzhautbild- u. Tiefenschärfe, aber auch als Blendschutz oder »Bremse« der Augenbewegungen). [E] spectacles (e.g. stenopeic).

Brillenbestimmung: die Gesamtheit der Maßnahmen zur Bestimmung geeigneter Brillengläser; d.h. Prüfung des Sehvermögens für Ferne u. Nähe, Untersuchung des Augenmuskelgleichgewichts u. die Messung der Hornhautkrümmung (Ophthalmometer) u. Gesamtrefraktion (mittels Refraktometer oder Skiaskop). [E] refraction.

Broca* (PIERRE PAUL BR., 1824–1880, Chirurg, Anthropologe, Paris) **Aphasie:** die totale (kortikale) motorische ↗Aphasie (mit meist erhaltenem Sprachverständnis) bei Schäden des in der unteren Stirnhirnwindung gelegenen BR.* Sprachzentrums. Ursache ist z.B. ein zerebraler Insult. [E] Broca's aphasia.

Brocklehurst* Skala: Risikoeinschätz-Tabelle zur Prophylaxe von Dekubitusschäden. Das persönliche Risiko des Patienten wird mittels einer individuellen Punktebewertung eingeschätzt; berücksichtigt werden Faktoren wie Allgemeinbefinden, zerebrale Funktion, Aktivität, Mobilität u. Inkontinenz.

Bromazepam: ein Benzodiazepin; Anw. als Sedativum. Ältere Patienten weisen eine besondere Pharmakokinetik für B. (u. auch für andere Benzodiazepine) auf, so daß die Gefahr der Akkumulation u. des Auftretens unerwünschter Nebenwirkungen wie Sedierung, Verwirrtheit, Ataxie besteht.

Bromocriptin: Substanz mit dopaminergen Effekten; ein halbsynthetisches Mutterkornalkaloid, Prolactinhemmer. [E] bromocriptine.

Bronchiektas(i)e: die dauerhafte(n), spindel-, zylinder- oder sackförm. Erweiterung(en) von Bronchialästen; u. zwar angeboren (infolge Entwicklungs-, Differenzierungsstörung, wobei groß- oder kleinzystische Fehlbildungen in Form der Zystenlunge bzw. Wabenlunge vorliegen) oder erworben, d.h. als Folge der Zerstörung elastischer u. muskulärer Wandelemente bei akuter oder chron., v.a. stenosierender Bronchitis oder durch Wirkung extrabronchialer Narbenzüge (Tbk, Silikose), durch primäre Sekretstauung mit nachfolgender Infektion (bei Mukoviszidose) oder durch Wandatrophie (z.B. als neural bedingte Atrophie bei CHAGAS* Krankheit). Symptome: Husten, reichlicher, jauchig-eitriger, geschichteter Auswurf (»maulvolle Expektoration«), Bluthusten (Hämoptysen; durch Sickerblutung aus Granulationsgewebe sowie aus reichlich vorhandenen bronchopulmonalen Gefäßanastomosen), Fieberschübe, Neigung zu wiederkehrender Bronchitis, Bronchopneumonie u. zu Lungenabszeßbildung, Mittellappensyndrom, fortschreitende Lungen- u. Herzinsuffizienz (Cor pulmonale). – Als bes. Formen die generalisierten Bronchiektasien (WILLIAMS*-CAMPBELL* Syndrom) u. das Bronchiolaremphysem (das bronchiolektatische ↗Lungenemphysem, z.B. bei Keuchhusten). [E] bronchiectasis.

Bronchiolitis: die Entzündung der Bronchiolen; eine Erkrankung v.a. des Kindes- u. Greisenalters (bei Masern, Pertussis, Grippe), aber auch allgemein, z.B. nach Einwirkung von Gasen, Stäuben. Führt durch Sekrete u. durch die Wandveränderungen (evtl. sogar Einschmelzungen, Bronchomalazie) zu Einengung der Atemwege; vgl. Bronchitis. Symptome: akute, lebensbedrohl. Atemnot (**suffokative B.**), beschleunigte Herzaktion, Husten, feinblasige Rasselgeräusche u. »miliarer« Röntgenbefund. Komplikationen: Atelektasen, Bronchopneumonie, Emphysem, Bronchiektasie.

Bronchitis: die akute oder chronische, unspezifische oder spezif. (v.a. tuberkulöse) Entzündung der Bronchien (s.a. Schema), evtl. mit nachfolgender absteigender Erkrankung der Bronchiolen (↗Bronchiolitis). Eine katarrhalische, fibrinöse oder eitrige, evtl. auch nekrotisierende oder jauchig gangräneszierende Entzündung der

Bronchialschleimhaut, an der – je nach Schwere – auch tiefere Wandschichten beteiligt sind; sie führt zu Verlust des Flimmerbesatzes u. der elast. Faserelemente, zur Bildung mehrschichtigen Plattenepithels, zu Wanddeformierung oder Verlegung der Lichtung u. ist evtl. gefolgt von Peribronchitis, Bronchopneumonie, Emphysem, respirator. Insuffizienz oder einem Mittellappensyndrom. Ausgelöst wird sie durch Infektion (z.B. Influenza-, Parainfluenza-, RS-, Adeno-Viren), Allergene, Tabakrauchen, chemische Schädlichkeiten, physikalische Faktoren (z.B. Fremdkörper); sie tritt ferner als Teilerscheinung einer Herzerkrankung (Stauungsbronchitis) oder einer Tracheobronchitis auf bzw. als Begleitkrankheit von Infektionskrankheiten, Pneumokoniosen etc. Symptome: Husten, Auswurf (je nach Art der Erkrankung), örtl. Schmerzen, feuchte, nichtklingende Rasselgeräusche (Giemen, Brummen, Pfeifen), verlängertes Exspirium (v.a. bei Spastik). [E] bronchitis. – **B., destruierende:** B. mit irreparablen Wandschäden, z.B. zylindrischen Ausweitungen, »Schleimdrüsendivertikeln«. – **B. dissecans:** B. mit Wandzerstörungen. [E] dissecting b. – **B. epidemica:** B. als – wahrscheinlich – Grippe-Virose; evtl. eitrig, häufig tödlich. [E] epidemic b. – **B. fibrinosa:** ↗B. plastica. [E] fibrinous b. – **B. foetida,** putride B.: B. mit durch Fäulniserreger zersetztem gestautem Sekret; z.B. bei Bronchiektasien, Lungenabszeß, kavernöser Tbk, Tumor, Fremdkörperaspiration. [E] fetid b. – **B. haemorrhagica:** B. mit blutigem Auswurf; bei erosiven Prozessen (Tbk, Neoplasma, Bronchiektasie etc.). [E] hemorrhagic b. – **B. hypertrophicans:** ↗B. productiva. [E] hypertrophic b. – **B., käsige:** B. als Bronchus-Tbk; v.a. bei Bronchiallymphknoten-Tbk. [E] cheesy b.; caseous b. – **B. membranosa:** B. mit Pseudomembranbildung bei Kehlkopf-Diphtherie; mit Erstickungsgefahr verbunden; vgl. Bronchitis plastica. [E] membranous b. – **B. necroticans:** B. mit Wandzerstörung, z.B. bei echter Grippe. [E] necrotic b. – **B. nodosa:** (ENGEL) B. mit Lymphfollikelwucherung sowie Nekrosen u. Stenose, Obliteration u. Bronchiolendilatation; bei Masern, Keuchhusten. [E] nodose b. – **B. obliterans:** B. mit Verlegung der Bronchien durch fibrinöse Auflagerungen u. fibröse Wandveränderungen. – **B., obstruktive:** ↗Bronchitis obliterans oder Bronchitis spastica. [E] obstructive b. – **B. pituitosa,** B. humida: B. mit reichlichem eiweißarmem Auswurf. [E] pituitous b. – **B. plastica,** B. crouposa s. fibrinosa s. pseudomembranacea: B. mit fibrinösen Bronchialausgüssen (auch im Auswurf); als idiopathische Erkr. oder symptomatisch, z.B. nach Gas-Exposition, bei Virusinfektion, Asthma bronchiale. – **B. productiva:** eine chron. B. mit Wandhypertrophie; im Röntgenbild vermehrte Streifenzeichnung. [E] productive b. – **B. putrida:** ↗B. foetida. [E] putrid b. – **B. serosa:** B. mit eiweißreichem Exsudat, z.B. bei Lungenödem. [E] serous b. – **B. sicca:** B. mit nur spärlichem, zäh-klebrigem Auswurf bei quälendem, unproduktivem Husten. [E] dry b. – **B. silicotica:** B. bei Silikose; mit hyperämischer Atrophie oder Hypertrophie der Mukosa. [E] silicotic b. – **B. spasmodica, B. spastica:** eine meist chronisch asthmoide, obstruktive B. durch die Lichtungsverengung durch Bronchialspasmen; mit Einschränkung der funktionellen Atemreserven = Vermehrung des physiol. Totraumes, evtl. auch mit Verteilungsstörung (Partialinsuffizienz) u. mit sekundären irreversiblen Veränderungen. [E] spastic b.

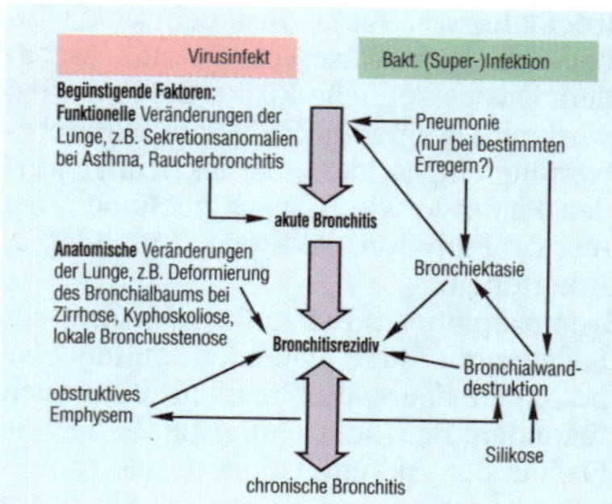

Pathogenese der chron. **Bronchitis** (nach N. ZÖLLNER) [73]

Bronchusverletzung: Schädigung eines oder mehrerer Bronchien u./oder der Trachea, z.B. bei Thoraxverletzungen. Symptome sind Ateminsuffizienz, Hautemphysem, evtl. Hämoptoe, häufig Kombination mit (Spannungs-)Pneumothorax u. Mediastinalemphysem.

Broteinheit, BE: ↗Weißbroteinheit.

Bruch: **1)** ↗Hernie (Eingeweidebruch). [E] hernia. **2)** ↗Fraktur. [E] fracture.

Bruchband, Bracherium: mechanisches Hilfsmittel zur Bedeckung der Bruchpforte von Leistenbrüchen; meist als elastisches Stahlband mit einer der Bruchpforte aufliegenden Pelotte u. mit einer Abstützung über dem Kreuzbein oder mit Riemenbefestigung (**englisches** bzw. **französ. B.**). [E] hernia truss.

Brucheinklemmung: die unter charakteristischer Symptomatik (Incarceratio) erfolgende Einklemmung einer Hernie (Bruchsack samt Inhalt) in der entspr. Bruchpforte. Sie wird bei Baucheingeweidebrüchen ausgelöst durch eine plötzliche Steigerung des Bauchinnendrucks, z.B. beim Husten, Pressen, u. durch das nachfolgende Austreten des Bruches durch die zu enge Bruchpforte oder aber durch eine Volumenzunahme des Inhaltes bereits ausgetretener Darmschlingen (als sog. Koteinklemmung). Als Komplikationen kommen vor: Infarzierung, Nekrose, Peritonitis, Ileus, die evtl. durch rechtzeitige Bruchreposition zu vermeiden sind (bei Mißlingen bzw. Folgeerscheinungen ist die Op. aus vitaler Indikation nötig). [E] strangulated hernia; incarcerated hernia.

Brücke: ein fester (zementierter) Zahnersatz, der fehlende Zähne durch den Brückenkörper in Form u. Funktion ersetzt. Die B. wird – an den als Brückenpfeiler präparierten – natürlichen Zähnen befestigt durch Fixierelemente (= Anker; z.B. Kronen oder Gußfüllungen). Bei der **abnehmbaren B.** sind die Brückenanker geteilt (»Doppelkrone«).

Brustdrüse: Glandula mammaria; i.w.S. auch die Mamma u. das Corpus mammae. Das Brustgewebe erschlafft mit zunehmendem Alter, was eine Ptosis zur Folge hat. Bei der Palpation muß sorgfältig auf Verhärtungen u. Knotenbildungen geachtet werden, da die Häufigkeit des Mammakarzinoms kontinuierlich mit dem Lebensalter steigt. [E] mammary gland.

Brustkorbveränderungen: jede Änderung der Form des knöchernen Thorax, z.B. der Faßthorax oder eine verstärkte Kyphose bei älteren Frauen mit osteoporotischen Kompressionsfrakturen.

BSG: **1)** **B**lut**s**enkungs**g**eschwindigkeit. **2)** **B**undes**s**euchen**g**esetz. **3)** **B**undes**s**ozial**g**ericht.

B-Symptomatik: Nachtschweiß, Gewichtsabnahme (> 10% in 6 Monaten) u. Fieber (> 38 °C) bei ↗Lymphogranulomatosis maligna u. bei Non-HODGKIN-Lymphomen.

Bürstenbad: indifferentes Halbbad mit Schlußabkühlung auf 32 °C mit Bürstenmassage, die am rechten Bein u. Arm beginnt u. dann auf der linken Seite u. schließlich auch an Rücken, Brust, Bauch u. Flanken fortgesetzt wird; Anw. bei vegetativer Dystonie, in der Rekonvaleszenz.

Buflomedil: ein Butyrophenon-Derivat; Vasodilatator; fördert die Erythrozytenfluidität u. hemmt die Thrombozytenaggregation. Anw. zur Therapie peripherer Durchblutungsstörungen. [E] buflomdile.

Buformin: Butylbiguanid-HCl; ein Antidiabetikum. [E] buformin.

Bumetanid: ein Schleifendiuretikum; Sulfonamidabkömmling.

Bundessozialhilfegesetz: Gesetzeswerk, das u.a. die Ansprüche körperlich, geistig u. psychisch Behinderter auf Eingliederungshilfe regelt.

Burning-feet-Syndrom: (engl.) nächtliche (bei Bettwärme auftretende, durch Kühlung linderbare) Anfälle schmerzhaften Brennens der Füße, evtl. begleitet mit vegetativen u. trophischen Störungen (z.B. örtliche Schweißbildung bzw. Hautschuppung), Muskelverspannung u. Nervenreizzuständen (Polyneuropathie). Vermutlich Folge einer Hypovitaminose (Pantothensäure-, Nicotinsäure-, Aneurinmangel) im Gefolge von Stoffwechsel-, Ernährungsstörungen. Pathologisch-anatom. Befund: gefäßbedingte anoxämische Schädigungen peripherer Nerven.

Bypass: (engl.) Umgehungsanastomose; i.e.S. der künstliche, vorübergehende (z.B. als Nadel-B.) oder auf Dauer angelegte Umgehungs- = Kollateralkreislauf, z.B. **aortokoronarer, femoropoplitealer, portokavaler** oder **splenorenaler B.,** d.h. zwischen Aorta ascendens u. Koronararterie, Arteria femoralis u. A. poplitea bzw. zwischen Pfortader u. unterer Hohlvene bzw. zwi-

Bypass [5]

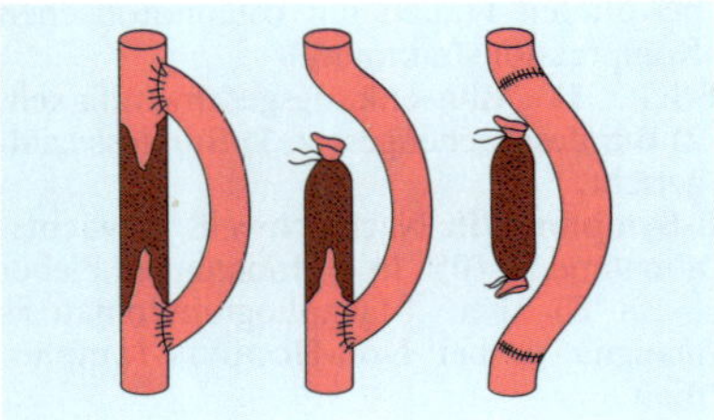

schen der Vena lienalis u. V. renalis; s.a. Shunt. Wird angelegt bei krankheitsverursachten oder künstlichen Unterbrechungen des Blutkreislaufs (z.B. bei Gefäßsklerose, Thrombendangiitis bzw. bei intraop. Abklemmung großer Gefäße, u.a. bei offenen Herzoperationen). Die Blutumleitung erfolgt durch direkte End-zu-End-, Seit-zu-Seit-, End-zu-Seit-Anastomosierung der Gefäße oder mit Hilfe eines Bypass-Transplantates, z.B. einer ohne Schaden resezierbaren Vene als autogenetischem Transplantat oder durch Anw. einer allogenetischen Gefäßkonserve (z.B. Aorta) oder einer alloplast. Prothese, ferner als »temporäre innere Schienung« mittels Katheter sowie als »extrakorporaler Kreislauf« mittels Herz-Lungen-Maschine. Ein **natürl. B.** besteht bei den Anzapfsyndromen. – **B., aortokoronarer:** s.u. Koronarchirurgie. [E] aortocoronary b. – **B., ilealer:** die vorübergehende Ausschaltung des unteren Dünndarms (Ileumausschaltung) bei bestimmten Fettsuchtformen (inzwischen weitgehend durch Magenbypass verdrängt). [E] ileal b.; ileac b.

C

CA: Abkürzung für (engl.) **C**arbohydrate **A**ntigen, z.B. CA19–9, bzw. **C**ancer **A**ntigen, d.h. für Tumor- oder Karzinom-assoziierte, durch monoklonale Antikörper nachweisbare Antigene (Tumorantigene). – **CA 125, CA 12–5:** ein Karzinom-assoziiertes Antigen mit besonderer Spezifität für das Ovarialkarzinom. – **CA 15–3:** ein Karzinom-assoziiertes Antigen mit besonderer Spezifität für das Mammakarzinom. – **CA 19–9:** ein Karzinom-assoziiertes Antigen mit besonderer Spezifität für das duktale Pankreaskarzinom; auch bei hepatobiliärem, bei Kolon- u. bei Magenkarzinom. – **CA 50:** als Tumormarker genutztes, Tumor-assoziiertes, KH-haltiges Antigen; v.a. bei kolorektalem Adenokarzinom u. anderen Karzinomen des Magen-Darm-Traktes; ferner bei Uterus-, Prostata- u. Lungenkrebs.

Cachexia: ↗Kachexie.

CAD: (engl.) **c**oronary **a**rtery **d**isease = ↗koronare Herzkrankheit.

Caecitas: *(latein. = Blindheit)* ↗Amaurose. [E] blindness. – **C. nocturna:** Nachtblindheit, Hemeralopie. [E] nyctalopia; nightblindness. – **C. psychica:** Seelenblindheit (optische Agnosie). [E] soul blindness.

Calcinosis, Kalzinose**:** krankhafte Ablagerung von Calciumsalzen (Ca-Phosphat, -Carbonat) in Geweben. – Nach dem Typ der Ausbreitung wird die Kalzinose unterschieden als **C. circumscripta** s. **localisata** (auf einzelne, meist knotenförmige Herde in Haut, Unterhaut oder an Gelenken = paraartikulär beschränkt; z.T. auch als »Kalkgicht« = PROFICHET* Syndrom bezeichnet) bzw. als **C. (interstitialis) universalis** s. **generalisata** s. **diffusa** auf mehrere Körperabschnitte ausgedehnt, mit zahlreichen Ablagerungen in Haut, Unterhaut u. inneren Organen, v.a. beim MÜNCHMEYER* Syndrom u. beim TEUTSCHLÄNDER* Syndrom (= **C. lipogranulomatosa multiplex** s. **progrediens**). [E] calcinosis. – **C. cutis:** Hautkalzinose, s.u. Calcinosis metastatica; vgl. Calcinosis metabolica. [E] c. of the skin. – **C. dystrophica:** s.u. Calcinosis metabolica. [E] dystrophic c. – **C. intervertebralis:** Verkalkung des Nucleus pulposus der Bandscheibe; meist im Alter, bei Spondylosis deformans. [E] intervertebral c. – **C. metabolica:** Kalzinose bei normalen Blutkalkwerten, die ohne Knochenveränderungen u. ohne Beteiligung innerer Organe abläuft; v.a. bei bestimmten Dermatosen, bei Dermatomyositis u. bei THIBIERGE*-WEISSENBACH*, TEUTSCHLÄNDER*, MÜNCHMEYER* Syndrom; als Sonderform die C. dystrophica durch sekundäre Kalkinkrustation »trophisch gestörter«, d.h. nekrobiotischer oder degenerativ veränderter Gewebe (z.B. bei Pseudoxanthoma elasticum, RAYNAUD*, EHLERS*-DANLOS* Syndrom) oder in Tumoren (z.B. als Epithelioma calcificans MALHERBE); auch als Phlebitis-Folge (= C. subcutanea postphlebitica). [E] metabolic c. – **C. metastatica:** Kalzinose infolge Mobilisierung von Skelettkalk; geht mit Hyperkalzi- u. Hyperphosphatämie einher, u. zwar meist als universelle Kalzinose mit Ablagerungen in der Haut (im Korium = C. cutis; mit oder ohne Abszedierung) u. in inneren Organen; tritt auf v.a. bei primärem u. sek. Hyperparathyreoidismus, bei destruierenden Knochenprozessen (Karzinose, Plasmozytom, Leukämie, Osteomyelitis), Vitamin-D-Intoxikation, Milch- u. Alkalisyndrom. [E] metastatic c. – **C. pulmonum:** Microlithiasis alveolaris. [E] pulmonary c.

Calcitonin, Kalzitonin, CT, Thyreocalcitonin**:** (COPP u. CAMERON 1961) in den C-Zellen der Schilddrüse (u. Nebenschilddrüse) gebildetes Hormon (ein lipophiles Polypeptid; MG 5000 bis 8000). Ein Gegenspieler (Antagonist) des Parathormons, der im Rahmen des Gleichgewichts im Calciumstoffwechsel (Calcium-Homöostase) den durch das Parathormon erhöhten Blutcalciumspiegel senkt (Hemmung der Calciumfreisetzung aus den Knochen). Therapeutische Anw. zur Schmerzbekämpfung bei Osteoporose (parenteral). E calcitonin.

Calciumantagonisten, Calcium(kanal)-blocker, CB: Heilmittel mit Hemmwirkung auf die biologischen Calciumwirkungen durch Hemmung des Calciumionen-Einstroms in die Muskelzellen u. Hemmung der Ca-Ionen-Freisetzung aus dem sarkoplasmat. Retikulum (Hemmung der elektromechan. Kopplung u. der Myokard- sowie Gefäßkontraktilität durch Hemmung der ATP-gebundenen Energiefreisetzung u. damit des Tätigkeitsstoffwechsels des Myokards u. der Gefäßmuskulatur); bewirken auch Verbesserung der Koronardurchblutung, Tonusabnahme der Widerstandsgefäße (Blutdrucksenkung), Minderung der linksventrikulären Nachlast (Afterload). – Anw. *therap* z.B. bei stabiler, belastungsinduzierbarer Angina pectoris, bei arterieller Hypertonie, Sinuatrialblock, Atrioventrikularblock (II.°, III.°), Sinusknoten-Syndrom, Herzinsuffizienz. – Verschiedene Stoffklassen, z.B. Nifedipin, Verapamil, Diltiazem. E calcium antagonists.

Callositas: Hornschwiele. E callosity.

Campylobacter: gramnegative, mikroaerophile, wellenförmige Stäbchenbakterien mit Hakenform. – **C. fetus** (Subspecies fetus bzw. intestinalis u. **C. jejuni**) gelten als Erreger fieberhafter (mit Gelenkschmerzen einhergehender) Enteritis beim Menschen. – **C. pylori** wurde gehäuft in Biopsien bei Gastritis (v.a. im Antrumbereich) u. Ulcus duodeni nachgewiesen, neue Bez. ↗Helicobacter pylori. Nachweis z.B. durch Campylobacter-Urease-Test. – Ferner zahlreiche tierpathogene Subspezies.

Candidamycosis, Kandidamykose, Candidiasis, Candidosis, Moniliasis, Soor: durch Candida-Arten (meist Candida albicans) hervorgerufene Pilzerkrankung (opportunistische Mykose), u. zwar als kutane, mukokutane oder als systemische Krankheit, d.h. mit Befall der Haut, der Schleimhäute (Mund, Genitalien, Verdauungsorgane) oder – bei Minderung der körpereigenen Abwehr – der inneren Organe (z.B. als Endokarditis, Sepsis; ferner Endophthalmitis, ZNS-Erkrankung). – Langdauernde Verabfolgung von Antibiotika u. Immunsuppressiva, aber auch der Diabetes mellitus u. Störungen des physiologischen Milieus (z.B. Hautfeuchtigkeit, pH-Erhöhung in der Scheide) können das Auftreten einer C. fördern (z.B. Candida-Intertrigo). E candida mycosis; candidiasis; candidosis; oidomycosis.

Canities: Grau-, Weißhaarigkeit; beruht auf Pigmentschwund oder Einlagerung von Luftbläschen in den Haaren. E greyness; hoariness. – **C. senilis:** die im höheren Alter physiologische C.

Captopril: ein Dipeptid-Analoges des Angiotensins I (dessen C-terminalen Endes); hemmt kompetitiv das »Converting Enzyme« (ACE-Inhibitor); hat antihypertensive Wirkung.

Carbachol, Karbachol: Carbamoylcholinchlorid; ein Parasympathomimetikum. E carbachol.

Carbamazepin: ein Antiepileptikum (strukturell u. pharmakologisch trizyklischen Antidepressiva ähnlich); zu 65–95% an Plasmaproteine gebunden; Halbwertzeit 20–60^{h}; wird auch zur Behandlung der ↗Trigeminusneuralgie eingesetzt. E carbamazepine.

Carbenicillin: das Carboxypenicillin, α-Carboxybenzylpenicillin. E carbenicillin.

Carbenoxolon: ein Derivat des Glykosids Glycyrrhizin, Anw. in der Behandlung von Ulcera ventriculi. C erhöht die Menge u. Viskosität des Magenschleims; als Nebenwirkung kann ein sekundärer Aldosteronismus mit Hypokaliämie u. gleichzeitiger Natrium- u. Wasserretention auftreten. Bei Leberschäden, Herz- u. Niereninsuffizienz sowie Hypertonie ist C. kontraindiziert.

Carbimazolum *WHO*: 3-Methyl-2-thioxo-4-imidazolin-1-carbonsäureäthylester; ein Thyreostatikum.

Carbo: (latein.) Kohle; *pharm* **C. medicinalis** (Arzneikohle; Anw. als Adsorbens bei Darm-Erkrankungen, Meteorismus, Flatulenz, Vergiftungen). E coal; charcoal (activated).

Carbochromen: ein Koronardilatator mit Angriffspunkt an den präkapillären Sphinkteren; Anw. zur Therapie der koronaren Herzkrankheit.

Carboxypenicilline: Penicilline mit zusätzlicher Carboxylgruppe in der Seitenkette, z.B. Carbenicillin, Ticarcillin (letzteres mit Thiophenring statt des Benzolrings in der Seitenkette).

Carbunculus: ↗Karbunkel. [E] carbuncle.

Carcinoma, Ca., Cancer, Karzinom: bösartige, allgemein als »Krebs« bezeichnete Geschwulst epithelialer Herkunft mit zahlreichen, bzgl. des geweblichen Aufbaus u. des Wachstums (z.B. endo- oder exophytisch, infiltrierend) unterscheidbaren Formen; ↗Tab.. – Bez. erstmals gebraucht von GALEN für das ↗Mammakarzinom (dessen gestaute Venen Krebsfüßen ähneln). [E] cancer; carcinoma. – **Ca. acutum:** das schnell wachsende Ca. medullare (»soft cancer«). – **Ca. adenoides cysticum:** das früher als Zylindrom bezeichnete zylindromatöse Karzinom; meist in Speicheldrüsen; selten in der Mamma. [E] adenoid cystic c. – **Ca. adenomatosum:** Adenokarzinom. – **Ca. alveol(ocellul)are:** Alveolarzellenkarzinom. [E] alveolar cell c. – **Ca. asbolicum:** Rußkrebs. – **Ca. atrophicans:** ↗Skirrhus. – **Ca. avenocellulare:** Haferzellkarzinom; s.a. Carcinoma parvocellulare. – **Ca. basocellulare:** ↗Basalzellenkarzinom; s.a. Basaliom, Ulcus terebrans. [E] basal cell c. – **Ca. biliare:** Cholangiom. – **Ca. cauliflore:** Blumenkohltumor. – **Ca. chronicum:** der langsam wachsende ↗Skirrhus. – **Ca. clarocellulare:** Klarzelltumor, Helle-Zellen-Karzinom. – **Ca. colloides:** Carcinoma mucoides. – **Ca. cribriforme** s. **cribrosum:** Adenokarzinom mit siebartig durchlöcherten Strängen; v.a. als Mamma- (intrakanalikulär) u. Prostata-Ca. – **Ca. cystopapilliferum:** das »dendritische« Mammakarzinom; mit zystisch ausgeweiteten Drüsenausführungsgängen, in die baumförmig verzweigte, mit polymorphem (kub. oder zylindr.) Epithel ausgekleidete Papillen hineinragen; klinisch als »blutende Mamma«. [E] cystopapilliferous c. – **Ca. ductale:** häufigster Typ des Mammakarzinoms, ausgehend vom Epithel der Milchgänge (engl.: terminal ductulo-lobular unit). – **Ca. durum:** ↗Skirrhus. – **Ca. embryonale:** von embryonalem Gewebe ausgehendes Ca., v.a. der Leber, des Hodens (Teratoblastoma malignum, Orchioblastom). – **Ca. endoepidermale:** ↗Carcinoma in situ. – **Ca. endometriale:** Endometrium-Ca.; als Korpuskarzinom, Zervix- oder Kollumkarzinom. – **Ca. erysipelatosum,** Erysipelas carcinomatosum: das Mammakarzinom (oder – seltener – ein Anal-Ca.) mit derber, geröteter, flächenhafter Infiltration der Haut durch per contiguitatem oder retrograd auf dem Lymphweg vordringende Krebszellen. – **Ca. fibrosum:** ↗Skirrhus. – **Ca. folliculoides et cylindromatosum:** Granulosazelltumor. – **Ca. fusocellulare:** das wenig differenzierte »Spindelzellkarzinom«, v.a. an Epithelübergangszonen wie Zervix, Epipharynx; mit spitz ausgezogenen, fischzugartig angeordneten Zellen; weitgehend identisch mit ↗Carcinoma transitiocellulare, z.T. mit Karzinosarkom gleichgesetzt. [E] spindle-cell c. – **Ca. gelatinosum:** »Gallertkrebs«, ↗Carcinoma mucoides. – **Ca. gigantocellulare:** das »Riesenzellkarzinom« (z.B. im Ovar). – Als »giant cell carcinoma« der Schilddrüse wahrscheinlich ein polymorphzell. oder Karzinosarkom. – **Ca. granulosocellulare:** Granulosazelltumor. – **Ca. hepatocellulare:** Leberzellkarzinom. – **Ca. hidrocellulare, -glandulare:** Schweißdrüsenkarzinom. – **Ca. insulocellulare:** Inselzellkarzinom. – **Ca. intradermale:** PAGET* Krebs. – **Ca. intraductale:** intrakanalikulär wachsendes ↗Mammakarzinom. [E] intraductal c. – **Ca. intraepitheliale:** ↗Carcinoma in situ. [E] intraepithelial c. – **Ca., kolorektales:** v.a. Adenokarzinome im Bereich des Kolons u. Rektums, zweithäufigstes Ca. überhaupt. – **Ca. lobulare:** ein Typ des ↗Mammakarzinoms; meist szirrhusartig oder auch läppchenförmig (= lobulär); mit kleinen Zellen, oft vom Siegelringtyp. [E] lobular c. – **Ca. medullare:** das – im Unterschied zum Skirrhus – vorwiegend aus Tumorparenchym bestehende u. dadurch bes. weiche Karzinom = »Markschwamm«. [E] medullary c. – **Ca. melanodes** s. **melanoticum:** Melanokarzinom. – **Ca. mucoides** s. **mucosum,** Ca. colloides s. gelatinosum s. myxomatodes: »Schleimkrebs« oder »Gallertkarzinom« als solides oder drüsiges Adenokarzinom mit überreichlicher Schleimproduktion u./oder kolloidaler Degeneration (*histol* häufig Siegelringzellen u. kernlose Schleimkugeln). [E] mucinous c.

Ca. oncocyticum: von Onkozyten ausgehendes Karzinom, z.B. das HÜRTHLE*-Zell-Karzinom. [E] oncocytic c. – **Ca. ova-**

rii folliculoides: Granulosazelltumor. – **Ca. papillare** s. **papilliferum:** ↗Carcinoma villosum. – **Ca. parvocellulare:** kleinzelliges Ca., z.B. der Bronchien (Haferzellkarzinom) oder der Schilddrüse. – **Ca. physaliferum:** Helle-Zellen-Karzinom. – **Ca. plano-** s. **platycellulare:** Plattenepithelkarzinom. – **Ca. praeinvasivum:** ↗Carcinoma in situ. – **Ca. sarcomatodes: 1)** verwildertes, kataplastisches Karzinom, das durch Entdifferenzierung der epithelialen Geschwulstzellen den Eindruck eines polymorph- oder spindelzelligen Sarkoms bietet. [E] sarcomatoid c. **2)** Karzinosarkom. – **Ca. scirrhosum:** ↗Skirrhus. – **Ca. sebaceum:** Talgdrüsenkarzinom. – **Ca. sigillocellulare:** Siegelringzellkarzinom; ein bes. Typ des Carcinoma mucoides mit intra- u. extrazellulärer Schleimbildung. [E] signet-ring cell c. – **Ca. simplex:** ein Karzinom (meist solidum) mit etwa gleichen Anteilen an Tumorparenchym u. -stroma. – **Ca. in situ,** CIS, Ca. praeinvasivum, Ca. endoepidermale, Oberflächenkarzinom: eine umschriebene Epithelveränderung mit den zytologischen Merkmalen eines Karzinoms (Entdifferenzierung, Zellpolymorphie, verschobene Kern-Plasma-Relation, Zunahme der Kerndichte), jedoch ohne die histologischen Merkmale der Proliferation; kommt vor v.a. an Portio, Kehlkopf, Glans penis, Bronchien, Mundschleimhaut. Als typische Plattenepithel-Dysplasien z.B. die BOWEN* Krankheit u. die Erythroplasie QUEYRAT*. – I.w.S. auch Bez. für die Präkanzerosen. [E] c. in situ; preinvasive c.; intraepithelial c. – **Ca. solidum:** die einfachste gewebliche Form des Karzinoms ohne besondere Differenzierung; mit Strängen u. Nestern unreifer Epithelzellen innerhalb eines Bindegewebsgerüstes; unterschieden als Ca. solidum simplex, medullare u. scirrhosum. – **Ca. spinocellulare,** Stachelzellkrebs, Spinaliom: ein Plattenepithelkarzinom der Haut oder Schleimhaut, das histologisch das Stratum spinosum der Epidermis imitiert; als verhornendes Ca. spinocell. das Kankroid. [E] spindle-cell c. – **Ca. transitiocellulare,** Übergangszellkarzinom: Karzinom der Schleimhaut der ableitenden Harnwege. – vgl. Ca. fusocellulare. [E] transitional cell c. – **Ca. ex ulcere (ortum):** Ulkuskarzinom. – **Ca. villosum,** Ca. papilliferum s. papillare: der »Zottenkrebs« der Haut u. Schleimhäute (z.B. der Harnblase; anfangs rel. langsam wachsend); mit papillärem Bau, dendritisch verzweigtem Stroma u. einem »Überzug« aus atypischen Pflaster- oder Zylinderepithelien. [E] villous c.

Einteilung der **Carcinome** [24]

Zelltyp	– Plattenepithelcarcinom verhornend/nicht verhornend – Adenocarcinom tubulär, alveolär etc. – undifferenziertes Carcinom
Bindegewebsgehalt	– medulläres Carcinom – einfaches Carcinom – szirrhöses Carcinom

Cardiopathia: Herzleiden, -affektion. [E] cardiopathy. – **C. basedowica,** C. thyreotoxica: das Basedow-Herz = die Thyreokardiopathie. [E] c. due to thyroid intoxication. – **C. nigra:** Kardiopathie mit schwerer Zyanose bei ↗Pulmonalsklerose. – **C. ochronotica:** die ↗Kardiomyopathie bei Alkaptonurie. [E] ochronotic c.

Carminativa (remedia): blähungstreibende Mittel aus pflanzlichen Drogen; wirken im Magen-Darm-Trakt gärungswidrig, verdauungsfördernd u. spasmolytisch. [E] carminatives.

Carteolol: ein Betarezeptorenblocker; Klasse-II-Antiarrhythmikum. Anw. zur Therapie der koronaren Herzkrankheit, bei tachykarden Herzrhythmusstörungen u. Hypertonie; in der Augenheilkunde auch bei erhöhtem Augeninnendruck u. chronischem Weitwinkelglaukom. [E] carteolole.

Carvedilol: $Alpha_1$-Blocker; wird bei der Therapie des Bluthochdrucks angewendet. C. blockiert die postsynaptischen $Alpha_1$-Rezeptoren u. vermindert so den vasokonstriktorischen Effekt von Noradrenalin an den Arteriolen u. im venösen System.

Cataracta, Katarakt: die auch als »grauer Star« bezeichnete Linsentrübung. [E] cataract. Als häufigste Form die **C. senilis,** der Altersstar. [E] senile c. Anfangs als periphere speichenförm. Trübung (= **C. cuneifor-**

mis) mit flachen »Wasserspalten« in der Rinde (↗Abb.), gefolgt von raschem Zerfall der Linsenfasern u. Wasseraufnahme mit Vergrößerung der Linse (= **C. intumescens**); evtl. mit Vorwölbung bis vor die Pupillenebene u. auch leichter Augeninnendruckerhöhung; später Abnahme des Volumens u. Verwischung der Linsenstruktur (= **C. matura**), auf die eine Verminderung der Linsenkrümmung u. Erschlaffung der Kapsel folgen, sowie eine milchige Verflüssigung der Rinde mit Absinken des Linsenkerns (= **C. hypermatura** s. **bursata** s. **cystica** s. **fluida** s. **liquida** s. **natans** = MORGAGNI* Katarakt); evtl. auch Kalksalz- u. Cholesterineinlagerungen (**C. calcarea** = Kalkstar).

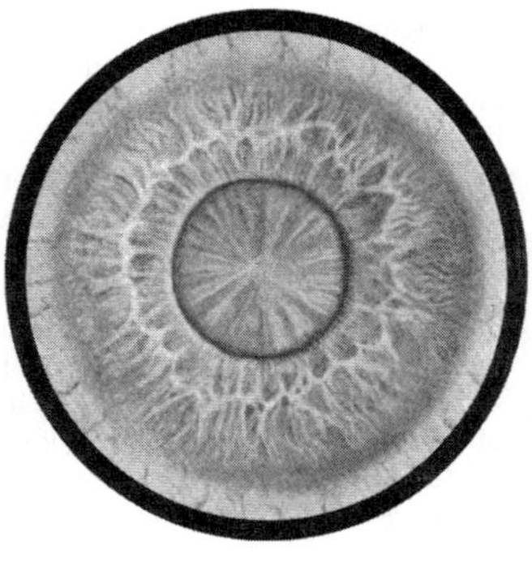

Cataracta senilis mit radiärer Rindentrübung [42]

Cellulitis, Zellulitis: **1)** Entzündung (meist bakteriell-eitrig) des lockeren Unterhautzellgewebes. [E] cellulitis. **2)** ↗Fibrositis. **3)** Dermatopanniculosis deformans: altersbedingte Veränderungen der Subkutis-Struktur, insbes. als Veränderungen der Septen des Unterhautfettgewebes, wodurch es zum Eindringen von Fettzellen ins Korium kommt (bucklige Unregelmäßigkeiten der Hautoberfläche).

Cephalaea, Kephal(a)ea: hartnäckige, diffuse oder örtlich begrenzte Kopfschmerzen. – vgl. Migräne. [E] cephalgia; headache; cephalalgia. – **C. attonita** s. **agitata:** C. mit Überempfindlichkeit für optische u. akust. Reize. [E] headache-irritability. – **C. histaminica:** ↗HORTON* Syndrom. – **C. nodularis** s. **myalgica:** C. bei Hartspann u. Myogelosen der Hals- u. Nackenmuskulatur u. der Mm. frontalis u. temporalis. [E] myalgic headache; h. with subcutaneous nodules. – **C. syphilitica:** v.a. nachts auftretende C. bei – vaskulärer – Neurosyphilis, auch als SEELIGMÜLLER* Neuralgie. [E] syphilitic headache. – **C. vasomotoria:** C. infolge Störungen der Vasomotorenregulation; z.B. bei vegetativer Dystonie, als Föhn-Folge. [E] vasomotor headache.

Cephalosporin(e): erstmals 1945 in Cephalosporium acremonium nachgewiesene, den Penicillinen chemisch verwandte Antibiotika (beide mit gleichem β-Lactam-Ring [»β-Lactam-Antibiotika«]); i.e.S. das Cephalosporin C u. seine Derivate (z.T. als synthetisch zugängliche Substanzen u. mit möglicher Kreuzallergie mit Penicillin). Je nach Verabfolgung bezeichnet als Oral-C. (z.B. Cephalexin) bzw. als Parenteral-C., z.B. – vorwiegend gegen gram-pos. Erreger – Cephotin, oder – gegen gram-positive u. -negative – Cephaloridin sowie als Lactamase-stabile C. das Cefamandol u. Cefotaxim. – Die bakterizide Wirkung richtet sich gegen proliferierende (nicht gegen ruhende!) Bakterien (gram-pos.: Staphylo-, Pneumo- u. Streptokokken [nicht Enterokokken], Corynebakterien, Bacillus anthracis, Listerien, Clostridien, Actinomyces; gram-neg.: Gono-, Meningokokken, Escherichia coli, Shigellen, Salmonellen, Klebsiellen, Proteus mirabilis, Haemophilus influenzae [u. andere Brucellaceae]; ferner Spirochäten). Als wichtige Nebenwirkungen einiger der – allgemein gut verträglichen – C. gelten eine potentielle Nephrotoxizität, eine Schmerzhaftigkeit bei i.m. Anw., Leuko- u. Thrombozytopenien. Bei älteren Patienten können C. ein Arzneimittelfieber oder eine pseudomembranöse Kolitis mit Diarrhö verursachen. [E] cephalosporin(s).

Chalasia, Chalasie: Entspannung bzw. Schlaffheit eines Schließmuskels; i.e.S. Kurzbez. für das Klaffen der Kardia (Relaxatio cardiooesophagea).

Chalazion, Hagelkorn: durch chronische granulierende Entzündung der MEIBOM* Drüsen hervorgerufene, erbsgroße, derbe, kaum schmerzhafte Schwellung unter der Lidhaut, umgeben von einer livid-geröteten konjunktivalen Zone; kann später durchbrechen u. einen rötl., polypösen Granulomknoten bilden. E chalazion; tarsal cyst.

CHD: (engl.) Abk. für **C**oronary **H**eart **D**isease = ↗koronare Herzkrankheit.

Chemolitholyse: Auflösung der Mineralsubstanz von Konkrementen (z.B. Harn-, Gallensteine) bestimmter Zusammensetzung durch innerliche Anw. chemischer Substanzen. E chemical litholysis.

Chemonukleolyse, Nukleolyse: (L. SMITH) Behandlung von (LWS-)Bandscheibenschäden (v.a. des Bandscheibenvorfalls) durch Injektion von Papain (Chymopapain; proteolytisches Enzym aus dem Latex der Papaya) in den Bandscheibenkern. Bewirkt schnelle Auflösung des überwiegend aus Mucopolysaccharid bestehenden Bandscheibenkerns (Nucleus pulposus). Kontraindikation: Allergie gegen Papain. Die Nukleolyse hat einen dekompressiven Effekt (Entlastung von durch den Vorfall komprimierten Spinalnerven in ihrem Wurzelteil). E chemonucleolysis.

Chemotherapie: (PAUL EHRLICH) die auf dem »Prinzip der selektiven Toxizität« beruhende Behandlung mit Chemotherapeutika (solitär oder kombiniert: Mono- bzw. Poly-Ch.); i.w.S. jede Behandlung mit chemischen Mitteln. E chemotherapy. – **Ch., adjuvante:** systemische Behandlung mit Zytostatika in Ergänzung einer potentiell kurativen Operation u./oder Bestrahlung eines Tumors, wobei Tumormassen nicht (mehr) nachweisbar sind (also Behandlung von Mikrometastasen). – **Ch., regionale:** Ch. mit Zytostatika als »aggressive« Chemotherapeutika bei räumlich gut abgrenzbaren (soliden) Tumoren, z.B. an den Gliedmaßen, an der Haut sowie – unter Einsatz besonderer Methoden – der Leber (z.B. als regionale Hochdosistherapie unter temporärer Leberisolierung; das Zytostatikum wird bei dieser »**transarteriellen lokalen Ch.**« über einen Katheter in die Arteria hepatica eingebracht).

Cheno(desoxychol)säure: $3\alpha,7\alpha$-Dihydroxy-5β-cholansäure; eine natürl. Gallensäure v.a. in der Galle von Geflügel (griech.: chen, chenos = Gans), aber auch beim Menschen (45%) u. Säugern. Anw. *pharm* für die perorale Cholelitholyse. E chenodeoxycholic acid.

Cheyne*-Stokes* Atmung (JOHN CH., 1777–1836; WILLIAM ST., 1804–1878; Ärzte in Dublin), periodische Atmung: periodisch ab- u. zunehmende Atemtiefe, evtl. sogar zu einer Atempause führend (↗Atmung; dort Abb.) infolge einer Störung des Atemzentrums; aber auch physiologisch im Schlaf. E Cheyne-Stokes breathing; Ch.-St. respiration.

Chiasmasyndrom: charakteristische Sehstörung bei raumbeengendem Prozeß am Chiasma opticum (z.B. bei Hypophysentumor, Sella-Meningiom, Arachnitis opticochiasmatica). Symptome: bitemporale Hemianopsie (»Scheuklappenempfindung«), Abnahme der Sehkraft bei »progredienter bilateraler, deszendierender Optikusatrophie«. E chiasmal syndrome.

Chinidin: $C_{20}H_{24}N_2O_2$; ein Alkaloid aus Chinarinde, ein rechtsdrehendes Stereoisomeres des Chinins. Pharmakologische Eigenschaften: Verlängerung der Refraktärzeit in Herzvorhof u. -ventrikel, Hemmung der AV-Überleitung (bei vorgeschädigtem Erregungsleitungssystem), parasympatholytische u. negativ inotrope Wirkung. Anw. v.a. bei Herzarrhythmien, Vorhofflimmern u. -flattern. E quinidine; conquinine.

Chinin: das Hauptalkaloid der Chinarinde, $C_{20}H_{24}N_2O_2$; weißes, schwerlösl., bitteres Kristallpulver. Wirkt analgetisch, lokalanästhetisch, antipyretisch, die Skelettmuskulatur erschlaffend, die Uterusmuskulatur erregend. Anw. *therap* zur Chemotherapie der Malaria; Anw. auch gegen nächtliche Muskelkrämpfe, als Bittermittel. Nach hochdosierter u. chron. Einnahme mannigfaltige Nebenwirkungen (↗Chininvergiftung oder Allergie). E quinine.

Chininvergiftung, C(h)inchonismus: Vergiftung durch ↗Chinin(salze), u.a. als Nebenerscheinung der Chinin-Therapie. Symptome: Ohrensausen, Kopfschmerzen, Erbrechen, Skotom, Verwirrtheit, Delirium; als reversible oder gar irreversible Schäden evtl. Erblindung, Innenohrschwerhörigkeit. E cinchonism.

Chiropraktik: von Chiropraktikern ausgeführte Behandlung durch Handgriffe; vgl. Chirotherapie. – Die Zulassung erfolgt in der BRD über das Heilpraktikergesetz. – Die 1. **Chiropraktiker**-Schule gegründet 1895 durch PALMER in den USA. E cheiropractic; chiropractic.

Chirotherapie, Manualtherapie: Therapie von funktionellen Störungen am Bewegungsapparat mit Hilfe von Handgriffen. Kontraindikationen: Hypermobilität, destruierende pathomorphologische Erkrankungen. – Seit 1976 gültige Zusatzbez. für Ärzte. – In der BRD erfolgte 1966 Gründung der Deutschen Gesellschaft für Manuelle Medizin für Ärzte.

Chloasma: erworbene Farbänderungen der Haut durch Pigmentverschiebung, d.h. als meist durch Melanin bedingte »Dyschromie« mit umschriebener Braunfärbung durch Hyperpigmentierung. [E] melasma; chloasma. – **Ch. basedowicum:** Ch. bei Hyperthyreoidismus; fleckige Melaninvermehrung um Augen u. Mund, an den Brustwarzen, in der Achselhöhle, der Linea alba u. der After-Genital-Region, evtl. am ganzen Körper (= **diffuses Ch.**). – **Ch. extrauterinum:** ein bei Frauen unabhängig von der Schwangerschaft (z.B. bei Ovarialtumor) auftretendes, flächenhaftes Ch., v.a. an den Halsseiten. – **Ch. hepaticum:** bei Leberleiden diffuse Hautpigmentierung infolge vermehrter Bildung u. Einlagerung eisenfreien Pigments. – **Ch. kachecticorum:** allgemeine Hautpigmentvermehrung bei konsumierenden Krankheiten (Karzinom, Tbk, Malaria, Lymphogranulomatose, perniziöse Anämie, katatone Schizophrenie, Sprue, Pellagra).

Chlorambucil: Zytostatikum der Gruppe Alkylanzien, das insbes. die Reifung u. Proliferation von Lymphozyten verhindert (Anw. – peroral – bei follikulärem u. Lymphozytenlymphom mit u. ohne Leukämie u. bei Lymphogranulomatose). [E] chlorambucil.

Chloramphenicol: (1947) D-threo-2-(dichloracetamido)-1-(4′-nitrophenyl)-propan-1,3-diol; aus Streptomyces venezuelae isoliertes, jetzt aber überwiegend synthetisch gewonnenes, bakteriostatisches Breitbandantibiotikum. *Therap* Anw. (v.a. oral; auch i.v., i.m. u. als Aerosol) bei Typhus u.a. Salmonellosen, bei Shigellosen, Proteus-Infektionen, Rickettsiosen, Meningitis. Nebenwirkungen: Hämopathien (Knochenmarkschäden), antibiotikainduzierte Diarrhö. [E] chloramphenicol.

Chlordiazepoxid: Tranquilizer aus der Gruppe der langwirksamen Benzodiazepine; wegen der Kumulationsgefahr sollte die Anw. beim älteren Patienten vermieden werden.

Chloroquin: 4-(4-Diäthylamino-1-methylbutylamino)-7-chlorchinolin; als Diphosphat oder Sulfat ein schizontozides Malariamittel (Ther. u. Prophylaxe aller Malariaformen; vgl. Chinin); Anw. ferner bei Amöbenruhr, Hautkrankheiten, Polyarthritis rheumatica. Bei langzeitiger Anw. besteht (wie auch bei anderen Chinolin-Abkömmlingen) Gefahr der Netzhautschädigung (irreversible Retinopathie). [E] chloroquine.

Chlorpromazin(ii chloridum): 2-Chlor-10-(3-dimethylaminopropyl)-phenothiazinhydrochlorid; ein ↗Neuroleptikum u. Neuroplegikum der Phenothiazin-Reihe. Bei Überdosierung (aber auch als Nebenwirkung) extrapyramidale Bewegungsstörungen, Leberschäden (»**Chlorpromazinikterus**«), Agranulozytose, Schläfrigkeit, Tachykardie, Hypotonie, Erytheme, Urtikaria. [E] chlorpromazine (hydrochloride).

Chlorpropamid: orales Antidiabetikum aus der Gruppe der Sulfonylharnstoffe; wegen der langen Wirkungsdauer sollte C. beim älteren Patienten nicht angewendet werden.

Chlorprothixen: niederpotentes Neuroleptikum; wird eingesetzt zur Behandlung von Schlaflosigkeit u. Erregungszuständen bei Demenz. Bei guter Wirksamkeit ist in altersadaptierter Dosierung mit den geringsten Nebenwirkungen zu rechnen (z.B. Sedierung, Schwindel, Mundtrockenheit, Obstipation, Miktionsbeschwerden, zerebrale u. kardiovaskuläre Nebenwirkungen, hormonelle Störungen).

Chlortalidon: ein natriuretisches ↗Diuretikum (»Saluretikum«) aus der Gruppe Benzothiadiazide.

Cholangitis, Angiocholitis: katarrhalische bis eitrige (Abszeß, cholangitischer) Entzündung der extra- u./oder intrahepatischen Gallengänge. Meist als **aszendierende Ch.** (von Gallenblase, Duodenum oder Pankreas aufsteigende; begünstigt durch Gallestauung u. Achylie; verursacht durch Bakterien oder Askariden, Lamblien); seltener als **deszendierende Ch.,** d.h. von einem Leberprozeß ausgehend, u.a. bei Salmonellosen. Im akuten Stadium mit

Bildung von Rundzelleninfiltraten (u. mit Leukozytenausscheidung in der A-Galle); im chron. Stadium (z.B. bei Cholelithiasis) mit v.a. periportaler Bindegewebsvermehrung (evtl. zu Zirrhose führend) u. unter Einbeziehung der Läppchenperipherie (Cholangiohepatitis). Symptome: Fieber (evtl. intermittierend), leichter Ikterus, örtl. Schmerzen, Erbrechen. E cholangitis. – **Ch., akute obstruktive:** mit septischen u. tox. Allgemeinerscheinungen einhergehende Ch. mit plötzlicher Verlegung der Gallenwege. – **Ch., intrahepatische:** als »Ch. im engeren Sinne« die akute oder chron. Ch. der innerhalb der Leber gelegenen Gallengänge; mit Leukozytenansammlung in Basalmembran u. Lichtung, evtl. auch mit ampullärer Erweiterung der Schaltstücke u. mit Gallestau, Cholestase; oft eitrig u. abszedierend; später Beteiligung des Leberparenchyms (Pericholangitis, Hepatitis); evtl. Übergang zur cholangit. Leberzirrhose (die aber auch als Folge der chron., nicht-eitrigen **destruktiven Ch.** vorkommt [autoimmune Prozesse]). – **Ch., primär sklerosierende:** Ch. mit obstruktiver Fibrose der v.a. extrahepatischen Gallengänge (außer Ductus cysticus).

Choledocholithiasis: ↗Cholelithiasis mit Steinsitz im Ductus choledochus; die Gallensteine (einzeln oder vielfach) entstammen allgemein der Leber oder – meist – der Gallenblase. E choledocholithiasis.

Cholelithiasis: das »Gallensteinleiden«; das Vorhandensein eines oder mehrerer Gallenkonkremente in den Gallenwegen. Vork. bei ca. 15% der Erwachsenen (selten vor dem 20. Lj.), v.a. bei Frauen (bes. bei Mehrgebärenden) u. zunehmend häufig im Alter (bis zu 30%), oft in Kombination mit Adipositas u. Diabetes mellitus. Ät.path. umstritten (Stoffwechselstörung, Cholostase, Entzündung). Meist als Ch. der Gallenblase unter sekundärer Beteiligung des Choledochus, evtl. auch der intrahepatischen Gallenwege. Verläuft entweder mit typischen Gallenkoliken (Krämpfe mit Rückstauung der Galle u. deren Folgen) oder aber »maskiert« (indifferente rechtsseit. Oberbauchbeschwerden), nicht selten (bis 33%) völlig symptomlos (»schlummernde Gallensteine«). Mögliche Folgen: Cholezystitis, Cholangitis, Choledochusverschluß mit Verschlußikterus, Zystikusverschluß (u. Gallenblasenhydrops oder -empyem), Leberschädigung, Steinperforation. Steinnachweis röntgenologisch (Leeraufnahme, v.a. aber Cholegraphie) oder mit Hilfe der Ultraschalldiagnostik. E cholelithiasis; biliary calculi.

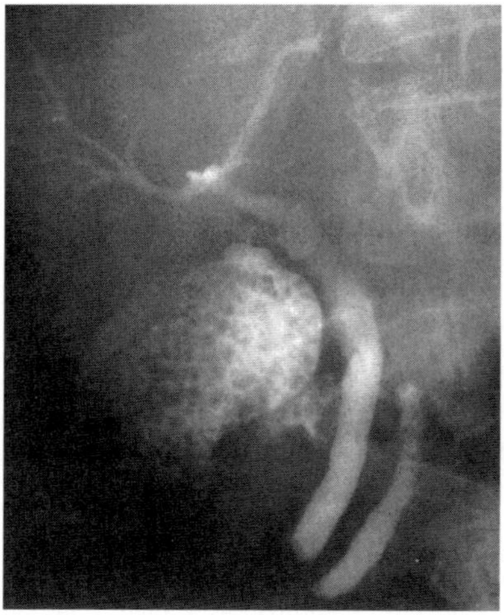

Cholelithiasis (Röntgendarstellung der Gallenwege) [48]

Cholesterin, Cholesterol: Δ^5-Cholesten-3β-ol, $C_{27}H_{46}O$; ein Steroidalkohol. Das für die höheren tierischen Lebewesen typ. Sterin (Zoosterin), u.a. in Eidotter, Fischölen. Ein Lipoid, das im ges. menschl. Organismus frei u. in Form von Cholesterinestern vorkommt. Es stellt die Vorstufe der Gallensäuren (Cholansäure, daraus Chol- u. Chenodesoxycholsäure) u. der Steroidhormone dar, ist ein wesentlicher Bestandteil des Core der Zellmembran u. der Myelinscheide; ist bes. angereichert in Nebennieren (3%), Hirn (10% der Trockensubstanz; nur freies Ch.), Haut (24% des Hautfettes), Milz, Ovar, Serum, Erythrozyten. Es wird überwiegend der Nahrung entnommen (= **exogenes Ch.,** das bei Bedarf aus körpereigenen Depots, v.a. aus der Leber, bezogen wird) oder wird durch Biosynthese, ebenfalls v.a. in der Leber, bereitgestellt (= **endogenes Ch.**). Die Aufnahme in Zellen erfolgt durch Bindung an spezifische Membranrezeptoren (LDL-Rezeptoren; diese sind bei familiärer Hypercholesterinämie defekt [Brown u. Goldstein]). Wird in der Galle durch Lecithin u. Gallensäurensalze in Lösung gehalten (Bildung von Micellen), bildet aber in übersättigter Lösung Kristalle. – Ist krankhaft vermehrt in verfetteten Organen, Atheroskleroseherden, Gallensteinen u. – bei Cholesterinstoffwechselstörungen – im Blut, evtl. einschließlich seiner häufigen Begleitlipide (u.a. Cholestanol, 7-Dehydrocholesterin = Provitamin D_3). Die Ausscheidung erfolgt v.a. durch die Haut (bis 0,2 g/d), die Galle (0,25 g/d), den Darm (Rückresorption bzw. Umwandlung in Koprosterin), wenig im Harn. Der Transport erfolgt in Form der ↗Lipoproteine. Die Bestimmung im Serum oder Plasma erfolgt durch Digitonidfällung, durch Farbreaktion n. Liebermann-Burchard (Eisessig, Essigsäureanhydrid u. Schwefelsäure) oder enzymatisch (mit Cholesterinoxidase); die Bestimmung des Gesamtcholesterins erfolgt nach Spaltung der Cholesterinester durch Cholesterinesterase. Stoffwechselstörungen des Cholesterins kommen vor z.B. als Cholesterinspeicherkrankheit sowie sekundär bei anderen Störungen des Intermediärstoffwechsels, u.a. bei Diabetes mellitus, Verschlußikterus, Hypo- u. Hyperthyreose; s.a. Hypercholesterinämie. [E] cholesterol; cholesterin.

Cholesterinspiegel: Konzentration des Cholesterins im Blut; die mittleren Gesamtcholesterinwerte steigen bis zum 6. Ljz. bei Männern u. bis zum 7. Ljz. bei Frauen an, was aber prognostisch immer unbedeutender wird. Ein sehr niedriger Ch. scheint bei älteren Menschen sogar für depressive Stimmungen zu prädisponieren.

Cholezystitis, Cholecystitis: »Gallenblasenentzündung«. Ist meist bakteriell bedingt u. hinsichtlich der Entwicklung begünstigt durch Dyskinesie der Gallenwege u. Gallenstauung sowie An- u. Subazidität des Magens; wird unterschieden als **aszendierende Ch.** (vom Darm aufsteigend; durch Darmkeime, v.a. durch Colibazillen u. Enterokokken) u. als **deszendierende Ch.** (= absteigende Ch., d.h. durch aus der Leber kommende Erreger bedingt, v.a. durch Salmonellen) sowie als **hämatogene Ch.** (auf dem Blutweg zustande kommend durch Strepto- u. Staphylokokkenverschleppung aus dem Pfortadergebiet oder über die Aa. hepatica u. cystica bei Sepsis u. Fokalinfektion) oder als **lymphogene Ch.** (durch Keimeinschleppung auf Lymphbahnen, z.B. bei Appendizitis); kommt auch durch Übergreifen von Entzündungen aus der unmittelbaren Umgebung zustande. Ferner abakterielle Formen (durch chemischen Reiz bei Dyscholie, Eindringen von Pankreassaft) sowie – selten – parasitäre Formen (durch Lamblien, Askariden, Oxyuren). Symptome: Druckgefühl u. Schmerzen im re. Oberbauch, Erbrechen, Fieber; Komplikationen: Durchwanderungsperitonitis, Perforationsperitonitis, pericholezystischer oder subphrenischer Abszeß, Cholangitis, Leberschädigung, sekundäre Pankreasbeteiligung. Die Therapie ist konservativ (z.B. Antibiotika) oder operativ (bei Perforationsgefahr sofort, sonst möglichst als Intervall-Cholezystektomie). [E] cholecystitis. – **Ch., akute:** meist durch Einklemmung eines Gallensteins im Gallenblasenhals oder Ductus cysticus plötzlich ausgelöste – katarrhalische, serös-fibrinöse, eitrige oder phlegmonös-ulzerierende, d.h. mit Bildung zahlreicher Abszesse u. Nekrosen einhergehende – Ch., verbunden mit der Gefahr der Durchwanderung, Perforation, Entwicklung eines Gallenblasenempyems; die akuten Beschwerden setzen meist nach fettreicher Mahlzeit ein in Form dumpfer bis kolikartiger, örtlicher Schmerzen (Dehnungsschmerz; evtl. in die re. Schulter ausstrahlend), die von örtlicher Abwehrspannung (Peritonealreiz), Übelkeit, Meteorismus, Schonatmung (Murphy* Zeichen) sowie mäßiger Leukozytose, gelegentlich auch von Ikterus, begleitet werden. Mit besonders schwerem Verlauf als emphysematöse Ch. (durch gasbildende Bakterien; typisch mit »Negativkontrast« auf dem Röntgenbild) sowie – v.a. bei Älteren – als Ch. gangraenosa (nach Infarzierung; typisch mit Verschlimmerung in den ersten 48 Std.; große Gefahr der Perforation); rel. leicht ist dagegen die eosinophile Ch. (v.a. bei Allergikern nach Genuß einschlägiger Nahrungsallergene). E acute ch. – **Ch., chronische:** langwierige, fast stets im Zusammenhang mit Gallenblasensteinen (↗Cholelithiasis), aber auch als Restzustand der akuten Ch. vorkommende Ch., die evtl. in Schüben verläuft; die Gallenblase meist klein, mit narbig verdickter Wand (»Schrumpfgallenblase«) u. papillomatöser Schleimhaut, evtl. auch mit Kalkeinlagerungen (»Porzellangallenblase«); es bestehen uncharakteristische Magen-Darm-Beschwerden, Meteorismus, Fettunverträglichkeit. – Als besondere Form die Ch. glandularis proliferans (Perlschnurgallenblase) sowie die Ch. typhosa (deszendierende Ch. bei Typhus abdominalis; oft symptomlos; die Betroffenen werden evtl. zum Dauerausscheider [oft Sanierung nötig, meist durch Cholezystektomie]). E chronic ch. – **Ch. emphysematosa; Ch., eosinophile:** s.u. Ch., akute. – **Ch. gangraenosa:** s.u. Ch., akute. E gangrenous ch. – **Ch. glandularis; Ch. typhosa:** s.u. Ch., chronische.

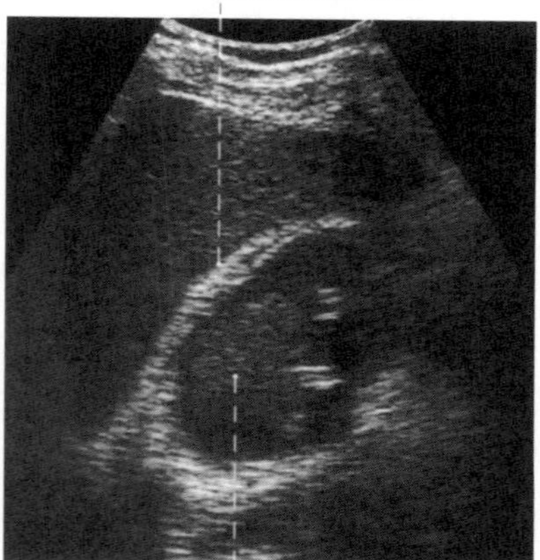

Verdickte Gallenblasenwand bei akuter **Cholezystitis** mit pseudotumorös zusammengeballtem entzündlichem Sediment (Sonogramm) [36]

Chondrocalcinosis: ↗Chondrokalzinose.

Chondrodermatitis nodularis chronica (dolorosa) helicis, Dermatochondritis: grauweiße, bes. bei Druck u. Kälte »schmerzhafte Ohrknötchen« am oberen Helixrand; bevorzugt bei älteren Männern. E chondrodermatitis, nodularis helicis; Winkler's disease.

Chondrokalzinose(-Syndrom), Pseudogicht: eine seltene, genetisch determinierte Krankheit ungeklärter Genese, die mit allgemeinen Gelenkschmerzen einhergeht oder – als mono- u. oligoartikuläre Form – mit exsudativ-arthritischen Erscheinungen nur einzelner Gelenke; es kommt hierbei zu – auch röntgenologisch sichtbaren – Verkalkungen des Gelenkknorpels (Ablagerung von Dihydrat des Calciumpyrophosphats, das in gelöster Form auch in der Gelenkflüssigkeit vorliegt). Die Erkrankung betrifft v.a. Patienten zwischen dem 65. u. 75. Lj. (mehr Frauen). Betroffen sind häufig große u. mittelgroße Gelenke mit Beteiligung des Kniegelenks (Ergußbildung). Die akute Pseudogicht mit arthritischen Attacken betrifft Männer u. Frauen gleich häufig, die chronische Form mit starken Schmerzen u. Bewegungseinschränkungen der großen Gelenke kommt überwiegend bei Frauen vor. E chondrocalcinosis (syndrome); chondrocalciosynovitis syndrome.

Chondropathia, -pathie: degenerative Erkrankung des Knorpels. E chondropathy. – **Ch. tuberosa (Chantraine):** TIETZE* Syndrom. – **Ch. patellae:** isolierte Degeneration des Gelenkknorpels der Kniescheibe, u. zwar infolge mechanischer Schädigung oder bei anlagebedingter Gelenkdysplasie; meist Vorstufe einer Arthrose.

Chondrose: degenerative Erkrankung eines Knorpels (vgl. Chondropathie), die allgemein zur Osteochondrose führt; z.B. als **Chondrosis intervertebralis** (s.u. Bandscheibendegeneration). E degenerative chondropathy.

Chorea: der »Veitstanz«; eine extrapyramidale Bewegungsstörung nach Schädigung des Striatums u. zugeordneter Strukturen. Unwillkürliche, unphysiologisch-arrhythmische, schnelle Kontraktionen von Muskel(gruppe)n in fast allen Körperregionen (= choreatische Hyperkinese; in leichteren Fällen nur »ungeschickt« oder »faxenhaft« wirkend), u.a. mit Grimassieren, evtl. auch mit Beeinträchtigung des Sprechens (Hyperkinesen der Zunge), verbunden mit Muskeltonusverminderungen (= choreatische Hypotonie), evtl. auch mit Reflexabschwächungen. Als Hauptformen die Ch. HUNTINGTON u. Ch. minor. – **Ch. Huntington***, Ch. chronica progressiva hereditaria, Erbchorea: dominant erbliche, hirnatrophische Form der Ch. mit chronisch fortschreitendem Verlauf, häufig mit Athetose oder Torsionsdystonie, anfänglich auch mit Empfindungsstörungen (Parästhesien) u. Schmerzen an Rumpf u. Extremitäten (infolge Thalamusbeteiligung); ferner treten u.U. schwerwiegende psychische Veränderungen auf; später oft hochgradige Demenz; die Manifestation erfolgt zwischen dem 25. u. 55. Lj. [E] Huntington's chorea. – **Ch. senilis:** jenseits des 70. Lj. aufgrund involutiver u./oder arteriosklerot. Hirnveränderungen auftretende Ch. ohne die für die Ch. typischen psych. Alterationen. [E] senile chorea.

Chor(i)oideamelano(blasto)m: ein v.a. im 6. Ljz. vorkommendes, meist einseit., Melanin-bildendes Sarkom der Aderhaut. Metastasierung v.a. in Gehirn, Lungen, Leber u. Knochen. [E] melanoma of the choroid.

Chor(i)oideasklerose: v.a. im Alter vorkommende Arteriosklerose der Aderhaut (Choroidea); Symptome: zunehmende Verschlechterung der zentralen Sehschärfe, charakteristisch verzweigte Aderhautgefäße, bes. peripher u. papillennah. [E] choroidal sclerosis.

chronicus, chronisch: langsam sich entwickelnd, schleichend, von langer Dauer (im Ggs. zu »akut«). [E] chronic.

chronische Krankheiten: Erkrankungen, deren Heilung nicht oder nur bedingt möglich ist (z.B. apoplektischer Insult), gerade ältere Menschen sind oft chronisch krank. Die Ziele der Behandlung solcher Patienten liegen somit nur bedingt beim Erreichen von Gesundheit, andere Werte stehen im Vordergrund, z.B. Autonomie (die Fähigkeit, sich selbst zu versorgen bzw. den Alltag zu bewältigen), soziale Integration, Erlebnisfähigkeit (geistig-mental), Lebenszufriedenheit u.a.

C.I.: (engl.) Abk. für **C**ardiac **I**ndex (Herzindex); i.e.S. der Herzzeitvolumenindex.

Ciclosporin A, Cyclosporin A, CyA: ein lipophiles Oligopeptid (11 Aminosäuren), das die Aktivität der Killer-T-Zellen u. der T-Helferzellen unterdrückt (Blockierung der Genexpression, d.h. der Biosynthese u. Sekretion der Lymphokine [u. damit der Zell-zu-Zell-Kommunikation im Immunmechanismus]). Klinische Anw. bei Organtransplantationen, best. ↗Autoimmunkrankheiten.

Cimetidin: eine die Histaminrezeptoren (H_2-Rezeptoren) der Magenschleimhaut blockierende u. dadurch die Säuresekretion hemmende Substanz. [E] cimetidine.

Cirrhosis, Zirrhose: fortschreitendes, komplexes, zu Organverhärtung u. -schrumpfung führendes Krankheitsgeschehen, das – v.a. für die Leberzirrhose zutreffend – geprägt ist 1) von einer Bindegewebswucherung als Folge einer chronischen, »proliferierenden« (d.h. vernarbenden) interstitiellen Entzündung sowie 2) von Untergang des Parenchyms des betroffenen Körperorgans (v.a. an der Leber, aber auch bei Zirrhose von Lunge, Magen, Pankreas, Mamma, Niere), u. 3) von nachfolgenden, mit Umstrukturierung einhergehenden regenerativen Veränderungen. – I.e.S. Kurzbez. der ↗Leberzirrhose, bei der es zu einer blaßgelben (griech. = kirrhos) Verfärbung des Organs durch Gallenfarbstoffe u. Fett kommt (die jedoch ein unwesentliches Symptom darstellt im Gegensatz zur allgemein eintretenden Verhärtung: daher fälschlich Ableitung von skirrhos = hart); unterschieden z.B. als **C. alcoholica** (Alkoholleber), **C. biliaris** = biliäre ↗Leberzirrhose, **Cirrhose bronzée** (französ.; Pigmentzirrhose), **C. carcinomatosa** (das primäre Karzinom in einer zirrhot. Leber), **C. cystica** (HAMMAN*-RICH* Syndrom), **Cirrhose lisse** ([französ.]; Leberzirrhose mit glatter Organoberfläche durch verdickte GLISSON* Kapsel), **C. pigmentosa** (Pigmentzirrhose). [E] cirrhosis. Ferner die **Cirrhose cardiaque** (französ.), d.h. die Stauungsinduration der Leber bei der chron. Herz-Kreislauf-Insuffizienz (insbes. bei Trikuspidalinsuffizienz u. adhäsiver Perikarditis), die nur selten eine echte Stauungszirrhose darstellt (Bez. nur dann korrekt). [E] cardiac c. – **C. ventriculi,** C. plastica: die ↗Linitis plastica. [E] c. of stomach.

CK: ↗**C**reatin**k**inase.

CK-MB: eines von drei Isoenzymen der Creatinphosphokinase (CK), wobei **M** für muscle u. **B** für brain steht; Vorkommen v.a. im Herzmuskel. Erhöhte CK-MB-Werte finden sich innerhalb von 4 bis 8 Stunden nach einem Myokardinfarkt als Ausdruck der Herzmuskelnekrose; Maximum des Anstiegs nach 24 bis 48 Stunden. Nachweis durch Elektrophorese; Normwerte: ≦ 10,0 U/l bzw. 6% der CK; s.a. Myokardinfarkt.

Claudicatio: (latein.) »Hinken«; die Unregelmäßigkeit des Gehens bzw. – i.w.S. – einer anderen Körperfunktion. [E] claudication. – **Cl. intermittens,** CHARCOT* Syndrom I: das als FONTAINE* Stadium II der arteriellen Durchblutungsstörung oder Verschlußkrankheit des Beines definierte, zu Gehpausen zwingende, vorübergehende = »intermittierende« Hinken infolge der durch Sauerstoffnot (Hypoxie) bedingten Muskelschmerzen des Beines. [E] intermittent cl. – **Cl. i. der Cauda equina:** Schmerzen u. Mißempfindungen im Bereich der Dermatome des Sakralteils des Rückenmarks, die nach einer gewissen Gehstrecke auftreten u. beim Stehenbleiben schwinden; z.B. neurolog. Syndrom bei lumbalem ↗Bandscheibenprolaps. [E] intermittent cl. of the cauda equina. – **Cl. i. cerebralis:** Schwindel, Kopfschmerz, flüchtige Bewußtseinsstörungen u. Lähmungen als transitorische ischäm. Attacke bei essentieller Hypertonie. – **Cl. masticatoria,** Dysbasia mast.: Kaumuskelschwäche bei Aortenbogensyndrom. [E] masticatory cl. – **Cl. spinalis intermittens:** Durchblutungsnot im thorakalen Rückenmark als Steal-Effekt in der Folge der Beanspruchung der Beine bei Aortenstenose. [E] intermittent cl. of spinal arteries. – **Cl. venosa intermittens:** Achselvenensperre.

Clavus, Klavus, Hühnerauge, Leichdorn: durch chronischen Druck auf knochennahe Haut bedingte, umschriebene, meist schmerzhafte Hornschichtverdickung (Hyperkeratose) einer Zehe mit zentralem, von der Verhornung in die Tiefe gerichtetem Sporn (im Gegensatz zur einfachen Schwiele). – vgl. Verruca vulgaris (Dornwarze). [E] clavus; corn.

Clearance: *(engl. = Klärung, Reinigung)* Entfernung einer bestimmten exogenen oder endogenen Substanz aus dem Blut als spezifische Leistung eines Ausscheidungsorgans. Darüber hinaus Bez. für den Klärwert. – Ferner Bez. für das 1) Verbringen eines Stoffes aus dem Blut in ein anderes Gewebe (z.B. die Eisen-Clearance) bzw. aus einem Gewebe ins Blut (Gewebsclearance) bzw. 2) für Funktionsproben unter Verwendung von Testsubstanzen bekannten Ausscheidungsverhaltens (z.B. Bromsulfalein, Inulin); s.a. Clearance, renale. [E] clearance. – **Cl., renale:** Clearance als Nierenleistung; i.e.S. der entsprechende »Klärwert«, definiert als dasjenige Blutplasma-Volumen (in ml), das pro Min. durch die Nierenfunktion von einer bestimmten harnfähigen Substanz vollständig befreit wird (= »Volumenklärrate«). Diesem »Klärwert« (als virtuelle, stoffspezif. Größe) entspricht die Formel:

$$C = \frac{U \cdot V}{P}$$

(U = Harnkonzentration, V = Harnminutenvolumen, P = Plasmakonzentration). Unterschieden werden als **glomeruläre C.** die C. von Substanzen, die in den Tubuli weder ausgeschieden noch rückresorbiert werden (z.B. Mannit, Natriumthiosulfat [»Thiosulfat-Cl.«], Inulin, Polyfructosan S, Creatinin), als **tubuläre C.** die C. von Substanzen, deren Ausscheidung nur durch die Tubuli erfolgt (z.B. die p-Aminohippursäure = PAH). Bei beginnender Niereninsuffizienz sind die Fremdstoffe nutzenden Clearance-Methoden weniger aufschlußreich; werden durch Clearance endogen entstandener Substanzen ersetzt (= **endogene C.**; z.B. als Creatinin-, Harnstoff-C.; wird durch die aufgrund verabfolgter Infusionslösungen gesteigerte Diurese nicht beeinflußt). – Als **osmolale C.** wird das Plasmavolumen bezeichnet, das in 1 Min. von osmotisch aktiven Bestandteilen befreit wird, als **osmolare C.** die – weitgehend von der Diuresegröße abhängige – C. der im Glomerulusfiltrat vorhandenen gelösten Stoffe (beim Erwachsenen 2–3 ml/Min./1,73 m^2 Körperoberfläche). [E] renal clearance.

Click: *(engl. = Knacken)* jeder hochfrequente kurze, scharfe Extraton am Herzen; z.B. der frühsystolische »ejection click« (Austreibungston); z.B. beim Mitralklappenprolapssyndrom; mittel- oder spätsystolisch. [E] click.

Clindamycin: ein Antibiotikum der Lincomycin-Gruppe; Anw. v.a. gegen Anaerobier, Staphylokokken u. Streptokokken. [E] clindamycine.

Clofibrat: Äthylester der Clofibrinsäure (= Ac. clofibricum); ein ↗Lipidsenker; zur Anw. kommen meist neuere Derivate mit geringeren Nebenwirkungen. Kann bei älteren Patienten Muskelschmerzen verursachen. [E] clofibrate.

Clofibrinsäure-Derivate: eine Gruppe von Aryloxyalkancarbonsäure-Verbindungen; wirken als ↗Lipidsenker; Hauptsubstanzen sind Etofibrat u. Etofyllinclofibrat; Anw. zur Therapie schwerer Hypertriglyceridämien, Hypercholesterinämien u. kombinierter Formen.

Clomethiazol: ein Thiazolderivat mit zentral sedierender u. antikonvulsiver Wirkung; Hauptanwendungsgebiet ist das Alkoholdelir. Kann auch zur Behandlung von Erregungszuständen beim dementiellen Syndrom eingesetzt werden, wenn Neuroleptika keine Wirkung zeigen. Wegen der schnellen Abhängigkeitsentwicklung sollte C. nicht über längere Zeit gegeben werden.

Clomipramin: ein substituiertes Iminodibenzyl-Derivat; trizyklisches Antidepressivum mit anticholinergischen Nebenwirkungen.

Clonidin: ein Antisympathotonikum mit Imidazolin-Struktur; Affinität zu α_1- u. – höher – zu prä- u. postsynaptischen α_2-Adrenozeptoren; senkt den peripheren Sympathikus-Tonus (Haupteffekt des Cl.). Bewirkt Blutdrucksenkung aufgrund absinkenden Herzzeitvolumens u. – bei längerer Medikation – durch Verminderung des peripheren Gefäßwiderstandes; zugleich verminderte Renin-Ausschüttung mit Abnahme von Angiotensin II im Blutplasma unter Freisetzung von Aldosteron aus der Nebennierenrinde. Anw. bei Migränepatienten mit Hypertonie u. bei tyramininduzierter Migräne. – Als Nebenwirkungen evtl. Müdigkeit, Sedation, Libido- u. Potenzschwäche, evtl. – über Hemmung der Freisetzung von Acetylcholin – Mundtrockenheit, verminderte Magensaft-Absonderung, Obstipation.

Clotrimazol: ein Imidazol-Derivat; Antimykotikum mit breitem Wirkungsspektrum; auch wirksam gegen Dermatophyten, Hefen u. Schimmelpilze. [E] clotrimazole.

Cluster: *(engl. = Gruppe, Traube)* anfallsweise auftretende Symptomatik, z.B. **Cl. headache** (Kopfschmerzanfälle, ↗HORTON* Syndrom. Die auch als neuralgoide Migräne bezeichneten Schmerzen werden vorzugsweise mit Hydantoinen behandelt, da die üblichen Migränemittel kaum eine Wirkung zeigen.

CML: **c**hronische **m**yeloische **L**eukämie.

CMV: das **Cytom**egalie-**V**irus (Zytomegalie).

COA: (engl.) Abk. für **co**arctation of the **a**orta, Aortenisthmusstenose.

Coagulum: (latein.) das Gerinnsel, i.e.S. das Blutgerinnsel. [E] clot.

Cochlear Implant: (engl.) elektronische Prothese zur Korrektur der Innenohrschwerhörigkeit bei Innenohrertaubten mit intaktem Hörnerv u. intakter Hörbahn. Besteht aus einem äußerlich tragbaren Sprachprocessor, einem am Ohr zu tragenden Mikrophon mit Induktionsspule u. einem Empfänger-Stimulator-Teil samt Elektroden (wird – nach spezieller Mastoidektomie – in ein Knochenbett des Ohres implantiert). Die von einem Mikrophon dem Sprachprocessor zugeleitete Sprache wird nach Verschlüsselung in einen Code über die Induktionsspule drahtlos dem eingepflanzten Mikrocomputer gesendet, von dem aus über eingepflanzte Elektroden die Signale auf Hörnervenfasern weitergeleitet werden. Nach Einheilung intensives Hörtraining zum Wiedererlernen des Wortverständnisses.

Co-Dergocrin, Dihydroergotoxin: Gemisch aus den hydrierten Secalealkaloiden Dihydroergocornin, -cristin u. -cryptin; blockiert Alpharezeptoren u. stimuliert präsynaptische Dopamin-Rezeptoren; Anw. als Antihypertonikum, bei hirnorgan. Psychosyndrom im Alter u. bei Durchblutungsstörungen.

Colchicin, Kolchizin: stickstoffhaltige, trizyklische Verbindung mit Tropolonstruktur als Hauptalkaloid der Herbstzeitlose (**Colchicum autumnale**), v.a. in den Samen. Ein Kapillar-, Zell- u. Mitosegift (Erscheinungen erst nach 4–6 Std.); Wirkung vermutlich geknüpft an die Bindung an bestimmte Zellproteine (v.a. Tubulin; dadurch Störung der Bildung von Mikrotubuli u. des Spindelapparates). – Therapeutische Anw. im akuten Gichtanfall u. als Zytostatikum. Kann bei älteren Patienten Arzneimitteldiarrhö verursachen. [E] colchicine.

Cold-punch-Methode: *(engl. = kalte Stanze)* (HOUGH H. YOUNG 1909) transurethrale Prostataresektion durch Stanzung. Die postoperative Gewebsreaktion ist geringer als nach Elektroresektion.

Colestyramin: Polymer aus Tyren u. Divinylbenzol; ein Anionenaustauscherharz; ↗Lipidsenker zur Therapie erblicher Hypercholesterinämien u. anderer primärer Fettstoffwechselstörungen mit Erhöhung der LDL-Fraktion; s.a. Hypercholesterinämie.

Colitis, Kolitis: akute oder chron. Schleimhautentzündung des Dickdarms, oft in ganzer Ausdehnung u. unter Beteiligung auch tieferer Wandschichten, evtl. als ischämische Segmentkolitis; v.a. bei Bakterienruhr sowie – als C. infectiosa – bei Enterokolitis (v.a. durch Salmonellen, Staphylokokken, Viren, Colibazillen [evtl. im Zusammenhang mit Dysbakterie]) sowie als C. tuberculosa; ferner als C. parasitaria (v.a. durch Entamoeba histolytica [Amöbenruhr], Balantidium coli, Lamblien, Trichomonaden, Chilomastix) u. bei Vergiftungen, z.B. bei Schwermetallvergiftungen, Abführmittelabusus, Urämie (Ausscheidungskolitis). Symptome: Fieber, krampfartige Darmschmerzen (C. spastica), Stuhldrang (↗Tenesmen), Durchfälle, in schweren Fällen ferner Flüssigkeitsverluste (↗Exsikkose), Kachexie. [E] colitis. – **C. catarrhalis:** subakute oder akute Kolitis mit schleimig-seröser Absonderung; meist als ↗Enterokolitis. [E] catarrhal c. – **C. cystica:** Kolitis mit Bildung schleimhaltiger Zysten in der Darmschleimhaut oder deren Submukosa. [E] cystic c. – **C. diverticulosa:** Kolitis bei ↗Divertikulose des Kolons; meist rezidivierend infolge chronischer Stuhlverhaltung in den Divertikeln. [E] diverticular c. – **C. (granulomatosa) regionalis:** unspezifische, auf einen Abschnitt (meist Colon ascendens) beschränkte akute oder chron. Kolitis; mit Ödem, Schleimhaut- u. Submukosainfiltraten; meist zusammen mit der granulomatösen ↗Enteritis regionalis (terminalis); Ätiologie ungeklärt. Von der C. ulcerosa klinisch oft nicht zu unterscheiden. [E] regional c. – **C. gravis:** ↗C. ulcerosa. – **C. infectiosa:** s.u. Colitis. [E] infectious c. – **C. mucosa:** Colica mucosa. – **C. parasitaria:** s.u. Colitis. [E] parasitic c. – **C. pseudomembranacea:** Colica mucosa. – **C. spastica:** C. mit Darmkrämpfen; s.a. Colon irritabile. [E] spastic c. – **C. tuberculosa:** Darmtuberkulose, oft als Ileozäkal-Tbk. [E] tuberculous c. – **C. ulcerosa:** chronisch entzündliche Erkrankung der Kolonmukosa, die Ätiologie ist weitgehend ungeklärt. Manifestation häufig im distalen Kolons, bei ca. 20% auch Befall des Colon transversum bzw. des gesamten Kolons (Pancolitis), evtl. mit Backwash-Ileitis (↗Tab.). Einteilung des Schweregrades z.B. nach dem Scoring-System von RACHMILEWITZ. Symptome: rektale Blutung, Diarrhö, Schmerzen (↗Tab.). Die Verlaufsformen werden unterschieden als rezidivierender, chronischer u. fulminanter Typ, letzterer mit Komplikationen wie Perforation oder toxisches Megakolon. Histologisch zeigt sich eine kontinuierliche mukosale Entzündung mit entzündlichem Infiltrat, ulzerösen (Kryptenabszessen) u. vaskulären (Hyperämie, Vaskulitis) Läsionen. Extraintestinale Manifestationen finden sich an Haut (z.B. Erythema nodosum, Pyoderma gangraenosum), Gelenken (Arthritis, Sakroileitis, ankylosierende Spondylitis), Augen (Skleritis, Iridozyklitis), Leber u. Gallenwegen (Pericholangitis, primär sklerosierende Cholangitis), Gefäßen (Vaskulitis) u.v.m. Je nach Dauer u. Ausdehnung der C. steigt das Risiko der Entwicklung eines kolorektalen Karzinoms. Therapeutisch werden 5-Aminosalicylsäure, Sulfasalazin u. Glucocorticoide eingesetzt, operativ ist die Kolektomie angezeigt (bei Komplikationen u. kurativ).

Befallsmuster der **Colitis ulcerosa** [2]

Proktitis	distale Kolitis
Proktosigmoiditis	distale Kolitis
linksseitige Kolitis (Befall bis linke Flexur)	
subtotale Kolitis	
totale Kolitis	
totale Kolitis mit Backwash-Ileitis	

Klinische Symptome der **Colitis ulcerosa** [2]

rektale Blutung
häufige Stuhlentleerung
ständiger Stuhldrang
nächtliche Stuhlentleerung
Bauchschmerzen
Tenesmen
Obstipation

Coliurie: die Ausscheidung von Escherichia coli im Harn ohne einen entzündungstypischen Harnsedimentbefund (im Gegensatz zur Coli-Pyurie, bei der Leukozytenausscheidung erfolgt). Häufig z.B. bei Obstipation. Keimzahlen $< 10^5$/ml sind ohne Krankheitswert. E coliuria.

Collodium, Kollodium: leicht brennbare, zu einem festhaltenden dünnen Film verdunstende Lösung von Colloxylinum in einem Alkohol-Äther-Gemisch (1+2). Anw. als Wundverschlußmittel, Arzneivehikel. E collodion. – **C. salicylatum:** C. mit 4% Salicylsäure; Keratolytikum bei Hühneraugen u. Hornhautschwielen.

Colon *PNA*: der beidseits seitlich u. oben (»Kolonrahmen«) im Darmbauch liegende »Grimmdarm«; der längste Teil des Dickdarms. – **C. irritabile** s. **spasticum:** »Reizkolon«; Anfälligkeit des Dickdarms gegenüber verschiedensten Schädlichkeiten, oft als Folge infektiöser oder parasitärer ↗Colitis, aber auch als Psychoneurose, bei Allergie etc. Symptome: hartnäckige funktionelle Störungen des Dickdarms mit Schmerzen, Völlegefühl, Rumoren, Blähungen, Störungen des Stuhlgangs (Wechsel Durchfälle/Obstipation); evtl. mit Colica mucosa. E irritable colon; irritable bowel syndrome. – **C. migrans** s. **mobile:** abnorme Beweglichkeit (fehlende retroperitoneale Fixierung) des Colon ascendens u. der Flexura hepatica. Symptome: lageabhängige Schmerzen im re. Oberbauch; oft kombiniert mit Caecum mobile (dann als »Caecocolon mobile« bezeichnet).

Columbia-Classification, -Schema: (engl.) Stadien-Einteilung des ↗Mammakarzinoms: A) Tumor nicht mit der Brustwand verwachsen, keine tastbaren Lymphknoten-Metastasen, kein Hautödem. – B) tastbare axillare Lymphknotenmetastasen; Tumor noch nicht fixiert, ∅ < 2,5 cm. – C) eines der oben angeführten Kriterien pos. u. Hautulzeration. – D) bei mindestens 2 der o.a. positiven Kriterien Hautmetastasen oder »entzündliche« Form oder supraklavikuläre bzw. parasternale Metastasen oder Armödem oder Fernmetastasen.

Coma, Koma: Stadium tiefer Bewußtlosigkeit mit Fehlen jeglicher Reaktion auf Anruf, allgemein auch auf stärkere Schmerzreize. Als Zustand bei Schädigung, organischer Erkrankung des Gehirns (= C. cerebrale), z.B. bei Stoffwechselentgleisung (z.B. **C. acidoticum,** ↗C. diabeticum; oder als ↗C. basedowicum), bei Vergiftung (z.B. **C. alcoholicum** bei Alkoholvergiftung), bei – durch ↗Hirnischämie, -embolie, -blutung bedingtem – zerebralem Insult (↗Apoplexia cerebri = **C. apoplecticum**) sowie nach Hirnkontusion, bei Hirntumor, -abszeß oder -druck, bei Meningoenzephalitis, Epilepsie, Hypophyseninsuffizienz (»hypophysäres K.«). E coma. – **C. basedowicum:** Koma infolge Stoffwechselentgleisung im Endstadium der Basedow-Krise. – **C. cerebrale:** durch ein Krankheitsgeschehen im Gehirn bedingtes Koma (siehe oben). – **C. diabeticum,** C. hyperglycaemicum s. acidoticum: Koma infolge Stoffwechselzusammenbruchs im Gefolge eines Insulinmangels beim Diabetiker, besonders bei interkurrentem Infekt, Gastroenteritis, schwerem Diätfehler u.a.m.; Symptome: Bewußtseinstrübung bis Bewußtlosigkeit nach vorangehenden Oberbauchschmerzen, Flüssigkeitsverlust (↗Exsikkose) mit vermindertem Hautturgor u. weichen Augäpfeln, Blutzuckeranstieg (↗Hyperglykämie; extrem bei hyperosmolarem K., bei dem die Ketoazidose geringgradig ist), Ketoazidose (Acetonämie) mit Acetongeruch der Atemluft sowie verminderte Alkalireserve mit kompensatorischer »großer (KUSSMAUL*) ↗Atmung«; bei langdauernder Ketoazidose intrazelluläre Kaliumverarmung. Die Diagnose ist durch Blutzuckerbestimmung zu sichern (Verwechslungsgefahr mit Hypoglykämie, Insulinschock). Therapie erfolgt durch Gaben von Altinsulin (evtl. zusammen mit Glucose), Volumen- u. Elektrolytersatz. E diabetic c. – **C. hepaticum:** Leberkoma. E hepatic c. – **C. hyperglycaemicum:** ↗C. diabeticum. E hyperglycemic c. – **C. hyperkapnicum:** Koma infolge stark erhöhter CO_2-Spannung im arteriellen Blut (Hyperkapnie). E hypercapnic c. – **C. hyperosmolare:** s.u. Coma diabeticum. – **C. hypochloraemicum:** Koma bei durch hochgradigen Kochsalzverlust bedingter lebensbedrohender Störung des Elektrolythaushaltes (↗Salzmangelsyndrom). E hypochloremic c. – **C. hypoglycaemicum:** komatöser Zustand in der ↗Hypoglykämie mit resultierender Hirnschädigung durch Glucosemangel. E hypoglycemic c. – **C. hypokaliaemicum:** Koma nach stärkerem Kaliumverlust; mit den Symptomen der ↗Hypokaliämie; auch als »falsches Leberkoma« bei Leberkrankheiten (Hepatopathien). E hypokalemic c. – **C. posthypoglycaemicum:** Koma nach längerer Hypoglykämie; s.a. Coma hypoglycaemicum. – **C. uraemicum:** Koma im dekompensierten Endstadium der Niereninsuffizienz mit Verhaltung der harnpflichtigen Substanzen (Harnstoff, -säure, Creatinin; Anstieg des Rest-N) u. Störung des Elektrolythaushaltes. Symptome: urinöser Atemgeruch, gelblich-braunes Hautkolorit, KUSSMAUL* ↗Atmung, Purpura-ähnliche Haut-, Schleimhautblutungen, Anämie, Azidose. E uremic c. – **C. vigile:** akinetischer ↗Mutismus. E vigil c.

Commotio, Kommotion: Erschütterung (Stoß, Druck) einer Körperregion oder eines Organs; i.w.S. auch die sich meist rückbildenden (»reversiblen«) Folgeerscheinungen der Erschütterung ohne anatomisch faßbares Substrat; vgl. Contusio. – Auch Kurzbez. der ↗C. cerebri. E commotio; concussion. – **C. cerebri,** Kommotionssyndrom: die »Gehirnerschütterung« als geschlossene Hirnschädigung infolge stumpfer Gewalteinwirkung auf den Schädel u. – übertragen – das Hirn (Schädel-Hirn-Trauma I. Grades); mit kurzem, 1–3 h dauerndem Bewußtseinsverlust (oder Bewußtseinstrübung), Atem- u. Kreislaufstörungen (Schockfragmente), Übelkeit, Brechreiz oder Erbrechen, antero- u. insbes. retrograder ↗Amnesie, Sprachstörungen, aber stets ohne neurologische Herdsymptome; evtl. mit postkommotionellem Syndrom. E cerebral concussion. – **C. cordis:** als »Herzerschütterung« die reversiblen funktionellen Folgeerscheinungen nach stumpfer Gewalteinwirkung auf das Herz (z.B. bei ↗Contusio thoracis); v.a. als passagere Minderdurchblutung (Koronarspasmen), Extrasystolie, Brachy- oder Tachykardie, evtl. totaler Block oder Kammerflimmern; von der ↗Contusio cordis klinisch oft nicht eindeutig abzugrenzen. E cardiac contusion; concussion of the heart. – **C. laryngis:** als »Kehlkopferschütterung« die reversiblen funktionellen, allgemeinen u. örtlichen Folgeerscheinungen nach stumpfer Gewalteinwirkung auf den Kehlkopf; Ohnmacht, Schock (als Reflexgeschehen über den Nervus vagus, Karotissinus), Stimmritzenkrampf (Laryngospasmus), Berührungsschmerz. E blunt laryngeal trauma. – **C. (medullae) spinalis:** die »Rückenmarkerschütterung« als Folge einer stumpfen Gewalteinwirkung; reversible funktionelle Störungen in Form eines sofort oder – seltener – nach kurzem Intervall einsetzenden kompletten oder inkompletten ↗Querschnittssyndroms, das sich innerhalb von Minuten, seltener nach Stunden, zurückbildet. E spinal cord concussion. – **C. thoracis:** »Brustkorberschütterung«; die Schocksymptomatik als Folge stumpfer Gewalteinwirkung auf den Brustkorb u. der daraus resultierenden Vagusreizung; im allgemeinen reversibel, aber letaler Ausgang möglich; vgl. C. cordis. E blunt chest injury.

Compliance: (engl.) Bereitschaft des Patienten, bei diagnostischen u. therapeutischen Maßnahmen mitzuwirken. Entgegen anderslautender Meinungen haben Untersuchungen ergeben, daß mit zunehmendem Alter die Arzneimittel-Compliance nicht schlechter wird. Probleme bei der Therapie älterer Menschen stellen vielmehr altersassoziierte Veränderungen dar, z.B. Gedächtniseinschränkungen, Visusminderung, arthrotische Veränderungen der Hand- u. Fingergelenke sowie Einschränkungen der Feinmotorik. Der gesamte Verordnungsplan sollte beim geriatrischen Patienten klar verständlich sein u. mit ihm besprochen werden; die Anzahl der verordneten Medikamente sollte dabei so gering wie möglich gehalten werden, da die Non-Compliance mit der Zahl der gleichzeitig einzunehmenden Medikamente ansteigt.

Conjunctivitis, Konjunktivitis: Bindehautentzündung = Entzündung der Tunica conjunctiva (»Conjunctiva«), oft unter Beteiligung der Lidränder (= Blepharokonjunktivitis). – Als akute Konjunktivitis mit vermehrter seröser bis eitriger Absonderung, Rötung (Hyperämie), evtl. auch Ödem (»Chemosis«) sowie mit Juckreiz, Brennen, Fremdkörpergefühl; Schmerzen nur bei Komplikationen (Hordeolum, Lidabszeß, Hornhautgeschwür). – Als chronische Entzündung mit nur mäßiger Hyperämie u. Bindehautrötung sowie zähem Schleim in den Lidwinkeln, evtl. auch mit Bindehautverdickung (Hyperplasie) oder als C. follicularis. Tritt symptomatisch bei grippalem Infekt (als C. catarrhalis), Masern, Varizellen etc. auf, ferner häufiger als Reaktion auf lokale physikalische (Fremdkörper, Strahlung) u. chem. Reize, als primäres Infektionsgeschehen (z.B. durch Haemophilus aegypticus, Corynebacterium diphtheriae, Pneumo-, Strepto-, Staphylo-, Gonokokken, Moraxellen, Chlamydien, Viren) sowie bei Refraktionsanomalien, mangelhaftem Tränenfluß (Xerose), Allergie, Hautleiden, fehlendem oder unvollständigem Lidschlag (z.B. bei Fazialisparese).

Conjunctivitis epidemica

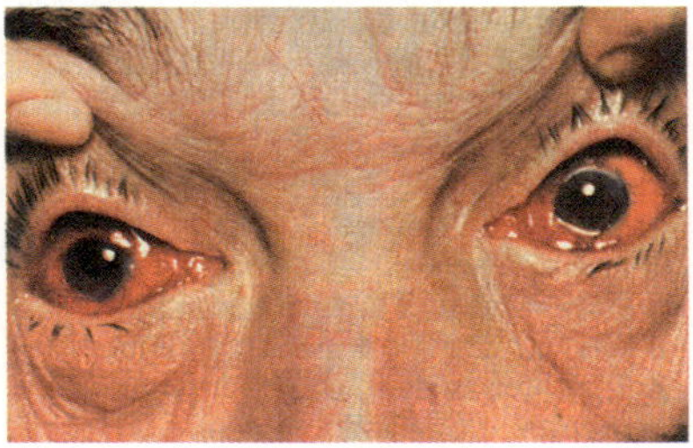

Hochrote Bindehaut vor allem im inneren Augenwinkel [46]

Constipatio alvi: ↗Obstipation.

Constrictio pericardii s. **cordis:** schwielig-schrumpfende, einschnürende (»konstriktive«) Perikarditis mit teilweiser bis weitgehender Verwachsung des Epi- u. Perikards, evtl. auch mit Verkalkung (»Panzerherz«); meist als Endzustand eines tuberkulösen oder eitrigen Prozesses. [E] constrictio pericardii; c. cordis; constrictive pericarditis.

Consumptio: (latein.) Aufzehrung, *path* Auszehrung; ↗Konsumption. [E] consumption.

Continentia: *(latein. = Enthaltsamkeit, Selbstbeherrschung)* ↗Kontinenz; z.B. **C. alvi, C. urinae** (Intaktheit des After- bzw. Harnblasenschlußmechanismus, = Stuhl- bzw. Harnkontinenz); vgl. Incontinentia. [E] continence (fecal; urinary).

Contusio, Kontusion: *(latein. = das Nieder-, Zerschlagen)* die Prellung als stumpfe Organverletzung mit sichtbaren Folgen (im Gegensatz zur ↗Commotio); u. mit fließendem Übergang zur Quetschung, Compressio. [E] contusion. – **C. abdominis:** die stumpfe Bauchverletzung. [E] abdominal c. – **C. arteriae:** Prellverletzung einer Schlagader. [E] arterial c. – **C. bulbi:** Prellungsverletzung des Augapfels; Symptome je nach Art der Gewalteinwirkung verschieden; z.B. Vorderkammerblutung, Risse des Pupillensphinkters, Netzhautschädigung (als sog. Commotio retinae = BERLIN* Netzhauttrübung, evtl. als »Spätrosette«; u.U. auch Lochbildung, v.a. in der Makula), Risse der Choroidea u./oder der Sklera (meist parallel zum Hornhautrand). [E] ocular c. – **C. cerebri,** Hirnkontusion, -prellung: gedeckte Hirnverletzung bei stumpfem Schädeltrauma; u. zwar *path.-anat.* als hämorrhagische Prellungs- u. z.T. auch Quetschherde der Rinde (v.a. an der liquorpolsterarmen Hirnbasis, am Stirn- u. Schläfenlappen), zentrale Risse im Hirnmark u. Hirnstamm, Blutung (mit subarachnoidaler Ausbreitung als subarachnoidales Hämatom oder nur blutiger Liquor); später auch Hirnödem u. – oft spaltförmige, den Windungen folgende – Hirnnekrosen (Schizogyrie). Symptome: zerebraler Schock, Bewußtlosigkeit (evtl. von einem »luziden Intervall« [Bewußtseinsaufhellung] unterbrochen), motorische Unruhe, evtl. auch Herdsymptome durch primäre Schädigung, Streckkrämpfe, »zentrales« Fieber, Kontusionspsychose, KORSAKOW* Syndrom, vegetative Störungen, retrograde ↗Amnesie; die Symptomatik im allgemeinen mit Rückbildungstendenz, jedoch in schweren Fällen oft mit Ausgang in bleibende Hirnleistungsschwäche; bei zunehmendem Hirndruck, z.B. durch Blutung, Hirnödem, kann es zu Compressio cerebri kommen (lebensbedrohliche Situation). [E] cerebral c. – **C. cordis:** »Herzprellung«; Herzschädigung infolge stumpfer Gewalteinwirkung gegen die Brustwand, u. zwar Myokardblutungen (evtl. Herzbeuteltamponade), ischämische Nekrosen, Rhythmusstörungen; evtl. auch Klappenabriß, Papillarmuskelabriß, Koronarverletzung. [E] cardiac c. – **C. laryngis:** Prell- bis Quetschungsverletzung des Kehlkopfes durch stumpfe Gewalteinwirkung; evtl. mit Distorsion im Ring-Gießbeckenknorpel-Gelenk (Articulatio cricoarytaenoidea); bei Kehlkopfschwellung Stridor. [E] laryngeal c. – **C. (medullae) spinalis:** Prell- bis Quetschverletzung des Rückenmarks; als teilweise oder vollständ. Unterbrechung des Organzusammenhangs mit entspr. neurologischen Ausfällen (evtl. als ↗Querschnittslähmung), spinalem Schocksyndrom (vgl. Apoplexia spinalis), hyperästhetischen Hautzonen, Subileus u.a.m. [E] spinal cord c. – **C. thoracis:** Brustkorbprellung bis -quetschung (Compressio thoracis). [E] thoracic c.

Convallaria majalis: das »Maiglöckchen« [Liliaceae], dessen Blätter, Blüten u. Wurzeln als Herzmittel verwendet werden. Das Hauptglykosid (vgl. Herzglykoside) ist das **Convallatoxin** (k-Strophanthidin-L-rhamnosid; das stärkste bisher bekannte Herzgift), mit Wirkung ähnlich der des k-Strophanthins, welches das gleiche Aglucon enthält. – Enthält ferner das Herzglykosid **Convallosid**. [E] lily of the valley.

Cor *PNA*: das Herz; funktionell-anatomisch unterschieden als C. arteriosum u. C. venosum. – Auch Bez. für Herzfehlbildungen u. krankhafte Herzveränderungen (siehe folgende Begriffe). [E] heart. – **C. adiposum:** Lipomatosis cordis, ↗Fettherz. – **C. fibrosum:** fibrös verändertes Herz; Kardiosklerose, Endomyokardfibrose, Fibroelastosis endocardica. – **C. hypertonicum:** Hypertonikerherz. – **C. hypertrophicum:** Herzhypertrophie. – **C. pulmonale:** Rechtsherzhypertrophie infolge übermäßiger Druckbelastung bei Erkrankungen, die primär die Funktion u./oder Struktur der Lunge verändern; als **C. p. chronicum** (C.-p.-Syndrom) Folge eines Hochdrucks im kleinen Kreislauf (pulmonaler Hochdruck) u. bei chronischen Lungenkrankhn., ferner infolge Pleuraschwarten, Kyphoskoliose sowie nach mehrfachen Lungenembolien; Symptome: Atemnot, pulmonale Angina pectoris, zentrale Zyanose, sekundäre Polyglobulie, Osteoarthropathia hypertrophicans, Tachykardie, evtl. auch akzentuierter Pulmonalton, betonter Pulmonalbogen, ↗Rechtsherzinsuffizienz, respiratorische Azidose; im EKG »P pulmonale« abnorme Rechtsabweichung des P-Vektors u. der QRS-Achse in der Frontalebene, deutl. S I u. Q III, links-verschobene QRS-Übergangs- = -Transitionszone mit R/S-Quotient in $V_{5,6} \leqq 1$, Steiltyp bis (pathologischer) Rechtstyp, Rechtsverspätung bei Schenkelblock. – Als **C. p. acutum** ein akutes Geschehen durch plötzliche Widerstandserhöhung im kleinen Kreislauf, meist infolge Lungenembolie; Symptome: Atemnot, Zyanose, Schock, rasch einsetzende Rechtsherzinsuffizienz; oft Exitus durch Rechtsversagen (Lungenentlastungsreflex); EKG: S I Q III zusammen mit neg. T-Welle in $V_{1-3(4)}$ sowie evtl. in III, S I u. Inversion von T in III u. $V_{1-3(4)}$, S I Q III u. neg. T-Welle in III u. Rechtsschenkelblock. [E] cor pulmonale (acute; chronic).

Coriandrum sativum: »Koriander« [Umbelliferae]; therapeutische Anw. finden die Früchte (Fructus Coriandri) u. deren ätherisches Öl (D-Linalool) als Stomachikum, Spasmolytikum, Carminativum, Öl auch in Einreibemitteln gegen Rheuma. [E] coriander.

Cornea *PNA*, Kornea: die »Hornhaut« des Auges. [E] cornea. – **C. farinata:** (VOGT) familiär-erbliche Hornhautdystrophie mit Altersmanifestation in Form kleiner weißer Tropfen in den tiefen Schichten.

Corticoide: ↗Corticosteroide.

Corticosteroiddiabetes: ↗Steroiddiabetes.

Corticosteroide, Kortikoide: die ca. 50 in der Nebennierenrinde unter ACTH-Steuerung aus Progesteron gebildeten Steroidhormone; darunter – als Gluco- u. Mineralocorticoide – i.e.S. die Hormone Aldosteron, 11-Desoxycortisol (Cortodoxonum), 11-Desoxycorticosteron (Desoxycortonum), Corticosteron, Cortisol, ↗Cortison u. 11-Dehydrocorticosteron; ferner Androgene u. Östrogene wie 11β-Hydroxyandrostendion, 17α-Hydroxyprogesteron, Pregnenolon, Progesteron, Testosteron. Sie kommen in Blut u. Harn unverändert oder metabolisiert vor u. sind einzeln oder in Gruppen (z.B. als 17-Ketosteroide) analytisch erfaßbar. Werden sowohl in der natürlichen (u. in der nachsynthetisierten) Form wie auch in Form synthetischer Derivate als Heilmittel angewendet; bei Pharmakotherapie (aber auch bei Überproduktion) kann das klinische Bild des ↗CUSHING* Syndroms entstehen. [E] corticosteroids.

Corticotrophin(um), Corticotropin, corticotropes Hormon, Adrenokortikotropin, ACTH: ein Peptidhormon aus 39 Aminosäuren (AS), von denen nur die ersten 24 für die biolog. Wirkung wichtig sind (sind enthalten im **synthetischen C.** = Tetracosactid; Vorteil: kaum allergisierend). Wird gebildet in den basophilen Zellen des Hypophysenvorderlappens. Wirkt – über Adenylatcyclase-Aktivierung – auf die Nebennierenrinde ein (Anregung ihres Wachstums sowie der Bildung u. Absonderung der ↗Glucocorticoide), bewirkt Steigerung der Lipolyse, ferner Retinierung von Stickstoff, Anhäufung von Cholesterin im RES, Retention von Cortisol im Gewebe. Hat über die Corticosteroide indirekten Einfluß auf den Stoffwechsel der Kohlenhydrate (steigert die Insulinproduktion, führt zu Hypoglykämie, verbesserter Glucosetoleranz, Glykogenzunahme im Fettgewebe); besitzt melanotrope Aktivität. Konzentration erhöht bei Streß, Nebennierenrinden-Insuffizienz, CUSHING* Syndrom sowie nach Gaben von Metopiron® (im Funktionstest). Wird *therap* angewendet (etwa wie Cortison) bei Unterfunktion der Nebennierenrinde oder bei Unverträglichkeit von Glucocorticoiden. Die Halbwertzeit im Blut (i.v.) beträgt 60 Min. Diagnost. Anw. zur Überprüfung der NNR-Funktion (↗ACTH-Test). [E] corticotropin.

Cortison, Kortison, 17α-Hydroxy-11-dehydrocorticosteron, KENDALL* Substanz E, REICHSTEIN* Substanz Fa, WINTERSTEINER* Substanz F: $C_{21}H_{28}O_5$,

Δ^4-Pregnen-17α,21-diol-3,11,20-trion; Nebennierenrinden-Hormon vom Glucocorticoid-Typ, gebildet in der Zona fasciculata; es ist im peripheren Blut nicht nachweisbar; ist intermediär u. pharmakodynamisch eng mit Cortisol = Hydrocortison verknüpft. Wurde um 1949 in die Behandlung entzündlich-allergischer u. spezifischer Hormonmangelzustände eingeführt; s.a. Cortison... [E] cortisone.

Cortisonismus, Hypercortisolismus: Krankheitserscheinungen nach langdauernder – auch niedrig dosierter – Verabfolgung von Corticosteroiden (z.B. bei chron. Polyarthritis), wodurch es zu einer reaktiven Unterfunktion (später evtl. Atrophie) der Nebennierenrinde kommt, so daß der Organismus auf Substitution der entsprechenden Hormone angewiesen ist. Äußert sich im ausgeprägten Fall als CUSHING* Syndrom vorübergehender Art oder als schwerer Dauerschaden, wobei der Betroffene unter Stoffwechselstörung i.S. eines Diabetes mellitus sowie unter Osteoporose, Spontanfrakturen leidet. – Weitere Schäden: Corticoidakne (früher: Cortisonakne; an Gesicht u. Stamm; meist mit Vollmondgesicht u. Rosazea), Corticoidarthropathie (Gelenkschmerzen, evtl. -schwellungen), Corticoidglaukom (erhöhter Abflußwiderstand im Kammerwinkel durch Elektrolytverschiebung), Corticoidpsychose (hypochondrische, phobisch-anankastisch, ängstlich-depressiv, aber auch depressiv-maniform, schizophreniform; ist selten voll reversibel), Neigung zu Phlegmonen (Mesenchymhemmung?); s.a. Corticosteroide.

Costen* Syndrom (JAMES BRAY C., geb. 1895, Otologe, St. Louis/USA), otodentales Syndrom: durch Bißanomalie, Fehlen der hinteren Molaren oder durch eine schlecht sitzende Prothese verursachte Kiefergelenkarthrose mit ins Ohr ausstrahlenden Schmerzen, Stirn- u. Augenkopfschmerz, trockener Zunge. [E] Costen's syndrome.

Co-trimoxazol: Antibiotikum; Kombination von Trimethoprim u. Sulfamethoxazol. [E] cotrimoxazole.

Coudé-Katheter: (französ.) an der Spitze »gekrümmter« Blasenkatheter (Gummi) mit seitl. Öffnung zur Blasenentleerung bei Prostatahypertrophie. [E] catheter coudé.

Couplet: die Aufeinanderfolge zweier Extrasystolen.

Courvoisier* Zeichen (LUDWIG G. C., 1843–1918, Chirurg, Basel): eine über längere Zeit bestehende schmerzlose Vergrößerung der Gallenblase als Hinweis auf deren Tumorverschluß. [E] Courvoisier's sign.

Coxa: Hüfte als Körperregion; i.w.S. auch das »Hüftbein« (Os coxae) bzw. -gelenk (Articulatio coxae). [E] coxa; hip; hip joint. – **C. valga:** abnorme – nur beim Neugeborenen physiologische – Steilstellung des Schenkelhalses (CD-Winkel > 140°); entweder angeboren (C. v. congenita) oder als »Unterfunktions-C. v.« bei Entlastung des Beines im Wachstumsalter, statischen Störungen (X- oder O-Bein), Abduktoreninsuffizienz oder Adduktorenspasmus (z.B. bei schlaffen oder spastischen Paresen), aber auch hormonell oder stoffwechselbedingt sowie nach direkter Schädigung (Osteomyelitis, Schenkelhalsfraktur etc.). Symptome: Bewegungseinschränkung im Hüftgelenk, rasche Ermüdbarkeit infolge Muskelatrophie, Verlagerung des Trochanter major distal der ROSER*-NÉLATON* Linie. Der Zustand prädisponiert für eine Koxarthrose. [E] coxa valga. – **C. vara,** C. adducta s. flexa: Verkleinerung des Kollodiaphysenwinkels (CD-Winkel < 120°); ein- oder beidseitig vorkommend. Ät.path.: symptomatisch bei angeb. Systemerkrankungen des Skeletts sowie bei Stoffwechselerkrankungen (z.B. Rachitis, Osteomalazie, senile Osteoporose), nach lokaler Schädigung (z.B. PERTHES* Krankheit, epiphysäre Störungen, Osteomyelitis, Schenkelhalsfraktur), aber auch als (isolierte) Coxa vara congenita. Symptome: Hochstand (oberhalb ROSER*-NÉLATON* Linie) u. »Herausstehen« des Trochanters, Beinverkürzung, Muskelatrophien, Watschelgang, positives TRENDELENBURG* Zeichen (1), Bewegungseinschränkung. [E] coxa vara.

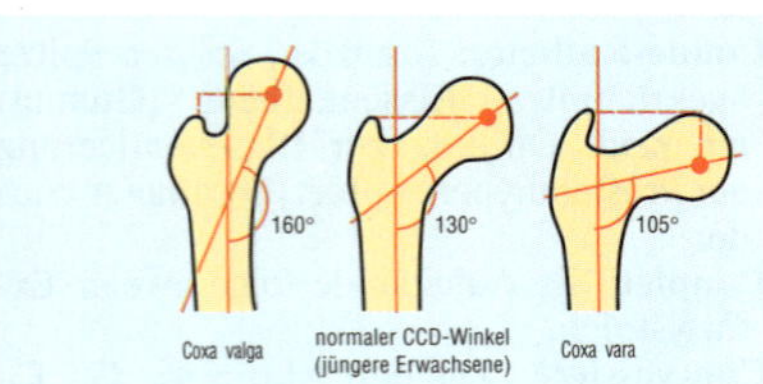

Variationen des Schenkelhals-Schaftwinkels (bei **Coxa valga** steht der Trochanter major tiefer, bei **Coxa vara** höher als normal) [57]

Coxalgia, Koxalgie**:** Hüft(gelenk)schmerzen. [E] hip pain; coxalgia.

Coxarthritis: Hüftgelenkentzündung, Coxitis.

Coxarthrosis: ↗Koxarthrose. [E] coxarthrosis.

CP: Abk. für **1) C**reatin**p**hosphat. **2)** (engl.) **C**erebral **p**alsy (Zerebralparese). **3) cP: c**hronische **P**olyarthritis.

Crataegus oxyacantha: »Hagedorn«, »zweigriffliger Weißdorn« [Rosaceae]; enthält – in Blättern, Blüten, Beeren – u.a. Flavonoide, Cholin, Acetylcholin, Gerbstoffe; Anw. als Kardiotonikum u. Antihypertonikum.

Craurosis: ↗Kraurosis.

C-reaktives Protein, CRP**:** ein Akute-Phase-Protein, welches – in Gegenwart von Calciumionen – mit dem C-Polysaccharid (C-Substanz) der Pneumokokken(-Rauhform) reagiert u. Präzipitation hervorruft. Gehört der β-Globulinfraktion an, u. seine Konzentration korreliert meist mit der »Blutsenkung«; wird bei den meisten entzündlichen u. neoplastischen Erkrankungen neu gebildet u. im Serum nachweisbar (CRP-Test); bei älteren Patienten ist sein Wert häufig ohne nachweisbare Erkrankung erhöht. [E] C-reactive protein.

Creatinin-Clearance: die durch Bestimmung des Exkretionskoeffizienten des endogenen Plasmacreatinins ermittelte renale ↗Clearance des Creatinins; Normalwert: 160 bis 180 ml/Min. Sie entspricht beim Menschen nicht der Inulin-Clearance. – Geeignet z.B. zum Nachweis einer beginnenden Niereninsuffizienz. [E] creatinine clearance.

Creatinkinase, Creatinphosphokinase, CK, CPK**:** eine ATP-spezifische Kinase (ein zytosolisches Enzym: CK_c; Normwerte: bei Männern < 80 U/l, bei Frauen < 70 U/l), die – obligat magnesium- bzw. manganabhängig – die LOHMANN* Reaktion katalysiert:

$$\text{Creatin} + \text{ATP} \underset{\text{II}}{\overset{\text{I}}{\rightleftharpoons}} \text{Creatinphosphat} + \text{ADP}$$

3 Isozyme mit unterschiedlicher Beweglichkeit bei der Elektrophorese; sie beste-

hen aus den Untereinheiten B u. M (BB-Typ = CK I = Gehirn-, MB-Typ [engl.: **m**uscle-**b**rain type] = CK II = Herzmuskel-, MM-Typ = CK III = Muskeltyp); der MB-Typ ist diagnostisches Leitenzym für Myokardinfarkt (Normwerte: ≦ 10 U/l bzw. ≦ 6% der CK, Anstieg nach 4–8 Std. mit einem Maximum nach 12–18 Std. nach Infarkt), der MM-Typ für die infantile Form der progressiven Muskeldystrophie. [E] creatine kinase; CK; creatine phosphokinase; CPK.

Creme, Krem: Salben besonders weicher Konsistenz, die größere Mengen Wasser enthalten. Emulsionstypen: »Wasser-in-Öl« u. »Öl-in-Wasser« sowie Quasi-Emulsion (Coldcream). [E] cream.

Crepitatio, Crepitus, Krepitation: knarrendes oder knisterndes Reibegeräusch, z.B. durch Knochenbruchenden, entzündete Pleurablätter, Sehnenscheidensynovialis (»Schneeballknistern«); ferner als **Cr. indux** u. **redux** das feine »Knisterrasseln« über einem pneumonischen Infiltrat als Frühsymptom der Pneumonie (etwa im Stadium der Anschoppung) bzw. bei dessen Lösung (etwa im Stadium der Resolution). [E] crepitus; crepitation.

CRP: **C-r**eaktives **P**rotein. [E] C-reactive protein.

CS: (engl.) Abk. für **c**ompleted **s**troke (»kompletter zerebraler Insult«) als Form der ↗Hirnischämie.

Cumarin, Kumarin: innerer Ester der Cumarinsäure (o-Hydroxyzimtsäure), ein in vielen Pflanzen als Glykosid vorhandenes α-Pyronderivat, welches nach enzymatischer Glykosidspaltung (im Anschluß z.B. an die Mahd) als ein pflanzlicher Duftstoff freigesetzt wird. Anw. u.a. als Fluoreszenzindikator. – Dient als Baustein synthetischer Antikoagulanzien (↗Cumarin-Derivate), Antibiotika (z.B. Coumamycin, Novobiocin) u. Rodentizide. [E] coumarin.

Cumarin-Derivate, Antikoagulanzien vom Cumarin-Typ: vom ↗Cumarin abgeleitete Hemmstoffe der Blutgerinnung (als natürliches C. das in faulendem Süßklee als Wirkstoff erkannte Bishydroxycumarin = Dicumarol). Die antikoagulative Wirkung basiert auf Strukturähnlichkeit mit dem ↗Vitamin K (kompetitive Hemmung). Sind in vitro unwirksam; Wirkungseintritt mit Latenz (ca. 6 h; Vollwirkung nach 36–48 h). Typische »C(o)umarine« dieser Art: Phenoprocoumon, Acenocoumarolum, ↗Warfarin.

Curschmann* (HEINRICH C., 1846–1910, Internist, Leipzig) **Spiralen:** (1882) bei Asthma bronchiale, gelegentlich auch bei chronischer Bronchiolitis u. spastischer Bronchitis im Auswurf vorkommende Schleimspiralen mit stärkerer Drillung der helleren (lufthalt.) axialen Anteile. [E] Curschmann's spirals.

Cushing* (HARVEY W. C., 1869–1939, Chirurg, Philadelphia) **Syndrom: I)** (CROOKE*-) APERT*-GALLAIS* Syndrom: Krankheitsbild durch ein Überangebot von ↗Glucocorticoiden (s.a. Schema). Symptome: gerötetes Vollmondgesicht, Steroidakne, Stammfettsucht, Plethora, Hautstreifen (Striae rubrae), arterielle Hypertonie, allgemeine Leistungsschwäche, endokrines Psychosyndrom, Osteoporose, Diabetes mellitus, Impotenz, Oligo- bis Amenorrhö (evtl. Hypertrichose bis Hirsutismus), bei Kindern Wachstumsstörungen, Eosinopenie. Die Corticosteroide im Blut sind erhöht, u. ihr physiologischer Tagesrhythmus ist aufgehoben. Zu unterscheiden sind das **zentrale C.* Syndrom** (= Morbus CUSHING; bei vermehrter ACTH-Sekretion durch ACTH-bildende Hypophysenelemente), das **adrenal bedingte C.* Syndrom** (durch vermehrte Glucocorticoid-, gelegentlich auch Mineralocorticoid-Freisetzung aus Nebennierenrinden-Adenomen; die Corticoide führen zu einer Suppression der ACTH-Sekretion) u. das im Alter etwas häufiger vorkommende **paraneoplastische C.* Syndrom** (durch ektope ACTH-Freisetzung aus malignen Tumoren; z.B. aus einem Bronchialkarzinoid, -karzinom oder einem Pankreaskarzinom); ferner das seltene **episodische hypothalamisch-hypophysäre C.* Syndrom**; häufigste Ursache ist jedoch die chronische Glucocorticoid-Pharmakotherapie, z.B. bei Asthma bronchiale oder bei chronischer Polyarthritis. – Ferner als transitorisches oder Pseudo-C.*-Syndrom = Cushingoid die nur vorübergehende Symptomatik des CUSHING* Syndroms I, z.B. nach schwerem Schädeltrauma. [E] Cushing's syndrome. **II)** Symptomatik des Kleinhirn-Brückenwinkel-Syndroms bei Tumor an Kleinhirn oder Brücke, Akustikus-Neurinom, örtlichem Gefäß- oder Entzündungsprozeß; charakteristisch mit Ausfall der gleichseitigen Hirnnerven VI u. VII, evtl. auch VIII (Hörstörung), Kleinhirnsymptomen, Hirndruckzeichen. [E] angle tumor syndrome.

Cushing* Syndrom

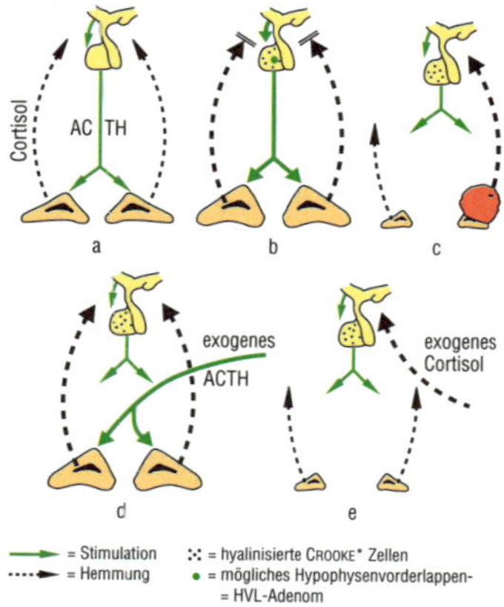

Pathogenetische Formen des **Cushing* Syndroms I: a)** normaler Regelkreis Hypothalamus–Hypophysenvorderlappen–Nebennierenrinde (NNR). – **b)** C.* Sy. mit beidseitiger NNR-Hyperplasie; hypothalamisch-hypophysäre Regulationsstörung oder – selten – primäres oder sek. regulatives mukoidzelliges HVL-Adenom (Morbus Cushing). – **c)** primärer NNR-Tumor. – **d)** therapeutisch zugeführtes oder ektopisch-paraneoplastisch gebildetes ACTH. – **e)** therapeutisch zugeführtes Cortisol oder ein anderes Glucocorticoid [17]

Cutis *PNA*: das aus Oberhaut (= Epidermis) u. Lederhaut (= Dermis, Corium), den bd. oberen Schichten der Körperdecke (Integumentum commune) bestehende, der Unterhaut bzw. dem Unterhautfettgewebe aufliegende Organ »Haut« als Schutz-, Ausscheidungs-, Wärmeregulations- u. Sinnesorgan. [E] cutis, skin. – **C. callosa:** Schwielenhaut, Hornschwiele. [E] skin callus. – **C. marmorata:** die »marmorierte« Haut; als **C. m. vascularis** s. **reticularis** = Livedo reticularis, eine lokalisierte oder generalisierte netzförmige Hautzyanose; meist als »**C. reticularis e frigore**« oder »**C. ret. e calore**«, d.h. infolge Kälte- oder Hitzeeinwirkung; als **C. m. pigmentosa** (= Pigmentatio reticularis e calore) die »Hitzemelanose«, eine netzartige bräunl. Pigmentation als Endstadium einer erythematösen Dermatitis. [E] cutis marmorata. – **C. rhomboidalis:** Elastoidosis cutanea nodularis; als **C. rh. nuchae** die entzündlich-degenerative Altersatrophie der Nackenhaut als Teilerscheinung der Alters-, Landmannshaut; mit graubräunlicher, von tiefen Furchen begrenzter Hautfelderung. – **C. senilis:** die ↗Altershaut.

Cyanosis: (latein.) ↗Zyanose. – **C. circumscripta et lipomatosa:** bläuliche Verfärbung über lipomartigen Verdickungen der Unterschenkel bei Frauen. – **C. retinae:** blaurote Verfärbung u. vermehrte Schlängelung der Netzhautvenen bei allgemeiner Zyanose, Arteriosklerose, Abflußstörung der Zentralvene.

Cycloserin(um), Zykloserin: Antibiotikum aus Streptomyces orchidaceus (auch synthetisch). Wirksam gegen grampositive u. -negative Keime, insbes. gegen Mycobacterium tuberculosis (als kompetitiver Antagonist zum Zellwandbaustein D-Alanin); ist oral resorbierbar, hat neurotoxische Nebenwirkungen. [E] cycloserine.

Cyclosporine, Ciclosporine: Antibiotika aus Tolypocladium inflatum; besitzen immunsuppressive Wirkung; s.a. Ciclosporin A.

Cyclothymie: ↗Depression.

Cyproheptadin: Antagonist von Serotonin mit starker Antihistaminika-Wirkung; Anw. bei Karzinoid-Syndrom, als Antiallergikum, bei Migräne u. zur Appetitsteigerung.

Cyproteronacetat: ein Progesteron-Derivat, das neben der antiandrogenen auch eine gestagene Wirkung besitzt; Anw. bei Männern zur Therapie des Prostatakarzinoms, bei Frauen in Kombination mit Östrogenen bei Hirsutismus, schweren Akneformen, Seborrhö.

C-Zellen-Karzinom: von den C-Zellen der Schilddrüse ausgehendes medulläres Karzinom. Charakterisiert durch hohe Calcitonin-Spiegel (je nach Tumor-Stadium; Calcitonin [hCT] daher Tumormarker dieses Neoplasmas).

D

Dacarbazin: Imidazolcarboxamid; ein Chemotherapeutikum zur Behandlung metastasierender Melanome u. des Hodgkin-Sarkoms. E dacarpazine.

Dachziegelverband: **1)** dachziegelartig übereinandergeklebte Heftpflasterstreifen zur Hemmung der Atemexkursionen u. zur Stabilisierung einer Brustkorbhälfte bei Rippenbrüchen. E imbricated bandage. **2)** BAYNTON* Verband; dachziegelartig angeordneter Zinkleimverband am Unterschenkel bei ↗Ulcus cruris.

Da Costa* Syndrom (JACOB MENDES DA C., 1833–1900, Internist, Philadelphia)**:** eine meist spontan (psychogen) u. – im Gegensatz zur Angina pectoris – belastungsunabhängig auftretende Symptomatik seitens des Herzens u. der Atmung. Eine »neurozirkulatorische Asthenie« mit Beklemmung oder Stichen in der Herzgegend, Tachykardie, Extrasystolie, Müdigkeit, Schwindelgefühl sowie »Lufthunger« mit Seufzeratmung u. paroxysmaler Hyperventilation (evtl. gefolgt von Tetanie). Die Prognose ist gut. E Da Costa's syndrome.

Dämmerschlafkur: therapeutische Maßnahme, bei welcher der Patient unter Neuroleptikagabe für ca. 10 Tage in einen Dämmerschlaf versetzt wird; die Anw. bei (chronifizierten) depressiven Kopfschmerzen ohne oder mit Medikamentenabusus kann erfolgreich sein. Die Behandlung sollte nur unter stationären Bedingungen mit geschultem Pflegepersonal stattfinden.

Dämmer(ungs)zustand: stunden- bis tagelange Bewußtseinseinengung, gekennzeichnet durch Herabsetzung der Auffassungs- u. geistigen Leistungsfähigkeit bei erhaltener Orientierung u. relativ unauffälligem Verhalten (»**besonnener**« oder »**orientierter D.**«), so daß das Handeln durchaus als »durchdacht« erscheinen kann. Oder aber als **deliranter** (= **desorientierter**) **D.** ein Zustand stärkerer Bewußtseinstrübung (z.B. als »exogener Reaktionstyp« bei Infektionskrankheiten), u.U. sogar mit Übergang in Sopor u. Koma, bei dem häufig auch Automatismen auftreten u. dem Erinnerungslücken bis -losigkeit folgen. Ursachen: z.B. affektive Einflüsse, hochgradige Erschöpfung, Toxikomanie (Sucht), Epilepsie (D. vor oder nach dem Anfall bzw. als epileptisches Äquivalent; oft mit Desorientiertheit, Wesensveränderung), pathologischer Alkoholrausch, progressive Paralyse, Hypnose; Ursache des nur **abortiven D.** (= »Umdämmerung«, die aber auch als epileptischer Ausnahmezustand vorkommt) ist z.B. eine akute Hirnverletzung, Insolation. E semiconsciousness; fugue state. – **D., organischer:** Zustand i.S. des »akuten Reaktionstyps«, z.B. nach Hirnerkrankung, Vergiftung. – **D., psychogener:** D. als Folge hohen Affektdrucks; ist delirant. – **D., traumatischer:** D. nach Hirnverletzung; ist »besonnen«, kurzfristig u. mit teilweiser Amnesie verbunden.

Dämpfung: **1)** verkürzter, leiser, hoher Klopfschall (»Schenkelschall«) über luftarmen oder -leeren Organen bzw. Körperteilen; ↗Dämpfungsfigur. E percussion dullness; damping. **2)** medikamentös (durch Sedativa, Tranquilizer, Neuroleptika, Hypnotika etc.) herbeigeführte Beruhigung einer psychischen u./oder einer motor. Unruhe. E sedation.

Dämpfungsfigur: der perkutorisch feststellbare charakteristische Bereich einer Dämpfung, z.B. als GARLAND* Dreieck, als – absolute oder relative – Herzdämpfung. E area of dullness.

Dakryoadenitis: Entzündung der Tränendrüse. E dacry(o)adenitis. – **D., akute:** D. mit schmerzhafter schläfenseitiger Schwellung des Oberlides (»Mandelauge«) u. der Braue, Chemosis der Bindehaut u. Lymphknotenschwellung vor dem Ohr sowie – bei Beteiligung des orbitalen

Drüsenteils – mit Exophthalmus (evtl. mit Bulbusverdrängung nach innen-unten); z.B. bei Mumps, nach ↗Hordeolum oder Konjunktivitis, als epidemischer Virusinfekt. Ⓔ acute d. – **D., chronische:** z.B. bei Trachom, Tbk, Lues II u. beim MIKULICZ* Syndrom vorkommende D. mit allmählicher, schmerzloser Schwellung u. charakteristischer »Paragraphenform« des Oberlids, verbunden mit örtlichem Schweregefühl u. teilweiser ↗Ptosis. Ⓔ chronic d.

Dakryocystitis, Dakryozystitis: die unspezifische oder spezif. (bei Tbk evtl. als Primärkomplex) Tränensackentzündung. Die akute D. – katarrhalisch bis eitrig – oft infolge Tränengangverschlusses, einhergehend mit – meist – schmerzhafter, harter, evtl. auf die Wange übergreifender örtlicher Schwellung u. Rötung, mit regionaler Lymphadenitis, evtl. mit Dakryoblennorrhö; Gefahr der Orbitalphlegmone u. einer septischen Thrombophlebitis. – Die chronische D. mit Tränenträufeln (Epiphora) u. Schwellung unterhalb des inn. Lidwinkels, bedingt u.a. durch Sekret-, Eiterverhaltung, die bei Druck auf den »Tumor« zu Entleerung durch die Tränenpünktchen führt. Ⓔ dacryocystitis.

Dakryozysto(r)rhinostomie: die operative Wiederherstellung des Tränenabflusses bei Verlegung des Tränennasengangs (Ductus nasolacrimalis); erfolgt durch Anastomosierung des Tränensacks mit dem mittl. Nasengang (z.B. nach DUPUY//DUTEMPS, TOTI, WEST). Ⓔ dacryocystorhinostomy.

Daktylogrypose: Finger- oder Zehenverkrümmung; evtl. als schmerzhafte Form (= Daktylokampsodynie). Ⓔ dactylogryposis.

Dampfbad: das Baden in einer mit Wasserdampf gesättigten Luft von 35–50 °C. Führt durch Wärmezufuhr u. durch die infolge wirkungsloser Schweißabgabe begünstigte Wärmestauung zum Anstieg der Körpertemperatur (Hyperthermie) mit sekundärer Stoffwechselsteigerung sowie zu örtlicher Mehrdurchblutung (Hyperämie) mit viszerokutan-reflektorischer Beeinflussung innerer Organe. Anw. z.B. als russisch-türkisches oder – als den Kopf ausnehmendes – Dampfkastenbad oder als Teil-D. (»Kopf-«, »Gesichtsdampfbad«; s.a. Dampfdusche). Ⓔ steambath.

Dampfdusche: *physiother* »Anwendung« von Wasserdampf (mit 1–2 atü) mittels eines speziellen Duschkopfes als örtliches ↗Dampfbad; z.B. bei Lumbago. Ⓔ steam shower.

Dampfinhalation: das Inhalieren molekulardisperser Stoffe (z.B. Wasserdampf, ätherische Öle), die – soweit nicht in den Atemwegen durch Abkühlung kondensiert – mit der Atemluft, den Atemgasen in den Alveolen resorbiert werden. Ⓔ steam inhalation.

Dana* (CHARLES L. D., 1852–1935, Neurologe, New York) **Operation:** Durchtrennung der hinteren Spinalnervenwurzeln (Radikulotomie) nach vorangehender Laminektomie, z.B. bei unstillbaren Schmerzen. Ⓔ Dana's (posterior) rhizotomy. – **D.*(-Lichtheim*-Putnam*) Syndrom:** funikuläre Spinalerkrankung. Ⓔ funicular myelosis.

Dandy* (WALTER EDW. D., 1886–1946, Neurochirurg, Baltimore) **»concealed disc«:** der inkomplette, nur bei Lordosierung eintretende lumbale ↗Bandscheibenvorfall (bei dem der Rö.- u. Op.-Befund negativ ausfallen). – **D.* Zeichen: 1)** heftige segmentäre Schmerzausstrahlung nach kräftigem Reflexhammerschlag neben die Lendenwirbelsäule (Höhe L_4–S_1) bei Neuralgie lumbaler Spinalnervenwurzeln oder präsakraler Nerven, v.a. bei Bandscheiben-bedingter Irritation des Nervus ischiadicus. Das von der Ausstrahlung betroffene Hautfeld (Dermatom) u. der örtl. Schmerz erlauben eine Höhendiagnose des Bandscheibenschadens. Ⓔ D.'s paravertebral sciatic pain induction. **2)** Steigerung einer Ischialgie durch Husten, Schneuzen, Niesen als Zeichen der Verursachung durch einen Bandscheibenschaden (u. nicht durch Neuritis!); diagnostisch gleichwertig sind eine segmentale Hypästhesie u. die Aufhebung oder Abschwächung des Achillessehnenreflexes. Ⓔ cough-induced enhancement of sciatic pain.

Darmanastomose: die operative, möglichst »isoperistaltische« Verbindung zwischen 2 Darmabschnitten nach Darmresektion oder aber zur Darmausschaltung sowie als ergänzender Schritt von Magen-, Speiseröhrenplastiken. Ⓔ enteroanastomosis; enteroenterostomy.

Darmatonie: das Fehlen oder die starke Herabsetzung des Spannungszustandes

(Tonus) u. der Kontraktionsfähigkeit der Darmmuskulatur aufgrund gestörter Innervation; führt zu Weitstellung der betroffenen Abschnitte u. zur Verzögerung oder zum Stillstand der Passage. Angeboren – u. örtlich begrenzt – z.B. bei Megacolon congenitum; meist aber erworben, bei toxischer oder mechan. Schädigung (↗Ileus), d.h. bei Vergiftung, Verletzung, nach Operationen. Ⓔ intestinal atonia.

Darmbakterien: ↗Darmflora. Ⓔ intestinal bacteria.

Darmblutung: örtliche oder flächenhafte, zu Blutstuhl (s.a. Melaena) führende oder nur okkulte Blutung aus der Darmlichtung. Ⓔ intestinal hemorrhage.

Darmdivertikel: ↗Dünndarm-, Dickdarm-, Divertikulose. Ⓔ intestinal diverticulum.

Darmeinklemmung: die Inkarzeration eines Darmabschnitts. Ⓔ intestinal incarceration.

Darmentleerung: ↗Defäkation. Ⓔ defecation. – **D., künstliche:** intraoperative D. mittels Darmeröffnung (Enterotomie) u. Darmabsaugrohr; oder aber D. mittels Reinigungseinlauf (vgl. Darmspülung). Ⓔ artificial d.

Darmentzündung: ↗Enteritis. Ⓔ enteritis.

Darmfistel: angeborene oder erworbene, äußere oder innere, von der Darmlichtung ausgehende ↗Fistel; z.B. als Dottergangsfistel bzw. nach krankheits- oder verletzungsbedingter Darmperforation, nach Nahtinsuffizienz oder als operativ angelegte »Kotfistel« (als »Lippen-« oder »Röhrenfistel«); auch entzündungsbedingt bei ↗Enteritis regionalis (CROHN) u. Ileitis terminalis. Hierbei besteht Gefahr von Flüssigkeits- u. Elektrolytverlusten, Resorptionsstörungen (Fett, Proteine, Vitamine), Passagebehinderung, lokaler u. allg. Infektion. Ⓔ intestinal fistula.

Darmflora: die physiologisch im menschlichen Dickdarm vorkommenden Mikroorganismen, u. zwar v.a. Coli(bazillen), Enterokokken, Bacillus acidophilus u. bifidus sowie Anaerobier der Bacteroides-Gruppe. Die Biochemie der Regulierung u. Konstanterhaltung der D. ist nicht geklärt; Entgleisungen (Dysbakterie) kommen vor bei Darminfektion u. nach Darmentkeimung (»Darmsterilisation«) sowie bei verschiedenen Allgemeinkrankheiten. Ⓔ intestinal flora.

Darmgeschwür: ↗Ulcus pepticum des Duodenums oder Jejunums sowie geschwürige Prozesse bei Ileitis u. Colitis ulcerosa, Bauchtyphus, Ileozäkal-Tbk; ferner als fremdkörper- oder ileusbedingtes Dekubitalgeschwür. Ⓔ intestinal ulcer.

Darminkontinenz: ↗Stuhlinkontinenz. Ⓔ fecal incontinence.

Darmkarzinom: das primäre oder sekundäre (metastatische) ↗Karzinom der Darmwand; als primärer »Darmkrebs« v.a. lokalisiert im Mastdarm u. Kolon (↗Rektumkarzinom bzw. Kolonkarzinom). Meist als Adeno- oder als Gallertkarzinom, seltener als Zottenkrebs oder als Szirrhus, im Afterbereich auch als Plattenepithel-Ca. Das Wachstum erfolgt knollig (evtl. lichtungsverlegend) u. mit späterem kraterähnlichem Zerfall, ringförmig (mit aufgeworfenen Rändern) oder – bei szirrhösen Wuchsformen – breit infiltrierend (auch in die Umgebung), u. zwar mit Schrumpfungstendenz u. früher Fernmetastasierung. Lokalisation: am häufigsten im Dickdarmbereich, selten im Zwölffinger- u. Dünndarm; tritt v.a. zwischen dem 50. u. 70. Lj. auf. Symptome: zunehmende Lichtungseinengung (Darmstenose) bis -verlegung, Obstipation (evtl. aber Pseudodiarrhö), Darmblutung, evtl. Perforation, Fistelbildung, Durchwanderungsperitonitis; die Metastasierung erfolgt lymphogen (in die Darmwand u. paraaortal) u. hämatogen (v.a. über das Pfortadersystem in die Leber, sekundär in die Lunge; vom Rektum auch via Hohlvene). Die Prognose ist bei operativer Therapie relativ gut. Ⓔ carcinoma of the bowels; intestinal c.

Darmkrebs: ↗Darmkarzinom. Ⓔ intestinal cancer.

Darmlähmung: Funktionsverlust der Darmmuskulatur mit nachfolgender Weitstellung des Darmes (Darmatonie) u. Aufhören der Darmperistaltik (s.a. Ileus). Ⓔ enteroparalysis; paralytic ileus.

Darmpolyp: gutartige, von der Darmwand aus in die Darmlichtung ragende, gestielte, knotige oder breitbasig aufsitzende u. meist zottige Bildung unterschiedlichen histologischen Aufbaus u. unterschiedlicher Dignität: **fibroepithelialer D.** (gutartige Wucherung des submukösen Gewebes; meist Fettgewebe, »Lipom«); **entzündlicher D.** (Granulationsgewebspolyp); **hyperplastischer** (im Magen: **hyperplasiogener) D.** (umschriebene – nichtneoplastische – Schleimhauthyperplasie [auch Pseudopolyp], meist bei chronischen Entzündungen); **neoplastischer D.** (Schleimhautadenom; als tubuläres Adenom meist gestielt u. knotig, als villöses Adenom meist breitbasig). Die neoplastischen Polypen sind wichtige Präkanzerosen. – D. in der Vielzahl z.B. als erbliche Dickdarmpolyposis beim PEUTZ*-JEGHERS*, GARDNER* Syndrom. [E] intestinal polyp.

Darmprolaps: ↗Darmvorfall. [E] intestinal prolapse.

Darmresektion: die ein- oder mehrzeitige operative Entfernung eines Darmabschnittes mit nachfolgender Anastomosierung der freien Darmenden (↗Darmanastomose) oder mit Bildung eines Kunstafters (↗Anus praeternaturalis). [E] intestinal resection; bowel r.

Darmrohr: ein in den Mast- u. Dickdarm einzulegendes, vorn abgerundetes Gummirohr zur Ableitung von Darmgasen bei Flatulenz, für Klysmen, ↗Darmspülung, Instillationen u. Infusionen; spezielle Rohre ferner für intraop. Darmabsaugung. – vgl. Darmsonde. [E] rectal tube.

Darmsonde: ein- oder doppelläufiger Gummi- oder Kunststoffschlauch mit endständiger zentraler Öffnung (evtl. mit abschraubbarer Metallolive) u./oder nur seitlichen Öffnungen als Mittel für diagnostische Darmsaft- u. Gallegewinnung, für Dauerabsaugung, künstliche Ernährung, Darmdialyse. Die Einführung erfolgt durch Nase, Mund oder durch ein Gastro- bzw. Enterostoma. [E] intestinal probe.

Darmspiegel: 1) Darmspekulum: Mastdarmspekulum, Anoskop; Kolono-, Prokto-, Rektosigmoidoskop. [E] proctoscope. **2)** ↗Flüssigkeitsspiegel im Dünn- u./oder Dickdarm bei Ileus. [E] intestinal fluid level.

Darmspülung: Reinigungsspülung allgemein des unteren Dickdarms, ausgeführt mittels eines Darmrohres vom After aus oder aber über einen doppelläufigen Anus praeter, auch präoperativ vor Darmeingriffen als orthograde Darmspülung durch Trinken bzw. über einen Magenschlauch. [E] colonic irrigation.

Darmstenose: eine die Darmpassage behindernde Einengung der Darmlichtung; u. zwar angeboren, z.B. als inkomplette Darmatresie oder bei Pancreas anulare, oder aber erworben, z.B. bei Geschwulstbildungen, Verwachsungssträngen. Folgen: Steigerung der Darmperistaltik, Darmgeräusche als Spritzgeräusche, Darmsteifungen, Erweiterung der Darmlichtung, Hypertrophie der Darmmuskulatur, Schleimhautschwellung u. Geschwüre vor der Engstelle oder aber Versagen der Peristaltik (vgl. Ileus). [E] enterostenosis.

Darmträgheit: Trägheit der fortbewegenden Darmperistaltik; s.a. Obstipation. [E] intestinal hypomotility.

Darmverschluß: ↗Ileus. [E] intestinal obstruction; ileus.

Darmvorfall: ↗Rektumprolaps. [E] intestinal prolapse.

Darmwandbruch, -hernie: ↗Hernie mit Eintritt (u. Einklemmung) nur eines umschriebenen Darmwandteils in die Bruchpforte. [E] Richter's hernia.

Darm(wand)perforation: örtlich begrenzte Zerstörung der Darmwand als »Durchbruch« eines entzündlichen, v.a. geschwürigen oder gangränösen Prozesses. Gefolgt von Austritt des Darminhalts in die freie Bauchhöhle oder einer Abdeckung der Durchbruchstelle durch Nachbarorgane (= »freie« bzw. »gedeckte Perforation«). Typische Symptome: Perforationsschmerz, evtl. mit Schocksymptomatik, Peritonitis. [E] intestinal perforation.

Dauerbad: ein über Stunden u. Tage ausgedehntes, etwa körperwarmes Vollbad (als Tauch- = Immersionsbad möglichst unter Lagerung auf einem in der Wanne ausgespannten Laken) als entlastende oder sedierende Maßnahme, z.B. bei Dekubitus. [E] continuous bath.

Dauerbeatmung: assistierte oder kontrollierte Atmung als evtl. wochenlange Maßnahme bei respiratorischer Insuffizienz oder bei Atemlähmung; die Beatmung erfolgt mittels Respirator über ein Tracheostoma oder über einen Endotrachealtubus. [E] protracted artificial respiration.

Dauerdialyse: langzeitige Hämodialyse. [E] maintenance hemodialysis.

Dauerdrainage, Sperrdrainage: langzeitige Ableitung im Übermaß gebildeter physiologischer oder pathologischer Körperflüssigkeiten aus einer Körperhöhle (z.B. Empyemdrainage n. BUELAU, PERTHES), aus dem Unterhautzellgewebe (z.B. Docht- = Seidenfadendrainage n. HANDLEY bei Elephantiasis), aus dem Hirnventrikelsystem (Umgehungsdrainage bei Hydrocephalus) oder aus den Gallenwegen (z.B. als KEHR* T-Drainage). E continuous drainage.

Dauerfraktur: Knochenbruch als Folge einer Materialermüdung (»Ermüdungsbruch«), d.h. infolge einer mehrmaligen außergewöhnlich hohen oder einer häufigen Dauerbeanspruchung (Dauertraumatisierung). Anfangs oft nur als mikroskopische Fissur, die sich ausdehnt u. zur Dauerfissur bzw. zur spontanen Fraktur weiterentwickelt; typisch z.B. als Schipper-, Marsch- u. Hustenfraktur. – Entsprechende Brüche ferner auch als Nagelfraktur (Knochennagel), Endoprothesenbruch, insbes. nach statisch bedingter Implantatlockerung. E fatigue fracture.

Dauerkatheter: ein bei Harnabflußstörung aus der Niere oder Harnblase über längere Zeit im Nierenbecken bzw. der Blase belassener Katheter, evtl. als selbsthaltender Katheter (Ballon-, CASPER*, PEZZER*, FOLEY* K.). Erfordert wegen der Gefahr der Sekundärinfektion häufiges Spülen u. Auswechseln. E indwelling catheter.

Dauerschaden: eine relevante, nicht zu wesentlicher Verschlimmerung oder Besserung neigende, voraussichtlich für unbefristete oder mindestens längere Zeit bestehende Gesundheitsschädigung, die einen Rechtsanspruch auf Kompensations- (z.B. Rente) u. Sachleistungen (z.B. Prothese) oder auf Förderungsmaßnahmen begründet. E permanent injury to health.

Dauerschwindel: lang anhaltender Schwindel infolge Labyrinthausfalls; nimmt allmählich ab durch zentralen Ausgleich (Stabilisierung des Gleichgewichts durch Auge, Tiefensensibilität u. Muskelsinn). E prolonged labyrinthine vertigo.

Dauerspülung: **1)** tagelange tropfenweise Nierenbeckenspülung über einen doppelten oder doppellumigen Ureterkatheter zur Chemolyse von Calciumphosphat- oder -carbonatsteinen. E prolonged irrigation. **2)** das HRYNTSCHAK* System (intermittierende D., v.a. nach suprapubischer Prostatektomie).

Dauertremor: nur im Schlaf aussetzendes Zittern (Tremor). E continuous tremor.

Daunorubicin, Daunomycin: ein zytostatisch wirksames Antibiotikum aus Streptomyces peuceticus bzw. ceruleorubicus. E daunorubicin, -mycin.

DCA: **1)** (engl.) Abkürzung für **d**etectable **c**ortical **a**ctivity, die Ableitbarkeit von Potentialschwankungen im EEG (Gegensatz: »no DCA«, die hirnelektrische Inaktivität als Zeichen für Hirntod). **2)** Abk. für **di**rectional **c**oronary **a**therectomy, die direkte koronare Atherektomie; ein Verfahren zur Rekanalisation stenosierter Koronararterien. Dies geschieht mit einem Ballondilatationskatheter, in dessen gefenstertem Ballonabschnitt sich ein rotierendes Rundmesser (»Rotationsatherektomie«) befindet. Mit diesem können atheromatöse Plaques ausgefräst u. aus dem Gefäßsystem entfernt werden.

Deblockierung: **1)** die Aufhebung eines AV-Blockes oder die Reduzierung des Blockierungsgrades bei Vorhofflattern. **2)** Lockerung seelischer Spannungen durch Psychopharmaka.

Débridement: *(französ. = Abzäumen)* **1)** die Durchtrennung abschnürender strangförmiger Verwachsungen (Briden); auch »blutige« Erweiterung einer natürl. Enge (z.B. Bruchpforte). E adhesiolysis. **2)** die Abtragung oberflächlicher Nekrosen i.S. der Wundtoilette. E wound débridement. – **D., enzymatisches:** D. als »Abdauungsbehandlung« von Wunden (Ablösung von Fibrinbelägen u. Nekrosen) durch örtliche Anw. fibrinolytischer (z.B. Streptokinase) oder tryptischer Enzyme. E enzymatic d.

decrepitus, dekrepide: (latein.) (alters-) schwach, körperlich heruntergekommen. E decrepit.

Decrescendo(geräusch): ein kontinuierlich an Intensität abnehmendes Herzgeräusch (z.B. bei Mitralstenose, Aorteninsuffizienz). E decrescendo murmur.

Dedifferenzierungsmodell: ein Modell zur Beschreibung der Veränderungen kognitiver Funktionen im Alter. Es werden 2 Dimensionen der intellektuellen Leistungsfähigkeit unterschieden, die »kristallisierten« u. die »flüssigen«. Erstere beinhalten bildungs- u. übungsabhängige Leistungen (z.B. Wortverständnis u. -flüssigkeit), welche sich bis ins hohe Alter durch geistige Aktivität u. Übung steigern lassen. Die »flüssigen« sind dagegen inhaltsübergreifende kognitive Grundfunktionen, welche sich auf die Geschwindigkeit des Denkens u. auf flexible u. rasche Informationsverarbeitung beziehen; sie unterliegen einem deutlichen alterskorrelierten Abbau.

Deep-brain-Stimulation: ein Verfahren zur Behandlung zentraler Schmerzzustände, bei welchem mittels eines stereotaktischen Zielapparates Elektroden in Strukturen des schmerzhemmenden Systems des Gehirns eingebracht werden. Über die Elektroden wird durch elektrische Reizung der betreffenden Hirnstruktur (z.B. periventrikuläres Grau) Analgesie erreicht.

Defäkation: die Stuhlentleerung; die koordiniert-reflektorische, nach stuhlbedingtem Dehnungsreiz erfolgende, weitgehend über höhere Abschnitte des Zentralnervensystems beeinflußbare Entleerung des Inhaltes (Fäzes) des Mastdarms (s.a. Kontinenzorgan) u. meist auch – durch schnell einsetzende Peristaltikwellen = große Kolonbewegung – des Colon descendens durch Wirkung der Bauchpresse (bei gleichzeitigem Glottisschluß) u. durch die vom Parasympathikus des Rückenmarks (im Defäkationszentrum) ausgelöste Rektumperistaltik bei gleichzeitiger Erschlaffung der Afterschließmuskeln (Musculus sphincter ani u. M. pubococcygeus des Beckenbodens). – vgl. Dyschezie. E defecation.

Defäkationsreflex: (s.a. Defäkation); der D. ist physiologischerweise in höherem Alter abgeschwächt, was mit einer verminderten Rektumsensibilität u. Muskelschwäche erklärbar ist. Dies ist eine der Ursachen für die häufige Obstipation älterer Menschen.

Defäkationssynkope: synkopale Attacke im Zusammenhang mit der Defäkation; kommt beim älteren Patienten häufiger vor. Ursache der verminderten Gehirndurchblutung scheint die Steigerung des intrathorakalen Drucks sowie ein starker Vagusreiz bei Dekompression des Rektums zu sein. Ähnlich verlaufen die Husten- u. Miktionssynkopen.

Defatigatio: (latein.) Ermüdung, Erschöpfung.

Defektsyndrom, terminales extrapyramidales D.: Hyperkinesien als stereotype, oft choreiforme oder ballismusartige Bewegungsabläufe als Nebenwirkung einer Langzeitbehandlung mit Neuroleptika. Die Symptome nehmen bei affektiver Spannung an Intensität zu u. schwinden im Schlaf. E terminal extrapyramidal due to phenothiazine.

Defektzustand: nicht mehr rückbildungsfähiger Endzustand einer Psychose (z.B. Schizophrenie) oder einer organischen Hirnkrankheit mit intellektuellen oder anderen psychischen Defekten. E irreversible defective state.

Deferentektomie: die (Teil-)Entfernung des Samenleiters (Ductus deferens); meist zur Prophylaxe einer Epididymitis bei notwendiger Dauerkatheterisierung sowie bei Prostatektomie. E deferentectomy; excision of ductus deferens.

Deferoxamin: ein spezifischer Eisenkomplexbildner, hergestellt aus Actinomyces-Arten; Anw. z.B. bei Eisenspeicherkrankheiten u. Eisenintoxikation (bei Überdosierung). E deferoxamine.

Defibrillation: Beseitigung des Kammerflimmerns oder -flatterns durch Verabfolgung entsprechender Antiarrhythmika (z.B. Ajmalin, Procainamid) u./oder durch Elektroschock (mittels »Defibrillator«); s.a. Elektrokonversion, -defibrillation. E defibrillation.

Defizitmodell: Modell zur Beschreibung der Veränderung kognitiver Funktionen im Alter; es geht davon aus, daß bereits im 3. Ljz. ein Nachlassen kognitiver Fähigkeiten zu bemerken ist; heute weitgehend zugunsten des Dedifferenzierungsmodells verlassen.

Defizit, neurologisches: neurologische Ausfallserscheinungen, z.B. – flüchtig, fortschreitend oder persistierend – bei ↗Apoplexia cerebri.

Defluvium capillitii: (latein.) »Haarausfall«, ↗Alopezie. E alopecia.

Deformierung, monophasische: im EKG die kuppelförmige Hebung des S-T-Segmentes mit Plateaubildung als Folge eines Verletzungsstroms an der Grenze zwischen normal u. unvollständig erregten Myokardteilen, z.B. bei Myokardinfarkt. E monophasic d.

Degeneratio, Degeneration: *(latein. = Entartung)* Oberbegriff für formale (strukturelle) u. funktionelle Abweichungen von der Norm i.S. der Funktionsminderung. E degeneration. – **D., amyloide:** ↗Amyloidose. E amyloidosis. – **D., braune:** D. mit Einlagerung von Lipofuscin. E pigmentous d. – **D. cerea:** »wachsartige D.«, ↗Amyloidose. E waxy d. – **D., fettige,** D. adiposa**:** D. in Form einer krankhaften, anfangs noch rückbildungsfähigen, fein-, mittel- oder großtropfigen »Fett«-Ablagerung in die Organzellen (insbes. in Leber, Herz, Niere) als Folge einer Hypoxie (»hypoxämische Verfettung«), z.B. bei chronischen Anämien, Vergiftungen. E fatty d. – **D., fibrinoide:** die D. des kollagenen Bindegewebes als Durchtränkung der Grundsubstanz mit Fibrinogen u. Globulin, gefolgt von »glasiger« Aufquellung der kollagenen Fasern u. Verlust der normalen Färbbarkeit; z.B. bei allergisch-hyperergischen Prozessen; s.a. Kollagenose. – **D., gallertige:** die Schleimbildung in (Tumor-)Zellen unter feinwabiger Umwandlung des Zytoplasmas (»Wabenzelle«, »Siegelringzellen«) u. mit nachfolgendem Zelleinriß u. Schleimfreisetzung; v.a. im Gallertkarzinom. E colloid d. – **D. glycogenica:** D. mit Anhäufung von Glykogen in den Zellen (z.B. der Nierentubuli bei Diabetes mellitus). – **D., hepatolentikuläre (progressive)** oder **hepatozerebrale:** WILSON* Syndrom. E Wilson's d. – **D., senile:** Altersdegeneration. E senile d.

Dehnkatheter: Katheter (z.B. filiformer K.) zur Dehnung von Hohlorganengen (z.B. Harnröhren-, Ureterstenose). Evtl. als Ballonkatheter (Angioplastie). E filiform-tipped catheter.

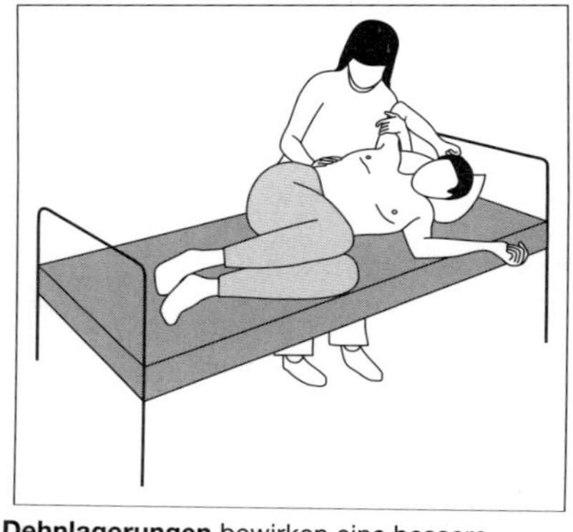

Dehnlagerungen bewirken eine bessere Belüftung der zugehörigen Lungenareale [12]

Dehnungslagerungen: Methode der physikalischen Therapie zur Behandlung von Patienten mit chronischen Atemwegserkrankungen. Erreicht wird eine bessere Belüftung bestimmter Lungenareale durch Beseitigung atemhemmender Widerstände u. Regulation des Muskeltonus. Außerdem verbessern D. die Durchblutung (↗Abb.).

Dehydratation: »Entwässerung«. **1)** ↗Dehydratisierung. **2)** ↗Dehydration.

Dehydration, Dehydratation: Mangel an Körperwasser, d.h. der generelle, absolute oder relative Flüssigkeitsmangel im Extra- u. Intrazellularraum (EZR; IZR) als Folge einer Störung des ↗Wasser-Elektrolyt-Haushaltes (s.a. Exsikkose. E dehydration. – **D., hypertone:** D., bei der der Verlust an H_2O größer ist als der Natriumverlust (= Zustand von »Hypersalämie«; Wassermangelexsikkose). – **D., hypotone:** D., bei der der Verlust an Natrium größer ist als an H_2O, Wasserintoxikation; typisch mit Verdünnungshyponatriämie. – **D., isotone:** D. mit gleich großem Wasser- u. Na-Verlust; z.B. bei Diarrhö, Erbrechen, Blut- u. Plasmaverlusten; die Symptomatik ähnelt der beim hämorrhagischen Schock. – s.a. Tab. S. 102. E dehydration.

Dehydratisierung: »Entwässerung«; der – medikamentös-diätetisch oder durch Dialyse angestrebte – Flüssigkeitsentzug, z.B. zur Kreislaufentlastung. E dehydration.

Dehydrocholsäure: 3,7,12-Triketocholansäure, eine natürl. Gallensäure (in Rindergalle); Anw. als Cholagogum, Choleretikum, Testsubstanz. E dehydrocholic acid.

Déjà-entendu-, Déjà-vecu-, Déjà-vu-Erlebnis: eine Bekanntheitstäuschung, d.h. eine Gedächtnistäuschung, in der eine neue Situation als bereits bekannt, d.h. als »schon einmal gehört« bzw. »schon einmal erlebt« bzw. »schon gesehen« erlebt wird. Das Phänomen kommt vor u.a. im Traum, bei Erschöpfung u. – häufiger – bei Intoxikation, beginnender Psychose (Dämmerattacke), hirnorganischem Schaden, v.a. des Schläfenlappens (u.a. als epileptische **Déjà-vu-Illusion** infolge neuronaler Entladung in der Temporalrinde, wobei sonst normal empfundene Sinnesreize einen abnormen Bekanntheitscharakter annehmen = »gnostische Erinnerungsillusion«, z.B. als epilept. Traumillusion).

Typische Zeichen und Therapie bei isotoner **Dehydration** [12]

häufige Ursachen	Erbrechen, Diarrhö, Peritonitis, Ileus, Blut- bzw. Plasmaverlust, Aszitespunktion, hochkalorische Sondenkost
typische klinische Zeichen	Gewichtsverlust, Oligurie, Hypotonie, Orthostase, Tachykardie, Erbrechen, Verwirrtheitszustände, Koma
typische Laborbefunde	Erhöhung des Hämatokrits, Erhöhung des Hämoglobins, konzentrierter Urin, Azotämie, Natrium- und Chloridmangel im Urin
Therapie	orale Flüssigkeitszufuhr (ca. 2–2,5 l/Tag), parenteraler Flüssigkeitsersatz (z.B. isotone Elektrolytlösungen, Kochsalzlösungen, evtl. Volumenersatzmittel)

Typische Zeichen und Therapie der hypertonen **Dehydration** [12]

häufige Ursachen	vermindertes Durstgefühl, Schwitzen, Fieber, Polyurie, Hyperventilation, Diarrhö, Diabetes mellitus, Diabetes insipidus
typische klinische Zeichen	Trockenheit der Schleimhäute, Fieber, Oligurie, allgemeine Schwäche, verstärktes Durstgefühl (nicht obligat), Verwirrtheitszustände, Apathie
typische Laborbefunde	konzentrierter Urin (spez. Gewicht > 1026), Erhöhung des Hämatokrits, Erhöhung des Hämoglobins, Erhöhung des Serumnatriums > 147 mmol/l), Kreatininerhöhung, Erhöhung des Gesamteiweißes
Therapie	orale Flüssigkeitszufuhr ca. 2–2,5 l/Tag, parenteraler, elektrolytarmer Flüssigkeitsersatz (max. 50% der Defizitmenge/Tag (z.B. 5%ige Glukose, Lävulose), $\text{Flüssigkeitsdefizit (Liter)} = \frac{(\text{Na}^+\text{-Ist} - \text{Na}^+\text{-Soll})}{\text{Na}^+\text{-Soll}} \times \frac{\text{kg KG}}{5}$

Typische Zeichen und Therapie der hypotonen **Dehydration** [12]

häufige Ursachen	verstärktes Schwitzen, Erbrechen, Diarrhö, Salzverlustniere, Nebennierenrindeninsuffizienz, natriumarme Diät
typische klinische Zeichen	Orthostase, Hypotonie, tachykarde Herzrhythmusstörungen, ungenügende Venenfüllung, periphere Durchblutungsstörung, Zyanose, herabgesetzter Hautturgor, Fieber, Benommenheit, Krämpfe, kein Durstgefühl
typische Laborbefunde	erhöhter Hämatokrit, niedriges Serumnatrium (kleiner als 137 mmol/l), Anstieg des Reststickstoffes, Urinausscheidung von Natrium erniedrigt
Therapie	iso- oder hypertone Kochsalzlösungen, $\text{Na}^+\text{-Defizit (mmol)} = (\text{Na}^+\text{-Soll} - \text{Na}^+\text{-Ist}) \times \frac{\text{kg KG}}{5}$ isotone Natriumhydrogenkarbonatlösung (bei Azidose)

Dekalzifikation, -fizierung: die Entfernung von Calciumsalzen aus einer Substanz. – *path* die Verminderung der Mineralstoffe in Knochen u. Zähnen durch vermehrten Gewebsabbau, verminderten Anbau oder ungenügende Kalkeinlagerung, z.B. bei Osteomalazie, Osteoporose. [E] decalcification.

Dekompensation: der nicht mehr ausreichende Ausgleich (Kompensation) einer Funktionsstörung, d.h. das Versagen bzw. die Entgleisung der autonomen Kompensationsmechanismen; i.w.S. das daraus resultierende Krankheitsbild, z.B. die **kardiale D.** (die ↗Herz-D.; s.a. Schock), die

renale D. (die ↗Niereninsuffizienz, das ↗Nierenversagen), die **vaskuläre D.** (das Erliegen der örtlichen Gefäßregulation mit resultierender Vasodilatation als Folge hochgradiger Hypoxie bei Durchblutungsstörung). [E] decompensation.

dekompensiert: nicht ausgeglichen, entgleist, durch ↗Dekompensation bedingt. [E] decompensated.

Dekubital...: Wortteil ↗Dekubitus.

Dekubitus, Decubitus: die – meist superinfizierte – Nekrosen- u. Geschwürbildung der Haut oder der Schleimhaut als Folge chronischer örtl. Druckwirkung (evtl. auch Mazeration) u. der daraus resultierenden örtl. Mangeldurchblutung, begünstigt durch Kachexie, allg. Dystrophie etc.; z.B. bei Bettlägerigkeit (als »Wundliegen«, ↗Abb.), als Effekt eines schlechten Sitzes von Hilfsmitteln (Prothese, Bruchband, Pessar etc.). Bei der Behandlung älterer Kranker stellt die Prophylaxe u. Therapie des D. eines der größten Probleme dar. Zur Einschätzung der Risikofaktoren hat sich die Verwendung von Risikoeinschätztabellen bewährt (s.u. BROCKLEHURST* Skala). Die Stadieneinteilung bereits bestehender Dekubitalgeschwüre erfolgt am zweckmäßigsten anhand der SHEA-Scale bzw. der Dekubitusstadien (↗Tab.). Die wichtigste prophylaktische Maßnahme ist die vollständige Druckentlastung (Umlagerung, Lagerungshilfsmittel, Hautpflege, aktivierende Betreuung) sowie die Behandlung sekundärer Dekubitusfaktoren (Ernährung, Flüssigkeitszufuhr, Körperpflege v.a. bei Inkontinenz, Mobilisierung). Die Behandlung von bestehenden Dekubitalulzera erfordert besondere Sorgfalt, bei Verdacht auf Infektion einer Nekrose sollte nach Keimbestimmung u. Resistenzprüfung eine systemische Antibiotikatherapie durchgeführt werden, da die Mortalitätsrate durch Sepsis im Zusammenhang mit Dekubitalulzera sehr hoch ist. Die Heilungsdauer bestehender Dekubitalulzera ist unterschiedlich, sie kann bei tiefen Schädigungen (bis in die Knochen) Monate bis Jahre betragen. [E] decubitus ulcer.

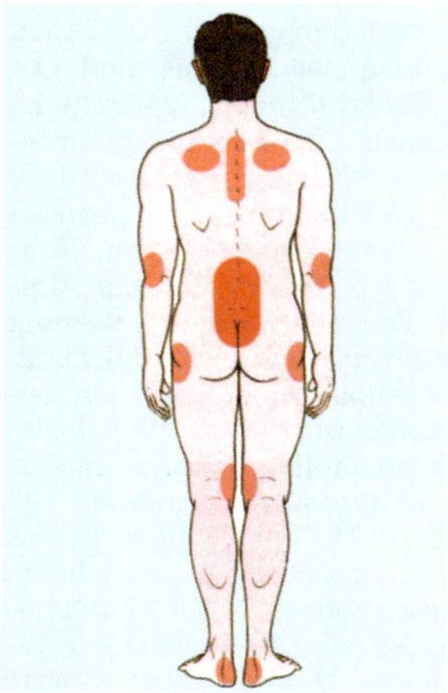

Gefährdete Körperpartien [48]

Dekubitusstadien [12]

Stadium 1:	Rötung
Stadium 2:	Blasenbildung
Stadium 3:	Nekrose
Stadium 4:	Druckgeschwür (Ulkus)
Stadium 4a:	oberflächlicher Defekt bis an die Muskulatur
Stadium 4b:	tiefer Defekt bis in die Muskulatur
Stadium 4b:	tiefer Defekt bis an Knochen- oder Gelenkstrukturen, unter Umständen mit Knochenbeteiligung

SHEA-Scale zur Stadieneinteilung von **Dekubitalgeschwüren**

Dekubitus I. Grades: Hautrötung ohne Defekte, die bei Druckentlastung wieder verschwindet
Dekubitus II. Grades: Hautdefekt mit Abschürfung oder Blasen
Dekubitus III. Grades: die Hautschädigung reicht bis in tiefere Schichten, das Ulkus ist aber noch auf die Dermis und das subkutane Fettgewebe begrenzt
Dekubitus IV. Grades: ausgedehnte Nekrosenbildung bis zum Knochen, evtl. auch Knochenbeteiligung

Dekubitusbehandlung: ↗Dekubitus.

Delir: ↗Delirium. [E] delirium.

delirant, deliriös: an Delirium leidend, mit Symptomen des Delirs.

Delirium, Delir: rückbildungsfähige (symptomatische) Psychose vom akuten exogenen Reaktionstyp, charakterisiert durch »abgesunkenes« Bewußtsein, örtliche u. zeitliche Desorientierung, illusionäre oder wahnhafte Verkennung der Umgebung, optische, akustische, sensible (»haptische«) u. andere Halluzinationen, psychomotorische Unruhe (evtl. – als Spontanmotorik – z.B. Nesteln, ↗Flockenlesen, »Fädenziehen«). E delirium. – **D. acutum:** D. mit voll ausgeprägter Symptomatik, z.B. im Zusammenhang mit Infektionen (z.B. Fieber-D.), Vergiftung. E acute d. – **D. alcoholicum:** das ↗Alkoholdelir; s.a. Delirium tremens. E alcoholic d. – **D., besonnenes:** (BONHOEFFER) s.u. Delirium tremens. E d. without major mental impairment. – **D. blandum:** Delirstadium mit abgeschwächter Erregung, leisem Vor-sich-hin-Murmeln, Flockenlesen etc.; meist vor dem Übergang in ein letales Koma. E muttering d.; d. without agitation. – **D. epilepticum:** ängstliche Psychose des erregten Epileptikers; mit Wahn- u. Sinnestäuschungen, Schwanken der Bewußtseinshelligkeit, Neigung zu sinnlosen Gewalttaten; ist weitgehend identisch mit dem epileptischen ↗Dämmerzustand. E epileptic d. – **D. furibundum, D. furiosum:** Tobsucht; z.B. als D. hystericum bei Hysterie. E d. with rage. – **D. manicum:** akuter, deliranter Beginn einer Manie; tiefe traumhafte Bewußtseinstrübung, abenteuerliche, verworrene Sinnestäuschungen, Wahnvorstellungen; lang anhaltend, in Depression übergehend; tritt v.a. als symptomatische Psychose auf. E maniacal d. – **D., mussitierendes:** ein prognostisch ungünstiges ↗Alkoholdelir mit starker Bewußtseinstrübung, leisem Gemurmel. E d. mussitans; grave alcoholic d. – **D., oneiroides:** D. mit traumhaften Halluzinationen; als Alkohol-, Fieberdelir. E oneiric d. – **D. tremens,** D. ebriosorum s. potatorum s. alcoholicum: das ↗Alkoholdelir; als besonnenes D. (mit intakter Orientierung) oder als mussitierendes u. oneiroides D.

Delirsyndrom: zusammenfassender Begriff für Zustände akuter Verwirrtheit bei Patienten ohne oder mit dementiellen Syndromen.

Delta-Gehrad: Hilfsmittel zur Mobilisierung bewegungseingeschränkter Patienten; das D. hat vorne ein u. hinten zwei Räder, gebremst wird mittels zweier Handbremsen. Sein Vorteil besteht in der größeren Wendigkeit, nachteilig ist der geringere Halt für den Patienten.

Demand-Schrittmacher: ein EKG-gekoppelter ↗Herzschrittmacher als »Erfordernis-Schrittmacher«, der bei intermittierenden Überleitungsstörungen oder Ausfall der Sinuserregung automatisch nach einer vorbestimmten Zeitspanne einspringt u. sich nach Wiederaufleben des regelrechten Sinusrhythmus abschaltet. E demand-pacemaker.

dement: an ↗Demenz leidend.

Dementia, Demenz, chronische Verwirrtheit: der Verlust erworbener intellektueller Fähigkeiten, v.a. des Gedächtnisses u. Persönlichkeitsveränderungen als Folge einer hirnorganischen Erkrankung, ist in höherem Alter die häufigste Ursache von Pflegebedürftigkeit. Die Diagnose erfolgt anhand klinischer Kriterien (↗Tab. S. 105), differentialdiagnostisch müssen v.a. internistische, neurologische u. psychiatrische Krankheitsbilder berücksichtigt werden (↗Tab. S. 106). Die wichtigsten Demenzformen sind die primär kortikal-degenerative Form vom ALZHEIMER* Typ u. die vaskuläre Demenz. Risikofaktoren der ALZHEIMER* Krankheit sind familiäre Belastung, rezidivierende Schädelprellungen u. das Alter. Begleitsymptome der Demenz sind Depressionen, Schlafstörungen, epileptische Anfälle, Sprach- u. Bewegungsstörungen, Harn- u. Stuhlinkontinenz sowie chronische Obstipation. Therapeutisch wird nach einem ganzheitlichen Konzept vorgegangen, dessen Ziel die Aktivierung des Patienten, die Verbesserung seiner kognitiven Leistungsfähigkeit u. die Kompensation seiner gestörten sozialen Integration ist (↗Tab. S. 106). E dementia. – **D. alcoholica:** Alkoholdemenz; MARCHIAFAVA*-BIGNAMI* Syndrom. E alcoholic d. – **D. apoplectica:** D. als Folge einer Hirnapoplexie u. -erweichung. – **D. arteriosclerotica:** D. bei ↗Zerebralarteriensklerose (allg. als senile D.). E arteriosclerotic d. – **D. choreatica:** schwere

Die Kriterien der **Demenz** nach DMS-III-R (1989) [12]

A Nachweisbare Beeinträchtigung des Kurz- und Langzeitgedächtnisses

1) Beeinträchtigungen des Kurz- und Langzeitgedächtnisses (Unfähigkeit, neue Informationen aufzunehmen) kann in der Unfähigkeit zum Ausdruck kommen, sich nach 5 Minuten an drei Gegenstände zu erinnern.
2) Beeinträchtigungen des Langzeitgedächtnisses (Unfähigkeit, sich an Informationen, die früher gewußt wurden, zu erinnern) kann sich in dem Unvermögen zeigen, sich an persönliche Lebensdaten zu erinnern (z. B., was früher geschah, Geburtsort, Beruf) oder Fakten des Allgemeinwissens (z. B. frühere Bundeskanzler, allgemein bekannte Daten) richtig wiederzugeben.

B Mindestens eines der folgenden Merkmale

1) Beeinträchtigung des abstrakten Denkens, erkennbar z. B. an der Unfähigkeit, Ähnlichkeiten und Unterschiede zwischen verwandten Begriffen herauszufinden, an der Schwierigkeit, den Sinngehalt von Worten und Begriffen zu definieren, sowie an anderen, ähnlichen Aufgaben
2) beeinträchtigtes Urteilsvermögen, erkennbar an der Unfähigkeit, die Bewältigung persönlicher familiärer und arbeitsbezogener Fragen vernünftig zu planen
3) andere Beeinträchtigungen der höheren kortikalen Funktionen wie Aphasie (Störung der Sprache), Apraxie (Unfähigkeit, motorische Aktivitäten auszuüben, trotz Verständnis und intakter Motorik), Agnosie (Unfähigkeit, Gegenstände wiederzuerkennen oder zu identifizieren, trotz intakter sensorischer Funktionen) und Probleme bei konstruktiven Aufgaben (z. B. Unfähigkeit, dreidimensionale Figuren nachzuzeichnen, Blöcke zusammenzusetzen oder Streichhölzer zu bestimmten Figuren zu legen)
4) Persönlichkeitsveränderungen, z. B. Änderung der Akzentuierung prämorbider Persönlichkeitszüge

C Oben genannte Störungen sind so schwer, daß hierdurch die Arbeit, soziale Alltagsaktivitäten oder Beziehungen zu anderen Menschen deutlich beeinträchtigt werden.

D Die Störung darf nicht nur während eines Delirs vorhanden sein.

E entweder (1) oder (2)

1) Es gibt aufgrund der Anamnese, der körperlichen Befunderhebung oder technischer Zusatzuntersuchungen Hinweise auf einen spezifischen organischen Faktor (oder Faktoren), der einen ätiologischen Zusammenhang mit der Störung nahelegt.
2) Beim Fehlen derartiger Hinweise kann ein ätiologischer organischer Faktor angenommen werden, wenn eine nicht organisch bedingte psychische Störung, wie z. B. eine endogene Depression mit kognitiver Beeinträchtigung, ausgeschlossen werden kann

Kriterien für den Schweregrad einer Demenz

Leicht: Obwohl Arbeit und soziale Aktivitäten deutlich beeinträchtigt sind, bleibt die Fähigkeit erhalten, unabhängig zu leben, mit entsprechender persönlicher Hygiene und intaktem Urteilsvermögen.

Mittel: Eine selbständige Lebensführung ist nur mit Schwierigkeiten möglich und ein gewisses Ausmaß an Aufsicht erforderlich.

Schwer: Die Aktivitäten des täglichen Lebens sind derart beeinträchtigt, daß eine kontinuierliche Aufsicht benötigt wird, z. B. besteht die Unfähigkeit, minimale persönliche Hygiene aufrechtzuerhalten, es besteht weitgehende Inkohärenz oder Mutismus.

Form der Chorea HUNTINGTON. – **D., endogene:** meist schleichend einsetzende D. als »versandende« schizophrene Erkrankung mit Nivellierung der Gesamtpersönlichkeit. [E] endogenous d. – **D., exogene:** D. nach Hirnverletzung, Infektionskrankheiten, Vergiftungen u. bei Hirntumor; mit Auffassungs-, Urteils- u. Kombinationsschwäche u. Gedächtnislücken ausfüllenden Konfabulationen. – **D. paralytica:** D. als (meist) Kernsymptom der progressiven Paralyse; mit Abbau ethischer Verhaltensweisen u. persönlichkeitsfremden sozialen Entgleisungen; danach Übergang in schwerste Demenz. [E] paralytic d. – **D., präsenile:** D. im mittleren Lebensalter, z.B. bei ALZHEIMER* u. PICK* Atrophie. [E] presenile d. – **D., senile:** umgangssprachl. als der »Altersschwachsinn« bez. D. durch Involution (s.a. Hirnatrophie), bei der andere Hirnveränderungen – weitgehend – ausgeschlossen werden können. [E] senile d. – **D. simplex:** D. als symptomenarme Form der Hebephrenie mit Persönlichkeitsabbau (»sang- u. klanglose Versandung«).

Differentialdiagnose der **Demenz** [12]

Formen der Demenz – primär degenerative Demenz (Alzheimer-Typ) – Multiinfarktdemenz (vaskuläre Demenz) – Mischformen von primär degenerativer Demenz und vaskulärer Demenz
dementielle Syndrome bei internistischen Erkrankungen chronisch obstruktive Lungenerkrankungen, chronische Herzinsuffizienz, Herzrhythmusstörungen, rezidivierende Asystolien, Hypothyreose, Hyperthyreose, Hypoparathyreoidismus, Hyperparathyreoidismus, chronische Urämie, Leberzirrhose, Folsäuremangel, Vitamin-B_6-Mangel, Vitamin-B_{12}-Mangel, Intoxikationen durch Industriegifte (z.B. Kohlenmonoxid, Quecksilber, Blei, Perchloräthylen), Intoxikationen durch Medikamente (z.B. Psychopharmaka, Anticholinergika, Antihypertonika, Antikonvulsiva, Betablocker, Digoxin), Immunvaskulitis, Exsikkose, Elektrolytstörungen (Hyponatriämie, Hypernatriämie), rheologisch bedingte Hirndurchblutungsstörungen (z.B. bei Polyzythämie, multiplem Myelom)
dementielle Syndrome bei neurologischen Erkrankungen chronisch subdurales Hämatom, Hirntumoren, Morbus Parkinson, Hydrocephalus aresorptivus, Chorea Huntington, Multiple Sklerose, chronischer Alkoholismus, infektiöse Erkrankungen (Meningoenzephalitiden, Lues, Hirnabszeß, Morbus Jakob-Creutzfeldt, AIDS), Demenz-Komplex mit Levy-Körperchen
psychiatrische Erkrankungen Depression, Oligophrenie, Schizophrenie, Psychogenie

Therapie der **Demenz** [12]

- internistische Basistherapie
- Arzneimitteltherapie (Nootropika)
- Behandlung von Verhaltensauffälligkeiten
  - aktivierende Betreuung
  - körperliches Training
  - Selbsthilfetraining
  - Ernährung
  - soziale Maßnahmen
  - Angehörigenberatung und Betreuung

Demineralisation: Verarmung des Organismus an anorganischen Bestandteilen; i.e.S. als ↗Dekalzifikation des Knochengewebes (s.a. Osteoporose). [E] demineralization.

Denecke*-Payr* Zeichen (KURT D., geb. 1903, Chirurg, Erlangen; ERWIN P.)**:** durch Druck an der Innenseite des Fersenbeinhöckers ausgelöster Schmerz der Fußsohle u. hinter dem Innenknöchel bzw. (bei Dorsalflexion des Fußes) an der Wade als Frühsymptom einer tiefen Venenthrombose. [E] Payr's sign.

Denervierung, Denervation**:** die »Entnervung« (»Enervation«), d.h. die teilweise oder totale Trennung eines Organ(system)s oder Großhirn(kern)gebietes von seinen nervalen Verbindungen durch gezielte Unterbrechung der entsprechenden Nerven oder der zentralen Leitungsbahnen bzw. Assoziationsfasern (Deafferenzierung). Angezeigt z.B. bei medikamentös unbeeinflußbaren chronischen Schmerzzuständen, spastischen Lähmungen (z.B. LITTLE* Krankheit), bei vegetativer Fehlsteuerung, Durchblutungsstörung bzw. bei z.B. zentralmotorischen Störungen (z.B. Schizophrenie bzw. PARKINSON* Syndrom). [E] denervation. – **D., sakrale:** die D. der Beckeneingeweide (= Durchtrennung sakraler Nerven). [E] sacrale d. – **D., zervikale:** die Ausschaltung des Halsteils des Grenzstrangs einschließlich des Ganglion stellatum nebst prä- u. postganglionären Fasern durch Novocain-Blockade, Ramikotomie oder Resektion, z.B. bei Embolie der Netzhaut-Zentralarterie, bei SUDECK* Syndrom, Angina pectoris, Lungenembolie (Sympathektomie). [E] cervical d.

Denkstörung: Störung des Denkvollzugs. [E] thought disorder. – **D., alogische:** D. mit Wort-, Begriffsarmut; bei Stirnhirnausfall. [E] loss of logical thinking. – **D., formale:** Denkablaufstörung mit Denkhemmung, -sperre, Ideenflucht, Zusammenhangslosigkeit (auch als Mangel an Assoziationen). [E] disorder of thought process. – **D., inhaltliche:** D. als z.B. Zwangs-, Wahnvorstellung; v.a. bei Psychosen.

Denkverlangsamung: nachlassende Gedächtnisleistung mit reduziertem Tempo der Informationsaufnahme u. -verarbeitung; kann eine altersbedingte Veränderung, aber auch Hinweis auf eine PARKINSON* Krankheit, eine Depression oder beginnende Hirnleistungsstörung sein.

Dentitio, Dentition: das »Zahnen«; der Durchbruch des Milchgebisses u. des bleibenden Gebisses. E teething; dentition. – **D. senilis:** s.u. Dentitio tertia. E senile d. – **D. tertia:** der seltene Durchbruch eines 3. Zahnes im Alter (= D. senilis) oder eines bisher »retinierten« (nicht durchgebrochenen) Zahnes (= D. pseudotertia). E tertiary d.

Depletionssyndrom: ein paraneoplastisches Syndrom i.S. einer komplexen Störung des Fett- u. Eiweißstoffwechsels als Folge eines – evtl. latenten – Karzinoms des Pankreas (oder Duodenums) u. der nachfolgenden chronischen Verdauungsinsuffizienz, die sekundär – zwecks Energiegewinnung – den Abbau von Körpersubstanz nach sich zieht. Symptome: Diarrhöen, Steatorrhö, gesteigerte Kälteempfindlichkeit, Anämie, Ödeme, Hypotension. E depletion syndrome.

Depotpräparate: Arzneimittel mit gezielt verlängerter Wirkweise. Die Depotwirkung (als Ersatz für mehrere kleine Einzeldosen) wird erzielt durch zunächst unwirksame, erst im Körper aktivierbare Vorstufen des Mittels oder durch bestimmte Bindungsformen der Wirkstoffe (z.B. als Komplex-Verbindungen), ferner durch Kombination der Wirkstoffe mit resorptionsverzögernden, diffusionshemmenden hochmolekularen Hilfsstoffen, durch Verabfolgung der Mittel als Mikrokristallsuspension oder als Preßling-Implantat, ferner – bei Schluckpräparaten – durch verschieden lösliche Überzüge, durch Schichtung im Innern etc. E depot preparations.

Depravation: Verschlechterung; *psych* der vom Intelligenzgrad unabhängige Verfall der sittlichen u. moral. Verhaltensweisen, v.a. als Suchtfolge. E depravation.

Depressio, Depression: (latein.) das Herabdrücken bzw. Herabgedrücktsein; seelische Störung i.S. der gedrückten, pessimist. Stimmungslage (»traurige Verstimmung«), evtl. auch mit Angstzuständen, Selbsttötungstendenzen; i.e.S. die endogene D. – s.a. Abb. E depression. – **D., agitierte:** s.u. Depression, endogene. E agitated d. – **D., arteriosklerotische:** seelische Depression bei Hirnarteriosklerose; mit wenig tiefer Traurigkeit u. paranoiden Symptomen, monotonem Jammern, unruhigem Getriebensein (Agitiertheit), nihilistischen Wahnideen. E arteriosclerotic d. – **D., endogene,** zyklothyme D.: innerhalb des Organismus entstandene D., die aber nicht durch erkennbare körperl. Erkrankungen (= exogene D.) oder äußeren seelischen Anlaß (= psychogene D.) begründbar ist. Symptome: traurige Verstimmung, Gefühl der Hoffnungslosigkeit u. inneren Leere, Willens-, Denk- u. Antriebshemmung, evtl. vorwiegend körperlich empfunden (als Schwäche oder Herzangst). Bei sonst guter Prognose muß eine häufig drohende Selbsttötung verhindert werden. Therapie mit ↗Antidepressiva, Prophylaxe mit Lithium. E endogenous d. – **D., exogene,** symptomatische D.: seelische D. als Begleitsymptom einer hirnorganischen Krankheit, Arteriosklerose, Hirnverletzung, Allgemeinerkrankung. – **D., pharmakogene:** exogene ↗D. nach Behandlung mit aktivitätshemmenden ↗Psychopharmaka. – **D., psychogene:** eine reaktive, nach tiefer Erschütterung auftretende seelische D. = psychoreaktive D. E psychogenic d. – **D., reaktive:** depressive Reaktion. – **D., senile:** alters-, involutionsbedingte seel. Depression mit zunehmender Verschärfung der negativen Charakterzüge, ängstlichem »Getriebensein« (Agitiertheit), Wertlosigkeits- u. Schuldgefühlen, Hypochondrie, Schlaflosigkeit, nihilistischen Wahnideen. E senile d. – **D., symptomatische:** exogene D. – **D., vitale:** (K. Schneider) s.u. endogene D. – **D., zirkuläre:** s.u. endogene D. – **D., zyklothyme:** die endogene D.

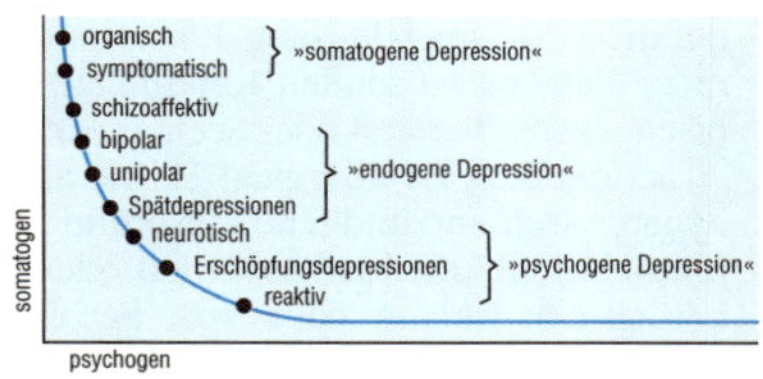

Nosologische Einordnung der **Depressionszustände**

Depressionstest: Instrument zur Beurteilung affektiver Probleme im Rahmen des Geriatric Assessment; beurteilt werden Kriterien wie Verstimmungen, Angst, Selbstwertgefühl, Aktivität, Hoffnungslosigkeit u.a. Gängige Tests sind z.B. die Geriatric Depression Scale, Beck* Depression Inventory, ZUNG* Self-Rating Depression Scale, HAMILTON* Depression Inventory oder das strukturierte Angstinterview für Senioren (SAIS).

depressiv: mit einer ↗Depression einhergehend, an Depression leidend. [E] depressive. – **d. Phase:** seelische ↗Depression im Verlauf der Zyklothymie. [E] d. phase. – **d. Reaktion,** reaktive Depression: traurige Verstimmung als Antwort auf eine tiefe psych. Erschütterung; klingt in der Regel nach Fortfall der Ursache von selbst ab. Durch (stützende) Psychotherapie meist gut beeinflußbar. [E] d. reaction. – **d. Syndrom:** Bez. für die depressive Symptomatik ohne Aussage über deren Ursache. [E] d. syndrome.

Dermatica, -tika: die Hautmittel. [E] dermatics.

Dermatitis: die akute Hautentzündung; sie manifestiert sich in Hautrötung (Erythem), Schwellung (Ödem), evtl. auch in Lymphabsonderung (Exsudation), Bläschen-, Krusten-, Schuppenbildung (Effloreszenz). Sie wird hervorgerufen durch chemische, physikalische, allergische, mikrobielle u. sonst. Schädlichkeiten, tritt aber auch ohne erkennbare Ursache auf (= »idiopathische« D.). [E] dermatitis. – **D. actinica:** D. durch Wirkung von Licht-, UV- oder ionisierenden Strahlen, z.B. als Dermatitis solaris, Lichturtikaria. – Ferner chronische, entzündlich-degenerative Hautveränderungen i.S. der Hautatrophie infolge chronischer Sonneneinwirkung (mit Cutis rhomboidalis, kolloider Degeneration, Teleangiektasien, Elastosis actinica, Neigung zu senilen Keratomen); typisch als sog. Farmer- oder Seemannshaut. [E] actinic d. – **D. allergica:** D. als akute hyperergisch-entzündliche Reaktion auf physikalische oder auf äußerlich oder innerlich einwirkende chemische Sensibilisatoren. [E] allergic d. – **D. atrophicans:** zu Hautatrophie führende D.; i.e.S. die Akrodermatitis chronica atrophicans; als D. a. maculosa die Anetodermie, als D. a. macularis lipoides diabetica die ↗Necrobiosis lipoidica diabeticorum. [E] atrophic d. – **D. bullosa:** Wiesengräserdermatitis. – **D. calorica:** D. durch Verbrennung bzw. Erfrierung. – **D. cosmetica:** D. durch kosmetische Mittel; Berloque-Dermatitis, Vaselinoderm. [E] cosmetic d. – **D. exfoliativa:** D. mit großlamellöser Schuppung; z.B. (WILSON) als toxischer Quecksilber-, Goldeffekt. – Als D. e. allergica das degenerative oder vulgäre Ekzem durch Allergenkontakt. [E] exfoliative d. – Als **D. e. generalisata** WILSON-BROCQ eine primär universelle, subakut oder chronisch entzündliche ↗Erythrodermie. – **D. haemostatica:** das bei Krampfadern (↗Ulcus varicosum) auftretende ekzematisierte Stauungserythem mit Purpura u. Hämosiderose. [E] stasis d. – **D., infektiöse,** ekzematoide D. ENGMAN-SUTTON: bakteriell bedingte D. (»Dermoepidermitis«) mit flächenhaften Herden (infiltriert bzw. lichenifiziert, nässend u. großlamellös schuppend), die Ekzemknötchen u. Bläschen enthalten. – Als weitere infektiöse Form das bakterielle Ekzem um infiltrierte Wunden oder – mit Pusteln u. schuppenden Herden – als Folgezustand eines Kontaktekzems. [E] infectious eczematoid d. – **D. lichenoides:** als chronisch atrophierende D. l. der Lichen sclerosus et atrophicus. – Als D. l. purpurica pigmentosa eine D. infolge unklarer Kapillaritis, die zu blutdurchsetzten Papeln u. Teleangiektasien führt. [E] lichenoid d. – **D. maligna:** das chronisch-ekzematöse Frühstadium des ↗PAGET* Karzinoms. [E] malignant papillary dermatitis. – **D. medicamentosa:** die ↗Arzneimitteldermatitis. [E] drug eruption. – **D. palmaris et plantaris:** eine »dyshidrotische« (mit Schweißbildungsstörung einhergehende) Epidermophytie der Hände u. Füße. [E] palmo-plantar d. – **D. parasitaria:** D. durch Schmarotzer, z.B. bei Läusebefall (Pediculosis) oder als Sycosis parasitaria (= Trichophytia profunda barbae). – **D. perioralis:** Rosazea-artige Dermatitis. – **D. photoallergica:** eine »photodynamische«, durch Lichteinwirkung u. ein – meist exogenes – Allergen (z.B. Sulfonamid, Phenothiazin) bedingte entzündlich-allergische Hautreaktion. [E] photoallergic d. – **D. phototoxica:** D. als durch UV-Strahlen bedingte photodynamische Hautreaktion (vgl. D. photoallergica) mit Erythem, Pigmentierung, evtl. Blasenbildung; z.B. als Berloque-D. [E] phototoxic d. – **D. solaris:** der »Sonnenbrand« (als D. actinica); schmerzhaftes, ödematöses Erythem, evtl. mit Blasenbildung (Bullosis) als »phototraumatische« Reaktion der gesunden

Haut auf einmalige Sonnenlichtüberdosis. [E] sunburn. – **D. toxica:** akute ↗D. venenata durch obligat-toxische Schädlichkeiten; ferner z.B. als allergische D. [E] toxic d. – **D. venenata:** akute, durch hautwirksame Gifte bedingte Kontaktdermatitis, z.B. als Bade-, Rhus-, Hutband-D.

Einteilung der Dermatitiden [49]

endogen	Kontakt-D. oder exogen
atopisch seborrhoisch nummulär chronische Hand- u. Fußdermatitis exfoliativ stauungsbedingt zirkumskripte Neurodermitis Pruritus ani/vulvae Arzneimittelexanthem	direkte Irritation nicht lichtabhängig phototoxisch allergisch nicht lichtabhängig photoallergisch

Dermatomycosis, Dermatomykose: durch Pilze verursachte Erkrankung der Haut u. ihrer Anhangsgebilde. **1)** epidermale u. follikuläre Mykosen, hervorgerufen durch: a) Dermatophyten (»Fadenpilze«; z.B. Tinea, Trichophytie, Mikrosporie, Favus); b) Hefe- oder Sproßpilze (z.B. Candidamykose, Pityriasis versicolor; Piedra alba); c) Schimmelpilze (z.B. Onychomykose, Piedra nigra, Tinea nigra). **2)** dermale (tiefe, subkutane) Mykosen: z.B. Granuloma trichophyticum; Chromomykose; Sporotrichose; Myzetom. **3)** Systemmykosen mit (häufig erster Hinweis) Hauterscheinungen; z.B. Kryptokokkose, Blastomykose, Parakokzidioidomykose, Histoplasmose, Kokzidioidomykose. [E] dermatomycosis.

Dermatomyositis: eine seltene, prognostisch ungünstige, schleichend-chronische (evtl. aber akut beginnende) ↗Kollagenose der Haut, Muskeln u. inneren Organe, die bei Erwachsenen häufig als paraneoplastisches Syndrom auftritt. Symptome: diffuse oder segmentäre Bewegungsschmerzen, später Muskelatrophie u. -sklerose; an Kopf (um die Augenhöhlen), Hals, Rumpf u. in Gelenknähe Ödeme, dann Erytheme u. – nach feiner Schuppung – Poikilodermie (Atrophie, Teleangiektasien, Pigmentationen); ferner Gewichtsabnahme, Muskeltonusschwäche, Schluckstörungen, (»Cotton-wool-«)Exsudate im Auge u. Komplikationen seitens befallener innerer Organe (Herz, Lunge, Verdauungstrakt, Nieren); typisch ist eine Zunahme des Creatinins im Blut. [E] dermatomyositis.

Dermatozoenwahn: wahnhafte Vorstellung, an einer Dermatozoonose zu leiden. Kein einheitl. Krankheitsbild, kommt im Rahmen versch. psych. Störungen vor; häufig bei älteren Patienten.

Descensus, Deszensus: *(latein. = Abstieg)* die durch Bindegewebsschwäche bedingte, meist mit allgemeiner Enteroptose kombinierte »Senkung« eines Organs, d.h. dessen Ableiten aus seinem natürl. Lager (z.B. Descensus uteri, vaginae). – **D. uteri:** die Gebärmuttersenkung; maximal mit Tiefstand der Portio uteri beim Pressen in Höhe des Scheideneingangs (eine darüber hinausgehende Absenkung gilt als Prolaps); erfolgt bei Schwäche u./oder Defekt des Beckenbodens oder des Aufhängeapparates des Uterus; geht häufig einher mit örtlichem »Druckgefühl nach unten«, Kreuzschmerzen, Harninkontinenz, Gebärmutterveränderungen (Elongatio colli). – **D. vaginae,** Episiozele: die in Richtung Scheideneingang erfolgende Senkung der weibl. Scheide(nwandung), u. zwar mit leistenartiger Vorwölbung der Scheidenfalten (= Columna rugarum) bis zum Vortreten der Scheidenschleimhaut in die Vulva (das Vortreten aus der Scham gilt als Prolapsus vaginae). Vork. v.a. bei Zysto- u. Rektozele, nach zahlreichen Entbindungen, v.a. bei schlecht verheilter Dammnaht; ist verbunden mit »Druckgefühl nach unten«, ↗Harninkontinenz, Beschwerden bei der Stuhlentleerung.

Desipramin: trizyklisches Antidepressivum, wirkt depressionslösend u. stark psychomotorisch aktivierend.

Desobliteration: Wiederherstellung der Passierbarkeit eines innen verlegten (= obliterierten) Gefäßabschnittes durch Ausräumung des Hindernisses, d.h. durch Thromb- bzw. Embolektomie (Ausschälung der verlegenden Innenschicht samt Thrombus bzw. Embolus); erfolgt offen (am weit eröffneten Gefäß) oder aber »halbgeschlossen« mittels spezieller Gefäßsonden. [E] disobliteration.

Desorientiertheit: mangelhafte bis fehlende Fähigkeit, sich in Raum u./oder Zeit (= räumliche bzw. zeitliche D.) zu orientieren; v.a. bei Bewußtseinstrübung, schwerer Demenz, auch bei Psychosen. Ⓔ disorientation.

Detorsionseinlage: Einlage (mit Supinationskeil u. Abstützung des äußeren Fußrandes) zur Korrektur der Pronationsstellung bei Knick-Spreiz-Senkfuß. Ⓔ detorsion insert.

Detrusor: Kurzbez. eines Musculus detrusor, i.e.S. des M. d. vesicae *PNA*, des »Harnaustreibers«; das ist die grob gebündelte mehrschichtige Blasenwandmuskulatur, deren Kontraktion zur Harnentleerung führt durch Freigabe des Abflusses durch den M. sphincter vesicae internus u. M. retractor uvulae unter gleichzeitigem Verschluß der Harnleitermündungen durch den funktionell assoziierten M. trigonalis; Schwäche des D. nach chronischer Harnblasenüberdehnung hat eine kraftlose u. verzögerte Harnentleerung (Miktion) zur Folge; ein Reizzustand führt zu Krämpfen (= **Detrusorspasmen**) mit starkem Harndrang, erschwerter Miktion (Dysurie). Eine Detrusordysfunktion kommt im Alter häufig durch Störungen der nervalen Steuerung vor, z.B. bei Apoplex, Multiinfarkt-Demenz, Morbus ALZHEIMER oder PARKINSON* Syndrom. Für die idiopathische Detrusorinstabilität (funktionelle Inkontinenz) sind wahrscheinlich altersphysiologische Veränderungen u. psychische Einflüsse verantwortlich. Ⓔ detrusor urinae.

Detrusor-Sphinkter-Dyssynergie: Störung der Miktion durch Ausbleiben der physiol. Erschlaffung des – meist äußeren – Blasensphinkters u. des Septum urogenitale.

Dexamethason: 9α-Fluor-16α-methylprednisolon; ein stark wirksames synthet. ↗Glucocorticoid mit geringen Mineralocorticoid-Eigenschaften. Ⓔ dexamethasone.

Dextroangiokardiographie: die Angiokardiographie (Kontrastdarstellung) der rechten Herzhälfte einschließlich der Hohlvene u. der Arteria pulmonalis u. deren Äste; erfolgt durch i.v. Verabfolgung des Röntgenkontrastmittels in eine Ellenbogenvene oder – via Herzkatheter – in die Hohlvene. Typisches Kontrastbild (= Dextrogramm); s.a. Dextrokardiographie. Ⓔ angiography of right side of heart.

Dextrogramm: 1) die Röntgenbildserie der Dextroangiokardio- bzw. Dextrokardiographie. Ⓔ dextrocardiogram. **2)** die »Rechtsform« des EKG; in den Brustwand-Ableitungen mit kleinem R, tiefem S u. kurzer Zeitspanne zwischen Beginn u. Gipfel des R.

Dextrokardiographie: die selektive Röntgenkontrastdarstellung der re. Herzhälfte u. des kleinen Kreislaufs nach Kontrastmittel-Injektion über einen transvenös in den re. Vorhof oder Ventrikel eingeführten Herzkatheter. – vgl. Dextroangiokardiographie. Ⓔ (selective) dextrocardiography.

Dezerebration: Ausfall des Großhirns als Folge einer Blutung, Verletzung, Tumorbildung mit Unterbrechung der Hirnrinden-Hirnstamm-Verbindung; bietet das Bild der Enthirnungsstarre (**Dezerebrationsstarre**) sowie einen Zustand mit Hirnstamm-gesteuertem primitivem Schlaf-Wach-Rhythmus sowie Paresen, Akinesen, Mutismus, extrapyramidalen Störungen, oralen Reflexautomatismen. Ⓔ decerebration.

Diabetes: *(griech. = Hindurchgehenlassen)* »Harnruhr«. Bezeichnung für Krankheiten mit vermehrter bzw. krankhaft gesteigerter Ausscheidung von Flüssigkeit u./oder bestimmten Stoffwechselprodukten durch die Niere; z.B. Amin-D. (ABDERHALDEN*-FANCONI* Syndrom), Phosphat-D. sowie – *endokrin* i.e.S. – der ↗Diabetes mellitus u. der ↗D. insipidus. Ⓔ diabetes. – **D., apankreatischer:** ↗D. mellitus nach Pankreatektomie (= pankreopriver D. m.). – **D., asymptomatischer:** ↗D. mellitus, der nur durch bestimmte Teste faßbar ist, jedoch keine klinischen Symptome bietet (auch als latenter, chemischer, subklinischer Diabetes bezeichnet). Glucosetoleranztest ist pathologisch (»Impaired Glucose Tolerance« [IGT]); Nüchternblutzucker unter 130 bzw. 125 mg/dl (im Venen- bzw. Kapillarblut). Ⓔ asymptomatic d. – **D. azoticus** s. **azoturicus:** ein ↗D. mellitus mit vermehrtem Auftreten ketoplastischer Aminosäuren u. ihrer Endprodukte in Blut u. Harn als Symptom einer diabetischen Azidose. – **D., endokriner** oder **hormonaler:** Intoleranz für Kohlenhydrate u. entsprechende D.-mellitus-Symptome bei einer extrapankreatischen endokrinen Grunderkrankung, z.B. bei basophilem Adenom des Hypophysenvorderlappens; s.a. Steroiddiabetes. – **D., iatrogener:** ↗D. mellitus als Folge ärztlicher Maßnahmen; z.B. als apankreatischer D., ↗Steroiddiabetes. [E] iatrogenic d. – **D. innocens** s. **innocuus:** ↗Diabetes renalis. – **D. inositus:** D. mellitus mit Inositurie. – **D. insipidus,** D. spurius: »Wasserharnruhr«; Störung des Wasserstoffwechsels mit zwanghafter Steigerung der Wasserausscheidung u. des – zu krankhaftem Durst führenden – Wasserbedarfs (Polyurie, Polydipsie) bei mangelnder Konzentrationsfähigkeit der Nieren (spezifisches Gewicht des Harns < 1012); eine ungenügende Deckung des Wassermangels führt zu Exsikkose (hypertone Dehydration), Hyperthermie (Durstfieber). Als **D. i. neurohormonalis** s. **centralis** bedingt durch Mangel an antidiuretischem Hormon u. die resultierende Störung der Wasserrückresorption in den Tubuli der Niere. Kommt vor primär-idiopathisch oder symptomatisch, d.h. bei entzündlicher, geschwulstbedingter, traumatischer oder anderer Schädigung des Hypothalamus-Neurohypophysen-Systems, nach Hypophysektomie. – Als **D. i. renalis** = »Adiuretin- oder Vasopressin-resistenter D. i.« eine rezessiv erbliche (X-chromosomal?) angeborene Erkrankung aufgrund fehlender Ansprechbarkeit der Tubuli auf ADH; eine sog. Pseudoendokrinopathie, bei der ADH-Gaben wirkungslos sind. – **D., latenter:** ein nur bzw. erst bei Belastung erkennbar werdender Diabetes, insbesondere als ↗D. mellitus. – Nach *WHO*-Definition ein Diabetes-mellitus-Stadium, gekennzeichnet durch normale Reaktion auf eine einfache Glucosebelastung, aber mit reizbedingt oder spontan auftretender Zuckerausscheidung (also mit vorangehender abnormer Glucosetoleranz [PrevAGT]; früher auch als latenter oder Prädiabetes bezeichnet). [E] latent d. – **Diabetes mellitus,** D. verus: die »Zuckerkrankheit«. Zu unterscheiden sind 3 Hauptgruppen von Störungen des Kohlenhydratstoffwechsels: Diabetes Typ I infolge Insulinmangels, Diabetes Typ II infolge verminderter Insulinwirkung, andere Diabetesformen (↗Tab.). Der Verlauf der Erkrankung ist u.a. abhängig vom Typ der Erkrankung. Typ I manifestiert sich in der Regel bei Kindern u. Jugendlichen, meist akut mit Ketoazidose, evtl. auch Koma, führt zu Gewichtsabnahme u. bedarf der lebenslangen Insulinzufuhr. Neigt zu labiler Stoffwechsellage, zu diabetischen Mikroangiopathien, Nephropathie, Polyneuropathie. Die Prognose scheint von der Güte der Stoffwechselführung abhängig zu sein. Der Typ-II-Diabetes manifestiert sich im Erwachsenenalter, wird unterschieden in Typ A mit normalem u. Typ B mit erhöhtem Körpergewicht. Es besteht eine Insulinunterempfindlichkeit, die Erkrankung hat eine erbl. Grundlage. Der Diabetes Typ II B wird durch überkalorische Ernährung begünstigt, Gewichtsreduktion kann zu einer Verbesserung der Stoffwechsellage führen. Die Behandlung wird durch Diät u. β-zytotrope Antidiabetika u. nur bei Komplikationen u. Sekundärversagern mit Insulin durchgeführt. Kontrolle der Stoffwechseleinstellung bei dieser Diabetesform mittels der Bestimmung glykosylierter Proteine/Hämoglobin. – Symptome: Hyperglykämie, Glucosurie, Neigung zu Infekten, Juckreiz. Kom-

Diabetes mellitus (Einteilung nach der Ätiologie) [28; 56]

I. Primärer (essentieller, familiärer) Diabetes
Typ I = insulinabhängiger D.m. (insulin-dependent D.m. = IDDM) u.
Typ II = nicht-insulinabhängiger D.m. (non-insulin-dependent D.m. = NIDDM)

II. Sekundärer (nicht-essentieller) Diabetes
A) Pankreatopriver Diabetes:
nach totaler oder subtotaler Pankreatektomie;
bei ausgedehnter Zerstörung des Pankreas durch Tumor oder Verletzung;
bei Pankreatitis; bei Hämochromatose
B) Extrapankreatisch-endokriner Diabetes:
bei Hypersomatotropismus (Akromegalie);
bei Hyperadrenalismus (CUSHING* Syndrom, CONN* Syndrom, Phäochromozytom);
bei Hyperthyreose; bei Glucagonom
C) Medikamentös induzierter Diabetes:
nach exogener Hormonzufuhr (STH; ACTH/Corticoidhormone [Steroiddiabetes]; Schilddrüsenhormone),
nach Benzothiadiazinen

III. Seltene, besondere Diabetesformen
z.B. als lipoatrophischer Diabetes (LAWRENCE),
myatonischer Diabetes (PRADER-LABHART-WILLI),
Störungen des Insulinrezeptors,
D.m. bei bestimmten genetischen Syndromen

plikationen sind Nerven- u. Blutgefäßerkrankungen (Polyneuropathie bzw. Mikro- u. Makroangiopathie). – Therapie: ↗Diabeteskost als Basistherapie; orale Antidiabetika bei Typ-II-Diabetes, Insulin bei Typ I u. kompliziert verlaufendem Typ II. [E] d. mellitus.

Stadieneinteilung des **Diabetes mellitus** [24]

a)	potentieller Diabetes mellitus (genetische Faktoren, Neugeborenes mit mehr als 4,5 kg Geburtsgewicht)
b)	latenter Diabetes mellitus (Glucosetoleranztest pathologisch)
c)	verminderte Glucosetoleranz
d)	manifester Diabetes mellitus

– **D., potentieller:** gemäß *WHO* eine Stoffwechselsituation (Phase) bei normaler, aber potentiell abnormer Glucosetoleranz (PotAGT), d.h. bei begründeter Gefahr, an Diabetes mellitus zu erkranken, d.h. bei bekannter genetischer Belastung (Zwilling oder Eltern sind Diabetiker; Adipositas in Diabetikerfamilie, primäre Hyperlipoproteinämie). [E] potential d. – **D. renalis** s. decipiens: eine einfach-dominant erbliche (?) gutartige Nierenfunktionsstörung mit erniedrigter Schwelle der Niere für Blutzucker u. mit wechselnder Zuckerausscheidung im Harn (Glucosurie) bei normalem oder erniedrigtem Blutzucker. Spricht nicht an auf Diät u. Insulin. Die Glucosetoleranz (im Test) ist normal. [E] renal d. – **D., sekundärer:** D. mellitus z.B. bei Pankreaserkrankung, anderen endokrinen Krankheiten. [E] secondary d. – **D. spurius:** ↗D. insipidus. – **D., steroidbedingter:** ↗Steroiddiabetes.

Diabeteskost: die für die alleinige oder ergänzende diätetische Behandlung des Diabetikers bestimmte Kost, die unter Berücksichtigung einer genügenden Energiezufuhr individuell festgesetzte Mengen an Nahrungsfett, -eiweiß u. Kohlenhydraten enthält. Unterschieden als Einstellungs- u. als Standarddiät (während der klin. Behandlung u. »Einstellung« des Therapieregimes), als Dauerkost (Erhaltungskost, aber auch als Aufbau-, Kalorienreduktionskost) u. als Sonderkost (z.B. Hafer-, Reis-, Obst-, Gemüsetage). – s.a. Weißbroteinheit. [E] diabetic diet.

Diabetes-Suchtest: Test zur Früherkennung des latenten bzw. asymptomatischen Diabetes mellitus; z.B. der Glucosetoleranztest, Sulfonylharnstofftest (u.a. als UNGER*-MADISON* Tolbutamidtest). [E] diabetes screening tests.

Diabetid: Begleitkrankheiten der Haut bei Diabetes mellitus; z.B. Furunkulose, Ekzeme, Necrobiosis lipoidica diabeticorum.

diabetisch: bei bzw. durch ↗Diabetes mellitus. [E] diabetic. – **d. Gangrän:** die v.a. an den Zehen (»Diabetesfuß«) vorkommende trockene oder – superinfiziert – feuchte Gangrän (↗Abb.) als Komplikation des Diabetes mellitus, bedingt durch eine Kombination von Arteriosklerose u. diabetischer Mikroangiopathie. [E] d. gangrene. – **d. Glomerulosklerose:** ↗Nephropathia diabetica. [E] d. glomerulosclerosis. – **d. Koma:** ↗Coma diabeticum. [E] d. coma. – **d. Nephropathie:** ↗Nephropathia diabetica. [E] d. nephropathy. – **d. Triopathie:** das ↗KIMMELSTIEL*-WILSON* Syndrom, kombiniert mit diabetischer ↗Retinopathie u. Polyneuropathie als Spätkomplikationen des ↗Diabetes mellitus. [E] d. triopathy.

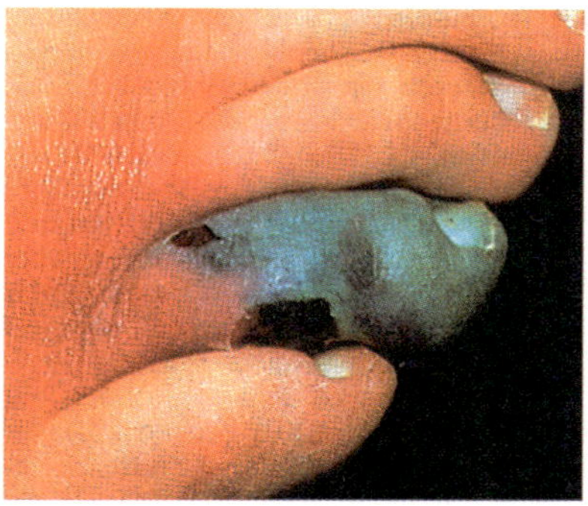

diabetische Gangrän [59]

Diät: jede nach Erfahrungen u. physiologischen Erwägungen zusammengestellte, von der normalen Ernährung deutlich abweichende Kostform als Mittel zur gezielten therapeutischen (»Krankenkost«) oder prophylaktischen Beeinflussung des Stoffwechsels. [E] diet.

Diagnostik: alle auf die »Erkennung« eines Krankheitsgeschehens als definierte nosologische Einheit gerichteten Maßnahmen. Umfaßt die Erhebung der Anamnese, Untersuchung des Patienten, evtl. auch seiner Ausscheidungen, Körpersäfte, Gewebe bzw. Zellen, Strahlenanw., Nutzung bioelektrischer Ströme oder des Schalls. Beim geriatrischen Patienten müssen darüber hinaus diagnostische Besonderheiten beachtet werden, so z.B. Multimorbidität, altersbedingte Veränderungen, organferne oder atypische Manifestation, Fehlinterpretation unspezifischer Symptome als Altersbeschwerden; bei Schmerzen müssen vorwiegend im Alter auftretende Krankheiten berücksichtigt werden. [E] diagnostic investigation.

Dialyse: physikalisches Verfahren zur Trennung molekulardispers u. kolloidal gelöster Teilchen mittels einer semipermeablen Membran (sog. »Diaphragma«), z.B. einer Cellophan- oder einer biologischen Membran, die nur die Diffusion niedermolekularer Stoffe zuläßt, die nach Membranpassage in der Dialysierflüssigkeit das »Dialysat« bilden. Das Prinzip findet in der Medizin Anw. bei ungenügender oder ausgefallener Ausscheidungsleistung der Niere (evtl. auch der Leber), d.h. zur Eliminierung dialysefähiger (= dialysabler) endogener, dem Stoffwechsel entstammender Schlackenstoffe des Organismus sowie zur Beschleunigung oder Ingangbringung der Ausscheidung zugeführter Stoffe (z.B. Gifte); die Ausführung erfolgt mittels Dialysator, u. zwar befristet (z.B. für Op.-Vorbereitung, Diagnostik), intermittierend (= periodische D.; im Dialysezentrum oder mittels »Heimniere«) oder aber als Langzeitdialyse. [E] dialysis. – **D., extrakorporale:** therapeutische D. mittels eines an den Kreislauf eines Erkrankten angeschlossenen Dialysators, u. zwar allgemein bei Niereninsuffizienz, -versagen als Hämodialyse mittels »künstliche Niere«; ferner, v.a. bei Leberinsuffizienz, als parabiotische D., d.h. durch Anschließen an den Kreislauf eines Lebergesunden. [E] extracorporal d. – **D., intrakorporale:** die therapeutische D. unter Nutzung körpereigener Organe, z.B. als Peritoneal-, Intestinaldialyse. – **D., parabiotische:** s.u. Dialyse, extrakorporale.

Diapedeseblutung, Haemorrhagia per diapedesin: Blutaustritte durch krankhaft erweiterte Lücken zwischen den Kapillarendothelien; z.B. bei Stauung (Hämostase), hämorrhagischem Infarkt, hämorrhagischer Diathese. [E] diapedetic bleeding.

Diarrhö, Diarrhoe, Diarrhoea: das – mehr als dreimalige – Absetzen »ungeformten« (zu flüssigen = unzureichend eingedickten) Stuhles (Fäzes) in vermehrter Menge, evtl. mit Schleim- (D. mucosa s. serosa), Eiter- u. Blutbeimengung; in schweren Fällen (»profuse« = »kolliquative D.«) mit nachfolgendem Körperwassermangel (↑Dehydratation) u. mit Elektrolytverlusten sowie evtl. mit toxischen Allgemeinerscheinungen. Tritt auf als **akute D.** (katarrhalisch = pituitös; z.B. bei Gastroenteritis) oder als **chronische D.**; wird u.a. benannt nach dem Entstehungsort (Magen-, Dünndarm-, Dickdarm-D.) bzw. nach der – auch extraintestinalen – Ursache (malassimilatorische D., sekretorische D.). Wird ausgelöst z.B. durch schleimhautreizende Nahrungsmittel (alimentäre, irritative D.), Arzneimittel, Allergene, Krankheitskeime (Dysenterie, Säuglingsenteritis), Enzymmangel bzw. Dysfermentie, kann aber auch Folge z.B. einer hormonell oder medikamentös bedingten Beschleunigung der Magen-, Dünn- u./oder Dickdarmpassage sein. [E] diarrhea. – **D. lienterica:** D., bei der im Stuhl unverdaute Nahrungsanteile vorkommen; nach Gastrektomie, bei Magen-Kolon-Fistel. [E] lienteric d. – **D., malassimilatorische:** D. infolge einer Maldigestion oder Malabsorption bzw. als kombinierte sowie als nicht-klassifizierbare D. (z.B. bei Pankreasinsuffizienz, Gallensäuremangel, Dysbakterie; bei Glutenenteropathie, Disaccharid-Malabsorptionssyndrom, paraneoplastischen Syndromen, Endokrinopathien, ferner als Arzneimittelfolge u. bei Helminthosen; Postgastrektomie-, ZOLLINGER*-ELLISON* Syndrom). Die malabsorbierten Stoffe u. deren bakteriell bedingte Spaltprodukte wirken osmotisch, Fette u. Gallensäuren zusätzlich sekretorisch. Die Stühle enthalten relativ wenig Elektrolyte. – **D. paradoxa:**

Scheindiarrhö bei Verstopfung (↗Obstipation), u. zwar als Folge einer akuten Stuhlverflüssigung durch starke Darmsaftsekretion infolge der Irritation des unteren Dickdarms durch Kotballen: »D. stercoralis« (oft mit schwerem Kollaps). [E] paradoxical d. – **D., seifige:** D. bei gestörter Fettverdauung, -resorption; im Stuhl vermehrter Gehalt an Kalkseifen (= Saponifikation); s.a. Steatorrhö. – **D., sekretorische:** D. als Folge krankhaft gesteigerter Absonderung von Verdauungssäften, zu Elektrolyt- u. Wasserverlusten führend (wohingegen die Absorption der Nahrungsbestandteile ungehindert abläuft). Ursachen: Bakterien(toxine), Viren, Arzneimittel, Hormone, Gallensäuren, Schwermetalle; ferner Reizzustände durch inkomplette Dickdarmverengung, z.B. als paradoxe D. bei Rektumkarzinom; ferner bei Polypen, virösen Adenomen. Im Vordergrund stehen Folgen der Elektrolyt- u. Wasserverluste (v.a. Chlor- u. äquimolare Natriumionenmengen u. ihre osmotischen Wasseranteile; im Extremfall Cholera-ähnlich). – **D. stercoralis:** ↗D. paradoxa. [E] stercoral d. – **D. tropica:** Sprue. [E] tropical d. – **D., vikariierende:** D. als Kompensationsversuch i.S. der Wasser- bzw. Metaboliten-Elimination bei Funktionsstörung der einschlägigen Ausscheidungsorgane.

Diastolikum: diastolisches ↗Herzgeräusch. [E] diastolicum.

Diathermie, Thermopenetration: die Tiefenerwärmung des Körpers durch elektromagnetische Schwingungen des Frequenzbereichs 10^6–10^{10} Hz (= 300 m bis 3 cm); unterschieden als »klassische« Langwellen-D. u. als Kurzwellen-D. (Hochfrequenztherapie) einschl. der Ultrahochfrequenz- u. Mikrowellentherapie (mit Dezi- bzw. Zentimeterwellen) sowie als d'Arsonvalisation. – Die Wärmewirkung erfolgt durch Energieumsatz am Ort (JOULE* Wärme). [E] diathermy.

Diazepam: ein v.a. als Tranquilizer gebräuchliches ↗Benzodiazepinderivat. [E] diazepam.

Diazepine: Sammelbez. für Verbindungen mit dem Grundgerüst des Diazepins (ein heterozyklischer, 2 Stickstoff-Atome enthaltender 7gliedriger Ring); z.B. ↗Benzodiazepine. [E] diazepines.

Diazoxid: Thiazidderivat, wird zur Behandlung therapieresistenter Hypertonien u. der hypertonen Krise eingesetzt; kann wegen Natrium- u. Wasserretention Ödeme verursachen.

Dibenzazepin: ein mit 2 Benzolringen kondensierter 7gliedriger Ring; als **Dibenzazepin-Derivate** z.B. trizyklische Antidepressiva. [E] dibenzazepine derivatives.

Dickdarmadenom: neoplastische Typen von Schleimhautpolypen; als **tubuläres D.** gestielt u. knotig, als **villöses D.** meist breitbasig; ferner als **tubovillöses D.** (Mischform). Neigt (v.a. der villöse Typ) zu maligner Entartung; bewirkt durch massiven Schleimabgang schwere Störungen des Wasser-Elektrolyt-Haushaltes. – s.a. Dickdarmpolyp. [E] adenoma of the large intestine.

Dickdarmdivertikel: echtes Divertikel oder Pseudodivertikel (= GRASER* Divertikel) des Dickdarms; v.a. das letztere oft zahlreich entwickelt (»Divertikulose«). Enthält evtl. Kotballen (»Kotdivertikel«). Ist v.a. als Folge der Kotstauung u. der fauligen Kotzersetzung oft entzündlich verändert (↗Divertikulitis); führt zu Übelkeit, Darmkrämpfen, Durchfällen sowie – bei Entzündung – zu lokaler Peritonitis (evtl. als sog. »Linksappendizitis«), evtl. zu Subileus, Abszedierung u. (gedeckter) Perforation, Fistelbildung. – Gefahr der bösartigen Entwicklung wird vermutet. [E] large intestinal diverticle.

Dickdarmentzündung: ↗Colitis. [E] colitis.

Dickdarmileus: ↗Ileus als Folge eines Dickdarmprozesses (z.B. bei Tumor; dann meist chronisch intermittierend u. zunächst wenig dramatisch; mit veränderter Stuhlform u. -frequenz, Darmsteifungen, perkutorisch nachweisbarer »Kolonrahmenblähung«, okkulter Blutung, gefolgt von »Späterbrechen« u. *röntg* Nachweisbarkeit von Dickdarm-, später auch Dünndarmspiegeln. Als akuter D. z.B. bei Inkarzeration, Volvulus. [E] large intestine ileus.

Dickdarmkarzinom: ↗Darmkarzinom; s.a. Rektumkarzinom. [E] colon cancer.

Dickdarmperforation: die Darmwandperforation im Dickdarmbereich. Führt zu schwerem Peritonealschock, Peritonitis, DOUGLAS-Schmerz, *röntg* zu subdiaphragmaler Luftsichel auf der Bauchübersichtsaufnahme. Komplikationen: Kotfistel, -phlegmone. E colon perforation.

Dickdarmpolyp: Darmpolyp im Kolonbereich; neben fibroepithelialen, entzündl. u. hyperplastischen Polypen meist neoplastisch als ↗Dickdarmadenom (der villöse Typ v.a. im Mastdarm; mit starker Schleimsekretion = Mukodiarrhö, die zu Eiweißverlustsyndrom u. Mineralverlust führt; Neigung zu maligner Entartung). Allgemein besteht Neigung zu Blutungen; evtl. Spontanabstoßung. E colon polyp.

Diclofenac: ein Phenylessigsäurederivat; Verwendung als peripheres Analgetikum, Antipyretikum u. Antiphlogistikum.

Dicloxacillin: ein Penicillase-stabiles ↗Penicillin.

Dicoumarol: Hemmstoff der Blutgerinnung (in faulendem Süßklee gefunden); s.a. Cumarin. E dicumarol test.

Digestionsmittel, Digestivum: verdauungsfördernde, die Verdauungsdrüsen u. die Resorption der Nahrungsbestandteile anregende Mittel, z.B. Bitterstoffe (Amara). E digestant; digestive.

Digitalis: die Gattung »Fingerhut« [Scrophulariaceae]; s.a. Digitalisglykoside. E digitalis. – **D. ferruginea:** »rostfarbener Fingerhut«; in Süd(ost)europa, Türkei. – **D. lanata:** »wolliger Fingerhut«; in Südosteuropa natürlich vorkommend u. kultiviert; Samen u. Blätter enthalten die Lanatoside A–E, Digoxin, Digitoxin sowie Saponine, Cholin, Acetylcholin. E Grecian foxglove. – **D. lutea:** »gelber Fingerhut«; verbreitet in Europa; mit Inhaltsstoffen wie D. lanata. E yellow d. – **D. purpurea:** »purpurroter Fingerhut«; in Westeuropa natürlich vorkommend sowie kultiviert; enthält je nach »chemischer Rasse« u. trocknungsbedingter enzymatischer Umwandlung der Primär- in Sekundärglykoside (↗Digitalisglykoside) in allen Teilen die Purpureaglykoside A u. B, Digitoxin, Gitoxin, Gitaloxin, die Saponine Digitonin, Gitonin, Tigonin u. Natigin sowie Flavone, Schleimstoffe, organ. Säuren, Cholin u. Acetylcholin; wird therapeutisch angewendet (erstmals vom engl. Arzt WILLIAM WITHERING) z.B. als Samen, Blattdroge, Pulver; s.a. Digitalistherapie. E foxglove.

Digitalis-Antidot: Fab-Fragmente von Immunglobulinen gegen Digitalis-Konjugate (»Antidigoxin-Fab«) zur Ther. lebensbedrohl. Rhythmusstörungen bei ↗Digitalisintoxikation.

Digitaliseffekte: s.u. Digitalistherapie; vgl. Digitalisintoxikation. – Als EKG-Effekte die bei Digitalis-Verabfolgung vor Erreichen der vollen therapeut. Wirkung auftretende muldenförm. ST-Senkung, Abflachung oder biphasische Form (präterminale Negativität) des T sowie ↗QT-Verkürzung. E digitalis effects.

Digitalisglykoside: die in Digitalis-Arten vorkommenden, meist herzwirksamen (↗Digitalistherapie) Glykoside der Cardenolid-Gruppe. Im frischen Blatt als genuine oder Primärglykoside (Purpureaglykoside u. Lanatoside), aus denen beim Trocknen durch enzymatische Abspaltung (Digipurpidase) des Glucose- u. Digitoxoserestes die Sekundärglykoside (u. Aglykone) gebildet werden. – I.w.S. auch – inkorrekte – Bez. für alle ↗Herzglykoside. E digitalis glycosids. – **D. 2. Ordnung:** ↗Digitaloide.

Digitalisierung: ↗Digitalistherapie.

Digitalisintoxikation, Digitalismus: die Vergiftung durch Digitalis-Überdosierung bzw. das Auftreten von Nebenerscheinungen vor Erreichen der optimalen Dosis (d.h. bei relativer Überdosierung). Frühsymptome sind Inappetenz, Übelkeit; danach Erbrechen (zentral ausgelöst) u. Diarrhöen, v.a. aber Rhythmusstörungen (Bigeminie, supraventrikuläre oder polytope ventrikuläre Extrasystolen, Sinustachykardie, Bradykardie < 60/Min., sinuaurikulärer Block, Knotenrhythmus, Vorhofflattern u. -flimmern, partieller oder totaler ↗Block, Ventrikeltachykardie u. -flimmern, elektrischer Alternans), Kopfschmerzen, Schwindel, Unruhe bis psychotischer Verwirrtheitszustand, Grün-Gelb-Sehen, Kornblumenphänomen, Flimmerskotom. E digitalis poisoning.

Digitalistherapie, Digitalisierung: die Behandlung von Herzkranken mit Digitalispräparaten, v.a. mit Reinglykosiden (früher Folia u. Tinctura Digitalis), i.w.S. auch mit anderen ↗Herzglykosiden; insbes. bei Herzinsuffizienz jeder Art, bei schneller, totaler Arrhythmie u. paroxysmaler, supraventrikulärer Tachykardie. Hemmt die Na^+/K^+-ATPase (dadurch Verstärkung des transsarkolemmalen Ca^{2+}-Influxes u. verstärkte Aktivierung der kontraktilen Proteine), bewirkt eine Steigerung von Kraft, Grad u. Schnelligkeit der Herzkontraktion (= »positiv inotroper Effekt«) mit stärkerer systolischer Entleerung der Herzventrikel u. Abnahme der Restblutmenge sowie der Herzgröße, eine Erhöhung des O_2-Verbrauchs (jedoch in geringerem Maße, als von der Zunahme der Herzarbeit her zu erwarten wäre) sowie des venösen u. enddiastolischen Ventrikeldrucks, eine Steigerung des Herzminutenvolumens, eine Verlängerung der diastolischen Pause u. eine Senkung der Frequenz (Vaguswirkung = »negativ chronotroper Effekt«). [E] digitalis therapy. – **D., schnelle** oder **mittelschnelle:** die – statt wie üblich in 7 Tg. – in 12 bis 36 Std. bzw. ca. 3 Tg. herbeigeführte Volldigitalisierung bei schwerer Herzinsuffizienz.

Digitaloide: die ähnlich wie ↗Digitalis wirksamen »Herzglykoside 2. Ordnung«; sind enthalten in Strophanthus-, Adonis-, Scilla-, Convallaria-, Helleborus-Arten, in Nerium oleander etc.; z.B. Strophanthin, Adonidin, Convallatoxin. – Weniger korrekt auch Bez. für alle ↗Herzglykoside (als »Digitaliskörper«). [E] digitalis-like substances; digitaloids.

Digitoxin, Digitoxosid: ein – meist Gitoxin-haltiges – sekundäres, durch Digipurpidase aus Blättern verschiedener Digitalis-Arten gebildetes Digitalisglykosid. Wird im Darm fast vollständig resorbiert. Seine Wirkung tritt langsam ein, ist aber protrahiert (daher Kumulationsgefahr!). [E] digitoxin.

Digitus: (latein.) Finger bzw. Zehe. – **D. flexus:** ↗Krallenzehe. [E] claw toe. – **D. hippocraticus:** ↗Trommelschlegelfinger. [E] clubbed finger. – **D. malleus:** die ↗Hammerzehe. [E] hammer toe. – **D. mortuus:** (Reil 1807) der anfallsweise »abgestorbene« oder »tote«, extrem kalte u. schmerzhafte blasse Finger aufgrund einer Angioneuropathie. [E] dead finger. – **D. recellens:** schnellender Finger. [E] trigger finger. – **D. superductus:** eine extrem adduzierte, den weiter medial gelegenen Nachbarzehen aufliegende Zehe (meist die dorsal subluxierte 5. Zehe; angeboren oder erworben). – s.a. Digitus valgus. – **D. valgus:** eine infolge Abduktionskontraktur in Richtung Fußaußenkante abweichende Zehe mit Subluxation im Grundgelenk u. evtl. mit Verlagerung unter oder über (»Digitus superductus«) die Nachbarzehe; meist als ↗Hallux valgus. – **D. varus:** eine infolge Adduktionskontraktur in Richtung Fußinnenkante abweichende Zehe; angeboren oder erworben (v.a. die 5. Zehe als Spreizfußfolge bei engem Schuhwerk; als ↗Digitus superductus).

Digoxin, Digoxosid: ein herzwirksames, sekundäres ↗Digitalisglykosid aus Blättern der ↗Digitalis lanata, entstanden durch enzymatischen Abbau des Lanatosidum C. Die Wirkungsqualität entspricht dem Digitoxosidum (aber Resorptionsquote u. Bindungsvermögen an Plasmaalbumine kleiner; Wirkungseintritt schneller, Wirkung kürzer). [E] digoxin.

Dihydralazin: ein Vasodilatator mit direktem Angriff an der glatten Muskulatur; senkt den peripheren Widerstand durch Erweiterung der Arterien u. Arteriolen. Anw. als Antihypertensivum (↗Antihypertensiva, dort Tab.).

Dihydrocodein: ein opioides Analgetikum mit schwacher bis mittelstarker Wirkung, wird zur Therapie chronischer Schmerzen eingesetzt.

Dihydroergotamin, DHE: Hydrierungsprodukt des Ergotamins; stärker sympatholytisch, aber nur schwach uteruskontrahierend; erhöht den peripheren Venentonus (Anw. bei hypotonen Kreislaufregulationsstörungen). [E] dihydroergotamine.

Dihydroergotoxin: ↗Co-Dergocrin.

Dihydropyridine: gehören zur Gruppe der Calciumantagonisten, Einsatz in der Hypertoniebehandlung.

Dihydrotachysterin, -sterol: 9,10-*seco*-5,7,22-Ergostatrien-3β-ol; der »antitetanische Faktor 10«; ein UV-Bestrahlungsprodukt des Ergosterins. Besitzt eine dem Vitamin D_2 ähnliche Struktur (seine antirachitische Wirkung ist aber geringer). Führt zu einer Calciumresorption aus dem Intestinaltrakt. Anw. *therap* unter Kontrolle des Serumcalciums bei hypokalzämischer Tetanie. [E] dihydrotachysterol.

3,4-Dihydroxy-β-phen(yl)äthylamin, Dopamin, Hydroxytyramin: $C_6H_3(OH)_2–CH_2–CH_2–NH_2$; ein Catecholamin, das in Gehirn, Nebenniere, sympathischen Nervenendigungen etc. vorkommt. Ein Zwischenprodukt der Biosynthese des Adrenalins aus Phenylalanin bzw. – oxidativ –

aus Tyrosin; es wird zu Noradrenalin umgewandelt. Ist – wie auch Serotonin u. Noradrenalin – Neurotransmitter der hypophyseotropen Hypothalamusgebiete (u. beteiligt u.a. an der Kontrolle der Prolactinsekretion); s.a. dopaminerg. Ist bei Parkinsonismus typisch in den Kernen des extrapyramidal-motorischen Systems vermindert (Anheben des Serumspiegels durch DOPA möglich). – Im 24-Stunden-Sammelurin beträgt der Referenzbereich 65–563 μg (= 0,42–3,66 μmol); erhöht bei Phäochromozytom, Neuroblastom, Ganglioneurom. Anw. im klinischen Bereich als direktes Sympathomimetikum; in niedriger Dosierung mit selektiver Erweiterung der Nieren- u. Splanchnikusgefäße, dadurch Steigerung besonders der renalen Perfusion; in höherer Dosierung α- u. β-sympathomimetische Wirkung, v.a. Erhöhung der Kontraktionskraft des Herzens; besondere Bedeutung des D. bei der Therapie der akuten Herzinsuffizienz u. v.a. bei Schockzuständen mit drohendem oder bestehendem Nierenversagen. [E] 3,4-dihydroxy-β-phenethylamine.

L-3,4-Dihydroxyphenylalanin, Dopa, DOPA: $C_6H_3(OH)_2–CH_2–CH(NH_2)–COOH$; eine Aminosäure, gebildet durch Hydroxylierung von Tyrosin als Zwischenprodukt bei der Melaninbildung u. bei der Biosynthese von (Nor-)Adrenalin. Steigert den Blutdruck u. den Blutzuckerspiegel; passiert leicht die Blut-Liquor-Schranke; therap. Anw. bei Parkinsonismus. – s.a. DOPA... [E] L-3,4-dihydroxyphenylalanine.

Dikrotie: die Doppelgipfligkeit des peripheren Pulses infolge einer 2. (»dikroten«) Welle im Anschluß an den systolischen Pulsgipfel, u. zwar in dessen absteigendem Schenkel oder im aufsteigenden Schenkel der nächsten Pulswelle (= unter- bzw. überdikroter Puls). Physiologisch vorkommend bei gut reguliertem elast. Arteriensystem, bes. ausgeprägt bei Dauerleistungssportlern; erloschen bei Arteriosklerose, Aortenisthmusstenose; verschwindet bei Tachykardie (Aufpfropfen auf die – dadurch erhöhte – nachfolgende Pulswelle = »**Dikrotuspfropfung**«). [E] dicrotism.

Dilatatio, Dilatation: (latein.) Erweiterung. **1)** Hohlorganaufdehnung zu diagnostischen oder prophylaktisch-therapeutischen Zwecken mittels eines Dilatators oder mit den Fingern. **2)** die Weitstellung eines Hohlorgans (z.B. Vasodilatation). **3)** die dauerhafte Ausweitung eines Hohlorgans als Folge einer übermäßigen Druck- oder Volumenbelastung u./oder einer Schädigung der Wandelemente (z.B. als akute, adaptive, myogene etc. D. die entsprechende Herzdilatation). [E] dilat(at)ion. – **D., idiopathische:** krankhafte Organweitstellung infolge Innervationsstörung; z.B. Megakolon, Megaureter, Megazystis.

Dilazep: ein Koronardilatator; wirkt über eine Erhöhung der Adenosin-Konzentration an den Gefäßrezeptoren. Anw. zur Therapie der Koronarinsuffizienz.

Diltiazem: ein Benzodiazepin-Derivat; Calciumantagonist, der in seinem Wirkprofil dem Verapamil ähnelt; Klasse-IV-Antiarrhythmikum mit negativ chronotroper u. negativ dromotroper Wirkung. Indikation: tachykarde Herzrhythmusstörungen, Angina-pectoris-Prophylaxe, Hypertonie.

Dioptrie, Brechkrafteinheit, D, BKE: Maßeinheit (Symbol: dpt, dptr) für die brechende Kraft optischer Systeme, u. zwar der Kehrwert der in Metern gemessenen Brennweite (D = 1/f). – Zur Kennzeichnung von Konvex- u. Konkavgläsern wird dem Symbol ein Plus- bzw. Minuszeichen vorangesetzt. [E] diopter.

Diplacusis, Doppelhören: das Hören zweier – evtl. verschieden hoher – Töne statt des objektiv einzigen; ein- oder beidseitig (mon- oder binaural). Auch als Echoerscheinung mit Nachhallen eines sich nicht wiederholenden Tones (= **D. echotica,** »Echohören«). [E] double disharmonic hearing.

Diplegia, -plegie: die beidseitige Lähmung des gleichen Körperabschnitts; meist als Folge einer bds. Pyramidenbahnschädigung oder einer symmetrischen Schädigung motorischer Kerngebiete bzw. ihrer peripheren Fasern. [E] diplegia. – **D. facialis:** beidseitige (periphere oder nukleare) Fazialislähmung; z.B. bei basaler Meningitis, doppelseitiger Schädelbasis-Felsenbein-Fraktur, Basilaris-Thrombose; oft kombiniert mit anderen Hirnnervenlähmungen; rezidivierend als MELKERSSON*-ROSENTHAL* Syndrom. [E] facial d.; bilateral Bell's palsy. – **D., familiäre progressive**

zerebrale: D. als erbliche (heredofamiliäre) fortschreitende Erkrankung, z.B. das SCHOLZ*, TAY*-SACHS* Syndrom. [E] progressive cerebral familiar d. – **D. inferior:** Lähmung beider Beine als Folge einer Schädigung der peripheren motorischen Neurone oder der Pyramidenbahnen (d.h. als schlaffe bzw. spastische Form). [E] d. of lower limbs. – **D. masticatoria:** Kaumuskellähmung bei beidseitiger motorischer Trigeminuslähmung; z.B. bei verschiedenen Bulbärparalysen. [E] masticatory d.; bilateral masticatory paralysis. – **D. superior:** Lähmung beider Arme bei umschriebener Halsmarkschädigung oder bei beidseitiger Verletzung des Plexus brachialis.

Dipyridamol: ein Koronardilatator; wirkt über eine Erhöhung der Adenosin-Konzentration an den Gefäßrezeptoren. Anw. zur Therapie der Koronarinsuffizienz wegen **Steal-Effect** nur noch selten.

Diskektomie: operative Entfernung eines Discus, i.e.S. die Beseitigung eines Bandscheibenvorfalls. [E] diskectomy.

Diskographie: Röntgenkontrastdarstellung einer Bandscheibe; indirekt nach Duralsack- oder Periduralraumfüllung (»Peridurographie«) mit einem positiven oder neg. Röntgenkontrastmittel (RKM), direkt nach Injektion eines pos. RKM in den Nucleus pulposus (»Nukleographie«). [E] discography.

Diskolyse: konservative Behandlung des Bandscheibenvorfalls durch Injektion von Enzymen (Chymopapain, Kollagenase) in die Bandscheibe zur gezielten selektiven Auflösung des Nucleus pulposus. [E] discolysis; chemonucleolysis.

Diskusprolaps: ↗Bandscheibenprolaps.

Disopyramid: ein Klasse-IA-Antiarrhythmikum mit chinidinartiger Wirkung; verlängert v.a. die Dauer des Aktionspotentials. Anw. zur Therapie von Vorhofflattern u. -flimmern, supraventrikulären u. ventrikulären Arrhythmien sowie bei Extrasystolien; s.a. Antiarrhythmika.

Dissectio, Dissektion: (latein.) Zerschneidung, Aufspaltung; z.B. *chir* die ausgedehnte Blockresektion von Weichteilen, Halsdissektion, auch Bez. für gewebsschonende Exstirpation regionaler Lymphknoten (z.B. als Axilladissektion). [E] dissection. – **D., arterielle:** die – meist zwischen der Intima u. Media – erfolgende lamelläre Aufspaltung der Arterienwand durch den zwischen diese Schichten eindringenden Blutstrom als Folge eines Innenwanddefektes (z.B. bei Arteriosklerose, Arteriitis); s.a. Aneurysma dissecans. [E] arterial d.

Dissimulation: Verbergen oder Verheimlichen von Krankheitssymptomen.

dissoziierte Sensibilitätsstörung: s.u. Empfindungsstörung. [E] dissociated sensory defect.

Disulfiram: Tetraäthylthiuramidsulfid; findet Anw. als Fungizid u. bei Alkoholentziehungskuren (als »Antabus®«, hemmt den Alkoholabbau auf der Stufe des Acetaldehyds u. erzeugt eine künstl. Alkoholintoleranz; bei Alkoholblutspiegel ab 5 mg% wirkt es tödlich!); MAK: 2 mg/m³.

Diurese: die Harnbildung, -ausscheidung, unterschieden als Filtrations- u. als Wasserdiurese sowie als osmotische D. [E] diuresis. – **D., forcierte:** gesteigerte Diurese als Maßnahme z.B. bei Vergiftungen. Prinzip ist die anhaltende Steigerung der Substanzausscheidung durch die Niere mit Hilfe intravenöser Gaben eines stark wirksamen ↗Diuretikums (v.a. Furosemid) über einige Stunden bei gleichzeitiger ständiger Flüssigkeitszufuhr durch Infusion. Nur auf Intensivstationen durchzuführen. – **D., osmotische,** Molekulardiurese: als Diurese i.e.S. die D. zur Bildung des Endharns aus dem Primärharn der Glomeruli, u. zwar durch Hemmung der Wasserrückresorption durch den osmotischen Druck des Harns, der auf den im Harn enthaltenen filtrierbaren, aber nur schwer rückresorbierbaren, inerten Stoffen basiert (z.B. auf Harnstoff); sie kann durch Zufuhr inerter Stoffe, z.B. Mannit, sowie durch bestimmte ↗Diuretika gesteigert werden (»forcierte D.«); tritt aber auch natürlich gesteigert auf als Folgeerscheinung bei Hyperglykämie u. nach Trinken von Meerwasser. [E] osmotic d.

Diuretica, -tika: »harntreibende, den Harnfluß (↗Diurese) fördernde Mittel«. Klinische Anw. v.a. zur Förderung der Ausschwemmung extrazellulärer Flüssigkeit bei Ödemen (erfolgt durch Beeinflussung der Ausscheidung von Kationen u. Anionen körpereigener Salze durch die Niere; »Saluretika«) u. – als Antihypertonika – zur Behandlung der Hypertonie. Zur Verfügung stehen **osmotische D.**

(werden aus dem glomerulär filtrierten Harn nicht rückresorbiert u. entfalten im Tubulussystem osmotische Effekte i.S. der osmotischen ↗Diurese; z.B. Mannit, Sorbit). Ferner – als Sulfonamid-Derivate – die Carboanhydrasehemmer (wirken durch Hemmung der Bicarbonatresorption) u. die Benzothiadiazinderivate (bewirken Hemmung der Natriumrückresorption), die sog. **stark wirkenden D.** (Carbonsäuren mit Hemmeffekt auf die Chlorid- u. Natriumrückresorption im aufsteigenden Ast der HENLE* Schleife [»Schleifendiuretika«]; wirken schnell u. auch bei reduzierter glomerulärer Filtrationsrate, geeignet zur Anw. bei akutem Nierenversagen u. beim akuten Lungenödem; auch vermehrte Kalium- u. Magnesiumausscheidung; führen zu Störung des Säure-Basen-Gleichgewichts in Richtung – hypochlorämische, metabolische – Alkalose, Steigerung der Nierendurchblutung; z.B. Furosemid u. Etacrynsäure), ferner **kaliumsparende D.** (distal-tubulär u. in Sammelrohren der Nierenrinde wirksam i.S. der Steigerung der Natrium-, Chlorid- u. Bicarbonatausscheidung u. der Hemmung der Kaliumionenausscheidung; z.B. Triamteren, Amilorid), Aldosteron-Antagonisten (ebenfalls kaliumsparend). – Diuretische Wirkungen ferner durch Purin- bzw. Xanthinderivate, Bestandteile bestimmter Pflanzen (wirksam durch unterschiedliche Wirkstoffe, u.a. durch ihren Gehalt an Kalium, ätherischem Öl). [E] diuretics.

diuretisch: die ↗Diurese betreffend. [E] diuretic.

Divertikulitis: Entzündung eines Divertikels; oft auf die Umgebung übergreifend

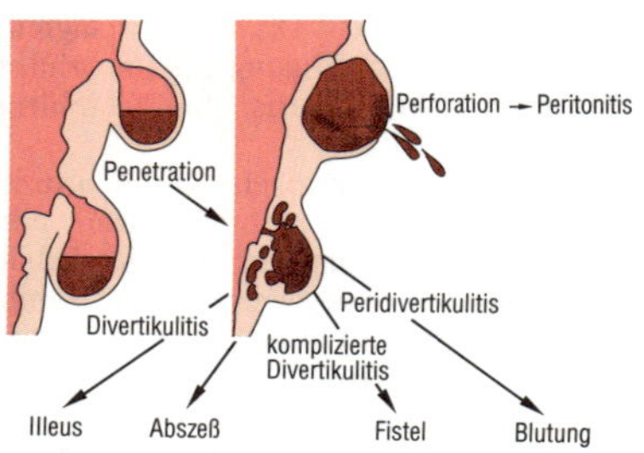

Divertikulitis, Peridivertikulitis (Penetration) u. deren akute Komplikationen [60]

(»Peridivertikulitis«; am Dickdarm evtl. als Pseudoappendizitis). [E] diverticulitis.

Divertikulose: Bestehen einer Vielzahl von Divertikeln, v.a. als Dickdarmdivertikulose. Wird in der Hauptsache durch eine ballaststoffarme Ernährung verursacht, kommt in höherem Lebensalter häufiger vor. Meistens asymptomatische Verläufe, Komplikationen sind Schmerzen, Divertikulitis u. Blutungen. [E] diverticulosis.

Dobutamin: das N-p-Hydroxyphenyl-isobutyl-Derivat des Dopamins; Catecholamin mit Wirkung an β_1-Adrenorezeptoren ohne ausgeprägt vasokonstriktorische u. positiv chronotrope Wirkung; Anw. v.a. zur Steigerung des Herzzeitvolumens beim kardiogenen Schock. [E] dobutamine.

DOPA, Dopa: gängige Bez. für ↗3,4-**D**ihydr**o**xy**p**henyl**a**lanin. [E] dopa.

Dopamin: gängige Bez. für ↗3,4-Dihydroxy-β-phenäthylamin; s.a. dopaminerg. [E] dopamine.

Dopamin-Agonisten: Dopamin-Rezeptorenblocker (s.u. dopaminerg).

dopaminerg: durch Freisetzung des Neurotransmitters ↗Dopamin, d.h. über **Dopamin-Rezeptoren** wirksam; d. Neurone finden sich als Kerngruppen 1) in der Substantia nigra u. der Formatio reticularis (ihre Nervenfasern, die nigroneostriatale Bahn, enden im Neostriatum u. beeinflussen extrapyramidal-motorische Abläufe); 2) im Tegmentum (gehören zum mesolimbischen System; Fasern ziehen zu Kerngebieten des limbischen Systems bzw. als mesokortikale Bahnen zur limbischen u. präfrontalen Hirnrinde); 3) im Nucleus infundibularis des Hypothalamus (bilden mit ihren im Hypophysenstiel, am Pfortadersystem, endenden Fasern das tuberoinfundibuläre System). – Die d. Wirkung kann durch **Dopamin-Rezeptorenblocker** (kompetitive Hemmung durch Neuroleptika) aufgehoben werden.

Doppelblock: Herzblock (↗Block) i.S. der Kombination eines totalen AV-Blocks oberhalb des atrioventrikulären Automatiezentrums mit einem teilweisen Block 2. Grades unterhalb dieses Zentrums. [E] double heart block.

Doppelgeräusch: durch ein kurzes freies Intervall getrenntes systolisches u. diastol. ↗Herzgeräusch bei Herzklappenfehler.

Ferner als Gefäßgeräusch, z.B. als DUROZIEZ* D. [E] double murmur.

Dosier-Aerosol: stabile Suspension eines Pharmakons, die auf Ventildruck einer Spraydose als feste Dosis über die Atemwege appliziert werden kann; Anw. z.B. als Bronchospasmolytikum.

Dotter* Technik: die nicht-operative ortho- oder retrograde Aufdehnung (teil)verengter Bein-Becken-Gefäße durch einen mittels SELDINGER* Technik eingeführten Gefäß-Ballonkatheter (als Dilatator). [E] Dotter's technique.

Doxazosin: ein Chinazolin-Derivat; Alpharezeptorantagonist mit relativ langer Plasmahalbwertszeit. Antihypertensivum.

Doxycyclin: ein teilsynthetisches Tetracyclin-Derivat mit bakteriostatischer Wirkung auf alle Penicillin-sensiblen Erreger, zahlreiche gramnegative Bakterien, Chlamydien, Leptospiren, Mykoplasmen u. Rikettsien; in hoher Dosierung auch gegen Amöben wirksam.

Drahtpuls: harter, gespannter Puls durch Anstieg des systolischen u. des diastol. Blutdrucks. [E] wiry pulse.

Drain, Drän: Hilfsmittel für die Ableitung (↗Drainage) von Wundabsonderungen, Eiter, Trans- u. Exsudat, Liquor (bei Hydrocephalus) etc. Verwendet werden u.a. sterile, evtl. resorbierbare Gaze (für Docht- oder Kapillardrainage), Seiden- oder Catgutfäden (= Fadendrainage), Halbrinnen oder Laschen (KLAPP) bzw. Schläuche u. Röhren (meist mit seitlichen Öffnungen = »Fenstern«) aus Gummi oder Kunststoff; als spezielle Drains z.B. das Stopf- oder Steigrohr, das PENROSE*, KEHR* Drain, der MIKULICZ* Beutel. Die Einführung bzw. Ausleitung erfolgt meist am tiefsten Punkt des zu drainierenden natürlichen oder krankhaften Hohlraumsystems, evtl. durch eine besondere Inzisionswunde (oft in Kombination mit einer Gegeninzision). Sicherung erfolgt z.B. durch eine das Abgleiten in die Tiefe verhindernde Sicherheitsnadel. [E] drain.

Drainage, Dränage: die Ableitung krankhafter oder vermehrter natürlicher Körperflüssigkeiten (u. Gase) mit Hilfe eines ↗Drains; evtl. unterstützt durch eine zweckmäßige Lagerung des Kranken; Ableitung erfolgt an die Körperoberfläche oder – mittels röhrenförmiger Endoprothese bzw. über eine Anastomosenfistel – in ein anderes Hohlorgan oder ins Gewebe (äußere bzw. innere D.), u. zwar zeitlich begrenzt (Sicherungs-D.) bzw. als Dauerdrainage. – Ferner Drainage-Operationen, z.B. Pyloroplastik, Hepatogastrostomie. [E] drainage. – **D., geschlossene:** D. mittels eines verlustfrei leitenden – intra- oder extrakorporalen – Systems, z.B. als Liquordrainage oder als transhepatische Drainage. [E] closed d. – **D., transhepatische: 1) perkutane t. D.:** entlastende D. des gestauten Gallengangsystems bei teilweiser Choledochusverlegung. Unter Röntgenkontrolle wird ein gestauter Gallengangsast (möglichst Choledochus) mit einer Kanüle punktiert, durch die ein Führungsmandrin eingeführt wird; durch diesen erfolgt nach SELDINGER* Technik das Einbringen des Drains. **2)** diahepatische D.: eine geschlossene Endlosdrainage (= »**D. ohne Ende**«) der Gallenwege mit Drainführung durch die Leber, z.B. bei Plastik wegen eines Choledochusdefektes. [E] transhepatic ring catheter d. – **D., transpapilläre:** geschlossene Endlosdrainage der Gallenwege mittels eines vom Choledochus aus durch die Papille in das Duodenum eingelegten Drains, ein analog der transhepat. Drainage in sich geschlossenes System (VOELCKER; mittels T-Drain, z.B. nach CATTELL, LAHEY-PYRTEK). [E] transpapillary d.; ERCP-d.

Dranginkontinenz: ↗Harninkontinenz.

Drehschwindel: labyrinthärer Schwindel mit dem Gefühl, die Umgebung drehe sich um einen oder man selbst drehe sich bei stillstehender Umgebung; stets begleitet von Nystagmus, oft auch von vegetativen Symptomen (Blässe, Übelkeit, Erbrechen). Physiologisch als Drehnachnystagmus, krankhaft bei Schädigung des Labyrinths, des Nervus vestibularis, des Kleinhirns. [E] rotatory vertigo.

Dreigefäßerkrankung: ein durch arteriosklerotische Wandveränderungen aller 3 Koronaräste verursachtes Krankheitsbild; in der Regel einhergehend mit stabiler bzw. instabiler Angina-pectoris-Symptomatik als Ausdruck einer anfallsweisen Ischämie des Herzmuskels infolge stenotischer Verengung der Koronararterienlumina. Weitere Symptome sind Herzrhythmusstörungen als Folge der Schädigung des Reizleitungssystems. Unbehandelt hat die D. eine hohe Letalität. Die D. gilt als eine der Hauptindikationen der aortokoronaren Bypass-Operation (ACVB; s.u. Koronarchirurgie). Als operatives Verfahren bei der schwersten D. wird in letzter Zeit auch zunehmend die Herztransplantation angewandt, wenn keine Bypass-Op. mehr möglich ist.

Dreischichtensputum: Auswurf, der im Spitzglas 3 Schichten bildet: unten eitrig-krümelig, übelriechend (»TRAUBE* Pfröpfe«), oben schaumig u. dazwischen serös-wäßrig mit Schleimfäden; z.B. bei Bronchiektasien, Lungenabszeß. E three layer sputum.

dromotrop: die Erregungsleitung im Herzen beeinflussend, u. zwar beschleunigend (»positiv dromotrop«; z.B. als Sympathikuseffekt) oder verlangsamend (»negativ dr.«; z.B. Vaguseffekt). E dromotropic.

Drop-Anfälle: *(engl. = Tropfen, Fallen)* (KREMER) plötzliches anfallsweises Umfallen bei erhaltenem Bewußtsein als Symptom der intermittierenden Basilarisinsuffizienz; vermutlich Folge eines vorübergehenden Versagens des hirnstammkontrollierten Haltungstonus. E drop-attacks.

Dropped beat: (engl.) gelegentlicher Ausfall einer AV-Überleitung u. damit einzelner Kammersystolen; Ursache kann ein atrioventrikulärer ↗Block 2. Grades (Typ MOBITZ I oder II) sein.

Drosselung: die zeitweilige gezielte Unterdrückung der Blutströmung in einem Gefäß durch Abklemmen, Bändelung, Verödung oder mittels Zügel, Tourniquet etc.; diagnostisch, d.h. zur Beurteilung der arteriellen Blutversorgung (z.B. anhand reaktiver Hyperämie beim sog. Drosselungstest), oder aber zur Embolieprophylaxe, z.B. bei Thrombektomie, Arteriotomie, Bändelungs-Operation, Herzoperationen. E clamping off.

Druck(be)atmung: künstliche Beatmung durch Lufteinblasung in die Lunge über einen Endotrachealtubus unter Erzeugung eines transthorakalen (vom Bronchialbaum lungenwärts u. durch die Thoraxwand auswärts gerichteten) Druckgefälles, das mittels Kompression des Atembeutels – oder maschinell – des -balgs des Narkoseapparates bzw. des Beatmungsgerätes erzeugt wird. E positive pressure respiration (artificial). – **D., intermittierende positive,** intermittent positive pressure breathing bzw. respiration, IPPB, IPPR: kontrollierte Atmung als D., bei der die Drucksteigerung rhythmisch erfolgt i.S. einer künstlich erzeugten Einatmung = Inspiration; bei teilweise erhaltener Spontanatmung Druckanwendung evtl. nur endinspiratorisch. E intermittent positive pressure respiration. – **D., positiv-endexspiratorische:** PEEP. – **D., positiv-negative,** PNPB: D. mit zusätzlicher Anw. negativen, aber über dem Druck der Atemmittellage bleibenden Druckes in der Exspirationsphase; heute nicht mehr üblich. E positive-negative pressure respiration.

Druckbelastung: vermehrte Herzbelastung durch Widerstandserhöhung im großen oder kleinen Kreislauf. E pressure load.

Druckgeschwür: ↗Dekubitus. E bedsore.

Druckhypertrophie: die aus einer chron. ↗Druckbelastung resultierende Herzhypertrophie, z.B. bei Hochdruck, Aorten-, Pulmonalstenose. Zunächst als konzentrische D. (mit Zunahme der Fasern = Hyperplasie u. Verdickung der Kammerwände ohne wesentliche Herzvergrößerung); später als exzentrische D. (zunehmende Herzdilatation, Vermehrung der Restblutmenge, Erhöhung des Füllungsdruckes u. Abnahme der Kammerwanddicke u. – nach Überschreiten des krit. Herzgewichtes – Gefügestörung mit Tonusverlust). E hypertrophy due to pressure overload.

Drucklähmung: Lähmung eines – meist oberflächlichen – peripheren Nervs durch anhaltenden oder wiederholten äußerlichen Druck; s.a. Druckneuritis. Evtl. als entschädigungspflichtige Berufskrankheit. E pressure paralysis.

Drucknekrose: Nekrose durch Druckeinwirkung auf ein Gewebe.

Druckneuritis: Neuritis (s.a. Drucklähmung) eines peripheren Nervs als Folge mechanischen Druckes, z.B. infolge Lagerungsfehlers bei Narkosen, durch Knochenkallus, Bandscheibenvorfall etc. E pressure neuritis.

Druse: **1)** aus Fäden bestehende Vegetationsform bestimmter Pilze u. Bakterien (Actinomyces, Nocardia). E filaments. **2)** »senile Plaque«; ein v.a. in der Groß- u. Kleinhirnrinde u. meist vielfach vorkommendes Begleitgebilde bei verschiedenen

Hirnatrophien (z.B. bei seniler Demenz, ALZHEIMER* Krankheit etc.). **3)** DALEN* Körperchen; gelblich-weiße, rundliche, vom reaktiv gewucherten Netzhaut-Pigmentepithel ausgehende Hyalingebilde (evtl. mit Kalkeinlagerung); u.a. beerenartig an der Sehnervpapille. [E] drusen.

Dubreuilh*-Hutchinson* Krankheit (WILLIAM D., 1857–1935, Hautarzt, Bordeaux; SIR JONATHAN H.), Lentigo maligna, Melanosis circumscripta praeblastomatosa: scharf umschriebener, peripher langsam wachsender Pigmentfleck (Lentigo) der Haut von unterschiedlicher Farbintensität als »Melanoma in situ«; v.a. im Gesicht, bei Frauen auch am Unterschenkel (↗Abb.); verdächtige Symptome: Jucken, roter Hof, rasches Wachstum, knotige Umwandlung, leichte Verletzbarkeit. Therapie: Exzision mit Sicherheitsabstand, Röntgentherapie nach histol. Sicherung; s.a. Melanom, malignes. [E] Hutchinson's freckle.

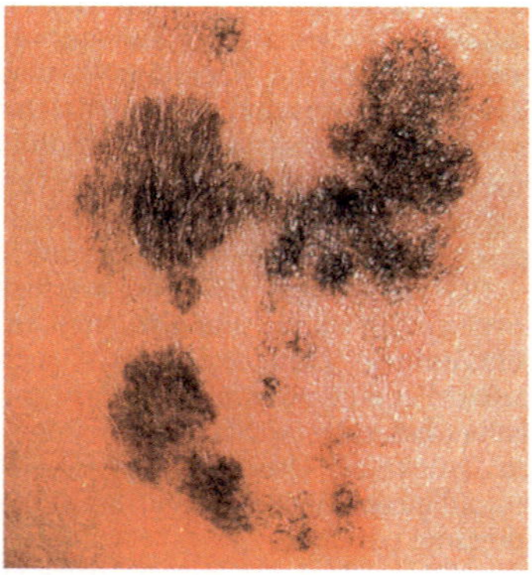

Dubreuilh*-Hutchinson* Krankheit (Lentigo maligna) [59]

Dünndarmblase: Ersatzblase bzw. operativ vergrößerte Harnblase als Resultat einer Plastik, bei der ein aus der Darmkontinuität ausgeschalteter Dünndarmteil als gestieltes Transplantat zwischen die Harnleiter u. die Harnröhre zwischengeschaltet bzw. mit einer zu kleinen Harnblase oder einem postoperativen Harnblasenrest vereinigt wird. Mögliche postoperative Komplikationen: hyperchlorämische Azidose, aszendierender Harnwegsinfekt, Reflux, Ureterstenose. [E] enterocystoplasty.

Dünndarmdivertikel: Divertikel im Dünndarmbereich; als echtes D. z.B. ein MECKEL* D.; als unechtes Divertikel Gebilde infolge einer Herniation von Dünndarmschleimhaut u. ihrer Submukosa durch Lücken der Darmwandmuskulatur an Durchtrittsstellen der aus dem Gekröse (Mesenterium) kommenden Darmgefäße. Verursacht meist nur bei ↗Divertikulitis Beschwerden (z.B. Schmerzen in der Nabelgegend, evtl. Koliken). [E] small intestinal diverticulum.

Dünndarmfistel: ↗Darmfistel des Dünndarmbereichs, u. zwar als innere oder äußere Duodenal-, Jejunum- oder Ileumfistel; z.B. als Folge einer Geschwulst, einer Geschwürsperforation, nach Darmverletzung oder nach op. Darmeingriffen (Insuffizienzfistel). [E] fistula of small intestine. – **D., künstliche:** operativ angelegte D.; als Ernährungsfistel oder – als tiefe Ileostomie – eine Entlastungsfistel.

Dünndarmgeschwür: Darmgeschwür des Dünndarmbereichs, u. zwar als peptisches ↗Ulcus duodeni bzw. als ↗Ulcus pepticum jejuni (»Anastomosenulkus«) oder aber als Geschwür im Rahmen des ZOLLINGER*-ELLISON* Syndroms, bei Enteritis regionalis, Colitis ulcerosa, Darm-Tbk oder Bauchtyphus; auch als Folge der Einwirkung konzentrierten Kaliumchlorids (z.B. nach Einnahme entsprechender ↗Diuretika als Tabletten mit dünndarmlöslichem Überzug). [E] ulcer of small intestine.

Dünndarmileus: spontaner, meist akuter Darmverschluß (↗Ileus) im Dünndarmbereich; mit einer von Verschlußhöhe u. -mechanismus (Gefäßstrangulation, Inkarzeration, Volvulus, Obturation) abhängigen Symptomatik. Bei Vorgängen mit Gefäßdrosselung entwickelt sich schnell ein »akuter Bauch« (mit Dauerkolik, WAHL* Zeichen, Erbrechen, Fieber, Kreislaufkollaps, Tachykardie), der – v.a. bei Erwachsenen – evtl. von einer beschwerdefreien »Kompensationsphase« (nur Druckschmerzen; *röntg* aber Dünndarmspiegel) gefolgt wird. Bei zu Obturation führenden Darmprozessen dagegen langsamer Beginn mit Vorbotenzeichen (intermittierend Koliken; evtl. Oligurie), gefolgt von Darmsteifungen, »Rücklauferbrechen«, Exsikkose. – Bei beiden Formen ist zunächst noch Abgang von Winden u. Stuhl möglich (bei Darminfarkt, Invagination evtl. auch Blutabgang). [E] ileus of small intestine.

Dünndarmneoplasmen: Geschwülste im Dünndarmbereich. Primärgeschwülste: Karzinom (meist als Adenokarzinom), Sarkom (z.B. als Fibro-, Rhabdo- u. Leiomyo-, Lipo-, Angio-, Lympho- u. neurogenes Sarkom; zu Perforation neigend), Karzinoid (meist klein, häufig als »malignes« K. auf dem Lymphweg metastasierend), Adenom (adenomatöser Polyp; Lentigopolypose); Angiome (Hämangiom, Lymphangiom, Glomustumor), Lipome, Leiomyome. – Ferner Sekundärabsiedlungen, ↗Metastasen. [E] neoplasms of the small intestine.

Düsenvernebler: druckluftbetriebenes Gerät zur Erzeugung feuchter Nebel; wird zur Inhalationstherapie verwendet. Anw. bei Veränderungen u. Erkrankungen der oberen Luftwege; als Lösungen bewähren sich hypertone Salzlösungen (z.B. Solelösung). Zusätzlich werden häufig ätherische Öle, Kamille, Panthenol oder Mukolytika verwendet.

Dukes* Klassifikation (C. E. DUKES, engl. Pathologe)**:** allg. verwendete Klassifikation der Dickdarmkarzinome: DUKES A = auf die Darmwand beschränkt; DUKES B = Übergreifen des Tumorgewebes auf das Gekröse; DUKES C (C_1, C_2) = Befall der regionären Lymphknoten; DUKES D = Fernmetastasen.

Dumpingsyndrom: *(engl.: dump = »hinplumpsen«, entleeren, anhäufen)* ein Postgastrektomiesyndrom als sog. alimentäres oder postzenales Frühsyndrom bei Zustand nach Magenresektion, Vagotomie; eine Magen-Darm-Kreislauf-Symptomatik, die sich mehr oder minder bald nach Nahrungsaufnahme manifestiert. Aufgrund dieses zeitlichen Zusammenhangs unterscheidet man das **Frühdumping,** verursacht durch rasche Entleerung des Speisebreis in den proximalen Dünndarm, Auftreten sofort bis innerhalb 1 Std. postprandial, u. das **Spätdumping,** verursacht durch rasche Kohlenhydratresorption mit nachfolgender Hyperglykämie u. gegenregulatorischer Hypoglykämie, Auftreten 1–3 Stdn. postprandial. Symptome: Völlegefühl, Oberbauchschmerzen, Stuhldrang u. gesteigerte Darmperistaltik, Hypoglykämie, Schwächezustand, Gesichtsblässe, Tachykardie, Blutdruckanstieg. Therapie: konservativ durch diätetische Umstellung, operativ z.B. durch Umwandlungsoperation von BILLROTH I in BILLROTH II oder Jejunuminterposition. [E] dumping syndrome.

Duodenaldivertikel: ein – meist konkavseitiges – Divertikel des Zwölffingerdarms; ist oft asymptomatisch; oder aber es bestehen in den Rücken ausstrahlende Schmerzen des Oberbauchs oder im Nabelgebiet ein sog. »Pankreaslinksschmerz« sowie Aufstoßen. Ist u.U. von ↗Divertikulitis (u. deren Komplikationen) gefolgt. [E] duodenal diverticulum.

Duodenalfistel: innere oder äußere ↗Darmfistel mit Ursprung im Zwölffingerdarm; u.a. bei Geschwürs-, Geschwulstdurchbruch bzw. infolge postoperativer Nahtinsuffizienz am Duodenalstumpf; ferner als operative D., z.B. als Katheterfistel an einem nicht verschließbaren Duodenalstumpf anläßlich einer Magenresektion (Duodenostomie). – Die pathologische innere D. z.B. als Gallenwegsfistel (evtl. symptomarm, larviert; meist aber mit Dyspepsie, Refluxcholangitis, Diarrhöen, evtl. Ikterus) oder als Kolon-, Nierenfistel; ferner als nicht-drainierende F., d.h. mit Darminhaltentleerung in die Peritonealhöhle (stets mit Schock, Peritonitis, »akutem Bauch«). – Das Sekret äußerer Fisteln ist alkalisch riechend u. gallig. Unbehandelt führt die D. rasch zu Inanition, Exsikkose, Anurie. – Nachweis erfolgt durch Darstellung mittels Röntgenkontrastmittel, aber auch durch orale Farbstoffgabe. [E] duodenal fistula.

Duodenalgeschwür: ↗Ulcus duodeni. [E] duodenal ulcer.

Duodenalileus: Darmverschluß (↗Ileus) mit Passagestörung im Zwölffingerdarm, z.B. bei Duodenalatresie, ↗Duodenalstenose, arteriomesenterialem Darmverschluß, primärem Megaduodenum. Als mechanischer Ileus typisch mit explosionsartigem Erbrechen (das Erbrochene ist bei suprapapillärem Verschluß [sog. »Magenileus«] ein gallefreier weißer, saurer Schleim, bei infrapapillärem Verschluß profus gallig). Führt infolge der Wasser-,

Elektrolyt- u. Enzymverluste schnell zu allgemeiner Austrocknung (↗Exsikkose) u. Verfall (Inanition, Kachexie), chloropriver Azotämie (später Alkalose). – vgl. Dünndarmileus. [E] duodenal ileus.

Duodenalkarzinom: ↗Karzinom des Zwölffingerdarms; selten als Primärtumor (meist ein Adenokarzinom). Typisch mit Symptomen der ↗Duodenalstenose u. mit rasch eintretender Kachexie. [E] duodenal cancer.

Duodenalstenose: Einengung der Lichtung des Zwölffingerdarms (hohe Darmstenose), bedingt durch Druckwirkung von außen (z.B. durch eine Geschwulst, Pancreas anulare, Verwachsungen) oder durch Verlegung von innen her (Obturation). Führt zu – evtl. chronisch intermittierendem – ↗Duodenalileus, Magendehnung (Gastrektasie). [E] duodenal stenosis.

Durchblutungsstörung: krankhaft veränderte (i.e.S. verminderte) Durchblutung von Teilen des Gefäßsystems; führt meist zu Funktionsstörungen der betroffenen Organe. Die Symptome sind abhängig von der Art des Gefäßes (Arterien, Arteriolen, Kapillaren, Venen), von der Körperregion, vom Ausmaß u. den Kompensationsmöglichkeiten der Störung. [E] circulatory disorder. – **D., kardiale, D., koronare:** ↗Koronarinsuffizienz. [E] coronary insufficiency. – **D., periphere arterielle:** die periphere arterielle ↗Verschlußkrankheit; – i.w.S. auch die peripheren funktionellen Gefäßstörungen (↗Tab.). [E] peripheral circulatory insufficiency. – **D., zerebrale:** D. des Gehirns, meist infolge Arteriosklerose; führt zu neurologischen Symptomen sowie zu psychischen Veränderungen (Affektinkontinenz, Perseverieren, KORSAKOW* Syndrom, Depression); s.a. Hirnischämie, Apoplexia cerebri. [E] cerebrovascular insufficiency.

Die wichtigsten Ursachen von **Durchblutungsstörungen**

funktionelle (vasomotorische) Gefäßstörungen
1. vasokonstriktorisch: z.B. primäres u. sekundäres vasospastisches Syndrom (RAYNAUD* Krankheit), Digitus mortuus, Akrozyanose, Ergotismus
2. vasodilatatorisch: z.B. Erythromelalgie

obliterierende Gefäßkrankheiten (»Verschlußkrankheiten«)
1. arteriell: Arteriosklerose, diabetische Angiopathie, entzündliche Gefäßkrankheiten (Arteriitis, Endangiitis), Thrombosen, Embolien
   a) im Extremitätenbereich: periphere arterielle Verschlußkrankheit
   b) viszeral (z.B. Karotisverschluß, koronare Herzkrankheit, Nierenarterienstenose, Verschlüsse größerer Aortenäste)
2. venös: tiefe Venenthrombose, Thrombophlebitis, Phlebitis

Mikrozirkulationsstörungen
1. gefäßbedingt
2. durch verminderte Blutfließfähigkeit (s.a. Hämorrheologie)

sonstige Formen
Gefäßfehlbildungen, Kompression (z.B. durch Tumoren), traumatische Gefäßschäden

Mischformen

Durchfall: ↗Diarrhö. [E] diarrhea.

Durchgangssyndrome: unspezifische, körperlich begründbare ↗Psychosen (als affektive, amnestische, halluzinatorische u. paranoide Syndrome), die sich durch Rückbildung in Stunden bis wenigen Tagen u. durch Fehlen einer Bewußtseinsstörung auszeichnen. [E] symptomatic transitory psychotic syndromes.

Durchschlafmittel: ↗Hypnotika mit verlängerter Wirkung; z.B. Hepta-, Phenobarbital, Glutethimid, Flunitrazepam, Flurazepam, Nitrazepam; vgl. Einschlafmittel. [E] long-lasting hypnotic.

Durchwanderungsperitonitis: Bauchfellentzündung (↗Peritonitis) infolge Erregereindringens durch eine Organwand in die freie Bauchhöhle, z.B. bei Pyosalpinx, Gallenblasenempyem, Appendizitis, Ileus. [E] migratory peritonitis.

Durst: das im Dienste der Wasserregulation auftretende, Flüssigkeitsaufnahme (Trinken) veranlassende komplexe Gemeingefühl (»Durstgefühl«). Wird ausgelöst durch Trockenheit im Rachenraum u. hirnwärts gerichtete Impulse über den IX. u. X. Hirnnerv sowie – als Trinkbedürfnis – von Osmorezeptoren im Hypothalamus, die gleichzeitig auch die Ausschüttungen von Vasopressin auslösen. Beim älteren Menschen ist das Durstgefühl meist nur mangelhaft ausgeprägt, die verminderte Flüssigkeitsaufnahme kann sehr rasch zu einer Dehydration mit Hypotonie u. Hypernatriämie führen; eine oftmals bestehende Obstipation verschlimmert sich noch. [E] thirst; dipsosis.

Dysästhesie: 1) schmerzhafte Mißempfindung; u.a. als eine durch inadäquate Reize ausgelöste Wahrnehmung, v.a. als durch Berührungsreize ausgelöstes Zeichen gestörter Oberflächensensibilität (z.B. als »D. der Arme« das WARTENBERG* Syndrom). – Wird oft synonym gebraucht mit ↗Parästhesie. [E] dysesthesia. – **D., parakardiale:** ↗DA COSTA* Syndrom. [E] pericardial d. **2)** das Erleben aller äußeren Eindrücke als unangenehm, z.B. bei endogener Depression.

Dysarthrie: Sprachstörung infolge Störung der Aussprache (Artikulation). [E] dysarthria. – **D., bulbäre:** D. bei Bulbärparalyse (v.a. bei Schäden der Hirnnerven V, VII, IX, X u. XII); die Sprache ist infolge schlaffer Lähmungen verwaschen (»unartikuliert«), näselnd u. heiser. [E] bulbar d. – **D., extrapyramidale:** »zentrale« D. bei Störungen des strio-pallidären Systems; u. zwar Wort-, Satzteilwiederholungen (Palilalie), v.a. an Satzenden, u. zunehmende, zu verwaschener Sprache führende Sprachgeschwindigkeit (= Tachylalie; mit Übergang in Murmeln = Tachyphrasie), Monodynamik (gleichmäßig erhöhte oder verminderte Stimmhöhe = Mega- bzw. Mikrophonie) u. Monotonie (Einförmigkeit), ferner laryngeale D. [E] striopallidal d. – **D., laryngeale:** D. als Teilerscheinung der extrapyramidalen D., u. zwar Sprachveränderung i.S. von Störungen der Stimmbildung (gleichförmige Tonhöhe) u. der Lautbildung, kombiniert mit Atemstörungen. [E] laryngeal d. – **D., pyramidale:** zentrale Sprachstörung bei Spastik der Artikulationsmuskulatur infolge Störung des Pyramidenbahnsystems, z.B. nach Apoplexie; die Sprache ist verwaschen, explosiv, die Stimme hyperkinetisch, gepreßt oder hauchig bis fast aphonisch. [E] spastic d.

Dysbasia, Dysbasie: Gehstörung; z.B. bei Erkrankung des Nervensystems (d.h. bei Spastik, Lähmungen, Ataxie, Chorea), Muskeldystrophien. – vgl. Abasie. [E] dysbasia; gait disturbance. – **D. angiosclerotica** u. **D. angiospastica:** die ↗Claudicatio intermittens. [E] angiosclerotic d.; angiospastic d. – **D. arteriosclerotica:** angiosklerotische D. durch Arteriosklerose; v.a. mit ↗Brachybasie. [E] arteriosclerotic d. – **D. lordotica progressiva:** die Torsionsdystonie ZIEHEN-OPPENHEIM.

Dyschezie: erschwerter, evtl. schmerzhafter Stuhlgang, kombiniert mit Obstipation durch Kotstauung in der Mastdarmampulle als Folge einer Störung der Reflexe der Stuhlentleerung (↗Defäkation); u.a. bei After-, Rückenmarkerkrankungen. [E] dyschezia.

Dyskeratose, Dyskeratosis: Störung der Verhornung der Haut; i.e.S. nur Verhornungsstörung einzelner Stachelzellen unter Bildung von »Ballon-«, »Mantelzellen« (Thylakozyten), die zu kernhaltigen Hornzellen zusammenschrumpfen; z.B. bei DARIER* Krankheit, angeboren bei ZINSSER*-ENGMAN*-COLE* Syndrom u. Ichthyosis congenita; als bösartige D. bei BOWEN* Syndrom, Spinaliom. [E] dyskeratosis.

Dyskinesia, Dyskinesie: Störung oder schmerzhafte Fehlfunktion eines Bewegungsablaufs, insbes. an den Hohlorganen. [E] dyskinesia. – **D. algera:** D. infolge nicht organisch begründeter Schmerzen. [E] pain-induced d. – **D., biliäre:** D. der Gallenwege, z.B. bei vegetativer Dystonie, ↗Colon irritabile; manifestiert sich in Koliken der Gallenblase u. des Sphincter ODDI u. in Störungen der Galleentleerung. – vgl. Postcholezystektomiesyndrom. [E] biliary d. – **D. intermittens angiosclerotica:** s.u. Dysbasie.

Dyslexie: **1)** erschwertes Lesevermögen (oft kombiniert mit Sprachschwäche). **2)** leichte ↗Alexie als Herdsymptom; evtl. als stockendes Lesen (d.h. mit »Häsitieren«) bis völlige Lesehemmung nach anfänglich fließendem Lesen; oder als Dysanagnosie (Nichterkennen von Wortbedeutungen). [E] dyslexia.

Dyspepsia, Dyspepsie: **1)** nicht organisch bedingte Verdauungsstörungen infolge Veränderung der Enzymproduktion (als ↗Gärungs- bzw. Fäulnis-D.) bzw. Störungen der Darmmotilität u. -flora. **2)** zusammenfassende Bez. für Oberbauchbeschwerden unterschiedlicher Genese, z.B. bei chronischer Gastritis, Motilitätsstörungen, Refluxösophagitis, Ulcera ventriculi et duodeni, peptische Stenose, Sklerodermie, Achalasie, ZENKER* Divertikel. Kann auch Hinweis auf ein Ösophaguskarzinom sein. Symptome: Völlegefühl, Schmerzen, Übelkeit, Sodbrennen etc. [E] dyspepsia. – **D. acida:** D. infolge Hyperazidität des Magensaftes. [E] acid d. – **D. anacida:** D. infolge Salzsäuremangels des Magensaftes (Hyp- bzw. Anazidität). [E] anacidic d.

Dysphagia, Dysphagie: Störung des Schluckaktes mit Druckgefühl oder Schmerz hinter dem Brustbein oder im Oberbauch; tritt meist aufgrund einer Fehlfunktion der Speiseröhre auf, u.a. bei Speiseröhrenerkrankung (Ösophagusdivertikel, Ösophagitis, Tumor), bei Erkrankungen des Zentralnervensystems (z.B. bei Tollwut), beim PLUMMER*-VINSON* Syndrom, bei neurovegetativer Dystonie. [E] dysphagia.

Dyspnoe: Atemnot, Lufthungergefühl; meist subjektiv; empfundene Mehrarbeit der Atmung, entweder durch erhöhten Atemantrieb (z.B. bei Hypoxie, Hyperkapnie, Azidose; emotionell) oder durch erhöhte Strömungs- oder Gewebewiderstände im Atemapparat; v.a. bei Krankheiten des Herzens u. der Lunge. [E] dyspnea. – **D., abdominale:** D. infolge erschwerter Zwerchfellatmung bei Bauch-, Bauchhöhlenerkrankungen, z.B. bei ↗Aszites, Tumor, Peritonitis. [E] abdominal d. – **D., asthmatische:** exspiratorische D. bei Asthma. [E] asthmatic d. – **D., azidotische:** D. infolge toxischer (Azidose-bedingter) Reizung des Atemzentrums; typisch mit vertiefter u. verlangsamter Atmung; z.B. als »diabetische D.« (mit »großer Atmung«, ↗KUSSMAUL* Atmung, im Koma). [E] acidotic d. – **D., exspiratorische:** D. als Erschwernis der Ausatmung; mit exspiratorischem Giemen u./oder Brummen u. unter vermehrtem Einsatz der Atemhilfsmuskeln; u.a. bei Verkrampfung der Bronchien (Bronchialasthma, Asthmabronchitis), Lungenemphysem. [E] exspiratory d. – **D., inspiratorische:** D. als Erschwernis der Einatmung (u. allgemein ungenügender Atemleistung); oft mit – supraklavikulären, epigastrischen – Einziehungen der Weichteile u. Stridor einhergehend; meist als Folge einer mechanischen (obstruktiven oder kompressiven) Ventilationsstörung; s.a. D., pulmonale. [E] inspiratory d. – **D., kardiale:** die bei Linksherzinsuffizienz durch »Lungenstarre« (durch Blutstauung, Ödem, Fibrose) oder durch einen Pleuraerguß verursachte D.; oberflächliche, beschleunigte Atmung, u. zwar anfangs nur bei körperlicher Belastung, später auch im Ruhezustand (Belastungs- bzw. Ruhedyspnoe); zunächst als Orthopnoe (v.a. nachts infolge Zunahme des venösen Rückflusses aus den Extremitäten; kann durch Höherlagerung des Oberkörpers noch ausgeglichen werden), schließlich als paroxysmale nächtliche D. [E] cardial d. – **D., laryngeale:** D. bei Kehlkopferkrankung (Stimmbandlähmung, Tumor, Entzündung). [E] laryngeal d. – **D., paroxysmale nächtliche:** anfallsartig nachts auftretendes ↗Lungenödem bei ausgeprägter Linksherzinsuffizienz. – **D., pulmonale:** D. infolge Erhöhung der Atemwiderstände u. Störung des alveolokapillären Gasaustausches im Zusammenhang mit bronchopulmonalen Erkrankungen (s.a. Ventilationsstörung); meist als inspiratorische D. mit Flach- oder Tief- oder Auxiliaratmung (Zuhilfenahme der Atemhilfsmuskeln); oft durch psychische Einflüsse verstärkt; u.a. bei ausgedehnter Lungentuberkulose, -fibrose, Silikose; bei chronischem Lungenprozeß oft mit kardialer D. kombiniert. [E] pulmonary d. – **D., zerebrale:** D. durch Störung des Atemzentrums. [E] cerebral d. – **D., zirkulatorische:** kreislaufbedingte u. über das Atemzentrum ausgelöste D., z.B. gelegentlich infolge Schocks, Anämie, Herzfehlers mit Re.-li.-Shunt, Hirnischämie (infolge Gefäßerkrankung; bei niedrigem Herzminutenvolumen); ferner als Effekt der Reizung von Pressorezeptoren bei Hypo- u. Hypertonie des Kreislaufs. [E] circulatory d.; hemodynamic d.

dyspnoisch: mit erschwerter Atmung, durch ↗Dyspnoe bedingt.

Dystrophia, Dystrophie: durch Mangel- oder Fehlernährung bedingte Störungen u. Veränderungen des ganzen Organismus (↗Dystrophie-Syndrom) bzw. nur einzelner Körperteile oder Gewebe (z.B. die Störung der örtlichen »Trophik« infolge einer am jeweil. Ort eingetretenen Störung der Gefäß- u./oder Nervenversorgung; evtl. mit nachfolgendem Teil- = »Partialschaden« des Zellebens; s.a. Degeneration). – Ferner – als Suffix gebr. – Wortteil für Entwicklungsstörungen des Skeletts (z.B. als Chondrodystrophie). [E] dystrophy; dystrophia.

Dystrophie-Syndrom, alimentäres: Störung des Ernährungszustandes durch langdauernde Fehlernährung (meist als

Eiweiß- u. Vitaminmangel) sowie evtl. zusätzlich durch gleichzeitige übermäßige körperliche u. seelische Belastung, Infektion. Symptome: allgemeine Ödembildung (»Wassersucht«, als sog. »Hungerödem«, »feuchte Dystrophie«, insbes. bei akutem Eiweißmangel), Parotitis, Schleimhautveränderungen, Muskelschwäche, Absinken der Eiweißkörper im Blut (Hypoproteinämie; kombiniert mit Dysproteinämie), Stoffwechselstörungen, Abnahme der Knochensubstanz (»Hungerosteoporose«), Neuritiden, sekundäre Leberschädigung; als Spätschäden evtl. psychische u. Potenzstörungen.

Dysur(es)ie: schmerzhafter Harndrang mit Erschwernis des Wasserlassens (↗Miktion); v.a. bei Blasen-, Prostata-, Harnröhrenerkrankungen. 🄴 dysuria.

E

E: Zeichen für *ophth* Emmetropie. – Ferner Symbol im Nahrungsmittel-Zutatenverzeichnis der Europ. Wirtschaftsgemeinschaft.

EA: Abk./Zeichen für *kard* Extremitätenableitung, *chir* Enteroanastomose, *serol* Erythrozytenantikörper, Beginn der Komplementaktivierung (»E« für Erythrozyt, »A« für Ambozeptor [Antikörper]).

EAG: **1)** ↗Elektroatriogramm. **2)** Ösophagusatriogramm (»E« für engl. esophagus).

Early cancer: (engl.) ↗Frühkarzinom.

Early diastolic dip: (engl.) rascher früh- = protodiastolischer Abfall des Ventrikeldrucks mit Wiederanstieg als Übergang in ein erhöhtes »Plateau« (= »square root curve«) infolge Einstrombehinderung in der Diastole bei Myo-, Endokardfibrose, Pericarditis constrictiva etc.

EBK: ↗**Eisenbindungskapazität.**

EBV-Antikörper: Antikörper gegen ↗**Epstein***-**Barr*** **Virus.**

ECAT: Symbol für Emissions-Tomographie, Computer-assistierte.

ECC: (engl.) Emergency cardiac care (= kardiale ↗Reanimation).

ECG: **1)** ↗Elektrokardiogramm (-cardiogramm). **2)** Elektrokortikogramm (-corticogramm).

Echinococcus, Echinokokkus: eine Bandwurmgattung [Cestoda, Taeniidae]; kleine Dünndarmparasiten der Fleischfresser bzw. ihre – von einer Chitinhülle umgebenen u. eine innere Keimschicht mit Brutkapseln besitzenden – Finnen. Erreger der ↗Echinokokkose (mit wenigstens 2 Arten). [E] Echinococcus.

Echinokokkose: durch Finnen von Echinococcus granulosus oder E. multilocularis bedingte Erkrankung des Menschen (als Zwischen- bzw. Fehlwirt der Echinococcus-Arten). Infektion erfolgt durch Aufnahme der Eier mit der Nahrung. Bei Befall durch Echinococcus granulosus erfolgt Erkr. der Leber (60%), aber auch der Lunge, Milz, Nieren, des ZNS, der Knochen u. der Haut (bis zu faustgroße Hautzysten); das klinische Bild ist anfangs uncharakteristisch, später dann durch Verdrängungs- u. Kompressionserscheinungen geprägt, evtl. durch Vereiterung der Echinokokkuszysten u. durch Zystenperforation (mit sekundärer Bauch- u./oder Brustfellbeteiligung u. – fast immer – mit schweren allergischen Allgemeinerscheinungen). Befall durch Echinococcus multilocularis führt zu fieberloser chronischer Erkrankung mit zunehmender Lebervergrößerung u. extremem Ikterus. Diagnostik: Casoni* Test, Hämagglutinationstest, KBR, Röntgen, CT, Ultraschall u. Angiographie. Therapie: chirurgisch oder medikamentös (Mebendazol). Bei größerer Ausdehnung schlechte Prognose. Prophylaxe: Hygiene beim Umgang mit Hunden, Katzen u. Füchsen; regelmäßige Entwurmung von Haustieren (Katze, Hund). [E] echinococciasis; echinococcosis.

Echoakusis: Echohören (Diplacusis echotica).

Echoerscheinungen, Echomatismus: zwanghafte Nachahmung der Sprache (Echolalie), der Bewegungen (= Echokinese, -praxie) u./oder Gebärden (= Echomimie) von Personen der Umgebung; v.a. bei inveterierter, chronifizierter Schizophrenie u. bei seniler ↗Demenz. [E] echomatism.

Echoflow-Scan: (engl.) Ultraschall-Diagnostik des Gefäßsystems z.B. mittels Real-time-B-mode oder mittels Doppler-Imaging-System (Computer-gestützte Doppler-Ultraschalldiagnostik mit Darstellung der Gefäße).

Echographie: **1)** Ultraschall-Diagnostik. [E] echography; sonography. **2)** **a)** Wortwiederholungen beim Schreiben als Form des Echomatismus; **b)** Sonderform der Aphasie, bei der ein Text abgeschrieben, aber nicht verstanden wird, u. bei der auch nicht spontan geschrieben werden kann. [E] echographia.

Echokardiographie: Ultraschalldiagnostik des Herzens, ↗Ultraschall-Echokardiographie. [E] echocardiography.

Echokinese: s.u. Echoerscheinungen. [E] echopraxia.

Economy-class-Syndrom: tiefe Venenthrombose nach längerer Reise (Flugzeug, Bus) mit eingeengter Sitzgelegenheit.

ED: 1) Erythem**d**osis (Hauterythemdosis), **E**infall**d**osis. **2) E**ffektiv**d**osis, **E**inzel**d**osis (als $\mathbf{ED}_{max}$ die Einzelmaximaldosis).

EEG-Audiometrie: objektive ↗Audiometrie unter EEG-Anw. Mittels Computer werden aus dem EEG die durch die akustischen Reize ausgelösten Potentialschwankungen (= »evozierte Potentiale«) ermittelt (= »Computer-Audiometrie«). [E] electric response audiometry; ERA; cortical audiometry.

Efferent-loop-Syndrom: (engl.) ↗Syndrom der abführenden Schlinge.

Effloreszenz, Morphe: »Hautblüte«; das morphologische Grundelement einer krankhaften Hautveränderung, entweder als direkte Folge der Erkrankung (= Primär-E.) oder als sekundäre Veränderung der Primär-E. (= Sekundär-E.). [E] efflorescence.

Effluvium: *(latein. = Ausfließen)* Ausfall, Entleerung. [E] effluvium. – **E. capillorum:** ↗Alopezie.

Effortsyndrom: *(engl.: effort = Anstrengung, Überanstrengung)* ↗Da Costa* Syndrom, nervöses Atmungssyndrom.

Effortsynkope: Bewußtseinsverlust (↗Synkope) unter körperlicher Belastung; als zerebrale ↗Ischämie, z.B. bei hochgradiger Aortenstenose. [E] effort syncope.

Egesta: (latein.) das Ausgeworfene, z.B. der Auswurf (↗Sputum), Kot.

Ehalt* Operation (Walther E., 1902 bis 1976, Chirurg, Graz): transartikuläre Fixation des Hüftgelenkes mittels steil durch das Gelenk eingeführten Dreilamellennagels, zusätzlich para- oder intraartikulärer Knochenspan.

Eichelentzündung: ↗Balanitis. [E] balanitis.

Eicher* Prothese: aus Vitallium-Legierung gefertigte Hüftkopfprothese mit Schenkelhalsteil u. Stahlstift (für den Femurschaft).

Eierschalenfraktur: beschreibende Bez. für zahlreiche Wandeinbrüche an Knochenzysten; typisch bei Osteoarthropathie (in Oberschenkel- u. Oberarmkopf) nach Dekompressionskrankheit. [E] eggshell fracture.

Eierschalenknittern: das über dünnen Knochenlamellen (bei Knochenzysten, -tumoren) tastbare »Pergamentknistern«. [E] eggshell crackling, Dupuytren's.

Eierschalensilikose: ↗Silikose mit schalenartigen Verkalkungen unter der Kapsel der Lymphknoten, besonders am Lungenhilus (»Eierschalenhilus«). [E] eggshell silicosis.

Eigenblutbehandlung, Autohämotherapie: unspezifische ↗Reiztherapie durch intramuskuläre Injektion kleiner Mengen entnahmefrischen venösen Eigenblutes. – vgl. Eigenserum… [E] autohemotherapy.

Eigenserumbehandlung, Autoserotherapie: unspezifische Reiztherapie durch intramuskuläre Injektion kleiner Mengen aus Eigenblut gewonnenen Serums. [E] autoserum therapy.

Einflußphänomen: Aussparungen im Angiogramm durch Zufluß kontrastmittelfreien Blutes aus Nebenästen; kann Gefäßverengungen vortäuschen. [E] phleboid influx phenomenon (Eisholdt).

Einflußstauung: 1) venöse Stauung – u. Druckerhöhung – im Bereich der oberen (Kopf, Gliedmaßen) oder unteren Körperhälfte infolge Verlegung oder Kompression der Hohlvenen (Vena cava) oder infolge Einstrombehinderung in die re. Herzhälfte (z.B. bei Pericarditis constrictiva u. bei Rechtsherzinsuffizienz); Symptome: Venenerweiterung, Zyanose u. Ödem im Stauungsbereich, bei Stauung der unteren Kava auch Leber-, Nierenstauung. [E] inflow congestion. **2)** Harnstauung in den Harnwegen vor der Blase.

eingewachsener Nagel, Unguis incarnatus: das äußerst schmerzhafte Sich-Eindrängen der Nagelplatte in die Weichteile des Nagelfalzes; allgemein mit bakterieller Superinfektion; z.B. nach unsachgemäßem Beschneiden der Nägel. [E] ingrown nail.

Eingeweidebruch: ↗Hernie. [E] intestinal hernia.

Eingeweidesenkung: ↗Enteroptose. [E] splanchnoptosis.

Einklatschung: Einbringen von Salbe in die Haut durch Klatschmassage. [E] patting (inunction).

Einklemmung: **1)** zu Bewegungseinschränkung, meist auch zu Gelenkerguß führende Verlagerung abgesprengter oder gelockerter Knorpel-, Knochenteilchen (Gelenkmaus, Meniskus etc.) innerhalb des Gelenkspaltes. [E] articular constriction. **2)** Inkarzeration: das die natürlich vorhandene örtliche Verschieblichkeit (u. Funktion) von Organen aufhebende Festpressen von Organ(teil)en (z.B. Bruchinhalt, Hirnteile) durch Einschnürung in einer Bruchpforte oder durch sonstigen Druck aus der Nachbarschaft (Kompression), insbes. nach vorheriger atypischer Verlagerung, Abknickung, Drehung etc.; kann durch Druck auf die zugehörigen Gefäß-Nervenbahnen zu Durchblutungsnot (↗Ischämie) u. Gewebsuntergang (↗Nekrose) führen; löst charakteristische örtliche (u.a. Schmerz, s.a. Hernia incarcerata) u. allgemeine Einklemmungserscheinungen (z.B. Schock, Intoxikation) aus; s.a. Hernia incarcerata. [E] incarceration.

Einkoten: ↗Enkopresis.

Einlage: **1)** ↗orthopädische Einlage. [E] arch support. **2)** in eine Körperhöhle eingebrachte radioaktive Substanz zur intrakavitären Strahlentherapie. [E] insertion. **3)** das in eine Zahnkavität oder in den Wurzelkanal eingebrachte Medikament zum Zwecke der Desinfektion, Imprägnierung, Devitalisation; i.w.S. auch die Einlagefüllung (»Inlay«). [E] temporary filling.

Einlaufschmerz: frühes klinisches Symptom einer Arthrose; der Schmerz erscheint bei Bewegung u. geht im Bereich der unteren Extremitäten nach kürzerer Belastungszeit wieder zurück. Erst im späteren Stadium wird auch über Ruheschmerzen geklagt.

Einnässen: ↗Enuresis.

Einschlafmittel: Schlafmittel (»Hypnotikum«) mit rasch eintretender, kurzdauernder Wirkung, z.B. Benzodiazepine, Antihistaminika mit hypnotischer Wirkung, Pentobarbital. [E] soporific.

Einschleichen: **1)** elektrische Reizung mit leicht ansteigender Reizintensität; hierbei nimmt die Möglichkeit einer überschwelligen Erregung mit fallender Änderungsgeschwindigkeit des Reizes ab. **2)** langsam ansteigende Dosierung eines Medikaments.

Einschlußkörper(chen): in Zellen nach Fixierung u. Färbung lichtmikroskopisch sichtbare »Partikeln«. V. a. als Phänomen bei Virusinfektionen nachweisbare virusspezifische Strukturen in Zellkern oder Zytoplasma; als Kerneinschlüsse Typ A z.B. bei Herpes simplex, Zoster, Varizellen, Zytomegalie, Gelbfieber u.a., Typ B bei Poliomyelitis, Rift-Tal-Fieber u.a.; als Plasmaeinschlüsse bei Pocken, Molluscum contagiosum, Tollwut u. bei Chlamydien-Infektionen. [E] inclusion body.

Einschwemmkatheter: dünnwandiger Plastik-(Ballon-)Katheter, der nach Venenpunktion vom Blutstrom über die V. cava durch den rechten Vorhof u. die rechte Herzkammer in die Pulmonalarterie bis zum Herzen (Rechtsherzkatheterismus), evtl. auch in die großen Herzgefäße mitgeführt werden kann. Angewendet z.B. zur »blutigen« Druckmessung (Wedge-Druck) u. zur Blutentnahme. [E] flow-directed catheter.

Einstellung: **1)** die individuelle Erprobung u. Festsetzung einer geeigneten Diät. **2)** bei langzeitiger Behandlung mit Arzneimitteln (»Dauermedikation«) die auf Erprobung basierende Festlegung der wirkungsvollsten Dosis u. Verabreichungsart (z.B. von Insulin, Digitalis, Cumarinderivaten). [E] 1), 2) adjustment.

Einstromgeräusche: diastolische ↗Herzgeräusche. [E] inflow (diastolic) murmur.

Eintrittsblock: die »Schutzblockierung« bei ↗Parasystolie. [E] entrance block.

Einwilligungsrecht: das Recht des Patienten, zu einem vom Arzt beabsichtigten Eingriff seine Einwilligung zu geben oder zu verweigern; beim Minderjährigen vom gesetzlichen Vertreter wahrzunehmen.

Einwilligungsvorbehalt: Teil des Betreuungsgesetzes, wonach der Grundsatz eingeschränkt wird, daß das Betreuungsrecht keinen Einfluß auf die rechtliche Handlung des Betroffenen habe. Der E. wird angeordnet, soweit dies zur Beseitigung einer erheblichen Gefahr für die Person oder das Vermögen der Betreuten erforderlich ist. Er bewirkt, daß der Betreute zu einer Willenserklärung, die den Aufgabenkreis des Betreuers betrifft, dessen Einwilligung bedarf.

Einzelmaximaldosis, EMD: die gemäß DAB bei der Rezeptur zu beachtende maximale Einzeldosis. – Die Überschreitung dieser Dosis muß im Falle der Betäubungsmittel besonders gekennzeichnet werden (Ausrufungszeichen u. Wiederholung der Mengenangabe in Buchstaben [Ausschreiben der Zahl]). E maximal single dose.

Einziehung: 1) inspiratorische E.: sichtbares Einsinken der Zwischenrippenräume – oft auch des Epigastriums u. Jugulums – bei erschwerter Einatmung (bei Stenose der oberen Luftwege); Zeichen eines erhöhten negativen intrathorakalen Drucks. E intercostal retraction. **2)** systolische E.: Einziehung der Brustwand in Höhe der Herzspitze während der Systole; bei Accretio cordis. E retraction over cardiac apex.

Eisenbindungskapazität, EBK, IBC: **1)** totale, EBK total, TEBK: die Gesamtkapazität des Transferrins, Eisen zu binden (normal: 48–66 µmol Eisen/l bzw. 270–370 µg Eisen/dl); ist erhöht bei Eisenmangel, erniedrigt bei Infekten, Tumoren, Transferrinmangel. **2)** latente, EBK frei, LEBK, UEBK: die freie, ungesättigte EBK des Transferrins (= TEBK-Serumeisen), d.h. die EBK, die über die normale ⅓-Sättigung des Transferrins möglich ist. Sie ist erhöht bei Eisenmangel, stark erniedrigt bei Hämochromatose, Eisenüberladung bei Lebererkrankungen u. bei Hämoglobin-Synthesestörungen. E iron binding capacity.

Eisenmangel: Mißverhältnis zwischen Eisenaufnahme u. Eisenbedarf (mindestens 10 mg Fe/d; davon werden ca. 10% als Fe^{2+} resorbiert) infolge mangelnden Angebotes oder einer Eisenresorptionsstörung (z.B. nach Magenresektion, bei beschleunigter Darmpassage) oder erhöhten Fe-Verbrauchs (bei Infekten, Tumoren, chron. Blutungsanämien; s.a. Tab.). – **E., latenter:** E., bei dem das Serum-Fe erniedrigt, die ↗Eisenbindungskapazität erhöht ist. – **E., manifester:** E. mit ↗Eisenmangelanämie, Organschäden (z.B. brüchige Haare u. Fingernägel, Rissigkeit der Haut, atrophische u. trockene Schleimhäute), Adynamie; s.a. PLUMMER*-VINSON* Syndrom. – **E., prälatenter:** E. mit Verminderung des Plasma-Ferritins u. des Eisendepots in Ferritin u. in Hämosiderin ohne Veränderung von Blutbild, Serum-Eisen u. Eisenbindungskapazität. E iron deficiency (latent; manifest; prelatent).

Eisenmangel (Ursache chronischer Blutungsanämien u. Blutungsquellen) [23]

Bei Frauen
1. Menorrhagien (Myome des Uterus, Intrauterinpessare oder -schlingen, Plazentaretention, Karzinome, »funktionell«)

Allgemein
2. Blutungen aus dem Magen-Darm-Trakt:
   Ulcera ventriculi, Ulcera duodeni
   Karzinome u. gutartige Tumoren des Magens
   Ösophagusvarizen
   Hiatushernien
   Hämorrhoiden
   Kolon-Rektum-Karzinome
   Polyposis coli et recti
   Colitis (Proctitis) ulcerosa, Enteritis regionalis
   Diverticulosis coli
   (Ankylostomiasis in tropischem Ausland, bei Bergwerksarbeitern)
   Stuhl auf Parasiten untersuchen!

Seltener
3. Epistaxis oder Magenbeteiligung bei
   OSLER* Syndrom
   chronische Hämaturie verschiedener Ursachen
   Lungenhämosiderose
   Blutspender (zu häufig!)
   Blutentnahmen in suizidaler Absicht

Eisenmangelanämie, Anaemia oligosideraemica, sideropenische Anämie: häufigste Form der hypochromen Anämie durch gestörte Hämoglobinbildung infolge manifesten ↗Eisenmangels; meist mit Verringerung des Erythrozytenvolumens (Mikrozytose) sowie mit Anulo-, Aniso- u. Poikilozytose; s.a. Eisentherapie. E iron deficiency anemia.

Eisenspeicherkrankheit: ↗Hämochromatose.

Eisenstar: ↗Siderosis lentis.

Eisen(staub)lunge: ↗Siderosis pulmonum.

Eisentherapie: Behandlung von ↗Eisenmangel, u. zwar oral mit resorbierbaren 2wertigen Eisenverbindungen, z.B. Eisen(II)-sulfat (= Ferrum sulfuricum oxydatum, $FeSO_4 + 7H_2O$) oder – bei Resorptionsstörungen u. Unverträglichkeit – parenteral mit Fe(III)-Verbindungen i.v.; Dosierung: 100–300 mg pro Tag. Wichtigste Nebenwirkung der Eisenpräparate ist die Obstipation, weiterhin kann es bei der oralen Therapie zu Magen-Darm-Störungen mit Übelkeit, Erbrechen u. Diarrhöen kommen. E ferrotherapy.

Eisenüberladung: Überangebot an Eisen mit nachfolgender Ablagerung in die Gewebe: langsam-progredient v.a. bei Hämochromatosen u. Anämien mit ineffektiver Blutbildung, schnell nach häufigen Transfusionen bei therapierefraktären Anämien. Transferrin-Sättigung > 80% (= latente ↗Eisenbindungskapazität erniedrigt), erhöhte Werte des Serumferritins (u. der SGOT u. SGPT) u. Anstieg des Nicht-Hämoglobin-Eisens in den Erythrozyten sprechen für eine relevante E. (= manifestes Stadium).

Eiterbeule: ↗Furunkel, Karbunkel. E boil.

Eiweißausscheidung (im Harn): ↗Proteinurie. E proteinuria.

Eiweißbedarf: ↗Ernährung. Durch die Abnahme des Körpergewichts besteht im Alter die Gefahr des übermäßigen Proteinabbaus in den Organen, darum sollte bei der Ernährung auf eine ausreichende Proteinzufuhr geachtet werden. Empfehlenswerte Nahrungsmittel zur Deckung des Eiweißbedarfs sind mageres Fleisch, Seefisch, fettarme Milch u. Milchprodukte, Hühnereier. E protein requirement.

Eiweißmangel: Mangel an Körpereiweiß infolge unzureichender Zufuhr von Nahrungseiweiß (z.B. Dystrophie-Syndrom, alimentäres, Kwashiorkor) oder als Folge eines veränderten Eiweißstoffwechsels, z.B. bei Resorptionsstörung (Sprue, Enteritis, Zöliakie), Enzymmangel (Afermentie), erhöhtem Verbrauch (Fieber, Tumorkachexie, Hyperthyreose), Hemmung der Eiweißbiosynthese (bei Leberparenchymschaden, hormonaler Störung), Eiweißverlust (bei Eiterung, Blutung, Proteinurie, exsudativer Gastroenteropathie), ferner bei Störung des RNS-Stoffwechsels; betroffen sind zunächst v.a. die Albumine. E protein deficiency.

Eiweißmangelanämie: ↗Anämie durch Störung des Hämoglobinaufbaus infolge ↗Eiweißmangel (häufig verbunden mit ↗Eisen- u. ↗Vitaminmangel; daher uneinheitliche Anämie-Formen). E protein deficiency anemia.

Ejaculatio, Ejakulation, Effluvium seminis: die beim Manne auf der Höhe des Orgasmus reflektorisch (Ejakulationsreflex) ausgelöste »Samenausstoßung«, bewirkt durch Kontraktion glatter u. quergestreifter Muskulatur der Samenleiterampullen, Samenblase, Prostata bzw. des Beckenbodens. – Bei mechanischen Störungen (z.B. Harnröhrennarben) oder diabetischer Neuropathie des inneren Schließmuskels kann die E. retrograd in die Harnblase erfolgen. – **E. praecox:** vorzeitiger, d.h. vor oder bei Beginn des Geschlechtsverkehrs erfolgender Samenerguß. – **E. retarda:** verzögerter Samenerguß. E ejaculation (premature; delayed).

Ejakulationsreflex: der durch Summierung der von der Eichel kommenden Reize ausgelöste »Bulbokavernosus-Reflex«, der zur Samenabgabe (↗Ejaculatio) führt; er ist durch seelische Faktoren ausgesprochen förder- u. hemmbar u. strahlt stark in das sympathische System aus (beeinflußt u.a. Atmung u. Kreislauf). – Bei Schädigung des Kreuzbeinteils des Rückenmarks (dem Sitz des Reflexzentrums = **Ejakulationszentrum**) ist Samenerguß (Pollution) ohne Erektion möglich; bei Schädigung des Hals- oder Brustteils des Rückenmarks ist normale Erektion u. Ejakulation möglich, jedoch ohne Orgasmus. E ejaculatory reflex; ejaculation reflex.

Ejection click, E: (engl.) ↗Austreibungston.

Ejektionsfraktion: die »Austreibungsfraktion«, das die tatsächliche Herzauswurfleistung definierende Verhältnis zwischen Schlagvolumen u. enddiastolischem Volumen des Herzens; meßbar durch Ventrikeldarstellung mit Röntgenkontrastmitteln; Normalwert: $\geqq$ 65%; ist z.B. bei Herzinsuffizienz (z.B. nach Myokardinfarkt oder bei Kardiomyopathien) trotz erhöhten Füllungsvolumens vermindert. E ejection fraction.

Ekchymose, Ecchymosis: kleinflächige Hautblutung. E ecchymosis.

EKG, Ekg: ↗**E**lektro**k**ardio**g**ramm. – Auch Jargonbez. für das Elektrokardiographie-Gerät (zahlreiche Modelle, darunter auch transportable für Notfallsituationen). E ECG.

Ekmnesie: 1) die in tiefer Hypnose, im psychogenen Dämmerzustand u. bei seniler Demenz auftretende Störung des Zeiterlebens mit »Sich-Zurückversetzen« in die Kindheit u. mit entsprechender Handlungs- u. Sprechweise. **2)** anterograde ↗Amnesie.

Ektasia, Ektasie: dauerhafte Lichtungsausweitung (auch als teilweise Ausbuchtung) eines Hohlorgans, insbes. auch eines Blut-, Lymphgefäßes (Angiektasie, Teleangiektasie, Phlebektasie); z.B. vor u. hinter Stenosen oder als idiopath. Dilatation. [E] ectasia.

Ekthym(a), Ecthyma, Lochschwäre**:** linsen- bis münzengroßes, scharfrandiges, relativ oberflächliches Hautgeschwür, meist bedingt durch hämolysierende Streptokokken (**E. simplex** s. **superficiale streptogenes**). Eine Pyodermie, v.a. der Beine. Heilt unter Narbenbildung ab. [E] ecthyma.

Ektoprothese: an der Körperoberfläche befestigte »Vorlegeprothese«. – vgl. Endoprothese. [E] ectoprosthesis.

Ektropium, Ektropion**: a)** anhaltende teilweise Auswärtswendung der Bindehaut eines Augenlids; mit ↗Conjunctivitis u. Tränenträufeln (Epiphora; infolge Eversion auch des Tränenpünktchens); als **E. cicatriceum** durch Narben; als **E. paralyticum** infolge Lähmung des Musculus orbicularis oculi; als **E. senile** bei Altersatrophie; [E] ectropion; **b) E. iridis, E. uveae:** Auswärtswendung des Iris-Pigmentepithels am Pupillarrand als angeborene Anomalie sowie bei Irisatrophie u. Glaukom. – vgl. Entropium. [E] iridectropium.

Ekzem, Ekzema, Eczema**:** akute, subakute oder chronische Erkrankung der Oberhaut (Epidermis) mit flächenhaften, gegenüber gesunder Haut nicht deutlich abgegrenzten Effloreszenzen. Es entsteht meist als nicht-allergische Unverträglichkeitsreaktion nach Berührung bestimmter Stoffe (Ekzematogene), sog. nicht-allergisches Kontaktekzem, als ↗Allergie oder auch als toxische Reaktion. Übersteigerte Immunantwort, Abnutzungserscheinungen u. Störungen der Haut u. ihrer – auf Schweiß- u. Talgdrüsentätigkeit beruhenden – Schutzhüllen (»Barrieren«) sowie Befall mit Erregern (Bakterien, Pilze) können fördernd oder auslösend wirken; s.a. Dermatitis. – Sonderformen sind das endogene oder konstitutionelle E. (↗E. atopicum), das mikrobielle E. (durch Bakterien u. Pilze als Ekzematogene) u. das seborrhoische E. (↗E. seborrhoicum). – s.a. Ekzematid. [E] eczema. – **E. atopicum, endogenes E., essentielles E.,** Dermatitis atopica**:** E. infolge anlagebedingter, »konstitutioneller« Überempfindlichkeit (Atopie), wobei ein bestimmtes Ekzematogen oft nicht feststellbar ist. In anderen Fällen deutlicher Zusammenhang z.B. mit Nahrungsmittelallergien. Die Hautmanifestationen der »atopischen Diathese« sind hinsichtlich Reaktionsort u. -art vom Lebensalter abhängig: beim Säugling als Gesichtsekzem, beim Schulkind u. Erwachsenen als Neurodermitis, beim Erwachsenen auch mit eher verstreuten Herden mit Papeln (Prurigo) an Rumpf u. Gliedmaßen; auch sehr dezente Formen, z.B. ↗Dermatitis sicca; oft von Asthma oder Rhinokonjunktivitis begleitet. [E] atopic e. – **E. herpeticatum Kaposi*:** mit Herpes-simplex-Virus superinfizierte »offene Dermatose«, meist bei endogenem E.; dichtstehende gedellte Bläschen, die unter schweren Allgemeinerscheinungen pustulös werden; nach dem Platzen hämorrhagische Erosionen. [E] e. herpeticatum; Kaposi's varicelliform eruption. – **E. intertriginosum:** E. der Körperfalten als akut gereizte Intertrigo; z.B. das intertriginös-pityriasiforme E. großer Körperfalten. [E] intertrigo. – **E. lichenificatum:** chronisches E. mit vergröbertem Hautrelief (auch als Kratzeffekt bei langdauerndem Juckreiz). [E] lichenoid e. – **E. madidans:** akutes, stark nässendes E. mit samtartig geschwollenem, hochrotem Grund. – **E. marginatum Hebra*,** Dermatomycosis marginata, Tinea inguinalis (= heute gebräuchlichere Bezeichnung)**:** durch Pilze (Epidermophyton floccosum, Trichophyton mentagrophytes u. rubrum) hervorgerufenes E. in Form schuppender, polyzyklischer Hautveränderungen mit begrenzendem Randwall, bräunlich-rotem Zentrum; an Oberschenkelinnenseiten oder in großen Körperfalten (Tinea corporis). [E] tinea inguinalis. – **E., mikrobielles,** E. nummulare**:** disseminierte, münzförmige, meist scharf abgegrenzte Ekzemherde mit Nässen u. Krustenbildung; diskutiert werden mikrobielle Faktoren (Bakterien) im Herd selbst oder extrakutan (z.B. Bronchiektasen, chron. Tonsillitis, chron. Prostatitis). – **E. neuriticum:** E. mit Begrenzung auf das Versorgungsgebiet eines peripheren Nervs; z.B. bei Meralgia paraesthetica. – **E. nummulare Gross*,** E. placatum**:** E. in Form münzenförmiger, kleieförmig schuppender Erytheme als Einzelherde bei seborrhoischem Ekzem; tritt in Schüben auf, weitgehend therapieresistent. [E] nummular e. – **E. paratraumaticum:** »Wundekzem« um

Fisteln u. eitrige Hautprozesse. [E] infectious eczematoid dermatitis. – **E., seborrhoisches: 1) E. petaloides seborrhoicum Unna*,** Petaloid: seborrhoisches E. als scharf wallartig begrenzte, schuppenbedeckte linsengroße Erytheme, die sich zu einseitig offenen Ringen u. zerklüfteten Kreissegmenten (»Blumenblatt«) umwandeln. **2) E. seborrhoicum (Unna*),** E. acneiforme: das E. bei konstitutioneller Seborrhö; scharf begrenzte, gelb-bräunliche, langwierige Hautveränderungen v.a. am behaarten Kopf, an mittleren Gesichtspartien, in Schweißrinnen (s.a. Ekzematid), großen Hautfalten; im Alter evtl. als ausgedehnte Erythrodermie. [E] seborrheic e.; seborrheic dermatitis. – **E. tyloticum Unna*:** E. mit hochgradigen Verhornungen (Hyperkeratosen), v.a. an Handtellern u. Fußsohlen; oft auch mit tiefen Rhagaden. [E] hyperkeratotic e. – **E. unguium:** Nagelveränderungen bei Paronychie, Onychomykose, Psoriasis vulgaris etc. [E] nail dystrophy. – **E. vaccinatum:** E. mit pockenförmigem Ausschlag als Komplikation der Pockenschutzimpfung beim Ekzematiker. – **E. varicosum:** Stauungsekzem bei Krampfadern (↗Varikose) des Unterschenkels; durch örtliche Mangeldurchblutung ausgelöst; meist Rötung mit großlamellöser Schuppung, mit oder ohne Hämosiderose u. Hautverhärtung, oft von Geschwüren (↗Ulcus varicosum) begleitet. [E] stasis dermatitis; varicose e. – **E. vulgare,** E., exogenes, pathergisches E.: Kontaktekzem, -dermatitis; s.a. Ekzem.

Ekzematid: Ekzemformen mit Vorwiegen der Schuppung u. Fehlen der Exsudation; z.B. als DARIER* E. (zirzinäres Ekzem, Pityriasis sicca) die »parakeratotische« Form des seborrhoischen Ekzems; s.a. Erythrodermie (dysseborrhoische). [E] eczematid(e).

Elastizitätshochdruck: Blutdruckerhöhung (↗Hypertonie) infolge – funktionell oder organisch bedingter – Zunahme der elastischen Widerstände (= Abnahme der Elastizität) im Arteriensystem bei normalem peripherem Widerstand; gekennzeichnet durch vergrößerte Druckamplitude bei stark erhöhtem systolischem u. normalem bis erniedrigtem diastol. Druck, d.h. bei erhöhtem Mitteldruck; vgl. Widerstandshochdruck. [E] hypertension due to loss of elasticity of arterial walls.

Elastodystrophie: Schwund der elastischen Fasern als natürlicher Alterungsprozeß arterieller Gefäße, v.a. der Aorta (Verlust der Windkesselfunktion, Erweiterung der Lichtung). [E] dystrophy of elastic tissue.

Elastoidosis cutanea nodularis s. **cutis cystica et comedonica:** eine fast nur bei älteren Männern vorkommende kolloid-degenerative Hautatrophie (als Cutis rhomboidalis) mit gelblich-transparenten Follikelzysten u. »Mitessern«, v.a. an Lidern u. Schläfen; oft kombiniert mit seniler ↗Keratose, Epitheliomen. [E] nodular elastoidosis.

Elastosis, Dyselastose: **1)** Auftreten elastischer Fasern mit vermehrter Elastase-Resistenz in der Lamina elastica interna mittlerer Arterien (v.a. bei Arteriosklerose, Arteriitis temporalis). **2)** Einlagerung Elastin-ähnlicher Substanzen in die Gefäßwand. **3)** kolloide Degeneration elastischer Fasern, z.B. in der Haut als Alterserscheinung; Teilsymptom der Landmannshaut (Elastosis actinica). [E] elastosis (1. degeneration of elastic tissue; 2. pseudoelastin degeneration of vascular wall; 3. colloid degeneration of elastic fibers).

Elektroatriogramm, EAG, Eag: Aufzeichnung der vom Sinusknoten ausgehenden Erregungsausbreitung im rechten, dann im li. Herzvorhof. Im üblichen EKG als P-Zacke – einschl. PQ bzw. PR – dargestellt (die Repolarisation T_a wird vom QRS-Komplex verdeckt u. wird nur unter pathologischen Verhältnissen sichtbar); s.a. Elektrokardiogramm (mit Abb.). [E] electroatriogram.

Elektrodefibrillation: 1) externe, transthorakale E.: ↗Elektrokonversion zur Beseitigung eines Kammerflimmerns oder -flatterns durch einen über großflächige Elektroden auf die Thoraxwand applizierten Wechsel- oder Gleichstromstoß (»Elektroschock«) bestimmter Spannung, Form u. Dauer (»Elektrokardioversion«). Kurzdauernde Depolarisation aller Myokardfasern eliminiert die ektopische Reizbildung; s.a. Elektrokonversion. **2)** interne E.: E. durch direkt an das freigelegte Herz abgegebenen Stromstoß. [E] electrocardioversion (external; internal).

Elektrodiaphakie: Augenlinsenentfernung mit Hilfe einer Diathermienadel.

Elektroenzephalographie: das mittels Elektroenzephalographen erfolgende Registrieren bioelektrischer Potentialschwankungen (»elektrische Aktivität«) des Gehirns, u. zwar als Spontanaktivität (»Spontan-EEG«) oder als durch äußerliche Reize hervorgerufene = »evozierte« Aktivität (»evozierte Potentiale«). Die Elektroden des mit 8–15 Ableitungskanälen ausgestatteten Gerätes werden der Schädeldecke derart angelegt, daß die Kombination von je zwei differenten Elektroden (»bipolare Ableitung«) oder einer differenten Elektrode u. einer »Referenz« (»unipolare Ableitung«) zu gleichzeitigen Ableitungen verschiedener Hirnbereiche führt, wodurch die Lagebestimmung von Krankheitsherden möglich wird. Das gewonnene Kurvenbild (»Elektroenzephalogramm«) ist einerseits abhängig von Alter u. Bewußtseinszustand, andererseits von krankhaften Hirnveränderungen (z.B. Hirndruck, toxische Schädigung, Epilepsie), die sich dann als Krampfpotentiale, »Spitzen«, Spitze-Wellen-Komplexe darstellen; lokale Abweichungen sprechen für umschriebene, allgemeine für diffuse Hirnerkrankungen. – Bezüglich der Elektrogenese der Potentiale werden Potentialverschiebungen innerhalb größerer Neuronenpopulationen angenommen (u. zwar durch Summation postsynaptischer Potentiale, die wesentlich an den Dendriten der Pyramidenzellen der obersten Hirnrindenschicht auftreten u. für die v.a. in Richtung Rindenoberfläche abzweigenden Apikaldendriten von Bedeutung sein dürften); für die Rhythmik wird dem Thalamus eine wesentliche Rolle zugeschrieben (moduliert durch Einflüsse der Formatio reticularis). [E] electroencephalography.

Elektrokardiogramm, EKG, Herzstromkurve: das vom Elektrokardiographen aufgezeichnete Kurvenbild (zeitlicher Verlauf) der bioelektrischen Potentiale bzw. Potentialdifferenzen, die bei der Erregungsausbreitung u. -rückbildung im Herz entstehen; die Ableitung (bi- oder unipolar) erfolgt mit Hilfe von Elektroden von der Körperoberfläche oder direkt vom Herzen (z.B. bei Herzoperationen; ist auch mittels spezieller, ins Herz eingebrachter Elektroden möglich. Das gewonnene Kurvenbild (Elektrokardiogramm; ↗Abb.) wird durch zahlreiche, diagnostisch auswertbare Faktoren beeinflußt (Erregungsdauer, Erregungsleitungs- u. -rückbildungsstörung). [E] electrocardiogram; ECG.

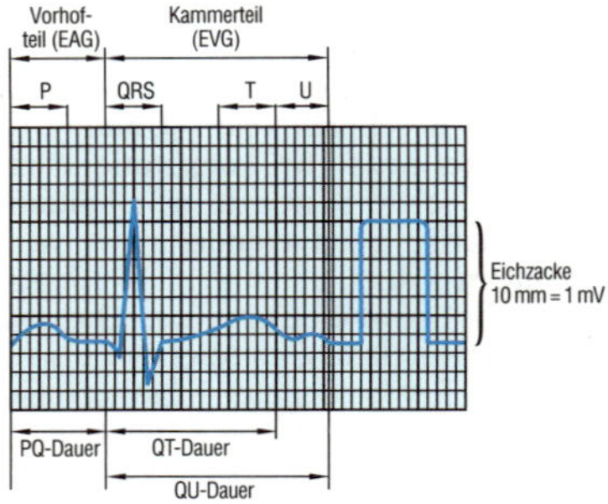

P-Dauer	0,05 – 0,10″
P-Amplitude	< 0,25 mV
PQ-Dauer (AV-Intervall)	0,12 – 0,20″
QRS-Dauer	0,06 – 0,10″
Q-Dauer	< 0,04″
Q-Amplitude	< 1/4 der R-Amplitude
QT-Dauer	frequenzabhängig
T-Amplitude	1/6 – 2/3 der R-Amplitude

Elektrokardiogramm [43]

Elektrokardioversion: ↗Elektrokonversion; s.a. Elektrodefibrillation.

Elektrokoagulation: sog. »Kaltkaustik« zur operativen Zerstörung umschriebener Gewebsbezirke durch Hochfrequenzstrom (bipolare Diathermie) hoher Stromstärke u. geringer Spannung, wobei durch Wasserdampfbildung (Gewebsaustrocknung) u. Eiweißkoagulation in der Folge örtlicher Wärmeentwicklung (»Thermokoagulation«) ein tiefgreifender Schorfkegel = »Koagulationskegel« entsteht. Anw. v.a. zur Blutstillung, Verschorfung u. Stichelung (von Geschwüren, Tumoren, Hämangiomen), ferner – als »gezielte Tiefenkoagulation« – zur Organzerstörung (z.B. zur Hypophysenzerstörung) sowie als »**endoskopische E.**« (bei Operationen unter Endoskopie; evtl. unter Einsatz einer Saug- oder Greifelektrode; z.B. bei Blasenpapillom, Prostataresektion) u. zur diaskleralen Netzhautfixierung (bei Ablatio, vor Magnetextraktion etc.). [E] electrocoagulation.

Elektrokonversion, Elektroversion, Elektroreduktion, Synchrondefibrillation, Kardioversion: die Behandlung tachykarder

Herzrhythmusstörungen (z.B. Kammertachykardie, Vorhofflattern u. -flimmern) durch einen über eine großflächige Spezialelektrode durch die Brustkorbwand präkordial oder transthorakal (paravertebral) auf das Herz abgegebenen Gleichstromstoß, der – vom EKG gesteuert – ca. 20 msec nach der R-Zacke, d.h. außerhalb der »vulnerablen Phase«, verabfolgt wird. Einsatz in Kurznarkose möglich; anschließend – in der Aufwachphase – O_2-Beatmung u. Monitoring. – Wird im Falle des Kammerflimmerns als ↗Elektrodefibrillation bezeichnet. [E] electroversion; electrocardioversion.

Elektrokrampftherapie: nur noch selten geübte psychiatrische Behandlung durch Einsatz eines durch elektrischen Strom künstlich herbeigeführten generalisierten Krampfanfalls; durch den Schädel des – narkotisierten u. durch Muskelrelaxanzien entspannten – Patienten wird der Strom (verschiedener Impulsformen) für 1 bis 9 Sek. geleitet (Elektroden an einer Schädelhälfte oder beidseits angelegt). – Als Indikation gelten derzeit schwerste, therapieresistente Depressionen u. perniziöse Katatonie. [E] electroconvulsive therapy.

Elektrolythaushalt: Gesamtheit der Vorgänge betreffend die Aufnahme, Ausscheidung, Bestandsicherung u. Verteilung der Körperelektrolyte (insbes. Na^+, K^+, Mg^{2+}, Ca^{2+}, Cl^-, SO_4^{2-}) sowie deren Regulation; allgemein eng verknüpft mit dem Wasserhaushalt (s.u. Wasser-Elektrolyt-Haushalt). Die Mehrzahl der osmotisch wirksamen Substanzen sind kleinmolekulare anorganische Elektrolyte (im Blutplasma ca. 300 mosmol/l). Störungen des Elektrolytgleichgewichts kommen vor v.a. bei Elektrolytverlusten (z.B. durch Durchfall, Erbrechen; hierbei häufig kombiniert mit Störung im ↗Säure-Basen-Gleichgewicht) oder bei Erkrankungen endokriner Drüsen (z.B. bei Hyperaldosteronismus, ADDISON* Krankh.). Beim älteren Menschen ist der E. aufgrund der verminderten Kompensationsmöglichkeiten wesentlich anfälliger für Störungen. Hauptursachen sind die herabgesetzte Konzentrations- u. Verdünnungsfähigkeit der Niere u. die verminderte regulatorische Funktion des Durstes. [E] electrolyte metabolism.

Elektrolytkoma, falsches Koma: komatöser Zustand infolge qualitativer oder quant. Veränderung der Körperelektrolyte, z.B. als Coma hypochloraemicum.

Elektrolyttherapie: über den Magen-Darm-Trakt oder parenteral (durch Infusion) erfolgende Zufuhr von Elektrolyten (Lösungen) bei Störungen des Elektrolythaushalts.

Elektromyographie, EMG: die Erfassung u. Darstellung (als »**Elektromyogramm**«) der – elektronisch verstärkten – Aktionspotentiale der Muskeln durch Ableitung von der Haut oder – mittels Nadelelektroden – vom Muskel selbst; v.a. zur Diagnostik von Erkrankungen des peripheren Nervensystems u. der Muskulatur (einschl. Augenmuskeln), wobei EMG eine Unterscheidung zwischen neurogenen u. myogenen Veränderungen bzw. Mischformen ermöglicht. [E] electromyography; EMG.

Elektronystagmographie: die objektive Erfassung u. Darstellung (= **Elektronystagmogramm**) des Nystagmus bezüglich Frequenz u. Amplitude der Ausschläge von der Mittelstellung bei der Vestibularisprüfung durch Ableitung (mittels temporal u. frontal angebrachter Elektroden) der Schwankungen des elektrischen Feldes in der Umgebung des Dipols »Augapfel« (Netzhaut negativ, Kornea pos.), d.h. der Änderungen des sich linear mit dem Blickwinkel ändernden Bestandspotentials zwischen Netzhaut u. Umgebung. Eine Variante der Elektroophthalmographie. [E] electronystagmography.

Elektroprothese: durch eine eingebaute elektrische Kraftquelle betriebene Prothese für Unterarmamputierte. Die Bewegungsauslösung erfolgt durch Druckkontakt bei Kontraktion eines Muskels (= Vaduzer Prothese) oder durch Muskelaktionspotentiale (= myoelektrische Prothese). [E] electroprosthesis.

Elektroresektion: Teilentfernung von Weichteilen (Resektion) mit elektrochirurgischen Mitteln; i.e.S. die urologische E. (meist mittels Schlingenelektrode) des Prostataadenoms oder eines Blasenpolypen. [E] electrical resection.

Elektrostimulation: zu Heilzwecken erfolgende Anw. elektrischer Stromstöße als Ersatz natürlicher Reize. [E] electrostimulation. – **E., epidurale spinale,** ESES: (SHEALY u. Mitarb.) E. zur Behandlung chronischer, therapieresistenter Schmerzzustände sowie von spinalen Lähmungen (Motorik, Blase). Erfolgt durch paravertebral subkutan implantierte Elektroden. – **E., programmierte:** künstliche Stimulation des Herzens als Therapiemaßnahme zur Unterbrechung behandlungsbedürftiger Arrhythmien u. zur Sicherung der entsprechenden Diagnose sowie zur Überprüfung der Effektivität eingesetzter Antiarrhythmika. Anw. erfolgt bei atrialen u. ventrikulären Tachykardien, so bei Vorhoftachykardie u. -flattern, Knotentachykardie, Tachykardie bei Präexzitations-Syndrom, anhaltender ventrikulärer Tachykardie, rezidivierendem Kammerflattern u. -flimmern; vgl. Herzschrittmacher.

Elektrotherapie: therapeutischer Einsatz elektrischen Stromes; z.B. bei Elektrochirurgie, -gymnastik, Diathermie, Galvano-, Hochfrequenz- u. Reizstromtherapie, als kardiologische E. bei ↗Elektrokardioversion bzw. -defibrillation, programmierter Elektrostimulation, HIS*-Bündel-Ablation. [E] electrotherapeutics.

Elektrourographie: Aufzeichnung der mittels Elektrozystomanometer gemessenen Binnendrücke der Harnblase. [E] electrourography.

Elektroventrikulogramm, EVG: der auf die Erregungsausbreitung u. -rückbildung in der Kammermuskulatur (»Kammerschwankung«) bezogene Abschnitt des ↗Elektrokardiogramms, bestehend aus dem QRS-Komplex, der ST-Strecke u. der T-Zacke (evtl. auch einer U-Welle). [E] electroventriculogram.

Elephantiasis: durch chronische Lymphstauung (↗Lymphödem) bedingte Vergrößerung eines Körperabschnitts, v.a. der abhängigen Körperpartien (untere Gliedmaßen, äußere Geschlechtsorgane), aber auch der Brust (Mamma) etc. Angeboren z.B. bei – lympho- u. hämangiomatösen etc. – Fehlbildungen, bei Neurofibromatose v. RECKLINGHAUSEN, beim NONNE*-MILROY*-MEIGE* Syndrom. Erworbene Formen nach Verschluß der Lymphbahnen z.B. durch Tumormetastasen, Narben, Filarien. [E] elephantiasis. – **E. genito(ano)rectalis,** HUGUIER*-JERSILD* Syndrom, »Esthiomène«: chronisch-entzündliche Lymphstauungszustände mit monströsen Schwellungen des männl. Gliedes u. des Hodensacks bzw. der weibl. Scham u. mit Schnürengen (Strikturen) des Mastdarms als Spätfolge der Lymphopathia venerea. [E] ano-genital e. – **E. nostras:** alle einheimischen Formen der E. im Unterschied zur E. tropica. – **E. tropica:** E. der Beine u. des Hodensacks, seltener der Arme, der weiblichen Scham, des männl. Gliedes oder der Brüste durch Befall mit den Fadenwürmern Wuchereria bancrofti oder W. malayi (letztere fast ausschließlich Beine befallend). [E] filarial e.

Eliminationsdiät: Suchkost zur Ermittlung von Nahrungsmittelallergenen; die Suche erfolgt z.B. nach mehrtägiger Teepause durch Steigerung der Nahrungsmittelbelastung durch potentielle Einzelantigene oder Antigen-Gruppen (= FUNK* Suchkost). [E] elimination diet.

Elixier, Elix.: *(arabisch = Stein der Weisen)* alkoholischer Pflanzenauszug mit Zusätzen (heute meist als Mixtura oder Tinctura composita bezeichnet). [E] elixir.

Elliot* (ROBERT H. E., 1864–1936, engl. Augenarzt) **Trepanation:** als druckentlastende Op. bei Glaukom die Bildung einer Abflußöffnung für das Kammerwasser; nach Abpräparieren eines Bindehautlappens Trepanieren der Sklera (1-mm-Trepan), kombiniert mit einer peripheren Iridektomie. Das ausfließende Kammerwasser bildet ein Sickerkissen unter der Bindehaut. [E] Elliot's trephinisation. – **E.* Skotom:** unregelmäßige Vergrößerung des blinden Flecks bei Glaukom. [E] Elliot's sign.

Emanationstherapie: Trink-, Bade- u. Inhalationskuren (z.B. als »Stollenkur« in Badgastein) mit radioaktiven Gasen, meist mit Radon.

Embolektomie: operative Entfernung eines ↗Embolus aus der arteriellen Strombahn nach Eröffnung des Gefäßes (Arteriotomie) unter Gefäßzügel- oder Klemmenverschluß; möglichst innerhalb der ersten 6 Std. (sonst Gefahr eines Crush-Syndroms u. Tourniquet-Syndroms). Ausnahmsweise als **direkte E.** unter Sicht u. nach Absaugen oder »Ausmelken« von Appositionsthromben; als **indirekte E.** die retro- oder prograde »Fernembolektomie« mit Hilfe eines Embolie-fern eingeführten Spezialinstruments (FOGARTY*

Ballonkatheter, Saugkatheter etc.) oder durch retrogrades Ausspülen, u. zwar bei embolischem Verschluß des Beines von der Leiste, bei Verschluß im Armbereich von der Ellenbeuge aus. [E] embolectomy.

Embolie: plötzlicher Verschluß eines Blutgefäßes (meist Arterie) durch einen ↗Embolus; i.w.S. der durch Funktionsausfälle der betroffenen Organe gekennzeichnete Folgezustand. Häufigste Form ist die ↗Thrombembolie, d.h. die E. durch Verschleppung von Gerinnsel- = Thrombusteilen bei Herzklappenerkrankung, Myokardinfarkt, Endokarditis, entzündlichen Gefäßerkrankungen (↗Thrombophlebitis, Arteriitis), u. zwar v.a. als Lungenembolie (nach Venenthrombose), als Hirnembolie, viszerale Embolie oder als E. der Gliedmaßenarterien, ↗Abb., insbes. an deren Verzweigungen u. dann z.T. durch einen »reitenden ↗Embolus«; s.a. Embolie, gekreuzte. Beginnt häufig mit einem peitschenschlagartigen Schmerz als Folge der Verkrampfung des betroffenen Gefäßes u. seiner Kollateralen, evtl. auch mit einem ↗Schock. Bei der Gliedmaßenembolie folgen Blässe der Extremität (evtl. auch Marmorierung), Fehlen der peripher des Verschlusses sonst typisch tastbaren Pulse, später Ausfälle der Nerven (Sensibilitäts- u. Bewegungsstörungen, evtl. auch Lähmungen, Abschwächung bis Fehlen der Reflexe) sowie Störungen der Gewebsernährung in Form von Hautatrophie u. Gangrän. [E] embolism. – **E., gekreuzte** oder **paradoxe:** E., bei der der Embolus aus dem venösen Schenkel des großen Kreislaufs über Rechts-links-Shunt (z.B. durch ein offenes Foramen ovale, einen Vorhof- oder Ventrikelseptumdefekt) in den arteriellen Schenkel des großen Kreislaufs (u. nicht wie üblich in die Pulmonalis) gelangt. [E] crossed e.; paradoxical e. – **E., metastatische:** E. durch Tumorgewebe. [E] metastatic e. – **E., retrograde:** E. durch Verschleppung des Embolus gegen den Blutstrom als Folge einer gegen die Strömung gerichteten Drucksteigerung, z.B. beim Hustenstoß. [E] retrograde e. – **E., septische:** die – häufig vielfache – E. durch erregerhaltige (»mikrobielle«) Emboli aus einem infizierten Gebiet. [E] septical e.

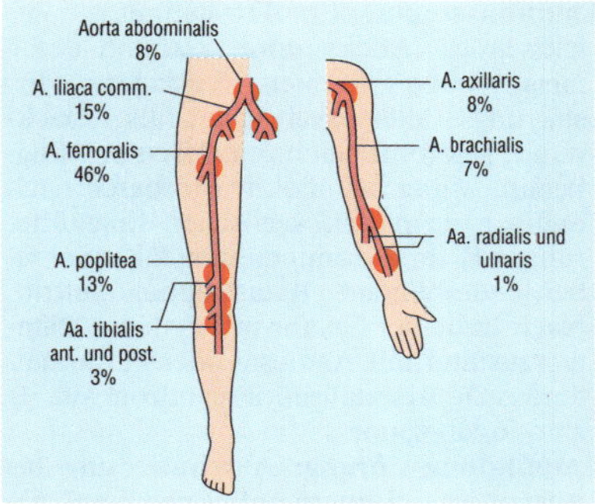

Embolie-Häufigkeit, bezogen auf die großen Extremitätenarterien [85]

Embolieprophylaxe: s.u. Thromboseprophylaxe.

Embolus: »Gefäßpfropf«; jedes Gebilde bzw. Material, das – durch die Blutbahn verschleppt – zum Verschluß eines Gefäßes führt (↗Embolie); z.B. Thrombusteile, Zellhaufen (Parenchym-, Tumorzellen), Parasiten, Bakterien, Pilzmyzel, Fremdkörper (z.B. Gefäßkatheterteile), Fett, Luft etc. [E] embolus. – **E., blander:** nicht infizierter E. [E] bland e. – **E., reitender:** in oder an einer Gefäßgabelung hängender Embolus; z.B. an der Aortenbifurkation, an der Teilungsstelle der A. iliaca communis. [E] bifurcation e.; saddle e. – **E., septischer:** s.u. Embolie, septische. [E] pyemic e.; septic e.

Emepronium: quarternäre Ammoniumverbindung mit anticholinerger Wirkung; wird zur Therapie der motorischen Dranginkontinenz bei Detrusorhyperaktivität eingesetzt.

Emotion: (starke) Gemütsbewegung mit enger Verbindung zu unbewußten Inhalten, Instinktreaktionen u. vegetativen Regulationen. [E] emotion.

emotional, emotionell: gefühlsbetont, mit Emotionen zusammenhängend, Emotionen betreffend.

Emotionspsychose: 1) affektive Psychose: psych. Störung i.S. der zykloiden ↗Psychose. **2)** eine in Zusammenhang mit einer Gemütserschütterung ausbrechende Psychose mit paranoiden u. katatonen Erscheinungen; meist rasch verlaufend u. mit guter Rückbildungstendenz.

Emotionsstupor, Emotionslähmung, Affektschock, Affektstupor: Zustand des – meist vorübergehenden – Versagens (»Erstarrung«) aller psychischen (als »Blackout«), gelegentl. auch motorischen Fähigkeiten, wie er bei affektiv Störbaren nach heftiger u. plötzl. seelischer Erschütterung, z.B. im Zusammenhang mit einer lebensbedrohenden Katastrophe, auftritt. Nach Ende der Gefahr tritt evtl. ein Dämmerzustand mit Amnesie oder ein anhaltendes Depersonalisationssyndrom auf. [E] emotional stupor.

Empfindungsstörung: Abschwächung bis Ausfall einer Sinnesempfindung; i.e.S. die Hypästhesie bis Anästhesie als Krankheitssymptom. – **E., dissoziierte,** Empfindungsdissoziation: E. mit beeinträchtigter Schmerz- u./oder Temperaturempfindung bei erhaltener Berührungs- u. Tiefensensibilität infolge Schädigung des Vorderseitenstrangs oder der Kreuzung der spinothalamischen Bahn in Nähe des Zentralkanals (z.B. bei Syringomyelie, Hämatomyelie, kanalnahem Rückenmarkstumor). [E] sensation deficit (dissociated).

Emphysem, Emphysema: das übermäßige oder ungewöhnliche Vorkommen von Luft (Gas) in Körpergeweben, -organen oder -höhlen, entweder als Folge einer krankhaften Verbindung mit natürlich gas- oder lufthaltigen Organen (z.B. nach Verletzung, Perforation, Operation) oder durch künstliches gezieltes Einbringen von Luft (Insufflation; z.B. Pneumo-, Pneumoretroperitoneum) oder durch bakterielle Gasbildung (z.B. als E. malignum); i.e.S. der vermehrte Luftgehalt der Lungen (↗Lungenemphysem). [E] emphysema. – **E. bullosum:** s.u. Lungenemphysem. [E] bullous e. – **E. cutis:** Hautemphysem. [E] cutaneous e. – **E. hepatis:** Schaumleber. – **E. intestini:** Darmemphysem. – **E. malignum:** Gasödem. – **E. mediastinale:** Mediastinalemphysem; Air-block-Syndrom. [E] mediastinal e. – **E. pulmonum:** ↗Lungenemphysem; s.a. Altersemphysem. [E] pulmonary e. – **E. subcutaneum:** Hautemphysem. [E] subcutaneous e.

Emphysembronchitis: chronisch-rezidivierende ↗Bronchitis (u./oder Bronchiolitis) auf dem Boden einer chronischen bronchial-obstruktiven Bronchopneumopathie mit ↗Lungenemphysem; meist mit bronchospastischer Komponente u. mit Neigung zu Bronchiektasie.

Emphysemenzephalopathie: hirnorganisches Syndrom durch Sauerstoffnot (Hypoxämie) infolge chronischen Lungenemphysems; charakterisiert durch Bewußtseinstrübung (als Somnolenz), Gedächtnislücken, Erregung, Hirndruck, evtl. auch Koma. [E] cor pulmonale encephalopathy.

Emphysemherz: das im Röntgenbild schmale, langgestreckte »Steilherz« bei Zwerchfelltiefstand durch ↗Lungenemphysem; vgl. Cor pulmonale. [E] pulmonary heart disease; emphysema heart.

Emphysemthorax: der erweiterte, starre, in Einatmungsstellung fixierte Brustkorb als – nicht obligate – Folge der Änderung der Atemmechanik bei chronischem Lungenemphysem; die inspiratorische Hebung der Rippen erfolgt bis zur Horizontalen (unter Vergrößerung des epigastrischen Winkels), die Zwischenrippenräume sind verbreitert, die Rückenkrümmung verstärkt, der Hals erscheint verkürzt. Als Extremform der ↗Faßthorax. [E] emphysematous thorax.

Empyem(a): Eiteransammlung in einer natürlich vorgebildeten Körperhöhle oder einem Hohlorgan infolge metastatischer bakterieller Entzündung der Auskleidung (Wandserosa bzw. -mukosa) oder nach Übergreifen (Perforation, Durchwanderung) eines eitrigen Prozesses aus der Nachbarschaft bzw. durch direkte Keimeinschleppung nach Verletzung (»posttraumatisch«). Typisch z.B. als Pleura-, Herzbeutel-, Bauchhöhlen-, Gelenk-, Nasennebenhöhlen-, Wurmfortsatz-, Gallenblasen-, Gelenkempyem (auch als eitr. Pleuritis, Perikarditis etc. bezeichnet). [E] empyema. – **E. ichorrhosum:** E. mit jauchigem Exsudat nach Mischinfektion durch Fäulniserreger (v.a. Clostridien, Veillonellen, Colibakterien, anaerobe Staphylokokken). [E] ichoroid e. – **E. necessitatis:** allmählich durch einen Zwischenrippenraum nach außen durchbrechendes Pleuraempyem (v.a. als unter Druck stehendes Totalempyem), angekündigt durch phlegmonöse Rötung, Vorwölbung u. Ödem der Thoraxwand. Perforation erfolgt meist nahe dem Brustbein unter Bildung verzweigter Fistelgänge (nie an der tiefsten Stelle, deshalb keine Spontanheilung).

Enalapril: ein Antihypertensivum; senkt den peripheren Widerstand über die Hemmung des Angiotensin-Converting-Enzyms, s.a. ACE-Inhibitor. Verstärkt die hypoglykämische Wirkung oraler Antidiabetika (z.B. Sulfonylharnstoffe).

Encainid: ein Klasse-IC-Antiarrhythmikum; s.u. Antiarrhythmika.

Encephalitis, Enzephalitis: Gehirnentzündung; die akute oder chronische Entzündung von Hirngewebe infolge einer Infektion durch Bakterien (z.B. Listeriose, Gasödem, Milzbrand, Syphilis), Rickettsien (z.B. bei Fleckfieber, Tsutsugamushi-Fieber, Wolhynischem Fieber, Q-Fieber), Chlamydien (v.a. bei Ornithose), Viren (z.B. bei Herpes simplex, Zytomegalie, Varizellen, Masern, Lassa-Fieber, Slow-Virus-Infektion) bzw. infolge Befall durch Parasiten (z.B. Trichinose, Schlafkrankheit, Chagas, Malaria, Toxoplasmose) oder aber als Begleitenzephalitis (parainfektiöse E.) mit infektiös-toxischer Ursache. – Gelegentlich – aber nur als E. i.w.S. – auch Bez. für ein mit ähnlicher Symptomatik verlaufendes allergisches Geschehen, z.B. im anaphylaktischen Schock, bei Nahrungs- oder Arzneimittelallergie. – s.a. Enzephalitis. – Verläuft häufig unter Beteiligung der Hirnhäute (Meningoenzephalitis) u./oder des Rückenmarks (Encephalomyelitis); evtl. auch der Spinalnervenwurzeln (Enzephalomyeloradikulitis). Symptome: Bewußtseinseintrübung, psychische Veränderungen, Fieber, neurologische Herdsymptome (in Abhängigkeit von der Lage der Entzündungsherde), Krämpfe. [E] encephalitis.

Encephalomalacia, Enzephalomalazie: die – meist herdförmige – Hirnerweichung infolge Hirnembolie, arterieller Thrombose oder chronischen Sauerstoffmangels (↗Hirnischämie, s.a. Hirninfarkt); der vollständige oder teilweise Gewebsuntergang führt zu entsprechenden Herdsymptomen; später treten Abbauvorgänge mit Narbenbildung ein. [E] encephalomalacia. – **E. alba:** die weiße oder »molkige« E., d.h. ohne Blutaustritt in das Gewebe. [E] white e. – **E. rubra:** rote oder hämorrhagische E., d.h. mit Blutaustritt in das Hirngewebe. [E] red e. – **E. subcorticalis chronica (arteriosclerotica):** die BINSWANGER* Demenz. [E] Binswanger's vascular subcortical e.

Encephalopathia, Enzephalopathie: krankhafte, nichtentzündliche Hirnveränderung als Folge verschiedener Schädlichkeiten u. mit unterschiedlicher neurologischer u./oder psychischer Symptomatik. [E] encephalopathy. – **E. diabetica:** verbreitete degenerative Hirnveränderungen bei Diabetes mellitus. [E] diabetic e. – **E. hepatica:** hepatozerebrales Syndrom. [E] hepatic e. – **E. hypertensiva:** Hypertensionsenzephalopathie. [E] hypertensive e. – **E., metabolische:** E. durch Stoffwechselstörung, z.B. bei Enzymopathien, endokrinen Störungen, Niereninsuffizienz, Lebererkrankungen, Störungen des Wasser-Elektrolyt- oder Säure-Basen-Haushalts. [E] metabolic e. – **E., subkortikale progressive:** BINSWANGER* Enzephalopathie. [E] subcortical progressive e. – **E. uraemica (renalis):** Hirnschädigung (meist Hirnödem) bei mit Urämie einhergehenden Nierenerkrankungen (mit urämischem Koma). [E] uremic e.

Encephalorrhagie: die »Massenblutung« im Bereich des Gehirns (s.u. Hirnblutung; ↗Apoplexia cerebri). [E] encephalorrhagia; cerebral hemorrhage.

Enchondrosis intervertebralis: ↗Bandscheibendegeneration. [E] intervertebral enchondrosis.

Endarteriektomie, Intimektomie: die »intramurale ↗Desobliteration« einer durch – alte – Thrombose, Embolie oder eine segmentale Arteriosklerose verschlossenen größeren Arterie durch Ausräumen des am Verschlußort gelegenen Thrombus einschließlich der ihm anhaftenden Gefäßinnenwand (»Intima«), d.h. als Thrombendarteriektomie. Erfolgt als »**direkte**« oder »**offene E.**« nach Längseröffnung des Gefäßes (Arteriotomie) u. nach Freilegung des gesamten Verschlußbereichs durch Ausschälung der Verschlußmasse einschließlich der Intima u. Tunica elastica interna mittels Dissektionsspatel oder mittels Gasdruck (CO_2-Einblasung) = »Gas-E.«. Als »**halboffene E.**« erfolgt sie von Quereinschnitten aus (z.B. nach DOS SANTOS vor u. hinter dem Verschluß) mittels Ringstripper. [E] endarterectomy.

Endarteriolitis: entzündlich-proliferativer, meist lichtungsverlegender (»obliterierender«) Prozeß der Innenwand (»Intima«) der Arteriolen. [E] endarteriolitis.

Enddarm-Elektromanometrie: Messen des Binnendrucks im Enddarm zur Beurteilung der anorektalen Kontinenz mittels einer Ballonsonde u. Druckwandler (Elektromanometer). [E] rectal manometry.

Endobronchialkatheter: weicher bis halbstarrer Katheter (evtl. mit Metallspitze) zum Absaugen von Sekret aus den Bronchien (v.a. Hauptbronchus); am Vorderende evtl. mit aufblasbarem Ballon (auch als Bronchusblocker u. – in »röntgenpositiver« Spezialausführung – zur Kontrastmittelverabfolgung für Bronchographie). [E] endobronchial catheter.

Endobronchialtubus: abgewandelter, zwei völlig getrennte Lichtungen enthaltender (»doppellumiger«) Endotrachealtubus mit Sporn für Fixierung an der Trachea-Bifurkation als Spezialtubus zur einseitigen »endobronchialen« Intubation (Einführung in einen Hauptbronchus) u. damit zur isolierten Beatmung – u. Absaugung – jedes Lungenflügels (des nichtintubierten durch eine seitliche Öffnung oberhalb des Sporns), evtl. unter gleichzeitiger Blockade des anderen; für die li. Lunge v.a. der CARLENS* Tubus mit Modifikation (MACINTOSH-LEATHERDALE, BRYCE//SMITH), für die rechte das spiegelbildliche Modell nach WHITE, BRYCE//SMITH u. SALT. [E] endobronchial tube.

Endocarditis: ↗Endokarditis. [E] endocarditis.

Endokardektomie: (GUIRAUDON) Exzision geschädigter Endokardbereiche, z.B. bei Reizbildungsstörungen i.S. des Reentry nach Myokardinfarkt.

Endokardfibrose: Gruppe von Herzerkrankungen, die zu fibrotischer Verdickung des Endokards führen, z.B. die E. beim Karzinoid-Syndrom, die ↗Endocarditis parietalis fibroplastica (LÖFFLER) u. die Fibroelastosis endocardica. [E] endocardial fibrosis.

Endokarditis, -carditis: die Entzündung der Herzinnenhaut (Endokard); meist als E. der Herzklappen (E. valvularis), u. zwar am Schließungsrand einer Klappe (u. häufig als Ursache eines Herzklappenfehlers), aber auch im Bereich der Vorhof- u. Kammerwände (E. parietalis), Sehnenfäden u. Papillarmuskeln. Wird je nach Entstehung unterschieden als 1) abakterielle E. (auf Antigen-Antikörper-Reaktionen u. Immunkomplexe zurückzuführende Formen; z.B. E. rheumatica, E. LIBMAN*-SACKS*, E. parietalis fibroplastica), als 2) infektiöse E. (die bakterielle E. u. die ↗E. mycotica) u. als 3) Mischform (bakterielle E. auf dem Boden einer abakteriellen bzw. als E. durch Sensibilisierung im Verlauf einer bakteriellen E. [E] endocarditis.

– E., bakterielle: 1) subakute E. (E. lenta) mit anfänglich unklaren Temperaturen, mit Anämie, zunehmender Herzinsuffizienz u. langem, schubweisem Verlauf (mindestens 6 Wochen); meist an vorgeschädigten Herzklappen (nach E. rheumatica, bei arteriosklerotischen Schäden oder angeborenen Herzfehlern) oder auch an prothetischen Klappen u. verursacht durch Erreger geringer – evtl. sich steigernder – Virulenz, so v.a. durch Streptococcus viridans (einem Keim der normalen Mundflora), ferner durch Enterokokken, gramnegative Keime der Darmflora, Staphylokokken u. Pilze; der Erregernachweis erfolgt durch wiederholte Blutkulturen am Beginn der Fieberanstiege. [E] subacute bacterial e. **2)** akute E. nach Bakteriämie mit Erregern hoher Virulenz (z.B. β-hämolysierende Streptokokken, Staphylococcus aureus, Pneumokokken, Gonokokken u. gramnegative Bakterien), die auch an intakten Herzklappen zu ausgedehnten Zerstörungen (E. ulcerosa) führen können; der Verlauf ist dramatisch, gekennzeichnet durch Fieber, Schüttelfröste, zu Dekompensation führende Herzinsuffizienz, Bewußtseinseintrübung; es besteht erhöhte Emboliegefahr. [E] acute bacterial e. – **E. chordalis:** E. vorwiegend im Bereich der Sehnenfäden als Teilerscheinung einer E. valvularis. [E] e. of chordae tendineae. – **E., eosinophile:** ↗Endocarditis parietalis fibroplastica. – **E. gonorrhoica:** bakterielle E. durch Gonokokken. [E] gonorrheal e. – **E. lenta,** Sepsis lenta: (SCHOTTMÜLLER 1910) ursprüngliche Bezeichnung für die durch Streptococcus viridans verursachte E.; heute mit der subakuten bakteriellen E. synonym. [E] e. lenta. – **E. Libman*-Sacks*:** abakterielle E. mit größeren Fibrinthromben auf der Mitral-, aber auch an der Aorten- u. Pulmonalklappe u. mit starker Neigung zu örtlicher entzündlicher Infiltration; häufig begleitet von Perikarditis u. Pleuritis. Eine Manifestation des viszeralen ↗Lupus erythematodes (= LIBMAN*-SACKS* Syndrom). [E] Libman-Sacks e. – **E. Löffler*:** ↗E. parietalis fibroplastica. [E] Löffler's fibroplastic e. – **E., marantische:** abakterielle E. im Verlauf zehrender Erkrankungen (Krebs, Tuberkulose); führt zu Bildung von Thromben an den Herzklappen. [E] marantic e. – **E. mycotica:** E. durch Pilzbefall (Candida, Actinomyces, Histoplasma, seltener Aspergillus, Blastomyces, Coccidioides, Cryptococcus, Mucor), der meist von einem Lungenherd auf die Herzwand übergreift. [E] mycotic e. – **E. Osler*:** eine subakute bakterielle E. – **E. parietalis fibroplastica,** Endomyocarditis eosinophilica, LÖFFLER* Syndrom II: akute, in 2–4 Mon. tödliche E. v.a. der rechten Herzkammer; führt zu Verdickung u. zellulärer Infiltration (überwiegend »Eosinophilie«) des Wandendokards mit Beteiligung des Myokards. Kommt bei verschiedenen Krankheiten vor, wobei aber eine Vermehrung der eosinophilen Granulozyten gemeinsames Merkmal ist; z.B. als allergisch hyperergische E. (z.B. bei A. bronchiale, Periarteriitis nodosa), als paraneoplastische E. (z.B. bei HODGKIN* u. Non-HODGKIN-Lymphomen, Bronchialkarzinom; ferner bei eosinophiler Leukämie). [E] Löffler's parietal fibroplastic e. – **E. polyposa:** bakterielle E. mit polypösen thrombotischen Auflagerungen an den Klappen; s.a. E. ulceropolyposa. – **E. rheumatica (verrucosa):** die häufigste Form der E., bei der meist 1–3 Wochen nach einer Infektion mit β-hämolysierenden A-Streptokokken warzenähnliche Auflagerungen (Fibrin, Thrombozyten) v.a. an den Schließungsrändern der Mitral- u. Aortenklappe auftreten (s.a. Herzklappenfehler); ist Teilerscheinung einer Pankarditis bzw. des ↗rheumatischen Fiebers. [E] rheumatic (verrucose) e. – **E. serosa, E. simplex:** eine klinisch stumme entzündliche Endokardreaktion, mit *histol* Verquellung u. leistenförmigem Ödem (v.a. der Klappenschließungsränder u. der Sehnenfäden), Aufsplitterung der elastischen Lamelle, Vermehrung des Kollagengehaltes des Endokards, später mit Hyalinisierung u. Sklerosierung; es kommt zu Verklebungen der Sehnenfäden. [E] serous e. – **E. ulceropolyposa:** bakterielle E. (oft bei E. lenta) mit destruktiven u. thrombotischen Veränderungen. – **E. ulcerosa:** hochakute Form der bakteriellen E., die zu schwerer Klappennekrose mit Geschwürsbildung u. mit – zunächst geringer – Thrombenbildung führt. [E] ulcerated e. – **E. valvularis:** E. des Herzklappenendokards (s.a. die obige Einleitung). [E] valvular e. – **E. verrucosa:** Anfangsstadium der bakteriellen u. der rheumatischen E. mit wärzchenförmigen thrombot. Auflagerungen.

Endokarenz: mangelhafte Nutzung der dem Körper ausreichend zugeführten u. auch ausreichend aus dem Darm resorbierten Stoffe der Nahrung; z.B. fehlende Vitamin-K-Aktivität als Folge der Cumarin-Wirkung; vgl. Enterokarenz. [E] endogenous deficiency.

endokrine Ophthalmopathie, endokrine Orbitopathie, e. O.: immunologisch bedingte Entzündung des Orbitainhaltes mit besonderer Beteiligung der Augenmuskeln (Myopathie mit initial lymphozytär-plasmazellulärer Infiltration, Einlagerung saurer Mucopolysaccharide, Ödembildung, fettige Degeneration), charakterisiert durch eine Verdickung u. Verkürzung der äußeren Augenmuskeln; führt so zu Motilitätseinschränkung des primär unbeteiligten Auges. Blande u. maligne Verlaufsformen möglich. Die Gefährdung des Auges besteht in einer ulzerösen Keratitis oder einer Optikusbeteiligung. Einseitige Verlaufsformen möglich. Diagnose u. Differentialdiagnose durch Ultraschall wie z.B. Computertomographie.

endokriner Star: grauer Star bei Erkrankung endokriner Organe; z.B. ↗Cataracta diabetica, C. tetanica.

Endometritis: Entzündung der Gebärmutterschleimhaut (Endometrium) durch aus der Scheide verschleppte normale Eigenkeime oder durch krankheitserregende Außenkeime, selten infolge Keimaussaat auf dem Blutweg. [E] endometritis. – **E. cervicis uteri:** die Cervicitis (= Zervizitis, Zervixkatarrh), d.h. die primäre oder sekundäre Entzündung der Schleimhaut (u. tieferer Schichten) des Gebärmutterhalses, z.B. in der Folge anatomischer Veränderungen der Scheide u./oder Zerstörung der Scheidenflora; führt zu Ablösung der

Drüsenepithelien, sekundär zu Epidermisation; kann das Parametrium miterfassen; äußert sich in Ausfluß (zervikaler ↗Fluor). [E] cervicitis; trachelitis. – **E. corporis uteri:** seröse bis eitrige E. der Gebärmutterhöhle, meist als Folge einer aufsteigenden oder – bei Adnexerkrankung – absteigenden Infektion, z.B. als reaktive Entzündung nach Radium-Therapie. Symptome: geringe Dauerblutung, wehenart. Schmerzen, Druckempfindlichkeit der Gebärmutter; führt evtl. zu Metritis (»Endomyometritis«), Salpingitis (u.U. zu Pyosalpinx, Hydrosalpinx), Salpingo-Oophoritis/Tubovarialabszeß, Pelveoperitonitis, DOUGLAS* Abszeß, Pyometra. – **E. senilis:** E. auf dem Boden einer Altersatrophie der Uterusschleimhaut; mit starkem serösem oder – bei Coli-Infektion – eitrigem Ausfluß, evtl. mit Pyometra; oft langwierig.

Endometriumkarzinom: ↗Korpuskarzinom des Uterus.

Endomyokarditis: Entzündung des Endo- u. Myokards (s.u. Endo-, Myokarditis). [E] endomyocarditis.

Endophlebitis: die Entzündung der Veneninnenwand (s.a. Phlebitis). [E] endophlebitis. – **E., chemische:** s.u. Varizenverödung. [E] chemical e. – **E. (obliterans) hepatica:** fibrinoide Verquellung der Intima der Lebervenen mit entzündlichen granulierenden Prozessen (u. Lichtungsverlegung) als Teilerscheinung einer generalisierten Thrombangitis obliterans.

Endoprothese: alloplastische Prothese zur Einpflanzung in das Körperinnere, z.B. als Gefäß-, Gelenkprothese. Am häufigsten wird die Hüfttotalendoprothese beim alten Menschen mit Arthrose eingesetzt. [E] endoprosthesis.

Endorphine: als »endogene Morphine« oder »e. Opioide« oder »opioide Peptide« körpereigene Peptide des ZNS (»Neuropeptide«) mit opiatartiger Wirkung durch ihre Bindung an die gleichen Membranrezeptoren wie das Morphin (Opiatrezeptoren). Nachgewiesen außer beim Menschen auch bei allen Wirbeltieren (im Hypophysenmittellappen, in Mandel- u. Schweifkern, in der Stirnhirnrinde). Bisher isoliert u. sequenziert α-, β-, γ-E. (Teilsequenzen des – als Vorstufe anzusehenden – β-Lipotropins; u. zwar eine 31-Aminosäuren-Sequenz, entsprechend dem C-terminalen Drittel des letzteren, das seinerseits aus dem Proopiomelanocortin entsteht; die verwandten Enkephaline entstammen dagegen dem Proenkephalin A, die Dynorphine dem Proenkephalin B = Prodynorphin). Wirken durch Blockade der Übertragung der Schmerzreize im Hinterhorn des Rückenmarks (an der 1. Umschaltungsstelle der Schmerzbahn) analgetisch sowie – im Nebeneffekt – temperatursenkend oder -hebend. Gehören zur Gruppe der peptidergen Transmitter (wie auch das – ebenfalls als Ligand der genannten Rezeptoren fungierende – Enkephalin). Modulieren – wie auch die »Substanz P« – im schmerzregulierenden System des Organismus durch Schmerzunterdrückung die Auseinandersetzung mit der Umwelt (dämpfen dadurch die schmerzbedingten Begleitreaktionen; wirken v.a. antagonistisch auf die von Catecholaminen dominierten Systeme der Streß-Reaktion). Ihre Plasmakonzentration nimmt im Alter signifikant ab, was bei der Therapie chronischer Schmerzen berücksichtigt werden muß. – Sind durch pharmakologische Antagonisten, z.B. Naloxon, aus der Rezeptorbindung verdrängbar. – Entsprechende Rezeptoren außer im ZNS auch in Magen-Darm-Trakt-Leitungsbahnen. [E] endorphin(e)s.

Endotheliom(a), Endothelioblastom: Geschwulst mit Ursprung im Endothel; i.e.S. als – meist bösartiges – Neoplasma des Blut- u. Lymphgefäßendothels (= Hämangio- bzw. Lymphangio-E.). – Entsprechende Tumoren der serösen Häute (Pleura, Perikard u. Peritoneum) werden als Mesotheliom, als Hirnhautgeschwülste, als Meningeom bezeichnet. [E] endothelioma.

Endphasenschmerz: Schmerzqualität bei mäßig aktiver Arthritis; der Schmerz tritt erst dann auf, wenn ein Gelenk passiv bis an den Endpunkt seiner Möglichkeit bewegt wird.

Endstellungsnystagmus: in extremer – meist seitlicher – Endstellung des Auges auftretender ↗Nystagmus. [E] end-position or endpoint nystagmus.

endsystolisch: gegen Ende der Herzsystole. [E] endsystolic.

End-zu-End-Anastomose, terminoterminale Anastomose: **1)** Wiedervereinigung von Hohlorganstümpfen nach Teilentfernung (Resektion) von Hohlorganen u. bei Zwischenschaltungsverfahren (Interposition). **2)** End-zu-End-Vereinigung von Sehnen-, Nervenstümpfen. [E] terminoterminal anastomosis; end-to-end anastomosis.

End-zu-Seit-Anastomose, terminolaterale Anastomose**:** Anastomose zwischen einem durch Resektion bedingten endständigen Hohlorganstumpf u. einem für die Vereinigung seitlich eröffneten anderen Abschnitt des gleichen Organs oder einem anderen Hohlorgan; v.a. in der Gefäßchirurgie (z.B. BLALOCK*-TAUSSIG* Anastomose, portokavaler u. splenorenaler Shunt), zur Neoimplantation des Harnleiter- oder Choledochusstumpfes in den Darm, als Magen-Darm- oder Darmanastomose. [E] end-to-side anastomosis.

Enechema: Ohrensausen, ↗Tinnitus aurium.

Energiebilanz: Differenz zwischen der – durch Nahrungsaufnahme erfolgenden – Energiezufuhr (Kalorienzufuhr) u. dem Energieverbrauch (im Stoffwechsel). Bei positiver E. wird Energieüberschuß in Form von Reservematerial gespeichert, bei negativer E. erfolgt Abbau von Reserven.

Energieumsatz: die im Betriebs- u. Baustoffwechsel erfolgende Umwandlung der Energie der Nahrungsstoffe in körpereigene Energieformen u. deren Nutzung (Stoffwechsel); ermöglicht Tätigkeitsbereitschaft (= Grundumsatz) u. Leistung (= Tätigkeitsumsatz) bzw. Strukturerhaltung (= Erhaltungsumsatz) der Zellen. Die Messung erfolgt kalorimetrisch oder über Bestimmung des Sauerstoffverbrauchs. – s.a. Kalorienbedarf, Ernährung. [E] energy exchange.

Energiezufuhr: ↗Ernährung.

Engwinkelglaukom: s.u. Glaucoma. [E] narrow angle glaucoma.

Enkopresis, Einkoten**:** Kotschmieren im Afterbereich ohne vollständige Entleerung der Mastdarmampulle (evtl. mit Enuresis kombiniert); beim Erwachsenen meist infolge organischer (intestinaler oder neurolog. Störungen). [E] encopresis.

Enophthalmie, Enophthalmus: das Zurücksinken des Augapfels in die Augenhöhle; z.B. im Alter, bei hochgradiger Abmagerung (Schwund des Augenhöhlenfettgewebes), bei unfallbedingtem Defekt der knöchernen Orbita sowie bei ↗HORNER* Syndrom. [E] enophthalmos.

Enoxacin: ein Chinolon-Derivat; Gyrasehemmer, Antibiotikum.

Enteritis: Entzündung der Darmwand, i.e.S. der des Dünndarms; vgl. Colitis. Oft kombiniert mit einer Magenschleimhautentzündung, ↗Gastroenteritis, oder einer Dickdarmschleimhautentzündung, ↗Enterokolitis. Geht einher mit – oft wäßrigen u. übelriechenden – Durchfällen, evtl. auch Erbrechen, Fieber. Wird verursacht durch Allergene, durch Giftsubstanzen, radioaktive Strahlung (= **E. actinica**), Infektion, z.B. durch Shigellen, Salmonellen, Strepto-, Staphylokokken, Campylobacter, Viren (Enteroviren; Rotaviren), Vibrionen (Cholera), Clostridium-Arten, Tuberkulose-, Colibakterien. [E] enteritis. – **E. allergica:** Entzündung des ganzen Darms mit Schleimhautödem u. hochgradiger Gewebseosinophilie infolge Allergie gegen Nahrungsmittelallergene (z.B. Milch, Ei, Schokolade, Hefe, Nüsse, Käse, Fisch, Früchte, Gemüse), aber auch gegen Medikamente (z.B. Breitbandantibiotika). Verläuft akut oder chronisch, meist unter dem Bild der Colica mucosa (evtl. mit Abgang von Blut, als hämorrhagische E.). – **E. catarrhalis:** E. mit Schleimhautschwellung u. reichlicher Darmschleimabsonderung. – **E. chronica:** E. mit schleichendem, langdauerndem u. rezidivierendem Verlauf; führt meist zu Abmagerung, starkem Flüssigkeitsverlust (Exsikkose) u. Vitaminmangelerscheinungen. Kommt vor v.a. bei Protozoeninfekt, bei Vergiftung durch Chemikalien (z.B. Blei, Quecksilber), bei Enzymschwäche, bei Erkrankungen der Bauchspeicheldrüse u. Leber, seltener nach akuter E. – **E. diphtherica,** E. pseudomembranacea necroticans**:** akute E. mit Bildung von Pseudomembranen, oberflächlichen bis tiefen, geschwürigen (»ulzerösen«) Darmwandschäden; wird verursacht bakteriell, toxisch (z.B. durch Quecksilber; aber auch bei Urämie), mechanisch (durch Kotstauung: »sterkorale Diphtherie«). – **E. haemorrhagica:** E. mit Blutabgang; i.e.S. ↗E. necroticans. – **E., ischämische:** ischämische ↗Enteropathie. – **E. necroticans,** akuter Darmbrand**:** akute E. mit fleckförmiger Nekrose durch Gasödemerreger (Lebensmittelvergiftung);

mit schwersten, blutigen Durchfällen, Erbrechen, Darmkrämpfen, Kreislaufschwäche, Abgang nekrotischer Schleimhautfetzen; führt evtl. zu – mechanischem oder paralytischem – ↗Ileus, geschwürigem Durchbruch (Perforation), Peritonitis. – Als pseudomembranöse E. n. die E. diphtherica. – **E. regionalis Crohn***: chronisch entzündliche Darmerkrankung, die alle Abschnitte des Magen-Darm-Traktes betreffen kann. Am häufigsten ist in ca. 80% der Fälle das terminale Ileum betroffen, in ca. 50% Kolon u. terminales Ileum. Wichtigste Symptome: Abdominalschmerzen, Diarrhö, Gewichtsverlust u. Fieber. Der Schweregrad der Erkrankung wird mit Hilfe von Aktivitätsindizes beschrieben, am gebräuchlichsten ist der Aktivitätsindex nach BEST (CDAI). Verlaufsformen: chronische Aktivität bei ca. 20%, intermittierende Aktivität bei ca. 35%, 5–10 Jahre nach Diagnosestellung sind ca. 45% klinisch inaktiv. Histologisch findet sich eine diskontinuierliche transmurale Entzündung mit ulzerösen Läsionen (Aphthen, Ulcera, Fissuren), entzündlichem Infiltrat (Lymphozyten, Plasmazellen, Makrophagen, Granulozyten usw.), lymphoidzelligen Herden, Granulomen, Läsionen an Muskeln, Nerven, Gefäßen u. Bindegewebe. Extraintestinale Manifestationen wie bei Colitis ulcerosa. Komplikationen: toxisches Megakolon, Perforation, Ileus, Blutung, Fisteln, Abszesse, Strikturen, Stenosen sowie erhöhtes Karzinomrisiko bei CROHN*-Kolitis. Therapie: Formuladiät, parenterale Ernährung, medikamentös mit 5-Aminosalicylsäure, Corticosteroiden, Metronidazol; eine chirurgische Therapie ist bei ca. 90% der Patienten im Verlauf der Erkrankung notwendig, z.B. Ileozäkalresektion, Kolon- oder Rektumresektion. Differentialdiagnosen: Colitis ulcerosa, infektiöse Enteritiden, antibiotikaassoziierte pseudomembranöse Kolitis, Strahlenenteritis, ischämische Kolitis etc.

Enterokarenz: Nährstoffmangel infolge unzureichender Resorption bei ausreichender Zufuhr; v.a. bei zu schneller Darmpassage nach ungünstiger Darmanastomosierung (absichtlich z.B. als jejunoilealer ↗Bypass), nach ausgedehnter Dünndarmresektion, bei zu geringer Speicherkapazität eines Ersatzmagens mit resultierendem ↗Dumpingsyndrom. – vgl. Endokarenz, Maldigestion, Malresorption.

Enterokolitis, Enterocolitis: Schleimhautentzündung des Dünn- u. Dickdarms (s.u. Enteritis, Colitis). Infektiöse E. sind gerade im Alter eine der häufigsten Ursachen für akute Diarrhöen. [E] enterocolitis. – **E., pseudomembranöse:** nach ischämischer ↗Enteropathie sowie als Nebenwirkung langdauernder Antibiotikatherapie (z.B. mit Tetracyclin) auftretende, lebensgefährl. E. (letztere durch Überwucherung mit Clostridium difficile). [E] pseudomembranous e.

Enteropathie: Sammelbegriff für nichtentzündliche Erkrankungen der (Magen-) Darm-Schleimhaut, v.a. für die zu Eiweißverlusten u. zu Resorptionsstörungen führenden. [E] enteropathy. – **E., exsudative:** exsudative Gastroenteropathie. [E] protein-losing e. – **E., glutenbedingte:** Zöliakie. [E] gluten e. – **E., ischämische:** E. bei Mangeldurchblutung, z.B. durch Gefäßveränderungen im Bereich der Arteria mesenterica superior oder als Schockfolge.

Enteroptose, Splanchnoptose: allgemeine Senkung der Baucheingeweide; konstitutionell bedingt, infolge Bindegewebsschwäche, oder erworben, z.B. bei Lockerung der Bauchdecken nach starker Abmagerung, nach zahlreichen Geburten, Aszites. Verursacht Schweregefühl, ziehende, bei Rückenlage meist nachlassende Kreuz- oder Rückenschmerzen, schnelle Ermüdbarkeit, oft chron. ↗Obstipation. [E] enteroptosis.

Enterostase: Verzögerung bis Stopp der Darmpassage; ↗Koprostase. [E] enterostasis.

Enterostomie: **1)** operative Darm-, i.e.S. Dünndarmausleitung (Ileo-, Jejunostomie) auf die Körperoberfläche, meist auf die seitl. Bauchwand, zwecks künstlicher Ernährung, Ableitung des Darminhalts (bei Ileus zur Anastomosensicherung), zum Einbringen von Arzneimitteln u. Spülflüssigkeit; mit oder ohne Schrägkanalbildung in der Bauchdecke, auch als Kotfistel (s.a. Anus praeter). [E] enterostomy. **2)** Enteroanastomose. [E] enteroanastomosis.

Enterozele, Darmbruch: innere oder äußere ↗Hernie mit (Dünn-)Darmschlingen als Bruchinhalt. [E] enterocele.

Entfaltungsknistern, -rasseln: das »inspiratorische Knisterrasseln« (↗Rasselgeräusch) über den wenig belüfteten hinteren unteren Lungenabschnitten des Bettlägerigen, hörbar bei tiefer Einatmung unmittelbar nach dem Aufrichten; ist bedingt durch Wiederentfaltung der Alveolen u. Bronchiolen. Ⓔ expansion crackling rales.

Entgiftung, Detoxikation: **1)** die Bekämpfung von Giftwirkungen (Vergiftung), z.B. durch Gaben eines Antidots, Antitoxins; ferner durch extrakorporale Dialyse, Hämoperfusion. **2)** das durch biochemische Stoffwechselvorgänge erfolgende Unschädlichmachen giftiger Substanzen im Organismus (v.a. in der Leber), meist durch Umwandlung in löslichere, leichter ausscheidbare Verbindungen. Mechanismen: Oxidation, Reduktion (z.B. Nitro- zu Aminoverbindungen), Hydrolyse, Entalkylierung, Decarboxylierung oder Desaminierung, Kondensation (Ammoniak zu Harnstoff) u. – häufig – Konjugation (Paarung, Kopplung; z.B. mit Glucuronsäure [Bilirubin-K.], mit Schwefelsäure [z.B. als Phenol-, Kresol-, Indoxyl-Entgiftung], Glykokoll [Benzoe- zu Hippursäure], Cystein) sowie Alkylierung (z.B. Methylierung von Pyridin) u. Acetylierung (z.B. der Sulfonamide), Desalkylierung. Ⓔ detoxification.

Enthesopathie: Insertionstendopathie (s.u. Tendopathie). Ⓔ enthesopathy.

Enthirnungsstarre, Dezerebrationsstarre: die nach Hirnstammunterbrechung (↗Dezerebration) – z.B. nach Hirnverletzung, Mittelhirneinklemmung (bei Hirndruck, -tumor) oder nach Einbrechen einer Hirnblutung in die Hirnventrikel – unter Bewußtseinsverlust auftretende spastische Streckhaltung des Rumpfes u. der Gliedmaßen (mit Innenrotation der Arme), begleitet von Pupillenerweiterung mit Lichtstarre. Ⓔ decerebrate rigidity.

Entlastungsdepression: ↗depressives Syndrom nach Beendigung einer extremen externen, emotionalen, körperlichen oder intellektuellen Belastung. Wird von manchen Autoren der depressiven Reaktion zugeordnet (Bleuler), von anderen als Manifestation einer endogenen zyklothymen Störung angesehen. Ⓔ relief depression.

Entlastungsfistel: ↗Enterostomie zur Darminhaltableitung, z.B. bei »kritischer« (= gefährdeter) Darmanastomose, Ileus. Ⓔ decompressive fistula.

Entlastungshochdruck: 1) hochgradige arterielle ↗Hypertonie durch pressorische Kreislaufreflexe infolge Druckentlastung in bd. Sinus carotici. **2)** ↗Entzügelungshochdruck. Ⓔ carotid sinus hypertension (neurogenic).

Entlastungshyperämie: reaktive Durchblutungssteigerung eines Körperabschnitts oder Organs nach plötzlicher Minderung eines die örtliche Blutzirkulation behindernden Drucks; führt u.U. zu akuter Entlastungsblutung (v.a. als Harnblasenblutung bei einzeitiger schneller Entleerung mittels Katheterismus nach längerer Harnverhaltung) oder zum Entlastungskollaps. Ⓔ reactive hyperemia.

Entlastungsoperation: Eingriff (meist Dringlichkeitsoperation), der eine sofortige Druckentlastung bewirkt; z.B. die Ventildrainage bei Spannungspneumothorax, eine Entlastungsfistel, die Entlastungstrepanation. Ⓔ relieving operation; decompressive procedure.

Entlastungssyndrom: Leistungsminderung (u.U. mit ↗Entlastungsdepression) u. vegetative Fehlsteuerung des Herz-Kreislauf-Systems infolge plötzlicher körperlicher Entlastung, z.B. als »Pensionärskrankheit«.

Entlastungstrepanation: Schädeltrepanation als Palliativoperation mit oder ohne Duraeröffnung zur Entlastung bei Hirndruck nach Schädelverletzung mit intrakranieller Blutung, bei posttraumatischem Spannungshydrozephalus oder Ödem, Hirntumor mit Stauungspapille. Ⓔ decompressive trepanation.

Entmarkung, Demyelinisierung: Schädigung u. Verlust von Myelin im zentralen oder peripheren Nervensystem bei ↗Entmarkungskrankheiten oder nach primärer Schädigung von Neuronen (an Zellkörper oder Axon) sowie nach allgemeiner Schädigung der Neuronen, der markbildenden Glia oder der Markscheiden durch entzündliche, immunpathologische, toxische etc. Vorgänge. Ⓔ demyelination; demyelinization. – **E., segmentale,** periaxonale Segmentdegeneration: über ein mehr oder minder langes Nervensegment diskontinuierlich erfolgende Demyelinisierung als Folge einer chronischen Druckwirkung oder als krankheitsbedingtes Geschehen (z.B. bei Polyneuropathien). Führt zu Störung der Nervenfunktion.

Entmarkungskrankheiten: Krankheiten mit entzündlicher oder degenerativer bzw. degenerativ-metabolischer ↗Entmarkung (Markscheidenzerfall), z.B. als postinfektiöse u. postvakzinale Enzephalopathien oder – als E. i.e.S. – die Multiple Sklerose, Leukoenzephalitis, Neuromyelitis optica, Leukodystrophie (einschließlich PELIZAEUS*-MERZBACHER* Krankheit), COCKAYNE* u. ALEXANDER* Krankheit. [E] demyelinating diseases.

Entmündigung: s.u. Betreuung.

entotisch: im Ohr entstanden. – **e. Geräusch:** Ohrensausen, ↗Tinnitus aurium. [E] entotic murmur.

Entropion, Entropium: Einwärtsstülpung des Lidrandes; organisch bedingt (z.B. narbig) oder – selten – spastisch (v.a. am Unterlid; z.B. bei Blepharospasmus im Alter, nach Augen-Op.). – vgl. Ektropium. [E] entropion.

Entspannungskollaps: Kreislaufversagen (↗Synkope) durch eine Störung der Vasomotorenregulation mit überschießender Erweiterung der peripheren Gefäße, z.B. beim dekompensierten ↗Schock. [E] vasodepressor syncope; vasomotor collapse.

Entstauungstherapie: Methode der physikalischen Medizin, mit deren Hilfe Lymphödeme behandelt werden (z.B. Armlymphödeme nach Operation eines Mammakarzinoms). Die Therapie erstreckt sich über 2 Phasen: zunächst wird die manuelle Lymphdrainage u. eine Bandagierung durchgeführt, diese Phase dauert ca. 4–8 Wochen; die zweite dient der Erhaltung der erreichten Verbesserung des Lymphabflusses.

Entziehung: planmäßiges, unter langsamer Dosisreduktion erfolgendes Vorenthalten des Suchtmittels bei Alkohol- bzw. Betäubungsmittelsüchtigen mit dem Ziel, eine Lösung der Bindung an das Mittel (Sucht) zu erzielen, ohne daß dabei größere Entziehungserscheinungen (↗Entzugssyndrom) auftreten. Erfolgt im allg. in Form einer – meist mehrmonatigen – stationären **Entziehungskur** in einer Anstalt (Unterbringung bedeutet Freiheitsentziehung u. bedarf der erklärten Einwilligung des Betroffenen oder einer richterlichen Entscheidung). [E] withdrawal; detoxification.

Entzügelungshochdruck, neurogener Hochdruck: Bluthochdruck (↗Hypertonie) mit Tachykardie infolge Versagen der Blutdruckregulation wegen mechanischer (unfallbedingter), entzündlicher, toxischer oder degenerativer Schädigung der Blutdruckfühler (Pressorezeptoren) oder deren Leitungsbahnen (z.B. bei Schädelbasisfraktur, Tumor, Polyneuritis). – vgl. Entlastungshochdruck (1). [E] neurogenous hypertension.

Entzündung, Inflammatio: die Reaktion des Organismus auf einen äußeren oder innerlich ausgelösten Entzündungsreiz mit dem Zweck, diesen zu beseitigen oder zu inaktivieren u. die reizbedingte Gewebsschädigung zu reparieren. Bei geriatrischen Patienten sind häufig Ulzera verschiedener Genese oder Dekubitalgeschwüre Eintrittspforte für bakterielle Infektionen; die E. ist dann meist mit einem lokalen asymmetrischen Ödem verbunden. [E] inflammation. – **E., eitrige:** E. mit massiver Beteiligung von Leukozyten, die – unter gleichzeitigem Zerfall u. Freisetzung lytischer Fermente – zur Einschmelzung (Kolliquationsnekrose) u. zu Bildung von Eiter führen. Meist durch Eitererreger (v.a. Strepto- u. Staphylokokken), aber auch durch Fremdkörper hervorgerufen. [E] purulent i. – **E., exsudative:** durch Austritt von Flüssigkeit u./oder von Blutzellen geprägte E.; als seröse, fibrinöse, hämorrhagische oder eitrige Entzündung. [E] exsudative i. – **E., fibrinöse:** E. mit starkem Austritt von Blutplasma (Plasmadiapedese), wobei Fibrinogen zu Fibrin gerinnt u. zur Bildung eines ablösbaren Belags (Pseudomembran) führt, unter dem aber tiefe Nekrosen (Geschwüre) entstehen können. Die Fibrinschicht wird, z.B. in Körperhöhlen, vielfach durch einsprossendes Granulationsgewebe »organisiert«. [E] fibrinous i. – **E., gangräneszierende,** ichoröse oder verjauchende E.: v.a. bei Personen mit verminderter Resistenz vorkommende E. mit Bildung übelriechender Nekrosen infolge zusätzlicher bakterieller Zersetzung (vgl. Gangrän) mit Entstehung von Aminen, Mercaptan u. Schwefelwasserstoff. [E] gangrenous i. – **E., granuloma-**

töse: chronische E. mit Bildung »spezifischer«, knötchen- oder knotenförmiger Granulome (meist aufgebaut aus einem Saum von Epitheloidzellen u. mononukleären Entzündungszellen; manchmal mit zentraler, verkäsender oder abszeßartiger Nekrose); z.B. bei Tuberkulose, Lues, BOECK* Sarkoidose, retikulohistiozytär-abszedierender Granulomatose (Lymphogranuloma venereum, Tularämie, Katzenkratzkrankheit, Pseudotuberculosis mesenterialis). E granulomatous i. – **E., hämorrhagische:** E. mit Bildung von blutigem Exsudat (Austritt von Erythrozyten), v.a. bei Infektion mit hochvirulenten Erregern. E hemorrhagic i. – **E., katarrhalische:** s.u. E., seröse. E catarrhal i. – **E., nekrotisierende:** E. mit geringer Fibrinausschwitzung, aber starkem Gewebszerfall infolge rasch einsetzender, langer u. schwerer Durchblutungsstörung oder infolge primärer schwerer Gewebsschädigung durch Zytotoxizität des auslösenden Faktors. E necrotic i. – **E., proliferative** oder **produktive:** E., bei der die Neubildung von Bindegewebe im Vordergrund steht u. die allgemein zu Defektheilung führt, d.h. zu narbigem Ersatz des untergegangenen Gewebes; v.a. bei chronischer E. E proliferous i. – **E., pseudomembranöse:** s.u. E., fibrinöse. E pseudomembranous i. – **E., seröse:** E. mit »Serumdiapedese«, d.h. mit vorwiegendem Austritt albuminreicher Flüssigkeit (»seröses Exsudat«) aus den Gefäßen; führt an Schleimhäuten gleichzeitig zu Aktivierung der Schleimbildung (= katarrhalische E.). E serous i. – **E., spezifische:** E., die aus ihrem geweblichen Bild einen Rückschluß auf die sie erzeugende Ursache gestattet (z.B. Tuberkulose, Syphilis, Lymphopathia venerea); s.a. E., granulomatöse. E specific i. – **E., ulzeröse:** exsudative oder nekrotisierende E. mit eintretender Geschwürsbildung. E ulcerative i.

Entzugssyndrom, Abstinenzsyndrom: Syndrom nach ↗Entziehung von Suchtmitteln (Opiaten, Alkohol etc.) oder nach plötzlichem Absetzen bestimmter Arzneimittel (Schlafmittel, Tranquilizer etc.); Übelkeit, Erbrechen, Durchfälle, Krampfanfälle, Schlaflosigkeit, Delirien (v.a. bei chronischem Alkoholismus), Dämmer- oder Verstimmungszustände; v.a. aber auch lebensbedrohliche Kreislaufstörungen (Schockzustände). E withdrawal syndrome.

Enuresis, Einnässen, Bettnässen: das unbeabsichtigte Harnlassen im Schlaf. E enuresis. – **E. diurna,** Tageseinnässen: E. im Wachzustand (»am Tage«); meist als kleine, unvollständige Harnentleerung in die Kleidung (»Hoseneinnässen«). – **E. nocturna:** E. als meist vollständige Harnblasenentleerung während des Schlafes. E nocturnal e.; bedwetting. – **E., somatische:** E. aus organischer Ursache, z.B. bei Reifungsstörung des Automatismus der ↗Miktion, bei neurogenen Störungen (z.B. Enzephalitis, Myelitis, Spina bifida), Fehlbildung der ableitenden Harnwege, bei Harnwegsinfektion, Diabetes mellitus oder insipidus. – **E. spuria,** unechte E.: Harnträufeln bei anomaler Harnleitermündung (Harnleiterektopie), Harnleiterfistel oder Sphinkterinkontinenz.

Enzephalitis: ↗Encephalitis. E encephalitis. – **E., paraneoplastische:** paraneoplastische Erkrankung des ZNS, v.a. des limbischen Systems bzw. des Mesencephalons, des Pons u. der Medulla oblongata (»**limbische Enzephalitis**« bzw. »Hirnstamm-Enzephalitis«; erstere mit Verhaltensstörungen wie Aggressivität, Angst, sexuelle Enthemmung, letztere v.a. mit Hemiparesen; bei beiden evtl. auch zerebellare Ataxie, Polyneuropathien, Pyramidenzeichen, Depressionszustände paranoid-halluzinatorischer Art). – **E., retikulohistiozytäre granulomatöse,** primäre Retikuloendotheliose des Gehirns: seltene, meist im 5. u. 6. Ljz. nach chronischen Infektionskrankheiten auftretende E., z.B. bei Listeriose, Brucellose, Tuberkulose, Pilzinfektion, Schlafkrankheit; verläuft evtl. in Schüben, zeigt eine vielfältige neurologische u. psychische Symptomatik (Hirnstamm-, Zwischenhirn-, Stammganglien-, Balkensymptome). – **E., Russische:** Frühjahr-Sommer-Enzephalitis. E Russian spring-summer e.; Russian tick-borne e.

Enzephalomalazie: ↗Encephalomalacia. E encephalomalacia.

enzephalopathisches Syndrom: psychische Symptomatik bei Hirnschädigung (↗Encephalopathia). E organic brain syndrome.

Enzymmuster, Enzymprofil: die für Organe je nach Funktion typische quantitative, z.T. auch qualitative Ausstattung mit Enzymen, die bei Zellschädigung in Körperflüssigkeiten gelangen (↗Schema) u. Aussagen über Sitz u. Ausmaß der Schädigung (Leberenzymmuster; ↗Myokardinfarkt; mit Abb.) sowie – bei weiteren Kontrollen – über Krankheitsverlauf u. Therapieerfolg ermöglichen. [E] enzymatic pattern.

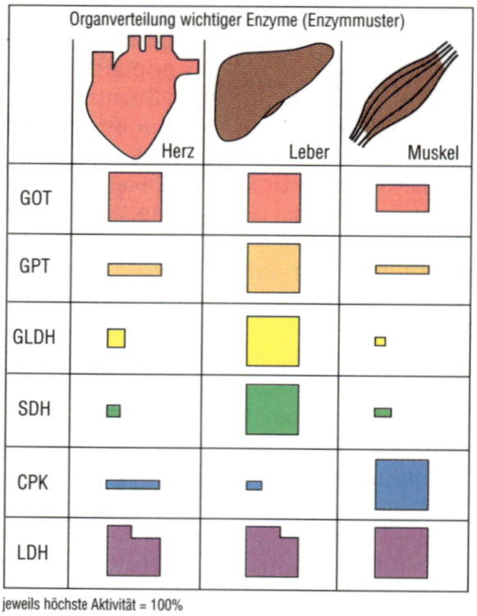

Enzymmuster [69]

Eosinophilie: 1) Neigung bestimmter Zell- u. Gewebestrukturen, sich mit Eosin anzufärben. **2) Eosinophilämie:** vermehrtes Vorkommen eosinophiler Granulozyten in Blut (normal 2–4% bzw. 80–360/mm³; Grenzwert 450/mm³), Knochenmark u./oder Geweben. Eine biologische Reaktion (z.B. in der »eosinophil-lymphozytären Heilphase« der Entzündung; biolog. Leukozytenkurve), aber auch ein charakteristischer Befund verschiedenartigster Krankheiten, z.B. bei – u.a. medikamentös bedingter – ↗Allergie, myeloischer ↗Leukämie, LÖFFLER* Lungeninfiltrat, nach Infektionen u. Vergiftungen, bei Wurmbefall, Lymphogranulomatose; ferner als familiäre E. (ohne Krankheitswert). [E] eosinophilia.

Ephedrin: das 1-Phenyl-2-methylamino-propan-1-ol; Alkaloid aus Ephedra-Arten (als L-Ephedrin; synthetisch als – weniger wirksames – DL-Ephedrin). Ein indirekt wirkendes ↗Sympathomimetikum mit zentral erregender Wirkung. Indikationen: wegen seiner vasokonstriktorischen Wirkung lokal (Nasentropfen) zur Abschwellung der Nasenschleimhaut, am Auge als Mydriatikum, bei Bronchialasthma, in Hustensäften, zur Blutdrucksteigerung bei Hypotonie. In höheren Dosen Nebenwirkungen am ZNS (Erregtheit, Schlaflosigkeit) u. am Herzen (Tachykardie). [E] ephedrine.

Epiblepharon: eine übermäßig entwickelte Deckfalte des Oberlids bzw. ein Lidhautwulst des Unterlids; im Alter, als seniles E., in Verbindung mit spastischem Entropium. [E] epiblepharon.

Epicillin: α-Amino-3,6-dihydro-benzyl-penicillin; Antibiotikum mit breitem Wirkspektrum. [E] epicillin.

Epidermolysis: das Sichablösen der Oberhaut als Bläschen- oder Blasenbildung. [E] epidermolysis. – **E. acuta toxica,** Necrolysis acuta toxica, LYELL* Syndrom, »Syndrom der verbrühten Haut«: akuter Untergang (Nekrotisierung u. Ablösung sowie Blasenbildung fast der gesamten Oberhaut ohne wesentliche Entzündungsreaktion, klinisch ähnlich einer Hautverbrennung u. typisch mit pos. NIKOLSKY* Phänomen; meist mit schwerer Allgemeinreaktion mit Milzschwellung, Nebennierenrindennekrosen, Bronchopneumonie, toxischer Nephrose, Herzhypertrophie); hohe Sterblichkeit. Ätiologisch werden 2 Formen unterschieden: **1)** arzneimittelbedingte E. a. t. (toxische epidermale Nekrolyse): allergisch-toxische Reaktion auf Arzneimittel; Therapie mit hochdosierten Steroiden. **2)** staphylogene E. a. t.: durch Staphylokokkenexotoxin ausgelöste Erkrankung, die vorwiegend Neugeborene u. Säuglinge, Kleinkinder u. immunologisch geschwächte Erwachsene befällt. Therapie mit betalaktamasestabilen Antibiotika. [E] toxic epidermal necrolysis. – **E. bullosa (hereditaria):** erbliche Epidermolysen als Gruppe der blasenbildenden Hauterkrankungen. Unterschieden als nichtdystrophische sowie als dystrophische Epidermolysen. Außer erblichen Formen auch erworbene = **E. b. acquisita** (Ähnlichkeit mit bullösem Pemphigoid, jedoch nicht auf Glucocorticoide ansprechend; das bullöse Exanthem v.a. an Händen, Ellenbogen, Füßen u. Knien; Heilung evtl. unter Hautatrophie, Narben- u. Milienbildung; in der Basalmembran lineare IgG-, aber auch IgA- u. IgM-Ablagerungen sowie Komplementfaktoren; vielfach besteht Kombination mit Amyloidose, Leukämie, multiplem Myelom, chronischer Thyreoiditis, Lupus erythematodes oder Diabetes mellitus). [E] epidermolysis bullosa (hereditaria).

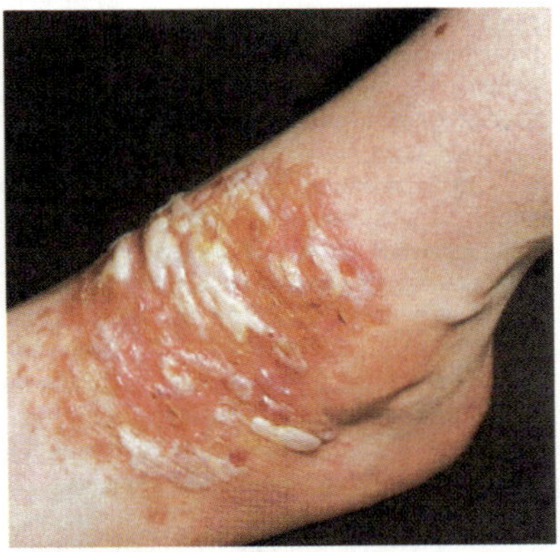

Epidermolysis bullosa hereditaria simplex Köbner* [59]

Epididymitis: die Nebenhodenentzündung; v.a. als Komplikation nach Prostataresektion, bei Harnröhren-Samenblasen-Entzündung (nach Katheterung oder Bougierung), Gonorrhö, Urogenitaltuberkulose, unspezifischer Prostatitis, jedoch auch hämatogen oder unfallbedingt. Symptome: rasch zunehmender, in die Leistenbeuge ausstrahlender Druck- u. Spontanschmerz, höckrige Nebenhodenschwellung mit Beteiligung des Samenstrangs (= Epididymofunikulitis), Rötung der Hodensackhaut, evtl. auch »Reizhydrozele«, Fieber. Der Hoden ist oft unbeteiligt. Kann zu Abszedierung, u.U. auch Perforation mit Fistelbildung, Verlegung der Samenwege führen (Obliterationsaspermie). [E] epididymitis.

Epiduralhämatom, Epiduralblutung: meist traumatisch verursachte Blutung im Epiduralraum (nach Schädelbasisfraktur mit Zerreißung der A. meningea) mit langsamer Abhebung der Dura mater vom Knochen u. zunehmender Kompression des Gehirns. Klinik: nach zunächst symptomfreiem Intervall (= »luzides Intervall«) Auftreten zerebraler Symptome.

Epiglottiskarzinom: das sog. äußere Kehlkopfkarzinom, das meist von der kehlkopfseitigen Fläche des Kehldeckels ausgeht. [E] carcinoma of the epiglottis.

Epikarditis: Epikardentzündung. [E] epicardial myocarditis.

Epilepsia, Epilepsie, Fallsucht, St.-Valentins-Krankheit, Morbus sacer: Oberbegriff für Elementaranfall u. Anfallsleiden verschiedener Ursachen, z.B. infolge hirnorganischer Erkrankungen (↗E., symptomatische), Stoffwechselstörungen (E., metabolische), familiärer Belastung (E., hereditäre) oder ohne nachweisbare Ursachen (E., genuine). Das Krankheitsbild ist charakterisiert durch das wiederholte Auftreten »zerebraler« Anfälle (mit präkritischem, kritischem u. postkrit. Stadium), die – als E. convulsiva – mit allgemeinen oder aber mit begrenzten, »nichtgeneralisierten« Krämpfen einhergehen (E. major = generalisierte E. = Grand mal bzw. partielle oder fokale E.) oder aber ohne Krämpfe verlaufen (↗E. nonconvulsiva) bzw. nur mit Anfällen kurzer Dauer (Petit mal); alle evtl. mit klassischer Aura (Vorbotenzeichen = Prodromi). Im Krankheitsverlauf kommen Übergänge von einer zur anderen Anfallsform oder wechselndes Auftreten vor, oft z.B. eine sekundäre Generalisation, sowie epileptische Wesensänderungen. Das EEG zeigt mehr oder weniger rhythmische Folgen von Spitzen, steilen Wellen oder Spitze-Welle-Komplexen, deren örtliche Verteilung generalisierte von nichtgeneralisierten Krankheitsformen zu unterscheiden u. deren Dauer kurze, ohne klin. Begleitzeichen auftretende »Paroxysmen« u. epileptische Statusformen mit Verhaltensstörungen oder Dämmerzuständen zu erkennen hilft (typische EEG-Bilder kommen bei Epileptikern jedoch nur in etwa 30% der Erkrankungsfälle vor; bei 30% findet man nur uncharakteristische Veränderungen, bei weiteren 20% sind Störungen provozierbar). [E] epilepsy.
– **E., akinetische:** epileptische Anfälle, bei

denen plötzlich in einer Bewegung innegehalten wird; meist ohne Muskeltonusstörung, evtl. aber Hinstürzen; vgl. E., generalisierte. [E] akinetic e. – **E., audiogene,** akustikogene E.: Reflex-E., deren Anfälle durch einen akustischen Reiz ausgelöst werden. [E] audiogenic e. – **E., auditive:** epileptische Anfälle mit akustischen Sinnestäuschungen. [E] auditive-hallucinatory e. – **E. corticalis:** »Rindenepilepsie«, ↗E., fokale. – **E. cursiva,** Dromolepsie: E. mit Anfällen von Bewußtseinseinschränkung u. Automatismen, die zu Gehbewegungen führen. [E] running fits. – **E., diffuse: 1)** E. mit regellos am Tage u. in der Nacht auftretenden generalisierten Anfällen. [E] e. without circadian influence. **2)** symptomatische E. bei verbreiteten Hirnschäden. [E] e. due to diffuse brain damage. – **E. diurna:** E. mit nur am Tage, im Wachzustand auftretenden Anfällen. [E] daytime e. – **E., emotionelle:** E. mit Anfällen, ausgelöst durch Gemütsbewegungen. [E] emotion induced e. – **E., fokale:** E. mit partiellen, auf bestimmte Muskelgruppen begrenzten, von einem bestimmten Bezirk der Hirnrinde ausgehenden Anfällen (die sich aber sekundär zu generalisierten Anfällen entwickeln können). [E] focal e. – **E., generalisierte:** E. mit Anfällen, die auf gleichzeitiger Entladung von Nervenzellen beider Großhirnhemisphären beruhen (im EEG bilateral synchrone Muster) u. sich an bd. Körperhälften äußern, u. zwar meist in Form von Krämpfen oder als Myoklonien, seltener als ↗E. nonconvulsiva oder – gelegentlich – mit muskulärem Tonusverlust (= atonische Krisen); ferner – als »sekundäre Generalisation« – v.a. tonisch-klonische Krämpfe im Anschluß an nichtgeneralisierte (fälschlich als Aura angesehene) Krämpfe; s.a. E., zentrenzephale. [E] primary generalized e. – **E., genuine,** endogene, essentielle, idiopathische oder kryptogenetische E.: E. ohne eine mit den derzeitigen Methoden nachweisbare Ursache. [E] idiopathic e. – **E., halluzinatorische:** E., deren nichtgeneralisierte Anfälle (infolge von Entladung in der Peripherie des Schläfenlappens oder der sensorischen Hirnrindenfelder) nur oder hauptsächlich aus Sinnestäuschungen bestehen, u. zwar in Form einfacher sensitiver (z.B. auditiver, olfaktiver, somatosensibler, visueller) oder komplexer (mehrere Sinnesarten betreffender) Halluzinationen. [E] epilepsy with hallucinations. – **E., hereditäre,** familiäre oder genetische E.: genuine E., bei der eine familiäre Belastung angenommen werden kann (wobei jedoch meist ein Zusammenhang mit organischen Ursachen oder einer Stoffwechselstörung besteht). [E] hereditary e. – **E., idiopathische:** ↗E., genuine. – **E., limbische:** partielle psychomotorische E. (Temporallappen-E.) mit aus abnormer Erregung des limbischen Systems (u. Übergreifen auf Nachbarsysteme) resultierenden Anfällen; z.B. als Hippokampusanfälle; Dämmerattacken mit psychomotorischen (z.B. Wutanfälle) u./oder -sensorischen Symptomen (Trugwahrnehmungen). [E] limbic e. – **E. major:** ↗E., generalisierte. [E] e. with major convulsions. – **E., metabolische:** funktionelle E., deren Anfälle (generalisierte oder halbseitige Krämpfe) bei entsprechender Prädisposition aus einer Stoffwechselstörung resultieren (v.a. bei Störungen im Pyridoxin-, Phenylalanin-, Elektrolyt- u. Wasserhaushalt u. bei Hypoglykämie, Hypokalzämie u. Urämie auftreten). [E] metabolically-induced e. – **E. minor, E. mitior:** Petit mal. [E] petit mal absence e. – **E., musikogene:** E. als bes. Form der Reflexepilepsie; die Anfälle treten – evtl. mit Latenz bis zu 20 Min. – nach musikal. Eindrücken (allgemein oder bei best. Melodien) auf. Meist als psychomotorische Anfälle. [E] musicogenic e. – **E., myoklonische:** E. mit Anfällen von isolierten oder in Serien auftretenden, lokalisierten oder massiv-generalisierten Myoklonien, häufig kombiniert mit begrenzten oder allgemeinen Krämpfen; Sonderformen sind die eigentl. Myoklonusepilepsien (Typ UNVERRICHT-LUNDBORG u. MUSKENS), die ↗E. partialis continua u. die E. myoclonica intermittens (RABOT 1899). [E] myoclonic e. – **E. nocturna:** E. (aller ätiologischen Formen) mit nur oder fast ausschließlich nachts, im Schlafzustand, auftretenden Anfällen (sog. Schlafepilepsie). [E] nocturnal e. – **E. nonconvulsiva:** E. mit Anfällen ohne Krämpfe, z.B. eine generalisierte E. mit Anfällen in Form von Absencen, eine partielle E. mit sensorischen, vegetativen u. komplexen psychischen Erscheinungen. [E] nonconvulsive e. – **E. partialis:** E. mit nichtgeneralisierten Anfällen, die auf der lokalisierten Entladung von Neuronen nur einer Großhirnhemisphäre beruhen. Die Anfälle manifestieren sich a) in elementaren, d.h. in motorischen, sensorischen (Elementaranfall; sensorischer Anfall) oder – abdominalen, epigastrischen etc. – vegetativen Symptomen oder b) in komplexen, d.h. psychischen u. psychosensorischen Symptomen (Automatismen). Nach dem Ort der Entladung werden sie auch z.B. als Frontallappen-, Insel-E., präzentrale Anfälle unterschieden. Der Anfall kann aber in einen generalisierten übergehen. – **E. partialis continua (Kojewnikow*):** eine partielle E. mit somatomotorischen Anfällen ohne Bewußtseinsverlust, d.h. mit über Std. oder Tage anhaltenden Myoklonien (häufig auch mit Lähmungen u. Empfindungsstörungen, ↗Parästhesien) in einer Gliedmaße oder einer Gesichtshälfte. [E] Koshevnikoff's (= Koschewnikow's = Kozhewnikow's) e. – **E., photogene** oder **photosensible:** Reflexepilepsie, deren Anfälle (meist epileptische Absencen) durch Lichtreize ausgelöst werden; evtl. – bei zentrenzephalen Formen – als myoklonische Form oder als großer Anfall, z.B. beim Fernsehen. [E] photogenic e.; photosensitive e. – **E. propulsiva:** E. mit Anfällen, bei denen es zu Vorwärts- = Propulsivbewegungen kommt, infolge massiver allgemeiner Myoklonien des Rumpfes (»Taschenmesserphänomen«) u. der Gliedmaßen; meist als Propulsiv-petit-mal. – **E., psychogene:** Affektepilepsie. [E] affect-induced e. – **E., psychomotorische:** E. mit Anfällen, bei denen sowohl psychische Störungen als auch Bewegungsautomatismen auftreten; meist bei Entladungen im Schläfenhirn. [E] psychomotor e.; complex partial e. – **E., salivatorische:** E. mit partiellen Anfällen (als Entladung in der Insel oder dem Operkulum), die mit Bewußtseinstrübung u. starker Speichelabsonderung ablaufen. [E] epileptic seizures with hypersalivation. – **E. senilis:** in höherem Lebensalter auftretende E., meist infolge Hirngefäßsklerose (v.a. des Schläfenhirns), aber auch bei der ALZHEIMER* Krankheit u. der Multiinfarktdemenz. [E] old age e. – **E., sensorische:** partielle E. mit Trugwahrnehmungen. [E] sensory e. – **E., symptomatische:** organische, auf einer nachweisbar anfallsauslösenden Erkrankung des Gehirns beruhende E., z.B. nach Hirnverletzung, -entzündung, Vergiftung, bei Hirngeschwulst, Angiopathie, Fehlbildung. [E] symptomatic e. – **E. tarda** sive **tardiva,** Spätepilepsie: E., bei der Anfälle erst im späteren Lebensalter (meist nach dem 30. Lj.) auftreten. [E] e. with adult-life onset. – **E. traumatica:** symptomatische E. als Folge einer Hirnverletzung; die ersten Anfälle treten meist bis zum 2. J. nach dem Unfall auf, selten aber erst viel später. [E] traumatic or posttraumatic e. – **E., versive:** E. mit partiellen Anfällen (Entladung in der Hinterhauptregion) in Form von Drehbewegungen, z.B. als konjugierte Blickwendung oder als Kopfwendung, u. zwar zur Gegenseite bzw. – seltener – zur Seite der gestörten Hemisphäre (Kontra- bzw. Ipsiversivkrise). [E] versive e. – **E., visuelle:** E. mit anfallsweisen optischen Sinnestäuschungen in Form einfacher Erscheinungen (Flimmerskotom, geometrisch strukturierte Muster wie bei Migräne) oder komplizierter Szenen (Panoramavisionen, filmhafte Abläufe, Metamorphopsie, Heteropsie, Makro- u. Mikroopsie etc.). [E] e. with visual manifestations. – **E., zentrenzephale:** generalisierte E., für deren Anfälle die klinischen u. EEG-Befunde einen Auslösemechanismus im Zwischen- oder im Mittelhirn annehmen lassen (d.h. bei fehlenden klinischen oder radiologischen Zeichen einer Hemisphärenschädigung). [E] centrencephalic e. – **E., zerebellare:** Anfälle (v.a. ↗Ataxie u. Koordinationsstörungen) infolge Störung von Kleinhirnstrukturen. [E] cerebellar e.

Epiphora: das »Tränenträufeln«; infolge gesteigerter Bildung von Tränenflüssigkeit (z.B. bei Bindehaut-, Hornhaut-, Trigeminusreizung, Erkrankung des anderen Auges, Nasen[nebenhöhlen]erkrankung) oder bei Abflußstörung durch Verschluß der Tränenwege (insbes. der Canaliculi; klin. als »Tumor lacrimalis«), bei Ek- oder Entropium. [E] illacrimation; epiphora.

Episkleritis: Entzündung der Episklera (↗Abb.); selten flächenhaft, meist umschrieben, z.B. segmental (u. mit blauvioletter Gefäßinjektion bei fortbestehender Verschieblichkeit der Bindehaut) oder als solitäres, schmerzhaftes Knötchen (v.a. bei rheumatischen Erkrankungen, Gicht, Kollagenosen, Tbk). E episcleritis.

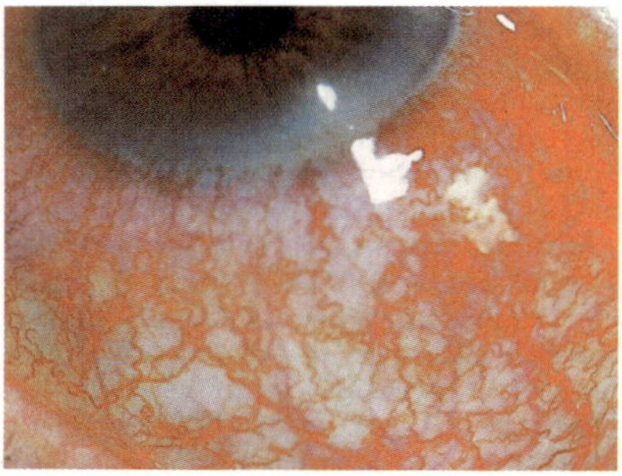

Episkleritis bei rheumatoider Arthritis [52]

Epistaxis, Nasenbluten: Blutung aus den Gefäßen der Nasenschleimhaut, v.a. im Bereich des Locus Kiesselbachii, u. zwar aus örtlicher Ursache (z.B. Rhinitis sicca ant., Verletzung) oder als symptomatische E. (bei Hypertonie, Arteriosklerose, Blutgerinnungsstörung, akuten Infekten) bzw. – ohne erkennbare Ursache – als habituelle oder essentielle E. E epistaxis; nose bleed. – **E., renale:** (GULL) angioneurotische oder vasofunktionelle ↗Hämaturie.

Epitheliom(a): jede Geschwulst mit Ursprung im Epithel; i.e.S. aber nur Bez. für die gutartigen Tumoren wie Adenom, Papillom, Fibroepitheliom etc. E epithelioma. – **E. atheromatoides cysticum,** E. a. adenoides, Trichoepithelioma papulosum multiplex, Acanthoma adenoides cysticum, BROOKE*, FORDYCE*, JARISCH* E.: Fehlbildungen des Haarsystems in Form zahlreicher, durchsichtiger, aus Epithelschläuchen bestehender Knötchen in symmetrischer Anordnung im Gesicht; evtl. familiär gehäuft, meist gutartig. – **E. basocellulare:** ↗Basaliom. E basal cell epithelioma. – **E. (calcificans) Malherbe*:** solitäre, von normaler Haut bedeckte, harte Geschwulst der Unterhaut, meist im Gesicht oder an oberen Gliedmaßen; Histologie: bindegewebsreich, verkalkend, mit »basophilen« u. »Schattenzellen«. E calcifying e. of Malherbe. – **E. contagiosum:** Molluscum contagiosum. – **E., intraepitheliales:** **1)** BOWEN*-DARIER* Dermatose. E Bowen's disease. **2)** intradermales Basaliom BORST-JADASSOHN: warzige Hautgeschwulst mit im Epithel gelegenen Nestern pluripotenter Epidermiszellen; maligne Entartung möglich. E intradermal e. – **E. malignum:** Hautkarzinom. – **E. papillare:** Papillom; Hautpapillom. – **E. spinocellulare:** ↗Carcinoma spinocellulare. – **E. suprarenale:** Hypernephrom.

Epithelitis exsudativa: die schwere Strahlenreaktion der Haut mit blasiger Epithelabhebung (Epitheliolyse), die nach Überschreiten der Toleranzdosis bei Einzeitbestrahlung auftritt. E acute radiation dermatitis; bullous epitheliolysis.

Epitheloidzelltuberkel: aus Epitheloidzellen (u.U. auch aus LANGHANS* Riesenzellen u. einem Lymphozytensaum) bestehendes Tuberkel als histologisches Kennzeichen der produktiven Tuberkulose.

Epstein*-Barr* Virus, EB-Virus, EBV: ein erstmals aus einem BURKITT* Lymphom (Lymphosarkom bei afrikan. Kindern) isoliertes DNS-Virus (ein nicht-klassifiziertes Herpesvirus). Führt weltweit zu – lebenslang bestehenbleibenden – Infektionen, die zumeist aber symptomlos verlaufen, jedoch bei exzessiver Reaktion gegenüber der Primärinfektion zu infektiöser Mononukleose führen. Gleichzeitige immunologische Fehler können zu schweren Erkrankungen des Lymphsystems führen (z.B. ist das Virus vergesellschaftet mit dem endemischen BURKITT* Lymphom u. dem Nasopharyngealkarzinom [= Lymphoepitheliom]; Infektionsverhütung verhindert Bildung derartiger Tumoren). Die Gesamtstruktur des Antigens ist aufgeklärt. Eine Prototyp-Vakzine ist entwickelt (ruft neutralisierende Antikörper hervor; erprobt am südamerikanischen Krallenaffen Tamarin). Bei jungen Erwachsenen in Europa werden sehr häufig spezifische Antikörper gegen das Virus nachgewiesen. E Epstein-Barr virus.

Erb* (WILHELM H. E., 1840–1921, Neurologe, Heidelberg) **Hinken:** ungebräuchliche Bez. für ↗Claudicatio intermittens. – **E.* Lähmung,** E.* Paralyse, E.*-DUCHENNE* Lähmung: die obere Armplexuslähmung. E Erb's palsy. – **E.* Punkt:** **1)** Punctum quintum: der zentrale Auskultationspunkt des Herzens im 3. Zwischenrippenraum (ICR) links parasternal, an dem fast alle Geräuschphänomene wahrnehmbar sind, v.a. die leisen hochfrequenten Sofortdiastolika bei der Aorten- u. Pulmonalinsuffizienz. **2)** Supraklavikularpunkt: Punkt etwa 3 cm oberhalb des Schlüsselbeins u. 1–2 cm seitl. des Kopfnickers, von dem aus der obere Teil des Plexus brachialis (C V/VI) elektrisch gereizt werden kann. [E] Erb's point. – **E.* Sklerose:** die primäre Form der spinalen Lateralsklerose; mit spastischer Paraplegie, Steife (»Rigidität«) der Gliedmaßen u. Hyperreflexie als E.* Trias; aber ohne Störungen der Trophik u. der Sinneswahrnehmungen. [E] Erb sclerosis.

Erblindung: ↗Amaurosis, ↗Blind...

Erbrechen, Emesis, Vomitus: die rückläufige Entleerung von Mageninhalt (s.a. Galle-, Koterbrechen) als komplexes, vom Brechzentrum gesteuertes Reflexgeschehen mit Efferenzen in den Nervi vagus u. glossopharyngeus, den Nerven der Atemwege u. den Nerven für die Bauchdeckenmuskeln u. das Zwerchfell. Vieldeutiges Symptom, da die Auslösung sowohl durch Afferenzen erfolgt, die von der Rachen- oder Magenschleimhaut, dem Geruchs- oder Geschmacksorgan oder dem Vestibularapparat entstammen (Kinetosen), wie auch direkt durch mechanische oder chemisch-toxische Reizung des Brechzentrums (= zerebrales E.; z.B. bei Hirndruck, aber auch durch Enthemmung bulbärer Mechanismen) sowie psychogen; als **habituelles E.** das aus organischen, funktionellen oder seel. Ursachen auftretende gewohnheitsmäßige E., z.B. bei Magentorsion, Aerophagie, Kaskadenmagen, Kardiainsuffizienz, hypertonisch-atonischer ↗Dysphagie, bei Eßzwang. – Anhaltendes E. führt zu Verlust von Körperflüssigkeit (↗Exsikkose) u. Störung des ↗Wasser-Elektrolyt-Haushalts mit metabolischer Alkalose. Weitere Komplikationen sind ein evtl. auftretendes MALLORY-WEISS* Syndrom u. Mangelernährung. Therapie: Antiemetika; sollten bei älteren Patienten eher vorsichtig angewandt werden, da Nebenwirkungen wie Müdigkeit u. Antriebsarmut (bei Antihistaminika u. Neuroleptika) häufig sind. – s.a. Hämatemesis (↗»kaffeesatzartiges« oder »schwarzes E.«). – Erbrochenes ist ein wichtiges Asservat für kriminalistische Spurensicherung (zuletzt aufgenommene Nahrung, Giftnachweis). [E] vomiting. – **E., epidemisches,** BRADLEY* Krankheit: akute, einige Stunden bis wenige Tage dauernde Infektionskrankheit (ECHO-Viren?) mit Erbrechen, Übelkeit, Kopfschmerzen, Schwindel, meist auch Fieber u. evtl. Liquorpleozytose; Ausbreitung – v.a. im Winter – besonders in Betrieben, Schulen, Bädern (»Bädergrippe«). [E] v., epidemic. – **E., hypochlorämisches; E., hyponatriämisches:** E., das durch Salzverlust (z.B. nach Zytostatika-induziertem E.) bzw. durch die Hypochlorämie u. -natriämie durch Reizung des Brechzentrums unterhalten wird.

Ursachen des Erbrechens [19]

funktionelle Ursachen
psychogen, Schwangerschaft, funktionelle Ösophaguserkrankungen

organische Ursachen
Ösophagus: Tumoren, Entzündungen, Stenosen, Divertikel, Mediastinaltumoren einschl. Bronchialkarzinom
Magen: akute Gastritis, Ulkus, narbige oder tumoröse Stenosierung (postoperative Magenatonie), Pylorospasmus (bei Kindern)
Dünndarm u. Dickdarm: akute Gastroenteritis, mechanischer Ileus, Obstruktion
Leber, Galle, Pankreas: Entzündungen, Cholelithiasis, Tumoren
Peritoneum: akute Peritonitis (diffus u. lokal)

extraabdominelle Erkrankungen
zerebral: Meningitis, Enzephalitis, MÉNIÈRE* Krankheit, Migräne, Glaukom, Tumoren, Schädel-Hirn-Traumen, Blutungen, hypertone Krisen
Stoffwechselentgleisungen: diabetisches Präkoma, Lactatazidose, Urämie, Thyreotoxikose, ADDISON* Krankheit

exogene Ursachen
zahlreiche Medikamente (Digitalis, Zytostatika, Antibiotika, Opiate etc.)
Intoxikationen (Pilzgifte, Alkohol etc.)

ERCP, ERCS: **e**ndoskopisch-**r**etrograde **C**holangio-**P**ankreatikographie. [E] ERCP.

Erdbeergeleesputum: durch Blutbeimengung rosa bis rötlich verfärbter schleimiger Auswurf bei bösartigen Lungen- bzw. Bronchusgeschwülsten. [E] strawberry jelly type sputum.

Erdbeerzunge, Himbeerzunge: die für Scharlach charakteristische Zunge (nach

Abstoßen des Belags am 2. bis 3. Tag) mit geschwollenen Papillen auf hochroter Schleimhaut. Gelegentlich aber auch z.B. bei Hepatitis, Leberzirrhose, Zystopyelitis, allergisch-toxischen Zuständen. [E] strawberry tongue.

Erdölasphaltkrebs: Karzinom bei Arbeitern in Erd- oder Schieferölraffinerien, Braunkohlenretortenanlagen etc.; klinisch unter dem Bilde einer chronischen Dermatitis mit Melanodermie, Hyperkeratosen, Warzen oder Papillomen; gilt ggf., u.U. auch bei Schleimhautbefall (Larynx, Lunge), als Berufskrankheit.

Erektion: das mechanisch oder psychoreflektorisch ausgelöste Sichaufrichten des Penis, der Clitoris oder der Brustwarzen durch Anschwellen der Schwellkörper (d.h. durch arterielle Hyperämie bei behindertem Blutabfluß). Die Erektionsfähigkeit des Mannes nimmt im höheren Alter ab, die Rückbildungsphase ist rascher u. die Refraktärzeit deutlich verlängert. Diese physiologischen Veränderungen führen bei sensiblen Männern häufig zu Erektionsstörungen aufgrund von Versagensängsten. Körperliche Erkrankungen mit längerer Rekonvaleszenz können ebenfalls psychisch bedingte Sexualstörungen verursachen. [E] erection.

Erfordernishochdruck: der zur Aufrechterhaltung des Gewebefiltrationsdrucks erforderliche Systemblutdruck, i.e.S. der Hochdruck im Endstadium einer arteriellen ↗Hypertonie bei fortgeschrittenen Gefäßwandveränderungen.

Ergometrie: Messung der körperlichen Leistung (standardisiert am Ergometer oder aber als Kletter-, Steige- oder Stufentest) u. der sich unter Leistung verändernden Parameter wie Herzfrequenz, arterieller Druck, Herzstromkurve (Belastungselektrokardiogramm [Ergo-EKG]), Atemzeitvolumen u. Sauerstoffaufnahme/Kohlendioxid-Abgabe (Ergospirometrie), Sauerstoffsättigung des Blutes (Ergooxymetrie), intrakardiale Druckwerte, klinisch-chemische u. hämatologische Werte. Dient v.a. zur Diagnostik einer koronaren Herzkrankheit, bei instabiler oder neu aufgetretener Angina pectoris ist das Belastungs-EKG kontraindiziert. [E] ergometry.

Ergotamin: $C_{33}H_{35}N_5O_5$; das neben dem Ergometrin wichtigste Secale-Alkaloid; ein Lysergsäure-Derivat; wirkt kontrahierend auf glatte Muskulatur der Gebärmutter u. Gefäße (periphere Vasokonstriktion; s.a. Ergotismus) u. zentral-sympatholytisch (Blockade der α-Rezeptoren); *therap* Anw. als Gebärmuttertonikum in der Geburtshilfe u. Gynäkologie u. zur Migräne-Kupierung. [E] ergotamine.

Ergotherapie: ↗Beschäftigungstherapie. [E] ergotherapy; occupational therapy.

Ergotismus: die Vergiftung durch Secale cornutum (»Mutterkorn«), wie sie v.a. im Mittelalter als Kribbelkrankheit, St.-Antonius-Feuer, Ignis sacer durch Verzehr mit Claviceps befallenen Getreides häufig vorkam u. jetzt wieder durch Selbstherstellung von Mehl oder »Müsli« aus ungereinigtem Getreide beobachtet wird; ferner die Vergiftungserscheinungen bei unkontrollierter Anw. von Secale-Alkaloiden (z.B. Ergotamin bei Migränetherapie). Symptome: bei akutem E. Parästhesien in den Gliedmaßen, Magen- u. Darmstörungen, Kopfschmerz, Verwirrtheit bis Bewußtlosigkeit; bei chronischem E. Durchblutungsstörungen durch Vasospasmus, v.a. der Gliedmaßenarterien, aber auch der Herzkranzarterien, Karotiden u. Nierenarterien. [E] ergotism. – **E. convulsivus,** E. spasmodicus: chronischer E. mit Dauerkontrakturen der Beugemuskulatur oder mit klonischen Krämpfen infolge Schädigung des zentralen Nervensystems; in der schwersten Form (Ergotintabes) mit Areflexie, Gang- u. Pupillenstörungen, sensiblen Ausfällen, u.U. auch epileptischen Anfällen. [E] convulsive e. – **E. gangraenosus:** chronischer E. mit Gewebsuntergang (Nekrosen) u. Geschwürsbildung an den Gliedmaßen infolge Durchblutungsstörung. [E] gangrenous e.

Erhaltungsdosis: Dosis eines Medikaments (z.B. Digitalis), die nach erreichter Sättigung zur Aufrechterhaltung des wirksamen Blutspiegels tägl. weiter zu verabreichen ist; entspricht der vom Organismus im Sättigungszustand eliminierten Menge. [E] maintenance dose.

Erinnerung: das Wieder-ins-Bewußtsein-Treten früherer Vorstellungsinhalte u. Erlebnisse durch Aktualisierung von Gedächtnisspuren (Engramm), i.e.S. der einzelne Gedächtnisinhalt. – Die Erinnerungsfähigkeit kann durch Erlebniseinflüsse oder hirnorgan. Prozesse (z.B. präsenile u. senile Demenz) gestört sein. – vgl. Amnesie. E memory.

Erinnerungslücke: ↗Amnesie. E memory gap.

Ermüdung: 1) die als Folge der Inanspruchnahme biochemisch u. psychisch bedingte Verschiebung des Gleichgewichts aller mit einem Stoffwechsel ausgestatteten biologischen Systeme eines Organismus oder Organs, die – als im wesentlichen zentralnervöser Vorgang – zur Herabsetzung der Funktionsfähigkeit u. des Leistungsvermögens führt (u. durch Ausruhen u. Schlaf reversibel ist). **2)** Materialermüdung eines Gewebes oder eines Implantats (z.B. Knochen bzw. Knochennagel) als Folge einer chronischen Überlastung. – s.a. Dauerfraktur (»**Ermüdungsfraktur**«).

Ermüdungsschmerz: arthrosetypisches Symptom beim geriatrischen Patienten; nach deutlichem Einlaufschmerz mit nachfolgender vorübergehender Besserung auftretender Schmerz in den erkrankten Gelenken.

Ernährung: Zufuhr u. Aufnahme der zur Erhaltung des Lebens, d.h. des Betriebs- u. Baustoffwechsels, notwendigen Flüssigkeit u. festen Nährstoffe (Eiweiß, Fett, Kohlenhydrate, auch Salze, Vitamine, Spurenstoffe); für den Menschen möglichst in Form »gemischter«, d.h. tierischer u. pflanzl. Kost; s.a. Diät, Nährwert. Mit zunehmendem Alter sinkt der Kalorienbedarf v.a. wegen verminderter körperlicher Aktivität u. eines reduzierten Grundumsatzes. Trotzdem muß gerade beim älteren Menschen auf eine ausreichende u. ausgewogene Ernährung geachtet werden, welche die wichtigsten Bestandteile wie Eiweiß, Fett, Kohlenhydrate, Mineralstoffe u. Vitamine sowie Ballaststoffe enthält. E nutrition; feeding. – **E., keimfreie:** E. mit hitze- oder strahlensterilisierten Nahrungsmitteln, z.B. bei Patienten mit Immunsuppression (auf keimfreier Station). E sterile n. – **E., künstliche:** E. auf nichtphysiologischem Wege (mittels Sonde, Fistel; als parenterale E.), z.B. bei Bewußtseinsstörung, Psychose. E artificial n. – **E., parenterale:** E. durch i.v. Dauertropfinfusion, z.B. von Eiweiß-Hydrolysaten (Aminosäurengemische), Kohlenhydraten (Glucose u. Lävulose in RINGER* oder physiol. NaCl-Lsg.) u. Vitaminen. E parenteral n. – **E., transduodenale:** E. durch eine bis in den unteren Zwölffingerdarm bzw. in das obere Jejunum eingeführte Sonde zur vorübergehenden Entlastung des Magens, z.B. bei Entleerungsstörungen. E transduodenal n.

Ernährungsbalance: die über eine ausgeglichene (dem Bedarf des Körpers hinsichtlich des kalorischen Gehalts, der Zusammensetzung der Nahrung etc. entsprechende) Ernährungsbilanz hinaus anzustrebende optimale Abstimmung der Nahrungsbestandteile (Nähr-, Mineral-, Ballaststoffe, Vitamine) aufeinander. E nutritional balance.

Ernährungsfistel: künstliche äußere ↗Fistel des oberen Verdauungstraktes zum Zwecke der künstlichen (Sonden-)Ernährung, z.B. bei Passagehindernis, zur zeitweiligen Ausschaltung eines Verdauungstraktabschnittes (z.B. der Speiseröhre, des Magens) vor einer entsprechenden Radikal-Op., zur Vermeidung einer langfristigen oralen oder nasalen Sondenernährung. E alimentary fistula.

Ernährungskrankheiten: die durch quantitative u./oder qualitative Fehlernährung (Unter- oder Überernährung) hervorgerufenen Krankheiten, z.B. Obstipation, Diabetes, Adipositas; des weiteren Krankheiten, auf die die Ernährung Einfluß hat, z.B. Atherosklerose, Hypertonie, Hyperlipoproteinämien u.a. Diese sind zu unterscheiden von Verdauungskrankheiten (↗Malabsorption, -digestion) u. Krankheiten infolge Aufnahme von Fremdkörpern, Fremdstoffen (einschl. Allergenen) u. Krankheitserregern mit der Nahrung. E nutritional diseases.

Ernährungszustand, EZ: der ernährungsbedingte Körperzustand (als Befund des klinischen »Status«), beurteilt nach dem Verhältnis von Körpergewicht u. Körpergröße, nach Stärke des Hautfettpolsters (Dicke der abgehobenen Haut) etc. E nutritional condition.

ERPC: endoskopische **r**etrograde **P**ankreatiko-**C**holangiographie (Pankreatographie).

Erregung: 1) Zustand gesteigerter geistig-seelischer u./oder motorischer Funktionen; reaktiv oder – in krankhaftem Ausmaß – als Begleiterscheinung oder wesentliches Symptom vieler psychischer Krankheitszustände, v.a. als manische, depressive (bei agitierter ↗Depression) u. katatone E. (s.a. Katatonie), bei symptomatischen Psychosen, bei Vergiftungen, organischen Hirnerkrankungen, dementiellen Syndromen. Ⓔ excitement. **2)** die spezifische Reaktion erregbarer Systeme auf einen äußeren Reiz oder einen inneren Anstoß (»Spontan-E.«); allgemein jede Änderung der bioelektr. Zellmembranspannung (Ruhemembranpotential); i.e.S. die auf flüchtiger elektrischer Umladung der Zellmembran beruhende steile Depolarisation mit Entwicklung eines – fortleitbaren – Spitzenaktionspotentials (Aktionspotential) als Rezeptor-, postsynaptisches bzw. Endplattenpotential; s.a. Erregungs... Ⓔ excitation.

Erregungsbildung: 1) s.u. Erregung. **2)** die spontane Bildung des Herzaktionspotentials, normalerweise rhythmisch im Sinusknoten (als Ort der höchsten Erregungsfrequenz; s.a. Herzschrittmacher, Herzrhythmus...). Die während der Erregungspause infolge Na^{+}-Einstrom in das Faserinnere (Generatorpotential) langsam erfolgende Depolarisation löst nach Erreichen des Schwellenpotentials (normal zwischen –70 u. –60 mV) eine vollständige rasche Depolarisation u. ein fortgeleitetes Aktionspotential aus. Ⓔ pacemaker function. – **E., ektopische:** außerhalb des Sinusknotens erfolgende E. (als ↗Ersatzrhythmus oder als ↗Extrasystole).

Erregungsdauer: als elektrische Systole die Q-T-Dauer im EKG (ohne enge Beziehung zur mechanischen Funktion des Herzens); sie ist verkürzt v.a. nach Digitalisierung u. bei Hyperkalzämie, verlängert infolge Verlängerung des ST-Abschnitts bei Hypokalzämie bzw. infolge Verlängerung der T-Welle bei Vagusreizung, Kaliummangel, Links- u. Rechtsherzhypertrophie, Myokardinfarkt, totalem AV-Block, Myokardstoffwechselstörung. Ⓔ duration of activation.

Erregungsleitungsstörung: die durch örtliche oder allgemeine Störfaktoren (Membranprozeß, Ischämie, Nekrose, Stoffwechselgifte etc.) bewirkte Geschwindigkeitsminderung bis Unterbrechung im Erregungsleitungssystem des Herzens (einschließlich des Myokards). Es resultieren Verspätungen, Ausfälle oder Blockierungen (EKG: Verbreiterung oder Typenwandel von P oder QRS, R-Q-Verlängerung oder ↗Block). – s.a. Herzrhythmusstörung (mit Tab.). Ⓔ disturbance of conduction.

Erregungsrückbildungsstörung: Störung der Repolarisation des Herzmuskels (EKG: Änderung der **Erregungsrückbildungsschwankung** = ↗T-Zacke, u. zwar T-Abflachung oder -Negativierung, ST-Hebung oder -Senkung). Als sekundäre E. nach Störung der Erregungsausbreitung (z.B. Schenkelblock, Extrasystole), als primäre durch verschiedenste Einflüsse auf das Myokard (physiologische, metabolische, hämodynamische, extrakardiale Faktoren; z.B. körperliche Belastung, Fieber, Azidose, Alkalose, Hypoxie, Digitalis, Hormone etc.); s.a. Herzrhythmusstörung (Tab.), S-T-Strecke. Ⓔ disturbance of repolarization.

Erregungsrückkehr: abnorme Variante der Erregungsausbreitung im Herzen, die – nach zunächst normalem Verlauf – längs der unterschiedlich refraktären Muskelgruppen (»Längsdissoziation der Erregbarkeit«) rückläufig = retrograd erfolgt u. u.U. zu erneuter Vorhof- u. Kammererregung führt (EKG: einzelne Umkehrsystolen, die von einer Interferenzdissoziation kaum zu unterscheiden sind). Ⓔ reentry.

Ersatzglied: ↗Prothese.

Ersatzrhythmus: Herzrhythmus bei Ausfall des Sinusknotens mit ↗Erregungsbildung entweder im AV-Knoten oder in PURKINJE* Fasern oder in tiefer gelegenen Abschnitten des Erregungsleitungssystems. Ⓔ escape rhythm.

Ersatzsystole: die bei temporärem Ausfall oder erheblicher Verlangsamung der ↗Erregungsbildung im Sinusknoten (z.B. bei starker Vagotonie) von einem sekundären oder tertiären Reizbildungszentrum ausgelöste Systole. Ⓔ escaped beat; escape systole.

Erscheinungsbild, -typ: Phänotyp. Das äußere E. des älteren Patienten liefert häufig bereits wichtige diagnostische Hinweise, z.B. Gesichtsfarbe u. -ausdruck, Haltung, Bewegungen, Gang, Kleidung, Körperhygiene etc.

Erstickungs-T, Kirchturm-T: im EKG das bei ↗Myokardinfarkt anfangs vorkommende flüchtige hohe, spitze T, das dem Nachweis oft entgeht, da es in eine monophasische Deformierung übergeht. [E] ischemic or anoxic T(-wave).

Erwachsenendiabetes: der zwischen 25. u. 64. Lj. (meist nach 40. Lj.) manifest werdende Diabetes mellitus (= maturity-onset-type) als – meist – insulinunabhängiger Typ II. [E] non-insulin-dependent diabetes.

Erweichung: mit Konsistenzminderung, evtl. mit Verflüssigung des Gewebes einhergehendes Krankheitsgeschehen, z.B. als **rote E.** von Hirngewebe (Encephalomalacia haemorrhagica). – An Erweichungsherden im Hirnbereich (z.B. nach Gefäßverschluß, Verletzung) kommt es zu vollständiger oder zu unvollständiger E. (mit Nekrose aller Gewebsanteile bzw. mit Erhaltenbleiben der Glia), u. zwar mit typischen Stadien: Nekrose (= I), Abbau (= II), gliös-mesodermale Organisation (= III). [E] malacia; softening.

Erysipel, Erysipelas, (Wund-)Rose, Streptodermia cutanea lymphatica: akute, von einem Epitheldefekt (Wunde, Rhagade, Interdigitalmykose) ausgehende, flächenhafte, mit hohem Fieber einhergehende Hautinfektion durch Streptokokken. Symptome: hochrote, von der Umgebung stufenförmig abgesetzte, flammenförmig vordringende »heiße« Haut- (oder Schleimhaut-)Infiltration, begleitet von mehr oder weniger schweren Allgemeinerscheinungen; meist im Gesicht vorkommend (= Gesichtsrose = E. faciale) u. mit erheblicher Ödembildung einhergehend, aber oft auch an den Extremitäten (↗Abb.) oder als Nabelerysipel; vgl. Erysipeloid. [E] erysipelas. – **E. bullosum:** E. mit Blasenbildung. [E] bullous e. – **E. ecchymatosum:** E. mit Blutung in Form von Ekchymosen. – **E. gangraenosum:** E. mit örtlichem Gewebstod (Nekrose); bei herabgesetzter Abwehrkraft des Betroffenen (z.B. beim Diabetiker), aber auch nach Thrombose; die Prognose ist ernst, da der Verlauf evtl. septisch ist (= malignes E.). [E] gangrenous e. – **E. glabrum, E. laevigatum:** die Anfangsform des Erysipels mit noch glatter glänzender Haut. – **E. haemorrhagicum:** eine mit Blutungen einhergehende Form des E. – **E. migrans,** Wanderrose: E. mit Ausbreitung in verschiedenen Richtungen unter zentraler Abheilung. [E] migrant e. – **E. phlegmonosum,** E. abscedens: auf tiefere Hautschichten u. das Unterhautfettgewebe übergreifendes E. mit eitriger Einschmelzung. [E] phlegmonous e. – **E. suum, E. zoonoticum:** ↗Erysipeloid.

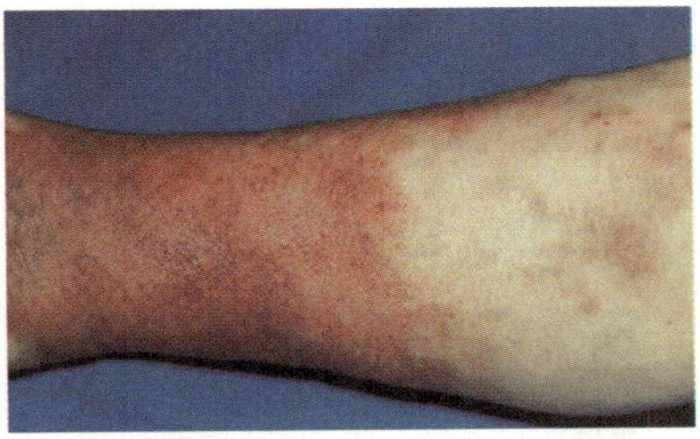

Akutes Erysipel [59]

Erysipeloid, Pseudoerysipel, Erythema migrans, Schweinerotlauf: Infektionskrankheit durch Erysipelothrix insidiosa. Scharf abgesetztes, allmählich fortschreitendes, nach etwa 3 Wo. vom Zentrum her abheilendes blaurotes Erythem (meist der Hände) ohne Schwellung u. ohne Fieber (ausnahmsweise aber septikämisch). Infektion erfolgt durch Eindringen der Erreger durch Hautverletzungen bei Umgang mit erregerhaltigem älterem Fleisch u. Fisch. Übertragungsgefahr von Mensch zu Mensch gering. [E] erysipeloid.

Erythem(a): mehr oder weniger umschriebene Hautrötung infolge Erweiterung u. vermehrter Füllung der Blutgefäße (nach deren Ursache unterschieden als aktives u. passives, d.h. durch arterielle oder venöse Hyperämie bedingtes E.). Es verschwindet – im Gegensatz zur Purpura – unter Druck; tritt meist als angioneurotischer Zustand oder aber als entzündliche Reaktion auf; s.a. Erythrodermie. [E] erythema. – **E. (anulare) centrifugum,** DARIER* Krankheit: blaurotes, sich in z.T. girlandenförmigen Ringfiguren ausbreitendes E. mit papulösem, z.T. etwas schuppendem Randwall; Dauer 8–14 Tg., evtl. aber monatelang. Polyätiologische Hautreaktion, z.B. bei malignen Tumoren; Infektionen (u.a.

Meningitis, Tuberkulose, Fokalinfektionen, Streptokokken-, Virusinfektionen); Wurmbefall; Provokation durch Salicylate, Chloroquin, Penicillin; Sulfonamide; Nahrungsmittelallergie (z.B. Fisch). – **E. chronicum migrans** AFZELIUS*-LIPSCHÜTZ*: flächenhaftes, großbogig begrenztes E., das sich – meist von einem Zeckenstich ausgehend – unter zentraler Abblassung langsam über große Flächen ausbreitet (»Ringerythem«, ↗Abb.); Charakteristikum der – v.a. durch Borrelia burgdorferi hervorgerufenen – E.-migrans-Krankheit (↗Lyme-Krankheit).

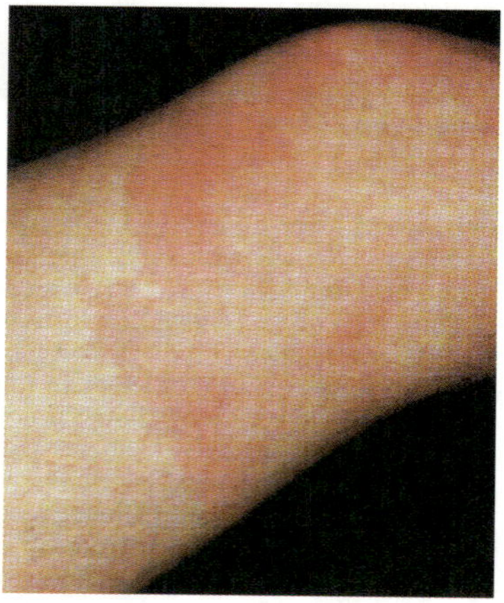

Erythema chronicum migrans der Kniekehle [59]

E. exsudativum multiforme (Hebra*), E. m. KAPOSI*, Erythanthema exsudativum AUSPITZ*: als »Scheibenrose« ein E., das – gehäuft im Frühjahr u. Herbst – akut unter mehr oder weniger starken Allgemeinerscheinungen (u.U. Gelenkbeschwerden) an Hand- u. Fußrücken, Gesicht, Nacken u. Halbschleimhäuten auftritt in Form bis fingernagelgroßer rundlicher Herde in verschiedenster Anordnung u. Ausbreitung; neigt stark zu Rückfällen. – **E. gyratum repens** oder **serpens:** ein flüchtig kriechendes E. multiforme bei Kranken mit bösartigen Tumoren innerer Organe.

Erythrämie: 1) die ↗Polycythaemia vera. [E] polycythemia vera. **2)** Erythroblastose: die symptomatische Vermehrung unreifer u. reifer roter Blutzellen insbes. im Knochenmark; nach derzeitiger Auffassung nur noch deren bösartige Formen. [E] erythremia. – **E., akute,** akute Erythroblastose der Erwachsenen: (DI GUGLIELMO) die nach Art einer akuten ↗Leukämie verlaufende »neoplastische« Erkrankung des Bildungssystems der roten Blutkörperchen (Erythropoese). Symptome: Fieber, Leber- u. Milzvergrößerung, oft schwere normochrome ↗Anämie (infolge Ausreifungsstörung) mit peripherer Ausschwemmung atypischer unreifzelliger Erythroblasten; ferner Blutplättchenmangel mit Blutungsneigung; Knochenmarkbefund: Linksverschiebung der Erythropoese (z.T. mit atypischen Formen wie Paraerythroblasten, PAS-positive Erythroblasten, Hämozytoblasten, große lymphoide Retikulumzellen), meist auch eine verminderte Leukozyten- u. Plättchenbildung. Die Ery-Lebenszeit ist verkürzt. In späten Stadien zunehmende Steigerung der Granulopoese (v.a. Myeloblasten), Übergang zur Erythroleukämie oder zur akuten Myeloblastenleukämie. Der Verlauf ist meist in wenigen Monaten tödlich. [E] acute e. – **E., chronische,** chronische reine Erythroblastose des Erwachsenen (Typ HEILMEYER-SCHÖNER): eine der akuten E. ähnliche Erkrankung, jedoch schleichend verlaufend u. mit weniger ausgeprägten Veränderungen der Erythroblasten (evtl. mit anfänglichem Fehlen der atypischen, PAS-positiven Erythroblasten im peripheren Blut). Die Überlebensdauer beträgt 1 bis mehrere Jahre. [E] chronic e.

Erythrasma (intertriginosum), Zwergflechte BAERENSPRUNG: eine Pseudomykose der Haut durch Corynebacterium minutissimum (↗Abb.), bei der scharf u. großbogig begrenzte, braun- bis kupferrote, kaum schuppende, flächenhafte Erytheme v.a. an Oberschenkelinnenseiten (Hodensack bleibt frei!), in den Leistenbeugen u. Achselfalten auftreten. Im Gegensatz zur Tinea corporis fehlt die Randbetonung. Bei WOOD* Licht ziegelrote Fluoreszenz der Herde. [E] erythrasma.

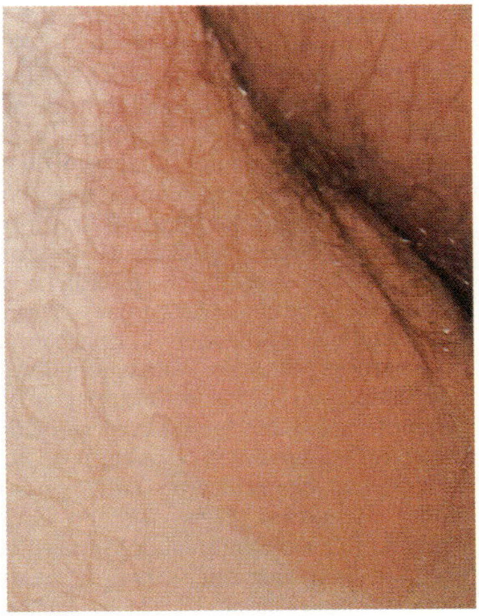

Erythrasma [59]

Erythroderm(i)a, Erythrodermie, Erythrodermatitis: generalisierte schuppende Hautrötung (entzündliches ↗Erythem); s.a. Dermatitis. – Als primäre – auf unveränderter Haut entstandene – E. meist symptomatisch, z.B. bei Mycosis fungoides, Lymphogranulomatose, Leukämie, Retikulose; als sekundäre E. bei Ausbreitung einer begrenzten Hautkrankheit (Dermatose), z.B. bei Ekzem, Lichen ruber, Psoriasis vulgaris, Pemphigus, Pityriasis rubra pilaris, u. als Alters-E. (Melano-E.; mit düsterem Farbton, besonders hartnäckig). [E] erythroderm(i)a. – **E. acuta toxica,** Toxicodermia acuta: Scharlach- oder Masern-ähnliches Exanthem mit nachfolgender Schuppung, verursacht meist durch Arzneimittel (Quecksilber, Chinin, Opiate etc.), aber auch durch Vergiftung (z.B. Tollkirschen, Arsen); oft intensiver Juckreiz, schweres Krankheitsgefühl, hohes Fieber. – **E., dysseborrhoische,** Alterserythrodermie: jenseits des 5. Ljz. – u. meist auf dem Boden einer seborrhoischen Konstitution – auftretende chronische, zu ↗Kachexie führende E. mit kleieförmiger Schuppung der Haut (ohne Atrophie u. Sklerosierung).

Erythroleukämie, Erythroleukoblastose, Erythroleukose: akute Leukämie mit Beteiligung des erythropoetischen Systems (Auftreten atypischer Myelo- u. abnormer Erythroblasten); akute u. chronische Verlaufsformen. Im Vergleich zur akuten ↗Erythrämie besteht eine geringere Linksverschiebung der Erythropoese, wobei eine eindeutige Abgrenzung nicht immer möglich ist. – Laut FAB-Klassifikation eine Untergruppe der akuten myeloischen ↗Leukämie. [E] erythroleukemia. – **E., symptomatische,** erythroleukämoide Reaktion: Auftreten kernhaltiger Vorstufen der Erythrozyten u. unreifer Zellen der weißen Reihe (Granulopoese) im peripheren Blut bei extramedullärer Blutbildung im Zusammenhang mit bösartigen Geschwülsten, die Knochenmarkmetastasen bilden, selten auch bei schweren hämolytischen Krisen. [E] symptomatic e.

Erythromycin: ein (Makrolid-)Antibiotikum aus Streptomyces erythreus; ist wirksam gegen grampositive u. einige gramnegative Bakterien, Mykoplasmen u. Chlamydien; ist schwach toxisch. Anw. meist als Salz oder Ester, z.B. Glucoheptonat, Lactobionat, Estolat (= E.-propionatlaurylsulfat), Stearat. Seine Nachteile: rasch eintretende Resistenzsteigerung u. die in therapeutischen Dosen nur bakteriostatische Wirkung. [E] erythromycin.

Erythroplakia portionis: roter Fleck am oder um den äußeren Muttermund. Bedarf der diagnostischen Abklärung (Erosio vera? Ektopie? Umwandlungszone? beginnendes Karzinom?).

Erythroplakie, orale: der ↗Erythroplasie analoges Carcinoma in situ der Mundschleimhaut mit samtartig geröteten, von spritzerartigen Leukoplakien durchsetzten Läsionen; Therapie: Exzision.

Erythroplasie (Queyrat*): relativ scharf begrenzte, wenig infiltrierte, feuchtglänzende oder erosive, als Präkanzerose geltende Veränderung an Eichel, weiblicher Scham, Lippen oder Mund; die Schleimhautvariante des Bowen* Syndroms. [E] erythroplasia of Queyrat.

Erythropo(i)etin, erythropoetischer Faktor, Häm(at)opoietin: in der Niere gebildeter (bei Sauerstoffmangel vermehrt), inzwischen synthetisch herstellbarer Wirkstoff (Glykoprotein, Molekulargewicht 40–60 · 10^3), der auf dem Blutweg (»humoral«) die Erythropoese anregt (Zelldifferenzierung, schnelle Vermehrung der Retikulo- u. Erythrozytenzahl im peripheren Blut, Steigerung der Purin- u. Hämsynthese, des Eisenstoffwechsels u. des Sauerstoffverbrauchs). Wird aus seiner inaktiven Vorstufe (Pro-E.) im Blut durch Erythrogenin abgespalten. Die Blutwerte sind erniedrigt bei Hungeranämie, Infektionen, rheumatischen Erkrankungen, chronischen Nephropathien u. Neoplasmen, erhöht bei Blutungs-, hämolytischer, hypo- u. aregeneratorischer Anämie, chronischer Hypoxie sowie während der Schwangerschaft, im Nabelschnurblut u. – evtl. mit Polyglobulie kombiniert – v.a. bei Nierenerkrankungen wie Hypernephrom, Zystenniere, Nierenarterienstenose. [E] erythropoietin.

Erythrosis, Erythrose: flächenhafte, unscharf begrenzte, rötlich-bläuliche Hautverfärbung, z.B. bei Polycythaemia vera, Diabetes mellitus, Pellagra; s.a. Erythem. [E] erythrosis. – **E. interfollicularis colli Miescher*,** Cutis punctata linearis colli: E. mit punktförm. Aussparungen der Follikel, v.a. seitlich am Hals, als Folge dauernder Sonneneinwirkung bei Land- u. Bauarbeitern, Seeleuten etc. [E] poikiloderma of Civatte. – **E. pigmentata faciei Brocq*:** Melanosis perioralis et peribuccalis.

Erythrozyt, Ery: das »rote Blutkörperchen« als reife, bei den Säugern kernlose (u. ohne Mitochondrien u. endoplasmatisches Retikulum), bei den übrigen Vertebraten kernhaltige Endform der Erythropoese; beim Menschen eine scheibenförmige Zelle mit zentraler Delle an der Ober- u. Unterseite u. dadurch in der Seitenansicht bikonkaver Form. Hochspezialisierter »korpuskulärer« Bestandteil des Blutes ohne eigenen Atmungsstoffwechsel, der mit seinem Hämoglobin den Sauerstofftransport im Organismus vollzieht u. aktive ATP-abhängige Stoffwechselleistungen wie Methämoglobin-Reduktion, Kationenpumpe u.a. Membranfunktionen vollbringt. Die Lebensdauer beträgt 100 bis 120 Tg., unabhängig vom Alter (tgl. Ersatz ca. 0,8%). Bei Hypoxie erfolgt Calciumionenvermehrung im Zellinneren, u. Verformbarkeit u. Elastizität nehmen ab (dadurch Verschlechterung der Mikrozirkulation). [E] erythrocyte; red blood cell.

Erythrozyturie: ↗Hämaturie, i.e.S. die Mikrohämaturie. [E] erythrocyturia.

Erythrurie: Ausscheidung rötlichen Harns, i.e.S. bei Hämat- u. Hämoglobinurie, aber auch bei Urobilinogen-, Bilirubin- u. Porphyrinurie sowie nach Einnahme bzw. Genuß bestimmter Arzneimittel bzw. Nahrungsmittel (z.B. rote Bete). [E] erythruria.

Espildora//Luque* Syndrom (CHRISTOBAL E.//L., chilen. Augenarzt): plötzliche einseitige Erblindung (Amaurose), vermutlich durch Embolie der A. ophthalmica, mit vorübergehender Halbseitenlähmung (↗Hemiplegie) durch reflektorische Verkrampfung (?) der Arteria cerebri media.

Essen auf Rädern: von sozialen u. caritativen Stellen eingerichteter Hilfsdienst für ältere Menschen. Diese werden einmal täglich mit einer kompletten Mahlzeit versorgt, welche nur noch erwärmt werden muß. Vorteile: auch Personen, die sich nicht mehr oder nur eingeschränkt selbst versorgen können, müssen ihre vertraute Umgebung nicht verlassen; der Kontakt zu den Fahrern ist häufig die einzige Beziehung der älteren, meist einsamen Patienten zur Außenwelt. Nachteil: der ernährungsphysiologische Wert des in Großküchen hergestellten Essens läßt vielfach zu wünschen übrig, so daß es zu verschiedenartigen Mangelzuständen kommen kann.

Eßhilfen: Hilfsmittel, welche dem teilweise gelähmten Patienten (z.B. nach zerebralem Insult) das selbständige Essen u. Trinken ermöglichen, was für den Bereich des Selbsthilfetrainings ein wichtiger Aspekt ist. Solche E. sind z.B. verdickte u. abgewinkelte Bestecke, rutschfeste Unterlagen, abgewinkelte Strohhalme, rutschfeste Unterlagen, Schnabeltassen usw.

essigsaure Tonerde: Aluminium aceticum solutum. Anw.: verdünnt für adstringierende, antiphlogistische u. kühlende Umschläge, für Spülungen u. zum Gurgeln. [E] Burow's solution.

Etacrynsäure, Ethacrinsäure: 2,3-Dichlor-4-(2'-methylenbutyroyl-)phenoxyessigsäure; ↗Diuretikum mit saluretischen Eigenschaften. [E] etacrynic acid.

État: (französ.) Zustand, Status. – **É. craquelé:** stark ausgetrocknete, spröde Haut mit netzförmig einreißenden Schuppenauflagerungen u. Juckreiz; v.a. nach Gebrauch von Fettlösern, synthetischen Detergenzien u. nach ständig erfolgtem längerem Waschen. [E] eczema craquelé. – **É. criblé:** siebartige Lückenbildungen in der Gehirnsubstanz, z.B. bei Hirnsklerose. [E] cribriform state. – **É. de fromage:** Porenzephalie. [E] multiple porencephalic cysts. – **É. mamelonné:** flache warzenförm. Höckerung der Areae gastricae (früher als atrophisch-hyperplastische Gastritis gedeutet, heute als Normalbefund angesehen). – **É. vermoulu:** wurmstichiges Aussehen der Großhirnrinde im Alter infolge Gewebszerfall um sklerosierte Arteriolen.

Ethambutol: D-N,N'-Bis-(1-hydroxymethylpropyl-)äthylendiamin (Dihydrochlorid); ein Tuberculostaticum, gegen das sich nur langsam Resistenz u. keine Kreuzresistenz gegen andere Tuberculostatica entwickelt; wirkt bei längerer Anw. neurotoxisch (Sehnervschädigung). [E] ethambutol.

Ethikanamnese, geriatrische: die Ermittlung wichtiger Lebenswerte u. anderer Kriterien der Lebensqualität eines Patienten (entwickelt von SASS).

Etilefrin: ein ↗Sympathomimetikum.

Etofibrat: ein Clofibrinsäure-Derivat; ↗Lipidsenker zur Therapie schwerer Hypertriglyceridämien, Hypercholesterinämien u. kombinierter Fettstoffwechselstörungen.

Etofyllinclofibrat: ein Clofibrinsäure-Derivat; ↗Lipidsenker zur Therapie schwerer Hypertriglyceridämien, Hypercholesterinämien u. kombinierter Fettstoffwechselstörungen.

Etomidat: ein potentes u. rasch wirksames Hypnotikum ohne analgetische Komponente; Verwendung: v.a. zur Narkoseeinleitung u. Ergänzung intravenöser Anästhetika; besitzt große Sicherheitsbreite bei geringen respiratorischen u. kardiovaskulären Nebenwirkungen. [E] etomidate.

Etozolin: ein Schleifendiuretikum.

Eucalyptus globulus: der in den Subtropen kultivierte »Fieberbaum« [Myrtaceae], dessen harz-, gerb- u. bitterstoffhaltige Blätter bzw. das aus ihnen gewonnene ätherische Eukalyptusöl (Oleum Eucalypti, 1,5–3%; mit mind. 70% 1,8-Cineol [= **Eucalyptol**], Pinen, Camphen u.a.) als Heilmittel Anw. finden zur Inhalation bei Atemwegserkrankungen sowie als Einreibung bei Atemwegs- u. rheumatischen Erkrankungen. [E] eucalyptus (tree).

Eukalyptusöl: s.u. Eucalyptus globulus. [E] eucalyptus oil.

Euphorie: gesteigertes, dem objektiven Zustand nicht entsprechendes Lebens- u. Glücksgefühl; u.a. auch als Nebenwirkung von Medikamenten (z.B. Corticosteroide, Euphorica); in Extremform unter Einwirkung von Rauschmitteln u. bei (Hypo-) Manie, ferner bei seniler Demenz, organischen Hirnprozessen. [E] euphoria.

Euthanasie: E. bedeutet ursprünglich »schöner Tod«. Der Begriff ist aber heute mit einer schweren historischen Hypothek belastet, da im Nationalsozialismus damit der Massenmord an psychisch Kranken u. Behinderten bezeichnet wurde. Daher sollte der Begriff E. heute nicht mehr unkritisch u. geschichtslos verwendet werden.

euthyreot: mit normaler Schilddrüsenfunktion (**Euthyreose**); z.B. e. ↗Struma. [E] euthyroid.

Eutrophie: guter Ernährungszustand.

Eventratio (viscerum), Eventration: Vorfall von Baucheingeweiden aus der Bauchhöhle ohne Bauchfellbedeckung; erfolgt meist vor die Bauchdecken oder in die Brusthöhle. Ist angeboren bei Bauchspalte, erworben nach Verletzungen oder Operationen (infolge Nahtdehiszenz bzw. Platzbauch). [E] eventration. – **E., temporäre:** vorübergehende intraoperative Vorlagerung des Darms auf die Körperoberfläche. [E] temporary e. – **E. hernialis,** Eventrationshernie: ↗Hernie mit großen Teilen der Baucheingeweide als – meist irreponibler – Bruchinhalt, z.B. als Narbenhernie nach medianer Laparotomie. [E] hernial e.

Excavatio: Aushöhlung, Ausbuchtung. [E] excavation. – **E. disci** *PNA*, E. papillae nervi optici s. fasciculi optici: Vertiefung der Sehnervpapille (Discus nervi optici), in der die Zentralgefäße des Auges (A. u. V. centralis retinae) ein- bzw. austreten; imponiert als weißliche Scheibe (infolge ungenügender Bedeckung der Lamina cribrosa mit Blutkapillaren enthaltenden Nervenfasern) u. ist evtl. sehr klein (»Gefäßtrichter«), im Alter abgeflacht, u.U. als atrophische Exkavation. [E] e. of optic disc.

Exitblock, Austrittsblock: Störung der Erregungsleitung infolge Blockierung bereits am Ort der Reizbildung (Sinusknoten oder ektopisches Automatiezentrum); erkennbar nur als Block 2. Grades. [E] exitblock.

Exkavation: ↗Excavatio. – **E., atrophische:** abgeflachte, porzellanweiße ↗Excavatio disci bei Sehnerv- = Optikusatrophie. – **E., glaukomatöse:** steilwandig abfallende ↗Excavatio disci beim Glaukom; meist mit randständigen Gefäßabknickungen.

Exophthalmus, Exophthalmie, Exophthalmos, Protrusio s. Protopsis bulbi, Ophthalmoptose: das krankhafte – ein- oder beidseitige – Vortreten des Augapfels aus der Augenhöhle, evtl. bis zur Unmöglichkeit des Lidschlusses. Führt zu Komplikationen wie Doppeltsehen (infolge herabgesetzter Bulbusbeweglichkeit = »exophthalmische Ophthalmoplegie«), vermehrte Absonderung durch die Bindehaut (Chemosis), Austrocknung der Hornhaut (Xerophthalmie). Ursachen: Volumenzunahme des retrobulbären Gewebes (bei endokrinem E.), entzündliche Infiltration (= E. inflammatorius, z.B. bei Tenonitis, Orbitalphlegmone), retrobulbäre Geschwülste oder Blutungen, Sinus-cavernosus-Thrombose, Parasitenbefall, Okulomotoriuslähmung; ferner bei HAND*-SCHÜLLER*-CHRISTIAN* Krankheit, CROUZON* Syndrom. [E] exophthalmos. – **E., alternierender:** E. intermittens. [E] alternating e. – **E., endokriner:** der meist beidseitige (ca. 90%) E. bei ↗BASEDOW* Krankheit; ohne direkten Zusammenhang mit der Schilddrüsenfunktion, wahrscheinlich ausgelöst durch spezif. Immunglobuline, die an Augenmuskelgewebe binden u. eine typische Myopathie hervorrufen; der Orbitainhalt wird außerdem durch Infiltration mit Lymphozyten, Plasmazellen u. Mastzellen sowie durch Ablagerung saurer Glykosaminoglykane vermehrt; s.a. E., maligner u. E., paradoxer. [E] Grave's ophthalmopathy; endocrine e. – **E. intermittens,** periodischer oder alternierender E.: E. bei angeborener oder erworbener Varikozele der Augenhöhle, u. zwar nur während einer örtlichen venösen Stauung (durch Senken u. Drehen des Kopfes mit Druck auf die V. jugularis). [E] intermittent e. – **E., maligner:** schwere, sich steigernde u. schmerzhafte Form des E., die zu Konjunktivitis, Hornhautgeschwüren, evtl. Panophthalmie führt; v.a. bei Frauen als endokriner – evtl. auch paradoxer – E. sowie u.a. bei CROUZON* Syndrom, akuter Entzündung. [E] malignant e. – **E., paradoxer:** ein nach Beseitigung einer Hyperthyreose bestehenbleibender oder erneut auftretender E. (unübliche Bez., da kein ungewöhnlicher Verlauf). [E] paradoxical e. – **E. pulsans:** beidseitiger E. mit fühl- u. sichtbarem systolischem Pulsieren des Augapfels u. mit über diesem hörbarem systolischem Doppelton sowie mit Venektasien in der Bindehaut, Augenmuskelstörungen, ↗Optikusatrophie u. starkem »Kopfrauschen«; meist (75%) infolge verletzungsbedingter Kurzschlußverbindung zwischen der Orbitalarterie u. der Orbitalvene bzw. dem Sinus cavernosus (s.a. Aneurysma orbitale). [E] pulsating e.

expansiv: sich ausbreitend, verdrängend; *psych* mit Selbstüberschätzung einhergehend. [E] expansive. – **e.-konfabulatorisches Syndrom:** »maniforme« Krankheit mit Neigung zur Selbstüberschätzung u. zu erfundenen konfabulatorischen Erzählungen; bei progressiver Paralyse, aber auch nach Hirnverletzung, bei fieberhaftem Infekt (z.B. Typhus, Erysipel; bei Fleckfieber nach Entfieberung). – **e. Wachstum:** verdrängendes Wachstum gutartiger Geschwülste, das zum Untergang des komprimierten spezifischen Gewebes (Parenchym) der Nachbarorgane führt, evtl. – z.B. bei der sog. Prostatahypertrophie – unter Bildung einer »Tumorkapsel« aus dem verdrängten Organ. [E] e. growth.

Expectorantia, Expektoranzien: Heilmittel, die die Schleimentfernung aus den oberen Luftwegen fördern; unterschieden als Sekretolytica (»Mucolytica«; stimulieren die Bildung dünnflüssigeren Schleims, der leichter abgehustet werden kann) u. als – den Abtransport des Schleims fördernde – Sekretomotorica (»Hustenmittel«), z.B. Emetin-haltige Drogen u. ätherische Öle (meist auch spasmolytisch wirksam). [E] expectorants.

Expektoration, Expektorieren: das »Aushusten« von Schleim, Blut, Eiter, Fremdstoffen bzw. -körpern aus dem Bronchialsystem; als sog. maulvolle Expektoration (meist schleimig-eitrig) z.B. bei

Bronchiektasie, putrider Bronchitis u. kavernöser Lungentuberkulose. [E] expectoration.

Exsikkation: Austrocknung; s.a. Exsikkose. [E] exsiccation; desiccation.

Exsikkationsekzematid: »präekzematöser« Zustand (vgl. Ekzem) nach stärker austrocknenden Waschprozeduren mit Seifen bzw. Syndets; u. zwar Herde mit trockener Schuppung (ähnlich der Pityriasis bis Psoriasis) u. zentraler Rötung auf insgesamt trockener (sebostatischer) Haut. [E] xerotic dermatitis.

Exsikkose, Exsikkation: »Austrocknung« des Organismus als Folge einer negativen Flüssigkeitsbilanz, ↗Dehydratation; stets als kombinierte Störung des ↗Wasser-Elektrolyt-Haushalts. [E] exsiccosis. – **E., extrazelluläre:** E. mit Verminderung der extrazellulären Flüssigkeit (EZF) zugunsten der intrazellulären (IZF), v.a. durch Salzverluste bei Erbrechen, Durchfall, Schwitzen, salzloser Diät (s.a. Salzmangelsyndrom). – **E., globale:** kombinierte extra- u. intrazelluläre E., führt in 10–15 Tg. zum Tode. – **E., intrazelluläre:** E. mit Verminderung der IZF bei gleichzeitiger Erhöhung des extrazellulären osmotischen Drucks als Folge unzureichender Wasseraufnahme (= Durst- oder ↗Wassermangel-E.) oder abnormer Wasserverluste (z.B. bei Diabetes insipidus). Symptome ↗Tab. [E] intracellular e.

Exsikkose [43]

primärer Wassermangel	primärer Salzverlust oder kombinierter Wasser- u. Salzverlust
Ursachen	
fehlende Flüssigkeitszufuhr (Bewußtlose, mangelnde Pflege Kranker)	Erbrechen, Durchfälle, Schwitzen, Salzverlust durch die Niere (Nierenerkrankungen, Saluretika, ADDISON* Syndrom), Coma diabeticum, Aszites u. Pleurapunktionen
Symptome	
Durstgefühl, später Unruhe bis zum Delirium, trockene Haut u. Schleimhäute, Tachykardie, Hypotonie, Oligurie, Temperatursteigerung	Müdigkeit, Apathie bis zum Koma, trockene Haut u. Schleimhäute, Tachykardie, Hypotonie, Kollapsneigung, Diurese unterschiedlich, abdominale Beschwerden bis zum Ileus
Laborbefunde	
↑ Hämatokrit	Hämatokrit stark ↑
↑ Natrium im Serum	Natrium normal oder ↓
↑ Creatinin (gering)	Creatinin ↑
↑ Harn: spezif. Gewicht	z.T. patholog. Harnbefunde, bes. bei renalen Ursachen
Einfluß von Getränken	
sehr gut	gering
Kochsalzzufuhr	
gefährlich	günstige Wirkung

Exspirium: die Phase der Ausatmung (Exspiration). – Auch klinische Bez. für das Ausatmungsgeräusch als Phänomen der Auskultation; z.B. das **verlängerte E.** bei behinderter Ausatmung (bei Asthma bronchiale, spastischer Bronchitis, obstruktivem Lungenemphysem u. Stauung im kleinen Kreislauf), das **verschärfte E.** (meist auch verlängert) als Normalbefund über den seitlichen Halsbereichen u. über der re. Lungenspitze sowie bei Kindern noch über der ganzen Lunge (als solches aber auch bei Bronchus- u. Trachealstenose, beginnender Lungen-Tbk, kleiner Lungeninfiltration). [E] expirium.

extended field radiation: *(engl. = erweitertes Feld)* Bestrahlung direkt befallener u. benachbarter Regionen bei HODGKIN* Syndrom oder malignen Non-HODGKIN-Lymphomen.

extrapyramidaler Symptomenkomplex, e. Syndrom, striopallidärer Symptomenkomplex: die Krankheitsbilder bei Schädigung/Erkrankung des Pallidums u. Striatums als Teilstrukturen des extrapyramidalmotorischen Systems. Im Vordergrund stehen Störungen des Muskeltonus u. der Bewegungsabläufe; danach werden klinisch unterschieden das hypokinetisch-hypertonische Syndrom einschließlich der Formen des extrapyramidalen Tremors, hyperkinetisch-hypotone Syndrome (choreatisch, ballismisch, athetotisch, torsionsdyston, myoklonisch) u. extrapyramidale Paroxysmen. Typisch für die hypokinetische Form sind Muskelsteife (↗Rigor), Bewegungsarmut (↗Hypokinese; u.a. Störung der Mimik [»Maskengesicht«]) u. Muskelzittern, ferner Gangstörungen (kleinschrittiger, unelastischer, schwer zu bremsender Gang mit mangelnden Mitbewegungen u. mit – meist – vornübergeneigtem Rumpf; s.a. Parkinsonismus); die hyperkinetischen Formen sind gekennzeichnet durch schleudernde Bewegungen (↗Chorea, Ballismus), Grimassie-

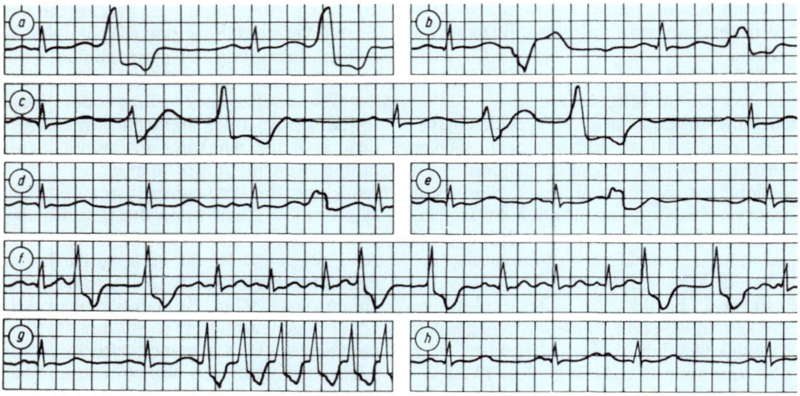

Kammerextrasystolen: a) monomorphe (Bigeminie); b) polymorphe (Bigeminie); c) polymorphe (Trigeminie); d) interpolierte; e) kompensierte; f) gekoppelte; g) paroxysmale tachykarde (Salve); h) Vorhofextrasystole

ren u. ↗Athetose. E extrapyramidal syndrome.

Extrasystole, ES: vorzeitige Kontraktion des Herzmuskels (evtl. nur einzelner Herzteile) infolge anomaler Erregungsbildung; führt zur Störung des Grundrhythmus (↗Abb.); ist oft ohne Krankheitswert. Das Auftreten in regelmäßigen Abständen wird als Allorrhythmie bezeichnet (z.B. Bi-, Tri- u. Polygeminie; s.a. Abb.). E extrasystole. – **E., atriale:** Vorhof-E.; s.a. Abb. (h). E atrial e. – **E., blockierende:** sehr frühzeitige Vorhof-E., die zwar vom noch refraktären AV-System nicht übergeleitet wird, aber im EKG eine P-Q-Verlängerung bedingt. E blocking e. – **E., infranodale:** knotennahe E. E infranodal e. – **E., interpolierte:** E. zwischen 2 Normalschlägen u. ohne kompensatorische Pause. E interpolated e. – **E., nodale:** im Atrioventrikularknoten entstandene E. E nodal e. – **E., sinusale,** Sinusextrasystole: im Sinusknoten entstandene E. mit normalem Intervall zur nächsten Erregung (von der Sinusarrhythmie kaum zu unterscheiden). E sinus e. – **E., ventrikuläre:** ↗Kammerextrasystole (s.a. Abb.). E ventricular e.

Exulceratio, Exulzeration: Geschwürbildung (↗Ulcus); i.e.S. der geschwürige Zerfall, z.B. einer Geschwulst, i.w.S. das Auftreten eines nur oberflächlichen Gewebsdefektes (↗Abb.). E ulceration.

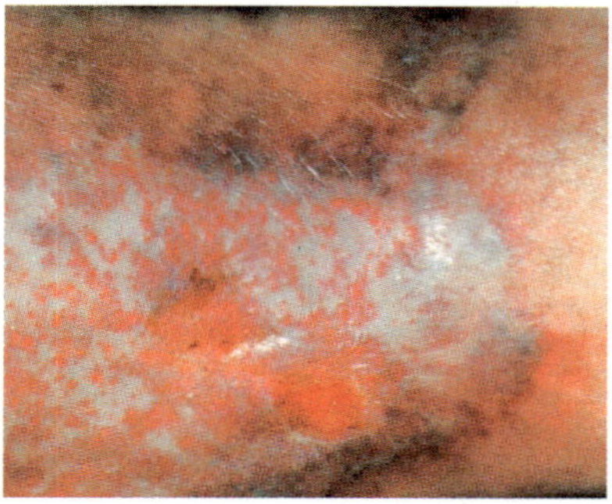

Exulzerationen mit Hautatrophie [59]

EZ: Ernährungszustand.

F

Fabella: inkonstantes kleines Sesambein (Sesamum) oberhalb des fibularen Femurkondylus am Ursprung des seitlichen Kopfes des Musculus gastrocnemius; evtl. zwei- oder dreigeteilt (**F. bi-, tripartita**). – **F. dolorosa:** druck- u. spontanschmerzhafte (zunehmend bei passiver Streckung, abnehmend bei Beugung) F., z.B. bei Chondromalazie, Kniegelenkarthrose.

Faber* Anämie (KNUD HELGE F., 1862 bis 1956, Internist, Kopenhagen), KAZNELSON* Anämie, Chloranämie: (1909) schwere Eisenmangelanämie infolge Störung der Eisenresorption bei Achlorhydrie; meist einhergehend mit Trockenheit u. Sprödigkeit der Haut, Mundwinkelschrunden, Nagelveränderungen, Canities praematura, Heiserkeit, Dysphagie u. Glossitis. [E] Faber's anemia.

FAB-Klassifikation: Einteilungsschema der akuten Leukämien, vorgeschlagen (1976) von der **F**rench-**A**merican-**B**ritish co-operative group. [E] FAB-classification.

face lifting: (engl.) Straffung der Gesichtshaut zur Beseitigung von Falten, Hängebacken, Doppelkinn etc. durch Mobilisierung des Unterhautfettgewebes u. durch streifenförmige Hautexzision(en).

Facette: 1) angeschliffene Fläche auf dem Zahn durch Abrasion; z.B. bei Bruxismus, Fehlkontakt. [E] facet. **2)** kleiner, durchsicht., nicht fluoresceinanfärbbarer Substanzdefekt der Hornhaut nach Geschwürabheilung. **3)** Gelenkfacette (vgl. Facettektomie). [E] articular facet.

Facettektomie: die operative Abtragung des Wirbel-Gelenkfortsatzes im Bereich seiner Gelenkfacette (u.U. nur des medialen Anteils = Hemifacettektomie), v.a. bei intraforaminalem Bandscheibenprolaps der Halswirbelsäule; z.B. als **facet fenestration operation,** d.h. als kleinflächige, unter Wirbelbogenteilresektion erfolgende Freilegung der komprimierten hint. Spinalnervenwurzel ohne Abtragung des Prolapses. [E] facetectomy.

Facies, Fazies: (latein.) Äußeres, Gestalt; *anat* das Gesicht (einschl. pathognomonischer Ausprägungen) bzw. eine Organ(ober)fläche. [E] face; facies; surface. – **F. abdominalis,** F. peritonealis: das ängstlich verfallene, blasse Gesicht bei schwerer Baucherkrankung (v.a. Peritonitis); z.T. identisch mit ↗F. hippocratica. [E] abdominal facies. – **F. adenoidea:** Gesichtsausdruck bei adenoidem Habitus: halboffener Mund, evtl. schief stehende Schneidezähne. [E] adenoid face. – **F. cardiaca:** Gesicht bei chronischer Herzinsuffizienz mit kleinem Herzminutenvolumen; eingefallene Wangen, müder, ängstl. Gesichtsausdruck, blasse, feuchte, leicht zyanot. Haut. [E] cardiac facies. – **F. gastrica:** Gesicht des Magen-, insbes. Ulkuskranken; eingefallene Wangen, scharfe Nasolabialfalten, fahle Hautfarbe. – **F. hippocratica,** F. decomposita: das Gesicht des Moribunden: spitze, blasse, kühle Nase, vorstehende, blasse Kinnpartie, eingefallene Schläfen, kühle Ohren, fahlgraue Hautfarbe, kalter Schweiß auf der Stirn; mit ↗F. abdominalis teilidentisch. [E] hippocratic face. – **F. Hutchinson*:** das Gesicht bei nukleärer Ophthalmoplegie: starre, unbewegl. Augen, gesenkte Lider, gehobene Brauen, gerunzelte Stirn, schläfriger Ausdruck; evtl. auch leichter Exophthalmus. [E] Hutchinson's face. – **F. mitralis:** das Gesicht bei Mitralstenose (u. anderen Herzkrankheiten mit kleinem Herzminutenvolumen); mit typischer Ausschöpfungszyanose der Wangen u. Lippen. [E] mitral facies. – **F. myopathica:** »Sphinxgesicht«; schlaffer, müder Gesichtsausdruck bei Muskeldystrophie u. Dystrophia myotonica. [E] myopathic facies. – **F. tetanica:** das Gesicht bei Tetanus. [E] tetanic face.

Fadenfistel: von – nicht inertem, nicht einheilendem – Nahtmaterial ausgehende äußere oder innere Fremdkörperfistel, entstanden nach Durchbruch eines Seroms bzw. eines um den Faden gebildeten, sich zu einem sterilen oder unsterilen Abszeß entwickelnden Granuloms (Fadengranulom). Heilung nur nach Fadenresorption bzw. -ausstoßung (»Fadeneiterung«) oder nach operativer Fistelrevision.

Fäkalkollektor: Inkontinenzhilfsmittel zur Versorgung der Stuhlinkontinenz; der F. ist ein auslaufssicherer u. geruchsdichter Auffangbehälter, welcher mittels einer ausschneidbaren Hautschutzfläche individuell u. anatomisch exakt angepaßt wird u. leicht entleert werden kann.

Fäkalurie: Auftreten von Stuhl (Kot) = Fäkalien im Harn bei einer Blasen-Darm-Fistel. [E] fecaluria.

Fäulnisdyspepsie: eine meist chron. Verdauungsstörung mit Zunahme der Fäulnisprozesse im Dünn- u. v.a. Dickdarm infolge mangelhafter Eiweißverdauung (z.B. bei Enzymmangel, übermäßigem Eiweißangebot) u. Eiweißresorption. Wird u.a. begünstigt durch krankhaft aktivierte entsprechende ↗Darmflora, fehlende peptische Verdauung, entzündlichen Darmprozeß, Tumoren mit verstärkter eiweißreicher Sekretion. Symptome: vermehrte Peristaltik, Durchfälle, ↗Fäulnisstühle. [E] putrescence dyspepsia.

Fäulnisstuhl: Stuhl bei ↗Fäulnisdyspepsie; von alkalischem Geruch, breiig oder flüssig, dunkelbraun, mit Beimengungen von Schleim, oft auch kleiner Fleischfetzen (Beefsteak-Stuhl; mikroskopisch: Muskelfasern mit erhaltener Querstreifung). [E] putrified stool.

Fäzes, Faeces: der Stuhl, Kot. Ist normalerweise dickbreiig bis fest (bildet ab dem unteren Dickdarm eine Kotsäule), matt (bei Fettstuhl aber glänzend), je nach Gallenfarbstoffgehalt u. Nahrung gelb bis dunkelbraun u. – v.a. durch den Skatolgehalt – faulig riechend; allgemein mit neutraler Reaktion (bei flüssigen Entleerungen meist sauer, bei festen alkalisch). Enthält organische u. anorganische Bestandteile (Kalkseifen, Cholesterin, Purinbasen, Eiweißfäulnisprodukte, zersetzte Gallenbestandteile bzw. K^+, Ca^{2+}, Mg^{2+}, Fe^{2+}, PO_4^{3-}, Na^+, Cl^-, S^{2+}), ferner unverdauliche (Cellulose, Haare, Horn, Pflanzenbestandteile) Nahrungsbestandteile, aber auch unverdaute Nahrungsreste (Muskel-, Bindegewebsfasern, Stärke, Fett) sowie Spaltpilze, Hefen, Bakterien, evtl. auch Parasiten. Die tägliche Menge beträgt 60–250 g. Ist krankheitsbedingt z.T. pathognomonisch verändert, z.B. als Teer-, Gärungs-, Fäulnis-, Reiswasserstuhl, als acholischer »zerhackter« u. »zerfahrener« Stuhl, Bleistift-, Schafkotstuhl. – s.a. Kopro…, Kot…, Stuhl… [E] feces; stool.

Fahr* (THEODOR F., 1877–1945, Pathologe, Hamburg) **Syndrom:** (1931) eine idiopathische, nicht-arteriosklerotische intrazerebrale Gefäßverkalkung, bevorzugt der Basalganglien u. des Nucleus dentatus. Sie führt langsam fortschreitend zu Demenz, evtl. auch Krampfanfällen, extrapyramidalen u. Kleinhirn-Symptomen (Hyper-, evtl. Akinesien, Rigidität der Muskulatur, Koordinationsstörungen); bei Übergreifen auf die innere Kapsel auch Lähmungen (Hemi-, Paraplegien). Wird verursacht durch Abscheidung kolloidaler, eiweißreicher Flüssigkeit, die sekundär verkalkt (Eiweißkonkremente als »Pseudokalk«, »Hirnsteine«). Die Ätiopathogenese ist unklar, wird z.B. bei unbehandelter Nebenschilddrüseninsuffizienz beobachtet. [E] Fahr's syndrome.

Fahrradergometrie: Messung von Herz-Kreislauf-Parametern unter Pedaltreten; während der Patient zunehmend belastet wird (steigende Drehzahl, zunehmender Widerstand), wird ein Elektrokardiogramm aufgezeichnet u. der Blutdruck gemessen; nicht-invasives Verfahren zur Diagnostik einer Koronarinsuffizienz.

Fahrtauglichkeit: die Fähigkeit, ein Kraftfahrzeug sicher durch den Verkehr zu steuern; kann im höheren Alter durch Störungen der Wahrnehmung, Erkrankungen mit Einfluß auf die Bewußtseinslage u. auf die Hirnleistung sowie durch Medikamente u. Alkohol beeinträchtigt sein. Wahrnehmungsstörungen betreffen in erster Linie das Sehvermögen (Presbyopie, Glaukom, Katarakt oder senile Makulopathie); hirnorganische Anfallsleiden oder ein mit Insulin bzw. Sulfonylharnstoffen behandelter Diabetes können das Bewußtsein kurz- oder längerfristig beeinflussen. Eine leichte Demenz vom ALZHEIMER* Typ dagegen bedeutet nicht unbedingt den Verlust der F. Die Beurteilung des Fahrverhaltens erfolgt am zweckmäßigsten durch die gezielte Befragung des Patienten u. seiner Angehörigen; bei Verdacht auf Fahruntauglichkeit wird eine vom Hausarzt veranlaßte amtsärztliche Untersuchung bzw. eine vom TÜV durchgeführte medizinisch-psychologische Prüfung notwendig.

Fakirhand: Hand mit stark gebeugten, sich mit den Nägeln in die Hohlhand einbohrenden Fingern; z.B. bei fortgeschritt. Paralysis agitans.

Fallfuß: schlaff herabhängender Fuß (mit Steppergang) bei Fibularislähmung. E dangle foot; drop foot.

Fallhand, Kußhand: am aufrecht oder horizontal gehaltenen Unterarm herabhängende Hand (mit leicht im Grundgelenk gebeugten Fingern) bei Radialislähmung. E drop hand; wristdrop; carpoptosis.

Fallsucht: ↗Epilepsie. E epilepsy.

Familienanamnese: stellt einen wichtigen Teil der Anamnese des Patienten dar; gefragt werden sollte z.B. nach Erkrankungen wie Chorea HUNTINGTON* oder Diabetes mellitus naher Verwandter.

Familientherapie: Psychotherapie-Form, bei der – neben dem Patienten – dessen Familie in die Behandlung einbezogen wird (evtl. auch weitere Bezugspersonen = Systemtherapie); als psychotherapeutische Sitzung mit der ganzen Familie (= **Familienpsychotherapie**) oder als Angehörigengruppe, ferner als Beratung in praktischen Lebensfragen. E family therapy.

Famotidin: ein H_2-Rezeptorenblocker; hemmt die Histamin-vermittelte Säure- u. Pepsinsekretion des Magens; Anw. v.a. zur Ulkustherapie; in der Intensivmedizin zur Prophylaxe von Streßulzera.

Fango: *(ital. = Schlamm)* am Boden von Thermalquellen abgelagerter Mineralschlamm bzw. durch atmosphärische Einwirkung verwitterter Basalttuff (z.B. Eifelfango); dient als dickbreiige, unter Wasserzusatz angeteigte Packungsmasse für örtliche Peloid-Therapie. Indikationen: chronische, schmerzhafte Erkrankungen des Bewegungsapparates, z.B. Lumbalgien, HWS-Syndrom, Osteoporose, Arthrosen, Tendopathien, Weichteilrheumatismus u.a. E mud.

Farbenskotom: umschriebener absoluter oder relativer Gesichtsfeldausfall für Farben; z.B. bei Optikusschaden als Rot-Grün-, bei Netz- u. Aderhauterkrankung als Blau-Gelb-Ausfall. E color scotoma.

Farbszintigraphie: automatisches Verfahren der Szintigraphie, bei dem ein mit dem Szintillationszähler gekoppeltes Farbband ein differenziertes **Farbszintigramm** schreibt, das auch kleine Impulsdifferenzen besser erkennen läßt. E color scanning.

Farmerhaut: **1)** Hautatrophie (kolloide Degeneration u. Entzündungsreste) mit nachfolgender tiefer Furchung infolge übermäßiger chron. – meist beruflicher – Sonnenlichtexposition. E farmer's skin. **2)** spätmanifestes Xeroderma pigmentosum.

Fasciitis, Fasziitis, Fasziopathie: (entzündlicher) Prozeß des Fasziengewebes; meist im Rahmen entzündlicher rheumatischer Erkrankungen; evtl. als Prozeß, der mit schrumpfender Verschwielung ausheilt (»Holzphlegmone«). E fasciitis. – **F. palmaris:** DUPUYTREN* Kontraktur. – **F. retroperitonealis:** das ORMOND* Syndrom.

Faßthorax: der kurze, breite Thorax bei ↗Lungenemphysem; mit erweiterter unterer Thoraxapertur. Im höheren Alter entsteht ein F. häufig durch altersbedingte Veränderungen der Brustwirbelsäule mit Kyphose u. Zunahme des sagittalen Thoraxdurchmessers, ohne daß die Lungenfunktion beeinträchtigt ist. E barrel-shaped thorax; barrel chest.

Faszienklappe: künstliche, aus körpereigener Faszie gebildete Herzklappe. E valvular prosthesis made from fascia.

Faszientechnik: ↗Bindegewebsmassage mit tangentialer Verschiebung von Haut u. Unterhaut gegen darunterliegende Muskelfaszien u. Gefäßscheiden.

faszikulär: in Form eines kleinen Bündels (»Faszikel«), in Bündeln angeordnet, Bündel betreffend. E fascicular. – **f. Block:** s.u. Hemiblock. E fascicular block. – **f. Zuckungen,** Faszikulation: fibrilläres Zittern; diskrete, subkutane spontane Kontraktionen einzelner Einheiten des Skelettmuskels als Ausdruck erhöhter Erregbarkeit, v.a. bei Rückenmarksprozessen, aber auch bei Ermüdung; auch provozierbar u.a. durch Kältereiz; im Elektromyogramm treten hierbei **Faszikulationspotentiale** auf (Entladungen einzelner motorischer Einheiten, häufig mit großer Amplitude u. polyphasisch). [E] fasciculation.

Faustschlußprobe: angiologische Untersuchung bei Verdacht auf arterielle Verschlußkrankheit der Unterarm- u. Handarterien anhand der Latenz der reaktiven Hyperämie nach bis zu 50mal in Sekundentempo wiederholtem Faustschluß; Beurteilung analog der Lagerungsprobe n. RATSCHOW. [E] closed-fist stress test; handgrip exercise.

Fazialisanastomosen: Vereinigung eines durchtrennten gesunden Nervs (Nervus glossopharyngeus, N. accessorius oder N. hypoglossus) mit dem ausgefallenen Fazialis zur Korrektur einer peripheren ↗Fazialislähmung, d.h. zur Reinnervation der Gesichtsmuskulatur. [E] facial nerve anastomoses.

Fazialiskontraktur: Dauerkontraktion von Gesichtsmuskeln als Zustand bei unvollständiger Rückbildung einer peripheren ↗Fazialislähmung; u. zwar Lidspaltenverengung, verschärfte Nasolabialfalte, Mundwinkelhebung. Die Restlähmung ist bes. deutlich bei Willkürbewegungen. Außerdem treten Mitbewegungen von Wangenmuskeln u. Platysma bei Lidschluß u. des Musculus orbicularis oculi bei Mundbewegungen auf. [E] contracture of facial muscles.

Fazialislähmung, Prosopoplegie, Fazioplegie: ischämische oder – seltener – traumatische (nach Schädelbruch, -Op.), otitis- oder vergiftungsbedingte oder aber idiopathische Lähmung (Parese oder Paralyse) des Nervus facialis bzw. der von ihm versorgten Gesichtsmuskulatur, u. zwar ein- oder beidseitig (= Mono- bzw. Diplegia facialis), isoliert oder mit anderen Störungen kombiniert. Nach dem Ort der Schädigung unterschieden als **zentrale** oder als **supranukleäre F.** (bei Schädigung im unteren Teil der vorderen Zentralwindung der Gegenseite bzw. des Tractus corticonuclearis, d.h. im durch die innere Kapsel zum Kern des N. facialis ziehenden Fazialissystem, aber oberhalb des Nervenkerns; Lähmungen v.a. im Mundbereich, da die Stirn aus dem beidseitigen Rindengebiet versorgt wird) u. als **periphere F.,** die wiederum als **nukleäre** u. als **infranukleäre F.** unterschieden wird (Schädigung im Nervenkern bzw. im Nerv selbst; beide Formen meist einseitig, mit verstrichener Stirn- u. Nasolabialfalte, Unmöglichkeit des Stirnrunzelns u. aktiver Mundbewegungen, Lagophthalmus; bei letzterer Form evtl. auch Gehörstörung als Hyperakusis u. Geschmacksstörung in den vorderen 2 Dritteln der Zunge). [E] paralysis of the facial nerve; facialis paresis. – **F., familiäre idiopathische periphere:** eine F. mit unbekannter Genese (Virusinfektion + konstitutionelle Faktoren?); zu Rückfällen neigend; evtl. mit Gesichtsschwellungen (= MELKERSSON*-ROSENTHAL* Syndrom). [E] peripheral familial idiopathic paralysis of the facial nerve. – **F., rheumatische periphere:** BELL* Lähmung. [E] Bell's palsy.

Fazialisneuralgie: die im allgemeinen vom Ganglion geniculi ausgehende ↗Gesichtsneuralgie. [E] facial neuralgia.

Fazialisneuritis: supranukleäre, nukleäre oder infranukleäre Neuritis des Nervus facialis, z.B. bei Herpes zoster, Poliomyelitis, chemotoxisch (durch Alkohol, Streptomycin). [E] neuritis of the facial nerve.

Fehlernährung: unzureichende u. qualitativ minderwertige Zufuhr von Nahrung u. Flüssigkeit, führt häufig zu Ernährungsstörungen. Kommt im Alter häufiger vor, zum einen aufgrund eines verminderten Durstempfindens sowie eines weniger stark ausgeprägten Appetits; andere Gründe liegen z.B. in unzureichender zahnprothetischer Versorgung, Medikamenteneinnahme, Multimorbidität, Schluckstörungen. Psychosoziale Einflüsse wie Einsamkeit, Armut, der Verlust von Selbständigkeit u.a. wirken sich meist ebenfalls auf das Ernährungsverhalten aus. Zahlreiche körperliche Störungen oder Erkrankungen werden durch F. ausgelöst oder begünstigt, z.B. Infektanfälligkeit, Anämien, Demenz, Immobilität u. Dekubitalulzera durch Unterernährung; Hypertonie, Adipositas u. Diabetes Typ II durch Überernährung; Obstipation u. Divertikulitis durch Ballaststoffmangel etc.

F-EKG: ↗**F**unktions-**E**lektro**k**ardio**g**ramm.

Felderung: (HINSELMANN) Begriff der Kolposkopie für den als Krebs-Ursprungsbereich geltenden pathologischen Epithelbefund der Gebärmutterportio in Form gelblicher, rot eingerahmter Felder. [E] tesselated mosaicism.

Felodipin: Calciumantagonist aus der Gruppe der Dihydropyridine; Anw. in der Hypertonietherapie.

Feminisierung, Feminierung: »Verweiblichung«; das Auftreten sekundärer weiblicher Geschlechtsmerkmale beim männlichen Individuum, z.B. nach Kastration, Ovarientransplantation, Behandlung mit gegengeschlechtlichen Hormonen. [E] feminization.

Femoralislähmung: durch Schädigung des Nervus femoralis bedingte Lähmung der von diesem Nerv versorgten Muskeln. Symptome: aufgehobener Patellarsehnenreflex, Sensibilitätsstörung oben-innen an der Unterschenkelstreckseite, Aufhebung der Streckung im Kniegelenk, evtl. auch der Beugung im Hüftgelenk (bei distaler bzw. bei hoher oder kompletter Nervenschädigung). [E] femoral nerve paralysis.

Fendilin: ein ↗Calciumantagonist mit antiarrhythmischer u. vasodilatatorischer Wirkung auf die Koronargefäße; Anw. als Klasse-IV-Antiarrhythmikum u. zur Therapie der Koronarinsuffizienz (s.a. Antiarrhythmika); besitzt wie das Prenylamin auch einen lokalanästhetischen Effekt.

Fenofibrat: ein Clofibrat-Analogon; ↗Lipidsenker zur Therapie schwerer Hypertriglyceridämien, Hypercholesterinämien u. kombinierter Fettstoffwechselstörungen.

Fenoprofen: ein Analgetikum, Antipyretikum u. Antirheumatikum; Anw. bei akuten u. chronischen entzündlich-degenerativen Erkrankungen des Bewegungsapparates.

Fenoterol: *(INN)* ein β_2-Sympathomimetikum, welches als Antiasthmatikum, Broncholytikum u. Tokolytikum eingesetzt wird.

Fenwick* Ulkus (Edwin-Hurry F., 1856 bis 1944, Urologe, London): ein chronisches, unspezif. Einzelgeschwür im Trigonum der Harnblase; eine Sonderform der Zystitis. Führt zu ↗Hämaturie u. Entwicklung einer Reizblase (mit Kapazitätseinschränkung). [E] Fenwick's ulcus.

Fernbrille: Brille zur Korrektur der Myopie (d.h. bei Fernsicht < 5 m; vgl. Fernpunkt).

Fernembolektomie: indirekte, pro- oder retrograde ↗Embolektomie bzw. ↗Endarteriektomie mittels eines (in oder gegen Richtung der Blutströmung) fern der Gefäßverlegung (am Ort der Wahl) in das Blutgefäß eingeführten Instruments (Fogarty* Katheter). [E] indirect embolectomy.

Fernembolie: Embolie fern vom Primärherd, d.h. vom ↗Thrombus; vgl. Fernmetastase. [E] distant embolism.

Fernhämatom: ein Bluterguß in Distanz vom Verletzungsort, z.B. Brillen-, Monokelhämatom u. Hämatotympanon bei Schädelbasisfraktur.

Fernmetastase: auf dem Blut- oder Lymphweg (= hämato- bzw. lymphogen) entstandene Geschwulstmetastase fern des Primärtumors (u. des regionalen Lymphknotensystems). [E] distant metastasis.

Fernpunkt: auf der verlängerten Augenachse – normalerweise im Unendlichen – gelegener Punkt, auf den das Auge bei voller Erschlaffung des Akkommodationsapparates (bei »Fernsehen« = Sehen in die Ferne; ab 5 m) eingestellt ist. [E] far point.

Ferritin: ein dem Hämosiderin verwandtes Eisenspeicherprotein (ein Eisenproteid), das aus einer Apoferritinschale u. aus zentralen Eisenhydroxid-Oxid-Mizellen besteht. Liegt vor v.a. in Milz, Leber, Darmschleimhaut, Knochenmark u. RES; in geringem Maße im Blutserum (Frauen 30–120 ng/ml; Männer 30–260 ng/ml; erniedrigt bei ↗Eisenmangel, erhöht z.B. bei Hämochromatose, Lebererkrankungen, Tumoren, traumatischem Schock, Tetrachlorkohlenstoff-Vergiftung). Als SH-F., d.h. in Gegenwart von Sulfhydrylverbindungen, wirkt es blutdrucksteigernd (»vasopressorisch«). [E] ferritin.

Fersendekubitus: Druckgeschwür, welches häufig beim bettlägerigen Patienten entsteht, v.a. im Stadium II der arteriellen Verschlußkrankheit (AVK); läßt sich durch sorgfältige Pflege u. Dekubitusprophylaxe vermeiden (s.a. Dekubitus).

Fersenschmerz: Achillodynie, Kalkaneodynie; oft mit Fersensporn (Kalkaneussporn); entzündlich bes. bei Spondylitis ankylosans, Reiter* Syndrom u.a.; degenerativ bes. bei Spondylosis hyperostotica. [E] heelpain.

Fettatrophie: unter Fettgewebszunahme ablaufende ↗Atrophie (= Adipositas ex vacuo, Vakatfettwucherung). [E] fatty atrophy.

Fettdyspepsie: Störung der Fettverdauung u./oder -resorption; u.a. infolge ungenügender Durchmischung der Nahrung mit

Verdauungssäften (z.B. nach Gastrektomie; bei Lipase-, Gallensäuremangel), bei gestörter Dünndarmschleimhautfunktion (z.B. Zöliakie), Verkürzung des zur Resorption fähigen Darmbereichs (z.B. nach Dünndarmausschaltung, -resektion). Folgen sind ein kalorisches Defizit, Vitaminmangel, ↗Malabsorption u. Fettdurchfälle (Steatorrhö).

Fettembolie: ↗Embolie durch in der Blutbahn auftretende Fetttröpfchen (als freigesetzte Gewebs- u./oder ausgefällte Plasmafette), z.B. nach Knochenbruch mit Knochenmarksbeteiligung, Weichteilquetschung, Verbrennung, Starkstromverletzung, Injektion ölhaltiger Präparate in die Blutbahn. Das klinische Bild ist je nach Lokalisation verschieden; u.U. kommt es zu einer ↗Verbrauchskoagulopathie (**Fettembolie-Defibrinierungssyndrom**). [E] fat embolism.

Fettherz: das Herz des Fettleibigen (einschl. der Adipositas cordis u. des Cor adiposum). – Auch inkorrekte Bez. für die fettige Degeneration des Herzmuskels. [E] fatty heart.

Fettleber, Hepar adiposum; Steatosis hepatis**:** übermäßiger Fettgehalt des Leberparenchyms (Fettablagerung in Tröpfchenform), evtl. mit Nekrose, Entzündung oder Fibrose. Resultiert aus vermehrtem Fettangebot (als Nahrungsfett oder aus Fettdepots), gesteigerter körpereigener Fettbildung (Fettbiosynthese), Störungen des oxidativen Fettsäurenabbaus oder aus Abtransportstörungen (bei Lebererkrankungen). Die Leber ist teigig weich, gelblich, evtl. vergrößert; kommt vor z.B. bei Fettsucht, Eiweißmangel, Diabetes mellitus, chron. Alkoholismus, als Folge von Lebergiften, bei Sauerstoffmangel infolge Anämie, Herz-Kreislauf-Schwäche etc. Diagnose erfolgt durch Leberbiopsie. [E] fatty liver.

Fettpneumonie: chronische interstitielle Pneumonie infolge aspirationsbedingten Eindringens öliger oder öl- bzw. lipoidhalt. Substanzen in die Lunge, z.B. nach Bronchographie mit öligem Röntgenkontrastmittel, nach Oleothorax-Perforation. Exzeß paraffin- oder ölhaltiger Nasentropfen. [E] lipid pneumonia.

Fettsäuren, FS: die nach ihrem Vorkommen in Fetten benannten Säuren. Als **gesättigte F.** sind es aliphatische Monocarbonsäuren der allgemeinen Formel C_nH_{2n+1}–COOH (n = Anzahl der Kohlenstoffatome ohne das C der Carboxylgruppe); z.B. die Essig-, Butter-, Palmitin-, Stearinsäure (die beiden letzteren als C_{15}- bzw. C_{17}-Säuren). Als **ungesättigte F.** F. mit der allg. Formel $C_nH_{2n-1,3,5}$–COOH; sie werden unterschieden als einfach, doppelt (= Diensäuren) oder dreifach (= Triensäuren) bis mehrfach ungesättigte F. (z.B. die Ölsäure bzw. Linolsäure bzw. Linolensäure bzw. Arachidonsäure [eine Tetraensäure]); einige der ungesättigten F. sind **essentielle F.** (= EFA [A für **a**cids] = Vitamin F = Vitagene), v.a. eine Linolsäure u. die Arachidonsäure; diese werden vom Säugetierorganismus nicht synthetisiert, u. ihr Fehlen in der Nahrung hat Mangelerscheinungen zur Folge, da sie Bestandteil von Phospholipiden sind u. Prostaglandin-Vorstufen sowie Substanzen der Zellmembran darstellen u. auch für den Mitochondrienstoffwechsel notwendig sind. Als Empfehlung für die Zufuhr von Nahrungsfetten gilt, daß je ein Drittel gesättigte, einfach ungesättigte u. mehrfach ungesättigte F. enthalten sein sollten. [E] fatty acids (saturated; unsaturated; essential). – Als **natürliche F.** sind es v.a. **unverzweigte F.** mit gerader Zahl an Kohlenstoffatomen u. mit *cis*-Konfiguration, z.B. in Fetten (s.a. Triglyceride) u. Wachsen sowie – v.a. als ungesättigte F. – in Phosphatiden, Cholesterinestern, aber auch **(methyl)verzweigte F.,** z.B. in Frauenmilch, Wollwachsen, Lipiden von Mykobakterien, oder Hydroxy-F., z.B. in Cerebrosiden; im Körper durch Fettabbau oder durch Fettsäurebiosynthese gebildete F. werden – proteingebunden – im Blut transportiert, von Leber- u. Fettgewebszellen aufgenommen; sie dienen als Energiequelle u. als Bausteine für die Fett- u. Lipoidbiosynthese; die Normalwerte betragen im Serum 240–420 (davon ca. 3 bis max. 10% unverestert), Blut 290–420, Galle ca. 270 mg/100 ml (davon 0,3% unverestert). Mit dem Stuhl werden ca. 4 g/24 Std. ausgeschieden. Der Serumspiegel ist durch Insulin (Senkung), durch Adrenalin, Corticotropin, Glucagon u. das Wachstumshormon (Erhöhung) sowie über den Kohlenhydratstoffwechsel beeinflußbar. – **F., freie; unveresterte F.,** FFS,

UFS, NFS: die im Intermediärstoffwechsel bei der Fettmobilisierung freigesetzten u. als albumingebundene energieliefernde (an Stelle von Glucose) Transportform im Serum auftretenden F.; sie besitzen eine Insulin-antagonistische Wirkung, werden bei schwerem Diabetes mit verstärkter Lipolyse vermehrt freigesetzt u. begünstigen die Bildung von Ketokörpern. E free fatty acids (= FFA). – **F., veresterte:** die in den Lipoiden u. Fetten gebundenen F. E esterified f. a.

Fettsalben: Salben auf Fettgrundlage.

Fettstuhl: lehmartiger, glänzender Stuhl mit reichlichem Gehalt an Neutralfetten (bei Lipasemangel), Fettseifen u. Fettsäuren; s.a. Steatorrhö. E greasy stool; fatty stool.

Fettsucht: ↗Adipositas. E obesity.

Fettzirrhose, Steatocirrhosis: Leberzirrhose als Folgezustand der Fettleber, auch Leberzirrhose mit mehr oder weniger starker Verfettung der Parenchymzellen; geht mit Bildung bindegewebiger Septen im Läppchenzentrum u. periportal einher. Das Organ ist gelblich, vergrößert, glattrandig, vermehrt konsistent u. (häufig) von glatter Oberfläche.

Fibrillation, Fibrillieren: irreguläre u. asynchrone Kontraktionen von Herzmuskelanteilen, z.B. beim Vorhof- u. Kammerflimmern. – Auch inkorrekte Bez. für ↗faszikuläre Zuckungen des Skelettmuskels. E fibrillation.

Fibrinogen: der »Faktor I« der ↗Blutgerinnung. Ein löslicher Eiweißkörper, ein Glykoprotein, das Hexose, Acetylhexosamin, Acetylneuraminsäure enthält; wird in der Leber gebildet u. rasch umgesetzt (biol. HWZ ca. 5 Tg.); kommt v.a. im Plasma (2–4,5 g/l) u. zu etwa 20% außerhalb des Blutes vor (in Interstitium, Exsudaten etc.); wird auch therapeutisch angewendet, z.B. bei Afibrinogenämie, Hypofibrinogenämie. Die Serumkonzentration ist evtl. krankhaft erhöht (Hyperfibrinogenämie), z.B. – als Akute-Phase-Protein – bei Infektion, Tumoren, oder vermindert (Fibrinogenopenie; als Hypo- bis Afibrinogenämie), z.B. bei schwerer Leberschädigung, konstitutioneller Fibrinopenie. Hohe F.-Konzentration ist ein Risikofaktor für Kardio- u. zerebrovaskuläre Erkrankungen, was für ältere Patienten wegen der ansteigenden F.-Konzentration mit zunehmendem Alter von Bedeutung ist. Abbau- u. Spaltprodukte treten auf nach Einwirkung fibrinspaltender proteolytischer Enzyme (**Fibrinogenasen**; z.B. Thrombin [Bildung der Fibrinopeptide A, B, AB u. Y], Plasmin, Trypsin, Chymotrypsin). E fibrinogen.

Fibrinolyse: die enzymatisch-proteolytische Auflösung von Fibringerinnseln im Organismus, z.B. bei Thrombosen, Pneumonie; Steigerungen der Aktivität im **Fibrinolysesystem** sind nachweisbar z.B. durch Bestimmung der Spontanfibrinolyse eines Vollblutgerinnsels (»clot observation test«) oder mit Hilfe verdünnten rekalzifizierten Plasmas (Euglobulinlysezeit) im Rahmen der Thrombelastographie u. durch die Fibrinplatten-Methode. Hemmung erfolgt durch **F.-Inhibitoren** über eine Blockierung des aktiven Fibrinolysins durch Antiplasmin oder durch Antifibrinolytika. – s.a. Fibrinolysetherapie. E fibrinolysis.

Fibrinolysetherapie: die medikamentöse Auflösung von Blutgerinnseln (Thromben, Emboli) bei peripheren Gefäßverschlüssen, Lungenembolie, Mesenterialinfarkt, Myokardinfarkt etc. Die F. geschieht in der Regel mit Streptokinase, APSAC oder Urokinase u. dem Gewebeaktivator (rt-PA). In Erprobung sind Prourokinase (scu-PA) u. Chimären von Gewebeaktivator u. Prourokinase. Eine F. zur Reperfusion ischämischen Gewebes beim Myokardinfarkt sollte möglichst innerhalb der 3-Stunden-Grenze erfolgen, spätestens aber vor Ablauf von maximal 6 Stunden; bei tiefer Venenthrombose u. Lungenembolie bestehen gute Erfolgschancen noch während der ersten 7 Tage, vertretbare bis zu 4 Wochen. Arterielle Verschlüsse können noch nach Wochen bis Monaten erfolgreich behandelt werden. Unterschieden wird eine systemische u. eine lokale F., wobei der systemischen F. meist der Vorzug gegeben wird.

Bei der **systemischen F.** werden Fibrinolytika intravenös appliziert. Die Dauer der F. richtet sich nach dem Ort des Verschlusses. Während die systemische F. z.B. beim frischen Myokardinfarkt nur über einen Zeitraum von 60 Minuten erfolgt, werden Lungenembolien über einen Zeitraum von 24–48 Stunden, tiefe Beinvenenthrombosen hingegen noch länger fibrinolytisch behandelt. Obligatorisch nach systemischer F. ist eine Heparinisierung, um einen erneuten Verschluß zu verhindern. Dabei wird eine Verlängerung der Thrombinzeit um das 2- bis 3fache angestrebt. Der Heparinisierung schließt sich in der Regel eine Cumarin-Therapie an.

Bei der **lokalen F.** (»Katheterlyse«) (z.B. selektive intrakoronare Fibrinolyse) wird ein Katheter in unmittelbarer Nähe des Thrombus plaziert. Dieser kann dann über den Katheter gezielt mit Fibrinolytika umspült u. aufgelöst werden.

Fibroadenom(a), Adenofibrom: eine – im allgemeinen – gutartige Geschwulst aus Bindegewebe (↗Fibrom) u. aus eingeschlossenem Drüsengewebe; z.B. im Eierstock (**F. ovarii**; i.e.S. als Cystadenoma pseudopapilliferum), in der Prostata, Brustdrüse (häufigster gutartiger Mammatumor). [E] fibroadenoma. – **F. cysticum:** Mastopathia cystica. – **F. intracanaliculare:** F. der Mamma mit starker Bindegewebsproliferation u. Verdrängung u. Kompression der elongierten Ductuli u. Azini; auch als **F. i. phylloides** (mit im Schnitt blattartigen Stromawucherungen; evtl. Metaplasien u. sarkomatöse Entartung). [E] intracanalicular f. – **F. pericanaliculare:** F. der Mamma mit periazinärer u. periduktulärer Wucherung des Bindegewebes. [E] pericanalicular f.

Fibrokeratoma Unna*: kleines ↗Fibroma pendulans (meist als Vielfachbildung) an Lidern u. Hals älterer Frauen.

Fibrom(a): eine gutartige, meist rundlich-kugel. Geschwulst aus faser- oder zellreichem Bindegewebe (= F. durum bzw. molle); evtl. als Vielfachbildung (Fibromatose). [E] fibroma. – **F. cavernosum:** F. mit zahlreich erweiterten Gefäßen (= teleangiektatisches F.); z.B. in der Nasen-, Rachenhöhle. – **F. cysticum:** F. mit zentralen Erweichungen oder Ausweitungen von Lymphgefäßen (i.e.S. das lymphozystische F. des Uterus). – **F. durum,** Filom: das faserreiche u. zellarme »harte« F.; als Sonderform das Keloid. – **F. molle:** das als »Fleischwarze« aus lockerem oder maschigem, oft auch zellreichem Bindegewebe bestehende »weiche F.«. – **F. molluscum:** ein meist zellreiches (weiches), oft schleimhaltiges Hautfibrom, v.a. bei Neurofibromatose. – **F. pendulans, F. pendulum:** die häufigste, gestielte Form des ↗F. molle; Fibrokeratoma; s.a. Abb. – **F. sarcomatodes, F. sarcomatosum:** ↗Fibrosarkom. – **F. simplex Unna*,** Fibrosis subepidermalis nodularis, Histiozytom: ein solitäres F. durum der Haut; bis erbsgroß, hautfarben oder rötlichbraun, glatt; weitgehend identisch mit Dermatofibroma lenticulare.

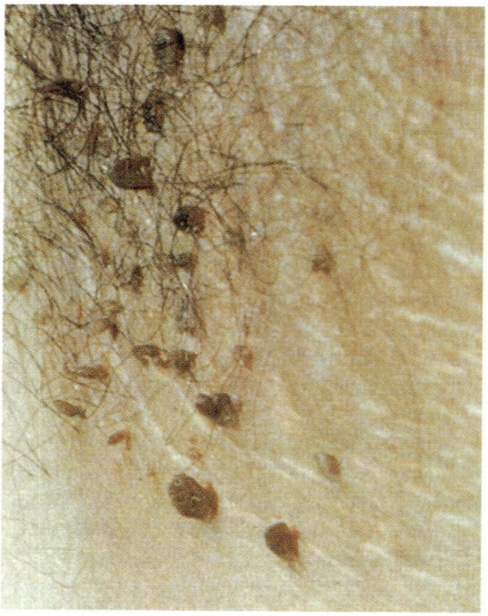

Fibromata pendulantes [59]

Fibrosarcoma, Fibrosarkom: ein den Bau fibrösen Bindegewebes nachahmendes Sarkom. Seine weniger Kollagenfasern bildende unreife (spindelzellige u. polymorphzellige) Form ist extrem bösartig. – Kommt u.a. in Knochen bzw. am Periost vor. [E] fibrosarcoma. – **F. der Haut:** maligner Hauttumor, entsteht in normaler Haut oder auf atrophischen Narben (Lupus vulgaris, Röntgenoderm, Xeroderma pigmentosum).

Fibrositis(-Syndrom): Oberbegriff für die – z.T. als »Weichteilrheumatismus« bezeichneten – schmerzhaften Zustände bzw. krankhaften Vorgänge an Muskeln (Myositis) u. den bindegewebsreichen Strukturen der Skelettweichteile (Tendinitis, Tendovaginitis, Fasciitis, Bursitis, Periostitis, Periarthritis), Nervenscheiden (Neuritis) etc. – **F. ossificans Greig*:** die Myositis ossificans progressiva. – **F., subkutane,** Panniculitis: ↗Cellulitis.

Fibrothorax: eine breit mantelförmig der Lunge aufliegende Pleuraschwarte als organisierter Pleuraerguß. 🄴 fibrothorax; fibrotic thorax.

Fibularislähmung, Peroneuslähmung: Funktionsausfall der vom Nervus peroneus = N. fibularis (insbes. N. p. profundus) nervös versorgten Fuß- u. Zehenstreckmuskeln als Folge einer Erkrankung oder Schädigung des Nervs; u.a. als Berufsschaden (gemäß der 7. BKVO) z.B. bei Bodenlegern, Dachdeckern infolge Kompression durch die Sehne des Musculus biceps femoris. Symptome: fehlende Fußhebung (Dorsalflexion), Lähmungsspitzfuß, Steppergang. 🄴 peroneal nerve paralysis.

Fieber, Febris, Pyrexie: Erhöhung der Körpertemperatur über den Normalwert (37 bis 38 °C rektal, liegt bei alten Menschen um 0,5–1 °C niedriger als bei jüngeren), die als Verstellung des Sollwerts im Wärmeregulationszentrum aufzufassen ist. Das Fieber kann durch normale Einflüsse auf das Regulationszentrum zustande kommen, z.B. bei allgemeiner Anspannung (Lampenfieber) oder bei körperlicher Arbeit, meist ist es aber Ausdruck von Störungen: entweder direkt ausgelöst durch Krankheitsprozesse im Gehirn (= zentrales Fieber; z.B. bei Hirntumor, Ventrikelblutung, Liquordruckerhöhung) oder aber indirekt durch herangeführte Pyrogene. F. bei älteren Patienten wird meistens durch Infektionen, neoplastische Erkrankungen oder Kollagenosen verursacht, seltener sind Arzneimittelfieber, F. nach Lungenembolien, bei granulomatösen Erkrankungen oder AIDS. Die Fieberreaktion kann beim alten Menschen verspätet einsetzen, abgeschwächt sein oder ganz fehlen. Es ist abends im allg. höher als morgens u. zeigt oft einen krankheitsspezifischen Verlauf (»Fiebertyp«). Vom Fieber zu unterscheiden ist die ↗Hyperthermie, welche eine dem Körper aufgezwungene Überwärmung bei normalem Sollwert darstellt, z.B. bei zu hoher Umgebungstemperatur. 🄴 fever. – **F., aseptisches:** F. ohne Zeichen einer Infektion nach Verletzung, Operation; wahrscheinlich ausgelöst durch Resorption von Stoffen aus Nekrosen. 🄴 aseptic f. – **F., biliäres:** intermittierendes oder remittierendes F. bei Cholangitis. 🄴 biliary f. – **F., hämorrhagisches:** F. mit charakteristischer Blutungsneigung (= hämorrhagische Diathese). 🄴 hemorrhagic f. – **F., rheumatisches:** s.u. rheumatisch. 🄴 rheumatic f. – **F. unbekannter Ursache,** FUO: Temperaturerhöhung auf über 37,5 °C (bei jüngeren Patienten über 38,3 °C), welche mindestens 3 Wochen besteht u. nach einwöchiger stationärer Diagnostik noch ungeklärt ist. Häufige Ursachen für FUO ↗Tab.

Häufige Ursachen für **Fieber** unbekannter Ursache bei alten Menschen [12]

bösartige Erkrankungen
– akute Leukämie – Morbus Hodgkin – Leberzellkarzinome – Nierenkarzinome – Lebermetastasen – bestimmte Knochentumoren – Non-Hodgkin-Lymphome
Infektionen
– intraabdominale Infektionen • Gallenblasen-/Gallenwegserkrankungen • Divertikulitis • intraabdominale Abszesse • Appendizitis – Tuberkulose – Endokarditis – Virus- oder Pilzinfektionen
Kollagenosen
– Polymyalgia rheumatica – Arteriitis temporalis
weitere Ursachen
– Arzneimittelfieber – Lungenfieber

Fieberbläschen: ↗Herpes simplex (febrilis). 🄴 fever blister.

Filtrationsrate, glomeruläre, GFR: das Volumen des Glomerulusfiltrats pro Zeiteinheit; ist abhängig vom effektiven Filtrationsdruck u. vom Filtrationswiderstand der Glomerulusmembran (deren Dicke, Fläche, Porengröße); beträgt beim Menschen ca. 125 ml/Min. bzw. 180 l/Tag (d.h. 60faches Plasmavolumen; unterliegt der Rückresorption in Tubuli), nimmt zwischen dem 20. u. 90. Lj. um ca. 35% ab. Die Bestimmung erfolgt indirekt anhand der Clearance von Substanzen, die ausschließlich u. frei = uneingeschränkt filtriert, jedoch nicht rückresorbiert oder sezerniert u. auch nicht in der Niere verstoffwechselt werden (z.B. Inulin, Polyfructosan S):

$$\mathrm{GFR} = \frac{U \cdot V}{P}$$

(U = Urinkonzentration; V = Harnvolumen; P = arterielle Plasmakonzentration). [E] glomerular filtration rate; GFR.

Finalstadium: das letzte Stadium eines Krankheitsprozesses, i.e.S. das vor dem Tode (= Präfinalstadium = Agonie). [E] final stage; end s.; terminal s.

Fingeragnosie: die Unfähigkeit, bei offenen Augen die eigenen Finger zu unterscheiden, zu benennen u. vorzuzeigen. Eine Störung der Körperfühlsphäre (Autotopagnosie) bei Schädigung des Gyrus angularis der dominierenden Großhirnhälfte; Teil des GERSTMANN* Syndroms. [E] fingeragnosia.

Finger-Finger-Versuch: Prüfung der Fähigkeit zur Koordination der Bewegungen durch Aneinanderführenlassen der Spitzen beider Zeigefinger in der Horizontalen (erst bei offenen, dann bei geschlossenen Augen); s.a. Finger-Nase-Versuch. [E] finger-to-finger test.

Fingerhut: die Gattung ↗Digitalis. [E] digitalis.

Fingerkontraktur: ↗Kontraktur der Finger als Beuge-, Streckkontraktur oder in Form einer seitlichen Abweichung; am Daumen auch als Adduktions-, Oppositionskontraktur; evtl. als angeborene (meist beidseit.) F. – Typisch u.a. als Pollex rigidus, Kampto- oder Klinodaktylie, komplette, rheumat. Abweichung zur Ellenseite (Ulnardeviation; als »Windmühlenflügelfinger«).

Finger-Nase-Versuch: als Prüfung auf Bewegungskoordination u. Taxie das Herbeiführenlassen (zunächst bei offenen, dann bei geschlossenen Augen) einer raschen, zielsicheren Berührung der Nasenspitze durch eine Zeigefingerspitze (nach weit ausholender Armbewegung); s.a. Finger-Finger-Versuch. [E] finger-nose test.

Fingerreflexe: diagnostisch genutzte Reflexe im Fingerbereich (»Fingerzeichen«); v.a. der BECHTEREW*-JACOBSOHN*, MAYER*, ROSNER*, GORDON* Reflex. [E] pyramidal signs in the hand (finger) region.

Fingerumlauf: ↗Panaritium. [E] felon.

Fischer* Druckverband (HEINRICH F., 1857–1925, Arzt, Wiesbaden)**:** bei oberflächl. Thrombophlebitis Druckverband (z.B. elastische Binde) des ganzen Beines ohne Drosselung der Arterien. [E] Fischer's compression bandage.

Fischflossenstar, Cataracta pisciformis**:** ein erblicher grauer Star (↗Cataracta) mit fischflossenartigen Bändern an der Oberfläche des embryonalen Linsenkerns.

Fischmaulatmung: die relativ langsame Schnappatmung bei – insbes. hypokaliämischer – diabetischer ↗Azidose.

Fischwirbel(form), Diaboloform**:** die Wirbelkörperdeformierung i.S. einer Höhenminderung unter Entwicklung einer Konkavität der Seitenwände (auf dem a.-p. Röntgenbild als Bikonkavität); z.B. bei ↗Osteoporose. [E] fish vertebra.

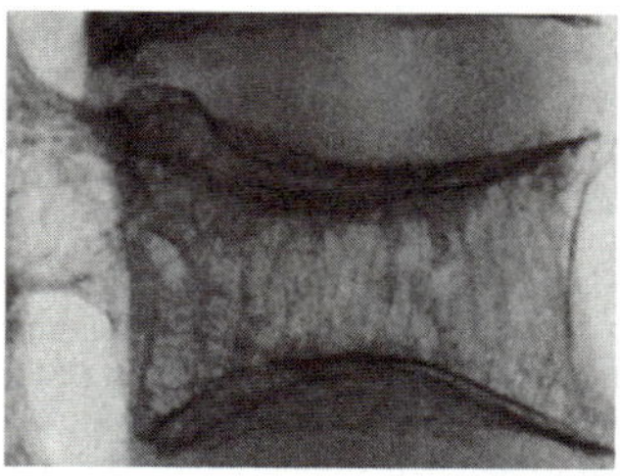

Fischwirbel bei Osteoporose der Lendenwirbelsäule mit zentral eingedellten Wirbelkörpern [29]

Fistel, Fistula**:** abnormer, röhrenförmiger Gang, der von einem Hohlorgan oder einem – evtl. krankhaft bedingten – Hohlraum ausgeht u. an der Körperoberfläche ausmündet (= **äußere F.** = Fistula externa) oder nur im Körperinneren verläuft (= **innere F.** = Fistula interna) u. evtl. mehrere innere Organe verbindet (= **kommunizierende F.**). Als **inkomplette F.** mit nur 1 Mündung (am anderen Ende blindendig), als **komplette F.** doppelmündig; als **komplexe F.** besteht sie aus mehreren miteinander verbundenen (»kommunizierenden«) Gängen mit mehreren Mündungen (sehr komplex als sog. Fuchsbaufistel). Sie ist entweder angeboren (= **kongenitale F.**) oder stellt eine **krankhaft erworbene F.** dar (z.B. als Darmfistel, Narbenfistel, Duodenalfistel) bzw. ist als **künstliche F.** operativ angelegt (z.B. als Ernährungsfistel, Harnröhrenfistel, Bogengangsfistel, Trachealfistel, Zäkumfistel). [E] fistula.

Fixationsreflex: 1) Adaptationsreflex, Fixationsrigidität: die bei allgemeiner, extrapyramidal bedingter Steigerung des Muskeltonus nach einer passiv ausgelösten Muskelverkürzung erfolgende reflektorische Spannungsanpassung des Muskels, die sich durch das ↗Zahnradphänomen äußert. [E] fixation reflex; adaptation reflex. **2)** die reflektorische Wendung der Augen zum Lichtreiz derart, daß die einfallenden Strahlen auf die Netzhautmitte (Fovea centralis) treffen.

Flachwirbel: ↗Platyspondylie.

Flankenatmung: 1) eine Thorakalatmung mit betonten Seitwärtsbewegungen der unteren Rippen bei der Einatmung. Meist kombiniert mit ausgeprägter Zwerchfellatmung (»kostodiaphragmaler Mechanismus«) als Atemtyp bei Fettleibigkeit. **2)** Atemerschwernis infolge Atemwegsenge (»Stenoseatmung«), gekennzeichnet durch Einziehung der seitlichen Teile der unteren Zwischenrippenräume.

flapping tremor: (engl.) ↗Flattertremor.

Flatterarrhythmie: ↗Arrhythmie infolge ↗Vorhofflatterns.

Flatterflimmern: ↗Flimmerflattern. [E] flutter fibrillation.

Flattern: ↗Kammerflattern, Vorhofflattern; beide mit Flatterwellen. [E] flutter. – **F., unregelmäßiges,** unreines F.: ↗Flimmerflattern.

Flattertremor: grobschlägiges Händezittern bei hepatischem Präkoma (u. anderen Lebererkrankungen), bei Myo- u. Enzephalopathie. [E] flapping tremor; asterixis.

Flatterwellen, F-Wellen: das Kurvenbild des Vorhof- bzw. Kammerflatterns im EKG. [E] F-waves.

Flatus, Wind, Blähung: (latein.) durch den After abgehende Darmgase. Vermehrter Abgang: Flatulenz.

Flavoxat: myotropes Spasmolytikum; wird in der Therapie der Harninkontinez bei Detrusorinstabilität u. Dranginkontinenz eingesetzt.

Flecainid: ein Klasse-IC-Antiarrhythmikum ohne erkennbare Wirkung auf die Aktionspotentialdauer; hat Ähnlichkeit mit den lidocainartig wirkenden Substanzen. Anw. v.a. zur Therapie supraventrikulärer u. ventrikulärer Arrhythmien; s.a. Antiarrhythmika.

Flèche: *(französ. = Pfeil)* der nach Forestier zur Bestimmung der Lordosierbarkeit der Halswirbelsäule bei Spondylarthritis gemessene Abstand des Hinterkopfs von einer senkrechten Wand bei wandanliegendem Gesäß u. Rücken.

Fleischvergiftung: ↗Lebensmittelvergiftung durch Verzehr verdorbenen – rohen (insbes. Hackfleisch) oder zubereiteten – Fleisches, das bei Fäulnis giftige Eiweißzersetzungsprodukte, bei bakteriellem Befall (z.B. durch Staphylokokken, Salmonellen, Clostridium botulinum) Bakterientoxine enthält (s.a. Botulismus). Allgemein als akuter Brechdurchfall. [E] meat poisoning.

Fleischwasserharn: der infolge Blutung aus dem Harntrakt (als Makrohämaturie) rosafarbene Harn.

Flexibilität, Flexibilitas: Biegsamkeit; *psych* die differenzierte seel. (u. körperl.) Reaktionsfähigkeit auf wechselnde Umweltbedingungen. [E] flexibility. – **F. cerea:** eigenartig wächserner Spannungszustand (Tonus) der Muskulatur mit passivem reglosem Verharren in jeder – noch so unbequemen, oft bizarren – gegebenen Stellung. Wird gefunden v.a. bei katatoner Schizophrenie, seltener in Hypnose u. bei organischen Hirnerkrankungen. [E] waxy flexibility.

Flexionskontraktur: ↗Beugekontraktur.

Flexortonus: die Muskelspannung der Beugemuskeln; sie wird reflektorisch z.B. durch Erregungen der »Flexorreflexafferenzen« (Impulse aus Haut- u. Muskelnerven) unterhalten, ist bei Schädigungen des

Rückenmarks häufig gesteigert (Spastik). [E] flexor tone.

Flimmerarrhythmie: die absolute ↗Arrhythmie bei Vorhofflimmern. [E] fibrillation.

Flimmerflattern, Flatterflimmern: ein ↗Vorhofflimmern, das im EKG wechselnde Serien von fast regelmäßigen P-Wellen (wie bei ↗Vorhofflattern) u. von Flimmerwellen bei unregelmäßigen R-R-Intervallen aufweist. [E] flutter-fibrillation.

Flimmern: 1) das Augenflimmern; ferner Flimmerempfindung, d.h. Wahrnehmung von Helligkeits- oder Farbschwankungen bei Lichtwellenfrequenzen zwischen einigen Hertz u. der Verschmelzungsfrequenz. [E] flicker. **2)** ↗Kammerflimmern, Vorhofflimmern. [E] fibrillation (atrial; ventricular).

Flimmerskotom: durch Durchblutungsstörung des Gehirns ausgelöste halb- oder beidseitige anfallsweise Flimmerempfindung (↗Flimmern [1]) mit gleichzeitiger Beeinträchtigung der – v.a. zentralen – Sehschärfe. Meist Vorläufer- oder Begleitsymptom einer Migräne oder aber Hauptsymptom einer isolierten Augenmigräne; s.a. Epilepsie, visuelle. – Bei höhergradigen Gesichtsfeldausfällen als Amaurosis partialis fugax bezeichnet. [E] scintillating scotoma.

Flimmerwellen, F-Wellen: s.u. Kammer-, Vorhofflimmern. [E] fibrillary waves; ff-waves.

Flint* Geräusch (Austin Fl., 1812–1886, Internist, New York), Austin Flint* Geräusch: tiefes, spätdiastolisches oder präsystolisches ↗Herzgeräusch bei Aorteninsuffizienz (maximal über der Herzspitze) infolge der funktionellen Mitralstenose (Strömungsdruck des aortalen Pendelblutes auf ein Mitralsegel?). [E] Flint murmur.

Flockenlesen, Floccilatio, -legium, Krozidismus: zitteriges Herumfingern in der Luft oder über der Bettdecke, v.a. bei exogenen Psychosen, ferner bei tuberkulöser Meningitis. [E] floccillation; delirious grasping.

Flockensehen: durch krankhafte Veränderungen im Auge bedingte (»entoptische«) Wahrnehmung kleiner dunkler, bei den Augenbewegungen mitwandernder Flekken (»Flocci volitantes«). [E] myiodesopsia.

floppy valve: (engl.) eine myxomatös, entzündlich oder fibrotisch veränderte schlaffe Herzklappe, z.T. mit Deformierung im Sinne eines ↗Aneurysmas; evtl. mit begleitenden Zeichen einer mesodermalen Dystrophie (z.B. Marfan* Syndrom). Meist eine Mitralklappe (s.a. Mitralsegelprolaps), wobei die dadurch bedingte Mitralinsuffizienz (»Floppy-valve-Syndrom«; ohne Klappenringdilatation) einen atypischen Befund bei der Auskultation ergibt: ein – im Phonokardiogramm bandförmiges – hochfrequentes Systolikum, das durch ein geräuschfreies Intervall vom 1. Herzton abgesetzt u. meist von einem deutl. Click eingeleitet ist, oder aber nur ein – meist mesosystolischer – Click (durch die in den Vorhof vorgewölbte Klappe).

Fluconazol: ein Triazol-Antimykotikum zur Behandlung oberflächlicher u. systemischer Mykosen; gute Resorbierbarkeit.

Flucytosin: ein fluoriertes Pyrimidinderivat, wirksam als Antimykotikum. [E] flucytosine.

Fludrocortison: ein Mineralocorticoid; Nebenwirkungen bei hoher Dosierung: Hypokaliämie, metabolische Alkalose, Wasserretention (Ödeme), Blutdrucksteigerung.

Flügelschlagen, Flügelschlagtremor: ausfahrende Bewegungen der Arme, ausgelöst z.B. durch Armhalteversuch, u.a. bei Degeneratio hepatolenticularis, Erkrankung des Nucleus dentatus des Kleinhirns u. im Leberkoma. [E] wing beating.

Flüssigkeitsersatz: die Auffüllung eines Defizits an Körperflüssigkeit durch Flüssigkeitszufuhr über den Magen-Darm-Trakt (enteraler F.) oder Verabfolgung geeigneter Lösungen in das Blutgefäßsystem (parenteraler F.), z.B. als Infusion von Traubenzucker-, physiologischer Kochsalzlösung, Bluttransfusion (evtl. nur Plasmafraktionen, Expander); s.a. Flüssigkeitstherapie. [E] fluid replacement.

Flüssigkeitshaushalt: ↗Wasserhaushalt; vgl. Dehydratation, Exsikkose, Hyperhydratation. [E] fluid balance; water balance.

Flüssigkeitslunge: ↗fluid lung.

Flüssigkeitsretention: Störung des ↗Wasser-Elektrolyt-Haushalts i.S. einer ungenügenden Ausscheidung; führt zu Zunahme des Körpergewichts, ↗Ödemen u. Ergüssen, evtl. auch Blutdruckanstieg; v.a. bei Nieren-, Herzkrankheiten, endokrinen Störungen, aber auch medikamentös bedingt. [E] fluid retention.

Flüssigkeitsspiegel: die waagerechte obere Grenzfläche einer Flüssigkeit gegen ein Gas. Ihr Nachweis (durch Perkussion oder Röntgenaufnahmen bzw. Durchleuchtung; s.a. Abb.) in Körperhöhlen, Hohlorganen u. krankheitsbedingten Hohlräumen (Kaverne) ist beweisend für das Vorhandensein einer krankhaften Flüssigkeitsansammlung (bzw. für die flüssige Natur des Substrats) oder eines – evtl. sekundär durch Punktion oder Perforation aufgetretenen – Gases. [E] air-fluid level.

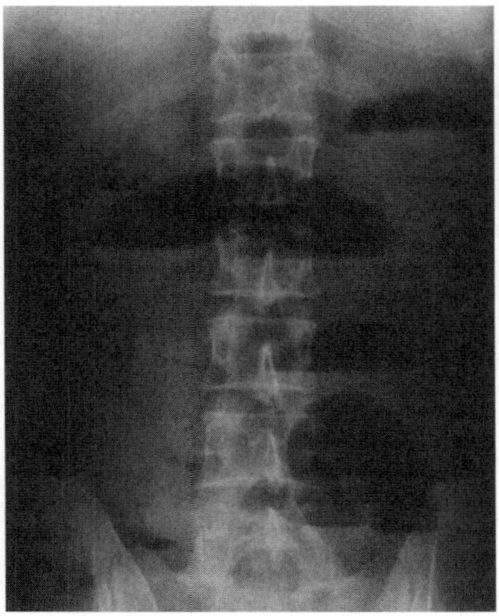

Flüssigkeitsspiegel bei Dünndarmileus (Abdomen-Übersichtsaufnahme) [20]

Flüssigkeitstherapie: Zufuhr von Wasser u. Elektrolyten unter Berücksichtigung des laufenden Bedarfs (= Erhaltungstherapie) u. entstandener oder zu erwartender Verluste (»Defizitdeckung«); s.a. Flüssigkeitsersatz. – I.w.S. die künstl. (parenterale) Ernährung, die Osmo- u. Dialysetherapie. [E] fluid therapy.

Flüssigkeitsverlust: Verlust von Körperflüssigkeit mit resultierender Störung des ↗Wasser-Elektrolyt-Haushalts, z.B. bei Polyurie, Diarrhö, Erbrechen; s.a. Dehydratation, Exsikkose. [E] fluid loss.

Fluggastthrombose: ↗Thrombose im Bereich der Beine bei langen Flugreisen; als pathogenetische Faktoren gelten – außer Prädisposition u. Barotrauma – das stundenlange nahezu unbewegliche Sitzen u. die häufigen Mahlzeiten. [E] air-passenger thrombosis.

fluid lung: *(engl. = feuchte Lunge)* das subakute ↗Lungenödem als Folge einer massiven u. zu schnellen Infusion oder Transfusion (passagere Linksherzinsuffizienz). – Ferner Bez. für die »urämische Lunge« (die Lunge bei ↗Urämie); ↗Abb.

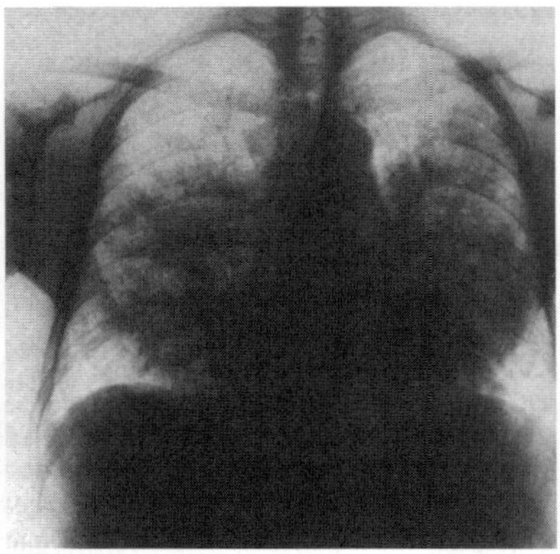

»Flüssigkeitslunge« **(fluid lung)** bei Überwässerung im akuten Nierenversagen [37]

Fluidopneumothorax: die gleichzeitige Anwesenheit von Luft u. Flüssigkeit im Pleuraraum, z.B. als Hydro-, Sero-, Pyo-, Hämo-, Chylopneumothorax; ergibt im Röntgenbild ↗Flüssigkeitsspiegel.

Fluktuation: Wellenbewegung, Schwankung. **1)** *klin* die tastbare wellenförm. Flüssigkeitsbewegung in einer Körperhöhle, z.B. bei Aszites oder Abszeß. **2)** *kard* das Wandern der Nullinie im EKG.

Flumethason: ein hautspezifisches ↗Fluorcorticoid. [E] flumethasone.

Flunarizin: ein difluoriertes Cinnarizin-Analogon; ein Calciumantagonist (sog. Calciumüberladungsblocker); fördert die Erythrozytenfluidität. Anw. zur Therapie zerebraler Durchblutungsstörungen. Kann in hoher Dosierung depressionsauslösend wirken.

Flunitrazepam: ein Benzodiazepin-Derivat; Hypnotikum u. Sedativum; Anw. bei Schlafstörungen, in der Anästhesiologie v.a. zur Prämedikation u. Narkoseeinleitung.

Fluor: der dünn- bis dickflüssige Scheidenausfluß als **Fluor vaginalis** = **F. genitalis,** u. zwar i.e.S. der bei vermehrter Bildung von Sekret in der weibl. Scheide, z.B. infolge mechanischer (z.B. Pessar, Prolaps) oder chemischer Reizung (Scheidenspülung), bei Infektion (Bakterien, Trichomonaden, Soor), Scheidenkarzinom. Häufig kombiniert mit Juckreiz, bei gleichzeitiger Kolpitis auch mit örtlichen Schmerzen. Als **F. albus posterior** der eitrige Schleimausfluß aus dem After bei Proktitis; als korporaler, tubarer u. **zervikaler F.** durch die Scheide abgehende Absonderungen aus dem inneren Genitale, z.B. bei Entzündung, Tumor. [E] vaginal discharge.

Fluorcorticoide: synthetische ↗Corticosteroide (meist als ↗Glucocorticoide) mit antiallergischer u. entzündungshemmender (antiphlogistischer) Wirkung. [E] fluorocorticoids.

Fluoride: Salze der Fluorwasserstoffsäure (HF; Acidum hydrofluoricum), z.B. Calcium fluoratum. – Ferner Bez. für die Gesamtheit des als freies Ion »F^-« im Körper enthaltenen Fluors; Normalwerte: Serum 0,01–0,045, Gesamtblut 0,01–0,10 mg/100 ml; in Zahnschmelz 10–34, Dentin 24–76, Knochen (altersabhängig) 94–270 mg/100 g Trockengewicht; rasche Darmresorption; die Harnausscheidung beträgt 0,3 bis 1,5 mg/24 Std. Sind wichtig v.a. für die Zahnerhaltung (Fluorprophylaxe) u. zur Prophylaxe der Osteoporose. – Fluoride sind im übrigen giftig (hemmen u.a. die Glykolyse durch Enzymhemmung; bewirken Eisen- u. Calciummangelerscheinungen durch Bildung schwerlöslicher Eisen- bzw. Calciumverbindungen) u. stark ätzend; MAK: 2,5 mg/m^3 (als Fluor). [E] fluorides.

Fluorosteopathie: die ↗Osteoporose, Osteomalazie u. – v.a. – hochgradige Osteosklerose (mit Anreicherung von Fluorapatit) bei der chron. Fluorvergiftung; klinisch mit Gliederschwere, Steifheit der Wirbelsäule u. des Brustkorbs, Kurzatmigkeit, Parästhesien. [E] osteofluorosis.

Fluostigmin, DFP: Diisopropylfluorphosphat; ein Acetylcholinesterase-Hemmer. [E] fluostigmine; dyflos.

Fluoxetin: ein vorwiegend psychomotorisch aktivierendes Antidepressivum.

Flupentixol: ein starkes Neuroleptikum mit relativ geringer schlafanbahnender Wirkung; zur Dauerbehandlung (evtl. als Depot-Form) bei Schizophrenie, in niedrigen Dosen als Antipsychotikum.

Fluphenazin: ein Phenothiazinderivat; ein starkes ↗Neuroleptikum. [E] fluphenazine.

Flurazepam: ein Benzodiazepin-Derivat; ein Tranquilizer u. Hypnotikum. [E] flurazepam.

Flush, Flushing: *(engl. = Erröten)* anfallsweise, spontan oder nach körperlicher Anstrengung auftretende, heftige Hautröte (Erythem), v.a. der oberen Brustkorbbereiche u. – mit Hitzegefühl – des Kopfes als Symptom beim Karzinoidsyndrom (»**flush syndrome**«; infolge erhöhter Ausschüttung von Serotonin) u. als Disulfiram-Alkohol-Reaktion; als Nebenwirkung (v.a. vasoaktiver) Medikamente.

Fluspirilen: ein Neuroleptikum; Anw. bei schizophrenen Psychosen, Angst- u. Spannungszuständen.

Flutamid: ein nichtsteroidales Antiandrogen u. Zytostatikum. Anw. bei Prostatakarzinom.

Fodéré* Zeichen: Unterlidödeme als Zeichen gestörter Nierenfunktion.

Foetor: (latein.) stinkender Geruch; i.e.S. der krankheitstypische Mundgeruch (**F. ex ore**; Bromopnoe) bei Stomatitis, chronischer Tonsillitis u. Zahnerkrankungen; als **F. ex pulmone** bei Lungenerkrankungen wie Bronchiektasien, Lungenabszeß, -gangrän; als **F. hepaticus** bei Leberkoma u. akuter Leberdystrophie; als **F. uraemicus** der harnähnliche (= urinöse) Geruch bei Urämie (nur bei Anwesenheit Urease-haltiger Bakterien in der Mundhöhle!). [E] fetor.

Fogarty* Katheter (THOMAS J. F., amerikan. Arzt, Bethesda/Md.)**:** ein Instrument für die pro- oder retrograde Fernembolektomie, -thrombektomie; etwa 75 cm langer Kunststoffkatheter mit 10-cm-Graduierung, mit aufblasbarer Ballonmanschette am Vorderende u. mit einem Plastikkonus

(LUER-Lock-Typ; mit Angabe der Ballonkapazität). Nach Durchstoßen des Gerinnsels erfolgt Füllung des Ballons u. – durch langsamen Zug – das Hervorholen des ↗Embolus einschließlich der sekundären Thromben (»En-bloc-Extraktion«). – Ein drahtumsponnenes, biegsameres Modell dient auch als Okklusionskatheter für Notfalltamponade. E Fogarty's catheter.

Folliculitis, Follikulitis: die – durch Bakterien (meist Staphylococcus aureus) oder Trichophyten verursachte oder aber nichtinfektiöse – Entzündung des Haarfollikels (Folliculus pili); rez. Follikulitiden z.B. bei Diabetes mellitus. E folliculitis.

Folsäure, Pteroylglutaminsäure, Acidum folicum, Vitamin B_c: $C_{19}H_{19}N_7O_6$, ein Pteridin-Derivat; eine dem Vitamin-B-Komplex zugehörige Substanz, der Hauptvertreter der im Zwischenstoffwechsel eng mit ihr verbundenen Gruppe der »Folsäuren«. Ein essentieller Nahrungsbestandteil, enthalten in grünen Pflanzenblättern, Leber, Hefe, Kuh- u. Muttermilch (hier den Säuglingsbedarf deckend). Der Gesamtkörperbestand beträgt bis 15 mg, der tägliche Mindestbedarf ca. 400 µg (er wird z.T. gedeckt durch die Biosynthese des Stoffes durch die ↗Darmflora). Ist wichtig u.a. für Biosynthese der Nucleinsäuren, die Blutbildung u. als Coenzym. Bei ungenügender Zufuhr, v.a. aber bei gestörter Resorption (Malabsorptionssyndrom), erhöhtem Bedarf (Schwangerschaft, Vitamin-B_{12}-Mangel) sowie bei Störung des Folsäurestoffwechsels durch ↗Folsäureantagonisten treten Mangelerscheinungen auf, u. zwar Blutbildungsstörungen (megaloblastische ↗Anämie bei Granulo- u. Panzytopenie), Psoriasis u.a.m. Die Therapie des Folsäuremangels erfolgt oral mit täglichen Dosen von 5 mg Folat. E folic acid.

Folsäureantagonisten: synthetische Verbindungen mit Strukturähnlichkeit zur ↗Folsäure (»**Folsäureanaloga**«), z.B. Amethopterin (= Methotrexat), Aminopterin. Sie hemmen – durch ihre hohe Affinität zur Dihydrofolatreductase – die Bildung von Tetrahydrofolsäure aus Folsäure u. stören damit die Biosynthese der Nucleinsäuren. Wegen ihres zytostatischen Effektes werden sie zur Behandlung akuter Leukämien u. maligner Tumoren eingesetzt. – Antidot (bei toxischen Reaktionen bzw. Überdosierung): N^5-Formyltetrahydrofolsäure. E folic acid antagonists.

Fontaine*(-Ratschow*) Einteilung (RENÉ F., Chirurg, Paris; MAX R.): eine klinische Stadieneinteilung der peripheren Durchblutungsstörungen; unterscheidet nach dem Beschwerdegrad die Stadien I–IV, d.h. den symptomlosen, keine Beschwerden verursachenden Verschluß (I) bzw. die ↗Claudicatio intermittens (II), das durch Verschluß bedingte Hinken als Belastungsinsuffizienz, bzw. Ischämieschmerzen bereits im Ruhezustand, bei waagerechter Lage, sog. Ruheinsuffizienz (III), bzw. Nekrosen infolge Mangeldurchblutung (IV).

Forage: (französ.) »Bohrung«; z.B. Beseitigung eines Blasenhalshindernisses (Prostatahypertrophie) durch Elektrokoagulation oder die Schenkelhalsbohrung zur Behandlung einer Koxarthrose.

Forestier* (JACQUES F., geb. 1890, Internist, Aix-les-Bains) **Syndrom:** ↗Hyperostosis vertebralis senilis ankylosans. – **F.* Zeichen:** ↗Flèche.

Fornixruptur: Einriß des Nierenbeckens im Übergangsbereich zum Parenchym durch plötzliche starke Druckerhöhung im Nierenbecken; gefürchtete Komplikation bei forcierter Diurese u. gleichzeitiger Nierenkolik. Eine forcierte Diurese sollte deshalb nur im kolikfreien Intervall erfolgen.

Forrester* Klassifikation: Einteilung der Herzleistung nach hämodynamischen Kriterien in 4 Klassen (I bis IV), wobei als Hauptkriterium die Pumpleistung des linken Ventrikels dient. Letztere wird einer Funktionskurve entnommen, bei welcher der Füllungsdruck des linken Ventrikels (PCV) gegen die Auswurfleistung des linken Ventrikels (= Herzindex) aufgezeichnet ist; **Klasse I:** PCV < 18 mmHg, Herzindex > 2,2 l/min/m², pulmonale Rasselgeräusche nicht nachweisbar (normale Hämodynamik); **Klasse II:** PCV > 18 mmHg, Herzindex > 2,2 l/min/m², pulmonale Rasselgeräusche vorhanden (periphere Minderperfusion nicht nachweisbar, aber erhöhter Preload); **Klasse III:** PCV < 18 mmHg, Herzindex < 2,2 l/min/m², keine pulmonalen Rasselgeräusche, aber periphere Minderperfusion bei ungenügendem Preload nachweisbar; **Klasse IV:** PCV

> 18 mmHg, Herzindex < 2,2 $l/min/m^2$, linksventrikuläres Pumpversagen (kardiogener Schock).

forward failure: (engl.) Vorwärtsversagen; Schock, kardialer.

Forward-failure-Theorie: Die Herzinsuffizienz beruht auf »Vorwärtsversagen«, d.h. auf – myokardfunktionell bedingter – Schlagvolumenminderung als Hauptursache, die über Abnahme der Nierendurchblutung u. des Glomerulumfiltrats zur Wasser- u. Kochsalzverhaltung führt, gefolgt von Zunahme des Flüssigkeitsvolumens u. des zirkulierenden Blutvolumens, des Venen- u. Kapillardrucks u. von der Ausbildung von Ödemen u. Ergüssen. – vgl. backward failure. [E] forward failure theory.

Foville* (ACHILLE L. FR. F., 1799–1878, Psychiater, Rouen, Toulouse) **Syndrom: 1)** Syndrom der kaudalen Brückenhaube: Sy. bei Hirndurchblutungsstörung (Insuffizienz der A. basilaris) im vertebro-basilären System; alternierende ↗Lähmung (»altern. Hemiplegie«) bei umschriebenem Krankheitsherd im hinteren-unteren Bereich der Brückenhaube; u. zwar eine Fazialis- u. Abduzenslähmung auf der Herdseite u. eine spastische Halbseitenlähmung auf der Gegenseite, eine horizontale Blicklähmung zur Herdseite u. evtl. eine konjugierte Blicklähmung zur Gegenseite (bei Lähmung des Musculus rectus internus des einen u. des M. rectus lateralis des anderen Auges = **F.* Zeichen**). [E] Foville syndrome. **2)** Syndrom des kaudalen Brückenfußes: MILLARD*-GUBLER* Syndrom.

Fowler* Test: überschwellige Tonaudiometrie zum Nachweis des Recruitment-Phänomens bei einseitiger Schwerhörigkeit. Vergleich der Lautheitsempfindung beider Ohren für gleiche Töne u. stufenweise Steigerung der Tonintensität im kranken Ohr, bis der Ton gleich laut wie im gesunden Ohr empfunden wird. Durchführung bei verschiedenen Schallpegeln (von der Hörschwelle bis zur Schmerzgrenze).

Fragmentation, funktionelle, des Herzens: die bei Vorhof- oder Kammerflimmern unkoordinierte Aktion einzelner Herzteile (»Dissoziation« in sich gegenseitig beeinflussende Bereiche) infolge Verlustes der Stabilität des Ruhepotentials des Arbeitsmyokards u. spontaner lokaler diastolischer Depolarisationen mit Bildung entsprechender Aktionspotentiale (= ektop. Schrittmacherherde), z.B. bei Strophanthinvergiftung, Sauerstoffmangel.

Fraktur, Fractura: Bruch, i.e.S. *chir* der Knochenbruch, die Trennung des Zusammenhalts eines über seine Elastizitätsgrenze hinaus belasteten Knochens unter Bildung zweier oder mehrerer Bruchstücke (Fragmente) mit oder ohne deren Verschiebung (Dislocatio). Als sichere Zeichen gelten abnorme Beweglichkeit, Reibegeräusche bei Bewegung (↗Crepitatio), Achsenfehlstellungen, ein anfänglicher Muskelstupor sowie die entsprechenden Röntgenbefunde, als unsichere Zeichen Hämatom, Schmerz u. Funktionsstörung. Als Komplikationen treten Nerven-, Gefäß- u. Gelenkverletzungen, Schock, Fettembolie, eine ischämische Kontraktur, Nekrosen, Brückenkallus, Pseudarthrose sowie ↗SUDECK* Dystrophie auf. Im Alter treten Frakturen vornehmlich bei Frauen auf, begünstigt durch die vermehrte Neigung zu Stürzen. Am häufigsten sind die proximale Femurfraktur (Schenkelhalsfraktur), die distale Radiusfraktur u. die subkapitale Humerusfraktur. Die Behandlung der Femurfraktur erfolgt meist operativ, so kann der Patient schnell mobilisiert werden u. das Risiko der Inaktivitätsatrophie sowie thrombembolische u. pneumonische Komplikationen werden weitgehend vermieden. Radius- u. Humerusfrakturen werden meist konservativ behandelt (Ruhigstellung). [E] fracture. – **F., subkapitale:** eine intraartikuläre F. dicht unterhalb des Gelenkkopfes, z.B. als Oberarmfraktur im Collum anatomicum oder als mediale ↗Schenkelhalsfraktur; evtl. als reine »Kalotten-Fraktur«; Komplikationen: ischämische Nekrose des Kopfteils des Knochens, Einkeilung u. Rotation des proximalen Fragments. [E] subcapital f. – **F., suprakondyläre:** Schräg- oder Querfraktur des distalen (rumpffernen) Humerus- bzw. Femurschaftendes vor (proximal) den Kondylen, also extraartikulär; am Oberarm aber häufig kombiniert mit einem – die Trochlea durchsetzenden (= transtrochlearen) – Y- oder T-förm. Mehrfachbruch, also intraartikulär. [E] supracondylar f.

Frakturbehandlung: die konservativen u./oder operativen Maßnahmen zur Erzielung einer belastungsstabilen u. funktionell befriedigenden Heilung von Knochenbrüchen in möglichst – dreidimensional – achsengerechter Stellung u. ohne Verkürzung. 🄴 fracture treatment. – **F., funktionelle:** unter Verzicht auf Reposition erfolgende Knochenbruchbehandlung durch kurzzeitige Fixierung (z.B. Hängegips, DESAULT* Verband) u. bald folgende Übungsbehandlung; bei in funktionell unbedenklicher Stellung eingekeilten Brüchen, z.B. bei subkapitaler ↗Fraktur älterer Menschen. 🄴 functional f. t.

Frakturkrankheit: Muskel- u. Knorpelatrophie, Schrumpfungen der Gelenkkapsel u. -bänder, Knochenatrophie sowie chronische örtliche Störungen der Blutzirkulation als Folgen eines Knochenbruchs; s.a. SUDECK* Dystrophie. 🄴 fracture disease.

Franklin* Syndrom (EDWARD C. F., Arzt, New York), Schwerkettenkrankheit: eine Retikulose mit überschießender Fehlbildung von schweren (Fc-)Ketten des ↗Immunglobulins (Ig) G; selten mit Knochenbefall, meist mit Proteinurie der γ-Ketten u. Depression der normalen Immunglobuline; manchmal auch Suppression der Leichtkettenproduktion; s.a. Paraproteine, Plasmozytom. Es bestehen Schwellungen von Lymphknoten, Milz u. Leber, Fieberschübe u. eine Immunschwäche mit erhöhter Infektneigung, Blutbildungsstörungen (Anämie, Eosinophilie, Leukopenie mit relativer Lympho- u. Plasmozytose) u. Proteinurie. Die Ursache ist ungeklärt. – Ferner ein **M-Typ** (My-Ketten-Typ) mit Fehlbildung der μ-Kette des IgM; sehr selten; keine Proteinurie der μ-Ketten, manchmal Proteinurie der leichten Ketten; mit Hepatosplenomegalie, chronischer Lymphknotenerkrankung (evtl. Schwellungen), Auftreten u. Ausscheidung von BENCE//JONES* Eiweißkörpern vom κ-Typ, z.T. auch mit Amyloidose. – Als Alpha-Typ (α-Ketten-Krankheit) das EIDELMAN*-SELIGMANN* Syndrom, eine v.a. im Mittelmeerraum auftretende lymphoproliferative Erkrankung (evtl. Übergang zum bösartigen ↗Lymphom) des Intestinaltrakts mit Resorptionsstörungen (Malabsorption) u. zur Kachexie führenden Durchfällen (mit Fettstühlen = Steatorrhö, u. sekundär mit Tetanie, Ödemen), oft mit Lungeninfiltraten, Vergrößerung der Milz, Leber u. Lymphknoten, Hypalbuminämie u. Hypogammaglobulinämie. Meist begleitet von Parasitenbesiedlung im Darm (Lamblien, Askariden, Trichuris, Kokzidien, Schistosoma mansoni). Evtl. infolge langzeitiger antigener Stimulation des intestinalen Immunsystems kommt es zur Produktion des α-Ketten-Proteins (inkomplette schwere Ketten vom IgA-Typ). Verläuft mit Remissionen, aber auch letal. 🄴 heavy-chain disease.

Freiburger Persönlichkeitsinventar: psychometrisches Selbstbeurteilungsverfahren zur Messung von Befindlichkeit in der Depressions- u. Leistungsdiagnostik. Gemessen werden die Dimensionen Nervosität, Aggressivität, Depressivität, Erregbarkeit, Geselligkeit, Gelassenheit, Dominanzstreben, Gehemmtheit, Offenheit u. Extraversion.

Fremdanamnese: aus den Angaben der Patienten-Umgebung ermittelte Anamnese.

Fremdkörperaspiration: das Eindringen eines Fremdkörpers in die Atemwege, insbes. aber in die Luftröhre oder die Bronchien als Effekt einer ungewollten Aspiration, d.h. eines plötzlichen Sogeffektes bei ungewollter, unter Durchbrechen des reflektorischen Glottisschlusses erfolgender Einatmung (Inspiration). Führt zu Husten, Atemerschwernis (Dyspnoe), abnormen Atemgeräuschen, bei längerer Dauer evtl. zu Lungenentzündung (Aspirationspneumonie). 🄴 aspiration of foreign body.

Frequenzhochdruck: Bluthochdruck (arterielle ↗Hypertonie) infolge erhöhter Herzfrequenz bei mangelnder Regulation des Gefäßsystems. 🄴 neurogenic hypertension with tachycardia.

Friedländer* (CARL F., 1847–1887, Pathologe, Berlin) **Bazillus:** die Klebsiella pneumoniae; gramnegativer Erreger der **F.* Pneumonie,** einer häufig bei älteren u. abwehrgeschwächten Menschen als Zweiterkrankung vorkommenden Lungenentzündung, die der Pneumokokkenpneumonie ähnelt.

frozen hilus: (engl.) durch Tumorwachstum starrer (»gefrorener«) Lungenhilus.

frozen shoulder: *(engl. = froststarre Schulter)* ↗Periarthritis humeroscapularis.

Frühaufstehen: das Aufstehenlassen (»Mobilisieren«) des Patienten innerhalb der ersten 24 Std. nach der Operation, v.a. zur unspezifischen Thrombose- u. Pneumonieprophylaxe; im gleichen Sinn evtl. zusätzlich frühzeitige Bein- u. Atemgymnastik. E early ambulation; early mobilisation.

Frühjahrskonjunktivitis, Conjunctivitis vernalis: eine im Frühling auftretende, chronische doppelseitige Bindehautentzündung mit Rückfallneigung. Vermutlich durch Allergene bedingt (Pollen?). E vernal conjunctivitis; spring conjunctivitis.

Früh(jahr)-Sommer-(Meningo-)Enzephalitis, FSME: durch Zecken übertragene, biphasische Infektionskrankheit durch »FSME-« bzw. »TBE-Viren« (TBE = tick borne encephalitis) der Familie Togaviridae (früher ARBO-Viren). In der 2. Phase mit Hirnhautentzündung (Meningitis) bzw. – v.a. bei älteren Personen (40.–60. Lj.) – mit »Gehirnentzündung« (Enzephalitis), u. gefolgt von schlaffen Lähmungen (v.a. im Schultergürtelbereich). – Unterschieden als Zentraleuropäische Enzephalitis (= CEE) mit endemischen Herden z.B. im süddeutschen Raum u. in Österreich sowie der ČSFR, in Polen, Finnland, Schweden, Ex-Jugoslawien u. als Russische Fernost-Enzephalitis (= RFSE) mit meist schwererem Verlauf u. einem Vorkommen in osteuropäischen u. sibirischen Gebieten der Ex-UdSSR. – Die aktive Immunisierung erfolgt bei gefährdeten Personengruppen mit Formaldehyd-inaktivierten Viren (FSME-Vakzine); für die passive Immunisierung steht FSME-Immunglobulin zur Verfügung. E spring-summer encephalitis.

Frühkarzinom: das Frühstadium eines ↗Karzinoms (vgl. Carcinoma in situ); i.e.S. das auf die Schleimhaut des Magens u. dessen Submukosa beschränkte Adenokarzinom (»Oberflächenkarzinom«), das allgemein bei operativer Behandlung eine gute Heilungschance hat. E early cancer.

Frühlingskatarrh, Catarrhus vernalis: Katarrh der Atemwege aufgrund einer Allergie gegen Pollen im (Vor-)Frühling blühender Pflanzen. Oft Teilsymptom oder Vorläufer des »Heuasthmas«. – s.a. Frühjahrskonjunktivitis. E vernal catarrh.

Frühsommerenzephalitis: s.u. Frühjahr-Sommer...

FSME: ↗Frühjahr-**S**ommer-**M**eningo**e**nzephalitis.

Fuchs* (Ernst F., 1851–1930, Augenarzt, Lüttich, Wien) **Fleck,** Foster* **Fleck:** braun-schwarzer Pigmentfleck des Augenhintergrundes (in der Macula lutea) durch Wucherung des Pigmentepithels nach Makulablutung infolge starker Myopie-bedingter Dehnung. – **F.* Heterochromie:** Verschiedenfarbigkeit der Regenbogenhaut beider Augen mit chron. Zyklitis am helleren Auge, an dem graue Präzipitate, weiße, silbern leuchtende Glaskörpertrübungen u. weiß-grau-blaue Linsentrübungen (»Heterochromiekatarakt«) vorliegen; später meist Sekundärglaukom. E Fuchs' heterochromia. – **F.* Hornhautdystrophie:** eine meist erst jenseits des 4. Ljz. auftretende ein- oder doppelseitige Entartung der Hornhaut des Auges, zentral beginnend als unregelmäßige Stippung u. Blasenbildung mit gleichzeitiger Veränderung des Hornhautendothels; ferner Herabsetzung der Hornhautempfindlichkeit. E Fuchs' (corneal) dystrophy. – **F.* Syndrom: 1)** (1876) ein akutes Erythema exsudativum multiforme majus; mit klinischen Erscheinungen ähnlich denen der Baader* Dermatostomatitis, jedoch ohne Fieber. **2)** ↗F.* Hornhautdystrophie. **3)** ↗F.* Heterochromie. E Fuchs' syndrome.

Fünferrhythmus: Folge von 5 ↗Herztönen durch Auftreten eines 3. u. 4. Herztons u. eines systolischen Extratons oder aber eines Extratons bei gedoppeltem 1. u. 2. Herzton. E five heart tones per cycle.

Fünfjahresheilung: die nach Behandlung einer bösartigen Geschwulst mit Erreichen einer 5jährigen Überlebenszeit ohne Rezidiv- oder Metastasenbefund angenommene Dauerheilung als Kriterium für den Therapieerfolg. E five-year-cure.

Fürsorge, nachgehende: die Betreuung eines körperlich oder geistig Kranken als Rehabilitationshilfe nach Entlassung aus der unmittelbaren Heilbehandlung. E after-cure.

Fundus: (latein.) Grund oder Boden(teil) eines Hohlorgans bzw. das blinde Ende taschenförmiger Gebilde wie auch das Blindende einer operativ durchtrennten Darmschlinge oder das Ende eines Bruchsackes. Ferner Kurzbez. für den ↗Augenhintergrund (= F. oculi) bzw. für seine Anomalien u. krankhaften Veränderungen. E fundus. – **F. angioscleroticus:**

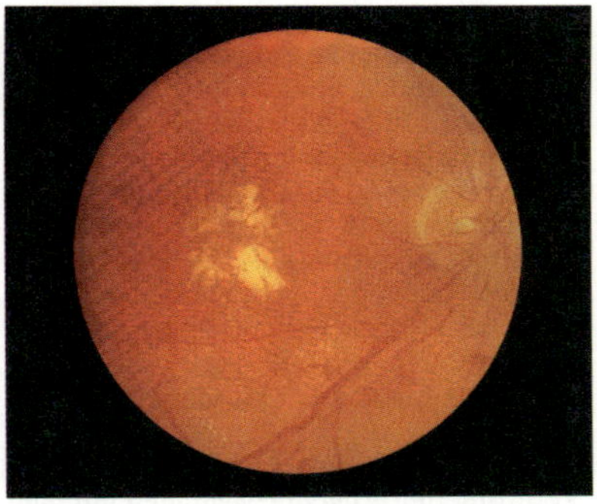

Fundus hypertonicus mit streifig-fleckigen Blutungen u. beginnenden Lipoidablagerungen in der Makulagegend [65]

der Augenhintergrund bei Gefäßsklerose; unregelmäßig breite Gefäße, Reflexstreifen, GUNN* Kreuzungsphänomen, Perlschnurvenen; aber auch als »kahler Fundus«, ↗F. senilis. [E] angiosclerotic retinopathy. – **F. diabeticus:** der Augenhintergrund bei ↗Retinopathia diabetica. – **F. hypertonicus:** der Augenhintergrund bei Elastizitätshochdruck (↗Abb.); pralle Füllung der stärker geschädigten Arterien sowie deren goldgelber Lichtreflex (= »Kupferdrahtarterien«), erweiterte u. geschlängelte Venen mit Kaliberschwankungen, GUNN* Kreuzungsphänomen u. SALUS* Zeichen; evtl. kapilläre Blutungen; s.a. Retinopathia hypertonica.
– **F. myopicus:** der Augenhintergrund bei extremer Kurzsichtigkeit (Myopie); Atrophie (»Rarefizierung«) des Pigmentepithels am hint. Pol, evtl. auch ein Conus temporalis, Einrisse der BRUCH* Membran. – **F. senilis:** der Augenhintergrund im Greisenalter; matt, lichtreflexarm u. mit flacher, blaßgelber bis -grauer Vertiefung (Exkavation) der Papille des Sehnervs mit Aderhautatrophie in deren Umgebung sowie mit Schwund der Präkapillaren der Netz- u. Aderhaut = »kahler F.«; ferner arteriosklerotische Veränderungen.

Funktionsanalyse, radiokardiographische: Abklärung der Herz-Kreislauf-Funktion durch unblutige Bestimmung des Blut-, Plasma-, Erythrozyten- u. Herzminutenvolumens durch Einsatz (Injektion) eines radioaktiven Isotops. Erfolgt mittels Impulsmessungen über den Herzhöhlen.

Funktionsbewertung, geriatrische (Geriatric Assessment)**:** ein diagnostischer Prozeß, welcher verschiedene Dimensionen u. Disziplinen umfaßt u. medizinische, psychosoziale u. funktionale Probleme erkennen soll, damit ein Behandlungs- u. Betreuungsplan erarbeitet werden kann. Die Durchführung erfolgt neben der rein medizinischen Untersuchung mittels verschiedener standardisierter Tests, welche u.a. die Selbsthilfefähigkeit sowie kognitive u. affektive Probleme beurteilen (z.B. BARTHEL* Index, Mini-Mental-Status,

Dimensionen der geriatrischen Funktionsbewertung [12]

- physische Funktionen
- kognitive Funktionen
- emotionale Funktionen
- ökonomische Funktionen
- soziale Funktionen
- häusliche Umgebung

Ziele des geriatrischen Assessments [12].

Beschreibung	Entwicklung normativer Daten Bewertung von Hilfsbedürftigkeit Beschreibung des Ergebnisses verschiedener Interventionen
Screening	Identifizierung von älteren Patienten, die eine weitere Bewertung erhalten sollten
Assessment	Diagnostik Entwicklung eines Behandlungsplans
Überwachung	Beobachtung von Veränderungen bei unbehandelten Patienten Beobachtung von Veränderungen unter Behandlung
Prognose	Basis wissenschaftlich fundierter klinischer Interventionen Prognose auf dem Boden des derzeitigen Zustandes

BECK* Depression Inventory). Ziele u. Dimensionen der F. ↗Tab.

Funktions-EKG (Kienle*): eine spezielle EKG-Technik zur Erfassung von frühen Herzinsuffizienzphasen. Ableitung erfolgt mittels sog. F-Elektroden (stiftförmige E. an einem asymmetrischen Plexiglaskreuz). Die Ableitungen F_1/F_2 geben Potentiale der re., F_3/F_5 der li. Kammer, F_6/F_7 der Hinterwand wieder.

Funktionsprüfung, hämodynamische: klinische Untersuchung der Herz-Kreislauf-Funktion in bezug auf die Leistungskapazität durch Bestimmung sich ergänzender Parameter unter gezielter organspezifischer Belastung. Erfolgt z.B. mittels Analyse der Blut- u. Atemgase, Bestimmung der Herzfrequenz, des Blut-, Herzminuten- u. des endsystolischen u. enddiastolischen Volumens, des venösen, arteriellen u. intrakardialen Blutdrucks, EKG, PKG. Typische Tests sind z.B. ↗Ergometrie, Thermodilution, Stufen-, Kletter-, SCHELLONG*, FLACK*, MASTER* u. Harvard-Test, der VALSALVA*-BÜRGER* Versuch. [E] hemodynamic functional testing.

Funktionsstörung, Dysfunktion: jede durch äußere oder innere (exo- oder endogene) Faktoren bedingte Störung der normalen Funktion von Zellen, Geweben oder Organ(system)en. Sie kann Störungen der Regulation (Verminderung von Leistung u. Anpassungsfähigkeit) sowie morphologische (pathologisch-anatomische) Veränderungen zur Folge haben u. so ein Krankheitsgeschehen auslösen oder aber als Zeichen einer Krankheit in Erscheinung treten. [E] functional lesion.

f.u.o.: (engl.: **f**ever of **u**nknown **o**rigin) Fieber unbekannter Ursache, ↗Fieber.

Furosemid: ein stark wirksames ↗Diuretikum aus der Gruppe der Schleifendiuretika; wird z.B. zur forcierten Diurese bei Vergiftungen u. – i.v. – bei akutem Lungen- u. Hirnödem angewandt. Kann bei älteren, labilen Patienten zu Hypotonie mit Schwindel u. Synkopen führen (Sturzgefahr). [E] furosemide.

Furunculosis, Furunkulose: das – evtl. sich wiederholende – Auftreten von Furunkeln (↗Furunculus); oft als Komplikation einer Stoffwechselkrankheit.

Furunculus (vulgaris), Furunkel, Blutgeschwür, Eiterbeule: schmerzhafte, tiefgehende, knotige Entzündung des Haarbalgs durch Staphylokokken (oder Mischflora) mit zentraler Einschmelzung (Nekrose; »Pfropf«), die die Haut durchbricht u. abgestoßen wird (gefolgt von narbiger Heilung). Tritt auf bei Hauterkrankungen (Impetigo, Sycosis) oder als Metastase bei eitrigen Erkrankungen, u. zwar einzeln oder gehäuft, evtl. schubweise (↗Furunculosis); s.a. Hordeolum. [E] furuncle; boil.

Fusionsbewegungen: die unwillkürlichen, koordinierten Augenbewegungen mit dem Ziel des beidäugigen (»binokularen«) Einfachsehens; allgemein als Konvergenz- u. Divergenzbewegungen (= positive bzw. negative Fusion), die bei Abbildung eines Objekts auf nicht übereinstimmenden (»disparaten«) Netzhautstellen durch einen Reflex erzwungen werden (»Fusionszwang«).

Fußbrand: ↗Gangrän des Fußes, u.a. bei Gefäßerkrankungen (Mikro-, Makroangiopathien), auch als Immersions-Kälte-Nässe-Schaden. [E] gangrene of the foot.

Fußdeformität: als angeborene oder erworbene Fußfehlformen z.B. Riesenwuchs des Fußes, der Klump-, Spitz-, Spreiz-, Hacken-, Hohlfuß. Häufig kombiniert mit – meist typischen – Zehenfehlbildungen, z.B. Hallux valgus, ↗Hammerzehe, ↗Krallenzehe, Digitus superductus, Oligo-, Makro-, Mikro-, Syn-, Poly-, Ektro-, Klinodaktylie. [E] foot deformity.

Fußmykose: ↗Fußpilz(erkrankung).

Fußpilz(erkrankung): die Epidermophytie im Fußbereich; i.w.S. auch andere Sproßformmykosen des Fußes. [E] tinea pedis; athlete's foot.

Fußrolle: rollenartiger Absatz oder Sohlenteil am orthopädischen Schuh als Hilfsmittel, das bei Fußversteifung (Aufhebung des natürl. »Fußabrollens«) das Abrollen ermöglicht.

Fußrückenödeme: peripheres symmetrisches Ödem mit Lokalisation auf dem Fuß- (u. Handrücken) meist älterer Männer; ist ein charakteristisches Symptom der subakuten, benignen, ödematösen Alterspolyarthritis.

F-Wellen: Flatter- bzw. Flimmerwellen. [E] F-waves.

G

GABA, Gaba: Kurzform für (engl.) **g**amma-**a**mino**b**utyric **a**cid, γ-Amino-n-buttersäure. [E] GABA.

Gärungsdyspepsie, Gärungsenterokolitis: die aus mangelhafter Verdauung der Kohlenhydrate (KH), so bei Enzymmangel u./oder übermäßigem KH-Angebot bzw. bei schlechter KH-Resorption (z.B. bei Mono- u. Disaccharid-Malabsorption), resultierende Verdauungsstörung mit Zunahme der Gärung im Dünn- u. v.a. Dickdarm, häufig gefördert durch veränderte Darmflora, evtl. auch durch fehlende peptische Verdauung oder entzündliche Darmprozesse. Führt zu vermehrter Peristaltik, Meteorismus, Blähungen (Flatulenz), Durchfällen (Gärungsstühle: breiig oder flüssig, hellgelb, säuerlich riechend, mit Gasbläschen durchsetzt), gelegentlich zu paralytischem ↗Ileus (»**Gärungsileus**«). [E] fermentative dyspepsy.

Gallavardin* (L. Gall., französ. Kardiologe) **Galopprhythmus:** der präsystolische Galopprhythmus (mit dumpfem Vorhofton) beim atrioventrikulären ↗Block oder bei AV-Dissoziation. [E] Gallavardin gallop rhythm. – **G.* Tachykardie:** extrasystolische paroxysmale ↗Tachykardie; weist auch im Intervall häufig Extrasystolen oder Extrasystolenketten auf. [E] G. tachycardia.

Galleerbrechen, Cholemesis: Erbrechen gallehaltigen Darminhaltes (aus dem Zwölffingerdarm); entweder durch Gallereflux (bei peptischem Geschwür [↗Ulcus duodeni], Gallenkolik) oder bei hohem Darmverschluß (↗Ileus). [E] cholemesis.

Gallenblasenapoplexie, Apoplexia cholecystidis: hämorrhagische Infarzierung einer flottierenden Gallenblase (meist durch Stieldrehung; v.a. bei älteren, abgemagerten Menschen). Symptome: Oberbauchschmerzen (rechts), Erbrechen, Kollaps; großer, schmerzhafter Tumor an typischer Stelle. Meist Cholezystektomie notwendig.

Gallenblasenentzündung: ↗Cholezystitis.

Gallenblasenkarzinom: Karzinom der Gallenblasenwand; ist meist adenomatös, seltener zirrhös, anaplastisch oder ein Plattenepithelkarzinom; in ca. 90% bei gleichzeitig vorhandenen Gallensteinen (↗Cholelithiasis). Diffuser (intramuraler) oder knolliger Tumor, der klinisch oft lange Zeit stumm ist (s.a. Courvoisier* Zeichen); Metastasierung erfolgt in regionäre Lymphknoten u. – evtl. frühzeitig! – hämatogen über Leber u. Lungen in den großen Kreislauf. [E] gallbladder carcinoma.

Galle(n)kolik, Colica biliaris: plötzlich, oft nachts (erhöhter Vagotonus!) einsetzende krampfartige Schmerzen im rechten Oberbauch infolge Dehnung u./oder Verkrampfung der Gallenblase, -gänge; evtl. mit Ausstrahlung in die rechte Brustseite, Schulter, Rücken (über Verbindungen des Zwerchfellnervs mit dem Plexus cervicalis); oft auch Bauchdeckenspannung, Galleerbrechen, Schüttelfrost. Als Steinkolik (s.a. Cholelithiasis), aber auch bei steinfreier Gallenblasen-, Gallengangsentzündung. Auslösung durch Diätfehler u. psychischen Streß. [E] biliary colic.

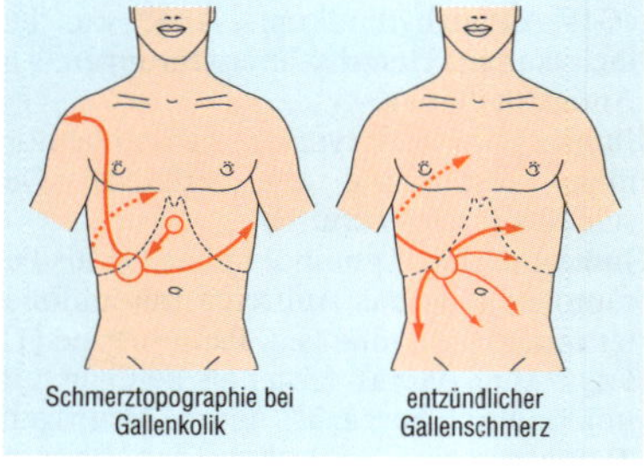

Gallenkolik [25]

Galle(n)konkrement, Gallenstein, Cholelith: steinartiges Gebilde der Gallenblase u. -wege von einheitlicher oder uneinheitlicher Zusammensetzung (= homogenes oder heterogenes Konkrement, z.B. Cholesterin-, Bilirubin-, Calciumcarbonat-, Eiweiß- bzw. Bilirubinkalk-, Cholesterinpigmentkalkstein, Pigmentstein). – s.a. Cholelithiasis, Choledocholithiasis. Als Einzel- = Solitärstein meist rund oder eiförmig (z.B. als »Tonnenstein«), bei Mehrfachbildung mehr würfel- oder tetraederförmig, oft mit facettierten Flächen. Struktur konzentrisch oder radiär, bei Konglomeratstein wabig, evtl. mit sternförmigen Gasaufhellungen. – Nachweis (außer intraoperativ) durch Sonographie, Cholezysto-, Cholangiographie. E gallstone. – **G., stummes:** G. ohne klinische Beschwerden (z.B. ohne Gallenkoliken). E asymptomatic g.

Gallenstein: ↗Gallenkonkrement; s.a. Cholelithiasis, Gallenkolik. E gallstone; biliary calculus.

Gallensteinileus: akuter oder chronischer (intermittierender) mechanischer ↗Ileus, durch einen in die Darmlichtung perforierten, meist großen (Tonnenstein), die Darmlichtung weitgehend ausfüllenden Gallenstein; mit der Zunahme der Cholelithiasis im Alter kommen auch Dünndarmverschlüsse durch Gallensteine häufiger vor. E gallstone ileus.

Gallertmark: das im Greisenalter u. bei chronischen (kachektisierenden) Erkrankungen gelatinös umgewandelte Fettmark. E gelatinous marrow.

galletreibende Mittel: »Cholagoga« (Cholekinetika, Choleretika). E cholagogues.

Gallopamil: ein ↗Calciumantagonist mit antiarrhythmischen Eigenschaften; Klasse-IV-Antiarrhythmikum. Anw. v.a. bei tachykarden Herzrhythmusstörungen; s.a. Antiarrhythmika.

Gamaschenulkus: typische gamaschenförmige Ausbreitung des varikösen Geschwürs (↗Ulcus cruris).

Gammopathie: 1) monoklonale G.: als Paraproteinämie das Auftreten monoklonaler Immunglobuline (s.u. Paraproteine [1]; s.a. Plasmozytom); ferner als benigne monoklonale G. bei ca. 3% aller > 70jährigen. **2)** polyklonale G.: Erhöhung der ↗Immunglobuline im Blut als Reaktion zahlreicher Zellklone (z.B. bei Leberzirrhose, Infektion). E gammopathy.

Gang: die Art des Gehens; krankhafte Abweichungen z.B. als Brachybasie, Hinken, Stepper-, Scheren-, Watschelgang. E gait. – **G., ataktischer:** unsicherer, breitbeiniger G. mit ausfahrenden Beinbewegungen u. übertriebenem Anheben u. hackendem Aufsetzen der Füße, v.a. bei Störung der Tiefensensibilität. E ataxic g. – **G., hyperkinetischer:** bei ca. einem Drittel der gesunden alten Menschen findet sich ein gebeugter, hyperkinetisch rigider Gang, was auf Veränderungen im Bereich des Striatums, der extrapyramidalen Kerne u. des Stirnhirns zurückzuführen ist. – **G., kleinschrittiger:** eines der typischen Symptome der PARKINSON* Krankheit; Ausdruck der Akinese ist der schlurfende, kleinschrittige Gang. – **G., paretischer:** variable, vom jeweiligen Funktionsausfall (Lähmung) abhängige Gangstörungen bei Schädigungen des 2. motorischen Neurons (der Pyramidenbahn); mit schwach ausgeprägter schlaffer Lähmung der zugehörigen Beinmuskulatur. – **G., paraparetischer:** Gangstörung bei beidseitiger spastischer Lähmung (Paraparese); mit nur langsamer Fortbewegung der kaum vom Boden gelösten Füße. – **G., parkinsonähnlicher:** Gang- u. Bewegungsmuster mit Hypokinesie, Muskeltonusvermehrung u. kleinschrittig-schlurfendem Gang als typischer Altersbefund bei den über 65jährigen, verursacht durch Veränderungen im zentralen u. peripheren Nervensystem. – **G., spastischer:** variable Gangstörungen bei Schädigung des 1. (zentralen) motorischen Neurons (der Pyramidenbahn); mit mehr oder minder ausgeprägter Verkrampfung (Spastizität) der betroffenen Beinmuskulatur. Als **spastisch-ataktischer G.** (d.h. mit zusätzlicher Ataxie) v.a. bei ↗Multipler Sklerose. E spastic g. – **G., zerebellarer:** taumelnder, unsicherer G. (»G. des Betrunkenen«) bei gestörter Kleinhirnfunktion (bei einseitiger Schädigung Abweichen zur kranken Seite). E cerebellar g.

Gangabweichung: das unwillkürliche Abweichen von der eingeschlagenen Gehrichtung, v.a. bei Funktionsstörung des Kleinhirns oder Vestibularapparates. E gait deviation.

Gangrän, Gangraena, gangränöse Nekrose, Brand: durch Minderdurchblutung oder mechanische oder thermische Schädigung hervorgerufener Gewebsuntergang mit Gewebserweichung (Koagulationsnekrose), Schrumpfung, Vertrocknung (Mumifikation) u. Schwarzfärbung (trockene G.); aus zusätzlicher Infektion durch Fäulnisbakterien (führt zu grünlicher Eiweißzersetzung unter Bildung üblen Geruchs) resultiert eine feuchte G. mit Erweichung, evtl. Verflüssigung des nekrotischen Gewebes. [E] gangrene. – **G., diabetische:** s.u. diabetisch. [E] diabetic g. – **G., feuchte:** s.u. Gangrän. [E] moist g.; humid g.; wet g. – **G. pulmonis:** Lungengangrän. – **G., trockene:** s.u. Gangrän. [E] dry g.

Gangstörung: s.u. Gang; s.a. Gehprüfung. Bei vaskulären Demenzformen ist die G. ein wesentlicher Aspekt der Erkrankung, der Gang wird bei kontinuierlicher Zunahme der motorischen Symptomatik zunehmend kleinschrittiger u. schlurfender. [E] gait disturbance.

Ganzheitsmedizin: eine Richtung der Medizin, die bestrebt ist, Krankheiten nicht nur als Einzelerscheinung – bezogen auf das entsprechende Organ oder Organsystem – zu begreifen, sondern bei Diagnostik u. Therapie den körperlich-geistigen Gesamtzustand des Patienten zu erfassen, d.h. von einem Krankheitsbegriff ausgeht, der Krankheiten als Störung dieses Gesamtzustandes betrachtet, s.a. Psychosomatik.

Gastritis: akute oder chronische Magenschleimhautentzündung, einhergehend mit Hyperämie, Zellinfiltrationen u. evtl. Erosionen; multifaktoriell bedingt durch exogene oder endogene Noxen. [E] gastritis. – **G., akute:** tritt auf als akute diffuse, akute erosive (G. erosiva), phlegmonöse u. Refluxgastritis. Auslösende Faktoren sind Genußgifte (Alkohol, Nikotin), Medikamente (Salicylate, nicht steroidale Antiphlogistika, Zytostatika), Allergien, thermische u. chemische Noxen, Strahlentherapien, Streßsituationen (z.B. Verbrennungen, Polytraumen, Sepsis), Operationen oder bakterielle Kontamination. Diagnose durch Gastroskopie mit Biopsie. Therapie: Nahrungskarenz, Flüssigkeitszufuhr, Bettruhe, Ausschalten der ursächlichen Faktoren. Es besteht eine hohe Rate von Spontanheilungen. [E] acute g. – **G., allergische:** G. infolge Nahrungsmittelallergie; meist akut u. oft kombiniert mit Allergiesymptomen außerhalb des Verdauungstraktes. Beginnt mit angioneurotischem Ödem der Magenschleimhaut; später Blasenbildung, wulstige Schleimhautschwellung. – **G., chronische:** wird nach Ätiologie u. Histologie eingeteilt in Typ A, B u. C. – **Typ A** erscheint unter dem Bild einer Korpusgastritis; es handelt sich um eine Autoimmungastritis mit der Bildung von Autoantikörpern gegen Belegzellen u. evtl. gegen Intrinsic-Faktor. Klinisch Achlorhydrie u. Vitamin-B_{12}-Mangelanämie (perniziöse Anämie) sowie erhöhter Gastrinspiegel. Diagnostisch sollte nach weiteren Autoimmunerkrankungen gesucht werden. Es besteht eine erhöhte Neigung zur Entwicklung eines Magenkarzinoms. Die Therapie besteht in der Vitamin-B_{12}-Substitution sowie regelmäßigen Kontrollgastroskopien zum Ausschluß eines Karzinoms. – **Typ B** erscheint unter dem Bild einer Antrum-G., ausgelöst durch Besiedelung mit Helicobacter pylori. Die Diagnosestellung erfolgt durch Gastroskopie mit Biopsie u. dem Nachweis von Helicobacter pylori (bioptisch durch Histologie oder Urease-Schnelltest, serologisch durch AK-Nachweis). Therapie: Eradikation von Helicobacter pylori mittels verschiedener Chemotherapeutika, z.B. Kombination von Omeprazol mit Amoxicillin. – **Typ C** ist eine chemisch bedingte G., z.B. durch Gallereflux. Die Einteilung der Gastritiden erfolgt nach der SIDNEY*-Klassifikation von 1990 unter Berücksichtigung endoskopischer (erythematöse/exsudative G. mit flachen oder polypoiden Erosionen; atrophische, hämorrhagische, Reflux- oder Riesenfaltengastritis) u. histologischer (Ausmaß der lymphozellulären Infiltrationen, Entzündungsaktivität entsprechend der Dichte neutrophiler Granulozyten, Atrophiegrad, intestinale Metaplasie, Dichte der Helicobacter-pylori-Besiedelung) Parameter. – **G., chronisch-atrophische:** s.u. Gastritis. – **G. cirrhoticans:** ↗Linitis plastica. [E] cirrhotic g. – **G. corrosiva,** Ätzgastritis: hämorrhagische pseudomembranöse G. unmittelbar nach Verschlucken von Ätzgiften (Säuren,

Laugen); außer den typischen Gastritiszeichen v.a. heftige Schmerzen, Schock u. Ätzschorfe bis Nekrosen (als Koagulations- bzw. Kolliquationsnekrosen), die unter Narbenbildung (u.U. Pylorusstenose) abheilen, oft zu Magenperforation, evtl. zu Spätgeschwüren führen. [E] corrosive g. – **G. cystica:** ↗Gastropathia hypertrophica gigantea. – **G., eitrig-abszedierende:** durch Strepto- oder Staphylokokken hervorgerufene G. mit Bildung von Abszessen unter der Schleimhaut, die zu Einschmelzen der Muskelschicht u. Perforation führen können; vgl. Gastritis phlegmonosa. – **G. erosiva:** G. mit Defekten der Schleimhaut, welche die Muscularis mucosae nicht überschreiten u. narbenlos abheilen. [E] erosive g. – **G., granulomatöse:** G. mit epitheloidzelligen Granulomen, meist bei BESNIER*-BOECK* oder CROHN* Krankheit. – **G. phlegmonosa:** flächenhafte eitrige Entzündung der Magenwand (insbes. der Submukosa); mit Ursprung entweder in Schleimhautdefekten (Geschwür, Erosion, Karzinom) oder – metastatisch – bei schwerer Allgemeininfektion; v.a. durch Strepto-, Staphylo-, Pneumokokken, Gasbrand-, Proteus-, Typhus-, Kolibakterien bedingt. [E] phlegmonous g. – **G. stenosans:** ↗Linitis plastica. – **G., urämische:** Ausscheidungsgastroenterokolitis bei Urämie.

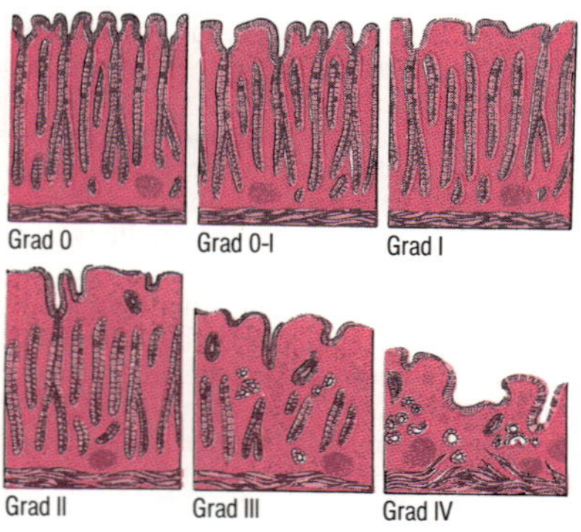

Schweregrade der **chronischen Gastritis** anhand des histologischen Schleimhautbefundes [51]

Gastroduodenoskopie: auf das Duodenum ausgedehnte Gastroskopie; läßt sich auch im höheren Alter problemlos durchführen. [E] gastroduodenoscopy.

Gastroenteritis: gleichzeitige Schleimhautentzündung des Magens u. Dünndarms (Gastritis, Enteritis), evtl. unter Einbeziehung des Dickdarms (= Gastroenterokolitis). Entweder von einer Gastritis ausgehend oder – v.a. bei chronischer Enteritis – rückläufig auf den Magen übergreifend. Kommt vor v.a. bei bakteriellen Infektionen (= **G. infectiosa**), v.a. mit Salmonellen (= **G. paratyphosa,** Salmonellenenteritis; Lebensmittelvergiftung), Viren (»**epidemische G.**«, Virusenteritis), Toxoplasma gondii, ferner bei Vergiftungen (z.B. Quecksilber) u. Alkoholismus. [E] gastroenteritis. – **G., eosinophile:** G. mit Bluteosinophilie, eosinophilen Infiltraten in der Magen- u. Dünndarmwand, Leibschmerzen, Erbrechen, eosinophilem Aszites. [E] eosinophilic g.

gastrointestinale Blutung: arterielle oder venöse Blutung im Magen oder oberen Dünndarmabschnitt, stellt im Zusammenhang mit einem Ulkusleiden eine der häufigsten Komplikationen bei geriatrischen Patienten dar. [E] gastrointestinal bleeding.

Gastropathia, -pathie: organische u./oder funktionelle Magenerkrankung, z.B. die **G. allergica** (allergische ↗Gastritis), die **G. nervosa** (funktionelle Magenbeschwerden ohne organischen Befund). [E] gastropathy. – **G. hypertrophica gigantea,** Polyadenomatose des Magens, MÉNÉTRIER* Syndrom: diffuse »foveoläre« Hyperplasie der Magenschleimhaut mit polypoider Verbreiterung (z.T. auch Ödem) der Schleimhautfalten, Ersatz der Beleg- durch Schleimzellen; häufig als Gastroenteropathia exsudativa; im Alter oft fortschreitend, evtl. kombiniert mit Adenomen verschiedener endokriner Drüsen (multiple Adenomatose), stellt eine fakultative Präkanzerose für das Magenkarzinom dar. Symptome: Eiweißverlust mit Ödemen, Hypo- bzw. Anazidität, Oberbauchbeschwerden, Erbrechen, Diarrhö. [E] giant hypertrophic gastritis.

Gastrostomie: das operative Anlegen einer äußeren Magenfistel (»**Gastrostoma**«) zur künstlichen Ernährung unter Umgehung der Speiseröhre (seltener zur retrograden

Ösophagusbougierung); findet Anw. bei länger anhaltenden Schluckstörungen mit Ausfall der Schutzreflexe (Schluck-, Würg-, Hustenreflex), die eine ausreichende orale Nahrungsaufnahme unmöglich machen, z.B. nach zerebralen Insulten, aber auch bei degenerativen Erkrankungen wie Morbus Parkinson, amyotrophischer Lateralsklerose oder Pseudobulbärparalyse. E gastrostomy. – **G., kontinente:** G. mit ventilartiger Wirkung der Bauchwandmuskulatur am Fistelkanal (z.B. nach FRANK). E Frank's operation.

Gaumensegellähmung, Uranoplegie: periphere (meist nach Diphtherie, seltener nach Typhus oder Grippe; meist rückbildungsfähig) oder zentrale (Schädigung des Vagus- oder Glossopharyngeuskernes, z.B. bei Hirnstamminsulten), ein- oder doppelseitige Lähmung der Muskulatur des weichen Gaumens u. Gaumensegels. Hat mangelhaften Abschluß der Mundhöhle gegen den Nasenrachen beim Sprechen u. Schlucken zur Folge (führt zu Rhinolalia aperta bzw. zum Ausfließen geschluckter Flüssigkeit durch die Nase). E paralysis of the velum.

GDS-Scale: Fremdbeurteilungsverfahren zur Messung von Befindlichkeit bei Depressionen; die Skala umfaßt insgesamt 30 Fragen (Kurzform 15 Fragen) zur Depression, mehr als 11 Punkte sprechen für eine zunehmend schwere Depression.

Gebärmutterkrebs: ↗Korpuskarzinom. E carcinoma of the uterus.

Gebiß: die Gesamtheit der Zähne. Beim geriatrischen Patienten erfordert die Untersuchung des G. besondere Beachtung, da viele Prothesenträger sind u. eine regelrechte Verdauungsfunktion wesentlich von einer hinreichenden Kaufähigkeit abhängt. Es ist darauf zu achten, ob der Patient seine Prothese regelmäßig benutzt, ob sie dem Kiefer angepaßt ist, ob Druckstellen bis hin zum Dekubitus vorhanden sind. Bei den verbliebenen eigenen Zähnen können Karies u. Wurzelreste chronische Infektionsquellen darstellen. E dentition; set of teeth.

Gedächtnis: die Fähigkeit, Sinneswahrnehmungen oder seelische Vorgänge im Gehirn zu speichern, so daß sie bei geeigneter Gelegenheit ins Bewußtsein treten können. Unterschieden v.a. als Neu- oder Kurzzeitgedächtnis, Alt- oder Langzeitgedächtnis sowie Wissens-, Verhaltens-, auditives, motorisches, visuelles etc. Gedächtnis (s.a. Schema). Beim geriatrischen Patienten wird das G. im Rahmen des Geriatric Assessments mittels verschiedener Tests beurteilt, z.B. durch die Mini-Mental-Status-Examination nach FOLSTEIN. Dieser Test beinhaltet die Überprüfung von Orientierung, Aufnahmefähigkeit, Aufmerksamkeit u. Sprache sowie die Fähigkeiten Lesen, Schreiben, Rechnen, Ausführen eines dreiteiligen Befehls u. konstruktive Praxi (kopieren). Gedächtnisstörungen (Dysmnesien; quantitativ als Hypo- bzw. Hypermnesie) betreffen v.a. das Neugedächtnis, z.B. bei Hirnarteriosklerose, seniler Demenz, progressiver Paralyse, nach Gehirnverletzung, ALZHEIMER* Krankheit etc.; flüchtige Störungen werden evtl. durch Konzentrationsmangel sowie Störungen der Merk- oder Reproduktionsfähigkeit vorgetäuscht. – s.a. Amnesie (= Gedächtnislücke). E memory.

Gedächtnis [55]

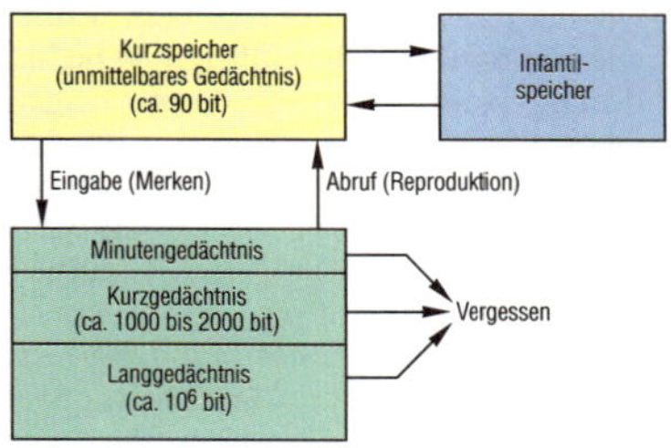

Gedächtnisabbau: deutliche Veränderungen der Gedächtnisfunktionen als normaler Alterungsprozeß, Störungen des Gedächtnisses sind ein subjektiver Indikator für Alterung. Der G. im Alter betrifft v.a. den Kurzzeitspeicher hinsichtlich Aufnahme-, Enkodierungs- u. Abrufbereitschaft.

Gedächtnisprüfung: ↗Gedächtnis.

Gedächtnisstörung: s.u. Gedächtnis. E memory disturbance.

Gedächtnistraining: Hirnleistungstraining mit den Schwerpunkten Konzentration, Wortfindung, Merkfähigkeit, Reproduktion von Gedächtnisinhalten u. Formulierung; wird bei der aktivierenden Therapie dementieller Patienten angewandt.

Gefäßkrankheit: Angiopathie, u. zwar als ↗Mikro- oder als ↗Makroangiopathie. Zu den häufigen Gefäßerkrankungen im Alter zählen die intestinalen Ischämien (akute u. chronische mesenteriale Ischämie, Ischämie des Kolons) mit einer hohen Mortalitätsrate. Die akute mesenteriale Ischämie wird meistens durch eine arterielle Embolie verursacht, weitere Auslöser sind arterielle u. venöse Thrombosen. Die Ursachen eines Mesenterialvenenverschlusses können vielfältig sein, z.B. Koagulopathien, hämatologische Erkrankungen, intraabdominelle Infektionen, Traumen, Parasiten oder idiopathisch. [E] angiopathy.

Gefäßstenose: Gefäßverengung bis Verschluß. Ursachen z.B. arterielle ↗Verschlußkrankheit, Thrombosen, Tumoren; selten operationsbedingt. [E] angiostenosis.

Gefäßverschluß: Verlegung (Obliteration) einer Gefäßlichtung durch einen Thrombus, Embolus oder Wandprozeß (z.B. bei Atherosklerose, Syphilis, Endangiitis obliterans); i.w.S. auch das – begrenzte – Fehlen der Gefäßlichtung (Gefäßatresie) sowie die ärztlich ausgeführten Verschlüsse durch Naht, Unterbindung (Ligatur), Quetschung (= Angiotripsie) u. Verödung (z.B. als Krampfader- oder ↗Varizenverödung). Als krankhafter G. gefolgt von ↗Ischämie (u. evtl. Folgen), ↗Claudicatio. [E] vascular obliteration.

Gefügedilatation: Umordnung im Gefüge der Herzmuskulatur (der Kammerwand) mit gleichzeitiger Abnahme der Schichtzahl der Muskelfasern; z.B. – krankhaft – bei Herzmuskelentzündung, Stoffwechselstörung oder Koronarinsuffizienz (hat eine Überdehnung zur Folge, klinisch eine chronische Herzinsuffizienz mit vermehrter Restblutmenge).

Gefügestörung: Störung (meist Lockerung) des anatomisch-funktionellen Gefüges im Bewegungssegment im Zusammenhang mit Degeneration (Verschleißschäden); führt durch Fehlbelastungen zu Sekundärschäden (Spondylose).

Gehbock: Hilfsmittel für bewegungseingeschränkte Patienten; mit Hilfe des G. kann der Patient sich mehr oder weniger selbständig fortbewegen. Wird in der Rehabilitation nur selten verwendet, da sich kein flüssiges Gangbild erreichen läßt, hier leistet ein Rollator bessere Dienste.

Gehirnarteriosklerose: ↗Zerebralarteriensklerose. [E] cerebral arteriosclerosis.

Gehirnjogging: aktivierende Maßnahme bei der Betreuung dementieller Patienten in Form eines Gedächtnistrainings (nach LEHRL u. FISCHER).

Gehirnschlag: ↗Apoplexia cerebri. [E] stroke.

Gehörfehler: s.u. Schwerhörigkeit. [E] hearing disorder.

Gehörgang: Meatus acusticus; seine Form ändert sich wegen des erschlafften Gewebes im Alter häufiger, was zu Problemen beim Tragen eines Hörgerätes führen kann. Verschließt das Ohrpaßstück nicht mehr richtig, muß ein neues vom Akustiker angepaßt werden. [E] auditory canal.

Gehörprüfung: ↗Audiometrie, Hörprüfung. [E] hearing test.

Gehprüfung: Vorwärts- u. Rückwärtsgehenlassen mit offenen oder geschlossenen Augen, evtl. auf vorgezeichnetem Strich oder Fuß-vor-Fuß. Dient zur Beurteilung der Beinmotorik (z.B. Stepper-, Watschelgang, Zirkumduktion), Bewegungskoordination (vgl. Ataxie), der Besonderheiten der Schrittlänge (z.B. Kleinschrittigkeit bei PARKINSON* Syndrom), eventueller Seitenabweichungen (einseitig bei Hemisphären-, torkelnd bei diffusem Kleinhirnschaden), der Mitbewegungen u.a.m. – s.a. Gehtest, Gang. [E] test of gait.

Gehschulung: physikalisch-therapeutische Maßnahme zum Wiedererlernen des Gehens nach einer erworbenen Hirnschädigung (z.B. Hemiplegie nach Apoplex).

Gehstörung: ↗Gang.

Gehtest: Feststellen der Schrittzahl bzw. Zeit bis zum Auftreten von Wadenschmerzen (Claudicatio intermittens) bei zügigem Gehen mit definierter Geschwindigkeit oder auf einem Laufband mit variierbarer Geschwindigkeit. [E] claudication test; treadmill test.

Gehwagen: Hilfsmittel, welches der Fortbewegung bewegungseingeschränkter Patienten (z.B. Frakturen, Hemiplegie) dient. Gibt durch seine Achselstützen vermeintliche Sicherheit, die nur durch aktive Körperaufrichtung gegeben wäre; der Einsatz sollte daher nur bei Patienten mit gleichzeitiger Schädigung der oberen u. unteren Extremität erfolgen (z.B. Radius- u. Schenkelhalsfraktur).

Gelenkbeschwerden: Schmerzen u. Funktionsstörungen in den Gelenken als Zeichen degenerativer Veränderungen beim geriatrischen Patienten; verursacht meist durch Arthrosen, Arthropathien, chronische Polyarthritis, aber auch beim PARKINSON* Syndrom.

Gelenkbeweglichkeit: die je nach Gelenktypus unterschiedliche Möglichkeit der Bewegung eines knöchernen Körperabschnitts; unterschieden als »aktive« u. »passive« B.; s.a. Bewegung, *orthop* Messung nach der Neutral-Null-Methode. [E] joint motion.

Gelenkeiterung, Arthritis purulenta: eitrige Entzündung mit Beschränkung auf die Gelenkinnenhaut = Synovialis (Synovialitis purulenta), oder aber auf deckende Weichteile u. den Bandapparat übergreifend (Gelenkkapselphlegmone), u.U. den Gelenkknorpel u. gelenknahe Knochenbereiche einbeziehend (= Totalvereiterung, Panarthritis); s.a. Panaritium articulare. [E] pyarthrosis.

Gelenkentzündung: ↗Arthritis (als Mon-, Polyarthritis). [E] arthritis.

Gelenkerkrankung: ↗Arthritis, Arthrose; s.a. Spondylarthritis, -arthrose. [E] arthropathy.

Gelenkersatz: künstlicher Ersatz für geschädigte oder zerstörte Gelenke, meist bei fortgeschrittenen arthrotischen Erkrankungen indiziert. Die häufigste Form des Gelenkersatzes stellt die Hüfttotalendoprothese dar. Wichtigste Komplikation des prothetischen Gelenkersatzes sind Infektionen mit folgender Lockerung des Implantats, Bewegungsschmerz u. nachfolgender Immobilisierung.

Gelenkkapselphlegmone: über die Synovialis hinaus die Gelenkkapsel (Capsula articularis) u. die umgebenden Weichteile ergreifende flächenhafte ↗Gelenkeiterung mit ausgeprägten – oft septischen – Allgemeinsymptomen u. schweren örtlichen Entzündungszeichen. Führt – wie auch der Gelenkabszeß – evtl. zu Gelenkzerstörung (v.a. Knorpel- u. Knocheneinbeziehung; Panarthritis), aber auch zu Gelenkkapseldurchbruch mit Ausbreitung in die Gelenknachbarschaft, evtl. auch zu Fistelbildung, Osteomyelitis, Erkrankungen gelenknaher Blutgefäße (Thrombose), knöcherner oder weichteilbedingter Versteifung (Ankylose, Kontraktur, Defektheilung). [E] phlegmon of articular capsule.

Gelenkkontraktur: abnorme, meist prozeßabhängig typisch gelenkentlastende Dauerzwangsstellung eines Gelenkes mit Einschränkung bis Aufhebung der Beweglichkeit; v.a. als Beuge- oder Streckkontraktur (Flexions- bzw. Extensionskontraktur), aber auch als Ad- u. Abduktions-, Rotationskontraktur; z.B. Hüftkontraktur, Kniegelenkskontraktur. [E] joint contracture.

Gelenkprothese: dem teilweisen oder totalen operativen Gelenkersatz dienende ↗Endoprothese zur Einpflanzung bei der Arthroplastik; Metall- oder Kunststoffnachbildung oder -überkleidung eines einzigen – zuvor modellierten – Gelenkendes bzw. -abschnitts (z.B. Hüftkopfprothese, Hüftgelenkpfanne) oder beider Gelenkenden (als meist in den Markhöhlen – zementiert oder zementfrei – zu verankernde Totalprothese mit Kugel- oder Scharniergelenk). Als Material dienen Vitallium,

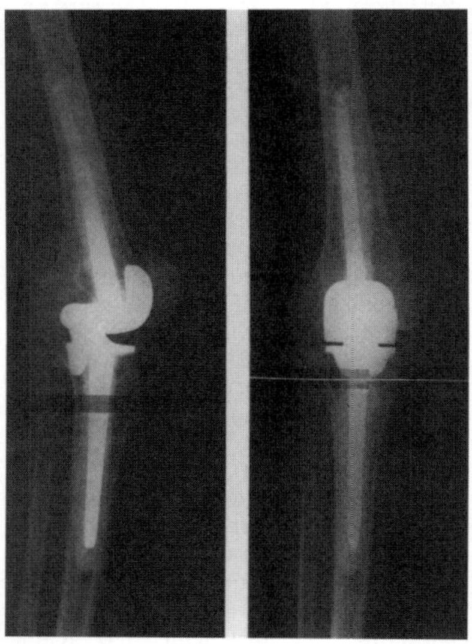

Scharnier-Arthroplastik (Typ GUEPAR) [57]

Fluon®, Teflon® oder Polyamide, seltener Plexiglas. Als Hüftgelenkprothese z.B. eine Vitalliummulde (für »Cup-Plastik«, z.B. nach WAGNER), ein Hüftkopf-Schenkelhalsersatz (nach JUDET, MOORE u.a.), eine Totalprothese (CHARNLEY, MÜLLER, MITTELMEIER [Keramik]); ferner z.B. als Knie- (WALLDIUS, SHIERS sowie als »GSB«- oder als »PCA«-G. [**p**orous **c**oated **a**natomical]), Schulter- (HEINZE) oder Fingergelenkprothese (FLATT), Tibiakopf- (DE PALMA) u. Femurkondylenkappe. [E] joint prosthesis.

Gelenkrheumatismus: s.u. Rheumatismus. [E] joint rheumatism; rheumatoid arthritis.

Gelenksteife: weitgehende, krankhafte Einschränkung der ↗Gelenkbeweglichkeit (Ankylose); angeboren, z.B. bei Arthrogryposis multiplex, oder erworben, z.B. unfallbedingt, bei Systemerkrankung oder als Inaktivitätsfolge (System- bzw. Inaktivitätssteife). [E] ankylosis. – **G., artifizielle:** ↗Arthrodese. [E] artificial a.

Gemfibrozil: ein Clofibrat-Analogon; ↗Lipidsenker zur Therapie schwerer Hypertriglyceridämien, Hypercholesterinämien u. kombinierter Fettstoffwechselstörungen.

Gemütsarmut: Mangel an affektiv-emotionaler Ansprechbarkeit (d.h. an Mitgefühl, Warmherzigkeit, Mitleid etc.). In extremer Ausprägung (= Gemütlosigkeit, »moral insanity«) eine Variante des psychopathischen Verhaltens. [E] hypoaffectivity.

Gemütsverödung: Nachlassen der Fähigkeit zu Anteilnahme u. mitmenschlichen Bindungen infolge krankhafter Vorgänge, v.a. bei Alterskrankheiten des Gehirns (z.B. bei seniler u. präseniler Demenz). [E] loss of affect; emotional flattening.

Genitale: die äußeren Geschlechtsorgane. Altersbedingte Veränderungen sind z.B. spärliche Schambehaarung bei beiden Geschlechtern; Verkleinerung von Penis u. Hoden bei Männern sowie von Labien u. Klitoris bei Frauen. Am weiblichen Genitale lassen sich noch weitere Veränderungen feststellen, so wird die Vagina enger u. dünner, Uterus u. Ovarien verkleinern sich. An der Vulva muß bei älteren Frauen in besonderem Maß auf Präkanzerosen u. Karzinome geachtet werden. [E] genitals.

Genitalfluor: ↗Fluor (vaginalis). [E] genital discharge.

Gentamicin, -mycin: $C_{17-18}H_{34-36}N_4O_7$; aus Micromonospora purpurea (u. anderen Arten) isolierter Aminoglykosid-Antibiotika-Komplex mit Streptomycin-ähnlicher Trisaccharidstruktur; Breitbandantibiotikum mit bakteriostatischer, in hoher Konzentration bakterizider Wirksamkeit gegen grampositive u. -negative Erreger. [E] gentamycin.

Genu: (latein.) Knie, Kniegelenk. [E] knee. – **G. recurvatum,** Hohlknie: Überstreckbarkeit des Kniegelenks, das dann hinter der Beinachse liegt (nach vorne geöffneter Winkel zwischen Ober- u. Unterschenkel). Als angeborene (evtl. erbliche) Fehlbildung sowie bei Bänderschwäche, nach unfallbedingter oder sonstiger Kapselüberdehnung, Lähmung (v.a. Poliomyelitis), nach Gelenkzerstörung. Zeichen sind Hinken, Gelenkinstabilität. [E] back knee. – **G. valgum,** Knickbein, X-Bein: Abweichung des Kniegelenks nach innen aus der Achse des gestreckten Beines: dadurch Abknickung der Unterschenkel nach außen (nach außen offener Winkel zwischen Ober- u. Unterschenkelachse); oft in Verbindung mit Knickfußstellung. Ist physiologisch bei 2- bis 6jährigen Kindern. Kommt vor z.B. als Belastungsdeformität bei Heranwachsenden, ferner infolge Unfall, örtlicher, krankhafter Zerstörungen, Systemerkrankungen des Skeletts, selten als angeborene Fehlbildung (dann meist mit Patellaluxation). Führt zu Aneinanderreiben der Knie (»Kniebohrer«), Watschelgang, Überstreckbarkeit, Wackelknie, u.U. zu Reizerguß, bei Einseitigkeit zu Beckenschiefstand, Skoliose. [E] knock knee. – **G. varum,** Säbelbein, Reiterbein, O-Bein: Abweichung des Kniegelenks nach außen u. Verbiegung der Beinachse nach außen, d.h., die Achsen durch Ober- u. Unterschenkel bilden einen nach innen offenen Winkel; bei den symptomatischen Formen zusätzlich auch Coxa vara. Ist (beidseitig) physiologisch beim Neugeborenen; kommt (ein- oder beidseitig) krankhaft vor bei Skeletterkrankungen (z.B. Rachitis, Osteomalazie, Dysostosen, PAGET* Syndrom, altersbedingte Degeneration, Deformitätsheilung); führt zu Watschelgang, rascher Ermüdung, evtl. auch Schmerzen. – Varisierung eines Beines tritt auch zur

Kompensation einer Beinverkürzung der Gegenseite auf. [E] bowleg.

Gerato...: Wortteil Greis(en)...; ↗Geri..., Geronto...

Geriatrie: die »Altersheilkunde«; s.a. Gerontologie. [E] geriatrics.

Geriatrika: Arzneimittel, die – substituierend, roborierend u. stimulierend – wirken i.S. der Steigerung der körperlichen u. geistigen Leistungsfähigkeit des alten Menschen: Multivitaminpräparate, Enzyme, lipotrope Stoffe, Geschlechtshormone, Anabolika oder gefäßabdichtende Mittel; ferner die Mittel im Rahmen der unspezifischen Reizkörpertherapie.

Gerinnung: ↗Blutgerinnung. [E] clotting; coagulation.

Gerinnungsinhibitor: Substanz, die die ↗Blutgerinnung hemmt; z.B. ↗Antikoagulanzien (s.a. Heparin), Antithrombine, Antikörper gegen Gerinnungsfaktoren (z.B. Immunhemmkörperhämophilie). [E] coagulation inhibitor.

Gerinnungsstatus, Koagulogramm: das Ergebnis der gezielten Durchführung mehrerer, die Funktion der ↗Blutgerinnung, Fibrinolyse u./oder der Thrombozyten prüfender Tests zur Diagnostik von Gerinnungsstörungen oder Thromboseneigung. [E] coagulogram.

Gerinnungsthrombus: durch rasche Blutgerinnung innerhalb des Blutgefäßsystems (v.a. bei Stase) entstehendes, die Gefäß-, meist Venenlichtung sofort völlig einengendes bis – meist – verschließendes Blutgerinnsel, gekennzeichnet durch ein normales Verhältnis der im Blut enthaltenen roten u. weißen Blutkörperchen (daher: »roter Thrombus«), glatte Oberfläche u. Fehlen einer festen Verbindung zur Gefäßwand. [E] red thrombus.

Geroderma: ↗Altershaut. [E] senile skin.

Gerontologie, Alternsforschung, Geratologie: die Wissenschaft von Physiologie u. Pathologie des »alternden« Menschen (d.h. in den verschiedenen Lebensaltern). Dabei beschäftigt sich die **Gerohygiene** mit den Beziehungen der Umweltbedingungen zu Altern u. Gesundheit, insbes. in der Involutionsphase u. im Greisenalter (Senium). Die **Geroprophylaxe** versucht eine Prävention v.a. der chronisch-entzündlichen, degenerativen u. neoplastischen Erkrankungen, wie sie zu früher Invalidität führen; s.a. Geriatrie, Geriatrika. [E] gerontology; geriatrics.

Gerontoxon (corneae): ↗Arcus senilis corneae.

Gerstenkorn: ↗Hordeolum. [E] hordeolum; stye.

Geruchssinn: Sinnessystem, das – mit Hilfe des Geruchsorgans – der Wahrnehmung/Empfindung von Duftstoffen dient im Dienste der Umweltorientierung u. Nahrungsbeurteilung, verschlechtert sich mit zunehmendem Alter. [E] sense of smell.

Gesamtkörperwasser: die Summe von Extra- u. Intrazellularflüssigkeit des Lebenden abzüglich der darin gelösten Stoffe; beträgt im 75.–80. Lj. nur noch 82% desjenigen eines 30jährigen (100%). [E] total body water.

Geschlechtskrankheit, venerische Krankheit: ansteckende Krankheit, die vorwiegend durch Geschlechtsverkehr übertragen wird; i.e.S. Syphilis, Gonorrhö, Ulcus molle (»dritte G.«) u. Lymphopathia venerea (»vierte G.«), u. zwar ohne Rücksicht darauf, an welchen Körperteilen die Symptome auftreten u. auf welche Weise die G. erworben wurde. Als venerisch übertragene Krankheiten (»sexual transmitted diseases« = »STD«) gelten auch einschlägig übertragene Mykosen (v.a. durch Candida), Trichomoniasis, Donovanosis, der Herpes, fraglich auch die Virushepatitis B. – vgl. AIDS. – Bekämpfung gesetzlich geregelt (in Deutschland durch das Gesetz zur Bekämpfung der G.). [E] venereal disease.

Geschmackslähmung, Ageusie: Aufhebung der Geschmackswahrnehmung, u. zwar für alle Qualitäten oder aber als dissoziierte G., d.h. als isolierter Ausfall einzelner Qualitäten, z.B. bei Läsion der Chorda tympani Ageusie für süß, salzig u. sauer bei erhaltenem Geschmack für bitter; als Cocaineffekt der Ausfall der Bitterempfindung. [E] ageusia.

Geschmackssinn: Sinnessystem zur Wahrnehmung von gustativen = Geschmacksreizen u. zur Empfindung der Geschmacksqualitäten. Die Rezeptoren des Geschmackssinnes liegen in den Geschmacksknospen (Caliculi gustatorii) der Zunge, ihre Anzahl ist im Alter von 75 Jahren um ca. 64% reduziert. [E] sense of taste.

Geschwür: ↗Ulkus, Ulcus. – Auch Laienbez. für Furunkel, Karbunkel, (bösartige) zerfallende Geschwulst. [E] ulcer.

Gesichtsausdruck: die Mimik des Patienten; kann bei der Untersuchung wichtige diagnostische Hinweise liefern. So spiegeln sich Angst, Depression, Ärger, Apathie oder Verlegenheit oft wider, ein mimikarmes Gesicht findet sich dagegen bei Morbus PARKINSON, Depressionen oder Demenz.

Gesichtsneuralgie, Prosopalgie: Neuralgie der Gesichtsnerven, v.a. als Trigeminusneuralgie, evtl. als Glossopharyngeusneuralgie (SICARD* Syndrom); ferner atypische Neuralgien, z.B. bei HORTON*, SLUDER*, CHARLIN*, BONNET* Syndrom; auch Neuralgien bei Erkrankungen der Ohren, Augen, Nasennebenhöhlen, Zähne, bei Durchblutungsstörung des Gehirns, Hirntumor, Arteriitis temporalis; als atypisches Symptom ferner bei endogener Depression. G. treten im Alter vermehrt auf, was für eine Beteiligung vaskulärer Faktoren spricht. [E] prosopalgia.

Gesichtsschmerz: ↗Gesichtsneuralgie. [E] prosopalgia.

Gesprächsatmosphäre: ist ein wichtiger Parameter der Anamneseerhebung geriatrischer Patienten, um deren Vertrauen u. die Bereitschaft zur Mitarbeit zu gewinnen. Wichtig ist eine entspannte Atmosphäre bei der Anamnese; diese sollte nicht unterbrochen werden u. der untersuchende Arzt sollte sich ganz auf seinen Patienten konzentrieren. Eine korrekte Anrede ist ebenso wichtig wie der richtige Abstand zum Untersuchten (Hörvermögen u.a. Einschränkungen berücksichtigen).

Gestagene: Steroidhormone (C_{21}-Steroide), die – durch Bindung an spezifische Steroidrezeptoren – für die Vorbereitung u. Erhaltung einer Schwangerschaft bedeutsam sind (aber auch eine schwach androgene Wirkung besitzen). Darunter v.a. das Progesteron sowie das 20α- u. 20β-Hydroxyprogesteron; i.w.S. auch die v.a. vom Progesteron u. Nortestosteron abgeleiteten zahlreichen synthetischen Verbindungen mit Progesteron-artiger (»Progestativa«) oder abgewandelter Wirkung; vgl. Corticosteroide. Die Wirkung ist mit der der ↗Östrogene korreliert. Anw. – häufig zusammen mit Östrogenen – bei Amenorrhö, Metropathia haemorrhagica, Endometriose, drohendem u. habituellem Abort u. in Kontrazeptiva (»Pille«). [E] gestagens.

Gewalt: ↗Altenmißhandlung.

Gewebetherapie: z.B. als NIEHANS* Frischzellentherapie, FILATOW* G. [E] tissue therapy.

Gewicht: die durch Wägung bestimmte Masse eines Körpers; SI-Einheit: Kilogramm; vgl. Körpergewicht. [E] mass.

Gewichtsreduktion: durch Änderung der Ernährungsgewohnheiten bzw. Diät erreichte gewollte Abnahme des Körpergewichts, angezeigt bei Adipositas u. damit verbundenen Erkrankungen, z.B. Hypertonie, Diabetes mellitus u.a.

Gewichtsverlust: neben der normalen physiologischen Gewichtsabnahme im Alter aufgrund verringerter Muskel-, Knochen-

Gewichtsverlust: mögliche Ursachen [12]

Malignome
endokrine Erkrankungen – Hyperthyreose – unzureichend behandelter Diabetes mellitus (bei fortgesetzter Glukosurie)
neurologisch-psychiatrische Erkrankungen – Depression – Demenz – zerebrovaskuläre Erkrankungen
Erkrankungen der Mundhöhle und des Rachens – schlecht sitzende Zahnprothesen – Störungen des Geschmackssinns (und Geruchssinns) – Gigivitis – Schluckstörungen – schlechter Zahnstatus
gastrointestinale Erkrankungen – Diarrhö – entzündliche Darmerkrankungen – chronische Obstipation – Lebererkrankungen
Medikamente – Diuretika – Antibiotika – Digitalis – nichtsteroidale Antirheumatika – Theophyllin – Zytostatika
sonstige Erkrankungen – renale Erkrankungen – chronische Infekte – Störungen des Sättigungsgefühls
psychosoziale Faktoren – Armut – Alleinsein – Alkoholabusus

u. Flüssigkeitsmenge ist ein erheblicher Gewichtsverlust innerhalb eines relativ kurzen Zeitraumes (10% in 3 Monaten) meist ein Symptom einer ernsthaften Störung oder Erkrankung des Patienten (↗Tab.).

Gewichtszunahme: eine plötzliche schnelle Zunahme des Körpergewichts ist häufig ein diagnostischer Hinweis für zunehmende Flüssigkeitseinlagerung ins Interstitium, noch bevor Ödeme klinisch manifest werden.

Gibbus, anguläre Kyphose: »Spitzbuckel« der Wirbelsäule als stärkster Grad einer kurzbogigen (spitzwinkligen), auf wenige Wirbel beschränkten Kyphose. Als Dauerdeformität meist Folge des Zusammenbruchs eines oder zweier Wirbelkörper bei tuberkulöser Spondylitis (= POTT* Buckel) oder einer unfallbedingten Kompressionsfraktur (= KÜMMELL* Buckel, »Bruchbuckel«), seltener einer Wirbelosteomalazie oder der CALVÉ* Krankheit. [E] hump.

Gicht, Harnsäuregicht: eine meist erbliche (= primäre G.) Störung des Purinstoffwechsels, die vorwiegend Männer mittleren Lebensalters betrifft, aber – selten – auch bei Frauen jenseits der Menopause auftritt. Beginnt mit einem Anstieg der Harnsäurewerte im Blut (Hyperurikämie; Serumwerte über 420 µmol/l bzw. 7,0 mg/dl). Dieser Zustand kann bis jahrzehntelang ohne klinische Krankheitszeichen (»Gichtanfälle«) bleiben. Der erste Anfall erfolgt – meist nach örtlicher Abkühlung, nach Anstrengung, übermäßigem Alkoholgenuß – vorwiegend nachts, ist auf ein Gelenk beschränkt = »monoartikulär« (vielfach ist es das Großzehengrundgelenk; »Podagra«) u. von örtlichen Zeichen der Entzündung begleitet (»Arthritis urica«; Ansprechen auf Colchicingaben gilt als Ätiologiebeweis). Bei Frauen über 65 Jahre werden häufiger die Fingermittel- u. Endgelenke befallen, der akute Gichtanfall im Bereich der unteren Extremitäten wird seltener. Ihm folgt ein – evtl. jahrelanges – beschwerdefreies Intervall (»interkritische Phase«); spätere Anfälle folgen in immer kürzeren Abständen, u. sie sind von zunehmend geringerer Schmerzhaftigkeit. Bei etwa 50% entwickelt sich ein chronisches Stadium mit Gelenkdeformierungen u. mit Bildung – meist gelenknaher – typischer ↗Gichtknoten u. Schädigung innerer Organe durch Uratablagerungen (↗Gicht, viszerale), evtl. mit gehäuftem Auftreten von Nierensteinen. Die Behandlung erfolgt im Anfall mit Colchicin (u. Corticotropin oder Corticosteroiden sowie Antiphlogistika), in der interkritischen Phase v.a. mit Allopurinol (ein Xanthinoxidase-Hemmer) oder mit Urikosurika wie Probenecid, Sulfinpyrazon, Etebenecid sowie mit purinarmer Kost. [E] gout. – **G., extraartikuläre:** ↗G., viszerale. – **G., primäre:** erbliche Form der Gicht. – **G., sekundäre:** G. infolge gesteigerten Purinstoffwechsels u. Hyperurikämie, v.a. durch Zellzerfall; z.B. bei Leukämie, Polyzythämie, malignen Lymphomen (v.a. nach Bestrahlungen u. Zytostatika-Anw.), chronischen Vergiftungen. – **G., viszerale,** Eingeweidegicht: Schädigung innerer Organe durch Ablagerung von Harnsäurekristallen u. sekundäre entzündliche Reaktionen; z.B. im Nierenmark, v.a. an der Papillenspitze (»Gichtniere«; mit Entwicklung zur Schrumpfniere; ferner im Myo- u. Endokard (»Gichtherz«). [E] visceral g.

Gichtherz: s.u. Gicht, viszerale. [E] gouty heart.

Gichtknoten, Tophus: bei bestehender ↗Gicht auftretende Knoten aus büschelartigen »Harnsäurekristallen« (Mononatriumurat-monohydrat) u. umgebendem, reaktivem Granulationsgewebe; v.a. in geringer durchbluteten Geweben wie Knorpel (z.B. als »Gichtperle«, Frühsymptom im Ohrknorpel), Sehnen, Schleimbeuteln u. in gelenknahen Knochenbezirken. [E] tophus.

Gichtnephropathie, -niere: s.u. Gicht, viszerale. [E] gout nephropathy; g. kidney.

Gichtperle: Gichtknoten im Ohrknorpel. [E] auricular tophus.

Gichttophus: ↗Gichtknoten. [E] tophus.

Giemen: trockenes – vorwiegend exspiratorisches – Atemgeräusch von fast pfeifendem Charakter. Kommt zusammen mit Pfeifen, Schnurren u. Brummen vor als »Rhonchi sonori et sibilantes« bei krampfhaft verengten Bronchiolen mit zähem Sekret (bei Asthma bronchiale, spastischer Bronchitis). [E] rhonchus.

Gingko biloba: Arzneimittel aus der Gruppe der Nootropika, die Wirkung auf Hirnleistungsstörungen bei dementiellen Syndromen ist bisher nicht bewiesen.

Girdlestone* Operation (GATHORNE R. G., 1881–1950, Orthopäde, Oxford): radikale Hüftgelenkresektion (Schenkelhals u. -kopf u. Hüftpfanne) zur Behandlung schwerer Hüftgelenkserkrankungen (v.a. Entzündungen, z.B. Coxitis tuberculosa) mit Zerstörung von Kopf u. Pfanne.

Glasdrusen: die »Altersdrusen des Pigmentepithels« des Auges als kugelige Vorwölbungen der verdickten Glashaut.

Glaskörperablösung: teilweise bis totale Abhebung des Glaskörpers von der Netzhaut; v.a. bei starker Myopie, ferner nach perforierender Augenverletzung, Operation mit Augapfeleröffnung, bei Netz- u. Aderhauterkrankungen, als Alterserscheinung. [E] vitreous detachment.

Glaskörperblutung: Blutaustritt in den Glaskörper, z.B. bei Augenverletzung, Periphlebitis, Hypertonie, diabetischer Retinopathie sowie als »**juvenile rezidivierende G.**« (EALES* Syndrom). Führt zu Sehstörung durch Wahrnehmung roter Wolken. Evtl. gefolgt von Netzhautabhebung, Katarakt, Glaukom. [E] intravitreal hemorrhage.

Glaskörpertrübung: Verlust der optischen Homogenität des Glaskörpers durch Reste embryonalen Gewebes oder durch Einlagerung von Kalkseifenkristallen, Zelleinwanderung mit Faserbildung als Infektionsfolge. Zarte Trübungen (Cholesterinkristalle) im mittleren u. höheren Alter gelten als physiologisch. [E] vitreous opacity.

Glaskörperverflüssigung: Übergang der Glaskörpergallerte in den Solzustand (Synchisis corporis vitrei); Vork. im Alter, bei Diabetes mellitus, hochgradiger Myopie, intraokularem Metallsplitter, nach Uveitis u. nach Ablatio retinae. [E] vitreous liquefaction.

Glaucoma, Glaukom, grüner Star: Augenerkrankungen mit zeitweise oder dauernd erhöhtem Augeninnendruck (> 26 mmHg) als Leitsymptom, später häufig auch mit Sehnervenatrophie u. typischer Papillenexkavation, Gesichtsfeldausfällen, Minderung der Sehkraft (Visus) u. grünlichem Reflex der Linse (grüner Star). Als anlagebedingtes, **primäres G.** mit Abflußbehinderung des Kammerwassers im SCHLEMM* Kanal, u. zwar entweder als Weitwinkelglaukom (↗G. simplex) oder durch Einengung des Kammerwinkels, d.h. als Engwinkelglaukom bzw. Winkelblock-G. (s.a. Glaukomanfall, G. chronicum congestivum). – Als **sekundäres G.** eine häufige Komplikation anderer Augenerkrankungen (z.B. Uveitis, Linsenluxation, tapetoretinale Degeneration, Gefäßveränderungen, Verletzungen, intraokulare Tumoren). – Die Erfassung einer Glaukomgefahr (»Glaukomdisposition«) erfolgt durch wiederholte Druckmessungen mit dem Tonometer (Tagesprofil) u. Belastungsproben (medikamentöse Pupillenerweiterung, Coffein-, Wasserbelastung, Kälteprobe, Halsvenenstauung, Dunkel-, THOMASSEN* Probe u.a.m.; vgl. Glaukomanfall). Frühsymptome des Glaukoms sind morgendliche Kopfschmerzen, anfallsweise Sehstörungen mit Augenschmerzen, vorzeitige Alterssichtigkeit, Sehen farbiger Ringe um Lichter. [E] glaucoma. – **G. absolutum:** Erblindung als Endzustand aller Glaukomtypen, 15% der Erblindungen im Alter beruhen auf einem Glaukom. [E] absolute g. – **G. acutum congestivum:** ↗Glaukomanfall. [E] acute congestive g. – **G. apoplecticum:** ↗G. haemorrhagicum. [E] apoplectic g. – **G. capsulare,** Kapselhäutchenglaukom: G. vermutlich infolge Verlegung des Kammerwinkels durch abgeschilferte Schuppen der vorderen Linsenkapsel. – **G. chronicum: 1) G. chr. congestivum:** schleichende Verlaufsform des Engwinkelglaukoms (s.u. Glaucoma). [E] congestive g.; chronic angle closure g. **2) G. chr. simplex:** ↗G. simplex. [E] chronic simple g. – **G. haemorrhagicum,** G. apoplecticum: akutes sekundäres G. mit schweren Stauungserscheinungen an intra- u. extraokularen Gefäßen nach Zentralvenenthrombose. [E] hemorrhagic g. – **G. imminens:** drohendes G., s.u. Glaukomanfall. [E] imminent g. – **G. inflammatorium:** entzündlich bedingtes Engwinkelglaukom (s.u. Glaucoma). [E] inflammatory g. – **G. prodromale:** s.u. Glaukomanfall. – **G. simplex,** Weitwinkelglaukom: primäres G. ohne Einengung des Kammerwinkels; entsteht durch Abflußbehinderung im SCHLEMM* Kanal infolge örtlicher, altersbedingter Veränderungen (z.B. Verdichtung der Trabekel); *therap* konservativ (z.B. Pilocarpin) oder Glaukomoperation. [E] simple g.

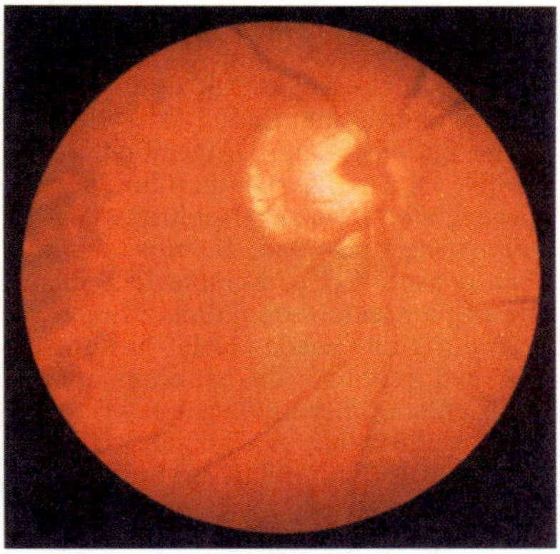

Optikusatrophie bei **Glaukom** (Augenhintergrund): abgeblaßte Papille, vertiefter Gefäßtrichter u. abgeknickte Gefäße [46]

Glaukomanfall: ein sich innerhalb von Stunden unter heftigen Schmerzen entwickelndes Engwinkelglaukom (s.u. Glaucoma) mit Erhöhung des Augeninnendrucks auf das 3- bis 5fache der Norm. Vork. v.a. im höheren Alter. Symptome: Härte des Augapfels (»steinharter Bulbus«), entrundete, weite Pupille mit trägem oder fehlendem Lichtreflex, Epithelödem, meist hochgradige ziliare Injektion mit Chemosis. Dem Anfall gehen oft Prodromalerscheinungen (Glaucoma prodromale s. imminens) voraus, so nach Trinken von Kaffee, Tee oder großen Flüssigkeitsmengen, nach Aufregungen oder bei anders ausgelöster Hyperämie der Kopfgefäße: Kopfschmerzen u. Sehstörungen (Nebelsehen, Sehen farbiger Ringe), etwas erweiterte Pupille, seichte Augenvorderkammer, gestichheltes Hornhautepithel, verbreiterte u. stark geschlängelte Episkleralvenen. Therapie: im akuten Anfall, v.a. beim Winkelblock-Glaukom, mit Parasympathomimetika; beim Anfall ohne Kammerwinkelverengung Kombination mit Sympathomimetika. Ergänzend werden auch Carboanhydrasehemmer gegeben (Einschränkung der Kammerwasserneubildung), Alkohol oral sowie Infusionen mit 20%iger Mannitlösung. Bei ausbleibender Wirkung erfolgt die Glaukomoperation. [E] acute congestive glaucoma; acute angle closure attack.

Gleichgewichtsstörung: s.u. Schwindel. [E] imbalance.

Gleichstromtherapie: Methode der physikalischen Therapie als Unterart der Elektrotherapie. Wird in der Schmerzbehandlung eingesetzt. Der Strom fließt mit konstanter Stärke nur in eine Richtung, so daß lediglich Schmerzrezeptoren gereizt werden, Nerven- u. Muskelfasern reagieren nicht.

Gleitbruch, Gleithernie, Pseudohernie: ↗Hernie, bei der ein – meist retroperitoneales – Organ wandständig, d.h. auf seiner Bindegewebsschicht, durch die Bruchpforte gleitet (u. somit nicht Inhalt, sondern Wandbestandteil des Bruchsacks ist); z.B. als gleitende Hiatushernie, v.a. aber bei länger bestehenden »wachsenden« Leistenhernien älterer Männer. [E] slip(ped) hernia; sliding hernia.

Gliasklerose: wallartige Vermehrung faserbildender Glia beim Untergang von Markscheiden (»graue Degeneration«, z.B. bei Multipler Sklerose). [E] glial sclerosis.

Glibenclamid: N-4-[2-(5-Chlor-2-methoxy-benzamido)-äthyl]-phenylsulfonyl-N´-cyclo-hexyl-harnstoff, ein Harnstoffderivat; orales Antidiabetikum. [E] glibenclamide.

Gliedmaßenschwäche: mangelnde Bewegungsfähigkeit bzw. neurologische Ausfälle in einer oder mehrerer Extremitäten. Kann Symptom eines zerebralen Insults sein.

Glioblastom, Glioblastoma (multiforme), Gliosarkom, Astrozytom Grad III–IV, buntes Gliom: v.a. in höherem Alter auftretendes, undifferenziertes, malignes Gliom mit ausgeprägter Zellpolymorphie (z.T. mehrkernige Riesenzellen, zahlreiche Mitosen, ausgedehnten regressiven Umwandlungen, Gefäßknäuelbildung, Kapillarsprossung u. Endothelhyperplasie u. sehr schnellem infiltrierendem Wachstum.

Glipizid: ein orales Antidiabetikum (ein Sulfonamid-Derivat). [E] glipizide.

Gliquidon: ein orales Antidiabetikum (Sulfonamid-Derivat). [E] gliquidone.

Glisoxepid: ein orales Antidiabetikum (Sulfonamid-Derivat). [E] glisoxepide.

Globalinsuffizienz, pulmonale: s.u. respiratorische Insuffizienz. [E] alveolar respiratory insufficiency.

Glomerulonephritis, GN: akute oder rasch fortschreitende oder aber chronische Nierenkrankheit mit diffuser oder herdförmiger Glomerulitis; Symptome: Proteinurie, Hämaturie u. Ausscheidung von Harnzylindern, Hypertonie, Ödeme u. Nierenschmerzen, evtl. nephrotisches Syndrom; die Einteilung erfolgt *path* nach Art der Glomerulitis oder klinisch nach dem Verlauf. Die G. – nach der Pyelonephritis zweithäufigste Ursache der chron. ↗Niereninsuffizienz – entsteht meist als Folge anderer Krankheiten (z.B. Streptokokkeninfekt, Lupus erythematodes, Periarteriitis nodosa, Purpura rheumatica) mit Bildung zirkulierender Immunkomplexe, die sich besonders leicht im Glomerulus der Niere ablagern, dort eine Reihe schädigender Mechanismen (↗Schema) in Gang setzen u. in Gewebsproben (nach Nierenbiopsie) durch Immunofluoreszenz an der Basalmembran als körnchenförmige Ablagerungen von Immunglobulinen u. Komplementfaktoren nachgewiesen werden können (Immunkomplex-Typ der G.). Seltener (ca. 5%) entsteht eine G. durch Autoantikörper gegen die Basalmembran des Glomerulus, die sich streng linear an die Membran binden u. zu ihrer Schädigung führen (Anti-Basalmembran-Antikörper-Nephritis sowie Anti-GBM-Nephritis; v.a. beim GOODPASTURE* Syndrom; auch isoliert als rasch fortschreitende extrakapilläre G.). [E] glomerulonephritis. – **G., akute:** ↗G., endokapilläre. [E] acute g. – **G., chronische:** Latenzstadium einer G.; führt langsam zu ↗Niereninsuffizienz u. doppelseitiger Schrumpfniere. [E] chronic g. – **G., endokapilläre:** ca. 10 Tage nach Infekten v.a. mit β-hämolysierenden Streptokokken (serol. Gruppe A, Typen 9, 12, 25 u. 49) auftretende diffuse G. vom Immunkomplex-Typ mit auf das Innere der Kapillaren (Endothel u. Mesangium) beschränkter Glomerulitis. [E] endocapillary g. – **G., extrakapilläre:** rasch fortschreitende, häufig in Wochen bis Monaten zur ↗Niereninsuffizienz führende G. mit Eindringen von Fibrin in den Kapselraum des Nierenkörperchens u. Proliferation der Epithelzellen der BOWMAN* Kapsel (sog. Halbmonde); kann sowohl als G. vom Immunkomplex-Typ als auch durch Anti-Basalmembran-Antikörper (z.B. beim GOODPASTURE* Syndrom) entstehen. [E] extracapillary g. – **G., hämorrhagische:** akute G. mit ↗Hämaturie (u. meist ohne Proteinurie u. Hypertonie). [E] hemorrhagic g. – **G., membranoproliferative:** G. mit Bildung einer Membran zwischen Endothel u. unveränderter Basalmembran. [E] membranoproliferative g. – **IgA-Glomerulonephritis, mesangiale,** BERGER* Nephropathie**:** G. mit Ablagerung von Immunglobulin A (häufig auch IgG u. Komplement C_3) im Mesangium der Nierenkörperchen; Symptome: rezidivierende Hämat- u. Proteinurie, evtl. nephrotisches Syndrom; nur selten Niereninsuffizienz. [E] IgA-g. – **G., mesangioproliferative:** eine allmählich beginnende G. als Glomerulitis mit Proliferation der Mesangiumzellen. – **G., minimal proliferierende interkapilläre:** glomeruläre Minimalveränderungen. [E] minimal proliferative intercapillary g. – **G., (peri)membranöse:** typische Form der G. vom Immunkomplex-Typ mit Verdickung der Basalmembran der Glomeruluskapillaren u. mit ausgeprägtem nephrotischem Syndrom. [E] (peri)membranous g. – **G., proliferative:** Sammelbez. für G.-Formen mit mikroskopisch erkennbarer Glomerulitis; i.e.S. die endokapilläre G. – **G., rasch pro-**

Verknüpfung der humoralen u. zellulären Faktoren, die bei **Glomerulonephritis** an der Basalmembran zur Entzündung führen [80]

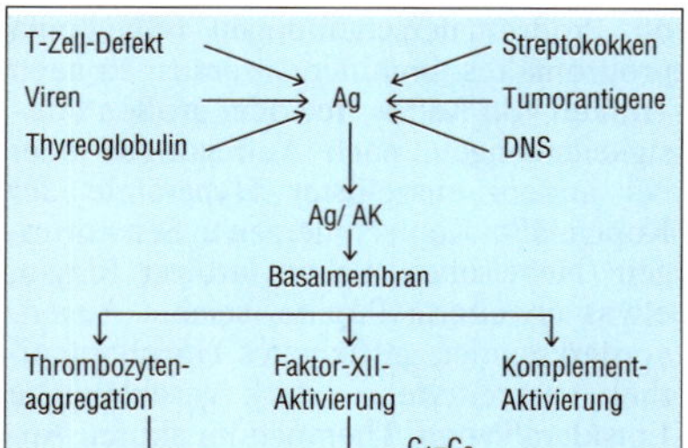

grediente: ↗G., extrakapilläre. E rapidly progressing g. – **G., sklerosierende:** zur ↗Glomerulosklerose führende G. – **G., thrombokapilläre:** LÖHLEIN* Herdnephritis. E Löhlein's nephritis.

Glomerulosklerose: narbige Umwandlung von Nierenkörperchen als Folge zahlreicher Nierenkrankheiten. E glomerulosclerosis. – **G., diabetische:** ↗KIMMELSTIEL*-WILSON* Syndrom. E diabetic g. – **G., fokal segmentale:** glomeruläre Minimalveränderungen mit herdförmiger u. segmentaler G. u. mit schwerem nephrotischem Syndrom.

Glossitis: akute oder chronische Entzündung der Zungenschleimhaut (= **G. superficialis**), häufig mit Beteiligung auch tieferer Zungenschichten (= **G. profunda**) u. der Mundschleimhaut (↗Stomatitis) sowie des Gaumens. Bei Infektionskrankheiten, Abwehrschwäche, nach Verletzung, im Rahmen eines Mundsoors (s.u. Candidamykosis) u. als Allergie. – Auch inkorrekte Bez. für ähnliche, aber durch ↗Atrophie bedingte Zustände (= G. atrophicans; Zunge glatt, hochrot), v.a. bei Anämie, z.B. als MOELLER*-HUNTER* Glossitis, bei Vitaminmangel, Kachexie. E glossitis.

Glossodynie: Zungenschmerzen mit Mißempfindungen (»Brennen«); v.a. im Alter, z.B. bei Krankheiten mit Trockenheit der Mundschleimhaut (z.B. SJÖGREN* Syndrom), bei Allergien, Trigeminusneuralgie (des 3. Trigeminusastes), bei ↗Glossitis (v.a. bei Glossitis atrophicans), Diabetes mellitus. E glossodynia.

Glucagon: von den α- = A-Zellen der Inseln der Bauchspeicheldrüse aus der Vorstufe »Proglucagon« produziertes (u. künstlich synthetisierbares), aus 29 Aminosäuren bestehendes Peptidhormon (Molekulargewicht: 3485); der den Glykogenabbau in der Leber u. die Gluconeogenese fördernde Gegenspieler des Insulins; sein Plasmaspiegel liegt normal bei 0,5–6 μg/l, steigt aber bei Absinken des Blutzuckers an, was zum Anstieg des Blutzuckers führt u. damit eine ausreichende Versorgung des hochgradig glucosebedürftigen Gehirns mit Glucose sichert (z.B. im Schock, in der Postresorptionsphase nach Nahrungsaufnahme, bei erhöhter Muskelaktivität); die Sekretion wird ferner gesteigert durch Aminosäuren einer proteinreichen Mahlzeit, durch Triglyceride einer fettreichen Mahlzeit, durch Catecholamine u. Reizung des Sympathikus; sie wird dagegen gehemmt durch reine Kohlenhydratkost oder durch Somatostatin-Infusion; wirkt vermutlich über die Stimulierung der Adenylatcyclase u. über vermehrte Bildung zyklischen Adenosin-3′,5′-monophosphats; *therap* Anw. v.a. beim hypoglykämischen Schock. E glucagon.

Glucocorticoide, -cortine: in der Zona fasciculata der Nebennierenrinde unter dem Einfluß von ↗Corticotrophin gebildete ↗Corticosteroide; u. zwar v.a. Corticosteron u. Cortisol, deren Plasmakonzentration einem ausgeprägten, vom Hypothalamus über den Hypophysenvorderlappen gesteuerten Tagesrhythmus folgt; ferner das ↗Cortison sowie eine Reihe synthetisch hergestellter, von diesen Nebennierenrindenhormonen abgeleiteter Präparate (z.B. Dexamethason, Fluorocortolon, Prednison, Prednisolon, Triamcinolon) mit unterschiedlich starken Einzelwirkungen. Die G. werden im Plasma spezifisch an Transcortin (ferner an Erythrozyten u. Albumin) gebunden transportiert; am Wirkort diffundieren sie durch die Zellmembran u. gelangen (an einen Steroidrezeptor gebunden) durch das Zytoplasma in den Zellkern, wo sie die Bildung (Eiweißbiosynthese) bestimmter Enzyme bewirken u. in verschiedener Weise in den Stoffwechsel eingreifen: Förderung der Gluconeogenese (Blutzucker steigt); vermehrter Abbau von Eiweiß (dadurch Schädigung von Knochen [Osteoporose], Haut u. Muskeln bei Überproduktion oder Überdosierung; s.a. CUSHING* Syndrom); Verminderung der eosinophilen Granulozyten (Eosinopenie) u. Lymphozyten u. Dämpfung der allergischen Reaktion; Vermehrung der neutrophilen Granulozyten u. der Thrombozyten. Ferner wirken G. beim Adaptationssyndrom mit u. entfalten in geringem Maße auch Mineralocorticoid-Wirkungen (v.a. Corticosteron). Anw. *therap* v.a. als entzündungshemmende, antiallergische u. immunsuppressive Substanzen sowie zur Schockbehandlung u. als Substitutionspräparate bei ADDISON* Krankheit; Nebenwirkungen ↗Tab. S. 202. Die Ausscheidung erfolgt nach Kopplung an Glucuronsäure v.a. durch die Niere. E glucocorticoids.

Nebenwirkungen der Glucocorticoide [2]

Akute Einnahme:	zentrales Nervensystem	Euphorie Schlaflosigkeit Psychose periphere Neuropathie
	Elektrolytregulation	Kaliumverlust Natriumretention Ödem Herzinsuffizienz
	Glucosestoffwechsel	manifester Diabetes
Chronische Einnahme:	Habitus	Cushingoid, Fettsucht, Mondgesicht
	Haut	Erythem Striae Elastizitätsverlust Purpura Ekchymosen Hirsutismus, Akne
	Knochen	Osteoporose (Rippen, Wirbelkörper, distaler Radius) aseptische Knochennekrosen (Femurkopf)
	Wachstum	Hemmung des Längenwachstums vorzeitiger Epiphysenschluß
	Augen	Katarakt Erhöhung des intraokulären Drucks, Glaukom
	Muskulatur	Myopathie
	Gastrointestinaltrakt	(peptisches?) Magenulkus Pankreatitis Dünndarmulzera Kolonulzera?
	Hemmung der zellulären Immunität	Manifestation latenter Infektionen Mykobakterien, Pilz-, Virusinfektionen Toxoplasmose, Pneumozystis
	Gonaden	Hypogonadismus Zyklusschwankung
	Steroidentzugssyndrom	Fieber, Anorexie, Übelkeit, Lethargie, Arthralgie

Glucosetoleranztest, GTT: Zufuhr von definierten Traubenzuckermengen zur Prüfung der Glucosetoleranz bei Verdacht auf – noch symptomlose – Zuckerkrankheit (= asymptomatischer ↗Diabetes mellitus). **1) G., oraler,** OGTT: Probetrunk von 75 oder 100 g Glucose in 400 ml Wasser, gefolgt von mehrfacher Bestimmung der Blutzuckerwerte; Normalwerte: nüchtern u. nach 3 Std. < 5,6 mmol/l (100 mg/dl), nach 1 Std. < 11,1 mmol/l (200 mg/dl), nach 2 Std. < 7,8 mmol/l (140 mg/dl); 2-Stunden-Werte > 140–199 nachweisbar bei gestörter Glucosetoleranz, > 200 bei manifestem Diabetes. **2)** orale Doppelbelastung: STAUB*-TRAUGOTT* Versuch. **3) G., intravenöser,** IVGTT: Infusion einer Glucoselösung (z.B. n. CONARD 0,33 g/kg als 40%ige Lsg. in 2 Min.) mit nachfolgender Bestimmung der Blutzuckerwerte in Abständen von 10 Min. über 1 Std.; aus der halblogarithmischen Darstellung der Glucosekonzentration (ln) in Beziehung zur Zeit (linear) wird die Zeit bis zum Erreichen der halben Maximalkonzentration (Halbwertzeit T) abgelesen u. der Glucoseassimilationskoeffizient (K_G) wie folgt berechnet: $100 \cdot T^{-1} \cdot \ln 2$ (prozentuale Eliminationskonstante); $K_G < 1$ = diabetisch, $K_G > 1{,}2$ = normal. [E] glucose tolerance test.

Glucosewerte: Konzentration der Glucose im Blut; im Alter sinkt die Glucosetoleranz nicht nur für den Diabetiker, sondern auch für den Nicht-Diabetiker. Wegen einer erhöhten Nierenschwelle sind Hyperglykämien ohne Glukosurie häufiger, Medikamente können den Blutzuckerwert ebenfalls beeinflussen.

Glucosurie, Glyk(os)urie: Ausscheidung von Glucose im Harn nach Überschreiten der physiologischen »Nierenschwelle« bei Blutzuckerwerten > 9 mmol/l (z.B. nach reichlichem Kohlenhydratgenuß oder bei Diabetes mellitus); ferner bei erniedrigter Nierenschwelle, entweder infolge erhöhter Glucosefiltration der Glomeruli oder aber infolge verminderter tubulärer Rückresorption (**renale G.**). – Im Alter steigt die Nierenschwelle an, so daß eine G. trotz bestehendem Diabetes mellitus ausbleiben kann. – *labor* Glucosurie-Nachweis erfolgt als Suchtest halbquantitativ durch Farbreaktion mit Kupferoxid u. durch Teststreifen mit getrockneter Glucoseoxidase; quantitativ zur Verlaufs- u. Therapiekontrolle bei Diabetes mell. aus definierten Sammelportionen (24-Std.-Urin oder Aufteilung in mehrstündige Intervalle oder als Zweiturin nach vollständiger Entleerung der Blase vor dem Frühstück) mit Glucosedehydrogenase oder Hexokinase, ferner durch Polarimetrie oder Reduktionsproben (FEHLING, BENEDIKT, NYLANDER); falsch positive Ergebnisse durch Einnahme großer Mengen von Vitamin C oder Acetylsalicylsäure. [E] glucosuria.

Glyceryltrinitrat, Nitroglycerin: hochexplosive Flüssigkeit (Sprengöl); *therap* Anw. als 0,1–1%ige Lösung bei Angina pectoris. – G. wirkt v.a. durch Senkung des enddiastolischen Drucks u. der Volumenbelastung des Herzens (Preload = Vorlast) sowie der systolischen Wandspannung Afterload = Nachlast), da die peripheren Gefäße erweitert werden u. somit weniger Blut dem Herzen zugeführt wird; der Sauerstoffverbrauch wird vermindert, die Koronardurchblutung kann bei spastischer Komponente (PRINZMETAL* Angina) verbessert werden. MAK: 0,05 m/m^3 (ppm) bzw. 0,5 mg/m^3. [E] glycerol trinitrate.

Glycyrrhiza glabra: Schmetterlingsblütler (Leguminose), dessen Wurzel (Radix Liquiritiae, Süßholz) als Hauptwirkstoffe Glycyrrhizin u. Flavonglykoside enthält, ferner Cumarinderivate, Stärke, Asparagin, Bitterstoffe, Glucose, Mannit; Anw. als Expektorans, Diuretikum u. Geschmackskorrigens (Succus Liquiritiae) sowie bei Gastritis u. Magengeschwüren.

Glykoside: v.a. pflanzliche Verbindungen, entstanden durch Reaktion der acetalischen Hydroxylgruppe am C_1 eines Zuckers (je nach Zuckerrest: Gluco-, Galakto-, Manno-, Fructosid usw.) mit OH-Gruppen von Alkoholen u. Phenolen oder anderen Zuckern (= Hetero- bzw. Holoside), NH-Gruppen von Aminen (= N-Glykoside, z.B. Nucleoside) oder SH-Gruppen von Senfölen (= Thio-Glucoside, z.B. Sinigrin) unter Wasseraustritt. Sind enzymatisch (Glykosidasen) oder hydrolytisch spaltbar in Zucker u. ein Aglykon (Genin). Anw. finden *therap* v.a. die Herz-G. (z.B. Digitalis- u. Strophanthus-G.), Saponine (z.B. Digitonin, Gitonin, Tigonin), Flavonoid-G. (z.B. Quercitrin, Hesperidin) u. glykosidische Antibiotika (z.B. Strepto-, Oleando-, Neomycin); s.a. Digitalisglykoside. [E] glycosides.

Glykosidintoxikation: Vergiftungserscheinungen bei Überdosierung u./oder Kumulation von Glykosiden. Sind bei geriatrischen Patienten besonders häufig. Ursachen für die erhöhte Digitalisempfindlichkeit sind u.a. Niereninsuffizienz, Ventilationsstörungen, koronare Ischämie, Abnahme der Muskelmasse, latente Dehydrierung bei Diuretikatherapie u. reduzierter Trinkmenge. Eine G. äußert sich durch Herzrhythmusstörungen (begünstigt durch Kaliummangel!), Magen-Darm-Beschwerden, Sehstörungen (Farbensehen), Verwirrtheit.

Goldtherapie, Auro-, Chrysotherapie: Behandlung mit Gold (seit dem Altertum v.a. bei Tuberkulose, Syphilis u. Lepra geübt) u. mit organischen Goldverbindungen (z.B. Goldthioglucose, -sulfat, -acetanilid) als Basistherapie der chronischen Polyarthritis (seit ca. 1927). Der pharmakodynamische Mechanismus ist ungeklärt; z.T. erhebliche Nebenwirkungen (bei ca. 30%): langfristige Anreicherung in Geweben (Kapillargift), allergische oder toxische Dermatitis, Stomatitis, Chrysosis corneae, Granulozytopenie, Purpura (durch Thrombozytopenie), aplastische Anämie, CHAVANY*-CHAIGNOT* Syndrom u.a.m.; Gegenmittel: Dimercaprol oder Penicillamin. [E] chrysotherapy.

Gonadopause: das Aufhören der Hormonproduktion der Keimdrüsen, normalerweise 3–5 J. nach der Menopause bzw. bei Männern nach dem 70. Lj. E gonadopause.

Gonagra: Schmerzen im Knie, i.e.S. bei Gicht. E knee pain.

Gonalgie: Schmerzen im Knie. E gonalgia.

Gonarthrose: ↗Arthrose des Kniegelenks; s.a. Abb. E gonarthrosis.

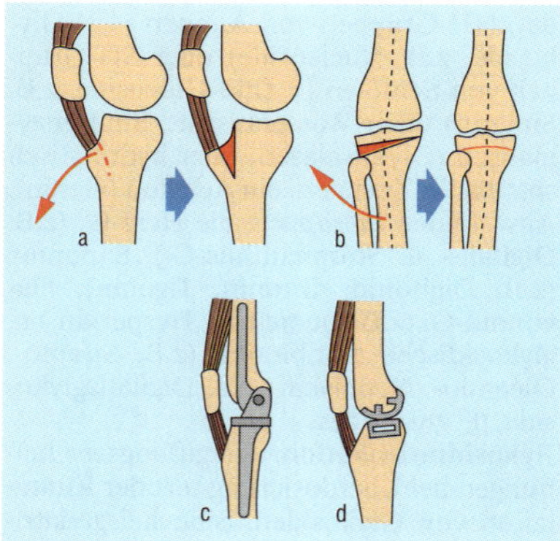

Schema der wichtigsten Operationsverfahren bei **Gonarthrose:** a: Ventralisation der Tuberositas tibiae n. Maquet Bondi; b: valgisierende Osteotomie (hohe Tibiakopf-Osteotomie) bei O-Bein-Deformität; c: Totalarthroplastik des Kniegelenks mit Scharnierprothese; d: Kufen-(Schlitten-)Prothese [57]

Gonitis, Gonarthritis**:** die Kniegelenkentzündung; Formen s.u. Arthritis. – Auch inkorrekte Bez. für degenerative Kniegelenkprozesse (s.u. Arthrose).

GOT: **G**lutamat-**o**xalacetat-**t**ransaminase. E glutamine-oxalacetic transaminase.

GPT: **G**lutamat-**p**yruvat-**t**ransaminase, Alanin-amino-transferase. E glutamate-pyruvate transaminase.

Grading: (engl.) Beurteilung des Malignitätsgrades von bösartigen Geschwülsten, gewöhnlich mittels histologischer u. zytologischer Kriterien (Anaplasie, Entdifferenzierung u. Mitosezahl). – s.a. Staging.

Gramicidin: die neutrale Komponente des aus Bacillus brevis gewonnenen Polypeptidantibiotikums Tyrothricin; wirksam (10- bis 50mal stärker als Tyrocidin) gegen grampositive Bakterien (einschl. Mykobakterien); v.a. für örtliche Anw. bei Haut- u. Schleimhautinfektionen. E gramicidine.

grauer Star: ↗Cataracta. E cataract.

Grauhaarigkeit: ↗Canities. E canities.

Greisen...: s.a. Alters..., Geront..., Geri... E geri..., geron(t)...

Greisenbogen: ↗Arcus senilis corneae.

Griebe, Griefe: volkstümliche Bez. für Herpes simplex labialis, i.w.S. auch für Mundwinkelrhagaden. E cold sores; fever blisters.

grippaler Infekt: Sammelbez. für eine meist durch Viren verursachte fieberhafte Erkrankung mit Katarrh der oberen Luftwege, deren Symptome denen eines leichten Verlaufs der echten ↗Grippe ähnlich sind; bei fehlenden Komplikationen unterbleibt meist die genauere Definition des Krankheitsbildes u. die virologische u. serologische Diagnostik der vielen in Frage kommenden Virusarten. E common cold.

Grippe, Virusgrippe, Influenza**:** meist epidemisch, in größeren Zeitabständen (25 bis 30 J.) auch pandemisch auftretende Infektionskrankheit durch Orthomyxoviren (Influenzavirus; v.a. Typ A mit Subtypen u. epidemieeigenen Stämmen sowie Typen B u. C); tritt in den gemäßigten Zonen, bevorzugt in den Wintermonaten, auf. Nach erfolgter Tröpfcheninfektion u. einer Inkubationszeit von wenigen Std. bis Tagen treten Frösteln oder Schüttelfrost, Fieber (bis 40 °C), schweres Krankheitsgefühl, Augen-, Kopf-, Gliedmaßen- u. Brustschmerzen – v.a. hinter dem Brustbein – auf (evtl. auch Konjunktivitis, Herpes labialis u. scharlachartiges = skarlatiniformes Exanthem oder bläschenförmiges Enanthem) sowie Entzündung der Atemwege, v.a. Pharyngitis u. Laryngotracheobronchitis (mit hartnäckigem trockenem Husten), begleitet von Pulsverlangsamung (relative Bradykardie) u. – später – Blutdruckminderung; ab 2. Tag auch Leukopenie u. eventuelle Komplikationen. Vorbeugung erfolgt durch ↗Grippeschutzimpfung. Die Diagnose stützt sich auf Erregernachweis (in Rachenspülflüssigkeit der ersten Krankheitstage), Hirst* Test, KBR. Bei komplikationslosem Verlauf (Dauer etwa 7 Tage) ist die Prognose gut; Rekonvaleszenz kann aber bis zu 4 Wo. dauern. Es besteht starke Neigung zu einer – das Epidemiebild bestimmenden – bakteriellen Superinfektion (1889 v.a. durch Haemophilus influenzae, 1918/19 durch Pneumo-, Strepto-, Staphylokokken, Klebsiella pneumoniae, seit 1930 v.a. Staphylococcus aureus). – Seit dem 16. Jh. ca. 30 Pandemien, so in neuerer Zeit die »Spanische G.« (1918–20 4 Wellen; mit zahlreichen Komplikationen u. ca. 22 Millionen Toten), die »Asiatische G.« (1957, von der chines. Provinz Yünnan ausgegangen; Typ A_2 Asia/Singapore 57; relativ gutartig) u. die sog. Hongkong-Grippe. [E] influenza.

Grippeschutzimpfung: aktive Immunisierung gegen Grippe, erfolgt mit mono-, bi- oder polyvalentem Adsorbatimpfstoff aus inaktivierten (abgetöteten oder abgeschwächten = attenuierten, auf Hühnerbruteiern gezüchteten) Grippeviren; oder mit »Subunit«-Impfstoff, der nur noch Hämagglutinin u. Neuraminidase des Virus enthält. – Wirkungsdauer höchstens 1 Jahr. Die G. ist v.a. angezeigt bei Vorliegen von chronischen Herz-Kreislauf- u. Lungenerkrankungen, bei ADDISON* Krankheit, Schwangerschaft, hohem Lebensalter (über 65 Jahre) u. Kindern aller Altersgruppen mit chronischen Erkrankungen des Respirationstrakts; Kontraindikation: Ei-Allergie. [E] application of influenza virus vaccine.

Großhirnatrophie, progressive: langsam fortschreitender Parenchymschwund des alternden Großhirns mit Verkleinerung des Organs (v.a. der Gyri) bei seniler Demenz u. ALZHEIMER* Krankheit, s.a. Hirnatrophie. [E] progressive cerebral atrophy.

Großküchenversorgung: Gemeinschaftsverpflegung des älteren Patienten, z.B. in Heimen, Krankenhäusern oder bei »Essen auf Rädern«; durch mangelnde Beachtung ernährungsphysiologischer Notwendigkeiten bei der Zubereitung von Mahlzeiten in Großküchen leiden viele der Patienten an Fehlernährung u. den damit verbundenen Folgen.

Großzehengrundgelenksarthrose: Arthrose im Großzehengrundgelenk, findet sich häufig bei primärer generalisierter Arthrose. Die Symptomatik wird durch das Tragen zu enger Schuhe verstärkt, es kommt schneller zu einer Subluxationsstellung (Hallux valgus).

Grundumsatz, GU, Ruheumsatz: der Energieumsatz des seit 12 Stunden nüchternen, völlig entspannten Probanden bei Indifferenztemperatur (bekleidet 20 °C, unbekleidet 30 °C); setzt sich zusammen aus dem für die Lebensvorgänge der Zellen erforderlichen »Erhaltungsumsatz« (Grundstoffwechsel) u. aus der Energieproduktion für Tätigkeitsbereitschaft (Energieumsatz aller vegetativ gesteuerten Vorgänge). Ist abhängig von Alter, Geschlecht (♂ > ♀), Statur u. weist individuelle Tagesschwankungen auf. Der Normwert beträgt ca. 7100 kJ/Tag (♀, 70 kg). Erhöhung tritt ein bei Menstruation u. Schwangerschaft, v.a. aber bei Hyperthyreose, Fieber, Übererregbarkeit etc.; eine Senkung erfolgt v.a. bei Hypothyreose. Die Bestimmung erfolgt entweder anhand der abgegebenen Wärmemenge oder anhand des Sauerstoffverbrauchs bzw. des respiratorischen Quotienten; die Individualwerte werden dann mit Sollwert-Tabellen (u.a. nach BENEDICT-TALBOT, KESTNER-KNIPPING) verglichen. Grobe Beurteilung ferner möglich mittels sog. **Grundumsatzformeln** (z.B. nach READ). [E] basal metabolism.

Gruppengymnastik: Durchführung mobilisierender Maßnahmen der Krankengymnastik in Gruppen; sind gerade bei älteren, sozial isolierten Patienten wegen der Kontakt- u. Erfahrungsaustauschmöglichkeiten beliebt (z.B. Koronargruppen, Atemgymnastik, Rheumagruppen etc.).

Gruppentherapie: **1)** psychotherapeutisches Verfahren, bei dem mehrere Personen (5–9) behandelt werden. Die G. erfolgt unter Anwesenheit eines oder mehrerer Psychotherapeuten. Dabei werden die aus der Gruppendynamik bekannten Phänomene ausgenutzt u. weniger auf die individuelle Situation des einzelnen als auf den Gruppenprozeß insgesamt eingegangen, aus dessen Verlauf das einzelne Mitglied wieder Rückschlüsse für die Bewältigung der eigenen Problematik ziehen kann. Die Betonung liegt auf der Hilfeleistung der Gruppenmitglieder untereinander. [E] psychoanalytic group therapy. **2)** in Gruppen durchgeführte krankengymnastische Übungsbehandlung; auch im Bewegungsbad möglich; s.a. Gruppengymnastik. [E] group therapy.

GTT: ↗**G**lucose**t**oleranz**t**est. [E] GTT.

GU: **1)** ↗**G**rund**u**msatz. [E] BMR. **2)** **G**lucuronidase. [E] glucuronidase.

Guajacolum, Guajakol: $C_7H_8O_2$, o-Methoxyphenol; Anw. *therap* äußerlich als Antiseptikum, Anästhetikum u. für Rheumaeinreibungen; innerlich als Expektorans. [E] guaiac.

Guanethidin: (2-Octahydro)-1-(2H)-azocinyläthyl-guanidin; Antisympathotonikum; Anw. als Antihypertonikum u. zur Blockade peripherer Nerven. [E] guanethidine.

Guanethidinblockade: Blockade eines Nervs mittels intravenöser Injektion von Guanethidin, einem Antisympathotonikum, das die efferente sympathische Nervenleitung wirksam unterbrechen kann; schmerztherapeutisches Verfahren mit einer Wirkungsdauer von 24–72 Stunden; Anw. nur an den Extremitäten nach Anlegen einer Staubinde.

Gürtelrose: ↗Zoster. [E] herpes zoster.

Guillain*-Barré* Syndrom (GEORGES G., 1876–1961, Neurologe, Paris), Radikuloneuritis, Neuronitis: eine Polyradikulitis, meist als infektiöse Polyneuritis; Symptome: aufsteigende motorische Lähmung (einschließlich der unteren Hirnnerven), Parästhesien, ziehende Schmerzen. Unterschieden als untere (Spinalwurzeln u. periphere Nerven), gemischte u. mesenzephale Form (nur Hirnnerven), ferner als bösartige Verlaufsform die LANDRY* Paralyse. [E] Guillain-Barré syndrome.

Gummistrumpf, Kompressionsstrumpf: elastisch gewebter Strumpf (heute meist nicht aus Gummi) zur Prophylaxe u. Therapie der (Bein-)Varikose bzw. des Lymphödems. [E] support stocking.

Guß: eine ↗KNEIPP* Anw. mit kaltem, temperiertem, heißem oder wechselwarmem Wasser, das als fast druckloser Strahl von Daumendicke so an den Körper gebracht wird, daß ein »Wassermantel« entsteht.

Gynäkomastie: Vergrößerung der Brustdrüse des Mannes; medikamentös bedingt, z.B. durch Spironolacton sowie bei Östrogenüberschuß- bzw. Androgenmangelerkrankungen. Die G. ist auch ein Symptom der Leberzirrhose, hier bedingt durch gesteigerte Östrogenkonversion aus Androstendion.

H

Haarleukoplakie: Leukoplakie-ähnliche Effloreszenzen im Zungenbereich, v.a. auf der Unterfläche der Zunge. Weißliche, z.T. konfluierende Hauterhabenheiten ohne scharfe Begrenzung, die sich nicht abwischen lassen. Wahrscheinlich verursacht durch das EPSTEIN-BARR-Virus. Meist Ausdruck einer geschwächten körpereigenen Abwehr u. damit Hinweis auf das Vorliegen einer HIV-Infektion (s.a. Leukoplakie). [E] hairy leukoplakia.

Hackenfuß, Pes calcaneus: erworbene oder angeborene, permanente Fußfehlstellung bzw. -fehlbildung mit – evtl. extremem – Heranziehen des Fußrückens in Richtung Schienbein (= Dorsalextension im oberen Sprunggelenk); entweder infolge Störung des Funktionsgleichgewichts zwischen den Fußbeugern u. -streckern zugunsten der letzteren als Lähmungsfolge (**paralytischer** bzw. **spastischer H.**), aber auch bei Unterentwicklung bis Fehlen der Wadenmuskulatur u. als unfallbedingte Deformität. Steilstellung des – verformten – Fersenbeins wie auch aller Fußwurzelknochen, breite, evtl. verschwielte Ferse, z.T. mit Bursitis; Fußbeugung (Plantarflexion) nur bis 90° möglich; Hackengang. – Ähnliche Deformität (»**scheinbarer H.**«) bei angeborenem Knickplattfuß mit extremer Steilstellung des Fersenbeines. – s.a. Pes (Abb.). [E] pes calcaneus.

Hämatemesis: Bluterbrechen; z.B. bei Blutung aus dem Nasen-Rachen-Raum, aus ↗Ösophagusvarizen als Spätsymptom bei Mesenterialvenenverschluß oder – i.e.S. – aus dem Magen (z.B. bei Ulzera, Tumoren, hämorrhagischen Diathesen; Magenblut ist hellrot u. nicht schaumig bei arterieller Blutung mit nur kurzem Verweilen im Magen, jedoch dunkelbraun u. kaffeesatzartig nach längerer Verweildauer [nach Bildung von Hämatin]); vgl. Hämoptoe. [E] hemat(o)emesis.

Hämatokrit, Hkt, HK: der Anteil des Volumens aller roten Blutkörperchen (= Gesamt-Erythrozytenvolumen) am Gesamtblut (in % bzw. als SI-Einheit in Anteilen = % × 0,01 angegeben als **Hämatokritwert**; normal bei Männern 43,2–49,2%, bei Frauen 36,8–45,4%), im Alter unverändert oder leicht erniedrigt). [E] hematocrit.

Hämatom, Haematoma: der Bluterguß; dreidimensionale, geschlossene Blutmasse außerhalb der Gefäße (Blutextravasat) im Gewebe oder einem vorgebildeten Hohlraum nach Zerreißungs- oder Durchtrittsblutung (Rhexis- bzw. Diapedeseblutung), z.B. nach unfall- oder operationsbedingter Gefäßverletzung, nach Arrosion bzw. bei hämorrhagischer Diathese (Nachweis evtl. durch Computertomographie). Das Blut gerinnt allmählich u. wird teils bindegewebig durchwachsen (»organisiert«). Als H. der Körperoberfläche mit typischen farblichen Veränderungen (vgl. H., subkutanes). [E] hematoma. – **H., epidurales, H., extradurales:** arterielles H. zwischen harter Hirnhaut (Dura mater encephali) u. dem Schädelknochen; meist im Schläfenbeinbereich nach Blutung aus der Arteria meningea media nach Schädelverletzung. Führt allgemein innerhalb von 12 Std. – ohne freies oder mit freiem Intervall – zur Compressio cerebri; zeigt im Karotisangiogramm eine typische Gefäßabdrängung; ist möglichst innerhalb 24 Std. operativ zu beheben. Auch als **e. spinales H.** im Rückenmarksbereich. [E] epidural h. – **H., intradurales:** H. zwischen beiden Blättern der Dura, meist bei Pachymeningitis haemorrhagica interna, seltener als Unfallfolge. Bietet Symptome des subduralen H. [E] intradural h. – **H., intrakranielles:** Bluterguß im Schädelinneren; als epi-, subdurales, subarachnoidales oder intrazerebrales H.; ↗Hirnblutung, Apoplexie. [E] intracranial h. – **H., intramurales:** ↗Aneurysma dissecans. [E] intramural h.; dissecting h. – **H., pararenales,** perirenales H.: H. in der Fettkapsel oder der fibrösen Kapsel der Niere; als Unfallfolge oder spontan als Apoplexia renalis = WUNDERLICH* Krkht., z.B. in örtlicher Geschwulst, hämorrhagischer Diathese; oft retroperitoneal fortschreitend. [E] pararenal h. – **H., periaortales:** H. an der Aorta; erkennbar v.a. *röntg* an verbreitertem Aortenschatten mit Doppelkontur. [E] periaortic h. – **H., periorbitales:** Bluterguß im Augenhöhlenbereich bei Schädelbruch mit Orbitabeteiligung; als Brillen-, Monokelhämatom. [E] periorbital h.; black eye. – **H., retroperitoneales:** Bluterguß im Retroperitonealraum (d.h. vor der Wirbelsäule), z.B. nach Nierenriß, Wirbel-, Beckenbruch; breitet sich örtl. entlang den großen Bauchgefäßen (Aorta u. deren Äste) aus u. führt sekundär zu paralytischem Ileus. [E] retroperitoneal h. – **H. subdurale:** venöser Bluterguß zwischen den Hirnhäuten Dura u. Arachnoidea; v.a. nach Schädelverletzung (v.a. Contusio cerebri); führt bei größerer Blutung zu – zunehmendem – Hirndruck, wobei nach freiem Intervall Bewußtlosigkeit bzw. fetale Asphyxie auftreten; verläuft bei geringer Blutung als »chronisches H.« mit Symptomen der ↗Pachymeningitis haemorrhagica interna. [E] subdural h. – **H., subkutanes:** Bluterguß im Unterhautgewebe; anfangs als blaurote, später – infolge Hämoglobinabbaus – gelblich-grünliche Blutbeule (bzw. Blutfleck). [E] subcutaneous h.

Haematuria, Hämaturie: das Blutharnen; die über das physiologische Maß (130 000/24 Std.) hinausgehende Ausscheidung roter Blutkörperchen im Harn infolge Schädigung der Kapillaren der Nierenknäuelchen (= **renale H.**) oder nach Blutung in die Harnwege. Wird unterschieden u.a. gemäß ihrer Nachweisbarkeit in einzelnen Harnportionen als totale (ganzzeitige) u. als initiale u. terminale H. (in der Erst- bzw. Schlußportion). Als Mikrohämaturie auch durch Teststreifen nachweisbar. [E] hematuresis; hematuria. – **H., chirurgisch-urologische:** Blutharnen bei Steinleiden (↗Urolithiasis), Nieren- u. Harnwegsverletzung, Nierentumor, -fehlbildung, -parasiten, bei örtlicher ↗Varikose. – **H. ex vacuo:** Blutharnen bei überschneller Entleerung der überfüllten Harnblase durch Katheterismus. – **H., falsche:** Rotfärbung des Harns durch Medikamente oder Nahrungsmittel u. bei Hämoglobin- u. Porphyrinurie. [E] false h. – **H., internistische:** H. bei Nierenentzündungen u. manchen Infektionskrankheiten, bei Blutungskrankheiten, Vergiftung (z.B. durch Quecksilber, Phosphor), Allergosen sowie – sekundär – bei Leber-, Herzerkrankungen, Niereninfarkt. – **H., makroskopische,** Makrohämaturie: die bereits mit bloßem Auge erkennbare H. [E] macroscopic h. – **H., mikroskopische:** Mikrohämaturie. [E] microscopic h. – **H., schmerzlose:** schubweises Blutharnen ohne – hinweisende – Schmerzen seitens der Harnorgane, z.B. bei Nierenbecken-, Blasenpapillom, Nierentuberkulose, -venenthrombose, Nephritis.

Hämochromatose: »Eisenspeicherkrankheit« infolge Eisenüberladung des Organismus, v.a. der parenchymatösen Organe, beruhend auf der Unfähigkeit des RHS, das Eisenangebot zu bewältigen. Unterschieden als **idiopathische H.** (als »adulte« H. familiär gehäuft beim Erwachsenen auftretend, bzw. als perinatale, angeboren manifeste Form), als **erythropoetische H.** (bei Blutbildungsstörungen, die zu ↗Hämosiderose führen) u. als **erworbene H.** (u.a. als Transfusions-H.). Die idiopathische H. mit Steigerung der Eisenresorption, Hypersiderämie u. Eisenablagerung (Siderose) als Ferritin, Siderin; manifestiert sich mit Leberzirrhose (Pigmentzirrhose), bronzeartiger Hautverfärbung u. Ausfallserscheinungen endo- u. exokriner Drüsen (Hypogonadismus; insulinabhängiger Diabetes mellitus = »Bronzediabetes«), Herzinsuffizienz, Haarverlust. [E] hemochromatosis.

Hämodialyse, Blutwäsche: die künstliche, die Nierenfunktion ersetzende (»extrarenale«) Entfernung löslicher niedermolekularer Stoffwechselschlacken oder aufgenommener Gifte aus dem Blut durch die auf Diffusion beruhende ↗Dialyse (s.a. Dialyse…); i.e.S. die **extrakorporale H.** mittels einer direkt an den Blutkreislauf angeschlossenen »künstlichen Niere« (= Hämodialysator); Anw. im Alter bei (prä-)terminaler Niereninsuffizienz zur Therapie der renoparenchymatösen Hypertonie. [E] hemodialysis.

Hämoglobin, Hb**:** der rote Blutfarbstoff u. seine Varianten; i.e.S. das normale, in den roten Blutkörperchen (Erythrozyten) enthaltene, v.a. in Normoblasten, Retikulozyten gebildete HbA_1 (bis 98% des Gesamt-Hb), HbA_2 (< 3%) u. das fetale Hb (HbF). Eisen(II)-haltige Chromoproteide, bestehend aus Häm als prosthetischer Gruppe u. aus Globin (ca. 94% des Hb) als immunspezifischem, die Hb-Antigenität bedingendem Eiweiß. Der Hb-Normalwert beträgt im Blut 134–173 g/l (♂ 153, ♀ 145), er ist auch im Alter unverändert oder nur leicht gesenkt, in Ery 299–357 g/l; die Gesamtmenge beträgt beim Erwachsenen ~750 g (pro Ery 27–32 pg). Im Plasma – in geringer Menge vorhandenes – Hb ist normalerweise an Haptoglobin gebunden. Biologische Funktionen: **a)** Transport molekularen Sauerstoffs (O_2) durch umkehrbare Bildung von Oxy-Hb (stufenweise Bindung von 4 O_2 an die 4 Häme ohne Änderung der Wertigkeit des Eisens = Oxygenierung); die spezifische, von O_2-Partialdruck, Temperatur u. Wasserstoffionenkonzentration bzw. CO_2-Spannung abhängige Sauerstoff- = O_2-Kapazität beträgt 1,34 ml O_2/g Hb (= Hüfner* Zahl; gemäß *IUPAC* 1,36 ml); bei normalem Hb-Gehalt u. normaler O_2-Sättigung werden ca. 21 ml O_2/100 ml Blut befördert. – **b)** Transport von Kohlendioxid (CO_2), u. zwar ca. 20% des Blut-CO_2 in Carbamino-Hb (Hb-$NHCOO^-$). – **c)** Puffersubstanz, u. zwar durch freie –COOH- u. –NH_2-Gruppen (30% der Gesamtpufferkapazität des Blutes) sowie in Verbindung mit der Bildung von Oxy-Hb (Hb bindet als schwächere Säure aus Kohlensäure freigesetzte Wasserstoffionen, die in der Lunge, bei Bildung der stärkeren Säure Oxyhämoglobin = HbO_2, frei werden). – Durch Einwirkung von Kohlenmonoxid (dessen Affinität zu Hb > 100mal größer ist als die des O_2) erfolgt Umwandlung in Kohlenmonoxidhämoglobin, durch Oxidation erfolgt Bildung von Hämiglobin (= Methämoglobin), durch H_2S die Bildung von Sulfhämoglobin. – Nach der bei Abbau, Zerfall der roten Blutkörperchen erfolgenden Freisetzung des Hb erfolgt dessen Abbau zu Gallenfarbstoffen, Eisen u. Globin. – Hb ist ein rotbraunes, wasser- u. alkalilösliches, optisch aktives (rechtsdrehend) Kristallpulver mit Molekulargewicht von ca. 68 000, dessen I.P. bei pH 6,8 u. dessen λ_{max} bei 554 nm liegt. Wird verwendet u.a. als Nährbodenzusatz u. für Enzymbestimmungen. – Die Hb-Bestimmung erfolgt durch Hämoglobinometrie (Hämiglobincyanid), sein Nachweis u.a. mit Wasserstoffperoxid-haltiger alkoholischer Benzidin-Lsg. [E] hemoglobin. – **Hb, anomales,** pathologisches Hb**:** erbliche Hb-Varianten durch Austausch einer Aminosäure der α- oder β-Kette gegen eine andere (wird nomenklatorisch angegeben durch Aminosäuresymbol u. Sequenzort) oder durch Zusammentreten von 4 gleichartigen Polypeptidketten (Tetramer); s.a. die Folgetexte; vgl. Hb, glykosyliertes (unter Diabetes mellitus). Der Krankheitswert ist verschieden; α-Varianten sind sofort, β-Varianten erst einige Wochen nach der Geburt, d.h. mit Ende der β-Kettensynthese, festzustellen. – **Hb A:** das normale »**a**dulte« Hb des Erwachsenen; Hauptkomponente ist das HbA_1 (s.a. Hämoglobin, glykosyliertes) oder Hb_0 (sein Globin: $\alpha_2\beta_2$); seine »Minorkomponente« ist das HbA_2 (macht etwa 1,5–2,5% aus; Globin: $\alpha_2\delta_2$), das erst Wochen nach der Geburt auftritt u. bei β-Thalassämie vermehrt ist. – Aus HbA_1 entsteht, wahrscheinlich während der Ery-Alterung, HbA_3 (mit Bindung von Glutathion). – **Hb, glykosyliertes:** Hb mit kovalent (u. nicht Enzym-katalytisch) gebundener Glucose = HbA_{1a-c}. Kommt in kleinen Mengen in normalen Erythrozyten vor u. vermehrt bei Diabetikern (in Abhängigkeit vom Blutzuckerspiegel; eignet sich daher – entsprechend der Lebensdauer der Ery – zu rückwirkender Beurteilung des Kohlenhydrathaushalts dieser Kranken). [E] glycosylated h.

Hämoptoe, Hämoptyse: Bluthusten; das Aushusten blutigen Auswurfs oder reinen Blutes aus der Lunge oder den Atemwegen, z.B. bei (großkavernöser) Lungentuberkulose, bei Lungentumor, -embolie, Bronchiektasien. Die Blutung ist meist venös, gelegentlich – z.B. bei Arrosionsblutung – arteriell (u. massiv sprudelnd, oft mit schaumigem Auswurf, alarmierend). [E] hemoptysis. – **H., hereditär-familiäre:** die H. z.B. bei Osler*, Ceelen*-Gellerstedt* Syndrom. – **H., kardiale:** H. mit rötlichem Auswurf oder hellem Blut infolge Diapedeseblutung aus blutüberfüllten Lungenkapillaren bei Linksherzinsuffizienz oder kardial bedingter pulmonaler Hypertonie. [E] cardiac h. – **H., parasitäre:** H. bei Befall der tiefen Atemwege durch Würmer (Fasciola hepatica, Paragonimus, Ascaris lumbricoides, Ancylostoma duodenale, Echinococcus), Protozoen, i.w.S. auch durch Mikroorganismen (Spirochaeta bronchoseptica, Staphylo-, Pneumokokken, Viren, Pilze). [E] parasitic h.

Hämorrhoiden: krampfaderartige (= variköse), knotenförmige Erweiterung bzw. Hyperplasie des in der Zona haemorrhoidalis des Afterkanals gelegenen Mastdarmschwellkörpers (v.a. der Venen). [E] piles; hemorrhoids. I.e.S. die **inneren H.**, an den Durchtrittsstellen der Arteriae u. Venae rectales superiores (u. mediae) durch die Mastdarmwand oberhalb der Afteröffnung, die Schleimhaut vorwölbend. Treten gelegentlich aus der Afteröffnung vor (Hämorrhoidalprolaps). Infolge entzündlicher Thrombose oft schrumpfend, u.U. unter Bildung kondylomatöser dauerprolabierter Schleimhautfalten (falsche H.). Als Hauptursache gilt eine allgemeine konstitutionelle Bindegewebsschwäche; als begünstigende bzw. auslösende Faktoren gelten Obstipation, Pfortaderhochdruck, Erkrankungen des Afterschluß- = Kontinenzorgans, Schwangerschaft, langzeitiges Sitzen u. Stehen, Beckentumoren. Folgen sind Stuhldrang, bei Älteren auch Stuhlinkontinenz, Blutungen, Ekzeme, Juckreiz (Pruritus ani) sowie – als Komplikationen – Hämorrhoidalprolaps, akute Hämorrhoidalthrombose (»akuter Hämorrhoidalanfall«), periproktitischer Abszeß, Geschwüre, Gangrän, septische Thrombophlebitis der Pfortader. Behandlung erfolgt konservativ (anästhesierend u. antiphlogistisch; diätetisch) oder operativ (v.a. durch Hämorrhoidektomie bzw. durch Schließmuskeleinkerbung oder durch submuköses Ausschneiden). [E] internal h. – **H., äußere:** H. in der Zona anocutanea des Afters, als Gebilde oberflächlicher Äste der Vena rectalis inferior; meist aber nur perianale Hämatome. [E] external h. – **H., intermediäre:** H. an der Haut-Schleimhaut-Grenze, neigen zu Spontanprolaps (u. spontaner Reposition). [E] mixed h.; mucocutaneous h.

Hämosiderose, Haemosiderosis: vermehrte Eisenablagerung in Form von Hämosiderin. Als **allgemeine H.** bei Störungen des Eisenstoffwechsels (z.B. chronische hämolytische Anämie) u. bei krankhaft gesteigerter Eisenresorption im Darm (idiopathische Hämochromatose). Als **örtliche H.** vor allem bei chronisch venöser Insuffizienz im Knöchel- u. Unterschenkelbereich, nach wiederholten Kapillarblutungen mit nachfolgender unspezifischer Granulombildung mit Hämosiderinspeicherung u. Ausbildung winziger, zunächst gruppiert zusammenstehender u. allmählich flächenhaft konfluierender rotbrauner bis kupferfarbener Fleckchen (Dermatite ocre et purpurique GOUGEROT*). Ähnliche Hämosiderinablagerungen aber auch bei chronischer, schwerer Rechtsherzinsuffizienz sowie nach Granulomen, Verletzungen, Blutergüssen, Ulzera jeder Genese u. postphlebitisch entlang der vormals entzündeten, oberflächlichen Vene. [E] hemosiderosis. – **H. cutis:** umschriebene oder großflächige Hämosiderinablagerungen in der Haut.

Händezittern: Tremor der Hände. [E] hand tremor.

HAES: ↗Hydroxyäthylstärke.

Hagner* Katheter (FRANCIS R. H., 1873 bis 1940, Chirurg, Washington)**:** ein Ballonkatheter für Blasenkatheterismus u. gleichzeitige blutungsstillende Kompression der Prostataloge nach Prostatektomie. [E] Hagner's catheter.

Hahnenkammkurve: die für Aortenstenose typ. Karotispulskurve mit hahnenkammartiger Zähnelung der Gipfelpartien. [E] cockcomb curve.

Hahnentritt: ↗Steppergang. [E] calcaneal gait.

Halbseitenlähmung: ↗Hemiplegie (bzw. Hemiparese). [E] hemiplegia.

Hallux *PNA*, Hallus: die große Zehe (= Digitus primus pedis). [E] hallux; great toe. – **H. flexus:** Beugekontraktur der Großzehe im Großzehengrundgelenk (z.B. bei Zerebralparese); s.a. H. rigidus. – **H. malleus:** Hammerzehenstellung der Großzehe. Es besteht eine Beugekontraktur im Interphalangealgelenk bei gleichzeitiger Überstreckung (bis Luxation) des Großzehengrundgelenkes; z.B. bei FRIEDREICH* Krankheit, chronischem Gelenkrheumatismus. [E] hammertoe. – **H. rigidus:** schmerzhafte Bewegungseinschränkung bzw. Versteifung des Großzehengrundgelenkes (früh auftretende anlagebedingte Arthrose); z.T. unter Überstreckung der Großzehe im Grundgelenk; evtl. kombiniert mit Plantarbeugung des Endgliedes (= **H. r. flexus**). – **H. valgus,** Ballengroßzehe, X-Großzehe: die die physiologische Valgität von 10% überschreitende (u.U. bis rechtwinklige) Abweichung der Großzehe im Grundgelenk nach der Wadenbeinseite infolge Zugwirkung der infolge Verkrampfung wadenbeinwärts verlagerten u. verkürzten Streck- u. Beugesehnen der Großzehe u. des M. adductor hallucis; mit Pronation des Fußes, Abdrängung bzw. Unter- oder Überlagerung der Nachbarzehe, Verdrehung u. Auswärtsverschiebung der Sesambeine, starkem Vorspringen des Großzehenballens, Einschränkung der Beugung der Zehe, Schleimbeutelbildung (mit Neigung zu Frostschäden: »Frostballen«). Meist als schuhbedingte Fehlstellung, v.a. bei Plattfuß (Pes valgo- u. transversoplanus). – **H. varus:** Abweichung der Großzehe zur Fußinnenseite infolge Adduktionskontraktur; meist angeboren als Teilsymptom von Poly- bzw. Syndaktylie u. Klumpfuß.

Halluzinose: krankhafter seelischer Zustand, charakterisiert durch – meist sehr lebhafte – Halluzinationen, häufig mit erstaunlich klarer Bewußtseinslage; v.a. bei hirnorganischem Psychosyndrom. – **H., akute:** (WERNICKE) die von akustischen u. optischen Halluzinationen bestimmte Alkohol-H. – **H., periodische:** seltenes – den zykloiden Psychosen verwandtes – Krankheitsbild, bei dem die halluzinatorischen Phasen eine gehobene oder gedrückte Stimmung erkennen lassen. – **H., taktile:** H. der Körperfühlsphäre, z.B. als Dermatozoenwahn. [E] hallucinosis.

Halo: *(gr. halos = Hof)* Hof, Kreis, Saum. – **H. glaucomatosus, H. senilis:** ein schmaler, weißlicher Hof (Ringfigur) um die Sehnervpapille als Zeichen zirkumpapillärer Choroidea-Atrophie bei Glaukom bzw. bei altersbedingter Aderhautsklerose. [E] senile arcus.

Haloperidol: 4′-Fluor-4-[1-(4-hydroxy-4-p-chlorphenyl-piperidino)]-butyrophenon; ↗Neuroleptica.

Halslymphknotenschwellung, Halslymphom: umschriebene, am Kieferwinkel auftretende Schwellung der Nodi lymphatici cervicales als Zeichen der Beteiligung dieser regionären Lymphknoten bei Entzündungen des Rachenrings bzw. einer Metastasierung eines Kehlkopf-, Rachen- oder Mundhöhlenkarzinoms sowie bei Lymphogranulomatose u. Leukämie. Ist evtl. aber auch Ausdruck einer Halslymphknotentuberkulose. [E] cervical lymph node swelling (or adenopathy).

Halswirbelsäule: der oberste u. beweglichste Wirbelsäulenabschnitt, bestehend aus Atlas, Axis u. weiteren 5 Wirbeln (Vertebrae cervicales). Weist natürliche Lordose auf. Degenerationsbedingte Veränderungen der H. können zu einem Kopfschmerzsyndrom führen. [E] cervical spine.

Halteübung: aktive krankengymnastische Übung ohne Bewegungserfolg (isometrische Anspannung) als verstärkte Spannungsübung.

Hamburg-Wechsler* Intelligenztest: von D. WECHSLER (geb. 1896, Psychologe, New York) angegebener, von BONDY (Hamburg) modifizierter Intelligenztest für Erwachsene (»HAWIE«) u. Kinder (»HAWIK«); eine Kombination sprachlicher (= verbaler) u. sprachfreier Handlungsteste, die Wissen, Denken, Wortreichtum u. -verständnis, Kombinationsvermögen, Merkfähigkeit etc. (aber auch seelische Komponenten) erfassen. Das Ergebnis wird als EQ oder IQ ausgedrückt. [E] Hamburg-Wechsler test.

Hammerzehe, Digitus malleus: dauerhafte (»fixierte«), durch Beugekontraktur bedingte Zehenverbildung i.S. einer Hammerform; an der Großzehe (↗Hallux malleus) oder den dreigliedrigen Zehen. Das Zehengrundglied ist meist überstreckt, entweder das Endglied oder das Mittelglied (bei Streckung des Endglieds) ist sohlenwärts gebeugt (↗Abb. S. 212). Angeboren (v.a. an 2. u. 5. Zehe) oder – meist – als Folge von Fußfehlformungen wie Hohl-, Plattfuß (als Klauenhohlfuß bzw. Krallenzehenplattfuß), nach Lähmung (z.B. Poliomyelitis), bei erzwungener Dauerfehlhaltung (z.B. durch ungeeignetes Schuhwerk). [E] hammertoe.

Hammerzehe

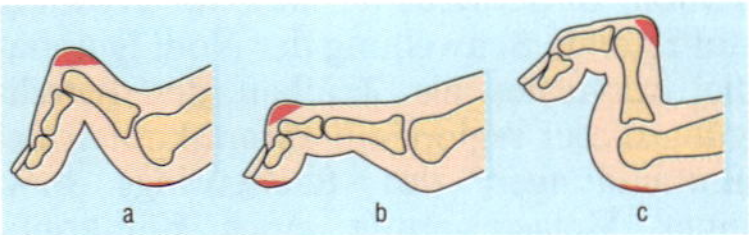

a) im proximalen Interphalangealgelenk, b) im Endgelenk, c) Krallenzehe [10]

Handlähmung: Funktionsausfall von Handmuskeln infolge Nerven(system)- oder Muskelerkrankungen, -schädigungen; z.T. mit typischen, auf die Ursache hinweisenden Fehlhaltungen (z.B. Affen-, Fall-, Schwur-, Klauenhand). [E] paralysis of hand.

Handprothese: künstlicher Ersatz für Finger u. Mittelhand (= Handteilprothese) oder – i.e.S. – für die ganze Hand (evtl. als Teil einer Armprothese). Als Handstumpfkappe (für Arbeitsklaue etc.), kosmetische Schmuckhand, Gebrauchsschmuckhand (meist mit Beweglichkeit nur des Daumens) oder als Kunsthand mit mehrgliedrigen, passiv oder aktiv beweglichen Fingern (Handschluß u. -öffnung erfolgen über Zugschnüre, Federn, Hebel, evtl. mittels pneumatischer, hydraulischer oder elektrischer Kraftquelle). – s.a. Elektroprothese. [E] prosthetic hand.

Handrückenödem: ↗Fußrückenödeme.

H_2-Antagonisten: ↗H_2-Rezeptorenblocker. [E] H_2-antagonists.

Harnabgang: die Entleerung von Harn aus der Harnblase als willkürlicher Vorgang (↗Miktion) oder – i.e.S. – unwillkürlich, z.B. bei ↗Harninkontinenz. [E] micturition; urination; voiding.

Harnblasensonographie: Ultraschalluntersuchung der Harnblase; sollte bei Älteren routinemäßig mit der Abdomensonographie durchgeführt werden. Bei Inkontinenz kann die H. diagnostisch u. therapeutisch (z.B. durch Harnblasenpunktion) sowie zur Bestimmung des Restharns eingesetzt werden. Erfaßt werden auch evtl. vorhandene Blasentumoren, -divertikel, -polypen u. eine Prostatahypertrophie.

Harnblutung: ↗Hämaturie. [E] hematuria.

Harninkontinenz, Blaseninkontinenz, Incontinentia urinae s. vesicae: Zustand, bei dem objektiv nachgewiesener unfreiwilliger Harnverlust ein soziales u. hygienisches Problem darstellt (Definition der Internationalen Kontinenz-Gesellschaft); H. ist somit ein Symptom, welches viele Ursachen haben kann. Die H. ist ein zentrales Problem bei der med. Betreuung alter Patienten. Einfluß auf das Auftreten von H. haben Alter, Multimorbidität sowie Hirnleistungsstörungen. Altersbedingte Faktoren, die zur Entwicklung einer H. führen können, sind die Zunahme des Harnblasentonus u. die gleichzeitige Kapazitätsabnahme, die Abnahme der Drangzeit (zusätzlich noch beeinträchtigt durch zerebrale Erkrankungen) mit Verminderung der willkürlichen Steuerung sowie eine Veränderung der Miktionsfrequenz (Nykturie). Folgende Mechanismen führen allein oder in Kombination zur Entstehung einer H.: **1.** nervale Steuerungsdefekte, verursacht z.B. durch Apoplex, Multiinfarkt-Demenz, Morbus ALZHEIMER, PARKINSON* Krankheit oder auch Stoffwechselstörungen wie der Diabetes mellitus; **2.** lokale Veränderungen, beim Mann v.a. die Prostatahypertrophie mit Auslaufobstruktion, bei der Frau die Beckenbodenschwäche mit Reduktion des Blasenauslaßwiderstandes u. Insuffizienz des Harnröhrenverschlusses, andere lokale Ursachen sind z.B. Erkrankungen der Genitalorgane, Lageanomalien von Uterus u. Vagina, Nervenwurzelerkrankungen oder Blasenreizungen durch Erkrankungen von Nachbarorganen; **3.** Koordinationsstörungen des Miktionsablaufes, verursacht durch psychische u./oder physische Veränderungen, z.B. bei Immobilisation durch eine Erkrankung; **4.** Medikamentennebenwirkungen. Man unterscheidet als 4 Hauptformen der Inkontinenz die Streßinkontinenz, die Urge-(Drang-)Inkontinenz, die Reflexinkontinenz, die Überlaufinkontinenz sowie (seltener) die extraurethrale Inkontinenz. Der Streßinkontinenz liegt eine normale Funktion des Blasenmuskels bei gleichzeitig bestehendem unzureichendem Harnröhrenverschlußmechanismus zugrunde, was bei passiver Druckerhöhung in der Blase (z.B. durch Niesen, Husten oder Bauchpresse) zu unwillkürlichem Harnabgang führt. Die Streßinkontinenz ist in der Gruppe der hochbetagten Frauen eher weniger bedeutend, sie dominiert im mittleren Lebensalter. Prädisponierende Faktoren für ihre Entstehung sind Bindegewebsschwäche, Adipositas, chron. Bronchitis, schwere körperliche Arbeit u. mehrere Geburten; eine Tonusverminderung der Harnröhre kann durch nervale oder mechanische Läsionen, durch postinfektiöse fibrotische Umbauprozesse oder durch eine senile Vaginitis aufgrund von Östrogenmangel bedingt sein. Eine Streßinkontinenz bei Männern findet sich bei Schädigungen des Verschlußmechanismus, z.B. nach Prostataoperationen oder nach neurogenen Läsionen (z.B. nach Rektumoperation). Die Ursache der Dranginkontinenz wird in drei Gruppen aufgeteilt, unterschieden werden die sensorische, die motorische u. die funktionelle Dranginkontinenz. Die sensorische Dranginkontinenz ist durch vermehrte in das ZNS einströmende Afferenzen bedingt, welche zu einer Detrusorhyperaktivität führen. Diese periphere Überstimulation kommt z.B. bei der Blasenentzündung vor, aber auch bei Blasensteinen, Prostatavergrößerungen, Harnröhrenstriktur oder -entzündung. Die motorische Dranginkontinenz ist Folge einer Hirnleistungsstörung, bei welcher das ZNS keine ausreichende Hemmfunktion mehr ausüben kann; die mangelhafte zentralnervöse Hemmung kommt z.B. bei vaskulären oder degenerativen Demenzen, bei Apoplex oder anderen neurologischen Erkrankungen (z.B. Morbus PARKINSON) vor. Bei der funktionellen Dranginkontinenz findet sich kein pathologischer Befund, hauptsächlich spielen psychosoziale Faktoren gemeinsam mit altersphysiologischen Veränderungen eine zentrale Rolle. Bei der auch als idiopathisches Reizblasensyndrom bezeichneten funktionellen Dranginkontinenz findet sich immer eine Detrusorhyperaktivität. Bei der Überlaufinkontinenz findet sich eine verminderte Blasenmuskelaktivität; dies führt zu großen Restharnmengen u. letztlich zum Überlaufen der Blase, wenn der intravesikale Druck den Harnröhrendruck übersteigt. Ursachen sind mechanische Abflußstörungen, z.B. bei Prostatavergrößerung, Tumoren, Harnröhrenstriktur oder funktionelle Austreibungsschwäche bei Überdehnung des Blasen-

Klassifikation der Inkontinenzmechanismen [12]

Ursachen	**Mechanismus**	**Auswirkungen**
Detrusordysfunktion Detrusorhyperaktivität mit Dranginkontinenz	Blasenkontraktionen übersteigen den normalen Urethralwiderstand	imperativer Harndrang, Blasenkapazität, unfreiwilliger Harnabgang
Detrusorhypersensitivität mit Dranginkontinenz		
Überlaufinkontinenz	Urinfluß erst bei hohen Blasenvolumina Auslaßobstruktion Neuropathie der Blase (z.B. bei Diabetes)	erst bei Detrusorhyperaktivität, bei Tonusverlust Restharn
Sphinkterschwäche, Streßinkontinenz	Reduktion des Blasenauslaßwiderstandes bei insuffizientem Harnröhrenverschluß	Urinabgang bei intraabdomineller Drucksteigerung
funktionelle Inkontinenz	urologisch unauffällige Patienten mit lediglich altersphysiologischen Veränderungen kommen aufgrund von Umfeldveränderungen (Immobilität) nicht rechtzeitig zur Toilette	unfreiwilliger Harnabgang beim Nichterreichen der Toilette
iatrogene Inkontinenz	verschiedene Medikamente bzw. deren Nebenwirkungen	unfreiwilliger Harnabgang durch medikamentöse Interaktionen in den Miktionsablauf

muskels bzw. neurogene Schädigung (z.B. bei Diabetes mellitus). Die Diagnostik der H. erfolgt zunächst durch gezielte Befragung u. Erstellung eines Miktionsprotokolls, die klinische Untersuchung umfaßt u.a. eine Harnanalyse u. die (sonographische) Restharnbestimmung. Therapeutisch wird konservativ (z.B. mittels Kontinenztraining, Beckenbodengymnastik, Einsatz von Inkontinenz-Hilfsmitteln) oder operativ vorgegangen. E urinary incontinence.

Harnkonkrement, Harnstein: steinartiges Gebilde (Konkrement) in den ableitenden Harnwegen oder – selten – innerhalb der Niere; s.a. Uro-, Nephrolithiasis. Als **primäres H.** primär stoffwechselbedingt (= metabolischer oder »Kernstein«; z.B. als Urat-, Oxalat-, Cystin-, Xanthin-, Creatinstein); als **sekundäres H.** ein v.a. infektiös bzw. adsorptiv bedingtes, z.B. als Phosphat-, Calciumcarbonatstein; als **gemischtes H.** der Schicht- bzw. Schalenstein (z.B. Gallenpigmentstein); ferner – inkrustationsbedingt – z.B. der Fremdkörper-, Eiweißstein. Die Bildung wird ausgelöst durch Ausscheidung von Harnmukoiden unklaren Ursprungs, durch Mangel an harnsteinstabilisierenden Harnkolloiden bei Übersättigung des Harns mit relativ schwer löslichen, kristallisationsfähigen Substanzen, wobei als Kondensationskern Harnkristalle auftreten (v.a. Urate, Oxalate, Calciumsalze; Cystin, Tyrosin, Leucin), ferner Zelldetritus; begünstigend wirken u.a. chronische Infektionen des Harntraktes, Harnverhaltung, Fehlernährung, insbes. bei entsprechender Stoffwechselstörung. E urinary calculus.

Harnleiterentzündung: ↗Ureteritis. E ureteritis.

Harnleiterkatheter, Ureterkatheter: ca. 80 cm langer, 3–10 Charr starker, biegsamer, graduierter (Zentimetermarkierung), röntgenpositiver oder -negativer, mit einem Führungsmandrin armierbarer ↗Katheter aus Kunststoff oder Seidengespinst; am hinteren Ende evtl. mit Farbmarkierung (rechts rot, links grün); als besonderer H. der Schlingenkatheter; ↗Ureterkatheterismus. E ureteral catheter.

Harnleiterstein: im Harnleiter befindlicher Harnstein (↗Harnkonkrement); meist aus dem Nierenbecken stammend u. in ca. 80% spontan abgehend, u. zwar meist unter Blutabgang (↗Hämaturie) u. unter Koliken (v.a. bei Passage der natürlichen Ureterengen), bei denen Schmerzausstrahlungen (in Hoden, Schamlippen, Oberschenkel) auftreten. Bei Einklemmung tritt eine vorübergehende Blockade der Nierenfunktion ein (Anurie). Komplikationen sind u.a. eine Pyelonephritis durch Keimaufstieg, narbige Einschnürung (Ureterstriktur), Hydroureter. E ureteral calculus; ureterolith.

Harnröhrenausfluß: Absonderung von Sekret aus der vorderen Harnröhrenöffnung (z.B. bei Urethritis). E urethrorrhea.

Harnröhrenprolaps: der fast nur bei Mädchen u. Greisinnen vorkommende Vorfall der Harnröhrenschleimhaut aus der äußeren Harnröhrenöffnung. Führt zu Blutungen, Geschwürsbildungen, Harndrang (mit ↗Pollakisurie). E urethral prolapse.

Harnröhrenstenose: Verengung der Harnröhrenlichtung, z.B. angeboren als Mündungsenge (Meatusstenose), durch Harnröhrenklappen, -karunkel oder – meist – erworben, z.B. bei Priapismus, nach Katheterismus, bei ↗Harnröhrenstriktur, Harnröhrenstein, -tumor, bei Paraphimose, Ödem, Hämatom, ↗Prostatahypertrophie, Induratio penis plastica. Führt zu Erschwernis der Harnentleerung u. evtl. zu Harnrückstauung. E urethral stenosis.

Harnröhrenstents: Hilfsmittel zur Behandlung von Blasenentleerungsstörungen aufgrund einer Prostatahypertrophie; die H. halten den prostatischen Anteil der Harnröhre offen. Anw. bei Patienten, die nicht operiert werden können, aber geistig in der Lage sind, ihre Blasenfunktion zu kontrollieren.

Harnröhrenstriktur: Enge der Harnröhre durch hyperplastische örtliche Entzündung oder – als enge oder kallöse Striktur (evtl. mit Abknickung) – durch tiefgreifende schrumpfende Narben (auch der Umgebung), u.a. bei Gonorrhö (Tripper), Verletzung; als angeborene H. bei Hypospadie, Phimose etc. Führt zu Symptomen der ↗Harnröhrenstenose; die Harnentleerung erfolgt (evtl. nur unter Anw. der Bauchpresse) mit engem Harnstrahl u. abschließendem Harnträufeln; in der Blase verbleibt Restharn. Gelegentlich bestehen

↗Harnsperre, Ischuria paradoxa. E urethral stricture.

Harnsäuregicht: die »echte« ↗Gicht (1). E gout.

Harnsperre: das akute, mechanisch oder funktionell bedingte Unvermögen, die Harnblase spontan zu entleeren (»Harnverhaltung«). Führt zu quälendem (Dysurie) Anstieg des Blaseninnendrucks mit Blasenüberdehnung (Harnblase als »Tumor« sicht- u. tastbar) u. zu Harnrückstauung (Ureter-, Nierenbeckendilatation), evtl. sekundär zu ↗Anurie. Tritt auf z.B. bei Harnröhrenstriktur, als **reflektorische H.** nach Operationen, Verletzungen, Trinken kalter Getränke (»Stiftungsfestischurie«). Sonderform: ↗Ischuria paradoxa. E urinary retention.

Harnstauung: Stauung des Harns in den Harnwegen. Wird verursacht durch – ein- oder doppelseitige – Lichtungseinengung bei -verlegung (Stenose, Striktur, Fehlbildung, Kompression), Minderung oder Steigerung des Muskeltonus der Harnwege (z.B. Detrusorlähmung, postoperative Atonie bzw. Harnleiter-, Blasen-, Harnröhrenverkrampfung, z.B. bei Harnsteinen). Führt bei längerem Bestehen zu Harnwegeaufdehnung oberhalb der Enge (z.B. Megavesika [mit ↗Restharn], Hydroureter, -nephrose), bei hinzutretender Antiperistaltik auch zu Reflux; ferner zu Nierenschädigung bei Niereninsuffizienz. – Der Übergang zur ↗Harnsperre ist fließend. E urinary obstruction.

Harnstottern: die mit Unterbrechungen des Harnstrahls erfolgende Harnentleerung, z.B. bei Prostatavergrößerung, Sphinktersklerose. E stuttering urination.

harntreibende Mittel: ↗Diuretika.

Harnverhaltung: ↗Harnsperre. E retention of urine.

Harnwegsinfektion: Erkrankung der Harnwege durch Krankheitserreger, v.a. durch Bakterien. Erfolgt durch Keimeinschleppung auf dem Blut- oder Lymphweg oder als auf- oder absteigende (aszendierende bzw. deszendierende) intrakanalikuläre H. durch Erregerverschleppung mit dem Harn nach deren Einschleppung (z.B. bei Katheterismus) bzw. Ausscheidung durch die Niere. Wird durch Harnstauung begünstigt. – ↗Pyelitis (Pyelonephritis), Ureteritis, Zystitis, Urethritis. E urinary tract infection.

Hashimoto* Thyreoiditis (HAKARU H., 1881–1934, japan. Pathologe)**:** Immunthyreoiditis, die meist bei Frauen jenseits des 40. Lj. vorkommt. Eine ↗Autoimmunkrankheit der Schilddrüse mit Überempfindlichkeit vom Tuberculintyp mit Auftreten von Antikörpern gegen Thyreoglobulin, Schilddrüsenmikrosomen u. gegen Schilddrüsenkolloid (auch als Vorstufe der RIEDEL* Struma?). Es kommt zur progressiven Zerstörung des Schilddrüsenparenchyms durch lymphozytäre Infiltrate; im weiteren zu lokaler Fibrose u. zu herdförmigen Epithelproliferationen, oft mit onkozytärer Transformation der Follikelepithelzellen; klinisch zu diffuser »lymphomatöser« Struma (Kropf) mit Störungen der hormonalen Funktion (hypothyreote Phase, Myxödem). Simultanes Vorkommen mit anderen organspezifischen Autoimmunerkrankungen. E Hashimoto's thyroiditis.

Hausstauballergie: ↗Allergie gegen – v.a. als Inhalationsallergene wirksame – Bestandteile des Hausstaubs (Pilzsporen, Pollen, Epidermiszellen von Mensch u. Tieren); meist (70%) gegen die Ausscheidungen der **Hausstaubmilbe** (Dermatophagoides pteronyssinus). Nach Allergentestung (Inhalt eines Staubsaugersacks) kann – z.B. mit reinem Milbenextrakt – eine Desensibilisierung versucht werden. E dust allergy.

Hautatrophie: Gewebeschwund der Haut unter Verschmälerung aller Schichten. Angeboren (Aplasia cutis congenita) oder erworben, z.B. idiopathisch als Akrodermatitis chronica atrophicans, neurogen (bei Nervenschädigung; bei zentralnervösen Schäden segmental; z.B. als Hemiatrophia faciei progressiva), degenerativ (z.B. als senile H. [Altershaut]). E dermatrophy.

Hautblasen: flüssigkeitsgefüllte Blasenbildungen durch Abhebung der Epidermis; kommen als frühes Stadium des Dekubitus vor. Die H. müssen absolut druckentlastet werden, bei Auftreten von Entzündungszeichen erfolgt sterile Abtragung u. antiseptische Wundbehandlung (s.a. Dekubitus).

Hautgicht: **1)** Einlagerung von Uraten in die Haut bei der Harnsäuregicht. **2)** Arthrophlysis vulgaris: Rötung der Haut mit

Schuppung über akut-entzündeten Gelenken.

Hauthorn, Cornu cutaneum: hornförmige, bis 15 cm lange, verhornende Wucherungen des Epithels der Haut; meist im Gesicht u. bei Altershaut (evtl. kombiniert mit Keratoma senile, Spinaliom); ausnahmsweise als nävoide Bildung; Präkanzerose: kann in spinozelluläres Karzinom übergehen; Therapie: Exzision, histol. Untersuchung; ggf. Nachexzision, Röntgenbestrahlung. [E] cutaneous horn.

Hautjucken: ↗Pruritus.

Hautkarzinom: als primäres H. eine bösartige Hautgeschwulst mit Ursprung in ektodermalen Anteilen der Haut u. in den Anhangsgebilden, u. zwar als Spinaliom (↗Carcinoma spinocellulare), i.w.S. das ↗Basaliom u. »intraepitheliale Epitheliome« (BOWEN*, PAGET*, QUEYRAT* Krankheit). Entsteht oft aus einer Vorkrebserkrankung (↗Präkanzerose, z.B. Naevus pigmentosus) oder aus chronischen Reizschäden (z.B. Licht-, Röntgen-, Teer-, Arsen-, Lupus-, Narben-, Geschwürs-, Fistelkrebs). – Ferner Hautmetastasen eines Organkarzinoms. [E] cutaneous carcinoma.

Hauttumoren: Geschwulstbildungen der Ober-, Leder- u. Unterhaut; i.e.S. die echten Neoplasmen mesenchymalen u. epithelialen Ursprungs. Gutartig z.B. als Fibrom, Histiozytom, echtes Keloid, Lipom, Xanthom, Xanthelasma, Hämangiom, Lymphangiom, Neurofibrom, (Epi-)Dermoidzyste, Alterswarze (Verruca senilis), Keratoakanthom, Keratoma senile (Keratosis senilis), Epitheliom, Pigmentnävus; bösartig als Sarkom (z.B. Fibro-, Spindelzell-, Rundzellen-, Retikulumzellsarkom, KAPOSI* Sarkom), als ↗Hautkarzinom (einschließlich Schweiß- u. Talgdrüsenkarzinom), als Melano(zytoblasto)m. [E] tumors of the skin.

Hautturgor: Eigenspannung der Haut in Abhängigkeit von der Wasserbindung (in der Grundsubstanz), dem Gehalt an elastischen Gewebselementen u. an Fettgewebe. Nimmt im Alter wegen Atrophie des subkutanen Gewebes ab; ein verminderter H. kann aber auch Symptom einer Dehydratation sein.

HAWIE: ↗**Ha**mburg-**W**ECHSLER* **I**ntelligenztest für **E**rwachsene.

H_2-Blocker: ↗H_2-Rezeptorenblocker. [E] H_2-blockers.

HDL: (engl.) **H**igh **D**ensity **L**ipoproteins (↗Lipoproteine hoher Dichte).

Head* (SIR HENRY H., 1861–1940, Neurologe, London) **Zone:** definiertes Hautareal, in dem aufgrund des gegliederten Körperaufbaus (Metamerie) eine über das zugehörige Rückenmarksegment laufende Querverbindung zwischen dem somatischen (= animalen) u. dem vegetativen Nervensystem zugeordneter innerer Organe besteht; erstreckt sich über mehrere Dermatome, weist jedoch einen reflektorisch bedeutsamen Maximalpunkt auf. Eine Irritation des zugehörigen inneren Organs kann über einen viszerokutanen Reflex eine – meist gleichseitige – Schmerz- = Hyperalgesiezone der Haut zur Folge haben (übertragener Schmerz; evtl. auf Nachbarsegmente oder die ganze Körperhälfte übergreifend = »Generalisation«). – Umkehr des Reflexgeschehens, nutzbar z.B. zur Beeinflussung innerer Organe, ist möglich (kutiviszeraler Reflex). [E] Head's zone. – **H.*-Holmes* Syndrom:** bei umschriebener einseitiger Thalamusschädigung die Herabsetzung z.B. des Geruchs- u. Geschmacksvermögens auf der Gegenseite. [E] Head-Holmes syndrome.

Head-dropping-Test: Nachweis des erhöhten Nackenrigors bei PARKINSON* Krankheit; wird dem Patienten, der entspannt auf seinem Bett liegt, plötzlich das Kopfkissen weggezogen, dann verweilt der Kopf in dieser Stellung.

Heberden* (WILLIAM H., 1710–1801, Arzt, London) **Knoten:** zweihöckrige, knorpligknöcherne Wucherungen an der Streckseite der Basis der Fingerendglieder; oft mit erheblichen lokal-entzündlichen Begleiterscheinungen u. Endgliedabweichung zur Daumenseite. – **H.* Krankheit:** idiopathische ↗Arthrose (evtl. Polyarthrose) der Fingerendgelenke mit Bildung von H.* Knoten. [E] Heberden's nodes; H.'s disease.

Hebetudo: (latein.) Abstumpfung der Sinne. [E] hebetude. – **H. auris:** Schwerhörigkeit. [E] partial hearing loss. – **H. visus:** Sehschwäche, Asthenopie. [E] asthenopia.

Heidelberger Winkel: zwischen Absatz u. Brandsohle des Konfektionsschuhs verankerte u. an der Wade zu befestigende rechtwinkelige Schiene als Hilfsmittel zur

Korrektur des Fallfußes bei Peroneuslähmung.

Heilanästhesie, therapeutische Lokalanästhesie: Ausschaltung von Schmerzleitungsbahnen (u. Unterbrechung von Reflexbögen) durch Injektion von Lokalanästhetika, z.B. in HEAD* Zonen, am Schmerzpunkt, in Ganglien, Gelenke etc., bei Neuralgien, Koliken, rheumatischen Beschwerden. E therapeutic regional anesthesia.

Heilbad: Kurort mit subterrestrischen Heilmitteln wie natürliche Heilwässer, Heilgase, Heilsedimente, Bohrloch- oder Sinkwerksole. E spa.

Heilgymnastik: ↗Krankengymnastik.

Heilklima: ein zu Heilzwecken nutzbares Klima (eines Heilkurorts) mit bestimmten Grenzwerten für Aerosol (Staubbelastung $< 2,5$ g bzw. $10\ g/m^2/30$ Tg.), Sonnenscheindauer (> 1500 Std. pro Jahr), Nebel (< 50 Tg. Okt. bis März, < 15 Tg. April bis Sept.), Wärmebelastung etc.

Heilmittel: jedes (Hilfs-)Mittel für Heilzwecke, z.B. Krankengymnastik, Sprach- u. Beschäftigungstherapie; i.e.S. das Arzneimittel. – Als Hilfsmittel z.B. Brille, Bruchband, Hörhilfen, Inkontinenzartikel, orthopädische Hilfsmittel etc. Die Richtlinien zur Verordnung von Heil- u. Hilfsmitteln werden seit 1988 (Neufassung 1992) durch das Sozialgesetzbuch vorgegeben, sie sind somit Vertragsbestandteil u. damit verbindlich für die an der kassenärztlichen Versorgung teilnehmenden Ärzte u. die gesetzlichen Krankenkassen. Als Voraussetzung für die Verordnung gilt, daß die H. die Verschlimmerung einer Erkrankung verhindern, zur Heilung beitragen oder Krankheitsbeschwerden lindern; daß sie den Erfolg der Behandlung sichern, eine Behinderung ausgleichen bzw. verbessern, Pflegebedürftigkeit vermeiden oder verhindern oder eine Gesundheitsschwäche beseitigen bzw. einer Erkrankung vorbeugen. Grundsätzlich gilt bei der Verordnung von H., daß das Maß des Notwendigen nicht überschritten werden darf. Entscheidend ist der therapeutische Nutzen. E remedy.

Heilsediment: zu Heilzwecken nutzbares ↗Peloid, z.B. Badetorf, Fango, Gyttja, Sapropel, Heilschlamm, Schlick. E medicinal mud.

Heilwasser: einer Heilquelle entstammendes Wasser mit nachgewiesenen krankheitsheilenden, -lindernden oder -verhütenden Eigenschaften. Muß pro 1 kg über 1 g gelöste definierte Mineralstoffe oder besonders wirksame Bestandteile enthalten.

Helicobacter: gramnegative Stäbchenbakterien, gewundene Stäbchenbakterien mit Hakenform. – **H. fetus** (Subspecies fetus bzw. intestinalis) u. **H. jejuni** gelten als Erreger fieberhafter (mit Gelenkschmerzen einhergehender) Enteritis beim Menschen. – **H. pylori** (früher Campylobacter pylori), induziert die Typ-B-Gastritis (Antrumgastritis) u. ist ein wichtiger pathogenetischer Faktor für die Entstehung von Ulcera ventriculi u. duodeni. Diskutiert wird seine Bedeutung für die Entwicklung des Magenkarzinoms u. bestimmter Magenlymphome.

Helicobacter-pylori-Gastritis: durch Helicobacter pylori induzierte Gastritis, die von einigen Autoren als Präkanzerose angesehen wird (s.u. Magenkarzinom).

Heliotherapie: dosierte Anw. des Sonnenlichtes zu Heilzwecken; v.a. in Hochgebirgsheilstätten, z.B. bei Gelenk- u. Knochentuberkulose, Hautkrankheiten u. zur allgemeinen Kräftigung. Die Dosierung erfolgt z.B. nach dem ROLLIER* Schema oder anhand der Erythemschwelle. Wesentliche Faktoren sind die Wirksamkeit einzelner Banden des Ultraviolettlichtes, die Dichte u. Feuchtigkeit der Atmosphäre u. indirekte Strahleneffekte. E heliotherapy.

Helotomie: operative Entfernung von Hautschwielen (**Heloma**), Hühneraugen oder sonstigen Hyperkeratosen (**Helose**). E helotomy.

Hemiagnosie: halbseitiger Verlust des Wahrnehmungsvermögens, z.B. bei Halbseitenlähmung. E hemiagnosia.

Hemiataxie: ↗Ataxie einer Körperhälfte (v.a. der Gliedmaßen) bei einseitiger Schädigung der Kleinhirnhemisphärenbahnen, z.B. bei Hirnstamminsult. E hemiataxia.

Hemiathetose: halbseitige ↗Athetose auf der Gegenseite einer Thalamus- u. Striatumschädigung; z.B. nach ↗Hemiplegie; meist kombiniert mit spastischer Halbseitenlähmung (Hemiparese), Schmerzen, Sensibilitätsstörung (Hemianästhesie). E hemiathetosis.

Hemiblock: Linksschenkelblock mit Blokkade nur des vorderen (anterioren) oder hinteren (posterioren) Strangs (Faszikels) des linken Schenkels des HIS* Bündels. E hemiblock.

Hemiplegia, Hemiplegie: vollständige (= Hemiparalyse) oder unvollständige (= Hemiparese) Lähmung einer Körperhälfte, wobei die Störung der Motorik im allgemeinen auf der Gegenseite einer Schädigung der zentralen motorischen Neuronen des Großhirns, Hirnstamms oder des oberen Halsmarks auftritt; typisch z.B. bei Schlaganfall (↗Apoplexie) als anfangs – im Schockstadium – schlaffe Lähmung mit bald folgender (bei Tumoren meist mit primärer) Spastik (↗H. spastica). E hemiplegia. – **H. alterna(ns):** H. bei Schädigung von Hirnnervenkernen u. deren Bahnen u. der noch ungekreuzten Pyramidenbahn, evtl. auch des Hypoglossus- u. Fazialiskerns bei Krankheitsherden im Hirnstamm; führt zu Hirnnervenausfällen auf der Herdseite u. zu motorischen Lähmungen u./oder Sensibilitätsstörungen der herdgegenseitigen Körperhälfte; z.B. als RAYMOND* Syndrom (Ausfall des Nervus abducens), FOVILLE* Syndrom (Ausfall des Abduzens u. Fazialis), JACKSON* Syndrom (Hypoglossusausfall), MILLARD*-GUBLER* Syndrom (Fazialisausfall), WEBER* Syndrom, AVELLIS* Syndrom (Ausfall oberer Okulomotorius-Anteile). E alternate h. – **H. cruciata:** H. bei Pyramidenbahnschädigung seitlich der Pyramidenkreuzung, wobei die vor der Kreuzung gelegenen Arm- u. die hinter der Kreuzung gelegenen Beinfasern geschädigt werden; führt zu gleichseitiger Lähmung des Beines u. gegenseitiger des Armes. E crossed h. – **H. flaccida:** H. mit Gliedmaßenerschlaffung; vorübergehend im akuten Schockstadium einer Apoplexie im Bereich der inneren Kapsel, chronisch bei ausgedehnter gegenseitiger Schädigung der Großhirnrinde oder der inneren Kapsel unter Beteiligung der ventralen u. lateralen Thalamuskerne u. der subkortikalen Bahnen; die Fremd-, oft auch die Eigenreflexe sind nicht auslösbar. E flaccid h. – **H., homolaterale, H., kollaterale:** H. der herdseitigen Körperhälfte, v.a. bei Massenverschiebung mit Anpressen des herdgegenseitigen Hirnschenkels gegen das Kleinhirnzelt u. Druck gegen die noch ungekreuzte Pyramidenbahn. E homolateral h. – **H., kapsuläre:** die Hemiplegie Typ WERNICKE-MANN als typische spastische H. bei Herden in der inneren Kapsel; mit charakterist. Gliedmaßenhaltung: Arm an den Rumpf herangezogen (»adduziert«), im Ellbogengelenk gebeugt; das Bein bis zur Fußspitze gestreckt, wird beim Gehen halbkreisförmig herumgeführt (»Zirkumduktion«). E capsular h. – **H. spastica:** die H. mit – meist herdgegenseitiger – unwillkürlicher Steigerung der Muskelspannung; Pyramidenbahnsyndrom; z.B. als kapsuläre H. Als **H. sp. infantilis** die spastische hemiplegische Form der zerebralen Kinderlähmung bei einseitiger Hirnschädigung; mit allgemeiner Tonuserhöhung, Athetose, Wachstumsrückstand, Muskelatrophie der gelähmten Gliedmaßen, evtl. auch Intelligenzdefekt u. hirnorganischen Anfällen. E (infantile) spastic h. – **H., spinale:** BROWN/SÉQUARD* Syndrom, MILLS* Syndrom. E spinal h.

Heparin: (MCLEAN 1916) in Mastzellen gebildeter (u. darin mit Histamin vorkommender), die Blutgerinnung hemmender u. die Fibrinolyse u. Fettklärung fördernder Wirkstoff. Wird abgebaut durch Heparinase u. z.T. im Harn ausgeschieden (Uroheparin). Anw. *therap* von Heparinum solubile als rasch wirkendes Antikoagulans zur Vorbeugung u. Behandlung von Thrombosen u. Embolien (u. zwar unter Blutgerinnungskontrolle; im Handel sind Fraktionen mit größeren u. mit kleineren Heparinmolekülen [meist gewonnen aus Rinderlunge oder Schweinedarm], ferner wurden niedermolekulare Heparine entwickelt; bei s.c. u. i.m. Injektion besteht Hämatomgefahr; Antagonisten sind z.B. Protaminsulfat, Toluidinblau; bei nicht höchstgereinigten oder Depot-Präparaten besteht Gefahr der Entwicklung einer Überempfindlichkeitsreaktion, z.B. als anaphylaktischer Schock, Thrombozytopenie; bei Langzeitanw. Gefahr von Osteoporose. Dient *labormed* zur Ungerinnbarmachung von Blutproben. E heparin.

Hepatitis: Leberentzündung; die herdförmige bis ausgedehnte, meist infektiöse (s.a. Hepatitis, infektiöse; vgl. H., toxische), durch Viren, Bakterien oder Protozoen verursachte Entzündung des Gefäß-Bindegewebsapparates der Leber mit sekundärer Leberzellschädigung. Führt – klinisch – zu Appetitverlust, Störung des Allgemeinzustandes u. -befindens, Lebervergrößerung u. v.a. als **akute H.** (meist als ↗Virushepatitis) zu Gelbsucht (Ikterus), Fieber u. Anstieg der Transaminasen (infolge Leberzellenuntergangs; evtl. gefolgt von chronischer H., Leberzirrhose, -fibrose). [E] hepatitis. – **H., alkoholische:** chronische H. des Alkoholikers; mit Hyalinose u. polymorphkerniger Infiltration, mit oder ohne fettige Degeneration. [E] alcoholic h. – **H., anikterische,** H. sine ictero: H. ohne Gallestauung u. Gelbsucht; wird daher oft nicht diagnostiziert u. ist wahrscheinlich oft Ursache, v.a. bei Virushepatitis, einer sonst nicht erklärbaren chronischen H. oder Leberzirrhose. [E] anicteric h. – **H., cholestatische:** H. bei Gallestauung; mit Bildung von Gallethromben; führt zu starker Gelbsucht (Verdinikterus, starker Juckreiz, Pulsverlangsamung, hohe Transaminasewerte). [E] cholestatic h. – **H., chronische:** schleichend u. oft uncharakteristisch u. evtl. ohne Gelbsucht (= anikterisch); tritt z.B. auf nach akuter H., als primär chronische Hepatose (z.B. als alkoholische H.) oder als Cholestasefolge; als Folge akuter H. die unspezifisch reaktive H., persistierende (= residuelle) H.; ferner als chronisch aggressive (= progressive) mit bösartigem Verlauf u. chronisch aktive (= lupoide) H. [E] chronic h. – **H. contagiosa, H. epidemica:** i.e.S. die ↗Virushepatitis A u. die ↗Virushepatitis E; s.a. H., infektiöse. [E] epidemic h. – **H., fulminante:** akute virusbedingte Lebernekrose. [E] fulminant h. – **H., granulomatöse:** Beteiligung oder primäre Affektion der Leber bei granulomatösen Entzündungen (z.B. Tuberkulose, Sarkoidose, Brucellosen, parasitäre Erkrankungen u.a.). – **H., hämatogene:** die Serumhepatitis, übertragen durch das Hepatitis-B-Virus. [E] blood transfusion h. – **H., infektiöse:** i.e.S. die ↗Virushepatitis A; als weitere infektiöse Hepatitiden ferner die H. bei Gelbfieber, Röteln, Zytomegalie, infektiöser Mononukleose u. anderen Viruskrankheiten (z.B. durch Coxsackie-, Herpes-simplex-Viren), ferner bei Q-Fieber u. – granulomatös – bei Tuberkulose, Brucellose, Tularämie, Syphilis, Lepra, Typhus abdominalis, bei Leptospirosen. – **H., lupoide:** Sonderform der progressiven H.; mit schleichendem Ikterus u. positivem LE-Phänomen u. Lupus-erythematodes-ähnlichen Symptomen, Blutungsneigung; mit *histol* plasmazellulärer Infiltration; bevorzugt bei ♀♀ in der Pubertät u. im Klimakterium; eine genetisch disponierte (?) Autoimmunkrankheit. [E] lupoid h. – **H. NANB:** die Virushepatitis Non-A-Non-B, darunter fallen alle Hepatitiden, die nicht vom Hepatitis-A- oder Hepatitis-B-Virus ausgelöst werden. Erreger sind Hepatitis-C-Viren (2 Typen?), Hepatitis-E-Viren, Zytomegalie-Viren u. EPSTEIN*-BARR*-Viren. – **H. necroticans:** akute H. mit massiven Parenchymnekrosen; klinisch als Hepatargie. – **H., persistierende, portale H.:** gutartige chronische H. mit Verbreiterung der Portalfelder durch Infiltrate, erhaltener Läppchenstruktur, anikterisch, mit Hepatomegalie, geringgradigem Transaminasen-Anstieg u. Bromsulfalein-Retention. [E] portal h. – **H., progressive,** chronisch aggressive H.: H. mit bösartigem Verlauf; typisch mit Lymphozyten-Plasmazellen-Infiltraten u. Nekrosen an der Läppchenperipherie = »Mottenfraßnekrosen«, Fibrose der Portalfelder mit Übergang in Leberzirrhose, anhaltend hohem Transaminasen-Anstieg, Hypergammaglobulinämie, starker Bromsulfalein-Retention, beschleunigter BSG. [E] progressive h. – **H. purulenta:** eitrige H., evtl. abszedierend (Leberabszeß). – **H., reaktive:** (KALK-WILDHIRT) H. mit mesenchymaler Mitreaktion bei toxisch-nutritiver, z.B. alkoholischer Leberepithelverfettung; typisch mit Leberzellnekrosen, Infiltration u. Bindegewebswucherung (»Kollapsstraßen«). [E] reactive h. – **H., toxische:** akute giftbedingte Leberzellschäden (Hepatopathien) durch endogene oder Bakterien-, Virus-, Protozoen-, Pflanzen-, Pilz-, Schlangen-, gewerbliche Gifte; s.a. H., alkoholische. [E] toxic h.

Hepatitisschutzimpfung: s.u. Virushepatitis.

Hepatomegalie: die durch Palpation u. Perkussion sowie mit bildgebenden Verfahren feststellbare Vergrößerung (evtl. nur Schwellung) der Leber, v.a. bei Rechtsherzinsuffizienz, Hepatitis, Krankheiten mit Ablagerung von Stoffwechselprodukten in den Leberzellen (z.B. bei Fettleber) oder in den KUPFFER* Sternzellen (bei Hämosiderose, Thesaurismosen), Systemerkrankungen (Leukämie, maligne Lymphome, Lymphogranulomatose), Geschwülsten, Parasitenbefall. [E] hepatomegaly; hepatomegalia.

hepatorenales Syndrom: ein ursächlich unklares, meist tödlich verlaufendes Krankheitsgeschehen bei dekompensierter Leberzirrhose mit Aszites; tritt bei intensiver Anw. von Diuretika, im Leberkoma u. nach schwerer Blutung aus Ösophagusvarizen auf. Eine Nierenfunktionsstörung mit Oligurie bis Anurie, Azotämie u. Natriumarmut des hyperosmolaren Harns (Konzentrationsfähigkeit der Niere ist erhalten bei gedrosselter Rinden-, aber vermehrter Markdurchblutung). – Als sogenanntes h. S. dagegen eine biliäre Nephrose, ein Nierenversagen nach operativer Behandlung eines Verschlußikterus, gekennzeichnet durch Hyposmolarität des Harns. [E] hepatorenal syndrome.

Herbstzeitlose: Colchicum autumnale; ↗Colchicin.

Hernia, Hernie: Eingeweidebruch mit Verlagerung von Eingeweiden oder Organteilen bei Ausstülpung des parietalen Bauchfells durch eine angeborene oder erworbene Bauchwandlücke. Ihr – von oberflächlicheren Gewebsschichten bedeckter – Bruchsack enthält zumeist seröse Flüssigkeit (»Bruchwasser«). Ihre hervorstechenden Krankheitszeichen sind eine tast- oder sichtbare Bruchgeschwulst, spontane u. Druckschmerzen (evtl. ausstrahlend), evtl. auch ein Stauungsödem. Komplikationen: Brucheinklemmung (Hernia incarcerata), Darmwandnekrose, Ileus, Peritonitis. Die Behandlung erfolgt konservativ durch Rückverlagerung, evtl. auch durch ein Bruchband, oder aber operativ (Herniotomie). – vgl. Prolaps. [E] hernia.

Herpes: mit Bläschenbildung einhergehender Hautausschlag; i.e.S. die mit diesem Hauptsymptom einhergehenden Krankheiten, der Herpes zoster (↗Zoster) u. ↗Herpes simplex. [E] herpes. – **H. corneae:** Keratoconjunctivitis herpetica; mit Verästelung der Effloreszenzen als **H. dendriticus**. – **H. facialis:** H. simplex des Gesichts. – **H. febrilis:** H. simplex (meist der Lippen) als Folge- oder Begleiterscheinung fieberhafter Infekte. [E] h. febrilis; fever blisters; cold sores. – **H. genitalis:** s.u. Herpes simplex. – **H. labialis:** H. simplex der Lippen. – **H. progenitalis:** ein Herpes genitalis in der Nachbarschaft der Geschlechtsorgane (s.u. H. simplex). – **Herpes simplex:** akute, primäre oder sekundäre Viruskrankheit der Haut u. der Schleimhäute (v.a. der Übergangsschleimhaut) durch Infektion durch das Herpes-simplex-Virus; meist als örtlich begrenzt gruppiert stehende Bläschen, v.a. im Gesicht (= H. facialis), an den Lippen (H. labialis), der Nase (H. nasalis), den Wangen (H. buccalis) sowie an den Geschlechtsorganen (H. genitalis; als v.a. in Zusammenhang mit Geschlechtsverkehr auftretende Rückfälle = H. sexualis). Die Erstinfektion erfolgt meist im frühen Kindesalter u. ohne erkannt zu werden, führt aber zur Bildung von V-Antikörpern (gegen virusgebundenes Antigen) u. – oft – zu Maskierung des Virus u. Absiedlung in Körpergeweben (Virusadaptation), die bei Virusträgern zu Rückfällen führt (diesen geht ein Anstieg der S-Antikörper voran, die gegen lösliches = **s**olubles Virusantigen gerichtet sind); seltener führt der Erstinfekt zu erkennbaren Zeichen in Form des harmlosen typischen Ausschlags, der ohne Narbenbildung abheilt; andererseits führt die Erstinfektion gelegentlich zu schweren örtlichen u. Allgemeinerscheinungen, z.B. als generalisierter H. s. (»Herpessepsis«) des Neugeborenen Herpes-behafteter Mütter (diese Krankheit ist wie auch das Ekzema herpeticatum u. die herpetische Meningoenzephalitis ein **primär disseminierter H. s.**), aphthöse Stomatitis (= Gingivostomatitis herpetica), Aphthoid POSPISCHILL-FEYRTER, herpetische Keratokonjunktivitis; auf bestehenden Hauterkrankungen (z.B. Neurodermitis) kann sich als generalisierte Infektion ein Ekzema herpeticatum entwickeln. Als postherpetische Erkrankung kann ein Erythema exsudativum multiforme auftreten (als Kokarden-, Irisform = der **H. circinatus** WILAN*). [E] herpes simplex. – **Herpes tonsurans:** »scherende«, kreisförmig enthaarende oberflächliche Trichophytie des Kopfes, Bartes u. der lanugobehaarten Haut. – **H. zoster:** ↗Zoster.

Herzattacke: Anfall von Herzklopfen, beängstigender Stenokardie, Atemnot, Blutdruckanstieg oder -abfall etc.; z.B. bei

Sauerstoffnot des Herzmuskels (vgl. Angina pectoris), Myokardinfarkt, Reizleitungs-, Reizbildungsstörung, Vergiftungen (u.a. als Nicotin-, Coffeineinwirkung). [E] heart attack.

Herzbeschwerden, funktionelle: meist psychisch bedingte uncharakteristische Beschwerden im Thoraxbereich ohne entsprechenden Organbefund. Häufig begleitet von Herzklopfen, Schwitzen u. Hyperventilation. Kommt u.a. bei Patienten mit einem Herzinfarkt in der Anamnese vor.

Herzdekompensation: dekompensierte ↗Herzinsuffizienz; s.u. Dekompensation. – **H., hydropische:** H. mit Wasserretention/Ödemen. [E] congestive heart failure.

Herzerkrankung, koronare: s.u. koronar. [E] coronary heart disease.

Herzflattern, -flimmern: s.u. Kammer-, Vorhof-. [E] cardiac flutter; c. fibrillation.

Herzfrequenz: die Zahl der Herzaktionen pro Zeiteinheit (meist pro Minute), die normalerweise (frustrane Herzkontraktion ausgenommen) mit der Pulszahl übereinstimmt. Ist abhängig vom Lebensalter, der Konstitution u. dem Geschlecht sowie von der körperlichen Belastung, der Körpertemperatur u. dem Gefäßdruck; gesteuert wird sie über Herznerven. Mit zunehmender H. steigt – je nach Herzreserve – das Herzminutenvolumen an, nimmt aber – bei **kritischer H.** ab ca. 200/Min. – infolge verkürzter Diastole u. unzureichender Entleerung der Vorhöfe (Rückstauung in die Bauchorgane) ab. [E] heart rate.

Herzgeräusch: bei Herzauskultation jedes nicht als Herzton anzusprechende Schallphänomen in Form eines – meist weitgehend konstanten – systolischen u./oder diastolischen Geräusches. Sein Klangcharakter (z.B. blasend, pfeifend, gießend), seine Frequenz, Intensität (konstant, an-, abschwellend, d.h. im Phonokardiogramm band- bzw. spindelförmig), Dauer (kontinuierlich oder mit Unterbrechungen = diskontinuierlich) u. Lokalisation (Punctum maximum) u. evtl. Fortleitung sind abhängig von der Hämodynamik; z.B. bedingt durch Wirbelbildung an abrupten Kalibererweiterungen u. Unebenheiten des Strombettes. Sie sind organisch (durch Herzklappenfehler, Fehlbildung etc. verursacht) oder nur funktionell bedingt (akzidentell). [E] cardiac murmur; heart murmur. – **H., akzidentelles** oder **anorganisches:** H. am klinisch gesunden Herzen, v.a. bei Kindern, Jugendlichen, infolge vermehrten Durchflusses, erhöhter Strömungsgeschwindigkeit, Änderung der Blutviskosität; z.B. bei Anämie; sind meist »musikalisch«, von geringer Fortleitungstendenz u. von haltungsabhängiger Intensität (meist am lautesten im 2. u. 3. Zwischenrippenraum [ICR] links neben dem Brustbein oder – vom 2. Herzton getrennt – im 3. u. 4. ICR links parasternal). [E] accidental c.m. – **H., bandförmiges:** Bandform eines holosystolischen Geräusches im PKG. [E] band-shaped c.m. – **H., diastolisches,** Diastolikum: H. in der Diastole; meist diskontinuierlich als Decrescendo- oder Crescendogeräusch; hochfrequent, hauchend als Refluxgeräusch bei Schlußunfähigkeit der Semilunarklappen (Sofortgeräusch nach dem 2. Herzton = Frühdiastolikum, li. parasternal); tief, rauh, lang, früh- oder protodiastolisch, vom 2. Herzton abgesetzt als Einströmgeräusch an Atrioventrikularklappen; spätdiastolisch bzw. präsystolisch als Intervallgeräusch (mit Maximum über der Mitralis bzw. Trikuspidalis), nur bei Sinusrhythmus, v.a. bei der Mitralstenose. [E] diastolic c.m. – **H., musikalisches:** regelmäßig hochfrequentes piepsendes oder niederfrequentes brummendes H. durch atypisch verlaufende, verdickte Sehnenfäden der Segel u. bei Klappenperforation, -insuffizienz oder als extrakardialer Resonanzeffekt von Magenblase, herznaher Kaverne etc. [E] musical c.m. – **H., organisches:** s.u. Herzgeräusch. [E] organic c.m. – **H., spindelförmiges:** Spindelform eines systolischen Herzgeräusches im PKG; als Crescendo-Decrescendo-Geräusch; bei Aorten-, Pulmonalstenose, Durchflußbeschleunigung, -steigerung. [E] spindle-shaped c.m. – **H., systolisches,** Systolikum: zu Beginn oder während der ganzen Systole (protosystolisch bzw. holosystolisch) hörbares H.; bandförmig hochfrequent, hell u. weich, z.T. auch scharf als Refluxgeräusch bei Insuffizienz der Atrioventrikularklappen (maximal über der Mitralis bzw. Trikuspidalis) bzw. bei Ventrikelseptumdefekt; abgesetzt, früh-, meso- oder spätsystolisch, spindelförmig, mittel- bis tieffrequent, allgemein als rauhes Austreibungsgeräusch bei Stenose der Taschenklappen, Vorhofseptumdefekt, erweitertem Abgang der Aorta bzw. des Truncus pulmonalis; als organisches H. stets intensiv. E systolic c.m. – **H., systolisch-diastolisches:** kontinuierliches H., das – vom 1. Herzton abgesetzt – systolisch beginnt, in die Diastole übergeht u. als Decrescendo abklingt, z.B. bei offenem Ductus arteriosus u. bei perforiertem Sinus-Valsalvae-Aneurysma.

Herzglykoside: Bufadienolid- u. Cardenolid-Glykoside (↗Tab.) mit Wirkung am Herzmuskel: Steigerung der Kontraktionskraft ohne Erhöhung des Sauerstoffbedarfs, Frequenz- u. Erregungsleitungsverlangsamung; chem. handelt es sich um Aglucone mit Steroidstruktur (Derivate des Cyclopentano-perhydro-Phenanthrens), die glykosidisch mit Zuckern verknüpft sind. – s.a. Digitalisglykoside. E cardiac glycosides.

Herzgruppen: ↗Koronargruppen.

Herzinfarkt: ↗Myokardinfarkt. E cardiac infarction.

Herzinsuffizienz: akutes oder chronisches Unvermögen des Herzens, bei Belastung (= Belastungsinsuffizienz) oder schon in Ruhe (= Ruheinsuffizienz) den für den Stoffwechsel erforderlichen Blutauswurf aufzubringen bzw. den venösen Rückfluß aufzunehmen. Der Zustand des Herzens, in dem die Kompensationsmechanismen (Herzfrequenz, Kontraktilität u. Schlagvolumen; Hypertonie) nicht mehr zur Aufrechterhaltung eines normalen Herzzeitvolumens ausreichen (Schwäche der Pumpenfunktion). Führt zu Anstieg der arteriovenösen Sauerstoffdifferenz u. Abnahme der Sauerstoffsättigung des Blutes; dabei ist das Ruhe-Minutenvolumen vermindert, normal oder erhöht, der Füllungsdruck in einer oder bd. Kammern meist erhöht. Tritt auf als ↗Links- oder Rechtsherzinsuffizienz oder betrifft beide Kammern (globale H.); läuft mit oder ohne Flüssigkeitsrückhaltung ab (feuchte = hydropische bzw. trockene ↗Dekompensation). Hat vielfältige (u. vielschichtige) Ursachen, so v.a. entzündliche u. degenerative Myo- u. Endokardveränderungen, koronare Durchblutungsstörung, Myokardinfarkt, Verletzungen (↗Schema). Führt zu

Herzglykoside [11; 66]

pharmakologische Daten	Digitoxin	Digoxin	β-Acetyl-Digoxin	β-Methyl-Digoxin	g-Strophanthin* bzw. k-Strophanthin**
Vollwirkdosis, mittlere (mg) *intravenös*	0,8–1,2* (0,6–1,2)**	0,8–1,2* (0,6–1,2)**	0,8–1,2* (0,6–1,2)**	0,8–1,2* (0,6–1,2)**	0,65* (0,6)**
Erhaltungsdosis (mg/d) *oral*	0,1–0,15* (0,1)**	0,25–0,37*	0,3–0,4* (0,2–0,3)**	ca. 0,15	–
intravenös	0,1**	0,25**	0,25**	ca. 0,15	0,25**
Wirkungseintritt bei intravenöser Gabe*	30 min	30 min	5–20 min	5–20 min	10 min
Wirkungsdauer (Tage)*	14–21	7	7	7	2–3
Resorptionsquote (%)*	100	70–80	80	90	< 10
Abklingquote (%/24 h)*	7–10	30	30	30 (25)**	40
Bioverfügbarkeit** (%)	90–100	70–85	80	90–100	~ 5
Serum-Eliminations-halbwertszeit** (Tage)	7–9	1,5–2,0	1,5–2,0	2,0–2,5	~ 1
therapeutische Serum-Glykosidkonzentration** (ng/ml)	10–25	0,7–2,0	0,7–2,0	0,7–2,0	?

Angaben nach W. FORTH* bzw. G. SCHETTLER**

Veränderungen am peripheren Kreislauf, Störung der Atmung (Dyspnoe), der Nierenfunktion (u.a. Nykturie) u. des Elektrolytstoffwechsels (durch Einbeziehung des Wasserhaushalts zu Ödemen), zu verminderter Leistungsfähigkeit der Skelettmuskulatur (Zunahme der anaeroben Energiegewinnung durch Glykolyse; Sauerstoffschuld). Wird gemäß der New York Heart Association (NYHA) in »Klassen« eingeteilt; I: völlige Beschwerdefreiheit bei normaler körperlicher Belastung; II: leichte Einschränkung der körperlichen Belastbarkeit; in Ruhe u. bei leichter körperlicher Tätigkeit besteht Beschwerdefreiheit; III: starke Einschränkung der Belastbarkeit; Wohlbefinden in Ruhe, aber Beschwerden schon bei leichter körperlicher Tätigkeit; IV: bei jeder körperlichen Tätigkeit Zunahme der – meist auch in Ruhe bestehenden – Insuffizienzzeichen. Therapie: Zur medikamentösen Therapie der H. werden kontraktionsfördernde (positiv inotrope) Substanzen eingesetzt, wobei zur Behandlung der chronischen Formen der H. heute noch immer Glykoside (v.a. Digoxin u. Digitoxin) zum Einsatz kommen. Größere Bedeutung haben hier in den letzten Jahren allerdings auch die Vasodilatatoren (Nitroverbindungen u. Dihydralazin, Alpharezeptorenblocker, Calciumantagonisten, vor allem ACE-Hemmer) erlangt, die – häufig in Kombination mit Glykosiden angewandt – das Myokard durch Verminderung der Nachlast schonen. Am bedeutsamsten für die Langzeittherapie sind hier die ACE-Hemmer. Die obligatorische Einschränkung der NaCl-Zufuhr wird inzwischen kontrovers diskutiert. Weiterhin werden Diuretika (v.a. Thiazide u. Schleifendiuretika) eingesetzt. Bestimmte Formen der schweren chronischen H. stellen heute auch eine Indikation für invasive u. operative Behandlungsmethoden dar; so kommt bei H. als Folge einer Koronargefäßerkrankung die direkte Revaskularisation (Bypassoperation, s.u. Koronarchirurgie) oder z.B. bei schweren Kardiomyopathien auch die Herztransplantation in Frage. Akute Formen der H. werden mit Catecholaminen (Dopamin u. Dobutamin), evtl. auch mit Amrinon behandelt. Für die Behandlung der H. hat sich ein Stufenplan (II bis IV) durchgesetzt, der auf den Empfehlungen der New York Heart Assoziation gründet (s. Tab. S. 224) [E] cardiac insufficiency; heart failure. – **H., akute:** plötzlich, mit kardiogenem ↗Schock einsetzende H.: Blässe, kalter Schweiß, Blutdruckabfall, Kälte der Gliedmaßen, Herzfrequenzanstieg (Tachykardie); wesentliche Stauungssymptome können fehlen. [E] acute c.i. – **H., energetische:** reversible Fehlfunktion des Herzmuskels bei allgemeinen Stoffwechselstörungen. [E] energetic c.i. – **H., energetisch-dynamische,** hypodynamische H., HEGGLIN* Syndrom II: eine energetische H., kompliziert durch eine hämodynamisch oder neurohumoral bedingte Störung des Kalium-/Natrium-Stoffwechsels des Herzmuskels; Verkürzung der hämodynamisch wirksamen Systole, kleiner Puls, Neigung zu Ohnmachten, vorzeitiger 2. Herzton; im EKG QT-Verlängerung; Vork. bei Sauerstoffnot (Myokardhypoxämie), apoplektischem Insult, Wasser- u. Mineralstoffwechselstörung (v.a. Hypokaliämie). – **H., exzitomotorische:** H. infolge Herzrhythmusstörung. – **H., hypoxämische:** (meist) akute H. infolge Sauerstoffnot; z.B. bei Höhenkrankheit. [E] ischiemic c.i. – **H., latente:** H., die nur nach Belastung manifest wird, kurzdauernd u. symptomenarm ist. [E] latent c.i. – **H., primäre:** H. bei einer primären Herzmuskelerkrankung (↗Kardiomyopathie), z.B. bei Hämochromatose, Amyloidose, Beriberi.

Herzinsuffizienz [15]

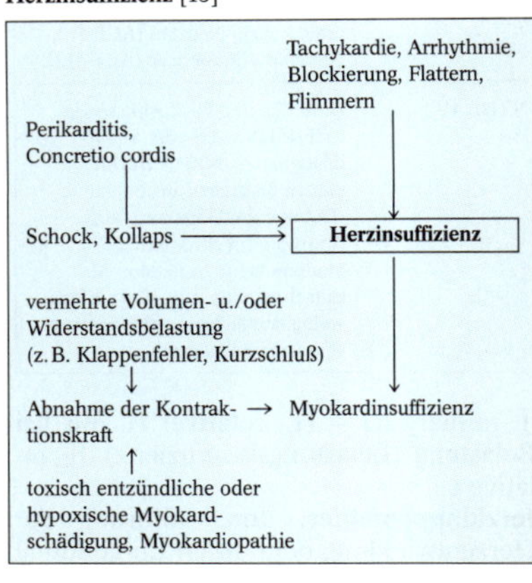

Rahmenrichtlinien bzw. Stufenplan für die Therapie der **Herzinsuffizienz** [39]

Funktionsklasse NYHA II	III	IV	
		*	spezielle Maßnahmen
			Catecholamine
			Glykoside
?			Vasodilatatoren
			Einschränkung der NaCl-Zufuhr
Thiazide	Schleifendiuretika		Diuretika
			Einschränkung der körperl. Aktivität

Die Höhe der schraffierten Säulen soll nicht nur qualitativ (Strenge der Indikation), sondern auch quantitativ (Ausnahme Glykoside) verstanden werden.
* z.B. aortale Gegenpulsation, Herztransplantation

Ergänzung zum Stufenplan [39]

NYHA II	Diuretika häufig ausreichend, manchmal nur jeden 2. oder 3. Tag und in niedriger Dosierung. Bei gleichzeitig bestehender Hypertonie ist schon in diesem Stadium die Gabe eines ACE-Hemmers zu erwägen.
NYHA III Herzinsuffizienz schon bei geringer Belastung	Diuretika manchmal in hoher Dosierung (125–250 mg Furosemid/Tag); Glykoside bevorzugt bei supraventrikulären Tachyarrhythmien. Vasodilatatoren (ACE-Hemmer > Nitrate + Hydralazin). Vorsicht bei Hypotension, erhöhtem Kreatinin (ACE-H.), erniedrigtem Natrium (ACE-H.), Nierenarterienstenose (ACE-H.).
NYHA IV	Diuretika und Glykoside sowie ACE-Inhibitoren oder Vasodilatatoren s. NYHA III. Im akuten Stadium Catecholamine (Dobutamin, Dopamin), evtl. Amrinon. Im chronischen Stadium keine Indikation für Catecholamine, evtl. für in Kürze verfügbare andere positiv inotrop wirksame Substanzen.

[E] primary c.i. – **H., relative:** H. nur bei Belastung (Belastungsinsuffizienz). [E] relative c.i.

Herzklappenfehler: durch Störung der Herzentwicklung oder durch Entzündung (Endokarditis) bedingte Fehlformen von Herzklappen einer oder – als Mehrklappenvitium – mehrerer Herzöffnungen, die eine Verengung (Herzklappen-, Herzostienstenose) u./oder Schlußunfähigkeit (Herzklappeninsuffizienz) zur Folge haben; z.B. Aortenklappeninsuffizienz, Aortenstenose usw. – Ferner angeborene oder erworbene fensterartige Defekte (**Herzklappenfensterung**). [E] valvular heart defect.

Herzklappeninsuffizienz: Aorten-, Mitral-, Pulmonal- oder Trikuspidalklappeninsuffizienz.

Herzklappenplastik, Valvuloplastik**:** herzchirurgischer Eingriff am Herzklappensystem, u. zwar **1)** als Funktionsplastik bei Herzklappenfehlern, z.B. als Anuloplastik, atriovalvuläre Einengungsnaht, Versteifung durch Querraffung, Aufsteppen einer Teflonrolle, seitliche Klappennaht (laterale Kommissurorhaphie), Defektdeckung durch freies Perikardtransplantat, Bikuspidalisation einer insuffizienten Aortenklappe (Umwandlung in eine zweiteil. Klappe durch Kommissurennaht oder Exzision u. Einfaltung einer Semilunarklappe); oder als **2)** Einpflanzung einer ↗Herzklappenprothese bzw. durch Verpflanzung oder Bildung einer Bioprothese: Transplantation einer Kadaverherzklappe, evtl. eine Glutaraldehyd-konservierte dreifüßige (HANCOCK*) Schweineherzklappe (CARPENTIER*-EDWARDS*) bzw. – als Autoplastik – Nachbildung einer Klappe aus körpereigenem Gewebe, z.B. aus Fascia lata; **3)** als nichtoperative Aufdehnung verengter Klappen mittels Ballonkathetern, die über periphere Gefäße antegrad oder retrograd eingeführt werden; Anw. v.a. bei Kindern u. Jugendlichen als perkutane Pulmonalklappenvalvuloplastik; bei Erwachsenen wird das Verfahren häufiger als Mitralklappenvalvuloplastik zur Therapie der Mitralstenose angewandt; wegen der hohen Rezidivrate sind solche Eingriffe an der Aortenklappe seltener. [E] valvuloplasty.

Herzklappenprothese: künstliche Herzklappe aus alloplastischem Material. Als Nachbildung der natürlichen Klappe (z.B. HUFNAGEL* Aortenklappe, bi- oder trivalväres System nach MCGOON, GOTT* Butterfly-Prothese), meist aber als Ventil,

u. zwar Kugelventilprothese (Kunststoffkugel in einem Metallkäfig, der im Klappenringbereich befestigt wird; z.B. STARR*-EDWARDS*, MAGOVERN*, SMELOFF*-CUTTER* Ventil), Scheibenprothese, die parallel zur Herzklappenebene bewegt wird, z.B. nach CROSS-JONES, KAY-SHILEY, COOLEY-BLOODWELL, oder als Kippscheibenprothese konstruiert ist (exzentrisch kippbar, z.B. nach BJÖRK-SHILEY, WADA-CUTTER, LILLEHEI-KASTER oder – zweiflügelig – als St.-Jude-Medical-Prothese); ferner meniskusartige (LILLEHEI-NAHIB) u. neuartige Kugelventile (BARNARD) u.a.m.; Komplikationen: Thrombenbildung, Endokarditis, Hämolyse, paravalvuläre Lecks. [E] heart-valve prosthesis; artificial heart valve.

Herzrhythmusstörungen: Störungen der Herzschlagfolge als Ausdruck einer Irritation oder manifesten Schädigung im Bereich des Reizleitungssystems des Herzens. Ätiologisch kommen v.a. organische Herzerkrankungen (koronare Herzkrankheit, Kardiomyopathie, Myokarditis) in Frage. Selten kann auch eine Herzverletzung (Kontusion) vorliegen. H. können auch als sog. funktionelle Störungen ohne nachweisbare somatische Schäden sowie als Folge von Intoxikationen (z.B. Überdosierung von Antiarrhythmika oder Digitalispräparaten, Nicotin-, Alkoholabusus, Hypo- u. Hyperkaliämie etc.) u. bei Schilddrüsenfunktionsstörungen (v.a. Hyperthyreose) auftreten. Unterschieden werden bradykarde u. tachykarde H. Die genauere Differenzierung der H. geschieht durch das ↗EKG. – **H., bradykarde:** die Herzfrequenz sinkt auf Werte unter 60/Min. bei evtl. irregulärer Schlagfolge. Symptome: Schwindelanfall, Synkope, evtl. ADAMS-STOKES-Anfall mit Bewußtlosigkeit, Zeichen der Herzinsuffizienz. Eine asymptomatische (physiologische) bradykarde H. kommt bei Sportlern vor. Die Therapie der symptomatischen bradykarden H. besteht in der sofortigen Gabe von Atropin, bei ADAMS-STOKES-Anfall bzw. Zeichen des Herz-Kreislauf-Stillstands in der kardiopulmonalen Reanimation (s. dort). Zur Dauertherapie gelangen v.a. ↗Herzschrittmacher zum Einsatz. – **H., tachykarde:** die Frequenz liegt über 100/Min. Die Schlagfolge ist evtl. irregulär (ektope supraventrikuläre oder ventrikuläre Erregungsbildung). Eine Differenzierung mittels EKG ist wegen unterschiedlicher therapeutischer Maßnahmen bei den einzelnen Formen tachykarder H. unbedingt notwendig. Differentialdiagnostisch

Herzrhythmusstörungen [78]

	Erregungs- = Reizbildungsstörung		Erregungsleitungsstörung	
nomotop	Einzelerregung	Sinusextrasystole	atrial	sinuaurikulärer Block
	Rhythmus	Sinusbradykardie Sinustachykardie Sinusarrhythmie wandernder Schrittmacher	atrioventrikulär	atrioventrikulärer Block (1., 2. u 3. Grades) WENCKEBACH* Periode MOBITZ* Block
heterotop	Einzelerregung	Vorhofextrasystole Knotenextrasystole ventrikuläre Extrasystole sinuaurikulärer Block	intraventrikulär	Linksschenkelblock Rechtsschenkelblock Arborisationsblock WPW-Syndrom
	Rhythmus	Knotenrhythmus Kammerrhythmus supraventrikuläre Tachykardie Knotentachykardie Kammertachykardie Vorhofflattern Kammerflattern Vorhofflimmern Kammerflimmern	kombinierte Reizbildungs- u. Erregungsleitungsstörung	Parasystolie Interferenzdissoziation atrioventrikuläre Dissoziation

kommen in Betracht: Sinustachykardie, Vorhoftachykardie u. -flattern, AV-Knoten-Reentry-Tachykardie, absolute Arrhythmie bei Vorhofflimmern, WPW-Syndrom, Kammertachykardie u. Kammerflimmern, wobei die beiden letzten Formen der tachykarden H. auch die bedrohlichsten darstellen. Symptome der tachykarden H.: Herzjagen, Schwindel, Synkope, evtl. Blutdruckabfall u. Schock (sog. kardiogener Schock), bei Kammerflimmern Zeichen des Herz-Kreislauf-Stillstands. Medikamentöse Therapie nur nach EKG-Diagnostik. Soforttherapie bei nachgewiesener supraventrikulärer Arrhythmie: Karotissinus-Massage bzw. Augenbulbus-Druck oder Verapamil, bei Kammertachykardie bzw. Kammerflimmern: Lidocain als Bolus u./oder elektrische Defibrillation u. kardiopulmonale ↗Reanimation (s. dort). Therapie bei tachykarden H. mit den Zeichen des kardiogenen Schocks: Oberkörperhochlagerung, positiv inotrope Substanzen (Dopamin bzw. Dobutamin). Eine Dauertherapie der tachykarden H. geschieht mit ↗Antiarrhythmika, seltener mit ↗Herzschrittmachern (z.B. bei Reentry-Tachykardien). Medikamentöse Therapie der H.: s.a. Antiarrhythmika. [E] arrhythmia; dysrhythmia; cardiac rhythm disturbance.

Herzschmerz: von Vagusfasern geleiteter brennend-drückender, vorübergehender (Stenokardie) oder – z.B. bei Myokardinfarkt – anhaltend qualvoller Schmerz hinter dem Brustbein als Zeichen einer Mangeldurchblutung des Herzens (vgl. koronare Herzkrankheit); strahlt evtl. aus v.a. in den li. Arm (Schulter, Hand, Unterkiefer). – Ferner harmlose Mißempfindungen in der Herzgegend bei »funktionellen« Herzsyndromen. [E] cardiodynia; cardiac pain.

Herzschrittmacher: ein im rechten Vorhof gelegenes Areal von Muskelzellen (Sinusknoten), die besonders für die Erregungsbildung spezialisiert sind (H.-Potential) u. die normale Herzerregung starten; es folgt die Erregungsausbreitung auf die Vorhöfe u. Kammern. Bei Ausfall des H. können der AV-Knoten (als sekundärer H.) oder tiefere Abschnitte des Erregungsleitungssystems (als tertiärer H.) die Funktion übernehmen; vgl. H., künstlicher; s.a. Herzrhythmusstörungen. [E] cardiac pacemaker. – **H., künstlicher:** (Elmquist-Senning, Chardak 1959/1960) Impulsgenerator zur künstlichen Anregung von Herzaktionen (Elektrostimulation); als transportabler Apparat oder als in einem körperverträglichen Gehäuse untergebrachtes einpflanzbares Kleingerät (mit elektronischem Schaltkreis u. [Lithium-]Batterie); die geeigneten kurzen elektrischen Stromstöße werden über eine spezielle uni- oder bipolare Elektrode an den Herzmuskel abgegeben, die z.B. bei Operationen unter eröffnetem Brustkorb dem Herzmuskel angelegt bzw. anläßlich der ersten Schrittmacherimplantation durch Herzkatheterismus in das Herz eingeführt oder evtl. operativ in den Herzmuskel eingepflanzt wird u. so einen regelbaren Schlagrhythmus auslöst. Findet vorübergehende oder dauernde Anw. bei Herzrhythmusstörungen mit langsamer Schlagfolge (Bradyarrhythmien), z.B. bei Überleitungsverzögerung, Atrioventrikularblock (s.a. Block), gehäuften Adams*-Stokes* Anfällen sowie bei Herzinsuffizienz mit bradykarden Rhythmusstörungen, akutem Herzstillstand (↗Asystolie), Myokardinfarkt (meist der Hinterwand), aber auch bei Reentry-Tachykardie (als antitachykarder H. zur anfallgesteuerten Burst-overdriving-Stimulation; H.-Code: AAB, B für »Burst-getriggert«). Für die verschiedenen H.-Typen wurde von der ICHD (International Commission for Heart Disease Resources) ein Buchstabencode festgelegt. Die 1. Stelle bezeichnet den Stimulationsort, die 2. Stelle den Ort der Signalwahrnehmung = Sensing (Symbole: V = **V**entrikel [re.], A = **A**trium [re.], D = **d**oppelt, d.h. Ventrikel u. Atrium betreffend, 0 = entfällt), die 3. Stelle zeigt den Funktionsmodus des Gerätes (Symbole: I = **i**nhibierte u. T = ge**t**riggerte Bedarfsfunktion, D = **d**oppelt = beide Funktionen, 0 = entfällt), die 4. u. 5. Stelle können für Zusatzinformationen verwendet werden. **1) frequenzstabiler** oder **fest-** bzw. **starrfrequenter H.:** ein Gerät, das konstant 64–72 Impulse/min abgibt (Frequenz ist – z.B. magnetisch – verstellbar); wird heute in der BRD praktisch nicht mehr verwendet; mögliche Typen: A00, V00, D00. **2) bedarfsgesteuerter H.,** Bedarfsschrittmacher von der Herzstromkurve (bzw. deren Ausbleiben) gesteuerter H.; die verschiedenen Typen werden eingeteilt nach Stimulationsort(en), Detektionsort(en) sowie nach Betriebsweise, wobei empfangene Signale die Funktion des H. entweder inhibieren (negativ gesteuerter bzw. Demand-H.) oder triggern (positiv gesteuerter H.). **a) kammergesteuerter H.:** von der R-Zacke bzw. vom QRS-Komplex gesteuerter H., entweder als H. mit von der R-Zacke ausgelöstem Impuls (Code: VVT; früher »Stand-by-H.«), der bei normaler Herzaktivität in die Refraktärphase fällt u. nur wirksam ist bei Absinken der Eigenfrequenz unter die Grundfrequenz des Schrittmachers; als QRS- oder R-inhibierter Demand-Schrittmacher (Code: VVI; häufigstes Modell; die Impulsabgabe erfolgt nur bei Ausbleiben des nächsten Potentials innerhalb einer eingestellten Zeit). **b) P-** oder **vorhofgesteuerter H.:** entweder ein P-Wellen-inhibierter Vorhof-Demand-Schrittmacher (Code: AAI; Anw. nur bei intakter AV-Überleitung) oder ein P-Wellen-getriggerter Ventrikel-Schrittmacher (Code: VAT), bei dem das vom Herzohr »abgegriffene« Potential nach entsprechender Verzögerung über eine 2. Sonde an den Ventrikel weitergegeben wird. **3) sequentieller** oder **bifokaler H.:** ein H., bei dem im physiologischen Abstand die aufeinanderfolgende Impulsabgabe an Vorhof u. Ventrikel erfolgt (»Zweikammer-« bzw. »Doppelkammerstimulation«); entweder als AV-sequentieller, R-Zacken-inhibierter H. (Code: DVI) oder als optimierter AV-sequentieller H. (Code: DDD). – Mögliche Komplikationen: Elektrodendislokation, Kabel-, Gehäusebruch, Schrittmacherjagen, Isolationsdefekte, Herzwandperforation, Myokardschwielen, Hautnekrosen, technisches Versagen; als »undersensing« wird die zu geringe Signalwahrnehmung durch den H. bezeichnet, als »oversensing« das Reagieren auf dafür nicht vorgesehene Signale (z.B. T-Welle). – Der Impulsgenerator wird nach 5–8–10 J. unter Belassen der Sonde gewechselt. [E] artificial cardiac pacemaker.

Herzspitzenstoß: das in der Systole der Herzaktion links im 4.–5. Zwischenrippenraum in der Medioklavikularlinie fühl-, evtl. auch sichtbare Anstoßen des Herzens an die Brustkorbwand. Fehlt (= »aufgehoben«) z.B. bei Perikarderguß, Emphysem, ist »hebend« bei linksventrikulärer Herzhypertrophie, »erschütternd« bei verstärkter Herzaktion, »verlagert« z.B. bei Herzvergrößerung, Pleuraschwarte, Brustkorbdeformierung. Ist beim alten Patienten wegen der a.p. Vertiefung des Thoraxdurchmessers oft schwierig zu palpieren. Wird als Ventrikelsphygmogramm oder Apexkardiogramm apparativ registriert. [E] apex beat.

Herzstolpern: als unregelmäßig empfundene Herztätigkeit; meist ↗Extrasystolen. [E] cardiac irregularity.

Herzton, HT: die bei der Herzaktion durch Schwingungen v.a. der Herzklappen entstehenden Schallerscheinungen, u. zwar normalerweise nur als 1. u. 2. HT. Er ist einfach oder gedoppelt u. am Punctum maximum der Herzauskultation am stärksten. [E] heart sound; cardiac s. – **HT, erster:** der maximal über der Herzspitze hörbare HT, v.a. als Anspannungston der AV-Klappen mit Überwiegen des Mitralklappentons. [E] first h.s. – **HT, zweiter:** der frequente, ca. 0,27 Sek. nach dem 1. HT einsetzende, über der Herzbasis lauteste HT als Klappenschlußton der Aorten- u. Pulmonalklappen (als »A_2« bzw. »P_2« bezeichnet; ersterer überwiegt); er ist bei ungleichzeitigem Klappenschluß gespalten, u. zwar mit der Reihenfolge A_2–P_2 physiologisch bei Einatmung, krankhaft bei Rechtsschenkelblock, Druck- u. Volumenbelastung (Überlastung) der rechten Herzkammer (z.B. bei Pulmonalstenose; bzw. – mit P_2–A_2-Reihenfolge – als »paradoxe Spaltung« bei Linksschenkelblock u. bei Druckbelastung des linken Ventrikels [bei Aortenstenose, ↗Hypertonie]). [E] second h.s. – **HT, dritter:** niederfrequenter HT 0,12–0,14 Sek. nach 2. Herzton, maximal über der Herzspitze; bedingt durch Ventrikelschwingungen beim frühdiastolischen Bluteinstrom; ist bei Kindern u. Jugendl. physiologisch infolge beschleunigter Herztätigkeit; krankhaft bei Erwachsenen als Folge erhöhten Ventrikelfüllungsdrucks bei Herz-, Mitralinsuffizienz; tritt als »früher 3. HT« als protodiastolischer Click auf bei Pericarditis constrictiva (als »Perikardton«). [E] third h.s. – **HT, vierter:** 0,12–0,17 Sek. nach Beginn der P-Zacke einsetzender niederfrequenter spätdiastolischer HT, maximal über der Trikuspidalklappe; ein »Vorhofton« der Füllungsphase (bedingt durch Anspannung des vorgedehnten Ventrikels); bei Kindern, Jugendlichen physiologisch; tritt bei Erwachsenen bei erhöhtem Druck in der rechten oder linken Herzkammer auf (bei pulmonaler Hypertonie, Cor pulmonale bzw. bei arterieller Hypertonie, Aorten[isthmus]stenose); ferner bei Myokardinfarkt als Zeichen für Linksinsuffizienz; das Zusammenfallen mit dem 3. Herzton ergibt den sog. Summationsgalopp. [E] fourth h.s. – **HT, akzentuierter:** klappender HT (im Phonokardiogramm mit großer Amplitude) als Zeichen bestimmter Herzfehler, z.B. als 1. HT bei Mitralstenose, als A_2 oder P_2 bei arterieller bzw. pulmonaler Hypertonie; als knallender oder paukender 1. HT bei AV-Block oder AV-Dissoziation. [E] accentuated h.s.

Herztrauma: ↗Commotio bzw. Contusio cordis.

Herzversagen: ↗Herzinsuffizienz. [E] heart failure. – **H., akutes:** die plötzliche Verminderung der Herzauswurfleistung (Schlag- u. Minutenvolumen), verbunden mit Anstieg des Venendrucks u. mit Minderdurchblutung lebenswichtiger Organe; z.B. bei ↗Herzrhythmusstörung, Flimmern, Asystolie, extremer Brady- oder Tachykardie, bei Herzmuskelversagen (= **myogenes H.**; z.B. bei Blutdruckkrise, Lungenembolie, Myokardinfarkt, Myokarditis), bei Störung des Bluteinstromes (z.B. bei Herz[beutel]tamponade). Klinische Zeichen: kardiogener ↗Schock, Tachy-Hyperpnoe, Lungenstauung oder -ödem, periphere Zyanose, Oligurie, evtl. Krämpfe. [E] acute h.f.

Heufieber, Heuschnupfen: katarrhalische, evtl. leicht fieberhafte allergische Erkrankung der Schleimhäute der oberen Atemwege u. der Augenbindehaut (Konjunktivitis) infolge Überempfindlichkeit gegen Blüten- u. Gräserpollen (Pollinose). [E] hay fever.

Hexenschuß: ↗Lumbago. [E] lumbago.

Hiatushernie: Zwerchfellhernie mit teilweiser bis totaler Verlagerung des Magens (evtl. auch weiterer Bauchorgane) durch den Hiatus oesophageus in den Brustkorb. Sie ist angeboren oder – häufiger – erworben (z.B. durch Zwerchfellüberdehnung); ist oft symptomarm, atypisch (»larviert«; »Oberbauchmaskerade«) oder aber gekennzeichnet durch Schluckstörungen (Dysphagie), ösophagealen Reflux, Atemnot, Retrosternalschmerz, pektanginöse Beschwerden, Bluterbrechen, evtl. kompliziert durch Speiseröhrenentzündung (Refluxösophagitis), Einklemmung (Inkarzeration), Magenileus. [E] hiatal hernia; hiatus h. – **H., gleitende:** als kardio- oder gastroösophageale H. eine axiale Hernie, die – bei normaler Speiseröhrenlänge – bevorzugt im höheren Lebensalter auftritt; hierbei tritt fortschreitend zunehmend – infolge Lockerung des Kardia-Aufhängemechanismus – im natürlich nur schmalen Zwerchfellschlitz der obere Magenteil (Kardia) in den unteren Mediastinalraum ein (führt zu Abflachung des His* Winkels u. Störung des Verschlußmechanismus); geht einher mit trichterförmiger Kardiaerweiterung u. Refluxösophagitis, Entzündung der Umgebung mit Bildung von Verwachsungen (adhäsive Periösophagitis) u. Verkürzung der Speiseröhre (»erworbener« Brachyösophagus = **irreversible gl. H.**). [E] sliding h.h. – **H., paraösophageale:** eine H. (mit normotoper u. funktionstüchtiger Kardia), bei der Teile des Magens neben der Speiseröhre in den Brustkorb vordringen, evtl. unter »Abrollen« des ganzen Magens u. unter Mitverlagerung weiterer Eingeweide in den Bruchsack. [E] paraesophageal h.h.

high density lipoproteins, HDL: (engl.) ↗Lipoproteine hoher Dichte.

high output failure: (engl.) ↗Herzinsuffizienz mit großem Herzminutenvolumen (»cardiac output«). Das Volumen ist gegenüber der Norm erhöht, aber kleiner als im Kompensationszustand der betreffenden Erkrankung. Kommt vor z.B. bei dekompensiertem Cor pulmonale, Anämie, peripherem arteriovenösem Aneurysma. Hierbei sind – trotz der Insuffizienz-Symptome – die Gliedmaßen warm, der Puls gut gefüllt.

Hilfsmittel: ↗Heilmittel.

Hilfsmittelrichtlinien: ↗Heilmittel.

Hilfsmittelverordnung: ↗Heilmittel.

Hinken: ein- oder beidseitige Gangstörung i.S. eines ungleichmäßigen Schrittmaßes u./oder abnormen -rhythmus; als Dauerzustand oder vorübergehend bzw. nur zeitweilig (↗Claudicatio intermittens). Oft kombiniert mit ausgleichender (= kompensatorischer) Haltungs- u. Bewegungsatypie von Rumpf u. Armen. Je nach Ursache als psychogenes, v.a. aber als Verkürzungs-, Versteifungs-, Lähmungs-, Schmerzhinken. E limping.

Hinterwandinfarkt: Herzinfarkt der hinteren Wandbereiche der linken Herzkammer (= posteriorer ↗Myokardinfarkt [dorsal bzw. inferior = diaphragmal]) durch Verschluß/Verengung des Ramus interventricularis posterior der rechten, seltener des R. circumflexus der linken Herzkranzschlagader. EKG: Infarktzeichen in Ableitung III, meist II, aVF, V_{6-9}, D (NEHB). E posterior myocardial infarction.

Hirano* Körper: azidophile Eiweißeinlagerungen (»Einschlüsse«) im Perikaryon von Nervenzellen u. in Dendriten (Hippokampusbereich) bei degenerativen Prozessen u. als Alterszeichen. E Hirano bodies.

Hirnarteriosklerose: ↗Zerebralarteriensklerose. E cerebral arteriosclerosis.

Hirnatrophie: erworbener Schwund des Nervengewebes des Gehirns, der das ganze Organ (diffuse H.) oder einzelne Neuronensysteme (= Systematrophie) betrifft, u. zwar als primäre, idiopathische Degeneration (genetisch, enzymopathisch, durch Slow-Viren bedingt?) oder als sekundäres Geschehen (verletzungs-, vergiftungsbedingt, entzündlich, bei Gefäßerkrankungen; als stationäre H. nach frühkindlicher Hirnschädigung). Führt zu ↗Durchgangssyndrom, neurologischen Ausfallserscheinungen, organischer Wesensänderung, Verlust der geistigen Leistungen (↗Demenz), evtl. zu epileptischen Anfällen; im EEG treten Allgemeinveränderungen, im Pneumenzephalogramm Hydrocephalus (internus u./oder externus) auf. Präsenile (fortschreitend degenerative) Formen betreffen v.a. die Hirnrinde u. subkortikale Bereiche des Marklagers des Gehirns (↗ALZHEIMER*, PICK* Krankheit), altersbedingte (= senile) Formen, so die senile Demenz vom ALZHEIMER*-Typ, führen zu Ventrikelerweiterung, Liquorvermehrung, Fibrose der Leptomeninx. E cerebral atrophy.

Hirnblutung, intrazerebrale Blutung: aus den Hirngefäßen in das Gehirn oder dessen Ventrikelsystem erfolgende Blutung durch Diapedese (z.B. bei Schock, Asphyxie, hämorrhagischer Diathese) oder – v.a. als Massenblutung – nach Zerreißung von Blutgefäßen, z.B. bei Hypertonie (hypertone Massenblutung), Verletzung, Gefäßerkrankungen wie Arteriosklerose, Angiitis, Sinusthrombose, Hirnaneurysma, bei Hirntumor. Erfolgt bevorzugt in bestimmten Gefäßgebieten, z.B. als Kapselblutung aus Gefäßen der inneren Kapsel. Führt zu Hirngewebsuntergang, evtl. zu sekundärem Einbruch in Hirnventrikel (mit Ventrikeltamponade; Haematocephalus internus), in den Subarachnoidalraum u. in die Zisternen (= Haematocephalus externus) sowie zu Hirndruck. Verläuft vielfach als ↗Apoplexie, evtl. als Spätapoplexie. Wird, wenn nicht tödlich, abgeräumt u. resorbiert sowie organisiert (Narbenbildung, evtl. Zystenbildung). – I.w.S. jede innerhalb des Schädels (= intrakraniell) erfolgende Blutung (z.B. als sub- oder epidurales Hämatom, Sinus pericranii); vgl. Hirninfarkt, hämorrhagischer. E cerebral hemorrhage.

Hirndurchblutungsstörung: Störung der über die Hirnarterien erfolgenden, für ausreichende Sauerstoff- u. Substratzufuhr (Glucose) notwendigen u. damit die Hirnfunktionen (Erregungsbildung u. -fortleitung) sichernden Hirndurchblutung. Hat ihre Ursache in vielfältigen pathophysiolo-

Hirndurchblutungsstörungen [53]

A) Multiinfarktdemenz oder zerebrovaskuläre Insuffizienz

B) zerebraler Insult
- a) ischämischer Insult
  1. Thrombose
  2. Hirnembolie
  3. entzündliche Gefäßprozesse
  4. Gefäßfehl- u. -neubildungen
  5. Gefäßspasmen nach Subarachnoidalblutung (SAB)
- b) Hirnblutung
  1. hypertonische Massenblutung
  2. »spontane« Hirnblutung
  3. Aneurysma- u. Angiomblutungen (SAB)
  4. Blutungen anderer Ursachen

C) Hirnnerven- u. Sinusthrombosen
- a) blande Thrombosen
- b) entzündliche Thrombosen

gischen Bedingungen (↗Tab.), welche zu ↗Hirnischämie u. dadurch zu morphologisch vielfältigen, hypoxisch-ischämisch bedingten Schäden führen. Die Mangeldurchblutung führt entweder zu einem reversiblen neurologischen Defizit ohne nachweisbare Schädigung der Ganglienzellen (↗TIA) oder aber zu morphologischen Veränderungen in Form von Parenchymnekrosen (↗Hirninfarkt; s.a. Apoplexia cerebri).

Hirninfarkt: als **anämischer H.** eine durch Mangeldurchblutung des Gehirns (↗Hirnischämie, ↗Hirndurchblutungsstörung [Tab.]) bedingte Parenchymnekrose des Gehirns; bei unvollständiger Ischämie (Oligämie) als **inkompletter H.,** d.h. als elektive Nekrose (Untergang nur der gegen Sauerstoffmangel besonders empfindlichen Ganglienzellen, wohingegen Neuroglia u. Gefäße erhalten bleiben unter Bildung eines »Erbleichungsherdes«). Die geschädigten Ganglienzellen zeigen Tigrolyse, Kernmembranunschärfe, Zellschrumpfung, Zytoplasmavakuolisierung u. -inkrustation (nur peripher), werden durch Monozyten phagozytiert (»Neuronophagie«); nachfolgend Proliferation von Mikroglia u. von Kapillaren mit Bildung einer Glianarbe (nach Mikroembolien Narben v.a. in der grauen Substanz; nach protrahiertem Schock v.a. in den Großhirnrinden-Windungstälern; nach Herzstillstand mit verzögerter Wiederbelebung, ↗Reanimation, pseudolaminäre Nekrosen mittlerer Rindenschichten). – Als **kompletter H.** mit Untergang aller Gewebsbestandteile, wobei die morphologischen Veränderungen in einer 3-Stadien-Sequenz ablaufen; Stadium I = akute Nekrose zeigt außer den beschriebenen Ganglienzellveränderungen Demarkation des Infarktbereichs durch eine Erweichungszone; ferner – innerhalb von 24 h – Hirnödem (zunächst zytotoxisch, dann vasogen; evtl. mit Massenverschiebung [Mittelhirneinklemmung] einhergehend). Das Stadium II mit Resorption der kalkmilchartig verflüssigten Nekrose (= Kolliquationsnekrose), bei persistierendem Gefäßverschluß jedoch nur vom Rande her, unter Bildung einer ringförmigen Zyste mit zentral gelegener Nekrose; bei generalisiertem Hirnödem mit allgemeinem Zirkulationsstopp Ausbleiben der Resorption unter Entwicklung einer Autolyse. Das terminale Stadium III mit Narbenbildung (bei tiefen Nekrosen als Zyste); bei multiplen Mikroinfarkten der Stammganglien resultiert ein Status lacunaris bzw. im Kortex-Bereich eine Granularatrophie; s.a. Encephalomalacia. – Als **hämorrhagischer H.** ein H. als Folge einer ischämischen Schädigung der Gefäßendothelien im Rahmen des ischämischen Infarktes u. der nachfolgenden Diapedeseblutung in den Infarktbereich (erfolgt bei Wiedereröffnung des zuführenden arteriellen Gefäßes [häufigster Typ] oder von der Peripherie her vikariierend über meningeale Anastomosen [evtl. in Verbindung mit venösem Rückstau] oder aber durch Imbibition aus der Nachbarschaft). – *klin* vgl. Apoplexia cerebri. [E] cerebral infarction.

Hirnischämie: Durchblutungsnot des Gehirns. Unterschieden als **1) globale H.,** wobei die Hirndurchblutung des gesamten Gehirns gestört ist, u. zwar vollständig oder unvollständig (= komplette gl. H. bzw. inkomplette gl. H.); führt bei ausschließlicher Blockade des arteriellen Zustroms durch Blutabfluß über die freien Venen zu Blutleere des Gehirns (= **anämische H.**), dagegen bei gleichzeitiger Blockierung auch des venösen Schenkels, z.B. bei Strangulation, zu praller Füllung der Gefäße (= **hyperämische H.**; ist infolge Stagnation des Blutes verbunden mit erhöhter Blutviskosität u. größerem Flüssigkeitsgehalt des Schädelinnenraumes). Ist als inkomplette gl. H. bedingt zumeist durch Minderung des Perfusionsdrucks (infolge Senkung des arteriellen Drucks [Hypotensionsischämie], infolge Oligämie bei verminderter Blutzufuhr über die Aa. carotis bzw. vertebralis oder aber infolge Anstieg des intrakraniellen Drucks [Kompressionsischämie]), wobei v.a. die Endverzweigungsgebiete betroffen sind (»Grenzzonenischämie«); ist mit Einengung der Mikrozirkulation verknüpft sowie mit einer Erschwernis der Rezirkulation im Anschluß an die Ischämie (»No-Reflow-Phänomen«); erschwerend wirkt die durch Blutstase bedingte Zunahme der Blutviskosität; ist – wie auch die anderen Formen – entsprechend den genannten Ursachen eine intra- oder extrakraniell bedingte H. – Als **2) regionale H.** ist sie auf begrenzte Hirnbereiche beschränkt (z.B. bei Hirnschlag, ↗Apoplexia cerebri); wird bei extrakranieller Ursache (extrakranielle Gefäßverschlüsse) begrenzt durch die über den Circulus arteriosus Willisii meist ausreichende Kollateralversorgung über die Gegenseite. Führt in beiden Fällen zu Störungen des Energiestoffwechsels (Übergang vom oxidativen Abbau von Glucose zu deren anaerobem Abbau; bedeutet wesentlich geringere ATP-Ausbeute sowie Bildung von Lactat; die Folgen sind weniger gravierend z.B. bei Hypothermie, bei welcher der Energiebedarf ohnehin niedriger ist; dagegen ist der Milchsäureanstieg stärker bei inkompletter globaler H., wodurch die Wiederbelebung erschwert wird). Führt zu ischämischem ↗Hirnödem. Führt je nach Dauer, Schweregrad, Lokalisation u. Ausdehnung zu funktionellen Störungen oder zu morphologischen Veränderungen mit charakteristischer Symptomatik (s.u. Apoplexia cerebri; s.a. Hirndurchblutungsstörungen), verursacht ↗Hirnödem, ist von Allgemeinsymptomen begleitet wie z.B. Schocklunge, intravasale Koagulopathien. Tritt auf u.a. als Symptom bei ↗Hirninfarkt. [E] cerebral ischemia.

Hirnleistungsminderung: Minderung der geistigen Leistungsfähigkeit (Konzentrations- u. Merkschwäche, Denkverlangsamung, rasche Ermüdbarkeit, psychische Labilität) als Folge einer Hirnschädigung, z.B. bei dementiellen Syndromen, als Unfallfolge, nach Enzephalitis, Vergiftung; s.a. Psychosyndrom, hirnorganisches. [E] impairment of cerebral function.

Hirnödem: »feuchte Volumenzunahme« des Gehirns = Hirnschwellung, u. zwar allgemein oder örtlich begrenzt (z.B. – perifokal – um Tumoren, ischämische Insulte etc.). Als **vasogenes** oder **gliovasales H.** eine Schwellung der Astroglia (Astrozytenfortsätze) u. Erweiterung der Extrazellularräume (sog. **interstitielles H.** mit Ansammlung eiweißarmer oder -reicher Flüssigkeit nach Trauma). Das Gehirn ist blaß, zeigt abgeflachte Hirnwindungen, verschmälerte Furchen, evtl. auch örtliche Gewebsuntergänge (»Ödemnekrosen«); wird verursacht durch erhöhte Gefäßdurchlässigkeit infolge Schädigung der Blut-Hirn-Schranke durch Hirnischämie (Hirnhypoxie); verursacht Hirndruck. Als **zytotoxisches H.** (intrazelluläres H.; gliales zytotox. H.) ein H. mit Schwellung der Astroglia vorwiegend der grauen Hirnsubstanz ohne Erweiterung des extrazellulären Raumes; wird verursacht durch Störung des Zellstoffwechsels mit Hemmung der Ionenpumpe (z.B. bei Urämie, Dialyse-Anw., Wasserintoxikation, bei Hirnischämie [H., ischämisches]), eine elektive Störung der Blut-Hirn-Schranke der Glia (Hemmung der »Ionenpumpe«; z.B. bei Anoxie, Azidose); evtl. als reines Markscheidenödem (Aufsplitterung der Myelinlamellen). [E] brain edema; cerebral edema. – **H., ischämisches:** H. im Zusammenhang mit einer ↗Hirnischämie zunächst als zytotoxische Hirnvolumenzunahme ohne Störung des Schrankeneffektes, nach mehreren Stunden zusätzlich gefolgt von einem vasogenen H. Auslösender Faktor ist ein Zusammenbruch des Energiestoffwechsels kurz nach Beginn einer totalen Ischämie. Therapie: Sedierung, Glucocorticoide, Saluretika mit Bilanzierung des Elektrolyt- u. Wasserhaushaltes.

hirnorganisches Psychosyndrom: s.u. Psychosyndrom. [E] organic brain syndrome.

Hirnrindenatrophie: Ganglienzellschwund in der Hirnrinde, z.B. bei PICK* oder ALZHEIMER* Krankheit. [E] cerebral cortical atrophy.

Hirnschlag: ↗Apoplexia cerebri. [E] stroke.

Hirntumor: Geschwulst mit Ursprung im Hirngewebe oder als Metastase eines außerhalb des Gehirns bestehenden Neoplasmas (primäre bzw. sekundäre zerebrale/zerebellare Geschwulst); i.w.S. auch die nicht vom Gehirngewebe, sondern von anderen Gebilden innerhalb des Schädels ausgehenden intrakraniellen Geschwülste. Die Hirntumoren zeichnen sich – von seltenen Ausnahmen abgesehen – durch das Fehlen der Metastasierung außerhalb des Zentralnervensystems aus; sie können dagegen trotz geweblicher Gutartigkeit aufgrund ihrer Raumforderung bösartig (»maligne«) sein. Sie führen zu Hirndruck mit entsprechenden Allgemeinsymptomen (evtl. auch Hirnstammeinklemmung; Hernia cerebri) u. örtlichen Effekten, zu Hirnreizung (mit fokalen oder generalisierten Krampfanfällen), neurologischen Ausfallserscheinungen, zu Bewußtseinsstörung u. Wesensänderung. Die Diagnose stützt sich auf Computertomographie, Kernspinresonanztomographie, Echo- u. Elektroenzephalographie, zerebrale Pneumoenzephalographie, Hirnangiographie, Hirnrheometrie, -szintigraphie, evtl. -biopsie (beim Kind auch Schädeltransillumination). Als Primärtumoren ektodermal das Kraniopharyngiom, Hypophysenadenome u. zylindromatöse Epitheliome, neuroepithelial die Medulloblastome, Gliome (Spongioblastom, Oligodendrogliom, Astrozytom, Glioblastome), Paragliome (Ependymom, Plexuspapillom, Pinealom, Neurinom) u. Gangliozytome (einschließlich Kleinhirn u. Sympathikus), mesodermal die Meningiome, Angioblastome, Fibrome, Sarkome, Chondrome, Lipome, Osteome u. Chordome; ferner Fehlbildungstumoren (Epidermoid, Dermoid u. Teratom) sowie Gefäßfehlbildungen u. -geschwülste (Angiome, Hirnaneurysmen). E brain tumor.

Histamin, Ergamin**:** das stark basische biogene Amin β-Imidazolyläthylamin; ein Gewebshormon i.w.S.; beim Menschen weit verbreitet, z.B. in Lunge, Haut, Magen-Darm-Trakt, Hypothalamus (u. in anderen Stammhirnregionen), Liquor, Speichel u. Blut; wird in Gewebsmastzellen u. in basophilen Granulozyten, ferner in Thrombozyten in aktiver Form gespeichert, gebunden an Heparin; vermehrt bei Karzinoid-Syndrom. Wird bei allergischer Reaktion, Gewebszerstörung, Strahleninsult u. durch Histaminliberatoren freigesetzt; entsteht aus Histidin durch Wirkung von Histidindecarboxylase oder von aromatischer Aminosäurendecarboxylase; wird im Harn (frei oder als Abbauprodukt) ausgeschieden. Bewirkt durch Stimulierung der ihm zugeordneten H_1- u. H_2-Rezeptoren unterschiedliche Effekte. H. bewirkt Ausschüttung von Catecholaminen, die den meisten Kreislaufeffekten des H. entgegenwirken. Bei intravenöser Verabfolgung dominiert der vasodilatatorische Effekt (Arteriolenerweiterung, Hautrötung); intrakutane Gabe führt sofort zu punktförmiger Rötung am Einstich, nach kurzer Latenz zu ungleichmäßig begrenztem Erythem (Flush) u. dann zu Quaddelbildung. Die Hemmung erfolgt durch an den genannten Histaminrezeptoren (H_1, H_2) des Gewebes angreifende ↗Antihistaminika (= H_1-Rezeptorenblocker) bzw. durch ↗H_2-Rezeptorenblocker. Wird inaktiviert durch Methylierung (Bildung von τ-Methylhistamin) sowie durch Histaminase. Anw.: Histamintest. Der Nachweis erfolgt biologisch u.a. an isolierten glattmuskulären Organen, anhand von Quaddelbildung, Magensekretionssteigerung. E histamine.

Hitzekollaps, Hitzeerschöpfung**:** Versagen des peripheren Kreislaufs mit mangelhaftem venösem Rückfluß infolge einer an die – individuelle – Erträglichkeitsgrenze reichenden äußeren Wärmebelastung. Als Vorboten treten Hautrötung u. starke Schweißabsonderung bei Trockenheit der Schleimhäute auf sowie quälender Durst, Kopfschmerzen, Schwindel, Flimmerskotom, Ohrensausen sowie Hitze-kompensierende Schweißsekretion. Übergang in Hitzschlag. E heat exhaustion; heat collapse.

Hkt: ↗Hämatokrit.

Hochdruck: ↗Hypertonie. Der arterielle Blut-H. nach VOLHARD als **blasser H.** (mit Hautblässe infolge verminderter Durchblutung u./oder Anämie; meist infolge Nierenerkrankung) u. als **roter H.** (auffallende Hautröte von Gesicht u. Hals; fast nur als essentielle ↗Hypertonie). E hypertension.

Hochfrequenztherapie: Anw. hochfrequenter elektromagnetischer Wellen (Wechselströme), wobei in allen Bereichen ein reiner Wärmeeffekt erzielt wird durch Umsetzung elektromagnetischer in kinetische Energie (ohne elektrische Reizwirkungen wie »Stromgefühl«, Muskelzucken); die Temperaturerhöhung im Gewebe ist abhängig von Wärmeerzeugung u. -abtransport (v.a. auf Blutweg). Indikationen s.u. Kurzwellentherapie. E high-frequency therapy.

hochgestellter Harn: konzentrierter Harn (ist von dunkler Farbe). E concentrated urine.

Hodenatrophie: allgemeine oder örtlich begrenzte hyaline Veränderung (↗Degeneration) des Epithels der Hodenkanälchen mit nachfolgender Schrumpfung u. Fibrose sowie – evtl. vollständiger – Aufhebung der Samenzellenbildung (Spermatogenese); z.B. bei Altersinvolution, zehrenden Krankheiten, chronischem Alkoholismus, Strahlenschädigung, Samenleiterverschluß, Kryptorchismus. E testicular atrophy.

Hodgkin* (THOMAS H., 1798–1866, Pathologe, London) **Syndrom,** H.* Krankheit: **1)** als H.*-PALTAUF*-STERNBERG* Krankheit die maligne ↗Lymphogranulomatose (»H.* Lymphom«). **2) H.* Zelle, maligne:** bei der Lymphogranulomatose die von undifferenzierten Retikulumzellen abgeleitete Zelle mit schwach bis mäßig basophilem Zytoplasma u. großem dunkelblauem Nucleolus im sehr hellen, fast ungefärbten Kern (= einkernige Vorstufe der mehrkernigen STERNBERG* Riesenzelle). E Hodgkin's disease; Reed-Sternberg cell.

Hörapparat: s.u. Hörhilfen. E hearing aid.

Hörgerät: s.u. Hörhilfen.

Hörhilfen: Hörgeräte für Schwerhörige. Unterschieden als Taschenhörgeräte, Hörbrillen, In-dem-Ohr-Geräte (IdO) u. Hinter-dem-Ohr-Geräte (HdO); CROS-Hörgeräte. Die Taschengeräte sind einfach bedienbar, jedoch groß u. mit unkosmetischer Tragweise, werden praktisch nur noch bei bettlägerigen Patienten mit ungenügender manueller Geschicklichkeit verwendet. Die IdO-Geräte, unterschieden als Modular-Gerät, Custo-Made-Koncha-Gerät u. als Custo-Made-Kanal-Gerät (sämtlich klein u. unauffällig tragbar, jedoch schwierig bedienbar u. mit erhöhter Neigung zu akustischer Rückkopplung u. zur Irritation der Gehörgangshaut; das Modular-Gerät besteht aus einem Ohrpaßstück u. einem die Ohrmuschel ausfüllenden Hörgerät; das Custo-Made-Koncha-Gerät besteht aus einem individuell angefertigten Ohrpaßstück, in dem sich als Bauteile ein Verstärker, ein Mikrophon u. ein Hörer befinden; das noch kleinere Custo-Made-Kanal-Gerät kann im Gehörgang untergebracht werden). Die HdO-Geräte haben ein geringes Gewicht u. sind durch das Fehlen von Reibegeräuschen gekennzeichnet, bieten die Möglichkeit des Richtungshörens u. werden am häufigsten verordnet. Auswahl u. Anpassung erfolgen durch den Hörgeräte-Akustiker aufgrund der akustischen Kenndaten des Ohres u. der akustischen Kenndaten der Geräte. Die Überprüfung erfolgt durch den HNO-Arzt (Sprachaudiometrie zur Feststellung des Hörgewinns). E hearing aids.

Hörprüfung: Prüfung des Gehörorgans zur Feststellung von Grad, Sitz u. Art einer eventuellen Hörstörung; erfolgt durch **klassische H.** (Prüfung mit Flüster- u. Umgangssprache, Stimmgabel, GALTON* Pfeife etc.), Audiometrie, als **phonetische H.** (Prüfung des Sprachgehörs) oder als **zentrale H.** (mit sensibilisierter Sprache; zur Diagnose der zentralen Schwerhörigkeit). E hearing test.

Hörschaden: erworbene Schwerhörigkeit u. Taubheit. E hearing damage.

hörverbessernde Operationen: (z.T. mikrochirurgische) plastische Eingriffe am schalleitenden Apparat, z.B. Tympanoplastik, Stapesmobilisation, Bogengangsfensterung. E surgery for hearing improvement.

Hohlfuß, Pes excavatus: durch Störung des funktionellen Gleichgewichts der Fuß- u. Unterschenkelmuskeln bedingte Fußfehlform i.S. einer Abknickung des Vorfußes (v.a. des medialen Teils) im CHOPART* Gelenk gegen den Rückfuß: Fuß gedrungen, Fersenbein in Supination steilgestellt, übermäßig hohes Längsgewölbe, überhöhter Rist, Vorfuß adduziert u. proniert, evtl. mit stark vorspringendem Großzehenballen (= Ballenhohlfuß), meist auch mit Klauen-, Krallenzehen (»Krallenhohlfuß«). Angeboren oder erworben, z.B. bei Spina bifida, FRIEDREICH* Ataxie, Muskeldystrophie, nach Poliomyelitis. E pes cavus.

holodiastolisch: über die ganze Diastole bestehend (z.B. ein Herzgeräusch = **Holodiastolikum**). E holodiastolic.

holosystolisch: während der gesamten Systole; z.B. als h. Herzgeräusch (**Holosystolikum**). E holosystolic.

Homöopathie: die 1796 entdeckte u. 1810 von SAMUEL HAHNEMANN eingeführte, von der ↗Allopathie abweichende Heilmethode mit 2 wesentlichen Prinzipien: Simileprinzip (Arzneiwahl nach der Ähnlichkeit der subjektiven u. objektiven Symptome des Krankheitsbildes mit dem – durch Arzneiversuch an Gesunden, aus Toxikologie erkannten – Wirkungsbild der Arznei), u. Dosierung in abgestuften Verdünnungen (Potenzen). Die **klassische H.** (»Hahnemannismus«, im Angelsächsischen nach KENT auch »Kentianismus« genannt) hält an den Dogmen des HAHNEMANNschen

»Organon der Heilkunst« u. »Chronische Krankheiten« fest. Die naturwissenschaftlich-kritische Richtung (»Homöotherapie«) lehnt die Hochpotenzen, Psora-Lehre ab, wendet nur niedrige oder mittlere Dezimalpotenzen an u. bejaht den Primat der wissenschaftlichen Therapie. – Die Arzneimittel werden – soweit akzeptiert – nach den Vorschriften des Dtsch. **Homöopathischen Arzneibuches** (»HAB«) durch stufenweises Potenzieren (D1 = 1:10, D2 = 1:100 usw.) bereitet aus Urtinkturen (aus Pflanzen, tier. Stoffen; Symbol: ∅) oder Mineralien u. Chemikalien (Symbol O) u. aus indifferenten Verdünnungsmitteln wie Weingeist, destilliertes Wasser, Glycerin (Dilution) bzw. Milchzucker (für Triturationen); daneben fabrikmäßig hergestellte Fertigpräparate. [E] homeopathy.

Hordeolum: das Gerstenkorn; akute Staphylo- oder Streptokokken-Infektion der Liddrüsen mit Eiterdurchbruch nach außen (= H. externum; an ZEIS* Talg- u. MOLL* Schweißdrüsen) oder nach innen (= H. internum; an MEIBOM* Drüsen). Evtl. wiederholt vorkommend (**Hordeolosis**); gehäuft bei Diabetes mellitus. [E] stye.

Hormontherapie: Anw. von Hormonen als Heilmittel, i.e.S. die bei Endokrinopathien als Substitutions- bzw. Stimulationstherapie, Bremstherapie. [E] hormonal therapy. – **H., ablative:** ursprünglich die Ausschaltung endokriner Organe durch deren Entfernung (»operativ-ablative Verfahren«: Ovarektomie, Adrenalektomie, Hypophysektomie); in neuerer Zeit weitgehend durch die Gabe von Antihormonen bzw. GnRH-Agonisten ersetzt (»pharmakologisch-ablative Verfahren«). Anw. v.a. bei ↗Mamma- u. Prostatakarzinom, seltener bei Endometriose. – **H., additive:** Therapie von hormonabhängigen Tumoren mit Östrogenen, Androgenen, Gestagenen u. Corticosteroiden. Hauptsächlich die Gestagentherapie findet noch breite Anw.; wegen der vielfältigen Nebenwirkungen sind die übrigen Hormone in der Tumorbehandlung weitgehend durch die pharmakologisch-ablative H. (s.o.) abgelöst worden. – **H., paradoxe:** Behandlung mit gegengeschlechtlichen Sexualhormonen.

Hormonveränderungen, altersbedingte: die Ab- oder Zunahme der Serumkonzentrationen verschiedener Hormone im Alter, z.B. sinken die Werte von Östrogen, Estradiol, FSH, LH bei Frauen nach der Menopause, die Testosteronwerte bei Männern in höherem Alter. Ebenfalls erniedrigt sind die Schilddrüsenhormone T_3 u. T_4, konsekutiv ist das TSH erhöht, was zur Entstehung einer Hyperthyreose führen kann.

Horner* (Symptomen-)Komplex, Syndrom, Trias (JOHANN FRIEDR. H., 1831 bis 1886, Augenarzt, Zürich), okulopupilläres Syndrom: Lidsenkung, Pupillenverengung u. Zurücksinken des Augapfels (Ptosis, Miosis u. Enophthalmus) infolge Lähmung der vom Sympathikus innervierten glatten Augenmuskulatur, z.B. nach Hirnstamminsult. Die zentrale Form (Schädigung sympathischer Bahnen zwischen Hypothalamus u. Centrum ciliospinale) ist relativ schwach ausgeprägt u. zeigt Pupillenerweiterung (mydriatische Reaktion) auf Cocain; die bulbäre Form (Substantia reticularis) ist stets beidseitig; die periphere Form (prä- u. postganglionäre Fasern des Grenzstrangs, erstere zwischen Centrum ciliospin. u. oberem Halsganglion des Grenzstrangs) zeigt keine Mydriasis auf Cocain. – In schweren Fällen besteht auch gleichseitig eine Störung der Schweiß- u. Tränenbildung (Dyshidrosis bzw. Alakrimie), Irisheterochromie, Druckabnahme im Augapfel, halbseitige Gesichtsatrophie (Hemiatrophia faciei). [E] Horner's syndrome.

Hornhautdegeneration, Keratonose: erbliche oder erworbene ↗Degeneration der Cornea (als Trübung, Blasenbildung, Fett-, Pigment- oder Kalkeinlagerung, Kapillareneinsprossung), u. zwar ihres Epithels (FUCHS* Dystrophie, FRANCESCHETTI* Syndrom II etc.), ihres Endothels (z.B. die mosaikförmige vordere H. nach VOGT) oder ihres Parenchyms (GROENOUW*, FEHR*, HAAB*-DIMMER* H., FRANÇOIS* Syndrom I), oder aber in allen Schichten. Als **primäre H.** z.B. das Embryotoxon, Arcus senilis corneae, Pterygium, als Begleit-H. z.B. der KAYSER*-FLEISCHER* Ring. [E] corneal degeneration.

Horton* (BAYARD T. H., geb. 1895, Internist, Rochester) **Neuralgie,** Histaminkopfschmerz, Erythroprosopalgie: Schmerzattacken im Augen-Stirn-Schläfenbereich, die meist zu bestimmten Tageszeiten (v.a.

nachts), evtl. gehäuft, auftreten, streng halbseitig sind u. mit Tränenfluß, Rötung des Auges, evtl. auch des Gesichts, Schwellung der Nasenschleimhaut u. vermehrtem Pulsieren der Schläfenschlagader einhergehen. Sie sind durch Histamin (nicht immer) provozierbar u. durch Adrenalin kupierbar (= **H.* Test**), sprechen an auf Secale u. Antihistaminika. [E] cluster headache. – **H.* Syndrom: 1)** H.* Neuralgie. **2) H.*-Magath*-Brown* Sy.:** ↗Arteriitis temporalis. [E] temporal arteriitis; Horton's disease.

Hospizbewegung: Modell zur Betreuung u. Pflege des Sterbenden, welches über den rein medizinisch-somatischen Aspekt hinaus die psychischen, sozialen u. evtl. religiösen Dimensionen in die Versorgung einbringt. Die H. möchte dem Sterbenden ein an seinen Bedürfnissen orientiertes Dasein ermöglichen, um dem meist einsamen u. anonymisierten Sterben in Krankenhäusern oder Heimen zu entgehen.

H_1-, H_2-Rezeptoren: s.u. Histamin. [E] H receptors.

H_1-Rezeptorenblocker: die klassischen ↗Antihistaminika.

H_2-Rezeptorenblocker: bei der Behandlung des Magengeschwürs eingesetzte Stoffe (z.B. Cimetidin, Ranitidin, Famotidin), die spezifisch die H_2-Rezeptoren u. damit die Magensäuresekretion hemmen; s.a. Antihistaminika. [E] H_2-receptor blockers.

Hüftarthrodese: ↗Arthrodese zur Hüftgelenkversteifung, v.a. bei schwerer Arthrosis deformans, Schlottergelenk; z.B. nach Witt, Lange, Hibbs, Watson-Jones, Charnley. [E] hip arthrodesis.

Hüfte: 1) die vom Hüftgelenk u. dessen Weichteilmantel geformte seitliche Körperpartie zwischen oberem Beckenrand u. Beginn des Oberschenkels. **2)** Kurzbez. für Hüftgelenk u. Hüftbein; s.a. Coxa, Kox... [E] hip. – **H., leere:** Zustand nach Entfernung einer – meist infizierten – Endoprothese; der Zeitraum sollte gerade beim älteren Patienten möglichst kurz gehalten werden. – **H., schnappende, H., schnellende:** ruckartig-schnappendes Gleiten eines strangförmigen Teils des Tractus iliotibialis (oder des M. gluteus maximus) über den großen Rollhügel des Oberschenkelknochens bei Hüftbeugung u. -streckung; u.U. mit schmerzhafter Gehbehinderung; konstitutionell oder – seltener – als Unfallfolge. [E] snapping hip; clicking hip.

Hüfte-Fuß-Syndrom: ein algodystrophes Syndrom (sympathische Reflexdystrophie), welches bei Patienten mit Hemiplegie nach einem Schlaganfall auftreten kann (meist als Schulter-Hand-Syndrom). Die betroffene Extremität schwillt an, auf dem Fußrücken entwickelt sich ein ausgeprägtes, schmerzhaftes Ödem, es kommt zu Beweglichkeitseinschränkungen, später zu bleibenden Deformierungen mit Verlust der Beweglichkeit. Diese Spätschäden können nur durch eine rechtzeitig einsetzende, intensive Therapie vermieden werden.

Hüftgelenkersatz: ↗Endoprothese.

Hüftkopfbruch: Femurfraktur als Aus-, Absprengung an bzw. der Kopfkalotte oder aber Trümmerbruch des Hüftkopfes. [E] femoral head fracture.

Hüftkopfprothese: ↗Endoprothese zum Ersatz des Hüftkopfes (Caput femoris); z.B. nach Charnley, Judet, Thompson, Moore; evtl. als Teil einer Totalendoprothese. [E] femoral head prosthesis.

Hüftpfannenplastik: Korrektur der Hüftgelenkpfanne, Acetabulum, z.B. als Muldenplastik (Ausfräsung u. Kunststoffkappeneinpflanzung) oder als **Hüftpfannendachplastik** zur Verbesserung der Hüftkopfüberdachung; z.B. durch Spananlagerung am Pfannenerker (Spitzy), Herunterbiegen des oberen Pfannenrandes (Lange), Beckenosteotomie mit Hüftpfannenverschiebung (Chiari, Salter). [E] acetabuloplasty.

Hühnerauge: ↗Clavus.

Humanalbumin, Humanserumalbumin, HA**:** pyrogenfreie, sterile, fast nur Albumin enthaltende, aus Menschenblut gewonnene Eiweißlösung; Anw. als Infusionslösung, z.B. bei Volumenmangel, Hypalbuminämie; als ^{51}Cr-H. zur Diagnostik der exsudativen Enteropathie. [E] human (serum) albumin.

Humerusfraktur: Oberarmbruch; z.B. als – intraartikuläre! – Humeruskopffraktur (u.U. als reine Kalottenfraktur), als subkapitale H. (= Fractura colli anatomici) das intra- oder extraartikuläre Abbrechen des Humeruskopfes, evtl. mit Fragmentdislokation in die Achselweichteile = Mal-

GAIGNE* Dislokation, als Kollumfraktur (Fractura colli chirurgici), als Humerusepiphysenlösung, als Oberarmschaftbruch (= Fractura humeri i.e.S.), als H. des unteren Endes (Ellenbogenfraktur). Als Komplikation z.B. Gefäß- u. Nervenverletzungen (Plexus brachialis); letztere v.a. bei Frakturen im mittleren Schaftdrittel. E fracture of the humerus.

Hungerazidose: nach 1- bis 2tägigem Hungern auftretende – zunächst kompensierte – stoffwechselbedingte ↗Azidose infolge Vermehrung der Ketokörper durch unvollständige Fett- u. Eiweißverbrennung bei Glykogenverarmung (insbes. in der Leber). Gefolgt von Acetonurie, Lipämie. E starvation acidosis.

Hungerosteopathie: aus qualitativer u./oder quantitativer Unterernährung resultierende Erscheinungen wie bei Rachitis, Osteoporose u./oder Osteomalazie. Sie sind Folge des verminderten Skelettstoffwechsels, des Abbaus der Knochenmatrix u. der Hungerazidose, aber auch des fehlenden anabolen Reizes bei Vorschädigung des Skeletts (z.B. durch das Klimakterium). »Rheumatische« Gliederschmerzen, Muskelverkrampfungen, Knochendeformierungen u. Ermüdungsbrüche (Osteopsathyrosis); Blutcalcium- u. Blutphosphorspiegel herabgesetzt, alkalische Serumphosphatase erhöht, Hypoproteinämie, Spongiosararefizierung, LOOSER* Umbauzonen, Kortikalisverschmälerung u. -aufsplitterung.

Huntington* (GEORGE SUMNER H., 1851 bis 1916, Neurologe, New York) **Chorea:** s.u. Chorea. E Huntington chorea.

Husten, Tussis: die willkürlich oder unwillkürlich (↗Hustenreflex) ausgelöste, unter Sprengung (»Hustenstoß«) eines vorangehenden Stimmritzenschlusses erfolgende explosive Entleerung von Luft aus den tieferen Atemwegen u. der Lunge, evtl. verbunden mit Entleerung von Schleim u. Exsudat (»feuchter« oder »produktiver« H.) oder eines Fremdkörpers (aus dem Tracheobronchialraum), vielfach aber ohne Auswurf (»trockener« = unproduktiver H.); erfolgt oft in Attacken u. mit Zyanose, evtl. auch mit Atemnot. Symptom bei Erkrankungen der Atemwege, Lunge u. Pleura, des Kreislaufs, aber auch psychogen bedingt (»nervöser« H.). E cough. – **H., aphonischer:** klangloser = heiserer H.; v.a. bei Stimmbänderschwellung, z.B. bei Kehlkopfprozessen. – **H., bitonaler:** H. mit metallischen u. pfeifenden bis evtl. krächzenden Beitönen bei Kompression der großen Bronchien durch vergrößerte Lymphknoten, v.a. bei Hilustuberkulose. – **H., produktiver:** s.u. Husten. E productive c. – **H., spastischer:** H. bei Verkrampfung der Atemwege, z.B. bei Bronchialasthma (als trockener H. oder mit zähglasigem Auswurf; allgemein mit Atemnot [exspiratorische Dyspnoe]). E spastic c. – **H., unproduktiver:** s.u. Husten. E dry c.

Hustenmittel: Expektoranzien, Antitussiva. E antitussives.

Hustenparoxysmus: Hustenanfall mit schnell aufeinanderfolgenden heftigen Hustenstößen (»Stakkatohusten«), evtl. mit Atemstörung i.S. einer Apnoe, Gesichtszyanose u. -ödem, Lidschwellung u. Krämpfen; v.a. bei (meist nicht inspiratorischem) Stridor, spastischer Bronchitis, Bronchialasthma.

Hustenreflex: ein Fremdreflex als Schutzreflex zur Sekret- u. Fremdkörperentfernung aus den Atemwegen. Wird ausgelöst durch Reizung tussigener Zonen (Hustenpunkte) in Nase (einschließlich Nebenhöhlen), Kehlkopfhinterwand, tieferen Atemwegen, Brust- u. Zwerchfell, äußerem Gehörgang, auch durch Reizung z.B. der Meningen. Reflexbogen: sensible Vagusfasern – Atemzentrum – Hirnnerven V, VII, IX, X, XI u. XII. Seine Erregbarkeit nimmt im Alter ab, was die Entstehung pulmonaler Affektionen begünstigen kann. E cough reflex.

Hutchinson* (SIR JONATHAN H., 1828 bis 1913, Chirurg, London) **Gesicht:** starre unbewegliche Augen, gesenkte Lider u. gehobene Brauen sowie gerunzelte Stirn u. schläfriger Ausdruck, evtl. auch Exophthalmus, bei nukleärer Ophthalmoplegie. E Hutchinson face. – **H.* Maske:** Gefühlsstörung des Gesichtes i.S. des »Wie Bedecktseins mit einer Maske«; bei Tabes dorsalis. E H. mask-type anesthesia. – **H.* Pupille:** Weitstellung u. fehlende Lichtreaktion der Pupille auf der Seite einer mit Hirndruck einhergehenden Hirnschädigung. E H. pupil; unilateral mydriasis. – **H.* Syn-**

drom: 1) ↗HORNER* Symptomenkomplex. **2)** Lentigopolyposis (= H.*-WEBER*-PEUTZ* Sy.). **3)** Progerie (H.*-GILFORD* Sy.).

HW: Hals**w**irbel.

HWK: Hals**w**irbel**k**örper.

HWS: 1) Hals**w**irbel**s**äule. **2) H**alb**w**erts**s**chicht.

Hydantoin: Glykolylharnstoff. Seine Abkömmlinge sind z.T. wirksam als Antikonvulsiva (bei Epilepsie) u. Hypnotika, werden auch erfolgreich in der Therapie der Gesichtsneuralgien (z.B. Trigeminusneuralgie) eingesetzt. Nebenwirkungen: Blutbildungsstörung, psychische Beeinträchtigung, LE-ähnliche Exantheme, Gingivalhyperplasie = **H.-Gingivitis**. [E] hydantoin; glycoylurea.

Hydrämie, Hydroplasmie: Zunahme des Volumens des Blutplasmas infolge Vermehrung des Wasseranteils nach exzessiver Wasserzufuhr (durch große Trinkmengen, übermäßiges Infundieren = Hyperinfusion), bei Herz- u. Niereninsuffizienz, Hungerdystrophie.

Hydralazin: 1-Hydrazinophthalazin; zentral u. peripher wirksames Antihypertonikum; s.a. Antihypertensiva. Nebenwirkungen: orthostatischer Kollaps, Ödeme, allergische Reaktionen, Tachykardie; bei Langzeitverabfolgung evtl. **Hydralazin-Syndrom** (wie Erythematodes disseminatus).

Hydrochlorothiazid: 6-Chlor-7-sulfamoyl-3,4-dihydro-2H-1,2,4-benzothiadiazin-1,1-dioxid; ein natriuretisches Diuretikum aus der Gruppe Benzothiadiazine. [E] hydrochlorothiazide.

Hydrogymnastik: ↗Unterwassergymnastik.

Hydronephros(e), Uronephrose, Harnstauungsniere: sackartige Ausweitung des Nierenhohlsystems, i.e.S. als Folge einer Harnabflußbehinderung mit nachfolgendem Untergang von Nierengewebe. Zunächst mit Funktionsstörung der Tubuli (verminderte Konzentrations- bei erhaltener Verdünnungsfähigkeit), später auch der Glomeruli (mit Creatinin-, Rest-N-Anstieg; evtl. kompensiert durch Hypertrophie der gesunden Niere); gefolgt von Parenchymatrophie (»hydronephrotische Schrumpfniere«). Stets mit Gefahr von Infektion (= Pyonephrose) u. des Einrisses. Symptome: örtliches Druckgefühl, kolikartige, u.U. in die Geschlechtsorgane ausstrahlende Schmerzen (vgl. aber »H., stumme«), atemverschieblicher »Tumor« mit Ballottement in der Nierengegend, Störungen des Verdauungstraktes (evtl. Ileus); als Spätfolge Hypertonie. Diagnostik: Angiographie, (Infusions-)Ausscheidungsurographie, retrograde (Uretero-) Pyelographie. Therapie: Nephropexie, Nierenbeckenplastik (evtl. aber Nephrektomie). [E] hydronephrosis. – **H., extrarenale:** H. im Bereich des Nierenbeckens (Hydropyelon). [E] extrarenal h. – **H., idiopathische:** H. bei Megaureter-Megazystis-Syndrom, funktionellen Abflußstörungen. [E] idiopathic h. – **H., intermittierende:** phasische u. – anfangs – reversible extrarenale H., z.B. bei akzessorischem Nierengefäß, Nephroptose, mit Oligurie u. nachfolgender Harnflut. [E] intermittent h. – **H., intrarenale:** H. mit Ausweitung v.a. der Nierenkelche. [E] intrarenal h. – **H., kleine schmerzhafte:** H. mit nur geringer Harnverhaltung; v.a. bei Ureterabgangsstenose. [E] slightly painful h. – **H., stumme:** rel. schmerzarme H. bei langsamer Entwicklung. [E] blunt h.

Ursachen der **Hydronephrose** [27]

I. mechanische Obstruktion der Harnwege

a) Veränderungen innerhalb des Harntraktes
1. Prostatahyperplasie u. -karzinom
2. Tumoren der ableitenden Harnwege
3. Narbenstrikturen in den Ureteren oder der Urethra
4. Steinbildungen
5. kongenitale Fehlbildungen u. andere Fehlbildungen oder Lageanomalien (Nephroptose)

b) Veränderungen außerhalb der Harnwege
1. Tumoren des Beckens (Zervixkarzinom)
2. Tumoren u. proliferative Prozesse des Retroperitoneums
3. retroperitoneale Fibrose
4. Druck durch aberrante Nierenarterien oder Aneurysmen der Nierenarterie
5. Druck durch Adhäsionen

II. neuromuskuläre Störungen

Spina bifida, Paraplegie, Tabes dorsalis, Multiple Sklerose

III. Gravidität

IV. unbekannte Ursachen

funktionelle Verengungen des Abgangs der Ureteren vom Nierenbecken: Megaureter-Megazystis-Syndrom

Hydrosaloprivie: Wasser- u. Kochsalzmangelzustand, z.B. bei ADDISON* Krankheit, nach anhaltendem heftigem Erbrechen u. Durchfall, lange bestehender hoher Dünndarmfistel. Symptome: Exsikkose, Bluteindickung, saloprive Niereninsuffizienz mit Rest-N-Erhöhung. [E] water and salt deficiency.

Hydrotherapie, Hydriatrie: Behandlung durch Anw. von Wasser (als Bad, Packung, Waschung, Wassertreten etc.), d.h. durch dosierte mechanisch-thermische u./oder chemische Hautreizung zur Anregung der Selbstordnungskräfte des Organismus (v.a. des Kreislaufs u. Stoffwechsels); ↗Bäderbehandlung.

Hydroxocobalamin, Aquocobalamin: 5,6-Dimethyl-benzimidazolyl-hydroxocobamid; die physiologische Depotform des Vitamins B_{12}. [E] hydroxocobalamin.

Hydroxyäthylstärke, HAES, HES: aus Amylopektin hergestellter Plasmaexpander mit Molekulargewichten zwischen 40 000 u. 450 000; Anw. zur Volumensubstitution u. zur Hämodilution. [E] hydroxyethyl-starch; HES.

Hydroxycortico(stero)ide: ↗Corticosteroide, die durch OH-Gruppen substituiert sind; darunter als **11-H.** (»Plasmacortisol«) das Hydrocortison, Corticosteron, Dihydrocortisol; als **17-H.** (17-HCS, 17-OHCS; mit verschiedener Seitenkettenstruktur) die PORTER*-SILBER* Chromogene Cortison, Hydrocortison u. andere 17-ketogene Steroide. Die Normalwerte der Gesamt-17-H. liegen im Harn bei 7–20 bzw. (♀) 4–14 mg/24 Std., im Plasma bei 6–25 μg/100 ml (sind abhängig von der Ausschüttung von ACTH; sind erhöht z.B. bei CUSHING* Syndrom, vermindert bei ADDISON*, SHEEHAN* Syndrom, Nebenniereninsuffizienz). [E] hydroxycorticosteroids.

Hydroxylapatitkrankheit: eine Kristallarthropathie mit Ablagerung von Hydroxylapatit im periartikulären Weichteilmantel, in Sehnen, Bursen u. intraartikulär. Vorkommen im höheren Lebensalter als kalzifizierende Periarthritis (beide Geschlechter gleichermaßen betroffen), erkrankt ist hier meistens das Schultergelenk mit Verkalkung der Supraspinatussehne; führt zu Bewegungs- u. Druckschmerzen, Schwellungen u. Einschränkung der Beweglichkeit. Als weitere H. das Milwaukee-Schulter-Syndrom; betroffen fast nur Frauen über 70 Jahre. Es kommt zu einer destruktiv verlaufenden Arthrose mit großen Mengen Hydroxylapatit in Synovia u. Gelenkkapsel, die Erkrankung führt zu Gelenkversteifungen u. -instabilität. Therapie: unspezifisch mit Lokalanästhetika, Steroiden u. physikalischen Maßnahmen.

Hypakusis: ↗Schwerhörigkeit. [E] hypacusis.

Hypalbuminämie: verminderter (weniger als 3,7 g/100 ml betragender) Albumingehalt des Blutes; z.B. bei Lebererkrankungen, Enteropathien, nephrotischem Syndrom, Mangelernährung, Tumorerkrankungen. Führt zur Entstehung von Ödemen. [E] hypoalbuminemia.

Hyperbetalipoproteinämie: Vermehrung der β-Lipoproteine im Blutplasma beim Typ II (u. III) der ↗Hyperlipoproteinämie; i.e.S. der Typ IIa = essentielle Hypercholesterinämie. [E] hyperbetalipoproteinemia.

Hypercholesterinämie: erhöhter Gehalt des Blutes an Cholesterin (Serumwert > 250 mg/dl); Risikofaktor arteriosklerotischer Gefäßerkrankungen. Unterschieden nach dem Typ der ↗Hyperlipoproteinämie (= HLP). [E] hypercholesterolemia. **1) reine H.,** HLP Typ II a: in verschiedenen Formen auftretende **familiäre H.,** u. zwar familiär homozygot erblich (mit extrem hohen Cholesterinwerten; s.a. Lipoproteine [2]), familiär heterozygot erblich oder als sporadisch auftretende Formen infolge unterschiedlicher Fettstoffwechselstörungen (z.B. Enzymdefekt der sauren Cholesterinesterase); klinisch mit Xanthomatose, Fettablagerungen im Handflächenbereich, Arcus corneae, frühzeitiger Arteriosklerose (bzw. ↗Atherosklerose; Grundlage [GOLDSTEIN-BROWN]: herabgesetzte bis fehlende Funktion der Membranrezeptoren für Bindung des Apolipoproteins B der cholesterinreichen, vermutlich auch für Apo E der an Triglyceriden reichen LDL [begünstigt durch fettreiche Nahrung]). [E] pure h. **2)** HLP Typ II b: die H. mit Hypertriglyceridämie (bis ca. 400 mg/dl = 4,6 mmol/l); seltener Xanthome; erhöhtes Atheroskleroserisiko. **3)** HLP Typ III: H. mit Hypertriglyceridämie (beide bis ca. 800 mg/dl) u. verbreiterter β-Bande in der Lipoproteinelektrophorese infolge Auftretens von Lipoproteinen intermediärer Dichte (IDL), deren Abbau zu LDL gestört ist; typisch ist das Auftreten gelblicher Xanthome entlang den Handlinien. [E] broad-β-disease. – **H., sekundäre:** H. als Folgesymptom, z.B. bei Diabetes mellitus, Hypothyreose, Cholestase, Alkoholismus. Die H. gilt als therapiebedürftig bei Serum-Cholesterinspiegeln über 250 mg/dl, bei zusätzlichen Risikofaktoren (Übergewicht, Hypertonie, Diabetes etc.) bereits ab 200 mg/dl. Eine Erniedrigung des Cholesterinspiegels im Serum wird über diätetische Maßnahmen u./oder medikamentöse Behandlung erreicht. Die Diät ist fettarm u. weitgehend frei von langkettigen Fettsäuren. Die medikamentöse Therapie der H. geschieht durch ↗Lipidsenker, die entweder eine Unterbrechung des enterohepatischen Kreislaufs oder eine Hemmung der cholesterintransportierenden Lipoproteine bewirken. Extreme Hypercholesterinämien (Typ II a nach FREDERIKSEN) können mit dem HELP-Verfahren (**H**eparin-induzierte **e**xtrakorporale **LDL**-**P**räzipitation) behandelt werden. Das Behandlungsprinzip besteht in einer selektiven Entfernung der »low-density lipoproteins« (LDL) durch Plasmapherese in Kombination mit einer LDL-Präzipitation unter Zumischung einer sauren gepufferten Heparinlösung. Mit dem HELP-Verfahren läßt sich bei jeder Behandlung das Gesamtcholesterin auf ca. 50%, das LDL-Cholesterin auf ca. 45% des Ausgangswertes senken.

Hyperchylomikronämie: die ↗Hyperlipoproteinämie Typ I (mit Chylomikronenvermehrung); ferner mit Hyperpräbetalipoproteinämie als Typ V.

Hyperglykämie, -glucosämie: krankhafte Erhöhung des Blutzuckers; z.B. bei Diabetes mellitus, bei Hyperadrenalismus u. -pituitarismus, als paraneoplastisches Symptom, bei Behandlung mit Glucocorticosteroiden. [E] hyperglycemia. – **H., alimentäre:** vorübergehende H. nach Einnahme größerer Kohlenhydratmengen; i.e.S. die ausgeprägte H. bei Stoffwechselstörungen i.S. des Diabetes mellitus. [E] alimental h.

hyperglykämisches Koma: ↗Coma diabeticum.

Hyperhydratation: zu Hypervolämie, Ödemen führender übermäßiger Wassergehalt des Körpers. [E] overhydration. – **H., hypertone:** H., bei der der Wasserüberschuß niedriger ist als der Natriumionenüberschuß (Natriumexzeß); die erhöhte Osmolalität des Blutes u. der Extrazellularflüssigkeit hat eine Wasserverarmung der Zellen zur Folge (= Zellexsikkose; vgl. Dehydration) bei gleichzeitiger Zunahme des Extrazellularraumes. Kommt vor z.B. bei Infusion von hypertoner Kochsalzlösung oder von Natriumbicarbonat-Lösung, nach Trinken von Meerwasser. – **H., hypotone:** H. mit Vermehrung der Intra- u. Extrazellularflüssigkeit durch Überschuß an freiem Wasser bei erniedrigtem Natriumgehalt des Serums (= Wasserintoxikation, -vergiftung); kommt vor bei vermehrter Wasserzufuhr bzw. verminderter Wasserausscheidung, u.a. bei Infusion salzfreier Lösungen u. bei »inappropriater« ADH-Sekretion; s.a. Salzmangelsyndrom. – **H., isotone:** H. mit – in isotonem Verhältnis stehendem – Wasser- u. Natriumüberschuß im Extrazellularraum (d.h. ohne Änderung des Natrium-Blutspiegels, also bei unveränderter Osmolalität); kommt z.B. bei gestörter Natriumausscheidung im Harn vor, v.a. aber bei großen Infusionen isotoner Kochsalzlösung, bei – zu allgemeiner Ödembildung führender – dekompensierter Herzinsuffizienz, dekompensierter Leberzirrhose, nephrotischem Syndrom.

Hyperkalämie, Hyperkaliämie: vermehrter Kalium-Gehalt des Blutes (Serumwerte > 5,0 mval/l; bzw. – als **relative H.** – bei Elektrolytverschiebung mit K-Ca-Quotient > 2). Eine Kaliumvergiftung ist geprägt durch Ohrensausen, Taubheit, Verwirrtheit, Halluzinationen, Parästhesien, Muskelschwäche u. -zittern (Muskelfibrillieren) sowie Herzstörung (Pulsverlangsamung u. -irregularität; evtl. Herzstillstand; im EKG Höhenzunahme u. Basisverschmälerung des T, ST-Senkung, PQ-Verlängerung, Zeichen des AV-Blocks, QRS-Verlängerung mit diphasischer Deformierung, Kammerarrhythmie). – Tritt auf z.B. bei massiver Hämolyse, verminderter Kaliumausscheidung (Versagen der Nebennierenrinde, Schockniere, Nierenversagen, diabetische Ketose), Adynamia episodica hereditaria u. nach übermäßiger K-Zufuhr. Eine iatrogen bedingte H. kann bei längerdauernder Therapie mit kaliumsparenden Diuretika u. ACE-Hemmern auftreten. [E] hyperkalemia; hyperpotassemia.

Hyperkalzämie, Hyperkalziämie: vermehrter Gehalt des Blutes an Calcium (Ca; Gesamt-Ca > 5,5 mval/l Serum bzw. > 2,7 mmol/l = 9 bis 10,5 mg/dl). Chronische H. führt zu Nierensteinbildung bzw. Nephrokalzinose, u.U. mit Niereninsuffizienz. Schwere H. kann das **Hyperkalzämiesyndrom** hervorrufen: Appetitverlust, Übelkeit, Erbrechen, Schwindel, Obstipation, Meteorismus, Muskelhypotonie, Adynamie u. psychische Störungen (BLEULER* Psychosyndrom). Typische EKG-Veränderungen: Verkürzung der relativen QT-Dauer, PQ-Verlängerung, negatives T in II u. III. An der Niere adiuretinrefraktäre Polyurie mit nachfolgendem Durst (Pseudo-Diabetes insipidus), schließlich Verminderung der glomerulären Filtrationsrate, Zunahme der Wasserstoffionenausscheidung, metabolische ↗Alkalose. Bei gleichzeitig erhöhtem Phosphat Kalkablagerung in Geweben/Organen mit relativ niedrigem pH, z.B. Niere, Auge, Synovia der Gelenke (Pseudogicht). – Kommt vor bei Hyperparathyreoidismus, Vitamin-D-Intoxikation, malignen Tumoren mit u. ohne Knochenmetastasen, selten bei Inaktivitätsatrophie des Skeletts u. granulomatösen Erkrankungen, z.B. BESNIER*-BOECK*-SCHAUMANN* Krankheit. [E] hypercalcemia.

Hyperlipoproteinämie, -proteidämie: vermehrter Gehalt des Blutes an Lipoproteinen. Die Diagnostik erfolgt durch Lipoproteinelektrophorese oder Ultrazentrifugation, ferner durch immunchem. Bestimmung (z.B. radiale Immunodiffusion n. MANCINI) der einzelnen Lipoproteine u. Apolipoproteine. Als besonders atherogen gelten die β-Lipoproteine (↗Lipoproteine geringer Dichte; LDL), v.a. bei gleichzeitiger Erniedrigung der Lipoproteine hoher Dichte (HDL, v.a. HDL_{2a} u. HDL_{2b} bzw. Apo-Lp. AI). [E] hyperlipoproteinemia. – **H., essentielle** oder **primäre:** H. verschiedenen – nach 12- bis 16stündiger Nahrungskarenz erkennbaren – Typs; Typ I: Fett-induzierte ↗Hypertriglyceridämie (= HTG; Hyperchylomikronämie); II: ↗Hypercholesterinämie (II a; II b: gemischte Hyperlipidämie); III: ↗Hypercholesterinämie mit HTG (= Broad-Beta-Disease); eine Kohlenhydrat-induzierte H.; IV: endogene = Kohlenhydrat-induzierte Hypertriglyceridämie; V: endogen-exogen = Fett- u. Kohlenhydrat- = kalorisch induzierte H. = Hyperchylomikronämie-Hyperpräbetalipoproteinämie (erblich, mit Xanthomatose u. ↗Hypertriglyceridämie). [E] primary h. (type I–V). – **H., symptomatische:** H. als Folge einer Grundkrankheit u. allgemein (bis auf Lebererkrankungen) ohne typisches Lipoproteinmuster; z.B. bei Diabetes mellitus, Pankreatitis, Alkoholismus, Hypothyreose, Nephrose, biliärer Leberzirrhose, Atherosklerose, Glykogenosen, Schwangerschaft, ZIEVE* Syndrom; das Krankheitsbild wird geprägt durch die Grundkrankheit (bei den oben genannten Typen jedoch v.a. auch durch frühe Arteriosklerose). [E] symptomatic h.

Hyperlipoproteinämien: Einteilung nach FREDERICKSON [24]

Typ I	Chylomikronen und Triglyceride vermehrt, Serum klar mit Rahmschicht, sehr selten
Typ II a	LDL und Cholesterin vermehrt, Serum klar, keine Rahmschicht, 10%
Typ IIb	LDL, VLDL, Cholesterin u. Triglyceride vermehrt, Serum trüb, keine Rahmschicht, 15%
Typ III	Dysbetalipoproteinämie, Cholesterin und Triglyceride vermehrt, Serum trüb, keine Rahmschicht, 5%
Typ IV	VLDL und Triglyceride vermehrt, Serum trüb, keine Rahmschicht, 70%
Typ V	VLDL, Chylomikronen und Triglyceride vermehrt, Serum trüb mit Rahmschicht, selten

Hypernatriämie: erhöhter Natrium-Gehalt des Blutserums (> 150 mval/l; Na/K-Quotient > 35); v.a. bei Bluteindickung (Hämokonzentration), Transmineralisation; bewirkt Plasmahypertonie (evtl. Coma hyperosmolare), erregt Durstgefühl (durch osmotische Zwischenhirnreizung), steigert die Adiuretin-Ausschüttung; bei chronischer H. Ödembildung. – s.a. Salzstauungssyndrom. [E] hypernatremia.

Hyperostose, -ostosis: Überschußbildung (Hyperplasie) von Knochengewebe, die zu Verdichtung, evtl. auch zu Form-, Größenveränderung führt. Ist periostalen, enchondralen oder endostalen Ursprungs (führt zu Knochenapposition, -verdickung bzw. Verdichtungszonen bzw. zu Osteosklerose, Osteopetrose); tritt an einzelnen Knochen bzw. mehr oder minder verbreitet im Skelett auf (monostische bzw. generalisierte oder systemische H.); führt am erwachsenen Skelett fast nur zu Dickenzunahme, am wachsenden auch zu vermehrtem Längenwachstum. – I.w.S. auch umschriebene Knochenneubildung (Osteophyt, Exostose, Endostose). [E] hyperostosis. – **H. vertebralis senilis ankylosans,** hyperostotische Spondylose: mit ausgeprägter Spangenbildung einhergehende Spondylose der Wirbelsäule. [E] ankylosing senile h. of the spine.

Hyperparathyr(e)oidismus, -parathyreose: Überproduktion von Parathormon (PTH) durch die Nebenschilddrüse (Glandula parathyreoidea = Epithelkörperchen) u. deren Folgen. [E] hyperparathyroidism. – **H., akuter,** hyperparathyreotische Krise, hyperkalziämische Krise: krisenhafte, lebensbedrohliche Verschlechterung eines chronischen H.; als Komplikation z.B. in Zusammenhang mit einer Operation, Infektionskrankheit; sehr hoher Calcium-Blutspiegel (> 16 mg/dl), Erbrechen, Flüssigkeitsverlust (Exsikkose), paralytischer Ileus, Schock, Somnolenz, Koma. – **H., autonomer:** primärer H. (infolge Störung der Rückkopplung zwischen Serum-Calciumspiegel u. Nebenschilddrüse). – **H., ossärer:** primärer H. mit Osteodystrophia fibrosa cystica generalisata. – **H., primärer:** meist chronischer H. durch gesteigerte Parathormonbildung bei Adenom oder Karzinom der Nebenschilddrüse, selten bei primärer ↗Hyperplasie der »wasserhellen« Nebenschilddrüsenzellen. Es bestehen – über PTH-aktivierte Osteoklastentätigkeit – Hyperkalziämie, Hyperkalziurie (u. Nephrolithiasis mit Nierenkoliken), später Hyperphosphaturie, Hypophosphatämie. [E] primary h. – **H., sekundärer:** H. infolge Hyperplasie (Vergrößerung) aller Epithelkörperchen bei chronischer Hypokalziämie, v.a. bei Niereninsuffizienz als Grundleiden. Führt zu Phosphatstau u. über verminderte Vitamin-D-Wirkung am Darm zu Hypokalziämie, die eine Parathormonhypersekretion induziert. Parathormon führt zu Calcium- u. Phosphatmobilisation aus dem Skelett. Der Mangel an 1,25-Dihydroxycholecalciferol (aktivster Vitamin-D-Metabolit) ist Folge eines 1α-Hydroxylasemangels der erkrankten Nieren. Es resultieren Knochenschmerzen u. -deformitäten, Myopathien. [E] secondary h. – **H., tertiärer:** H. nach extremer Ausprägung des sekundären H.: Anstieg des Calcium-Phosphat-Produkts, i. allg. Hyperplasie der Epithelkörperchen, gelegentl. Entstehung eines Epithelkörperchenadenoms. [E] tertiary h.

Hyperplasia, Hyperplasie: Größenzunahme eines Organs, Gewebes durch Vermehrung der spezifischen Parenchymzellen (= numerische Hypertrophie), aber auch als Fibromatose. [E] hyperplasia. – **H., adenomatöse:** dysplastische Endometrium-H. mit gesteigerter Proliferation v.a. des Drüsenepithels; gilt als Vorstufe des Endometriumkarzinoms (↗Korpuskarzinom), ist aber oft rückbildungsfähig. Entstehung unter protrahierter Einwirkung von Östrogenen in Abwesenheit von Gestagenen (»unopposed estrogens«), meist im Klimakterium u. in der Postmenopause; geht aus der glandulär-zystischen H. hervor. Therapie: Gestagene (nach Ausschluß eines Karzinoms durch Abrasio).

Hyperthermie: Überwärmung des Körpers gegen die Tendenz des Wärmeregulationszentrums (im Gegensatz zum ↗Fieber), d.h. bei zu starker Wärmezufuhr (z.B. durch Wärmeeinstrahlung, im heißen Bad) oder bei starker Wärmebildung (durch starke körperl. Belastung) ohne hinreichende Möglichkeit zur Wärmeabgabe. [E] hyperthermia; hyperthermy. – **H., künstliche:** gezielt erzeugte H.; z.B. – meist in Kombination mit anderen Therapieformen – bei der Behandlung bösartiger Tumoren (erhöhte Temperaturempfindlichkeit von Tumorzellen); entweder als Ganzkörper-H. (Wärmezufuhr z.B. durch Wassermatten oder Bluterwärmung im extrakorporalen Kreislauf) oder als organbegrenzte H. (**lokoregionale** H.; z.B. durch

Ultraschall, elektromagnet. Wellen). [E] induced h.; artificial h. – **H., maligne:** Narkose-Hyperthermie-Syndrom; die maligne Hyperpyrexie. [E] malignant h. – **H., transitorische:** vorübergehende H. – **H., zentrale:** H. durch Störung im Wärmeregulationszentrum bei intakter peripherer Wärmeregulation.

Hyperthyreose, -thyreoidie, -thyreoidismus: Überfunktion der Schilddrüse mit vermehrter Abgabe von Trijodthyronin u. Thyroxin ins Blut u. Suppression der hypophysären TSH-Sekretion, u. zwar bei Kropf i.S. der BASEDOW* Krankheit, bei autonomem Adenom (funktionelle Autonomie) der Schilddrüse (beide Formen können symptomarm = oligosymptomatisch verlaufen, v.a. bei älteren Menschen), bei Struma basedowificata (d.h. nach Jodbehandlung eines Knotenkropfes), nach Überdosierung von Schilddrüsenhormonen (= H. factitia), sehr selten bei hormonaktiven (TSH absondernden) Tumoren, bei Schilddrüsenentzündungen transient. Bietet als Krankheitszeichen gesteigerte psychische u. neuromuskuläre Erregbarkeit, Schlafstörungen, Tremor, Hitzeunverträglichkeit, Schweißneigung, Durchfälle, Haarausfall, Gewichtsabnahme, Herzstörungen i.S. des BASEDOW-Herzens (Tachykardie, auch absolute Arrhythmie, mit Hyperzirkulation), Skelettveränderungen (Osteopathie); führt zu Erhöhung von Grundumsatz, PBI, BEI sowie zu Hypocholesterinämie; Diagnose durch Bestimmung der Schilddrüsenhormonspiegel (Thyroxin, ggf. Trijodthyronin) unter Berücksichtigung der Bindungsproteine (T_3-, T_4-Test) sowie von TSH (im TSH-Stimulationstest); Hormonbestimmungen erfolgen mittels RIA u. Enzymimmunoassay; die Szintigraphie mit u. ohne Suppressionstest dient dem Nachweis funktioneller Autonomien. [E] hyperthyroidism.

Hypertonie, -tonus, Hypertension: Erhöhung eines Drucks oder einer Spannung über die Norm, i.e.S. der Bluthochdruck. [E] hypertension. – **H., arterielle:** H. im arteriellen Kreislaufbereich, wobei nach *WHO* der systolische Wert > 160, der diastolische > 95 mm Quecksilbersäule (≙ 21,3 bzw. 12,7 kPA) beträgt. Als Grenzwert-H. werden Werte ≧ 140 mmHg (18,7 kPA) systolisch bzw. ≧ 90 mmHg (12 kPA) diastolisch angesehen. Für die Diagnose müssen mindestens 3mal erhöhte Blutdruckwerte bei mindestens zwei verschiedenen Gelegenheiten gemessen werden. Die H. gilt als Risikofaktor arteriosklerotischer Gefäßerkrankungen. Nach der Krankheitsentstehung werden 2 grundsätzliche Formen unterschieden. [E] arterial h. **1) H., essentielle** oder **primäre,** idiopathische oder genuine H.: H. ohne nachweisbare Ursache (die Diagnose kann erst nach Ausschluß sekundärer Formen gestellt werden), bedingt durch erhöhten Strömungswiderstand infolge anfangs rein funktioneller, später organischer Engstellung der arteriellen Strombahn (v.a. der Arteriolen) u. begünstigt durch familiär-erbliche Disposition, Konstitution (bevorzugt bei Fettleibigkeit), Bewegungsarmut, seelische Belastungen (Zivilisa-

Differentialdiagnose der **hyperthyreoten Struma** [50]

	Hyperthyreose mit diffuser Struma	Hyperthyreose mit knotiger Struma	autonomes Adenom mit Hyperthyreose
Lebensalter	frühere Lebensjahrzehnte	spätere Lebensjahrzehnte (etwa 4., 5.)	5.–6. Lebensjahrzehnt
Beginn	oft abrupt u. stürmisch	langsam u. unmerklich	langsam
Verlauf	manchmal von spontanen Remissionen unterbrochen	gleichmäßige Entwicklung ohne Remissionen	Remissionen kommen vor
Endzustand	Endzustand der terminalen spontanen Hypothyreose kommt vor	wird nicht beobachtet	wird nicht beobachtet
thyreotoxische Krise	kommt vor	wird kaum beobachtet	kommt vor
endokrine Ophthalmopathie	in der Hälfte der Fälle vorhanden	in ca. 15% u. weniger deutlich	fehlt
lokale Kompressionserscheinungen	selten	öfter	selten

Hypertoniestadien [22]

Stadium	Blutdruck in Ruhe	Blutdruck Belastung	diastol. Wert (mmHg)	Augenhintergrund (n. THIEL)	Herz	Nieren	ZNS	allgemeine Beschwerden
I	normal	erhöht	<100	0–I	o.B.	o.B.	o.B.	Kopfschmerz, Schwindel, Müdigkeit, Schlafstörungen
II	meist erhöht	erhöht	100–115	I–II	Linkshypertrophie	geringe Proteinurie	kurze reversible Ausfälle	wie I, ferner Belastungsdyspnoe, Stenokardie
III	erhöht		115–130	II–III	latente oder manifeste Insuffizienz	geringe Funktionseinschränkung	Insulte mit mäßigen Residuen	wie II, ferner Symptome der Organdekompensation
IV	erhöht		>130	III–IV	manifeste Insuffizienz	Insuffizienz	erhebliche Insulte mit Residuen	wie III, mit Überwiegen der Nierensymptomatik (Urämie, evtl. Exitus)

(nach H. LOSSE)

tionsschäden, Streß etc.). Beim Erwachsenen liegt in über 95% eine essentielle H. vor. [E] essential h.; primary h.; idopathic h. **2) H., sekundäre** oder **symptomatische:** organgebundene (durch Erkrankung eines Organs ausgelöste) H., z.B. als endokrine, renale, pulmonale, kardiovaskuläre H. Im Alter häufig sind renovaskuläre H.-Ursachen. – Beide Formen klinisch geprägt durch das »hypertensive Syndrom«, d.h. durch Kopfschmerzen, Müdigkeit, Leistungsminderung, Einschränkung der Nieren- u. Herzleistung u. Schäden des Zentralnervensystems (↗Apoplexie, Hypertensionssyndrom); Stadien ↗Tab., Pharmakotherapie ↗Tab. S. 244. [E] secondary h.; symptomatic h. – **H., adrenale:** endokrine H. bei ↗Phäochromozytom (evtl. nur Blutdruckkrisen), CONN* Syndrom, CUSHING* Syndrom. [E] adrenal h. – **H., arteriosklerotische:** H. bei generalisierter ↗Arteriosklerose (v.a. als »Altershochdruck«) als Folge verminderter Windkesselfunktion mit Erhöhung des elastischen Gefäßwiderstandes; mit großer Druckamplitude (diastolischer Druck erniedrigt, normal oder wenig erhöht), Pulsus celer et altus, betontem Aortenton. [E] arteriosclerotic h. – **H., endokrine:** arterielle H. infolge übermäßiger Hormonbildung, z.B. bei Phäochromozytom u. CONN* Syndrom, geringer bei CUSHING* Syndrom, adrenogenitalem Syndrom, i. allg. bedeutungslos bei Hyperthyreose. [E] endocrine h. – **H., fixierte:** anhaltender Erfordernishochdruck zur Sicherstellung der Organdurchblutung bei arterieller H.; s.a. H., maligne. [E] fixed h. – **H., kardiovaskuläre:** arterielle H. infolge Erkrankung des Herzens oder großer, herznaher Gefäße (v.a. der Aorta), z.B. bei Aortenklappeninsuffizienz, Aortenisthmusstenose, Aortenatheromatose; d.h. bei vergrößertem Schlag- u. Minutenvolumen u. verminderter Dehnbarkeit dieser Gefäße (v.a. der Windkesselfunktion; Ausnahme: Isthmusstenose); typisch mit systolischer Drucksteigerung bei normalem oder erniedrigtem Mitteldruck. [E] cardiovascular h. – **H., labile:** H., bei der neben normalen auch erhöhte Werte auftreten. [E] labile h. – **H., maligne:** die schwere Verlaufsform der essentiellen H. oder der Spätzustand einer sekundären H.; mit erheblicher fixierter diastolischer Druckerhöhung (> 120 mmHg), schnell zu tödlicher Urämie fortschreitender Nierenschädigung (meist mit Papillenödem, Netzhautblutung u. -exsudat). [E] malignant h. – **H., neurogene:** H. infolge Schädigung der für die Kreislaufregulation zuständigen – peripheren oder zentralen – nervalen Strukturen; als Entzügelungshochdruck z.B. bei Aortenbogensyndrom, nach Schädelverletzung (mit Schädigung der Hirnnerven IX oder X), bei Hirntumor, Polyneuropathie, Meningitis, Poliomyelitis u. anderen neurotropen Krankheiten, Vergiftungen; als sog. zentrale H. infolge Schädigung des Depressorenzentrums der Medulla oblongata (im fremdsprachigen Schrifttum auch Oberbegr. für die essentielle H.). E neurogenic h. – **H., paroxysmale:** die Blutdruckanstiegskrise, v.a. bei Phäochromozytom. E paroxysmal h. – **H., portale:** der Pfortaderhochdruck; H. im Einzugsgebiet der Vena portae infolge Strömungsblockes vor, innerhalb oder jenseits der Lebersinusoide, d.h. als präsinusoidale (bei extra- u. intrahepatischem Pfortaderverschluß), parasinusoidale = sinusoidale (bei Kompression der Sinusoide, z.B. bei Hepatitis) oder postsinusoidale Hypertension (z.B. intrahepatisch bei Lebervenenverschlußkrankheit, extrahepatisch bei BUDD*-CHIARI* Syndrom oder bei konstriktiver Perikarditis). Führt zu Bildung – evtl. blutender – Krampfadern, v.a. als Magen-, Ösophagusvarizen (Caput medusae), zu Aszites, Milztumor, Oligurie (verminderte ADH-Inaktivierung); ist ggf. zu behandeln durch Bypass (porto-, mesenteriko-, koronariko-, umbilikokavale oder splenorenale Anastomose). E portal h. – **H., pulmonale:** konstante Mitteldruckerhöhung im Lungenarteriensystem auf Werte > 22 mmHg in Ruhe; infolge herzbedingter Stauung im kleinen Kreislauf (z.B. Mitralvitien, Linksherzinsuffizienz), Gefäßverkrampfung vor dem Kapillargebiet (z.B. infolge Hypoxie bei Höhenaufenthalt, obstruktivem Lungenemphysem, nach lungenverkleinernden Operationen), sekundären Gefäßschwundes (bei Lungenfibrose, destruktivem Lungenemphysem), Überdurchblutung = Hyperzirkulation im Lungenkreislauf mit nachfolgender lichtungseinengender Gefäßerkrankung, rezidivierender Lungenembolien, als Nebenwirkung bei Einnahme bestimmter Appetitzügler (z.B. Aminorex) oder aber infolge primärer Lungengefäßverengungen (= idiopathische = primär vaskuläre p. H.); s.a. Cor pulmonale. E pulmonary h. – **H., renale:** sekundäre arterielle H. infolge einer Nierenerkrankung, u. zwar als **renovaskuläre H.** (bei

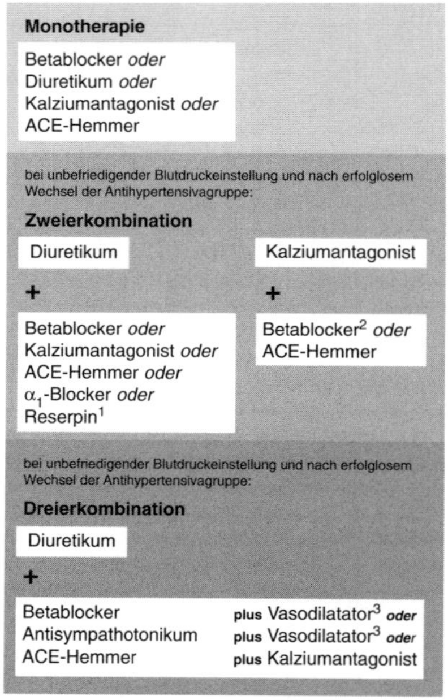

[1] im Schema der Hochdruckliga nicht mehr enthaltene Zweierkombination
[2] nur in Kombination mit Kalziumantagonist vom Dihydropyridintyp
[3] Kalziumantagonist, ACE-Hemmer, α_1-Blocker

Empfohlene antihypertensive Mono- und Kombinationstherapien im Alter in Anlehnung an die allgemeinen Therapieempfehlungen der Deutschen Liga zur Bekämpfung des hohen Blutdruckes [12].

Enge oder nach Unterbindung der Nierenarterie, bei Nierenhypoplasie etc.), als **renoparenchymale H.** (nach Nierenkrankheiten, z.B. interstitieller oder glomerulärer Nephritis; wahrscheinlich ausgelöst durch die Freisetzung »pressorischer« Substanzen). E renal h.

Hypertriglyceridämie, Hyperlipämie: erhöhter (> 160 mg/100 ml bzw. > 1,83 mmol/l) Triglyceridgehalt des Blutserums; primär = »essentiell« oder sekundär (bei Übergewicht, bei Grundkrankheiten der ↗Hyperlipoproteinämie). E hypertriglyceridemia. – **H., exogene** oder **fettinduzierte,** Hyperlipoproteinämie Typ I: eine primäre, durch Zufuhr von Nahrungsfett auslösbare, wahrscheinlich autosomal-rezessiv erbliche, enzymopathische H. (Lipoproteinlipase-Mangel) mit ↗Hyperchylomikronämie. Mit krisenhaften Bauchbeschwerden, Milz-Leber-Vergrößerung, Xanthomen, Pankreatitis, Netzhaut-Lipämie; Serum milchig-trüb. – Ferner sekundär bei Diabetes mellitus, Myxödem. – **H., kalorisch-induzierte:** Fett- u. Kohlenhydrat-induzierte H.; ↗Hyperlipoproteinämie Typ V: endogen-exogene H. als Variante der Kohlenhydrat-induzierten H.; evtl. mit Hyperurikämie; gehäuft in Diabetikerfamilien. – **H., Kohlenhydrat-induzierte** oder **endogene,** Hyperlipoproteinämie Typ IV: Stoffwechselstörung in der Leber gebildeter Triglyceride bzw. großmolekularer Präbetalipoproteine; ist von Art u. Menge der Nahrungs-KH abhängig; führt vorzeitig zu peripheren arteriellen Verschlußkrankheiten, Koronarinsuffizienz, Myokardinfarkt, Xanthomen; meist besteht diabetische Stoffwechsellage, Übergewicht, evtl. Hyperurikämie.

Hyperventilation, Überventilation: über den Bedarf hinaus gesteigerte Lungenbelüftung, charakterisiert durch Senkung des CO_2-Partialdrucks in den Alveolen u. im arteriellen Blut unter den Normalwert von 40 mmHg (Hypokapnie), verbunden mit Zunahme des pH-Wertes im arteriellen Blut (↗Alkalose); kann zu Muskelkrämpfen oder zu zerebral vermittelten Synkopen (Hyperventilationssynkope) führen. Auslösung einer H. entweder willkürlich oder unwillkürlich-psychogen (nervöses Atmungs-, DA COSTA* Syndrom). Eine einem erhöhten Atmungsbedarf angepaßte Ventilationssteigerung (bei Arbeit) ist keine Hyperventilation. [E] hyperventilation. – **H., periodische:** H. mit eu- oder apnoischen Pausen; v.a. bei zentralnervöser Störung (z.B. als periodische ↗Atmung). [E] periodic h.

Hypervolämie: Vergrößerung des Volumens des zirkulierenden Blutes. [E] hypervolemia.

Hyphaema, Hypolympha: Blutung in die vordere Augenkammer (mit horizontalem Spiegel bei aufrechter Kopfhaltung, z.B. bei akuter Iritis. [E] hyphema.

Hyp(h)idrose: verminderte Schweißbildung; allgemein (z.B. bei Altershaut; bei Exsikkose), oder örtlich begrenzt (z.B. bei Schädigung peripherer Nerven oder des Sympathikus). [E] hypohidrosis.

Hypnotica, -tika, Hypnagoga: Schlaf herbeiführende Mittel; z.B. Alkohole (Chloralhydrat), Harnstoff- (z.B. Barbiturate) u. Piperidin-Derivate, Benzodiazepine. Wirken in geringen Dosen als Sedativa, in hohen Dosen als Narkotika. Strenge Indikationsstellung; Anw. nur bei vorübergehenden Schlafstörungen bzw. bei dauerhaften Schlafstörungen, die anders nicht zu beeinflussen sind. Gefahr der Gewöhnung u. suchtähnlichen Abhängigkeit. [E] hypnotics.

Hypochlor(id)ämie: verminderter (< 96,9 mmol/l) Chlorid-Gehalt des Blutserums (meist parallel zum Na-Gehalt). Bei verminderter Kochsalz- bzw. Natrium-Zufuhr, nach hohem Verlust – durch Erbrechen, Schwitzen, vermehrte Ausscheidung im Harn bei Ketose u. Azidose, Hypoaldosteronismus, Schädigung der Nierentubuli, nach quecksilberhaltigen ↗Diuretika oder Aldosteronantagonisten – bzw. nach exzessiver Bicarbonat-Aufnahme, ferner bei Wasserintoxikation; s.a. Erbrechen, hypochlorämisches. [E] hypochloremia.

Hypochondria, Hypochondrie, Krankheitswahn: Zustand übertriebenen Besorgtseins um die Gesundheit mit krankhaft übertriebener Selbstbeobachtung der körperlichen u. geistigen Vorgänge auf Zeichen mit möglichem Krankheitswert; z.B. Hautparasitenangst (Dermatozoenwahn), Stuhlhypochondrie (= H. abdominalis), traumatische H. (KRAEPELIN* Syndrom; nach verletzungsbedingtem Schreckerlebnis). [E] hypochondriasis.

hypochondrisch: an ↗Hypochondrie leidend, H. betreffend. [E] hypochondriac. – **h. Depression:** ↗Depression mit das Krankheitsbild larvierendem hypochondrischem – bereits vor Depressionsbeginn aufgetretenem – Beschwerdenbild; evtl. wahnhaft übersteigert (**h. Wahn**).

Hypodynamie: krankhaft unterdurchschnittliche (dynamische) Funktion eines Organs (z.B. als Herz-, Kreislaufschwäche). – I.w.S. auch die Unterbeanspruchung dynamischer Körperfunktionen, z.B. der Muskelarbeit bei strenger Bettruhe, im Zustand der Schwerelosigkeit (bei längerem Bestehen: Muskelschwund, Knochenentmineralisierung). [E] hypodynamia.

Hypoglykämie: Absinken des Blutzuckers unter Normalwerte; i.w.S. die sich daraus ergebenden Krankheitszeichen (voll ausgeprägt am Schwellenwert von ca. 40 mg/100 ml ≙ 2,22 mmol/l). Bei mit Insulinüberproduktion einhergehenden Erkrankungen der Bauchspeicheldrüse (z.B. Inselzelladenom), bei Erkrankungen der Leber (Hepatitis, Coma hepaticum), des Hypophysenvorderlappens, der Nebennierenrinde (s.a. Glucocorticoide), bei Unterernährung, Hunger, nach Magenresektion (↗Dumpingsyndrom), bei Muskelarbeit u. nach Verabfolgung z.B. von Morphium, v.a. aber von Insulin u. von Antidiabetika, aber auch von Cimetidin u. Paracetamol. Krankheitszeichen evtl. nur diskret (= **latente H.**; mit Gereiztheit, Konzentrationsschwäche, Kopfschmerz), ggf. aber heftig (Heißhunger, Schwitzen, Zittern, innere Unruhe, psychische Enthemmung, evtl. Somnolenz bis Bewußtlosigkeit [↗Coma hypoglycaemicum]). E hypoglycemia.

hypoglykämisch: durch ↗Hypoglykämie bedingt. E hypoglycemic. – **h. Anfall:** ein – v.a. morgens auftretender – hirnorganischer ↗Anfall mit Hypoglykämie-Zeichen; bei Inselzelladenom, Nebennierenerkrankung; im EEG treten Allgemeinveränderungen auf, evtl. Epilepsie-Potentialen ähnliche Wellen. E h. attack. – **h. Koma:** ↗Coma posthypoglycaemicum. – **h. Schock:** Insulinschock; i.w.S. auch die Symptome des hypoglykämischen Anfalls. E h. shock.

Hypokaliämie: verminderter (< 3,8 mval/l) Gehalt des Blutes an Kalium; als Folge ungenügender Zufuhr, ungenügender Resorption aus dem Darminhalt, nach exzessiven Verlusten aus dem Darmtrakt (bei starkem Erbrechen, Durchfällen, Darmfistel) bzw. mit dem Harn (z.B. nach Saluretica, ACTH, Cortison; ferner bei CUSHING* Syndrom I, Hyperaldosteronismus, tubulärer Niereninsuffizienz) oder aber durch Kalium-Verschiebung (Transfer) aus dem extra- in den intrazellulären Raum; ferner als Folge einer familiären distalen Tubulopathie (mit Unfähigkeit, Kalium zurückzuhalten; führt zu Entwicklungsrückstand). Symptome der H. s.u. Kaliummangel; typisch auch das **H.-EKG:** abgeflachtes T u. angehobenes U; mit zunehmender H. eine ST-Senkung, relative U-Vergrößerung (evtl. TU-Verschmelzungswelle), evtl. isoelektrisches oder negatives T u. höher positives U. E hypokalemia.

Hypokalz(i)ämie: vermind. (< 4,5 mval/l bzw. 2,25 mmol/l [beim Erwachsenen]) Calcium-Gehalt des Blutserums; bei (Pseudo-)Hypoparathyreoidismus, Vitamin-D-Mangel, Steatorrhö, Nierenerkrankungen mit Phosphatretention, akuter Pankreatitis. Führt zu Tetanie (bzw. Spasmophilie) u. zu ST-, QT-Verlängerung im EKG. E hypocalcemia.

Hypokinese: 1) Bewegungsarmut, Verminderung der Spontanmotorik (der willkürlichen u. unwillkürlichen Bewegungen einschließlich physiologischer Mitbewegungen); bei Erkrankungen des extrapyramidal-motorischen Systems (z.B. bei PARKINSON* Syndrom), des Stirnhirns, bei Depression, Schizophrenie. E hypokinesia. **2)** Störung der Herzwandbeweglichkeit.

hypokinetisch-rigides Syndrom: Bewegungsarmut (↗Hypokinese) mit Muskelsteife (↗Rigor), z.B. bei PARKINSON* u. WILSON* Syndrom u. nach Phenothiazin-Dauerverabfolgung.

Hypolip(id)ämie: verminderter Lipidgehalt des Blutes bzw. die entsprechenden Krankheitsbilder (↗Tab.). Ferner als **familiäre H.** (= HOOFT* Syndrom) eine Störung des Fettstoffwechsels unter Einbeziehung des Cholesterins u. der Phospholipide; Krankheitszeichen: ichthyosiforme

Hypolipidämien [75]

Primäre Hypolipidämien
1. An-α-Lipoproteinämie (Tangier-Krankheit)
2. A-β-Lipoproteinämie (BASSEN*-KORNZWEIG* Syndrom)
3. Hypo-β-Lipoproteinämie

Sekundäre Hypolipidämien
1. Verminderte Synthese
   a) fortgeschrittene Leberzirrhose
   b) Autoimmun-Hypo-β-Lipoproteinämie
2. Malabsorption
   a) Sprue
   b) WHIPPLE* Krankheit
   c) chronische Pankreatitis
   d) Zustand nach Darmresektion
   e) ADDISON* Krankheit
3. Verstärkter Katabolismus
   a) Hyperthyreose
   b) steroidproduzierendes Nebennierenrindenadenom
4. Chronische Anämie

(nach SCHLIERF u. OSTER)

Hautveränderungen, Zahnschmelzdefekte, Leukonychie (»Perlmutternägel«), körperlicher u. geistiger Entwicklungsrückstand, tapetoretinale Degeneration (Typ LEBER), Aminoazidurie. [E] hypolipemia.

Hyponatr(i)ämie: vermind. (< 130 mmol/l) Gehalt des Blutserums an Natrium; bei hypotoner ↗Dehydratation u. hypotoner ↗Hyperhydratation, sowie – als Pseudo-H. – bei Verdrängung des Na aus der extrazellulären Flüssigkeit durch andere positiv geladene oder entsprechend osmotisch aktive Teilchen (z.B. bei Hyperglykämie, -lipidämie, -proteinämien); als Verdünnungs-, Verlust- oder Verteilungs-H. Kommt vor z.B. bei Hypoaldosteronismus, Salzverlustniere, Diuretika-Verabfolgung, nach heftigem Erbrechen, Durchfällen, inappropriater ADH-Sekretion, Hypothyreose, nephrotischem Syndrom, Leberzirrhose, Nierenversagen, Herzinsuffizienz. Klinische Zeichen (Natriummangelsyndrom): Hypotension, Tachykardie, allg. Verlangsamung, Apathie, Muskelkrämpfe; s.a. Salzmangelsyndrom, Hypochlorämie. [E] hyponatremia.

Hypoparathyr(e)oidismus, -parathyreose: Unterfunktion der Nebenschilddrüsen (= verminderte Absonderung von Parathormon) bzw. die dadurch bedingten Krankheiten/Krankheitszeichen. Als **primärer H.** bei Erkrankung der Nebenschilddrüsen, z.B. bei Atrophie der Nebenschilddrüse als Autoimmunkrankheit (= **idiopathischer H.**; oft kombiniert mit Nebennierenatrophie) oder als erbliche Krankheit (evtl. mit DI GEORGE* Syndrom); als **parathyreopriver H.** meist nach Strumektomie mit versehentlicher Entfernung der Epithelkörperchen. Führt zu Hypokalziämie, Hyperphosphatämie, Hypokalziurie, klinisch (evtl. nur bei Belastung des Calciumhaushalts, z.B. bei Durchfall) zu Tetanie, die evtl. nur latent ist (aber mit typischen Veränderungen im Elektromyogramm); bei Chronizität ferner Hautsprödigkeit, Querstreifung u. Splitterneigung der Nägel, Haarausfall, psychische Veränderungen, Katarakt; bei frühem Beginn Zahnentwicklungsstörungen, allgemeine Entwicklungsstörung. [E] hypoparathyroidism.

Hypoproteinämie: verminderte Plasmaproteinwerte im Blut (< 60 g/l). Als **relative H.** plasmavolumenbedingt (z.B. bei Wasserüberladung, ↗Hyperhydratation, bzw. verminderter Wasserausscheidung [= Wasserretention] u.a. nach – großen – Infusionen bzw. bei Anurie); als **absolute H.** v.a. bei Albumin-, aber auch bei γ-Globulinverminderung (Proteinspiegel < 50 g/l; verminderter onkotischer Druck), u. zwar infolge gesteigerten Abbaus (= **katabole H.**; z.B. idiopathisch; mit Hypalbuminämie, generalisierten Ödemen) oder infolge unzureichender Eiweißsynthese (= **anabole H.**); ferner durch Proteinverluste, z.B. bei exsudativer Gastroenteropathie, nephrotischem Syndrom, großflächigen Verbrennungen. – s.a. Dystrophie-Syndrom, alimentäres. [E] hypoproteinemia.

Hypothermie, Unterkühlung: akute oder anhaltende Senkung der Kerntemperatur unter den Sollwert infolge verminderter Wärmebildung (z.B. im natürlichen Winterschlaf) oder – als »passive« H. – durch allgemeine Abkühlung (Wärmeverlust) bzw. durch künstlichen Wärmeentzug (= kontrollierte H.; s. unten). H. ist ein häufiges Begleitsymptom schwerer Erkrankungen bei älteren Patienten. Dreiphasischer Ablauf; I (bei Rektaltemperatur von 37 bis 34 °C): erhöhte Kälteabwehr durch Hautgefäßkontraktion, Steigerung des Sauerstoffverbrauchs, der Herzfrequenz, des Blutdrucks u. der Wärmeproduktion (Kältezittern); II (34–27 °C): fortschreitende Schmerzunempfindlichkeit, Puls- u. Atemverlangsamung, Muskelstarre, Reflexabschwächung, Absinken des Energiestoffwechsels; ab ca. 32 °C Bewußtlosigkeit, Zusammenbruch der Wärmeregulation; III (27–22 °C): allmähliches Erlöschen aller autonomen Körperfunktionen bis zum Kältetod (bis 18 °C evtl. abwendbar). [E] hypothermia; hypothermy. – **H., kontrollierte** oder **künstliche:** H. durch gezielte äußerliche Kälteeinwirkung nach Ausschaltung der Wärmeregulation durch Arzneistoffe, sog. **neuroplegische** oder **pharmakologische H.,** bzw. durch Allgemeinnarkose (zwecks Vermeidung kreislaufbelastender muskulärer Kälteabwehrreaktionen kombiniert mit Muskelrelaxanzien); bezweckt Senkung des Sauerstoffverbrauchs der Gewebe u. erlaubt daher eine mehrere Minuten dauernde Unterbrechung der Blutzufuhr zu lebenswichtigen Organen bei Operationen an Herz, Gehirn, Leber, Niere ohne Einsatz der Herz-Lungen-Maschine. [E] controlled h.; artificial h.

Hypothyreose, -thyr(e)oidismus: Unterfunktion bis Funktionsausfall der Schilddrüse mit Verminderung des Thyroxingehaltes des Blutes. Als **primäre** oder **thyreogene H.** (mit erhöhtem Blutspiegel des TSH), z.B. bei Schilddrüsenmangel, -hypoplasie, -entzündung (Thyreoiditis, Immunthyreoiditis), Enzymopathie (Hormonsynthesedefekt; s.a. Struma), nach Verabfolgung von ↗Thyreostatika; nach übermäßiger operativer Schilddrüsenverkleinerung (Strumektomie) bzw. nach Radioresektion als postoperative oder strumiprive H.; s.a. Kachexia strumipriva. – Als **hypophysäre H.** bei Ausfall des Hypophysenvorderlappens (wobei das TSH im Blut vermindert ist; meist gleichzeitig Nebenniereninsuffizienz); ferner als **hypothalamische H.** (wobei TRH u. TSH vermindert sind). – Krankheitszeichen: rasche Erschöpfbarkeit, Kälteempfindlichkeit, Antriebsschwäche (bis Lethargie), Anämie, hochgradige Verstopfung, Stoffwechselträgheit (mit Untertemperatur = Hypothermie), spröde u. rissige Haut mit Mucopolysaccharid-Einlagerung (s.a. Myxödem), struppiges Haar, abgeschwächte Libido u. Potenz, Menstruationsstörungen (Meno- u. Metrorrhagie), Muskelschwäche (Myopathie) u. Reflexabschwächung, Niedervolt-EKG, Hypercholesterinämie; bei Auftreten im Kindesalter Verzögerung/Hemmung der geistigen Entwicklung u. der Skelettbildung (Störung der Ossifikation, Knochenkernbildung u. des Epiphysenschlusses; Minderwuchs). Die Behandlung erfolgt mit Schilddrüsenhormonen. [E] hypothyreoidism.

Hypotonia, Hypotonie, Hypotonus: Erniedrigung einer Spannung oder eines Drucks unter die Norm; z.B. Abnahme des Muskeltonus, des Liquordrucks (= zerebrale H.; mit Delir, bulbären Störungen; z.B. nach Hirnoperation, nach großer Liquorpunktion, bei Aliquorrhö), des Augeninnendrucks (**H. bulbi,** H. oculi; Druck unter Mindestwert von ca. 10 mmHg mit Weichheit des Augapfels; z.B. nach Augapfelverletzung, Degeneration des Ziliarkörpers, im diabetischen Koma). – I.e.S. *kard* das Absinken des arteriellen Blutdrucks auf Werte unter 105/60 mm Quecksilbersäule bzw. 14/8 kPa (beim Erwachsenen); grundsätzlich unterschieden als 1) **essentielle** oder **idiopathische H.** (= **primäre H.**; eine »hypotone Regulationsstörung« des Kreislaufs auf konstitutioneller Basis; bei Leptosomen), 2) **orthostatische H.** (H. im Stehen; bedingt durch »Absacken« des Blutes in abnorm erweiterte Gefäßgebiete infolge Versagens des Spannungszustandes der Venen u. ungenügender Blutförderung entgegen der Schwerkraft [führt zu Abfall des systolischen u. Anstieg des diastolischen Blutdrucks sowie zu Pulsbeschleunigung u. Abfall des Schlagvolumens des Herzens = »hyperdiastolische Regulationsstörung« n. Delius] oder durch Ausbleiben der gegenregulierenden Spannungszunahme der Arteriolen [mit systolischem u. diastolischem Druckabfall u. nur mäßigem Pulsfrequenzanstieg = »hypodiastolische Regulationsstörung« n. Delius), führt bei älteren Patienten häufig zu synkopalen Anfällen. 3) als **sekundäre** oder **symptomatische H.,** d.h. als Folge hormonaler Störungen (= endokrine H.; z.B. bei Addison* Syndrom, adrenogenitalem Syndrom, Insuffizienz des Hypophysenvorderlappens, beim Bartter* Syndrom), infolge Herz-Kreislaufminderleistung (= kardiovaskuläre H.; z.B. bei Herzinsuffizienz, Mitral-, Aortenstenose, Herzrhythmusstörung, Aortenbogensyndrom, Karotissinussyndrom), infolge Beeinträchtigung der nervalen Kreislaufregulation (= **neurogene H.**; z.B. nach Sympathektomie, Verabfolgung blutdrucksenkender = antihypertensiver Mittel), bei Infektionskrankheiten, Vergiftungen u. – als **hypovolämische H.** – nach Blut- oder Plasmaverlusten, im Schock; ferner die H. beim Gesunden, insbes. beim trainierten Sportler, als Vagotonie-Erscheinung. Grundsätzlicher Pathomechanismus: Verminderung des Herzminutenvolumens u./oder des peripheren Widerstands des Gefäßsystems. Führt in allen Formen zu Müdigkeit, Schwäche, Schwindel, Ohnmachtsneigung, Bewußtlosigkeit, Blässe u. Kühle der Haut, wenig gefülltem Puls bei erhöhter Frequenz. [E] hypotension (e.g. primary; idiopathic; orthostatic = postural; secondary).

Hypoventilation: abgeflachte u./oder verlangsamte Atmung, i.e.S. mit Verkleinerung des Atemminutenvolumens. [E] hypoventilation. – **H., alveoläre:** Störung der äußeren Atmung (respiratorische Insuffizienz) durch für den gegebenen Stoffwechsel unzureichende Belüftung der Lungenalveolen. Führt über einen Anstieg des CO_2-Partialdrucks zu Hyperkapnie (CO_2-Anreicherung im Blut) mit Anstieg des Standardbicarbonats, über Senkung des Sauerstoff-Partialdrucks in den Alveolen zu Hypoxämie sowie Hypertonie im Lungenkreislauf (bei Chronizität zu ↗Cor pulmonale) sowie auf beiden Wegen zu Anstieg des Liquordrucks. Die Partialinsuffizienz z.B. bei einseitiger Zwerchfellähmung, die Globalinsuffizienz bei Störung des Atemzentrums, Lähmung der Atemmuskulatur, obstruktiven u. restriktiven Lungenerkrankungen (z.B. Status asthmaticus bzw. Emphysem). [E] alveolar h.

Hypovitaminose: ↗Vitaminmangelkrankheit. [E] hypovitaminosis.

IJ

Ibuprofen: ein Antipyretikum, Analgetikum u. Antirheumatikum; Anw. bei akuten u. chronischen Gelenk- u. Wirbelsäulenleiden einschließlich Uratarthritis, Arthrosen u. Spondylarthrosen. Vorwiegend geeignet für die Behandlung leichterer rheumatischer Erkrankungen.

Idarubicin: ein Zytostatikum zur Therapie akuter myeloischer Leukämien Erwachsener.

Ig: ↗Immunglobulin. – **IgA:** s.u. Immunglobuline.

IgD; IgE; IgG; IgM: s.u. Immunglobuline.

IHD, IHE, IHK: ↗koronare Herzkrankheit (= **i**schämische **H**erz-**E**rkrankung bzw. -**K**rankheit bzw. [engl.] **i**schemic **h**eart **d**isease).

Ikterus, Icterus, Gelbsucht: gelbliche Verfärbung der Haut u. Schleimhäute sowie innerer Organe u. – besonders frühzeitig – der Lederhaut der Augen (Sklera) durch Übertritt von Gallenfarbstoffen aus dem Blut in die Körpergewebe, u. zwar v.a. von Bilirubin bei Hyperbilirubinämie (ab ca. 34 μmol/l = 2 mg/dl Gesamtbilirubin im Serum). Nach dem Entstehungsmechanismus unterschieden als an-, prä-, posthepatisch u. hepatisch. **1)** prähepatischer I., Produktionsikterus: I. durch vermehrtes Bilirubinangebot; u. zwar **a)** als hämolytischer ↗Ikterus bzw. **b)** als I. bei Shunthyperbilirubinämie, ferner **c)** als Infarktikterus (nach Lungeninfarkt). **2)** hepatischer (= hepatozellulärer) I., Parenchymikterus: I. durch erworbene (z.B. bei ↗Hepatitis oder ↗Leberzirrhose) oder angeborene Fehlfunktion in den Leberzellen; u. zwar **a)** als Transportikterus infolge Aufnahme- u. Transportminderung von Bilirubin in den Leberzellen (Teilmechanismus des MEULENGRACHT*-[GILBERT*] Syndroms; s.a. 2 b; oder **b)** als Konjugationsikterus, d.h. infolge gestörter Bilirubinkonjugation wegen Mangel an Glucuronyltransferase, v.a. bei CRIGLER*-NAJJAR* Syndrom, ferner beim MEULENGRACHT*-(GILBERT*) Syndrom sowie bei Neugeborenen (vorübergehender Glucuronyltransferasemangel; oder **c)** als hepatozellulärer Exkretionsikterus, d.h. durch verminderte Ausscheidung konjugierten Bilirubins aus den Leberzellen in die Gallenkanälchen, u. zwar als angeborener I. (DUBIN*-JOHNSON* Syndrom u. ROTOR* Syndrom) oder erworben (bei Virushepatitis, Leberzirrhose, als Schwangerschaftsikterus, nach Medikamenteneinnahme). **3)** cholestatischer posthepatischer I. infolge Störung des Gallenflusses (Cholestase); u. zwar entweder innerhalb der Leber, z.B. durch Tumoren, Parasiten, Cholangitis, biliäre ↗Leberzirrhose oder nach Medikamenten (anabolisch wirkende Steroide, Chlorpromazin), oder als Verschlußikterus infolge Verlegung der außerhalb der Leber gelegenen Gallenwege. [E] jaundice; icterus. – **I., cholestatischer:** s.u. Ikterus (3). [E] cholestatic jaundice. – **I., hämolytischer:** I. aufgrund vermehrter Hämolyse, d.h. bei einem die Verarbeitungs- u. Ausscheidungskapazität der Leber übersteigenden Bilirubinangebot, so daß infolge unzureichender Koppelung des Bilirubins an Glucuronsäure die Serumwerte des primären Bilirubins ansteigen; so bei hämolytischer ↗Anämie, bei Hämolyse nach Transfusion inkompatiblen Blutes, bei Morbus haemolyticus neonatorum (= Icterus gravis neonatorum), nach Lungeninfarkt, bei Virusinfekt mit Auftreten von Wärme- u. Kälteagglutininen sowie durch Arzneimittel-induzierte Antikörper. [E] hemolytic icterus. – **I., hepatogener, hepatischer, hepatozellulärer, hepatozytärer:** s.u. Ikterus (2). – **I., posthepatischer:** Verschlußikterus. – **I., prähepatischer:** I., hämolytischer, u. Shuntbilirubinämie.

Ileus, Darmverschluß: lebensbedrohliche Unterbrechung der Darmpassage durch Verengung oder Verlegung (= mechanischer I.) der Darmlichtung oder aber infolge Darmlähmung (= dynamischer I.; v.a. als paralytischer I.; auch gemischte Formen). Entsprechend der Lage des Passagestopps (hoch- oder tiefsitzend) unterschieden als Duodenal-, Dünndarm- u. Dickdarmileus; s.a. Flüssigkeitsspiegel (dort Abb.); bei unvollständiger Ausprägung als Subileus bezeichnet. Symptome: Schmerz, Erbrechen (u.U. als Koterbrechen = Miserere), ↗Meteorismus, fehlender Stuhl- u. Windabgang; die Darmgeräusche können fehlen oder aber abnorm verstärkt sein; rasch zunehmendes Schocksyndrom infolge Flüssigkeits- u. Ionenverlust durch Erbrechen. – Therapie: rasche operative Beseitigung oder Umgehung des Hindernisses, u.U. Enterostomie, pro- oder retrograde Absaugung; Intensivbehandlung. 🄴 ileus. – **I., angiomesenterischer:** besonders gefährlicher paralytischer I. durch segmentäre hämorrhag. Infarzierung (Nekrose) der Darmwand infolge Mesenterialgefäßthrombose oder -embolie; seltener durch Gefäßkompression (Mesenterialhämatom, Tumordruck). 🄴 ischemic i. – **I., duodenaler:** ↗Duodenalileus. – **I., dynamischer, I., funktioneller:** I. durch Störung oder Aufhebung der Darmbeweglichkeit; Oberbegr. für paralytischen u. spastischen I. 🄴 dynamic i. – **I., mechanischer:** I. durch Hindernis im Darmbereich; führt bei längerer Dauer zur Darmlähmung (paralytischer I.). Unterschieden als **1)** Strangulationsileus, d.h. infolge Abschnürung eines Darmabschnitts u. gleichzeitiger Störung der Durchblutung der Darmwand; bedeutet höchste Gefahr einer Infarzierung u. Nekrose (Destruktionsileus). Ursachen: **a)** Einklemmung einer inneren oder äußeren Hernie (Inkarzerationsileus), inkarzerierte Femoralhernien bei älteren Frauen werden oft übersehen; **b)** Volvulus; **c)** Invagination; **d)** Darmabknickung bei Verwachsungen (Adhäsionen bzw. Briden). – Oder als **2)** Obstruktionsileus, d.h. durch Verlegung des Darmes (ohne Durchblutungsstörung). Ursachen: **a)** Hindernis in der Darmlichtung (Obturationsileus), z.B. Fremdkörper, Gallenstein (im Alter häufiger), Würmer, unverdaute Nahrungsmittel, Kotstein; **b)** Verdickung der Darmwand durch Tumoren, Strikturen u. Entzündungen (Enteritis); **c)** Druck auf den Darm durch Tumoren oder Verwachsungen (Adhäsionen u. Briden) im Bauchraum (Kompressionsileus). 🄴 mechanical ileus; obstruction. – **I., paralytischer**, I., adynamischer: subakut beginnender I. infolge Darmlähmung. Ursachen: Stoffwechselstörungen, hirnorganische Erkrankungen, Lähmung der regulatorischen Darmnerven bzw. der Darmwandplexus oder Störung der Erregungsübertragung (Kaliummangel); reflektorisch bei entzündlichen Erkrankungen des Darmes u./oder der Nachbarorgane sowie nach Operationen oder Blutungen (z.B. bei Retroperitonealhämatom) u. als Endstadium eines mechan. I.; ferner bei Durchblutungsstörungen (↗I., angiomesenterischer). 🄴 paralytic i. – **I., spastischer:** akuter dynamischer I. durch reflektorische Dauerkontraktion einzelner Darmabschnitte. Ursachen: z.B. Bleivergiftung, Porphyrie, Würmerkonvolut, Tonnenstein. 🄴 spastic i.; hyperdynamic i.

Imipramin: 5-(3-Dimethylaminopropyl)-10,11-dihydro-5H-dibenz[b,f]azepin; Thymoleptikum (↗Antidepressiva, dort Tab.). 🄴 imipramin.

Immobilisation, Immobilisierung: Unbeweglichmachen; z.B. die Ruhigstellung des Körpers oder seiner Teile, u. zwar reflektorisch (z.B. bei Schmerzen), instinktiv als Bewegungsstarre (z.B. bei Kataplexie), paralytisch (bei Lähmung; z.B. nach Apoplexie) oder aber mechanisch (als Heilmaßnahme; meist Schienung, Gipsverband). Gerade geriatrische Patienten sind häufig aufgrund schwerer Erkrankungen bettlägerig, die I. kann so zu Komplikationen führen, z.B. Dekubiti, Thrombosen, Embolien, Obstipation, Reflexdystrophien etc. Oberstes Therapieziel sollte sein, eine I. soweit als möglich zu vermeiden. 🄴 immobilization.

Immobilisationssyndrom: durch längere ↗Immobilisation hervorgerufene Erschwerung des Grundleidens durch Muskel- u. Knochenatrophie, Gelenksteife, Marasmus, Psychosyndrom. 🄴 immobilization syndrome.

Immunglobuline, Ig: als Antikörper dienende Glykoproteine mit einheitlicher Grundstruktur. Bildung der Ig erfolgt nach Kontakt mit einem Antigen in B-Lymphozyten bzw. Plasmazellen, außerdem sind Ig als Antigenrezeptoren auf der Zellmembran von B-Lymphozyten nachweisbar. Ig sind als Antikörper in Serum, Sekreten u. Gewebe wichtig für die humorale Immunität. Die Einteilung der Ig erfolgt in 5 Klassen (↗Tab.), dabei werden biologische u. physiko-chemische Eigenschaften berücksichtigt. Eiweißstruktur: Glykoproteine (Kohlenhydratanteil 5–15%) mit je 2 – v.a. über Disulfidbrücken verbundenen – langen (= Schwer- = H-Ketten = heavy chains) u. kurzen (= Leicht- = L-Ketten = light chains) Polypeptidketten; wobei IgG aus 1, IgA aus 1 oder 2 (Dimer) u. IgM aus 5 (Pentamer) solcher Y- oder T-förmiger Teilmoleküle besteht (joining chain). Bei enzymat. Spaltung mit Papain entstehen aus IgG 2 Fab-Fragmente (mit Antigenbindungsstelle) u. 1 Fc-Fragment (Fixationsort für Komplement [C]), bei Spaltung mit Pepsin nur 2 Fragmente: $F(ab')_2$ u. Fc. Die der Antigenbindungsstelle nahen – N-terminalen – Teile der Fab-Fragmente weisen als variable Regionen (= V) sehr unterschiedliche – vom Antigen abhängige – Aminosäurensequenzen auf (Idiotypie), während die übrigen Bereiche nahezu konstant (= C) zusammengesetzt sind u. sich nur zwischen den einzelnen Ig-Klassen unterscheiden (Isotypie); ferner treten vererbbare genetische Varianten auf (Allotypie), deren immunchemische Bestimmung z.B. in der Vaterschaftsdiagnostik genutzt wird. E immunoglobulins.

Immunhämolyse: die durch Komplement vermittelte Auflösung von Blutkörperchen, an die sich gegen sie gerichtete Antikörper angeheftet haben, entweder idiopathisch oder durch exogene Faktoren (z.B. Medikamente, Infektionen) verursacht; s.a. Anämie, hämolytische, Hämolyse. E immune hemolysis.

Immunkomplexkrankheiten: durch zirkulierende Immunkomplexe (IK) hervorgerufene Krankheiten, die entweder akut nach Zufuhr eines Antigens (AG) entstehen (Serumkrankheit) oder einen eher chronischen Verlauf aufweisen, wobei v.a. Autoantigene, aber auch fremde Stoffe (z.B. bakterielle AG) zu ständiger Neubildung von IK führen. Für einige Krankheiten sind IK als (Teil-)Mechanismus nachgewiesen, z.B. Glomerulonephritis (Immunkomplextyp), Kollagenosen (z.B. Lupus erythematodes, rheumatoide Arthritis), bestimmte Formen der Endo- u. Myokarditis, Immunkomplexvaskulitis (bei

Immunglobuline: Einteilung nach Eigenschaften [24]

Klasse	Vorkommen	Serumkonzentration	Molekulargewicht
IgG	Serum, Frauenmilch	8,0–18,0 g/l	150 000
IgM	Serum	0,6–2,8 g/l	970 000
IgA	Serum, Sekrete	0,9–4,5 g/l	160 000, 385 000
IgD	B-Lymphozytenmembran	0,04 g/l	175 000
IgE	Mastzellen- u. Basophilenmembran	0,0003 g/l	190 000
Klasse	**Sedimentationskoeffizient**	**Fraktion der Elektrophorese**	**Placentagängigkeit**
IgG	7 S	γ2–γ1	ja
IgM	19 S	γ1	nein
IgA	7 S, 11 S	γ1–β	nein
IgD	7 S	γ1	nein
IgE	8 S	γ1	nein
Klasse	**Komplementbindung**	**Funktion**	
IgG	ja	Ak der sekundären Immunreaktion	
IgM	ja	Ak der primären Immunreaktion	
IgA	nein	immunologische Schleimhautbarriere	
IgD	nein	B-Lymphozytendifferenzierung (antigeninduziert)	
IgE	nein	Immunreaktion vom Soforttyp; Parasitenabwehr	

Ablagerung der IK in der Gefäßwand); bei anderen Krkhtn. wird dies diskutiert (z.B. Arteriosklerose, Leberzirrhose). – IK lassen sich häufig im geschädigten Gewebe durch Immunofluoreszenz nachweisen. [E] immune complex diseases.

Immunsuppression: künstliche Unterdrückung von Immunreaktionen; z.B. bei Transplantation oder Autoimmunkrankheit. Nebenwirkung: verminderte oder fehlende Abwehrkraft gegen Infektionen. [E] immunosuppression.

Immunsuppressiva: Medikamente zur Immunsuppression, z.B. Corticosteroide, Antimetabolite, Ciclosporin etc.; Anw. zur Unterdrückung der Abstoßungsreaktion bei Transplantationen u. zur Behandlung von Autoimmunerkrankungen, z.B. bei chronisch-entzündlichen Darmerkrankungen als Reservemedikation. [E] immunosuppressives.

Impaktbildung: folgenschwere Komplikation einer seit längerer Zeit bestehenden Obstipation; durch den fortschreitenden Wasserentzug entstehen steinharte Skybala, welche die Schleimhaut reizen. Es kommt zu »paradoxer Diarrhö« mit Stuhlinkontinenz, rektalen Blutungen, Urinretention bzw. -inkontinenz, möglicherweise entsteht ein mechanischer Ileus.

Impfreaktion: lokale u./oder allgemeine Reaktion des Organismus bei normalem Impfverlauf, je nach Art u. Methode der Impfung sowie Alter u. Resistenzlage des Impflings verschieden. [E] vaccination reaction.

Impfstoff, Vakzine: Antigen-Suspension oder -Lösung zur aktiven Immunisierung gegen Infektionskrankheiten; hergestellt aus lebenden oder toten Keimen (= Lebend- bzw. Tot-I.), entgifteten Toxinen (= Toxoid, Anatoxin) oder aus Antigenextrakten (= Extrakt-I.). [E] vaccine.

Impfung, Vakzination: Einbringen von ↗Impfstoff (= **aktive I.**) bzw. von Immunserum (= **passive I.**) in den Körper zum Zwecke der Immunisierung. Die aktive I. als Schluckimpfung oder – häufiger – als parenterale I., u. zwar intradermal (mit Nadel, Impflanzette oder -pistole; subkutan oder intramuskulär. Für ältere Menschen empfohlen werden die Influenzaimpfung, die Impfung gegen Pneumokokkeninfektionen (v.a. bei Risikopatienten) sowie die Tetanusimpfung. Entsprechende Reiseimpfungen sollten bei Bedarf vorgenommen werden. [E] vaccination.

Implantatlockerung: Komplikation nach prothetischem Gelenkersatz, meist verursacht durch eine infizierte Endoprothese. Therapeutisch werden Antibiotika u. eine Saug-Spül-Drainage eingesetzt, nach Entfernung des Implantats kann eine erneute Prothesenimplantation nach Ausheilung des Infektes erfolgen, wobei die Immobilisationszeit so kurz wie möglich gehalten werden sollte.

Impotentia, Impotenz: (latein.) Unvermögen, Unfähigkeit; i.e.S. die I. coeundi. [E] impotence, -cy. – **I. coeundi:** Unvermögen des Mannes, den Geschlechtsverkehr regelrecht (u. befriedigend) zu vollziehen. **1)** I., psychogene: häufigste Form der I., die z.B. durch Erwartungsspannungen, neurotische oder andere psych. Störungen entsteht; führt zu Erektionsschwäche oder verfrühtem bzw. verzögertem Samenerguß (Ejaculatio praecox bzw. retarda) oder – als Befriedigungsimpotenz (I. satisfactionis) – zum Ausbleiben des Orgasmus trotz normaler Erektion (mit oder ohne Ejakulation). **2)** I., symptomatische: I. infolge von Penisfehlbildungen, Gefäßerkrankungen, endokrinen Störungen (Hypogonadismus mit Androgenmangel), Nervenerkrankungen (z.B. diabetische Neuropathie), Alkoholismus u. Morphinismus, Unterbrechung des Ejakulations- bzw. Erektionsreflexes (z.B. bei tiefer Querschnittslähmung, nach Radikaloperation im Beckenbereich); ferner als Nebenwirkung von Medikamenten (z.B. einzelne Psychopharmaka). [E] impotentia coeundi.

Impulsgeber: das der Impulserzeugung dienende Teil des künstl. ↗Herzschrittmachers. [E] stimulus.

Inaktivitätsatrophie: Atrophie als Folge mangelnder oder fehlender funktioneller Inanspruchnahme; betrifft v.a. ruhiggestellte oder geschonte Muskeln (bei Lähmung, Fraktur, Kontraktur, Schonhaltung), unbelastete Knochen, Drüsen mit behinderter Sekretion; wird begünstigt durch die inaktivitätsbedingte Minderdurchblutung. Prophylaxe bei Frakturen oder prothetischem Gelenkersatz ist die frühzeitige Mobilisierung des Patienten. [E] atrophy secondary to inactivity.

Incontinentia, Inkontinenz: (latein.) Nichtzusammen-, Nichtzurückhalten(können), z.B. von Affekten (Affektinkontinenz), Geweben (= Dysplasie); i.e.S. das Unvermögen zu kontrolliertem Zurückhalten (Retention) der Exkremente, d.h. die ↗Stuhl- u. die Harninkontinenz (**I. alvi** bzw. ↗I. urinae). E incontinence. – **I. urinae:** ↗Harninkontinenz. – **I. urinae paradoxa:** ↗Ischuria paradoxa. E urinary (paradoxical) i.

Indometacin: [1-(p-Chlorbenzoyl)-5-methoxy-2-methylindol-3-yl]-essigsäure; nichtsteroidales Antirheumatikum (mit schwach analgetischer u. antipyretischer Wirkung); Nebenwirkungen: Magen-Darm-Störungen, Kopfschmerzen, Schwindel. E indomet(h)acin.

Indoramin: ein α_1-Rezeptorenblocker; Anw. als Antihypertensivum.

Infektion, Ansteckung: Eindringen von Mikroorganismen (z.B. Bakterien, Viren, Pilze, Parasiten) in einen Makroorganismus (z.B. Mensch), wo sie haften bleiben u. sich vermehren; i.w.S. auch die Infektionskrankheit. In Abhängigkeit von der Virulenz u. Menge der Erreger, der Reaktionsbereitschaft des Makroorganismus sowie vom Ansiedlungsort entsteht entweder eine Infektionskrankheit, eine stumme I. oder ein unschädliches Zusammenleben (Symbiose, z.B. mit der physiolog. ↗Darmflora); s.a. Bakterieninfektion. E infection. – **I., alimentäre:** I. durch Nahrungsmittel (s.a. Lebensmittelvergiftung). E alimentary i. – **I., aszendierende:** I., die sich in einem Ausführungsgang oder Organ entgegen der Flußrichtung der Sekrete oder Ausscheidungen ausbreitet, z.B. im Urogenitaltrakt. E retrograde i. – **I., endogene:** I. durch sonst unschädliche, im Körper vorhandene Keime (z.B. Darmflora), die bei Minderung der Infektionsabwehr u./oder Verschleppung an einen ungewöhnlichen Ort zu Krankheitserscheinungen führen. E endogenous i. – **I., fokale:** Herdinfektion. E focal i. – **I., opportunistische:** I. auf dem Boden einer gestörten immunologischen Abwehrreaktion, z.B. bei ↗AIDS; meist durch Parasiten, Viren u. Pilze. – **I., stumme:** I. ohne Krankheitserscheinungen, die zur Immunität führt (stille Feiung). E silent or subclinical i.

Influenza: *(latein. influere = einfließen)* die – früher auf himmlische Einflüsse (»...coeli influencia...«) zurückgeführte – echte ↗Grippe. E influenza. – **I. nostras:** ↗grippaler Infekt. E i. nostras.

Influenzaimpfung: ↗Impfung.

Inhalation: Einbringen von Gasen, Dämpfen (↗Dampf-I.) oder feinster, in Luft (bzw. Gas) zerstäubter Teilchen (↗Aerosoltherapie) in die Atemwege, -organe unter Ausnützung des natürl. (Ein-)Atmungsvorgangs. Wird angewendet zur Therapie akuter u. chronischer Atemwegserkrankungen; unterschieden werden die »feuchten« Nebel (Teilchengröße > 10 μm) u. die »trockenen« Nebel (Teilchengröße < 10 μm). Größere Teilchen werden weiter oben in den Atemwegen abgelagert, kleinere gelangen bis in tiefere Abschnitte des Respirationstraktes. – s.a. Inhalationsmittel. E inhalation.

Inhalationsmittel, Inhalanzien: Arzneizubereitungen zur Inhalation bzw. für Aerosoltherapie; z.B. Expektoranzien u. Asthmamittel (u.a. äther. Öle, Mineralsalz-Lsgn., Tinkturen; auch Antibiotika-, Corticoidzusatz). E inhalants.

Inhalator: Gerät für die Inhalationstherapie (↗Inhalation); mit Vernebler oder Verdampfer (bzw. Gasflasche), Druckregler, Atemmaske oder Mundstück (bzw. Nasenoliven); s.a. Aerosoltherapie. E inhaler.

Initialdosis: die erste – u.U. meist höhere – Dosis eines Medikaments innerhalb einer Behandlung. E initial dosis.

Inkontinenz: ↗Incontinentia. E incontinence.

Inkontinenzhilfsmittel: als solche gelten z.B. Slipvorlagen, Windelhosen oder Betteinlagen; können bei Urin- u. Streßinkontinenz bzw. bei kompletter Stuhl- u. Harninkontinenz (z.B. nach Apoplex) ärztlich verordnet werden.

Innenohrschwerhörigkeit, Labyrinthschwerhörigkeit: die »kochleare« (Cochlea) oder »labyrinthäre Schwerhörigkeit« (Schallempfindungsstörung), die alle Frequenzen betreffen kann, als Altersschwerhörigkeit (↗Presbyakusis) v.a. die mittl. u. hoher Töne; häufig mit – hohen, klingenden – Ohrgeräuschen verbunden; ist von retrokochlearer Hörstörung (»Nervenschwerhörigkeit«) nicht streng zu trennen; Audiogramm: übereinstimmende Senkung der Luft- u. Knochenleitungskurven. Erworben z.B. durch Rötelnembryopathie (angeborene I.), chronische Lärmbelastung, Schädelbasisfraktur, Labyrinthblutung, Labyrinthitis, Zirkulationsstörung (Arteriosklerose, MENIÈRE* Krankheit, Angiopathia diabetica etc.), Infekt (Typhus, Mumps, Diphtherie etc.), chemisch-toxisch (Chinin, Streptomycin etc.), Endolymphestörung (z.B. als akuter Hörsturz). [E] labyrinthine hearing loss.

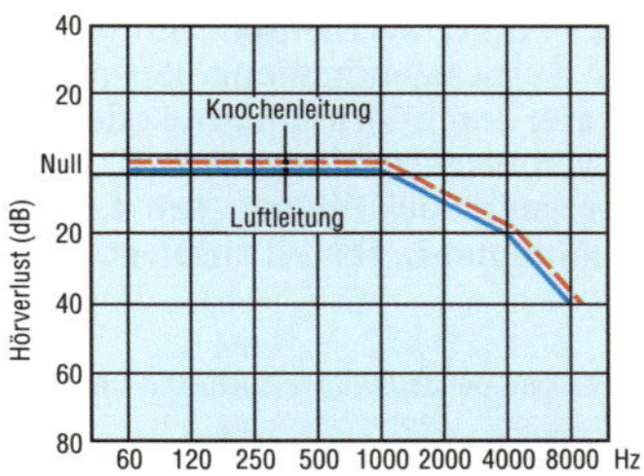

Audiogramm bei **Innenohrschwerhörigkeit** [72]

inotrop: mit Wirkung auf die Kontraktilität (Leistungsfähigkeit) des Herzmuskels; **1)** negativ inotrope, d.h. die Kontraktilität vermindernde Stoffe sind z.B. β-Rezeptorenblocker, viele Antiarrhythmika, Barbiturate, Morphin; **2)** positiv inotrop wirken z.B. Sympathikus-Reize bzw. Sympathikomimetika, ↗Digitalis, ferner Glucagon, Insulin, Schilddrüsenhormone. [E] inotropic (negative or weakening; positive or strengthening).

Insertionstendopathie, -ligamentopathie: s.u. Tendopathie.

Insomnia, Insomnie: Schlaflosigkeit. [E] insomnia.

Insufficientia, Insuffizienz: ungenügende Funktion bzw. Leistung eines Organ(system)s. [E] insufficiency. – **I., brachiobasiläre:** Anzapfsyndrom der A. basilaris bei Blutmangel im Arm durch zentrale Stenose oder Verschluß der A. subclavia. [E] brachiobasilar i. – **I., chronische venöse:** Überbegriff für chronische venöse Abflußbehinderung der unteren Extremität u. die hieraus resultierenden Schäden bei ↗postthrombotischem Syndrom, hämodynamisch relevanter primärer ↗Varicosis u. kongenitaler Klappenagenesie u. -hypoplasie; insbesondere wenn bei fortgeschrittenen Fällen eine ätiologische Zuordnung nicht mehr möglich ist oder wenn Mischformen vorliegen. Subjektiv führt die chronische Rückflußstörung zu Schwere- u. Völlegefühl der Beine v.a. bei längerem Sitzen u. Stehen, seltener zu Schmerzen. Nach dem klinischen Bild werden 3 Stadien unterschieden. Stadium I: Schwellung ohne trophische Störungen. Stadium II: trophische Hautveränderungen im Sinne von örtlicher Hämosiderose (»Stauungspigment«, »Dermatite ocre«), Lipodermatosklerose mit straffer Atrophie der Haut, Atrophie blanche, Hyperkeratose u. Ekzematisation (»Stauungsdermatose«). Stadium III: ↗Ulcus cruris venosum venosum oder Narbe nach abgeheiltem Ulcus. [E] Chronic venous insufficiency. – **I. cordis:** ↗Herzinsuffizienz, Herzklappen-I. – **I. hepatis:** Leberinsuffizienz. – **I., hypophysäre:** Hypopituitarismus. – **I., pluriglanduläre:** SIMMONDS*(-SHEEHAN*) Syndrom, ADDISON* Krankheit, erworb. Myxödem, SCHMIDT* Syndrom. – **I., renale:** ↗Niereninsuffizienz. – **I., respiratorische:** s.u. respiratorisch. – **I. thyreoidalis:** ↗Hypothyreose. – **I., vertebrale:** Wirbelsäuleninsuffizienz. – **I., zerebrale** oder **zerebrovaskuläre:** ↗Hirnischämie; s.a. Apoplexia cerebri.

Insulin, Inselhormon: (Isolierung: BANTING u. BEST 1920; Reindarstellung: ABEL 1926; Primärstruktur: SANGER 1949/50; Synthese: ZAHN 1963; jetzt auch Herstellung durch Gentechnologie [»Humaninsulin«]). Peptidhormon aus zwei durch 2 Disulfidbrücken verknüpften Peptidketten; Molekulargewicht je nach Herkunft 5700–5800; Biosynthese von Proinsulin u. Speicherung (ca. 50 IE/Tag) erfolgen in den Beta- = B-Zellen der LANGERHANS* Inseln (Gesamtmenge im Pankreas beträgt ca. 250 IE ≙ 10 mg). – Die Absonderung wird durch verschiedene physiolog. Reize bewirkt. – Abbau erfolgt v.a. in der Leber (Spaltung der Disulfidbrücken durch Insulinase; Proteolyse der A- u. B-Kette), ferner in Niere, sonstigen Geweben u. Blut (biologische Halbwertszeit ca. 30 Min.); z.T. erfolgt Ausscheidung mit dem Harn (ca. 5 mIE/Tag). Senkt den Blutzuckerspiegel u. wirkt direkt oder indirekt auf alle Stoffwechselreaktionen. Im Tierversuch (2 kg schweres Kaninchen nach 24 Std. Fasten) senkt 1 Internationale Insulin-Einheit (IE) den Blutzuckerspiegel von 6,66 auf 2,22 mmol/l (1 IE ≈ 0,04167 mg des 4. internat. Standardpräparates; reinstes I. ca. 28 IE/mg). Bestimmung heute als immunologisch meßbares (IMI) = immunoreaktives (IRI) I. meist radioimmunologisch, wobei die Insulin-ähnliche Aktivität nicht erfaßt wird (Normalbereich 58–172 pmol/l). – *ther* ↗Insulinpräparate. E insulin(e).

Insulinpräparate: Injektionspräparate mit kristallinem oder amorphem Insulin aus Schweine- oder aus Rinderpankreas (meist 40 IE/ml); zur parenteralen Anw. (s.c., i.m., i.v.; oral unwirksam) bei allen Insulin-bedürftigen Diabetesformen. Als Altinsulin bis zu 8 Std. wirksam, als Depotinsulin mit verzögertem Wirkungsbeginn u. längerer Wirksamkeit für 12 bis 24 Std. (Intermediärinsuline) bzw. > 24 Std. (Langzeitinsuline). Nebenwirkungen: Insulinallergie, Insulinresistenz, Hypoglykämie (bei Überdosierung; Ausgleich durch Glucagongaben). Heute werden meist hochgereinigte sowie gentechnologisch hergestellte u. semisynthetische I. verwendet. E insulin(e) products or preparations.

Insulinschock: Hypoglykämie mit Schocksymptomatik, u.U. mit posthypoglykämischem Koma durch unangemessen hohe Insulinzufuhr (Alt-/Verzögerungsinsuline) oder Mobilisierung endogenen Insulins (z.B. durch Sulfonylharnstoffe) oder bei Insulinom; Symptomatik kann schleichend oder akut beginnen. E insulin(e) shock.

Insult(us): (latein.) plötzlich eintretendes Ereignis, ↗Anfall; i.e.S. der apoplektische I. u. der transitorische I. (s.u. Apoplexia cerebri). E seizure; attack; stroke.

Intelligenzabbau: Verlust intellektueller Fähigkeiten; charakterist. Störung bei Demenz. Ein eindeutiger I. ist bei sonst gesunden Personen erst jenseits des 80. Lj. zu beobachten, früheres Nachlassen der kognitiven Fähigkeiten ist meist Anzeichen für eine Erkrankung. E intellectual decline.

Interferenzstromtherapie: 1) NEMEC* Therapie. **2)** stereodynamische I. mit 3 Stromkreisen u. dreidimensionaler Reizung der Gewebe (»Raumreizung«).

Interferone, IFN: (ISAACS u. LINDENMANN 1957) von kernhaltigen Zellen nach Infektion mit Viren gebildete niedermolekulare Proteine, die als Hemmstoffe der intrazellulären Virusreplikation wirken. Die I. wirken nur bei Individuen der gleichen Art (streng speziesspezifisch; daher konzentrieren sich die Untersuchungen auf menschliche I.). In Zellkulturen (Leukozyten-, Fibroblasten-K.) lassen sich I. vom Typ I (= IFN-α u. IFN-β) z.B. durch Viren oder durch synthetische Stoffe induzieren; in Suspension immunkompetenter Zellen kann durch Virusantigene oder T- bzw. B-Lymphozyten-Mitogene (z.B. Lectine, Tuberculin) die Bildung von I. des Typs II (= Immun-I., IFN-γ) angeregt werden. Die

Klinische Behandlungsversuche mit **Interferonen** [32]

Herpes-Keratitis (HSV 1)	erfolgreiche Behandlung (ab 1978)
Herpes zoster (VZV)	Reduktion, Nebeneffekte
Herpes-simplex-Infektionen	noch nicht zu beurteilen
Kondylome (Condyloma acuminatum)	»gute klinische Wirkung«
Zytomegalie-Virus (chronisch aktive Infektion)	geringe Verbesserungen, Nebenwirkungen
Hepatitis-B-Virus (chronisch aktive Infektion)	permanente Reduktion u. Verschwinden der DANE* Partikel etc.
virale Infektion des Respirationstraktes (Influenza-, Rhinovirus)	keine überzeugende Wirkung
andere Viruserkrankungen	wechselnd
metastasierende Krankheiten	
Osteosarkome	offensichtliche Erfolge unter kombinierter Chemotherapie
chronische myeloische Leukämie u. Haarzellenleukämie	therapeutische Aktivität nachgewiesen
multiple Myelome	Reaktion sehr gut
Brustkrebs	nicht abgeschlossen, oder Verbesserungen
HODGKIN* Krankheit	variable Remission
Melanome	Tumorschwund

Bildung von I. wird durch Gene reguliert, wobei IFN-α u. IFN-β auf dem menschlichen Chromosom Nr. 9, IFN-γ auf Chromosom Nr. 12 (langer Arm) lokalisiert sind. Die Herstellung von I. erfolgt durch Gentechnologie (rekombinantes INF, rINF). – Die I. werden an Membrangangliosside gebunden u. wirken – ohne selbst in die Zellen einzudringen – indirekt, u.a. durch Abbau der m-RNS u. Hemmung der Peptidketten-Initiation (wodurch die Virusreplikation, u.U. auch schnell wachsende Tumorzellen, gehemmt werden könnten); klinische Anw. der I. (s.a. Tab.): verschiedene Viruserkrankungen u. Tumoren, heute v.a. als IFN-α_2 bei der Therapie der Haarzellenleukämie u. der chronischen myeloischen Leukämie. Als Nebenwirkung der I. kann ein Arzneimittelfieber auftreten. [E] interferons.

Interimsprothese: zwischenzeitlich bis zur definitiven Versorgung zu tragende Prothese, z.B. Behelfsbein (zur Gehschulung), Zahnersatz. [E] temporary prosthesis.

Interkostalneuralgie: gürtelförmige Schmerzen entlang einem oder mehreren Zwischenrippenräumen u. mit typischen Druckpunkten paravertebral, in der Axillarlinie u. paramedian-vorn. Symptom bei Rückenmarks- u. Wirbelsäulenprozessen, Zoster, Aortenisthmusstenose, Bronchial- u. Mediastinaltumor, Pleuraendotheliom. [E] intercostal neuralgia.

Interleukine, IL: Lymphokine, die als Signalstoffe des Immunsystems wirken; als Mediatorsubstanzen verantwortlich für Induktion u. Verlauf der T-Zell-vermittelten zytotoxischen Immunreaktion sowie der B-Zell-Aktivierung (Antikörperproduktion). – **Il-1,** lymphocyte-activating factor (LAF): wird von Makrophagen gebildet; eine der vielseitigsten Mediatorsubstanzen des Immunsystems; Peptid mit MG von 17 000 D; kommt in zwei Formen mit identischer Funktion vor: Il-1α und Il-1β; wirkt über einen Rezeptor auf Zielzellen ein; bewirkt z.B. Proliferation oder Stimulation zur Proteinsynthese. – **IL-2,** lymphocyte mitogenic factor: wird von aktivierten T-Zellen gebildet; Peptid mit MG 15 400 D; dient als T-Zell-Wachstumsfaktor (sog. T-cell growth factor, TCGF); stimuliert die Produktion anderer Lymphokine (z.B. Interferone); steigert auch die Proliferation der B-Zellen u. induziert die Zytotoxizität aktivierter Makrophagen. – **Il-3:** wird ebenfalls von aktivierten T-Zellen gebildet; wirkt v.a. auf Zellen des hämopoietischen Systems; Wachstumsfaktor für Mastzellen. – **Il-4:** Bildung durch aktivierte T-Helferzellen; stimuliert die B-Zell-Proliferation u. ist als sog. »switching factor« an der Antikörperproduktion beteiligt. – **Il-5,** T-cell-replacing factor: ein Produkt aktivierter T-Helferzellen; wirkt auf aktivierte B-Zellen u. steigert die Antikörperproduktion. – **Il-6:** wird von aktivierten T-Zellen, Makrophagen, Fibroblasten u. Endothelzellen gebildet; Glykoprotein mit MG von 26 000 D; wesentliche Funktion ist seine Wirkung als »colony stimulating factor«; Wachstumsfaktor für Plasmazellen, Keratinozyten u. Mesangiumzellen; induziert die Synthese von Akute-Phase-Proteinen. – **Il-7:** wird von den Stromazellen des Knochenmarks gebildet; fördert das Wachstum der lymphoiden Stammzelle sowie der Prä-B-Zellen, Prothymozyten, Thymozyten u. $C4^-/CD8^-$-T-Zellen; Glykoprotein mit MG von 25 000 D. – **Il-8,** neutrophile activating factor 1 (NAP-1): wird von vielen Zellen (v.a. Makrophagen, Synoviozyten, Endothelzellen, Fibroblasten) gebildet. Als Stimulus für die Bildung von Il-8 wirken Immunkomplexe; stärkster Chemotaxisfaktor für Granulozyten. [E] interleukins.

Intertrigo, Hautwolf: hochrotes, nässendes Erythem (ohne Krusten oder Schuppen) an Berührungsstellen der Haut, v.a. in Achseln u. Leisten, an Damm (= **I. perinealis** = »Wolf« i.e.S.), Gesäßspalte, Nabel, unter den Brüsten, zwischen Fingern u. Zehen; entweder infolge Mazeration mit nachfolgender bakterieller oder mykotischer (= **I. candidamycetica**; häufig bei Diabetikern) Infektion oder – v.a. bei Fettleibigen – als ekzematisiertes seborrhoisches Ekzem. [E] intertrigo.

Intrakutanprobe, -test, Intradermaltest: diagnostische Hautprobe durch i.c. Injektion (Kleinstmenge) oder andersartige i.c. Einbringung (z.B. mit Impfbohrer n. PIRQUET) einer als Allergen verdächtigen Substanz, die beim Sensibilisierten eine lokale ↗Intrakutanreaktion hervorruft. Anw. v.a. zur Feststellung einer Allergie (z.B. mit Gruppenextrakten), Prüfung der Immunitätslage für best. Krankheiten; z.B. nach CASONI-BOTTERI (auf Echinokokkose), DICK (Scharlach), SCHICK (Diphtherie), FREI (Lymphogranuloma inguinale), MENDEL-MANTOUX (Tbk). E intracutaneous test.

Intrakutanreaktion: Hautveränderung (Quaddelbildung, Erythem, Schwellung, Induration, im Extremfall Nekrose) am Ort der ↗Intrakutanprobe als Immunreaktion vom Früh- oder Spättyp (s.u. Allergie). E intracutaneous reaction.

Intrinsic-Asthma: das weder atopische noch exogen-allergische ↗Asthma bronchiale, z.B. als Folge chronischer Atemwegsinfektion in Verbindung mit konstitutionellen, neurovegetativen u. hormonellen Faktoren; Beginn meist im mittleren Lebensalter; häufig mit Extrinsic-Asthma kombiniert. E intrinsic asthma.

Intrinsic-Faktor, CASTLE* F.: in der Magenschleimhaut (v.a. in Korpus, Fundus) wahrscheinlich von den Belegzellen gebildetes thermolabiles, wasserlösliches Mucoprotein, das mit Vitamin B_{12} eine lose, für Darmbakterien unangreifbare Verbindung eingeht u. so die B_{12}-Resorption im unteren Ileum ermöglicht. Angeborener **I.-F.-Mangel** oder I.-F.-Autoantikörper bewirken perniziöse Anämie. E intrinsic factor.

Involution: der funktionsbedingte (Mangelbeanspruchung) u./oder alter(n)sbedingte physiolog. Rückbildungsprozeß einzelner Organe; z.B. die postpubertale I. des Thymus; s.a. Altersatrophie. E involution.

Involutionsdepression: s.u. Depression, senile. E involutional depression.

Involutionsosteoporose: ↗Osteoporose als (klimakterisches) Involutionsergebnis.

Involutionsperiode: der Lebensabschnitt der physiologischen Altersinvolution; z.B. das Klimakterium.

Involutionspsychose: Sammelbegr. für eine im 5.–6. Ljz. ausbrechende Schizophrenie (↗Spätschizophrenie) oder manisch-depressive Erkrankung (↗Depression, senile), Paranoia (mit Beeinträchtigungsvorstellungen u. Größenwahn, evtl. akustischen Halluzinationen, ohne Bewußtseinszerfall u. Demenz). E involutional psychosis.

IO-Gerät: im **O**hr (im Gehörgang) zu tragendes Kleinsthörgerät (↗Hörhilfe).

Iridoschisis: fortschreitende beidseitige Ablösung des Vorderblattes der Regenbogenhaut (Iris) von der Pigmentepithelschicht; meist senil-atrophisch (7. Ljz.) in der unteren Irishälfte; in ca. 50% mit Glaukomentwicklung. E iridoschisis.

Iridozyklitis: Iritis mit Beteiligung des Ziliarkörpers (= Uveitis anterior). Verlaufsformen u. Symptome wie bei Iritis; ferner Glaskörpertrübung u. (bei 15–20%) toxische Begleitneuritis. Komplikationen (Seclusio u. Occlusio pupillae, Sekundärglaukom, Katarakt, Phthisis bulbi) häufiger als bei ↗Iritis. E iridocyclitis.

Iritis: Entzündung der Regenbogenhaut, meist als ↗Iridozyklitis. Durch äußere Faktoren (»exogen«), z.B. nach Verletzung, Geschwür oder – sekundär – bei Horn-, Leder-, Netzhauterkrankung sowie nach schwerer Verbrennung, Verätzung, Insektenstich; oder endogen, entweder metastatisch (z.B. bei Tuberkulose, Gonorrhö) oder als hyperergische Reaktion (Oberflächen-I.; v.a. bei Zweitstreuung); ferner z.B. bei Syphilis II, Lepra, Aktinomykose, Herdinfekt, BOECK*, HEERFORDT* Syndrom, Rheuma, Toxoplasmose, Diabetes (Neigung zu Glaukom), Heterochromie. E iritis.

Ischämie: Blutleere oder Minderdurchblutung (↗Durchblutungsstörung) eines Gewebes infolge unzureichender (= relative I.) oder fehlender (= absolute I.) arterieller Blutzufuhr; wird bedingt durch Einengung bzw. Verschluß der Gefäßlichtung (z.B. bei akutem ↗Arterienverschluß, arterieller ↗Verschlußkrankheit, Koronarinsuffizienz, Hirnischämie) oder durch Gefäßkrampf (z.B. bei RAYNAUD* Krankheit, PRINZMETAL* Angina, Ergotismus) oder durch Abschnürung einer Arterie (z.B. bei künstlicher Blutstillung bzw. bei Schwellung oder Tumor). Führt zu Sauerstoffmangel mit Abblassung, Abkühlung u. Volumenabnahme der betroffenen Gewebe, bei längerem Bestehen oder hohem Hypoxiegrad zur Nekrose. Bei akutem ↗Arterienverschluß im Extremitätenbereich Unterscheidung zwischen kompletter bzw. inkompletter I. (= Ischämiesyndrom). E ischemia. – **I., retinale: 1)** zu vorübergehendem teilweisem Gesichtsfeldausfall führende Netzhaut-I. durch Spasmus der A. centralis retinae bei JACKSON* Epilepsie. **2)** ↗Zentralarterienverschluß. [E] retinal i. – **I., zerebrale:** ↗Hirnischämie; s.a. Apoplexia cerebri. [E] cerebral i.

Ischiassyndrom, Lumbago-Ischias-, COTUNNIUS* Syndrom: ein lumbosakrales Wurzelreizsyndrom (↗Lendenwirbelsäulensyndrom) mit Spontan- u. Dehnungsschmerzen, Empfindlichkeit typischer VALLEIX* Nervendruckpunkte u. mit Sensibilitätsstörungen im Ausbreitungsgebiet des Nervus ischiadicus, mit Ausfällen der Reflexe u. Motorik u. mit vegetativen Symptomen (Ödem, vasomotorische Störungen), Muskelhartspann, Wirbelsäulenstarre, evtl. Skoliose. Meist angekündigt durch

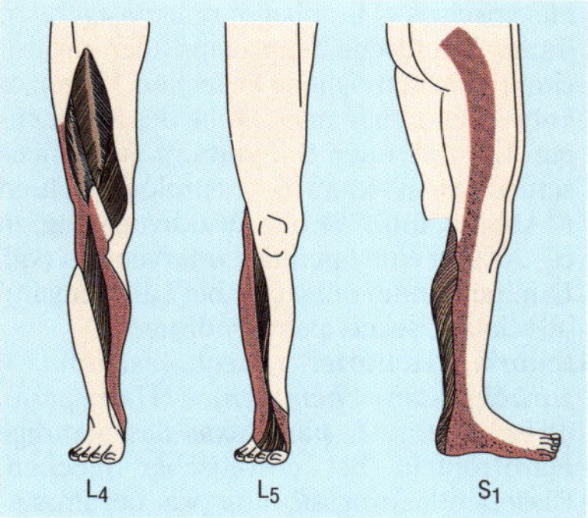

Kennmuskeln (schraffiert) u. Hautgebiete (gerastert) für die Nervenwurzeln L_4, L_5 u. S_1 bei **Ischiassyndrom** [68]

Ischiassyndrom [79]

Ischiassyndrom bei	Klinischer Befund	Neurologischer Befund
Bandscheibenprotrusion a) lateral b) medial	a) (einseitig!) LASÈGUE +; lageunabhängiger Schmerz, je nach Prolapshöhe bis Mitte Wade oder in den Fuß ausstrahlend; meist Ausweichskoliose u. kyphotische oder lordotische Schonhaltung b) wie bei a); doppelseitige Anklänge möglich	a) (einseitig!) Druckpunkte +; LASÈGUE +; Parästhesien; noch keine motorischen oder sensiblen Ausfälle; ASR u. PSR gut b) wie bei a); doppelseitige Anklänge möglich
Spondylolisthese	wie oben bei b)	wie oben; doppelseitige Anklänge möglich; PSR u. ASR kann einseitig fehlen
Bandscheibenprolaps	einseitiger Schmerz (wie oben; lageunabhängig); LASÈGUE ++; »totes Gefühl«; Schwäche; Kältegefühl in der befallenen Extremität	wie oben; dazu sensible (manchmal auch motor.) Ausfälle; »totes Gefühl« bei L 4/5; Fußhebeschwäche; AS fehlt
Raumnot im Foramen intervertebrale aus anderen Gründen a) Tumor b) Randzackenbildung c) Varizen im Medullarrohr d) Ödem der Wurzel e) Fraktur	a) langsam zunehmender Beginn; doppelseitig möglich; kein LASÈGUE; großer Schmerzbereich b) lageabhängig; bei Bewegung stichartiger Einschuß einseitig c) dumpfer Dauerschmerz; eher bei Frauen vorkommend; bei Menstruation stärker, bei Entwässerung besser; kein LASÈGUE; einseitig d) siehe Neuritis (nächste Spalte) e) doppelseitig, lageabhängig; Stauchungs-, Klopfschmerzen	a) schon früh sensible Störungen, später evtl. auch motorische; Reflexe fehlend oder gesteigert, auch BDR! b) negativ c) ähnlich wie bei Protrusion, ohne sensible oder motor. Zeichen d) negativ e) sensible u. motor. Schäden wie bei Tumor (bis zu Querschnittszeichen)
echte Neuritis (Diabetes, Alkohol-N.) im Rahmen einer Polyneuritis	entzündl. Allgemeinerscheinungen, ein- u. doppelseitig; Schmerz, temperaturabhängig, lageunabhängig, in Ruhe schlechter; kein LASÈGUE; Übergreifen auch auf andere Segmente	entzündl. Zeichen; Reflexe gesteigert; Hyperästhesie, temperaturempfindlich; keine Ausfälle
Vergiftungen Thallium Blei Alkohol, DDT, CCL_4	beiderseits (!) heftiger Dauerschmerz; kein LASÈGUE; lageunabhängige motorische sensorische Störung	neben anderen neurolog. Vergiftungszeichen (psycholog.!) sensible u. motorische Ausfälle bds. möglich

Hexenschuß (↗Lumbago) u. hervorgerufen durch ↗Bandscheibenprolaps oder -protrusion (weitere mögliche Ursachen ↗Tab.); es entwickelt sich je nach Höhe des Schadens ein L_4-, L_5- oder S_1-Syndrom mit unterschiedlichem klin. u. neurolog. Befund (↗Abb. u. Tab.). Große Rezidivneigung; in ca. 20% ist eine operative Intervention (vgl. Laminektomie) nötig (v.a. bei Lähmungen). [E] sciatica; sciatic pain syndrome.

Ischuria, Ischurie: *(griech. ischano = zurückhalten, hemmen)* ↗Harnsperre. [E] ischuria. – **I. paradoxa:** das ständige Harntröpfeln bei chronischer mechan. Blasenentleerungsstörung (v.a. bei Prostatahypertrophie, Harnröhrenstriktur); Abgang kleiner Portionen, die – aus dem Harnleiter kommend – die Blasenkapazität (hier als Restharn) überschreiten; es liegt eine »Überlaufblase« vor (»falsche Incontinentia urinae«); meist starke Blasendilatation, evtl. Hydroureter u. -nephrose, erhöhte Rest-N- u. Creatininwerte im Blut. [E] i. paradoxa.

Isokorie: Gleichheit der Pupillenweite beider Augen. [E] isocoria.

Isolation: Absonderung, Getrennthaltung, Isolierung; *psych* Deprivation. [E] isolation.

Isoniazid *WHO*, **Isonicotinsäurehydrazid,** INH: Pyridin-4-carbonsäurehydrazid; synthetisches Tuberculostaticum (oral, i.m.). Serummaximalwerte nach 1–2 Std.; gute Liquorpassage; zahlreiche Abwandlungen. [E] isoniazide; INH. – Nebenwirkungen: (meist) passagere Transaminasenerhöhung, selten (toxischer) Ikterus; ferner die **INH-Polyneuropathie** (infolge Störung des Pyridoxinstoffwechsels nach hohen Dosen, d.h. > 10–15 mg/kg/Tag über 6–8 Wo.); letztere mit distal betonten Störungen der Motorik (Paresen) u. der Sensibilität, Ausfall der Eigenreflexe, Eiweißvermehrung im Liquor; nur langsame Restitution.

Isoprenalin *WHO*, Isoproterenol, Isopropylnoradrenalin: DL-1-(3,4-Dihydroxyphenyl)-2-isopropylaminoäthanol; Sympathomimetikum; wirkt ausgeprägt broncholytisch (u. i.S. der Schleimhautabschwellung), daher Anw. (v.a. als Sulfat) bei Bronchialasthma; ferner bei Herzüberleitungsstörungen (Betarezeptoren-Stimulator). [E] isoprenaline; isoproterenol.

Isosthenurie: Ausscheidung eines Harns mit »fixiertem«, d.h. von der zugeführten Flüssigkeitsmenge nicht beeinflußtem spezif. Gewicht um 1010 (maximale Harnosmolalität < 850 mosm/kg H_2O) als Folge mangelnder Konzentrationsfähigkeit der – insuffizienten – Niere. [E] isosthenuria.

Isotretinoin, 13-cis-Retinsäure: ein Vitamin-A-Derivat (s. Retinoide), das vor allem bei besonders schweren Akne-Formen (z.B. A. conglobata) eingesetzt wird. Erhebliche Nebenwirkungen (z.B. Cheilitis, Haut- u. Schleimhautreizungen, Muskelschmerzen); teratogen.

Israpidin: ein Calciumantagonist aus der Gruppe der Dihydropyridine, Anw. in der Hypertonietherapie.

iterativ: sich – mehrfach – wiederholend. [E] iterative. – **i. Beschäftigungsunruhe:** bei ALZHEIMER* Krankheit das ständige, aber ineffektive Kramen, Suchen von Gegenständen etc. (**Iterativbewegungen**). [E] iterative behavior. – **i. Verhalten:** ↗Perseveration.

Itraconazol: ein orales Antimykotikum; Anw. bei Dermatomykosen, Pityriasis versicolor, mykotischer Keratitis.

Jacketkrone: *(engl. jacket = Mantel)* keramische Mantelkrone, die dem – entsprechend präparierten – natürl. Zahn aufgesetzt wird. [E] jacket crown.

Jammerdepression: Bez. für die Symptomatik einer im Alter häufiger vorkommenden Depression, gekennzeichnet durch unerträgliches Klagen u. Lamentieren des Patienten.

Ja-Tremor: Kopftremor mit nickenden (»jasagenden«) Bewegungen, z.B. als seniler Tremor u. bei PARKINSON* Syndrom. [E] head nodding tremor.

Jodbasedow: im Anschluß an eine J-Verabreichung auftretende Hyperthyreose. Voraussetzung ist eine länger bestehende Jodmangelstruma oder eine latente immunogene Grenzhyperthyreose u. eine kurzzeitig hohe u. erheblich über dem täglichen Jodbedarf (150–200 μg) liegende Zufuhr von Jod. [E] jodbasedow; iod-Basedow.

Jodbehandlung: Verabreichung von Jodverbindungen zur Therapie u. Prophylaxe von Schilddrüsenfunktionsstörungen. Hohe Dosen (bis 1 g J/Tag) wirken thyreostatisch u. werden als Kaliumjodid (= Jodkalium) vor der Strumektomie (Plummern)

u. bei thyreotoxischer Krise verabreicht; zur Strumaprophylaxe dient ↗jodiertes Speisesalz. E iodotherapy.

jodiertes Speisesalz, Jodsalz: Kochsalz mit künstlich erhöhtem – deklarationspflichtigem – Jodgehalt (ca. 20 mg Jod pro kg Salz als Natrium- oder Kaliumjodat); zur Strumaprophylaxe v.a. in endemischen Kropfgebieten. Bei »Zusalzmenge« von 5 g/Tag kann so eine zusätzliche Jodmenge von 100 µg/Tag erreicht werden. E iodized salt.

Josamycin: ein zur Erythromycin-Gruppe (Makrolide) gehörendes Antibiotikum; Anw. v.a. bei Infektionen mit grampositiven Keimen, die gegen Penicilline oder Tetracycline resistent sind, sowie bei Patienten mit Penicillin-Allergie.

Juckempfindung, Jucken, Juckreiz: ↗Pruritus. E pruritus; itch.

Jugularvenenthrombose: die meist einseitige, zu Verschluß der Lichtung führende ↗Thrombose der Vena jugularis interna, v.a. bei Peritonsillitis (Peritonsillarabszeß). Führt zu Bildung eines derben, druckschmerzhaften Stranges u. zu pos. QUECKENSTEDT* Zeichen. Sepsisgefahr (chir. Intervention!). Auch nach Applikation eines zentralen Venenkatheters; je nach punktiertem Gefäß an V. ingularis interna oder externa. E thrombosis of the internal jugular vein.

K

Kabat* **Methode:** krankengymnastische Technik, die auf Erkenntnissen der Neurophysiologie beruht; wird auch als PNF-Technik bezeichnet (**p**ropriozeptive **n**euromuskuläre **F**azilitation). Beruht auf der Förderung zentral-motorischer Aktivitäten, d.h. Muskeln werden nicht einzeln, sondern nur in Kombinationen eingesetzt, so daß Bewegungsmuster erlernt werden. Anw. bei Erkrankungen des peripheren Nervensystems, des Rückenmarks, der Gelenke u. bei Verletzungen des Bewegungsapparates.

Kachexia, Kachexie, Cachexia: »Auszehrung«; allgemeine ↗Atrophie des Organismus infolge tiefgreifender Störung aller Organfunktionen. Zeichen: starke Abmagerung, allgemeiner Kräfteverfall, Appetitlosigkeit, Apathie. Tritt auf bei neoplastischen Erkrankungen, akuten u. chronischen Infektionskrankheiten (z.B. bei Tuberkulose) u. Stoffwechselstörungen (v.a. bei Leber- u. Nierenerkrankungen) sowie als Alterserscheinung (= senile K.), hier häufig ernährungsbedingt; bei zerebralen Erkrankungen (z.B. Morbus PARKINSON*), als Vergiftungsfolge (u.a. bei Blei-, Quecksilbervergiftung), bei Unter- u. Mangelernährung. [E] cachexia. – **K. aquosa:** K. mit Wassersucht (Hydrops), z.B. als Hungerödem. – **K. cardialis:** *kard* K. aufgrund einer schweren Herzerkrankung im Endstadium. – **K. strumipriva:** K. beim Vollbild des postoperativen Myxödems beim Erwachsenen. – **K. suprarenalis:** K. bei Nebennierenversagen, ADDISON* Krankheit.

Kältebehandlung, Kryotherapie: Nutzung kalter Medien zu Heilzwecken, z.B. kalte Anwendungen (s.u. KNEIPP*), Eisbeutel; s.a. Hypothermie. [E] psychrotherapy.

kaffeesatzartiges Erbrechen: Bluterbrechen (↗Hämatemesis) in Form dunkelbrauner Massen. [E] coffee ground vomitus.

Kahler*(-Bozzolo*) Krankheit (OTTO K., 1849–1893, Internist, Prag, Wien): ↗Plasmozytom. [E] Kahler's disease; multiple myeloma plasmocytoma.

kaliopenische Nephropathie: sekundäre tubulär-degenerative Nierenkrankheit infolge anhaltenden Kaliummangels; z.B. bei ↗Kaliumverlustniere, bei Kaliumverlusten infolge Mißbrauchs bestimmter Abführmittel (vgl. Laxanzienabusus). Es besteht eine Schwäche der Harnkonzentration mit Polyurie, später auch Verdünnungsschwäche. Der Kaliummangel führt (außer als Folge einer Mineralocorticoidvermehrung) trotz der metabolischen Alkalose zu Ersatz der Kaliumionenausscheidung durch Wasserstoffionenausscheidung (= paradoxe Azidurie). [E] kaliopenic nephropathy.

Kaliumantagonisten: Klasse-III-↗Antiarrhythmika; verlängern durch Blockade der Kaliumkanäle annähernd selektiv die Aktionspotentialdauer. Vertreter sind Amiodaron u. Sotalol.

Kaliummangelsyndrom: komplexe Elektrolytstörung mit im Vordergrund stehenden Zeichen des Kaliummangels (Kaliopenie, ↗Hypokaliämie) als Folge von Kaliumverlusten oder unzureichender Zufuhr bzw. Resorption; kommt vor u.a. bei Tubulopathie (z.B. bei ↗Kaliumverlustniere), Hyperaldosteronismus, Hyperkortizismus, Langzeitbehandlung mit Sulfonamiddiuretika oder PAS, nach An- bzw. Oligurie; Laxanzienmißbrauch, bei Dünndarm-, Gallefistel, langzeitiger Infusionstherapie mit K^+-freien Lösungen. Ein Mangel an intrazellulärem K^+ geht zunächst zu Lasten des Muskel-K^+; daraus folgt ein ausgleichender Natriumioneneinstrom in die Muskelzellen mit Natriumanreicherung u. entsprechender ↗Dehydratation; es resultieren eine Adynamie, d.h. Muskelschwäche bis -lähmung, paralytischer ↗Ileus, Störung der Herztätigkeit (energetisch-dynamische ↗Herzinsuffizienz mit Hypokaliämie-EKG), ↗kaliopenische Nephropathie, metabolische Alkalose, evtl. ein kaliopenisches Koma. E hypokaliemia syndrome.

Kaliumquotient: das Verhältnis des intra- zum extrazellulären Kalium. Eine Verkleinerung des Konzentrationsgefälles infolge Zunahme des extrazellulären Kaliums führt – über Veränderung des Membranpotentials – zu schweren Störungen der Muskel-, Nerven- u. Herz-Kreislauf-Funktion; s.a. Kaliumvergiftung.

Kaliumvergiftung, Kaliumintoxikation: durch (sub)akute ↗Hyperkaliämie bedingte allgemeine Elektrolytstörung (Vorherrschen der Zeichen der Hyperkaliämie). Kommt vor bei Kaliumausscheidungsstörung infolge Nierenerkrankung (Tubulusschädigung) u./oder bei Kaliumüberangebot (z.B. bei Crush-Syndrom, forcierter Kaliumersatztherapie, massiver Hämolyse, Massentransfusion). Führt u.a. zu Kaliumasystolie (evtl. nur Störung des Sinusrhythmus, Kammerflimmern); s.a. Kaliumquotient. E potassium poisoning.

Kaliumverlustniere, kaliumverlierende Nephropathie: Nierenkrankheit mit sekundärem Kaliummangel. Eine zu primärem Aldosteronismus führende Tubulopathie infolge Schädigung der Kaliumionen-konservierenden Mechanismen u. Aufhebung oder Einschränkung der Absonderung von Ammonium- u. Wasserstoffionen. Kommt vor u.a. bei chronischer Pyelo- u. interstitieller Nephritis, Thyreotoxikose, BUTTLER*-LIGHTWOOD*-ALBRIGHT*, DEBRÉ*-DE TONI*-FANCONI* Syndrom, nach Behandlung mit Carboanhydrasehemmern u.a. Diuretika. – vgl. kaliopenische Nephropathie. E potassium-losing nephritis.

Kalorienbedarf: der bisher in Kilokalorien angegebene durchschnittliche Energiebedarf pro Tag bzw. Energiegehalt des Nahrungsbedarfs pro Tag; erforderlich zur Deckung des jeweiligen Energieumsatzes. Wird errechnet z.B. durch Multiplikation des mittleren Körpergewichts mit dem empirisch ermittelten Kalorienfaktor (Kalorienbedarfszahl/kg Körpergewicht); beträgt in Abhängigkeit vom Tätigkeitszustand z.B. ca. 30–35 kcal bei Bettruhe bzw. 35–40, 40–50, 45–60 bei leichter, mittlerer bzw. schwerer körperlicher Arbeit; ferner Berechnung pro m^2 Körperoberfläche. Nimmt im Alter ab, ist aber auch vom Allgemeinzustand, evtl. Erkrankungen u.a. abhängig; s.a. Nährstoffe (Tab.). E calorie requirement.

Kalzitonin...: ↗Calcitonin...

Kalziumantagonisten: ↗Calciumantagonisten.

Kalziumbedarf: die empfohlene Menge an zugeführtem Kalzium beträgt 1000 mg/Tag beim älteren Menschen, vorzugsweise gedeckt über Milch u. Milchprodukte. Da Kalzium zu 99,9% im Skelettsystem gebunden ist, begünstigt ein Mangel die Entstehung einer Osteoporose, v.a. auch weil die Kalziumaufnahme aus dem Darm mit zunehmendem Alter nachläßt.

Kamillenbad: Bad mit Blüten der echten **Kamille** (Flores chamomillae); wirkt durch Azulen antiphlogistisch; z.B. als Teilbad bei Fisteln u. Wunden, Ekzemen, als Augenbad bei Konjunktivitis.

Kammerblock: intraventrikulärer ↗Block, ↗Schenkelblock (s.a. Links-, Rechtsschenkel-, Hemiblock). E ventricular block.

Kammerextrasystole: ↗Extrasystole mit Ursprung im Kammermyokard (»ventrikuläre Extrasystole«); mit negativem QRS, positivem T, bei mehr basalem Ursprung mit pos. QRS, diskordantem T u. überwiegend positivem V_{1-6}. E ventricular extrasystole.

Kammerflattern: Herzrhythmusstörung mit schneller (ca. 250/Min.), regelmäßiger Aufeinanderfolge von Kammerkontraktionen (im EKG als deformierte Kammerkomplexe mit sehr weiter Amplitude; QRS u. T häufig nicht identifizierbar). Übergänge zu Kammerflimmern. E ventricular flutter.

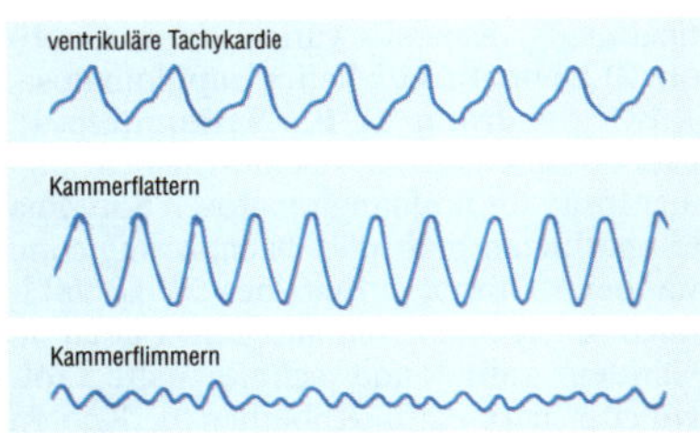

Kammerflimmern: unkoordinierte Herzmuskeltätigkeit (»wühlende Bewegungen« als Folge »kreisender Erregung«) mit

»Flimmerwellen« im EKG (300/Min.). Ausdruck ektopischer Erregungsbildung u. einer Instabilität des diastolischen Ruhemembranpotentials. Tritt auf z.B. bei Herzklappenfehlern, Myodegeneratio, Infarkt, akuter Stauung, Lungenembolie, Starkstromunfall; tödlich (hämodynamische Auswirkung wie Herzstillstand), falls kein spontanes Sistieren (selten) oder therapeutische Intervention. – vgl. Kammerflattern; s.a. Elektrodefibrillation, Reanimation. [E] ventricular fibrillation.

Kammertachykardie: ventrikuläre ↗Tachykardie. [E] ventricular tachycardia.

Kanamycin *WHO*: aus Streptomyces kanamyceticus isoliertes, als Sulfat gut wasserlösliches Aminoglykosid-Antibiotikum. Als **K. A** wirksam gegen Tuberkulose- u. einige atypische Mykobakterien, grampositive u. -negative Bakterien; als **K. B** viel wirksamer (außer gegen Mykobakterien), aber auch toxischer; **K. C** wirksam wie K. A (außer gegen Mykobakterien). [E] kanamycin.

Kapillarektasie: dauerhafte Erweiterung einer Blutkapillare (Teleangiektasie) oder kleinen Arteriole (z.B. bei diabetischer Mikroangiopathie). [E] ectasia of capillaries.

Kapillaropathie: Mikroangiopathie im Kapillarenbereich; z.B. diabetische Angiopathie. [E] microangiopathy.

Kapillarpuls: der schon bei leichtem Druck auf den Fingernagel sichtbare, mit der Herzaktion zeitgleiche Wechsel von Blässe u. Röte des Nagelbetts bei erhöhter Blutdruckamplitude, v.a. bei Aorteninsuffizienz. [E] capillary pulse.

Kaposi* (MORITZ K. K., 1837–1902, Hautarzt, Wien) **Dermatitis: 1)** Ekzema herpeticatum. [E] Kaposi's varicelliform eruption. **2)** Dermatitis diabetica papillomatosa. – **K.* Syndrom: 1) K.* Sarkom(atose),** Pseudosarcomatosis haemorrhagica pigmentosa, Retikuloangiomatose, Sarcoma idiopathicum multiplex haemorrhagicum: v.a. bei Männern jenseits des 50. Lj. zahlreich u. symmetrisch an den Füßen u. Händen auftretende schmerzhafte, rotviolette, derb-elast. Knötchen u. Knoten (zellreiche Granulome mit reichlicher Gefäßneubildung) mit Blutung u. Hämosiderineinlagerung sowie Ausbreitung durch Wachstum u. Bildung neuer Knoten; evtl. auch Geschwürsbildung, nach jahrelangem Bestehen Metastasierung, auch als Komplikation von ↗AIDS (hier meist vor dem 60. Lj. auftretend u. mit atypischem Verlauf). [E] Kaposi's syndrome. **2)** K.*-SPIEGLER* Sy.: BÄFVERSTEDT* Syndrom.

Karbunkel, Carbunculus**:** eitrige Entzündung zahlreicher Haarfollikel u. ihrer Umgebung, mit brettharter entzündlicher Infiltration der Haut u. Unterhaut u. mit – im Gegensatz zum solitären ↗Furunkel – zahlreichen Gewebseinschmelzungen u. siebartigen Hautdurchbrüchen sowie Lymphangitis, Fieber. Bevorzugt an Nacken u. Rücken. – Auch Bez. für Organinfiltrationen mit Nekrose (z.B. Milzbrand-, Nieren-K.). [E] carbuncle.

Kardiomyopathie, Myokardiopathie**:** Erkrankung des Herzmuskels, die nicht als Folge arteriosklerotischer Gefäßerkrankungen, Widerstandserhöhung im kleinen oder großen Kreislauf sowie von Herzfehlern aufzufassen ist (↗Tab.). Symptome: Herzinsuffizienz bei Kardiomegalie; Therapie: Digitalis, Diuretika, ACE-Inhibitoren, bei hypertrophen Formen auch Calciumantagonisten, Betablocker; die K. ist die häufigste Indikation zur Herztransplantation. [E] cardiomyopathy. – **K., primäre:** K. unbekannter Genese. [E] primary c. **1) hypertrophische K.:** K. mit Hypertrophie v.a. des Kammerseptums u. des linken Ventrikels, die als **hypertrophische nichtobstruktive K.** (HNCM) oder **hypertrophische obstruktive K.** (HOCM) auftreten kann (letztere wird wegen der Enge der

Einteilung der Kardiomyopathien [16]

primäre Kardiomyopathien
(dilatative) kongestive Kardiomyopathie (CCM)
hypertrophische obstruktive Kardiomyopathie (HOCM)
hypertrophische nichtobstruktive Kardiomyopathie (HNCM)

sekundäre Kardiomyopathien
entzündliche Herzmuskelerkrankungen
Herzmuskelerkrankungen infolge nutritiver u. toxischer Schäden
Herzmuskelerkrankungen bei metabolischen Störungen
Herzmuskelerkrankungen bei Neuropathien u. Myopathien
infiltrative Herzmuskelerkrankungen
physikalisch bedingte Herzmuskelerkrankungen
Kardiomyopathien als Schwangerschaftskomplikation

Ausstrombahn auch als Pseudoaortenstenose bezeichnet). E hypertrophic c. **2) (dilatative) kongestive K.** (CCM): K. mit Hypertrophie u. Dilatation des gesamten Herzens sowie Vermehrung der Zellorganellen in den Myokardfasern. E congestive c. **3) restriktive K.:** K., die bei ↗Endokardfibrose u. Endocarditis fibroplastica (LÖFFLER*) vorkommt. E restrictive c. – **K., sekundäre:** K., die als Folgeerkrankung anderer Grundleiden auftritt (↗Tab.). E secondary c.

Karnofsky* Index: (1948) Skala zur Bewertung des Allgemeinzustands von Patienten (↗Tab.)

Karnofsky* Index (sowohl die Prozentbezeichnungen als auch die numerischen Bezeichnungen sind gebräuchlich) (nach KARNOFSKY u. Mitarbeitern, 1948)

100%	(0)	Patient ist beschwerdefrei, keine Krankheitszeichen
90%	(1)	Patient ist fähig zur normalen Aktivität, nur geringe Krankheitszeichen
80%	(2)	Mit Anstrengung normale Aktivität, mäßige Krankheitszeichen
70%	(3)	Selbstversorgung ist möglich, Patient ist jedoch unfähig zur Entfaltung einer normalen Aktivität oder aktiven Tätigkeit
60%	(4)	Patient benötigt gelegentlich fremde Hilfe
50%	(5)	Patient benötigt erhebliche Hilfeleistungen und häufig medizinische Pflege
40%	(6)	Patient ist behindert und pflegebedürftig
30%	(7)	Patient ist stark behindert. Krankenhausaufnahme ist indiziert
20%	(8)	Patient ist schwer krank. Krankenhausaufnahme ist zur aktiven unterstützenden Therapie notwendig
10%	(9)	Patient ist moribund. Rasches Fortschreiten der lebensbedrohlichen Erkrankung

Karotispulskurve, CPK: Aufzeichnung (meist zusammen mit EKG u. PKG) der Druckabläufe des Karotispulses im Halsbereich. Die Form- u. Zeitanalyse ist diagnostisch hilfreich v.a. bei valvulärer Aortenstenose, obstruktiver Myokardiopathie, Aorteninsuffizienz. E carotid pulse curve.

Karotissinusdruckversuch: (HERING) Auslösen des Karotisreflexes durch intensiven Druck auf die Karotisgabel (u. den Karotissinus); diagnostisch zur Erkennung eines hypersensitiven Karotissinus-Syndroms (CHARCOT*-WEISS*-BAKER* Syndrom) u. zur Differenzierung tachykarder Herzrhythmusstörung; therapeutisch bei supraventrikulärer Tachykardie. E carotid sinus pressure test.

Karotissinusreflex: reflektorisches Absinken von Herzfrequenz u. Blutdruck durch Erregung der Pressorezeptoren des Sinus caroticus, von denen – über den Karotissinusnerv – afferente Impulse an blutdrucksenkende (= depressorische) Gefäßzentren der Medulla oblongata u. an dorsale Vaguskerne gehen; der efferente Schenkel der Reflexbahn sind die Rami cardiaci des Nervus vagus. – Der Reflex ist – zusammen mit Afferenzen aus aortalen Paraganglien (= sinuaortales System) – der wichtigste Regelkreis für die Stabilisierung des zentralen arteriellen Blutdrucks (u. damit der Durchblutung von Myokard u. Gehirn); eine negativ-chronotrope Wirkung kann zu langdauerndem, evtl. lebensbedrohl. Herzstillstand führen (s.a. Karotissinusdruckversuch). E carotid sinus reflex. – **K., hypersensitiver:** bereits durch Drehen oder Rückwärtsneigen des Kopfes oder leichten Druck auf den Karotissinus auslösbarer Karotissinusreflex, evtl. mit Auslösung von Kollaps u. Herzstillstand (CHARCOT*-WEISS*-BAKER* Syndrom = hypersensitives **Karotissinus-Syndrom**). E carotid sinus syndrome.

Karotisstenose: Verengung im – hirnversorgenden – Karotisbereich (A. carotis communis u. A. carotis interna). Häufig zunächst asymptomatisch, aber auch symptomatisch i.S. transitorischer ischämischer Attacken, Amaurosis fugax oder ausgeprägterer neurolog. Ausfälle (vgl. Karotisverschluß). – Stenosen dieser »supraaortischen« Arterien können zur Prävention von Schlaganfällen operativ behandelt werden.

Karotisverschluß: thrombotisch u./oder arteriosklerotisch bedingter Verschluß der A. carotis interna, meist extrakraniell beginnend u. bis zum Abgang der A. ophthalmica reichend. Folgen: bei guter Kompensation über die A. carotis externa oder über den Circulus arteriosus Willisii u.U. asymptomatisch; ansonsten Ganglienzelluntergang, Hirninfarkt (Grenzflächeninfarkt), Enzephalomalazie; klinische Zeichen (abhängig von Lokalisation, Vollständigkeit u. Verschlußtempo): flüchtige Bewußtseinstrübung, Lähmungen (evtl. Hemiplegie), Sprachstörung, Verwirrtheitszustände, fokale oder generalisierte epileptiforme Anfälle, hirnorganisches Abbausyndrom. [E] carotid arterial occlusion.

Karpaltunnelsyndrom: typisches Medianuskompressionssyndrom; akuter bis chronischer Druckschaden (Neuropathie) des Nervus medianus infolge dessen mechanischer Reizung im Canalis carpi (unter dem Ligamentum carpi transversum). Tritt auf z.B. nach Knochenbrüchen mit Deformitätsheilung (meist nach perilunärer Luxation, Radiusfraktur) sowie bei Vermehrung des Tunnelinhaltes, z.B. infolge Tenosynovitis, Ödems, Metabolitenablagerung; ist evtl. idiopathisch (Bindegewebswucherung?). Äußert sich – im Medianusbereich der Hand – in brennenden Schmerzen (evtl. bis in die Schulter ausstrahlend, v.a. bei Dorsalflexion der Hand), Hyp- u. Parästhesien, Kältegefühl u. Hyperhidrose, später auch Muskelatrophie des Daumenballens (Abduktor-Opponens-Atrophie). Diagnose gestützt z.B. durch positive HOFFMANN*-TINEL* Zeichen, Sensibilitätsausfälle bei Ninhydrintest, Tourniquet-Test. – s.a. Kompartmentsyndrom. [E] carpal tunnel syndrome.

Karzinom: bösartiges Neoplasma (= Malignom) epithelialer Herkunft; Formen/Typen s.u. Carcinoma. [E] carcinoma. – **K., intraepitheliales; präinvasives K.:** ↗Carcinoma in situ.

Karzinose, Karzinomatose: Durchsetzung des Körpers oder nur bestimmter Organe bzw. seröser Körperhöhlen durch zahlreiche Tochtergeschwülste (↗Metastase); evtl. als Miliar-K. [E] carcinosis.

Katarakt: grauer Star; alle Formen des Durchsichtigkeitsverlustes der Augenlinse oder ihrer Kapsel (↗Abb.); s.a. Cataracta, Star... [E] cataract.

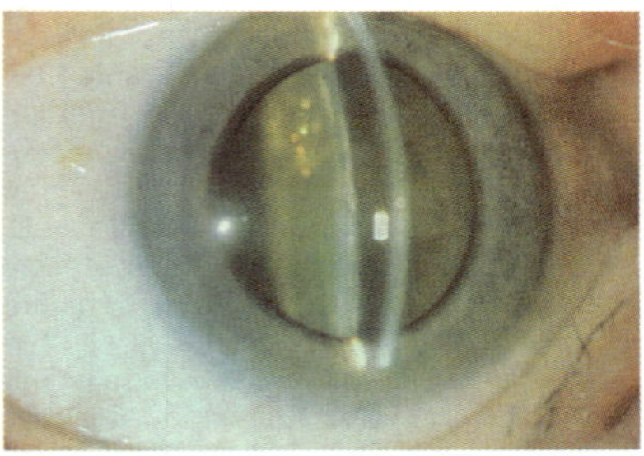

Katarakt (Cataracta) [46]

Katatonie: psychisches Krankheitsbild mit ausgeprägter Störung der Willkürmotorik; entweder i.S. einer Bewegungsstarre als katatoner Stupor (mit Unterbrechung der Beziehung des Kranken zur Umwelt; u. häufig mit Automatismen [Echolalie, -praxie, -mimie]) oder – den Gegenpol bildend – als katatoner Erregungszustand (»Raptus«), in den die Bewegungsstarre schlagartig übergehen kann, wobei es zu Selbstverletzungen oder zu Angriffen auf andere kommen kann. Der Zustand – von wenigen Minuten bis zu Tagen Dauer – kann u.U. lebensbedrohlich sein. Vorkommen: v.a. bei katatoner Schizophrenie, seltener bei hirnorganischen Psychosyndromen im Rahmen von Infektionskrankheiten, bei Hirntumoren. [E] catatonia. – **K., manierierte:** K. mit Vorherrschen von Manieriertheiten, d.h. mit geziertem, stilisiert wirkendem Verhalten, u.U. Unterlassungsmanieren (Nahrungsverweigerung, beharrliches Schweigen, Stehen auf bestimmtem Platz). Raptusartige Erregungsausbrüche können dabei vorkommen. – **K., perniziöse:** akute tödliche K. mit extremer psychomotorischer Unruhe, die sich bis zur Selbstvernichtung steigern kann; dabei hohes Fieber, später oft Übergang in Bewegungsstarre mit dem Ausdruck innerer Gespanntheit. Das Krankheitsbild ist lebensgefährlich, stellt eine der wenigen verbliebenen Indikationen für die Elektro-Krampfbehandlung dar.

Katheterfieber: akutes Fieber nach Keimverschleppung in die Harnwege durch Katheterisierung der Harnorgane; meist als Febris intermittens mit Schüttelfrost, Kollaps. Evtl. Übergang in ↗Urosepsis.

Kayser*-Fleischer* Ring (BERNHARD K., 1869–1954; BRUNO FL.): ein bräunlichgrünlicher Limbus-naher Hornhautring (1–3 mm breit) des Auges, bedingt durch Kupfereinlagerung; bei WILSON* Syndrom pathognomonisch, besonders erkennbar bei Spaltlampenuntersuchung. – vgl. Arcus senilis. [E] Kayser-Fleischer ring.

kcal: Kilocalorie.

Keph(al)algie, Kephalodynie: ↗Kopfschmerz; s.a. Cephalaea. [E] cephalea, headache.

Keratoderma, -dermatose, Keratodermia: mit übermäßiger Verhornung einhergehende krankhafte Hautveränderungen; i.e.S. die Hyperkeratosen; s.a. Keratom, Keratose. [E] keratoderma. – **K. climactericum,** Haxthausen* **Syndrom:** palmoplantare Keratose klimakterischer Frauen. [E] endocrine k.

Keratom(a): umschriebene, geschwulstförmige Verhornungsstörung der Haut, ↗Keratoderma. I.w.S. »universelle« Formen: ↗Keratosis. – **K. senile:** ↗Keratosis senilis. [E] keratoderma.

Keratose, Keratosis: 1) Keratitis. **2)** Verhornungsstörungen der Haut mit Horn- u. Schuppenauflagerung, ↗Keratodermie. Ist erblich oder erworben. [E] keratosis. – **K. actinica:** ↗K. senilis. – **K. follicularis:** K. mit in die Haarfollikelmündung »eingelassenen« u. knopfförmig herausragenden Hornpfröpfen; z.B. bei Lichen ruber, Pityriasis rubra pilaris, Lupus erythematodes chron. discoides. – **K. f. akneiformis,** Siemens* **Syndrom II:** erbliche Verhornungsanomalie mit komedonenartigen Keratosen, Keratosis palmaris et plantaris, Pachyonychie, Hyperhidrosis; im Schleimhautbereich: Lingua plicata, Leukoplakien. – **K. f. spinulosa decalvans,** Siemens* **Syndrom I:** erbl. Verhornungsstörung mit typ. Lokalisation (Capillitium, Gesicht, Streckseiten d. Extremitäten, Thorax, Glutei); bei Frauen narb. Alopezie. – **K. palmoplantaris:** erbliche Verhornungsstörungen mit Hautverdickung an Handtellern u. Fußsohlen. – **K. senilis:** v.a. nach chronischer Lichtexposition auf Altershaut, -flecken auftretende horn- u. warzenartige, braune Wucherungen (»Keratoma senile«) mit Übergang in Spinaliom, s. Abb.

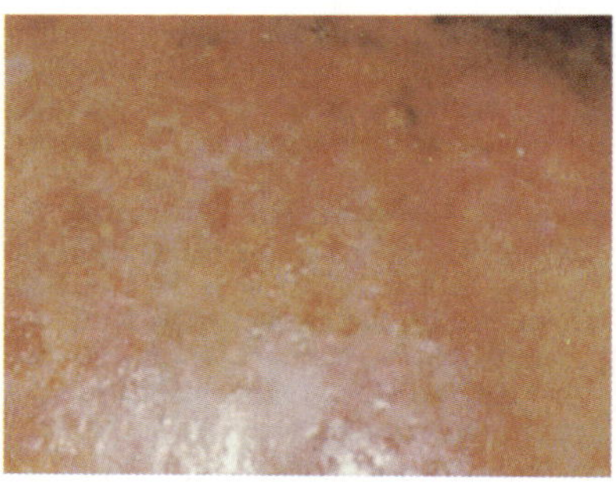

Multiple **senile (solare) Keratosen** bei chronischem Lichtschaden [59]

Kernstar, Cataracta nuclearis: Katarakt infolge Eintrübung des gealterten Kerns (Kernzone) der Linse. [E] nuclear cataract.

Ketoconazol: ein Imidazol-Derivat mit antimykotischer Wirkung; Anw. bei Haut-, Schleimhaut- u. Haarmykosen.

Ketoprofen: ein Arylpropylsäure-Derivat; Antiphlogistikum u. Analgetikum; Anw. v.a. bei Erkrankungen des rheumatischen Formenkreises.

kHK, KHK: ↗**k**oronare **H**erz**k**rankheit. [E] CHD.

Kimmelstiel*-Wilson* Syndrom (Paul K., geb. 1900, Pathologe, Hamburg, Boston; Clifford W., geb. 1906, Arzt, London), diabetische Glomerulohyalinose: Komplikation des ↗Diabetes mellitus u. oft in Kombination mit einer ↗Retinopathie auftretende Nierenerkrankung (= extrakapilläre Glomerulosklerose; klinisch mit Proteinurie oder vollem nephrotischem Syndrom), die zu Niereninsuffizienz führt. In den Wänden der Nierengefäße lagern »Hyalinkugeln« u. »fibrinoide Schlingenklappen« (abgewandelte Arteriosklerose?); ferner Verbreiterung des Mesangiums, Verdichtung der Basalmembran, PAS-positive eosinophile Ablagerungen im Mesangium; s.a. diabetische Triopathie. [E] Kimmelstiel-Wilson syndrome.

Kinetose, Bewegungs-, Reisekrankheit: Krankheitsgeschehen, das durch starke Reizung des Gleichgewichtsorgans (Vestibularapparat) infolge Einwirkung von Progressiv-, Zentrifugal-, Winkel-, Coriolis-Beschleunigungen, aber auch durch fehlende Übereinstimmung (Diskordanz) der Erregungen des Gesichts- u. Gleichgewichtssinnes u. über eine Reizung vegetativer Stammhirnzentren hervorgerufen wird; z.B. als Autofahr-, Eisenbahn-, Luft-, See-, Karussellkrankheit. Symptome: Blässe, Schwindel, Erbrechen, Durchfälle oder Verstopfung, Blutdrucksenkung, Schweißausbruch, völlige Schlaffheit, Apathie oder »Nervosität«. [E] motion sickness.

Kirchturm-T: hohe, spitze T-Zacke des EKG als Erstickungs-T. [E] church steeple T-wave.

Klappendilatation: die Aufdehnung einer stenosierten Herzklappe; wird heute meist mittels Ballonkatheter vorgenommen.

Klappenindex: Quotient aus Herzklappenöffnungs- (cm^2) u. Körperoberfläche (m^2) zur Beurteilung des Schweregrades einer Klappenstenose. Der »**kritische K.**« (BAYER) von etwa 0,7 entspricht einem Schweregrad III–IV. [E] valvular index.

Klauenhohlfuß, Krallenhohlfuß: Kombination von Hohlfuß (v.a. Ballen-, Lähmungs-Hackenhohlfuß) u. Krallenzehen.

Kleiebad: medizinisches Bad mit Zusatz von Weizenkleie; z.B. bei Prurigo. [E] wheat bran bath.

Kleinhirnapoplexie: ↗Apoplexia cerebelli. [E] cerebellar apoplexy.

Kleinhirninfarkt: Nekrose des Kleinhirns bei Durchblutungsstopp der Arteria cerebelli superior bzw. der Aa. cerebelli inferiores. Klinische Symptome: ↗Kleinhirnzeichen. [E] cerebellar infarction.

Kleinhirnsyndrom: Krankheitsbilder bei Kleinhirnatrophie, -aplasie, -blutung, -infarkt bzw. nach Kleinhirnentzündung, -verletzung, wobei – je nach Erkrankungsort – bestimmte Symptome im Vordergrund stehen; z.B. beim **medianen K.** (= paläozerebellares Syndrom = zerebellares Mittelliniensyndrom; meist als Unterwurm-Sy.) eine Ataxie von Rumpf u. Beinen, Falltendenz; beim **lateralen K.** (= Kleinhirnhemisphären- oder neozerebellares Syndrom) gleichseitige Störung von Diadochokinese, Metrie u. Muskeltonus u. – bei Massen- u. Einzelbewegungen – Abweichen zur Herdseite; beim Kleinhirnvorderlappensyndrom eine deutliche, auf eine Körperregion beschränkte Ataxie u. zerebellare Sprachstörung. – Daneben weitere ↗Kleinhirnzeichen. [E] cerebellar syndrome.

Kleinhirnzeichen: Krankheitszeichen bei Erkrankungen des Kleinhirns u./oder der Kleinhirnbahnen: Koordinationsstörungen (Ataxie, Gleichgewichtsstörungen, Adiadochokinese, Hypermetrie), Muskelhypotonie (Überstreckbarkeit der Gelenke, Head-drop-Symptom, fehlendes Rebound-Phänomen, gestörte Schwereempfindung, Abweichreaktionen zur Herdseite, abnorme Stütz-, Halte- u. Stellreflexe), Hyperkinesen als Kleinhirntremor (oder choreatisch), Akinesen (Kleinhirnkatalepsie). – s.a. Kleinhirnsyndrom. [E] cerebellar signs.

Kleinschrittigkeit: ist ein typisches Symptom des Morbus PARKINSON*, die Schrittlänge nimmt aber mit zunehmendem Alter auch beim Gesunden ab.

Klimakurort: Kurort mit einem für ↗Klimatherapie anwendbaren, von schädigenden Einwirkungen (Luftverunreinigung, Nebel, Schwüle) freien Klima sowie mit ausreichenden Einrichtungen zur Durchführung ärztlich verordneter u. überwachter Klimakuren (z.B. für Tuberkulose in geschützten Höhenlagen, für Ekzem im Hochgebirge, für Bronchialasthma im Meeresklima). Als K. gelten heilklimatische Kurorte, Luftkurorte u. – mit Einschränkungen – Erholungsorte.

Klimatherapie: langzeitige gezielte Anw. bestimmter Klimaeigenschaften; z.B. die Entfernung aus dem Heimatklima zur Vermeidung schädlicher Einflüsse (Luftverunreinigungen, Allergene, Wärmestau), zur Förderung der Rekonvaleszenz (in Schonklima), zur Umstimmung, Abhärtung. Anw. finden Freiluftliegekuren, Bewegungs- u. Terrainkur, Heliotherapie. [E] climatotherapy.

Klumpfuß, Pes equinovarus adductus (congenitus): angeborene oder erworbene, z.B. lähmungsbedingte Fußfehlbildung i.S. einer Inversionskontraktur mit Spitzfußstellung im oberen Sprunggelenk, Hochstand des Calcaneus, Varusstellung des Rückfußes, Adduktion des Vorfußes u. hohlfußartig verstärkter Fußlängswölbung; i.w.S. (BESSEL-HAGEN) jede abnorme Supinationsstellung des Fußes; s.a. Pes (Abb.). Die nur als Frühestbehandlung mögliche konservative Behandlung besteht in (v.a.) manueller Redression u. Retention mit fixierenden Verbänden, redressierenden Apparaten, Nachtschienen. Späteres Eingreifen erfordert Redressement forcé oder Op. (Arthrolyse mit medialer »Fußrandentflechtung«, Achillessehnenverlängerung). [E] clubfoot; talipes.

Kneipp* Anwendungen (SEBASTIAN K., 1821–1897, Pfarrer, Wörishofen): Waschung, (Blitz-)Guß, Wickel, Dusche, Bad, Dampf, Tau- u. Wassertreten als Mittel der Thermo-Hydro-Therapie, v.a. im Rahmen einer **K.* Kur,** d.h. in Kombination mit dosierter Bewegungsbehandlung, vorwiegend pflanzlicher Diät u. sog. Ordnungstherapie, u. zwar als allgemeine Abhärtungs-, Vorbeugungskur u. bei bestimmten

Herz-, Kreislauf- u. Zivilisationskrankheiten. [E] kneippism.

Kniegelenkankylose: Steife des Kniegelenkes durch Verwachsung der Knochen(enden) miteinander (Ankylose). [E] knee fusion.

Knochenatrophie: Verlust an verkalktem Knochengewebe; z.B. als ↗Osteoporose (sog. Strukturatrophie), als Osteolyse (sog. Formatrophie; z.B. als Karies, Usur, Kaverne). Als Sonderform die K. beim ↗SUDECK* Syndrom. [E] bone atrophy.

Knochenbruch: ↗Fraktur, Knochenfissur. [E] fracture.

Knochendichte: der Gehalt des Knochens an organischen u. mineralischen Bestandteilen; verringert sich physiologischerweise mit zunehmendem Alter (Altersatrophie), ohne daß deswegen bereits eine Osteoporose manifest werden muß.

Knochenfissur: Haar-, Sprung- oder Spaltbruch des Knochens; unvollständige, nicht zu Verschiebung (Dislocatio) der Bruchenden führende Fraktur. Allgemein symptomarm u. sicher nur röntgenologisch nachweisbar. [E] linear fracture; hair-line fr.

Knochenfluorose: ↗Fluorosteopathie.

Knochenmarkaplasie, -hypoplasie: Verminderung der zellulären Anteile des blutbildenden Knochenmarks unter die Norm; häufig durch Intoxikationen verursacht (Chloramphenicol, Benzol, Insektizide, Toluol), auch virale Hepatitiden können einer K. vorangehen. Führt zu Panzytopenie im peripheren Blut mit konsekutiver normochromer, normozytärer Anämie.

Knochenmarkpunktion: die mittels Spezialkanüle erfolgende Punktion des Markraumes platter Knochen (z.B. Brustbein, Beckenkamm) zur Gewebeentnahme im Rahmen einer Biopsie des Knochens oder Knochenmarks oder zur »intraossalen« Injektion oder Transfusion. Indikationen: Anämieabklärung zum Ausschluß einer CLL (chronisch lymphatische ↗Leukämie); V.a. CML (chronisch myeloische ↗Leukämie), Myelome, Myelofibrose, myelodysplastische Syndrome. [E] bone marrow puncture.

Knöchelödem: die Fußknöchelkonturen »verstreichendes« Ödem, z.B. bei Herzinsuffizienz, Eiweißmangelschaden, Krampfadern der Beine (als sog. Kulissenödem). [E] ankle edema.

Knopflochdeformität: Fingerdeformität bei pcP als Folge Synovitis-bedingter Schädigung des Fingerstreckapparates in Höhe des Mittelgelenkes u. beidseitigen Volarabgleitens der seitlichen Streckzügel; es besteht Überstreckung im Grund-, ausgeprägte Beugestellung im Mittel- u. Überstreckung im Endgelenk. [E] buttonhole deformity.

Kochsalzexsikkose: Flüssigkeitsmangel in Form der hypotonen ↗Dehydratation als Folge ungenügender NaCl-Zufuhr u./oder vermehrten, nicht kompensierten Natriumverlustes durch die Niere; s.a. Salzmangelsyndrom. Führt zu gesteigertem Verlangen nach Kochsalz (»Kochsalzhunger«).

Kochsalzquelle, muriatische Quelle: Mineralquelle mit Gesamtmineralisation von mindestens 1 g fester gelöster Stoffe/kg Wasser, wobei unter den Kationen Natrium (Na^+), unter den Anionen Chlor (Cl^-) mindestens 20 mval% ausmachen. Als **einfache K.** mit maximalem Na^+- u. Cl^--Gehalt von 260 mval% u. – im Gegensatz zum Kochsalzsäuerling – ohne nennenswerten Kohlendioxidgehalt. Als Kochsalzsolquelle mit mindestens 260 mval% NaCl; als Kochsalztherme mit Quelltemperatur dauernd über 20 °C. Anw. für Bäder, Spülungen, Trink- u. Inhalationskuren (z.B. bei Atemwegserkrankungen). [E] saline spring.

Körpergewicht, G: das von Geschlecht, Alter, Körpergröße, Ernährung, endokriner Funktion abhängige Gewicht des nackten Körpers (als »Istgewicht«). Wird u.a. verglichen mit dem Sollgewicht (Durchschnittsgewicht; dieses ist erfaßt in Tabellen, die die Körpergröße u. das Geschlecht berücksichtigen, bzw. wird errechnet nach bestimmten, auf die Körpergröße bezüglichen Formeln, z.B. nach BROCA). Wichtig u.a. als Bezugsgröße zur Berechnung des Stoffumsatzes, der Körperoberfläche; vgl. Gewicht... [E] body weight.

Körperhaltung: die auf die Vertikale bezogene Lage des Körpers, u.a. als wesentlicher Faktor für best. Körperfunktionen (Herz-Kreislauf, Atemfrequenz, Blut- u. Liquordruck); i.e.S. die Haltung des aufrecht Stehenden u. Gehenden im Wirbelsäulenbereich. [E] posture.

kognitiv: das Erkennen (Wahrnehmen, Denken) betreffend; erkenntnismäßig. [E] cognitive.

Kohlensäurebad: Teil- oder Vollbad mit kohlensäurehaltigem Quellwasser (= natürliches K.) oder im durch CO_2-Zuleitung bzw. Zusatz von Chemikalien aufbereitetem Wasser (= künstliches K.). [E] carbon dioxide bath. – **K., trockenes,** Kohlensäuregasbad: Nutzung natürlich (aus kohlensaurer Quelle) entstehenden Kohlensäuregases als Bademittel ohne hydrostatische Wirkung; als indifferentes Gasbad, heißes Trockengasbad oder Kohlensäuregas-Dampfbad. Heilanzeigen: Herz-Kreislauf-Krankheiten, funktionelle Durchblutungsstörungen, RAYNAUD* Phänomen, diabetische Mikroangiopathie, arterielle Verschlußkrankheit (Stadium I u. II nach FONTAINE*); chronische, schlecht heilende Wunden u. Dekubitus, trophische Störungen, Morbus SUDECK*.

kohlensauer, bicarbonicus: Salze der Kohlensäure bezeichnendes Adjektiv. – **k. Kochsalzquelle:** Kochsalzsäuerling. – **k. Quelle,** Säuerling: Mineralquelle mit mindestens 1 g gelöstem freiem Kohlendioxid/1 kg Wasser; Heilanzeigen: Herz-Kreislauf-Krankheiten: s.a. Kohlensäurebad.

Koilonychie, Eierschalen-, Hohl-, Löffelnägel: angeborene oder erworbene (z.B. durch mechanische oder chemische Einwirkung, bei Eisenmangel, Sprue, RAYNAUD* Krankheit), schüsselförmige Nagelplattenvertiefung (v.a. der Fingernägel); mit vermehrter Brüchigkeit u. lamellenartiger Aufsplitterung. [E] koilonychia.

Kolitis: ↗Colitis. [E] colitis.

Kollagenosen, Kollagenopathien: (KLEMPERER 1943) Oberbegriff für die z.T. durch generalisierte Autoimmunprozesse verschiedener Ursache bedingten Krankheiten mit systematisierten Bindegewebsveränderungen mit Bildung von LE-Zellen (obligat oder fakultativ), evtl. auch mit SJÖGREN* Syndrom u. Immunthyreoiditis; z.B. ↗Lupus erythematodes disseminatus, systematisierte ↗Sklerodermie, Eosinophilia infectiosa, Polymyositis-Dermatomyositis, ↗Periarteriitis nodosa, primär chronische Polyarthritis, WEGENER* Granulomatose. [E] collagen disease.

Kollateralkreislauf: bei örtlicher Durchblutungsnot entstehender Umgehungskreislauf durch Nutzung bzw. Öffnung natürlicher Gefäßnebenschlüsse oder Bildung neuer Wege über sekundäre Kollateralen; z.B. bei Herzkranzgefäßverschluß, Pfortaderblockade (hierbei über Magenfornix- u. Speiseröhrenvenen u. über die Vena azygos), bei Embolie/Thrombose eines Hauptblutgefäßes. [E] collateral circulation. – **K., künstlicher:** ↗Bypass; vgl. Shunt. [E] artificial c. c.; surgical c. c.

Kolonkarzinom: Dickdarmkarzinom (↗Darmkarzinom). [E] colon carcinoma.

Kolonmassage: Behandlungsmethode der physikalischen Therapie mit dem Ziel, das Kolon zu regelmäßiger Tätigkeit anzuregen. Indiziert v.a. bei bettlägerigen Patienten mit chronischer Obstipation.

Kolostomie: das vorübergehende oder dauerhafte Ausleiten des Dickdarms zur Körperoberfläche durch Bildung einer seitlichen Kotfistel oder – i.e.S. – eines endständigen, ein- oder doppelläufigen Kunstafters (↗Anus praeter). [E] colostomy.

Kolpektomie: operative Teilentfernung der Scheidenwand; z.B. bei vaginalen Deszensusoperationen die Resektion überschüssiger Scheidenhaut nach Korrektur von Zysto- bzw. Rektozele (Kohabitationsfähigkeit erhalten); als »Scheidenmanschette« bei Hysterektomie wg. Uteruskarzinom (Kohabitationsfähigkeit erhalten); bei alten Frauen weitgehende Entfernung der Scheide nach Hysterektomie zur Verhinderung eines Prolapsrezidivs (Verlust der Kohabitationsfähigkeit, wenig Rezidivneigung. [E] colpectomy.

Kolpitis, Vaginitis: Entzündung der weiblichen Scheide; als **primäre K.** bei Befall durch Erreger von Infektionskrankheiten (u.a. bei Gonorrhö; Vulvovaginitis) oder als Folge örtlicher mechanischer oder chemischer Schädigung; als **sekundäre K.** durch Übergreifen eines Entzündungsprozesses aus der Nachbarschaft (v.a. als aszendierende oder deszendierende Infektion). Oft als chronisches Geschehen, v.a. bei Auslösung durch sulfonamid- oder antibiotikaresistente Erreger (einschl. Trichomonas, Candida) u. bei hormoneller Dysfunktion. Äußert sich in örtlicher Rötung oder Schwellung, Verdickung der Scheidenfalten (Columnae rugarum), Ausfluß (↗Fluor) mit Juckreiz, Schmerzen. [E] colpitis. – **K., senile:** K. des Alters als Folge der durch Östrogenmangel bedingten Atrophie u. – resistenzmindernden –

Abnahme der Glykogen- u. Milchsäurebildung; als granuläre K. oder als **K. simplex** (mit flächenhafter Rötung u. glatter Schwellung).

Kombinationskopfschmerzen: eine Übergangsform zwischen Dauerkopfschmerz (Cephalaea) u. rezidivierendem Anfallskopfschmerz mit vegetativen Begleiterscheinungen u. freiem Intervall (Migräne), auch bezeichnet als migränoide Cephalaea.

Kommunikationshilfen: als solche gelten für – meist behinderte – Patienten z.B. Tastentelefone u. das Hausnotrufsystem (wird um den Hals getragen); mit ihm kann jederzeit u. an jedem Ort der Wohnung Hilfe herbeigerufen werden (z.B. bei Stürzen).

Kompartmentsyndrom: die Symptomatik, die sich z.B. nach Knochenbrüchen (BARDENHEUER) oder Sehnenscheidenentzündung ergibt durch Ödem, Exsudat etc. u. die daraus resultierende Raumnot im betroffenen Kompartiment; u. zwar Störungen der örtlichen Blutzufuhr u. sekundär der Funktion u. Trophik der im Kompartiment gelegenen Organe als Folge des Anstiegs des örtlichen Gewebedruckes u. der daraus resultierenden Gefäß- u. Nervenkompression; z.B. als VOLKMANN* Kontraktur, Tarsal-, Kubital-, Karpaltunnel-Syndrom. Bedarf baldiger Dekompression, z.B. durch Fasziotomie. [E] compartment syndrome.

Kompliance: ↗Compliance.

Kompresse: zusammengefaltetes, nach Eintauchen in kaltes oder heißes Wasser u. Auswringen als »Auflage« dienendes Tuch; i.w.S. auch Säckchen mit heißer Moorerde, Heublumen etc. [E] compress.

Kompressionsbruch: komplette oder inkomplette ↗Fraktur durch Stauchung oder Zusammenquetschung, z.B. des Fersenbeins oder eines Wirbelkörpers durch Sturz auf Füße, Gesäß oder Kopf. An langen Röhrenknochen evtl. mit Einkeilung (Schaft in Epiphyse). Kommt häufig vor bei Osteoporose, Spondylodiszitis, Ileosakralarthritis. [E] compression fracture.

Kompressionsstrumpf: elastisch gewebter Strumpf (heute meist nicht mehr aus Gummi) zur Prophylaxe u. Therapie der Varikose, der tiefen Venenthrombose, des postthrombotischen Syndroms, des Lymphödems u. sonstiger Schwellungszustände unterschiedlicher Genese. Nach der Länge wird zwischen Waden- u. Schenkelkompressionsstrumpf u. Kompressionsstrumpfhose unterschieden. Nach dem Andruck in Fesselhöhe werden 4 Kompressionsklassen unterschieden: I (ca. 20 mmHg) für unkomplizierte Varikose; II (etwa 30 mmHg) für ausgeprägtere Varikose u. leichtes postthrombotisches Syndrom; III (etwa 40 mmHg) für ausgeprägtes postthrombotisches Syndrom u. Lymphödem; IV (ca. 60 mmHg u. mehr) für schweres Lymphödem.

Kompressionsverband, Druckverband**:** mit angemessen dosiertem Druck angelegter – meist zirkulärer – Bindenverband, z.B. als Maßnahme bei Krampfadern, Thrombophlebitis, tiefer Venenthrombose (z.B. UNNA* Zinkleimverband, FISCHER* Druckverband); als »Fixverband« mit unelastischem oder wenig elastischem Material (Zinkleimbinden, textilelastische Kurzzugbinden, Klebebinden), als Wechselverband mit elastischem Material (gummielastische Kurzzug- oder Langzugbinden). Bei verletzungsbedingter Blutung (bei flächenhafter Bl. mittels Kompressen; bei starker arterieller Bl. durch Druck auf das entsprechende Hauptgefäß [Arterie] am sog. »Ort der Wahl«; Kompressorium), nach Distorsion u. nach Punktionen, zum »Andrücken« eines Hauttransplantats (engl. = tie-over dressing). [E] compression bandage; pressure dressing.

Kondomurinal: Hilfsmittel zum Aufsammeln des Urins beim harninkontinenten männlichen Patienten.

Konfabulation: Erzählen von Vorgängen, die nur in der Phantasie existieren oder keinen Zusammenhang mit der gegebenen Situation besitzen. Als Situationsangleichung – zum Ausfüllen von Gedächtnislücken – v.a. beim KORSAKOW* Syndrom (= »**blühende K.**«), ferner bei konfabulatorischer Schizophrenie u. bei sog. Konfabulosen (als Durchgangssyndrom bzw. toxische symptomatische Psychose, z.B. bei Fleckfieber). [E] confabulation.

Konkrement, Stein**:** festes Gebilde in einem Körperhohlraum oder -gewebe, entstanden durch Abscheidung gelöster Substanzen (Calcium, Harnsäure, Oxalat, Cholesterin etc.), meist um einen »Kern«

aus totem organischem Material (Zellen, Haare, Schleim, Kot etc.); oder um einen Fremdkörper; entweder als reiner Kernstein oder als Kombinationsstein (Schicht-, Schalen-, Strahlenstein); z.B. als Gallen-, Harn-, Kot-, Speichel-, Bronchialstein, Phlebolith, Psammomkorn. E concrement.

Konsumption: Auszehrung, d.h. Kräfte- u. allgemeiner Körperverfall (s.a. Kachexie); z.B. bei anhaltend hoch fieberhaften oder chronischen Krankheiten, bei denen Abbauvorgänge (u.a. durch toxogene Proteolyse) überwiegen. Als »konsumierende Krankheiten« gelten v.a. die Tuberkulose, bösartige Geschwülste. E consumption.

Kontaktekzem: allergische ↗Dermatitis unterschiedlichster Hautmanifestationen aufgrund sehr variabler Verlaufsformen (akut bis chronisch) als hyperergische Reaktion der durch ein Kontaktallergen sensibilisierten Haut nach erneuter Berührung mit diesem Allergen; häufig als Berufsekzem; s.a. Ekzema vulgare. E contact eczema.

Kontinenz: Fähigkeit, etwas zurückzuhalten; i.e.S. die durch den Blasen- bzw. Afterschließmuskel (↗Kontinenzorgan) gewährleistete Harn- bzw. Stuhlkontinenz. E continence (fecal; urinary).

Kontinenzorgan: der Afterkanal u. der angrenzende Beckenboden als funktionelle Einheit im Dienste der anorektalen Kontinenz, d.h. der Fähigkeit zu reflektorischem u. willkürlichem Zurückhalten des Darminhaltes bzw. zu dessen Entleerung (↗Defäkation). Wichtigste Strukturen: Rektum (für »Reservoirkontinenz«), Musculus sphincter ani internus (für »Hauptkontinenz« durch Aufrechterhaltung einer Ruhedruck-Barriere), M. sph. ani externus (für »Feinkontinenz«, in Zusammenspiel mit dem subkutanen M. corrugator ani [Tamponadeeffekt durch Hauteinzug]), M. puborectalis (für »Grobkontinenz«; unterbricht die Defäkation); Zusammenspiel mit den übrigen Anteilen des M. levator, Anoderm (Afterhaut) u. dem suprasphinktär abdichtenden Corpus-cavernosum-Zylinder.

Kontinenztraining: soll durch Bewußtmachen des Miktionsablaufes eine Veränderung der krankhaften Entleerungsgewohnheiten erreichen; vorgegangen wird je nach Art der Inkontinenz (funktionelle Inkontinenz oder motorische Dranginkontinenz) u. nach dem geistigen Zustand des Patienten (klar, verwirrt) auf verschiedene Arten. Bei allen wird ein Miktionsprotokoll geführt, eine zusätzliche medikamentöse Therapie kann unterstützend eingesetzt werden.

Kontraktur: unwillkürliche Dauerverkürzung bestimmter Muskeln bzw. – evtl. mehrerer – Muskelgruppen als rückbildungs- oder nichtrückbildungsfähiges Geschehen mit dem Effekt einer anhaltenden Gelenkzwangsstellung (Gelenkkontraktur, Arthrogryposis). Nach der Ursache unterschieden z.B. als **myogene, desmogene, tendogene, ischämische, neurogene** (z.B. als paralytische Kontraktur nach Apoplex), **dermatogene** K. oder aber als angeborene, zufallsbedingte, systemische (bei Krankheiten des Skelettsystems), inaktivitätsbedingte (= Ruhesteife). Ferner bezeichnet nach dem betroffenen Gelenk (z.B. Hüft-, Schultergelenkkontraktur etc.) oder nach der Gelenkstellung (z.B. Beuge-, Ad-, Abduktionskontraktur). E contracture.

Kontrasteinlauf: Standarduntersuchung des Dickdarms mittels positiver u. negativer Kontrastmittel (KM); retrograde Vollfüllung des Dickdarms mit Bariumsulfatsuspension, Reliefdarstellung nach Ablassen des KM, Luftinsufflation; Doppelkontrastverfahren unter Verwendung von Spasmolytika wird besonders häufig angewandt. Bei älteren bettlägerigen Patienten sollte die Koloskopie Vorrang vor dem K. haben, da dieser sehr belastend ist u. zu mehrtägiger Obstipation führen kann. E barium enema.

Kontrastmittelreaktion, -zwischenfall: unerwünschte, aber mögliche Reaktion des Körpers auf ein Kontrastmittel: allergisch, kardiovaskulär, zentralnervös, Schädigung am Ort der Einbringung oder am Ausscheidungsorgan (Niere, Leber). E contrast medium damage.

Konvulsion: ein sich in Serien wiederholendes klonisches oder tonisches Krampfgeschehen der Körpermuskulatur; i.e.S. als kurze Kontraktionen mit kurzen Entspannungsintervallen (Myoklonus) oder als länger anhaltendes Geschehen mit nachfolgender weitgehender Muskelerschlaffung (= klonische Krämpfe); ausgelöst durch einen Irritationsbereich (»Krampfzentrum«) des Gehirns oder Rückenmarks, z.B. bei Durchblutungsnot (Ischämie, ↗Synkope), durch ein Krampfgift (z.B. Strychnin), ferner bei Epilepsie oder als Fieberkrampf. [E] convulsion.

Konzentrationsstörungen: Störung der geistigen Fähigkeit, Informationen aufzunehmen u. zu verarbeiten; kommen häufig bei älteren, gebrechlichen Patienten (mit oder ohne Hirnleistungsstörungen) vor.

Konzentrationstests: psychometrische Verfahren zur Messung der Konzentrationsfähigkeit des Patienten im Rahmen des Geriatric Assessment; z.B. der Alterskonzentrationstest von GATTERER* (AKT), ein Durchstreichetest im Zusammenhang mit einer einfachen Vergleichsaufgabe.

Koordination: das geordnete Zusammenwirken von Organen oder Organteilen im Ablauf der Gesamtfunktion. [E] coordination. – **K., motorische:** K. der Muskeln i.S. der Synergie der Agonisten u. Antagonisten bei Bewegung u. aufrechter Körperhaltung; mit Zentren v.a. in Kleinhirn, Formatio reticularis (roter u. DEITERS* Kern), Stirn-, Schläfen-, Scheitellappen, Vierhügelplatte u. Stammganglien. Störungen im System äußern sich als Ataxie, Tremor, Adiadochokinese, Asynergie, Rückschlagphänomen. [E] motoric c.

Kopfhörgerät: hinter der Ohrmuschel (»HdO«) bzw. am Bügel der Hörbrille oder aber im Ohr, d.h. im Gehörgang (»IdO«) getragener ↗Hörapparat.

Kopfschmerz, Kephalgie: Schmerzen im Kopfbereich bzw. Kopfnervenbereich als Leit- oder Begleitsymptom zahlreicher allgemeiner oder organgebundener Krankheiten (z.B. akute Infektionskrankheiten, Hypertonie bzw. Hirnerkrankung wie raumfordernder Prozeß, Hirnhautentzündung, Augen-, Nasenerkrankungen); ferner bei Neurasthenie (nervöse Erschöpfung) u. als psychogener K. (als Spannungs-K., Konversionssymptom); meist als ↗Migräne. – Beruht auf Reizung schmerzempfindlicher Kopforgane (Schädeldecke, Dura, Arterien der Hirnbasis, Hirnblutleiter, 5., 9. u. 10. Hirnnerv u. Spinalnerven des oberen Halsmarkes [C_2–C_4]). – s.a. Cephalaea. [E] cephalgia; headache. – **K., vasomotorischer:** K., der mit Weit- u. Engstellungen (Vasodilatation bzw. -konstriktion) von Hirngefäßen einhergeht. – s.a. HORTON* Syndrom. [E] vasomotor h. – **K., vertebragener:** K. im Zusammenhang mit Krankheiten der Halswirbelsäule. [E] vertebrogenic h.

Koprämie: bei ↗Koprostase auftretender Vergiftungszustand (Autointoxikation) als Folge der bakteriellen Durchdringung der Darmwand u. der Aufnahme von Zersetzungsstoffen des Darminhaltes in die Blutbahn; äußert sich in Fieber, Kopfschmerzen, Störung des Allgemeinzustandes.

Koprostase: Kotstauung im Dickdarm (z.B. bei Ileus, Megakolon, im Senium). Führt durch vermehrten Wasserentzug zu Kotverhärtung (Bildung von ↗Skybala) u. Entleerungsstörung (evtl. bis zum Ileus); vgl. Koprämie. [E] coprostasis.

koronar, coronarius: kranzförmig; kranzförmige Gefäße, d.h. die »Koronarien« (Arteria coronaria) betreffend. [E] coronary. – **koronares T:** im EKG die gleichschenkelig-spitze, am Ende negative T-Welle als Zeichen koronarer Mangeldurchblutung, v.a. nach Myokardinfarkt. [E] coronary T – **koronare Herzkrankheit, -erkrankung,** KHK, KHE: Sammelbegriff für Krankheitsbilder, bei denen überwiegend die Koronarsklerose die eigentliche Krankheitsursache ist: ↗Angina pectoris, ↗Koronarinsuffizienz, der Herzinfarkt (↗Myokardinfarkt), Wandkontraktionsstörungen, Papillarmuskelfehlfunktion u. Herzrhythmusstörungen bis hin zum plötzlichen Herztod. [E] coronary heart disease (CHD); coronary artery disease (CAD). – **k. Thrombolyse:** selektive intrakoronare ↗Thrombolyse.

Koronarangiographie, Koronarographie: Kontrastdarstellung der Herzkranzgefäße in Form einer schnellen Aufnahmeserie in mehreren Ebenen. Entweder nach direkter Kontrastmittelgabe im Anschluß an eine Sondierung der Öffnungen der großen Koronararterien mittels eines Spezialkatheters (= **selektive K.**), der über die Arteria brachialis (SONES) oder A. femoralis (JUDKINS) eingeführt wird, oder nach KM-Injektion in die Sinus aortae mittels »Koronarstrahlkatheters« = **semiselektive K.** (PAULIN, HETTLER). Mögliche Herzkomplikationen: akute Koronarinsuffizienz, Koronararterienembolie, Anoxie (Myokardinfarkt), Rhythmusstörungen. [E] coronary angiography (e.g. selective).

Koronarchirurgie: operative Eingriffe zur Verbesserung der Myokarddurchblutung bei krankhafter Enge der Koronararterien (vgl. koronare Herzkrankheit). I.e.S. handelt es sich um alle Methoden der direkten Revaskularisation des Myokards. Während früher der Schwerpunkt bei Operationen im unmittelbaren Stenosenbereich lag (Thrombendarteriektomie bzw. Resektion des stenosierten Arteriensegments mit nachfolgender Veneninterposition), gelangt heute fast nur noch das Bypass-Prinzip zur Anw. Dabei bleibt das eigentliche Gefäßbett unberührt. Indikationen: v.a. die leistungsmindernde Angina-pectoris-Symptomatik trotz entsprechender medikamentöser Therapie bei kritischen Stenosen der linken Stammarterie, hochgradige proximale Stenosen der 3 Koronaräste. Kontraindikationen: relative Kontraindikationen sind maligne Tumoren im Endstadium, latentes Nierenversagen, exzessives Hochdruckleiden sowie zerebrovaskuläre Insuffizienz bei extrakraniellen Stenosen. Das hohe Alter des Patienten alleine ist heute keine Kontraindikation mehr. **Aortokoronarer Venenbypass (ACVB):** (GARRET, 1964) heute das Standardverfahren zur direkten Vaskularisation des Herzmuskels. Dabei werden Vena-saphena-magna-Interponate des Unterschenkels zur Überbrückung der arteriosklerotisch veränderten Arterienabschnitte in die Aorta ascendens vor dem Abgang der großen Arm- u. Kopfarterien eingenäht. Der ACVB kann als Ein-, Zwei- u. Dreifachbypass durchgeführt werden, wobei wegen der Generalisation des arteriosklerotischen Prozesses häufig der Dreifachbypass, d.h. die operative Überbrückung aller 3 Koronararterien durch Veneninterponate zur Anw. gelangt. Die Anastomosierung in die Aorta ascendens wird für jedes Interponat getrennt vorgenommen. Eine Überbrückung durch Kunststoffinterponate (Gore-Tex®-Prothese) muß dann erfolgen, wenn kein brauchbares Vena-saphena-magna-Material vorliegt (z.B. bei Z.n. Krampfaderoperation wegen extremer Varikose). **Sequentieller Bypass:** dieses Verfahren wird gewählt, wenn nicht genügend Venenmaterial zur Verfügung steht. Das Veneninterponat wird poststenotisch Seit-zu-Seit anastomosiert. **Mammaria-koronarer Bypass:** die linke A. mammaria interna wird nach ihrem Austritt aus der A. subclavia endständig freipräpariert u. v.a. in den distalen Verlauf des Ramus interventricularis der A. coronaria sinistra eingenäht. Die Erfolgsquote bei Mammaria-koronarem Bypass ist besonders hoch. [E] coronary surgery.

Koronargruppen: Gruppengymnastik zur Rehabilitation von Herzinfarktpatienten; Voraussetzung für die Teilnahme ist eine vorangegangene kardiopulmonale Untersuchung mit Ergometrie. In der K. wird regelmäßiges körperliches Training durchgeführt, welches in Verbindung mit der medikamentösen Therapie einen Reinfarkt verhindern soll. Außerdem vermittelt die Gruppe ein Gemeinschaftsgefühl u. verhindert Vereinsamung u. Isolierung.

Koronarinsuffizienz: Mangeldurchblutung der Koronararterien; Erscheinungsform der koronaren Herzkrankheit, geprägt durch ein Mißverhältnis zwischen Koronararteriendurchblutung u. Nährstoffbedarf des Herzmuskels, z.B. bei Gefäßkrankheiten mit Verengung der Lichtung (Koronarsklerose, -ostienstenose, -thrombose, Koronariitis, Koronarembolie). Führt zu Untergang (Nekrose) oder Verfettung der Herzmuskelzellen u. feinherdigen Narbenbildungen, zu Absinken der energiereichen Phosphate, Glykogenschwund u. Lactatanstieg im Myokard. Symptome: Herzinsuffizienz, Angina pectoris, Myokardinfarkt (bei akuter K.); im EKG Rhythmus- u. Repolarisationsstörungen, Veränderungen der Kammeranfangsschwankung. [E] coronary insufficiency. – **K., akute:** ↗Angina pectoris gravis. [E] acute c. i. – **K., latente:** K. mit für den Ruhezustand ausreichender Durchblutung der Herzkranzgefäße, jedoch mit Auftreten der typischen Symptome der Sauerstoffnot bei Belastung. [E] latent c. i. – **K., relative:** K. bei normaler Koronariendurchblutung, aber vermindertem Sauerstoffgehalt des Blutes (bei Hypoxämie, Anämie, Kohlenmonoxidvergiftung, BLAND*-WHITE*-GARLAND* Syndrom), oder bei erhöhtem, jedoch nicht abdeckbarem Blutbedarf (z.B. bei Herzmuskelhypertrophie, Hyperthyreose, Hyperzirkulation) bzw. bei anderweitig verminderter Durchblutung (Schock, Klappenfehler etc.). [E] relative c. i.

Korpuskarzinom: der Gebärmutterkrebs; ein vom Endometrium v.a. des Fundus u. Tubenwinkels ausgehendes Adenokarzinom oder (seltener) Plattenepithelkarzinom. Klassifikation nach Wachstumsstadien (FIGO): Stadium I: auf den Gebärmutterkörper beschränkt (Ia_1 operabel); II: Beteiligung des Gebärmutterhalses; III: Ausbreitung im kleinen Becken; IV: Befall von Blase u. Darm, Fernmetastasen. Krankheitszeichen: Metrorrhagien (meist nach dem Klimakterium = postmenopausisch), blutiger Fluor, evtl. Gebärmuttervergrößerung; selten wehenartige Schmerzen. Diagnose anhand von Abrasionsmaterial (Zellabstrich nur in 70% der Fälle positiv). [E] endometrial carcinoma.

Korsakow* Syndrom, Psychose (SERGEI S. K., 1854–1900, Psychiater, Moskau)**:** amnestisches Psychosyndrom mit Merkschwäche bei erhaltenem Altgedächtnis u. wacher Bewußtseinslage sowie mit örtlicher u. zeitlicher Desorientiertheit, Konfabulationen. Folge hirnatrophischer Prozesse bei Enzephalitis, nach Hirnkontusion, Hypoxie (Kohlenmonoxidvergiftung, Strangulation), sich wiederholenden Hypoglykämien bzw. Hirnödem, bei seniler Demenz sowie bei chronischem Alkoholismus (als K.* Syndrom i.e.S. bezeichnet). Auch bei der WERNICKE* Enzephalopathie vorkommend. [E] Korsakov's syndrome.

Korsett: auf einen fest angepaßten Beckenkorb aufgebauter miederartiger Rumpfapparat (evtl. mit Kopf- u. Armstützen) zur Ruhigstellung, Entlastung, Abstützung oder – redressierenden – Korrektur einer Wirbelsäulendeformität (v.a. Skoliose, Kyphose), bei Spondylitis (v.a. tuberculosa), evtl. auch bei schwerer Osteoporose. [E] corset.

Kortikosteroide: ↗Corticosteroide. [E] corticosteroids.

Koterbrechen, sterkorales Erbrechen, Kopremesis: Erbrechen von Dickdarminhalt, i.w.S. auch des Inhaltes (»Ingesta«) mittlerer u. unterer Dünndarmabschnitte. Tritt auf v.a. bei komplettem Darmverschluß (↗Ileus) u. gilt – als Miserere bezeichnet – als prognostisch ungünstiges Zeichen. Ausgelöst durch Retroperistaltik oder Rücklauferbrechen bei Magen-Darm-Atonie. [E] copremesis.

Kotstauung: ↗Koprostase. [E] coprostasis.

Kotstein, Koprolith: steinartig festes Darminhaltsgebilde (Enterolith) aus eingedicktem Kot (als Kern) u. inkrustiertem, von Darminhalt durchsetztem Schleim; u.a. im Wurmfortsatz, in Dickdarmdivertikeln; in der Mastdarmampulle evtl. als reiner Kotballen (↗Skybala), z.B. bei chronischer Obstipation. Komplikationen: Ileus, Druckgeschwür mit Durchwanderungsperitonitis oder Darmperforation; Kotabszeß. [E] coprolith; fecalith; enterolith.

Koxalgie: Hüftgelenkschmerz, ↗Coxalgia. [E] coxalgia.

Koxarthrose, Coxarthrosis: chronisch fortschreitende degenerative Erkrankung (Osteoarthropathie) des Hüftgelenks. Als **primäre K.** = idiopathische K. ein – konstitutionell u./oder endokrin begünstigtes – Aufbrauchleiden, z.B. bei Schwerarbeitern oder im Alter (= Malum coxae senile). Als **sekundäre K.** die nach hüftnahen oder Hüftgelenksverletzungen, Entzündungen (Coxitis) u. als Folge angeborener Hüftgelenkfehlbildungen (Dysplasie, Luxation, Coxa plana, vara) oder inkongruenter Belastung (bei X-Bein, Klump-, Plattfuß), bei PERTHES* Krankheit, Epiphysiolyse, Osteochondrosis dissecans. Führt zu Bil-

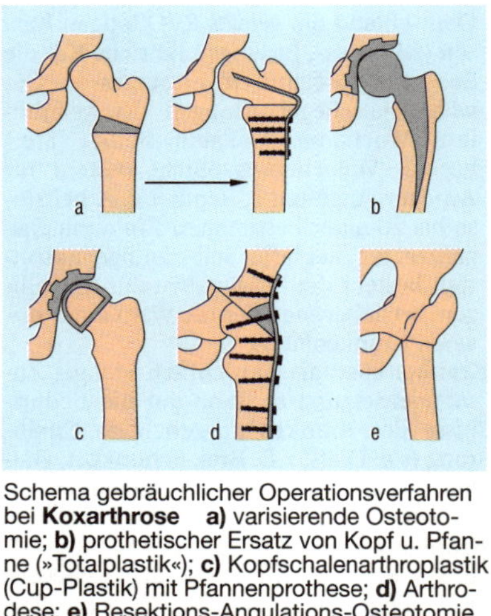

Schema gebräuchlicher Operationsverfahren bei **Koxarthrose** **a)** varisierende Osteotomie; **b)** prothetischer Ersatz von Kopf u. Pfanne (»Totalplastik«); **c)** Kopfschalenarthroplastik (Cup-Plastik) mit Pfannenprothese; **d)** Arthrodese; **e)** Resektions-Angulations-Osteotomie oder einfach Kopfresektion [57]

dung von Randzacken an Hüftpfanne u. -kopf, Hüftkopfverformung, Zerstörung des Gelenkknorpels u. Ligamentum capitis, Geröllzystenbildung, Gelenkzottenhypertrophie, evtl. zu Protrusio acetabuli, klinisch zu Schmerzen, Bewegungseinschränkung, Schonhinken, Gelenksteife (Adduktions- u. Flexionskontraktur mit Außenrotation u. scheinbarer Beinverkürzung), Kreuz-Lenden-Schmerzen, Beckenschiefstand, Lumbalskoliose. Typische Korrekturoperationen ↗Abb. 🄴 coxarthrosis.

Krallennagel: ↗Onychogryposis.

Krallenzehe, Klauenzehe, Digitus flexus: Zehendeformität – ähnlich der Hammerzehe – mit Beugekontraktur im Mittel- u. Endgelenk; s.a. Hallux flexus. 🄴 claw toe.

Krampfader: ↗Varize; s.a. Varikose, Ösophagusvarizen, Hämorrhoiden. 🄴 varicose vein; varix.

Krankengymnastik: planmäßige körperliche Bewegungsübungen mit dem Ziel, Schäden an den Bewegungsorganen zu begegnen; i.w.S. auch die Bewegungsbehandlung bei inneren Erkrankungen als Mittel zur Steigerung der Leistungskraft, als Herz-Kreislauf-Training, zur Prophylaxe, Rehabilitation etc. 🄴 physiotherapy; therapeutic exercises.

Krankenkassen, gesetzliche: die Träger der gesetzlichen Krankenversicherung; in Deutschland die gemäß RVO tätigen Kassen (z.B. Orts-, Innungs-, Betriebs-K.), die See-, Knappschafts- u. Ersatzkassen. Gewähren als Regelleistungen »Krankenhilfe«, »Wochen-« u. »Familienhilfe«, Sterbegeld. Versicherungspflicht besteht für Arbeiter, Angestellte, Rentner u. Arbeitslose bis zu einer bestimmten Einkommensgrenze, z.T. auch für Selbständige; ansonsten besteht die Möglichkeit zur freiwilligen Versicherung oder die Wahl einer privaten Krankenkasse.

Krankenkost: die hinsichtlich Menge, Zusammensetzung u. Form auf die Bedürfnisse des Kranken ausgerichtete Ernährung (s.a. Diät), z.B. Brei, Schonkost, Gallen-, Leber-, Magen-, Diabetikerdiät. 🄴 diet.

Krankenpflege: in der Regel von ausgebildeten Krankenschwestern bzw. -pflegern bzw. -pflegehelfern durchgeführte pflegerische Betreuung von Kranken u. Unterstützung der behandelnden Ärzte in Krankenhäusern u. Heimen, aber auch – von Sozialstationen aus u. in Zusammenarbeit mit niedergelassenen Ärzten – in häuslicher Umgebung. 🄴 nursing.

Kratotherme: Thermalquelle mit > 1 g fester gelöster Bestandteile pro kg Wasser.

Kraurosis, Craurosis: atrophisierend-sklerosierender Schrumpfungsprozeß der Halbschleimhäute mit starkem Juckreiz. Gilt, wie auch die ↗Leukoplakie, als ↗Präkanzerose. 🄴 kraurosis. – **K. penis:** K. der Vorhaut u. Eichel; führt evtl. zum narbigen Verschluß der Harnröhrenmündung. – **K. vulvae:** ↗Vulvadystrophie.

Krebs: Bez. für bösartige Geschwülste (Malignom), i.e.S. für Neoplasmen (Tumoren) epithelialer Herkunft: ↗Carcinoma, Karzinom; s.a. Krebs...; vgl. Präkanzerose. 🄴 malignant tumor (e.g. cancer).

Krebsfrüherkennung: s.u. Vorsorgeuntersuchung.

Kreislaufdekompensation: ↗Schock, ↗Herzdekompensation. 🄴 circulatory decompensation.

Kreislauffunktionsproben: Prüfung der Herz-Kreislauf-Funktion in Ruhe u./oder unter Belastung (z.B. durch Treppensteigen, Orthostase, Ergometrie bzw. *pharm* durch Kreislaufmittel-Gaben). Registriert werden arterieller u. venöser Blutdruck, Puls, Atemfrequenz, EKG etc. Ausführung z.B. nach SCHELLONG, DELIUS-REINDELL, CRAMPTON, BÜRGER (Preßdruckprobe), MASTER (Stufentest), KALTENBACH-KLEPZIG (Klettertest), als Atemanhalteversuch, Histamin-, Cold-pressure-Test, Belastungs-EKG. 🄴 tests for circulatory function.

Kreislaufkollaps: Versagen der Kreislaufregulation; ↗Schock (bzw. kurzfristig u. fragmentarisch auftretende Formen des Schocks). – s.a. Orthostasesyndrom, Synkope. 🄴 circulatory collapse; shock.

Kreislaufmittel: die sich am Blutkreislauf auswirkenden Arzneimittel (Koronarmittel, Antihypertonika etc.).

Kreislaufversagen: s.u. Schock, Herzinsuffizienz. 🄴 circulatory collapse.

Kreuzbeindekubitus: Druckgeschwür im Bereich des Kreuz- u. Steißbeins; ist eine der häufigsten Prädilektionsstellen für Dekubitalulzera beim älteren bettlägerigen Patienten, da diese meist in Rückenlage gebettet werden (s.a. Dekubitus).

Kreuzschmerzen: ein- oder beidseitig im Kreuzbeinbereich (evtl. einschließlich der Lendenwirbelsäule u. der Kreuz-Darmbein-Gelenke) auftretende dumpfe, drückende Schmerzen, oft mit Ausstrahlung in das Bein oder die Leiste. Als Ermüdungsschmerz (v.a. bei Haltungsstörung) sowie bei Störung im Bewegungssegment (Zerrung, Wirbelblock, -gleiten, Reizung von Spinalnervenwurzeln), bei Erkrankung der Baucheingeweide, v.a. bei gynäkologischen Reizzuständen. E sacro-iliac pain; low back pain.

Krise, Krisis, Crisis: plötzliche Störung aus scheinbar völliger Gesundheit heraus oder als akute Verschlimmerung eines chronischen Leidens, d.h. als Anfall, Attacke, Schock. I.w.S. die Phase im Ablauf einer Krankheit, in der sich diese plötzlich u. entscheidend zum Guten oder Schlechten wendet (z.B. BASEDOW*-, Blutdruck-, Fieberkrise). E crisis. – **K., aplastische:** Blutbildungskrise (Hypo- bis Aplasie der Hämatopoese), z.B. bei hämolytischer Anämie, bei bestimmten Infektionskrankheiten, als toxisch-allergische Reaktion. E aplastic c. – **K., cholinergische:** bei der Myasthenia gravis durch Überdosierung der Heilmittel (Cholinesterasehemmer; z.B. Mestinon, Prostigmin) bzw. verändertes Ansprechen auf diese Mittel bedingte Verschlimmerung der Muskelschwäche mit Auftreten von Krämpfen u. faszikulären Zuckungen, begleitet von vegetativen Symptomen (Miosis, Sekretionszunahme in Nase, Mund, Bronchien), Schwitzen, Koliken, Durchfälle. – **K., granulozytopenische:** Blutbildungsstörung (meist passagere Granulozytopenie bis Agranulozytose) im Verlauf eines schweren, v.a. virusbedingten Infekts sowie durch knochenmarkschädigende Substanzen (auch durch Zytostatika) sowie durch Strahleninsult. E granulocytopenic c. – **K., hypopituitäre:** akute Störung der Vitalfunktionen infolge Versagens der Hypophyse u. sekundär der nachgeordneten innersekretorischen Drüsen, insbesondere der Nebenniere(nrinde). E hypopituitary c. – **K., myasthenische:** bei Myasthenia gravis pseudoparalytica nach Thymektomie sowie bei Unterdosierung von Prostigmin auftretende akute Zunahme der Muskelschwäche infolge Acetylcholin-Mangels; mit oft tödl. Ausgang infolge Lähmung der Atem- u. Schluckmuskulatur. E myasthenic c. – **K., psychische:** Zusammenbruch der seelischen Bewältigungsmechanismen oder Konfliktlösungsstrategien; kann sich in Erregungszuständen, depressiven Verstimmungen, Selbsttötungshandlungen äußern, stellt jedoch oft auch die Voraussetzung für durchgreifende positive Veränderungen der Lebenshaltung dar. – **K., tabische:** bei Tabes dorsalis auftretende heftige, oft kolikartige Schmerzattacken, begleitet von motorischen u. sekretorischen Reizerscheinungen; z.B. Augen-, Nasen-, Pharynx-, Oblongata-, Pons-, Herz(-Gefäß)-Krise (als Angina pectoris), v.a. aber als Eingeweidekrise (viszerale oder intestinale K.), z.B. der Speiseröhre (evtl. mit anhaltendem Aufstoßen als »Zwerchfell-K.«), des Magens (gastrische K.). E tabetic c.

Kristallarthropathien: Ablagerungen verschiedenartiger Kristalle in Gelenkknorpel oder Sehnenansätzen, die entweder symptomlos bleiben oder zu unterschiedlichen Erkrankungen (je nach Ort der Kristallablagerung) führen, z.B. Gicht, Chondrokalzinose, kalzifizierende Periarthritis.

Krone: die natürliche Zahnkrone bzw. deren künstlicher Ersatz aus Metall, Kunststoff oder Porzellan, u. zwar als Hülsen-, Stift- u. Teilkrone (erstere als Voll-, Verblend-, Fingerhut-, Doppelkrone [z.B. Teleskop-, Konuskrone]) sowie als – nichtmetallische – Mantel- oder Jacketkrone. E crown.

Kubitaltunnel-Syndrom: Zustand infolge Enge des Kubitaltunnels (Raum zwischen Sulcus nervi ulnaris, ellenseitigem Ligamentum collaterale des Ellenbogengelenkes u. – oben – Aponeurose des M. flexor carpi ulnaris). Symptome: Reizzustand des Nervus ulnaris mit örtlicher Druckempfindlichkeit, Verminderung der groben Kraft der Hand, Atrophie der Musculi interossei u. ellenseitigen Empfindungsstörungen (Par-, Dysästhesien) der Hand. E cubital tunnel syndrome.

Kumarin: ↗Cumarin. E coumarine.

Kumulation: Anhäufung eines Wirkstoffs im Organismus u. Gefahr toxischer Wirkungen bei wiederholter Dosis, wenn die Einzeldosen schneller zugeführt werden, als sie vom Organismus aufgrund ihrer

Halbwertszeit eliminiert werden können. Besonders große praktische Bedeutung bei Wirkstoffen mit sehr langer Halbwertszeit (z.B. Digitoxin oder Diazepam). [E] cumulation.

Kunstafter: ↗Anus praeternaturalis. [E] artificial anus.

Kunstarm: Arm- bzw. Handprothese. [E] artificial arm.

Kunstauge: dem vorhandenen Auge weitgehend nachgebildete schalenförmige Glas- oder Kunststoffprothese als kosmetischer Ausgleich u. Schutz der Augenhöhle. [E] artificial eye.

Kurzatmigkeit: ↗Dyspnoe. [E] dyspnea.

Kurzwellentherapie: die ↗Hochfrequenztherapie mit Strömen von 10–300 MHz (3–30 m); entweder im Kondensatorfeld (mit SCHLIEPHAKE* Elektroden) oder im Spulenfeld (= Magnetfeld einer Spulenelektrode; erzeugt Wirbelströme); es werden fast nur thermische Effekte erzielt (im Spulenfeld v.a. oberflächliche). Indikationen: Arthrosen, Insertionstendopathien, lokalisierte chronische Schmerzsyndrome. Kontraindikationen: Schrittmacherpatienten, Metallimplantate im Körper. – vgl. Diathermie. [E] short-wave therapy.

Kurzzeitgedächtnis, unmittelbares Gedächtnis (WEINSCHENK): die Fähigkeit, einen Sachverhalt für kurze Zeit (ca. 10 Sek.) zu »behalten«, ohne das eigentliche Gedächtnis zu belasten. Kann bei schweren Gedächtnisstörungen (z.B. bei seniler Demenz) erhalten sein, aber auch isoliert fehlen. – vgl. Langzeitgedächtnis. [E] short-term memory.

Kussmaul* (ADOLF K., 1822–1902, Internist, Heidelberg) **Aphasie: 1)** totale sensorische ↗Aphasie. **2)** veralteter Begriff für psychogenen Mutismus. [E] Kussmaul's aphasia. – **K.* Atmung,** K.*-KIEN* Atmung: die sog. große ↗Atmung (dort Schema) bei Azidose. [E] K.-type respiration. – **K.* Koma:** ↗Coma diabeticum. – **K.* (-Maier*) Krankheit:** ↗Periarteriitis nodosa.

Kyphose: rückenwärts gerichtete (= dorsalkonvexe) Krümmung der Wirbelsäule; ist im Bereich der Brustwirbelsäule in leichter Ausprägung natürlich, dagegen im Hals- u. Lendenbereich stets krankhaft (»Bukkel«), z.B. bei Rachitis als frühkindl. »Sitzbuckel«, bei Wirbelkörper-Minderwertigkeit als juvenile oder Adoleszenten-K. (SCHEUERMANN* Krankheit), bei Elastizitätsverlust der Haltemuskulatur u. Degeneration der Bandscheiben als senile oder ↗Alterskyphose; ferner bei Systemerkrankungen des Skeletts (z.B. Chondrodystrophie, enchondrale Dysostose, Osteoporose oder -malazie) sowie angeboren (bei Halb-, Blockwirbel). Auch Folge einer Osteomyelitis, Wirbeltuberkulose, aseptischen Nekrose der Wirbel (Vertebra plana), nach Verletzung (evtl. spitzwinkelig, Gibbus). [E] kyphosis.

Kyphoskoliose: das gleichzeitige Bestehen einer krankhaften ↗Kyphose (oft durch torsionsbedingten Rippenbuckel nur vorgetäuscht) u. Skoliose der Wirbelsäule, v.a. der BWS, u. dann oft mit starker Brustkorbdeformierung (= »**Kyphoskoliosethorax**« LOESCHKE) u. mit Verminderung der Atemkapazität, Verlagerung des Herzens (u. der Lungenstrombahn) mit pulmonaler Hypertonie, Rechtsherzbelastung u. -hypertrophie (»**Kyphoskolioseherz**«). [E] kyphoskoliosis.

L

Labetalol: Sympatholytikum aus 2 Enantiomeren (eines mit α-, das andere mit β-sympatholytischer Wirkung). Anw. als Antihypertensivum. [E] labetalol.

Lackzunge: ↗MOELLER*-HUNTER* Glossitis.

β-Lactam-Antibiotica, -tika: die Synthese der Bakterien-Zellwand hemmende Stoffe; wichtigste Vertreter: Penicilline u. Cephalosporine. [E] lactam antibiotics.

Lactatazidose: mit schwerer metabolischer Azidose einhergehende, im allgemeinen irreversible Hyperlactazidämie (> 4 mmol/l, pH < 7,25); Typ A infolge allg. oder regionaler Minderperfusion (Hypoxie) des Gewebes, Typ B mit anderer Ursache (↗Tab.). [E] lactacidosis.

Lactatazidose

Typ A:
Minderung der Gewebsperfusion, Hypoxie

Typ B:
1. im Zusammenhang mit:
   Diabetes mellitus, Niereninsuffizienz, Lebererkrankungen, Infektionskrankheiten, hämatologischen Systemerkrankungen u. Tumoren, Anämie, Pankreatitis
2. durch Medikamente oder toxische Substanzen:
   Phenformin, Buformin, Metformin, Adrenalin, Acetylsalicylsäure, Diazoxid, Furosemid, Epinephrin, Salicylate (?), Sorbit, Streptozotocin, Xylit, Äthanol, Äther, Methanol
3. nach totaler parenteraler Ernährung mit vitaminfreien Lösungen
4. erbliche Formen:
   Alaninurie, Glykogenspeicherkrankheit (Typ I, III, IV), Fructose-1,6-diphosphatase-Mangel, Methylmalonazidurie
5. bei neurologischen Erkrankungen:
   zystische zerebrale Degeneration, Enzephalomyelopathie, Myopathie, Poliomyelitis
6. bei Muskelarbeit

Lactat-Dehydrogenase, LDH: zytoplasmatisches Enzym, das die Reaktion L-Lactat + $NAD^+ \rightleftharpoons$ Pyruvat + NADH + H^+ u. die Dehydrierung anderer L-2-Hydroxymonocarbonsäuren katalysiert. Normalwert im Serum 90–250 E/l; erhöht bei perniziöser u. hämolyt. Anämie, Mononucleosis infectiosa, myeloischer Leukämie, nach Myokardinfarkt, bei akuter Hepatitis (bis 500 mE/ml) u. tox. Leberschäden, Malignommetastasierung. Es existieren 5 Isoenzyme, von denen 2 höhere Hydroxybutyrat-dehydrogenase-(HBDH-)Aktivität aufweisen u. im Herzgewebe in höherer Konzentration vorkommen. – Der Quotient HBDH/LDH liegt bei Myokardinfarkt > 0,8, bei Leberschäden u. Skelettmuskelerkrankungen < 0,6. – Bestimmung durch photometrische NADH-Erfassung bei der spezif. Reaktion. Aktivitätsangabe (bisher in E/l bzw. U/l) soll in Katal erfolgen (kat/l bzw. $\mu mol/l \cdot sec^{-1}$). [E] lactate dehydrogenase.

Lähmung, Paralyse: durch toxische, entzündl. oder mechanisch-traumat. Schädigung oder Erkrankung des Nervensystems (= neurogene L.) oder der Muskeln (= myogene L.; s.a. Myopathie) oder durch allg. Störung (z.B. beim ↗Kaliummangelsyndrom) bedingter totaler Ausfall der motorischen Funktion eines oder mehrerer Nerven bzw. des Erfolgsorgans; i.w.S. auch der Teilausfall mit lähmungsartiger Schwäche (»Parese«). – Klinisch als **schlaffe** oder **spastische L.** bzw. – nach Lokalisation der Schädigung – als **periphere** oder **zentrale L.** unterschieden; wobei bei der zentralen L. Zellen bzw. Neuriten der Pyramidenbahn betroffen sind u. diese L. allgemein die Symptome einer spastischen L. zeigt; ferner nach Lokalisation der Symptomatik unterschieden als Mono-, Di-, Hemi-, Para- u. Tetraplegie. – Periphere neurogene Lähmungen (Lokalisation: im »peripher-motorischen« Neuron bzw. im Verlauf dessen Neuriten) werden i. allg. mit schlaffer L. gleichgesetzt (Muskeltonusverlust, erloschene Muskeleigenreflexe; später mit Muskelatrophie, Entartungsreaktion) u. meist nach den betroffenen Nerven (z.B. periphere Fazialislähmung, Armplexus-L.) oder Muskeln (z.B. Gluteus-L.) bezeichnet. [E] paralysis; palsy. – **L., atonische:** s.u. Mantelkantensyndrom. [E] flaccid paralysis.

Lähmungshinken: TRENDELENBURG* Hinken.

Längenverlust: Abnahme der Körpergröße im höheren Alter, bedingt durch Höhenverminderung der Bandscheiben u. Wirbelkörper; letztere können bei Osteoporose sogar ganz zusammenfallen.

Lagophthalmus: erweiterte Lidspalte mit unmöglichem Lidschluß (sog. »Hasenauge«); Gefahr der Bulbusxerose u. Keratitis ohne oder mit Geschwürsbildung (»Ulcus corneae e lagophthalmo«). Als **paralytischer L.** bei Fazialisparese; als **mechanischer L.** bei extremem Exophthalmus, Ektropium, seniler Lidhauterschlaffung. [E] lagophthalmos.

Laminektomie: Resektion eines oder mehrerer Wirbelbögen (einschl. der Dornfortsätze) zur Freilegung bzw. Entlastung des Rückenmarks (z.B. bei Bandscheibenprolaps). [E] laminectomy.

Langzeit-EKG: mit Hilfe eines am Körper befestigten Registriergerätes (Mikro-EKG-Gerät) über bis zu 24 h geschriebenes EKG mit Zeitregistrierung (einschl. der Zeiten subjektiv empfundener, durch den Probanden markierbarer Besonderheiten). [E] prolonged ECG.

Langzeitgedächtnis: das sog. »Altgedächtnis« mit der Fähigkeit zu langzeitiger Speicherung u. Reproduzierbarkeit von Sinneswahrnehmungen oder psychischen Vorgängen. [E] long-term memory.

Laryngitis: Entzündung von Kehlkopf-Schleimhaut u./oder -skelett, meist einschl. der Stimmbänder (Chorditis). [E] laryngitis. – **L. acuta:** meist katarrhalische L., v.a. als Begleiterscheinung eines Infekts der Nasen-, Rachen- oder Bronchialschleimhaut (meist Virusinfekt mit sekundärer Pneumokokken-, Strepto- u. Staphylokokken-Ansiedlung); ferner nach starker stimmlicher Belastung (v.a. in trockenen, staubigen bzw. rauchig. Räumen). [E] acute l. – **L. chronica:** langdauernde, mit Heiserkeit einhergehende L., entweder nach ungenügend behandelter akuter L. oder infolge ständiger Einwirkung chem. Dämpfe, Gase, staubiger oder überhitzter Luft, bei chron. Nicotinabusus, ständiger Mundatmung, falscher Stimmtechnik etc. [E] chronic l.

Laryngoptosis: altersbedingtes Absinken des Kehlkopfes mit vermindertem Heben beim Schluckakt. [E] laryngoptosis.

Lateralsklerose, amyotroph(isch)e oder **myatrophe:** Systemerkrankung des Rückenmarks mit Symptomen der Muskelatrophie u. der Pyramidenbahnläsion infolge Degeneration des 1. u. 2. motor. Neurons (meist symmetr. Ganglienzellschwund an Vorderhörnern u. motorischen Hirnnervenkernen). Beginnt im 4. bis 6. Ljz. mit schlaffen Paresen, Muskelatrophien u. faszikulären Zuckungen an Armen u. Beinen (= initial-atrophische Form = brachial- bzw. lumbosakral-myatrophischer Typ) oder mit spastischer Lähmung der Beine u. positiven Pyramidenzeichen (= initial-spastische Form = spastischer Typ, ERB* Sklerose) oder aber – bes. bei Frauen – mit Bulbärparalyse (= bulbärer Typ). V.a. zu Beginn der Erkrankung kann ein depressives Syndrom auftreten. Keine Sensibilitäts- oder Koordinationsstörungen; Liquor meist o.B.; im EMG frühzeitig pathologische Spontanaktivitäten. Verlauf chronisch-progredient mit Tod nach 2–7 J. durch (Pseudo-)Bulbärparalyse. [E] amyotrophic lateral sclerosis.

Lateropulsion, Laterotraktion: **1)** unwillkürl. Seitwärtsbewegung, i.e.S. das trippelnde Seitwärtstaumeln nach plötzl. Anhalten des Seitwärtsgehens (aber auch nach seitl. Druck gegen den Thorax) zur Bewahrung des Gleichgewichts beim PARKINSON* Syndrom. [E] lateropulsion. **2)** Schwankschwindel.

Laxans, Laxativum: (Plural: **Laxanzien** bzw. **Laxativa**) ↗Abführmittel. [E] laxative.

Laxanzienabusus: zu häufige oder nicht indizierte Anw. von Abführmitteln; kommt gerade im höheren Lebensalter wegen oft bestehender chronischer Obstipation häufig vor. Führt zu Störungen im Natrium-, Kalium- u. Calciumhaushalt, der Kaliummangel verstärkt die bestehende Obstipation im Sinne eines Circulus vitiosus noch. Der Nachweis einer Alkalisierung von Stuhl u. Urin kann diagnostisch zum Erkennen eines L. dienen, hohe Konzentrationen von Magnesium, Sulfaten oder Phosphaten in Stuhlproben finden sich bei Einnahme osmotisch wirksamer Laxanzien.

Laxanzienenteropathie, Laxanziendarm: chronische Diarrhö (mit sek. Hypokaliämie) durch Abführmittelabusus (= **Laxanzienabusus**).

Laxanzienmelanose, -kolon: bräunlich-schwarze Pigmentierung der Darmschleimhaut durch Einlagerung von 1,8-Dihydroxyanthrachinon nach längerer mißbräuchlicher Anw. von Anthrachinonderivaten als ↗Abführmittel; ungefährlich, jedoch rektoskopisches Zeichen für Laxanzienabusus.

Laxation, Laxieren: Abführen. [E] laxation.

LDH: ↗Lactat-**de**hydrogenase. [E] LDH.

LDL: **l**ow **d**ensity **l**ipoproteins (s.u. Lipoproteine).

Lebenserwartung (mittlere): die für jede Altersklasse statistisch ermittelte Durchschnittszahl der zu erwartenden Lebensjahre (errechnet als Quotient aus dem Gesamt noch zu durchlebender Jahre u. der Zahl der Überlebenden); liegt in Westeuropa u. Nordamerika bei der Geburt gegenwärtig zwischen 75 u. 77 Jahren, in den Ländern der sog. dritten Welt wesentlich niedriger; Frauen werden in den Industrieländern im Schnitt um 3–4 Jahre älter als Männer. [E] life expectancy (mean).

Lebensmittelvergiftung: durch Verzehr verunreinigter (z.B. Chemikalien, Schwermetalle), zersetzter (Stoffwechselgifte aus Fischen, Muscheln, Pilzen) oder bakteriell infizierter Nahrung verursachte Krankheitserscheinungen. – Als »Lebensmittelvergifter« gelten toxinbildende Bakterien, v.a. Salmonellen (s.u. Salmonellenenteritis), Staphylokokken, Clostridium botulinum (s.u. Botulismus); ferner andere Clostridien, Shigellen, Bac. cereus u.a.m.; s.a. Fleischvergiftung. [E] food poisoning.

Leberfibrose: erhöhter (regenerativer) Bindegewebsgehalt der Leber bei erhaltener Läppchenstruktur; unterschieden als portale (Verbreiterung der GLISSON* Felder), intralobuläre (Ersatz von Parenchym), perisinusoidale (im DISSE* Raum), biliäre (nach Cholestase) u. kardiale L. (Stauungsfibrose bei chron. Rechtsinsuffizienz). [E] liver fibrosis.

Lebersonographie: Ultraschalluntersuchung der Leber, meist im Rahmen der Abdomensonographie. Bedingt durch eine physiologische Altersinvolution erscheint der Querdurchmesser beim älteren Patienten verkleinert, die gesteigerte Echogenität beruht auf Zunahme von Bindegewebs- u. Kollagenfasern. Die Periportalfelder sind leicht verbreitert, Gallenblase u. Gallenwege erscheinen unverändert.

Leberzellkarzinom, primäres, Carcinoma hepatocellulare**:** von Leberepithelzellen ausgehendes Karzinom (stromaarm, solid); meist uni- oder multizentrisch bei Zirrhose (fließende Übergänge vom Regeneratknoten über Adenom zum Ca.). Diffus infiltrierend mit typischem Einbruch in die Pfortader oder V. hepatica. Meist uncharakteristische Symptome (wie bei Zirrhose), evtl. therapieresistenter Aszites; Metastasierung lympho- oder hämatogen v.a. in die Lungen. Ätiologie: chronische Hepatitis B oder C, Leberzirrhose, Aflatoxin B1 (Aspergillus flavus). Thorotrast. Diagnostik: charakteristische Erhöhung von AFP; bildgebende Verfahren (Sonographie, CT, NMR, Angiographie); Feinnadelpunktion u. Histologie. Therapie: die Resektion ist die einzige kurative Behandlungsmöglichkeit, mögliche Resektionsformen sind die Segmentresektion, Hemihepatektomie, Trisegmentresektion oder Lebertransplantation; alternativ bei inoperablen Situationen systemische u. regionale Chemotherapie oder Chemoembolisation. [E] hepatocellular carcinoma.

Leberzirrhose, Cirrhosis hepatis**:** Sammelbegriff für Lebererkrankungen, die mit Veränderung der Läppchenstruktur (irreversible »Pseudoläppchen«), Leberfibrose (vom GLISSON* Dreieck zum Läppchenzentrum) u. Bildung kleiner bis großer postdegenerativer Parenchym-Regeneratknoten einhergehen u. zu Gefäßobliterationen führen (hepatischer Block; mit Pfortaderhypertonie, Aszites). Morphologisch wird unterschieden zwischen mikronodulärer (Regeneratknoten < 3 mm Durchmesser), makronodulärer (Regeneratknoten 3 mm–3 cm Durchmesser) u. gemischtknotiger L. Häufigste Ursachen: Hepatitis, Hepatose (z.B. bei chronischem Alkohol-, Medikamentenmißbrauch), autoimmune chronisch-aktive Hepatitis, primär biliäre Zirrhose, primär sklerosierende Cholangitis, Stoffwechselkrankheiten (z.B. Morbus WILSON, Hämochromatose, Alpha-1-Antitrypsinmangel), BUDD-CHIARI* Syndrom, chronische Stauungsleber kardialer Genese, Bilharziose, Leberegelbefall, Cholestase (primär bzw. sekundär nach toxischer oder entzündlicher Cholangitis bzw. Cholangiolitis). Allgemeinsymptome: Leistungsabfall, Schlafstörungen, psychische Labilität, Druck- u. Völlegefühl, Inappetenz, evtl. Stuhlaufhellung, Hämatomneigung, »burning feet«, »restless legs«. Äußerlich Ikterus mit Pruritus u. Kratzeffloreszenzen, Lebersternchen (Spider naevi), Palmar- u. Plantarerythem, Weißnägel, Lacklippen, Lackzunge, DUPUYTREN* Kontraktur. Beim Mann Hodenatrophie, Gynäkomastie, Potenzverlust, Verlust der Sekundärbehaarung; bei der Frau sekundäre Amenorrhö. Laborbefunde: ↗Tab. Diagnostik: Anamnese, klinische Zeichen, Laborbefunde, bildgebende Verfahren, Leberpunktion u. Histologie; die portale Hypertension wird nachgewiesen durch die Ausbildung typischer Kollateralen (Caput medusae); des weiteren mittels Endoskopie, Sonographie, Angiographie, Messung des Lebervenenverschlußdruckes. Die hepatische Enzephalopathie wird nach dem klinischen Bild u. der Ammoniakbestimmung diagnostiziert. Komplikationen: portale Hypertension (Ösophagusvarizen, Varizenblutung, Aszites, Hypersplenismus), Leberkoma, hepatische Enzephalopathie, primäres Leberzellkarzinom. Die Schweregradeinteilung erfolgt nach der CHILD*-PUGH* Klassifikation. Therapie: Alkoholkarenz, keine lebertoxischen Medikamente, diagnosespezifische Therapie (z.B. Aderlässe bei Hämochromatose), Behandlung von Komplikationen (z.B. endoskopische Blutstillung bei Ösophagusvarizenblutung, Aszites- u. Enzephalopathiebehandlung), im Endstadium Lebertransplantation. E hepatocirrhosis; cirrhosis of the liver. – **L., atrophische,** LAËNNEC* Zirrhose: meist kleinknotiges Endstadium einer L. mit verkleinerter Leber. E atrophic h. – **L., biliäre xanthomatöse:** (HANOT-MACMAHON-THANNHAUSER) L. mit Xanthomen infolge erheblicher Cholesterinämie. – **L., hämosiderotische:** Pigmentzirrhose durch sek. Hämochromatose (Bronzediabetes). E hemosiderotic h. – **L., infantile:** Alpha-1-Antitrypsinmangel. – **L., kardiale:** Cirrhose cardiaque. E cardiac h. – **L., postnekrotische**; makronoduläre = multilobuläre = postdystrophische L.: L. nach nekrotisierender Hepatitis; grobknotige Metaplasie (»Kartoffelleber«) der meist verkleinerten Leber, Knoten durch Bindegewebsfelder getrennt. E postnecrotic h. – **L., primäre biliäre:** chronische, nichteitrige destruierende Cholangitis; vor allem Frauen betreffende Autoimmunerkrankung mit fokaler Entzündung im Bereich der kleinen Gallengänge u. intrahepatischer Cholestase. Symptome: Pruritus, Ikterus, Arthralgien, evtl. Zeichen der portalen Hypertension im Stadium der Zirrhose; begleitend Erkrankungen autoimmuner Genese. In 95% der Fälle finden sich antimitochondriale Antikörper. Therapie symptomatisch mit Ursodesoxycholsäure, Colestyramin; Lebertransplantation. – **L., sekundäre biliäre:** entsteht als Folge einer extrahepatischen Cholestase bzw. bei chronisch-rezidivierenden Cholangitiden, klinisch Ikterus, rezidivierende Fieberschübe, Schüttelfrost sowie erhöhte Cholestaseparameter.

Laborparameter bei fortgeschrittener **Leberzirrhose** [24]

Serum	Albumin	↓
	Gammaglobulin	↑
	Gerinnungsfaktoren (Vit.-K-abhängig)	↓
	Quick-Wert	↓
	Ammoniak (hepatische Enzephalopathie)	↑
	Leberenzyme (GPT, GOT, Gamma-GT, GLDH)	evtl. ↑
	Cholestaseenzyme (AP, Gamma-GT, LAP)	evtl. ↑
	Bilirubin	evtl. ↑
	Cholinesterase	↓
Blut	Thrombozyten (Hypersplenie)	↓
	Leukozyten	↓
	Erythrozyten (Anämie)	↓

LEC: **L**upus **e**rythematodes **c**hronicus. E chronic LE.

LED: **L**upus **e**rythematodes **d**isseminatus.

Leibbinden: Hilfsmittel bei der Behandlung von Bauchmuskelschwäche, z.B. bei rezidivierenden Bauchdeckenbrüchen nach Bauchoperation.

Leinsamen: Semen Lini; der getrocknete, reife Samen von Linum usitatissimum (= Lein, Flachs). Diätetische Anw. (»Leinsaat«) roh u. frisch geschrotet oder als Müsli zur Peristaltikanregung u. als Darmgleitmittel. [E] linseed.

Lendenwirbelsäulensyndrom: (H. GROH 1961) die vertebra-, neuro- u. myogenen Krankheitsbilder dieses Bereichs (einschl. lumbosakralem Übergang): ↗Ischias-, Bandscheiben-Syndrom u. Lumbago. [E] lumbar spine syndrome.

Lennert* Lymphom: ein ↗Non-HODGKIN-Lymphom; typisch sind multifokal auftretende Epitheloidzellen; tritt meist im höheren Alter auf; klinischer Verlauf wie beim malignen ↗Lymphom.

Lentigo: linsenförm. Pigmentfleck; i.e.S. L. simplex. [E] lentigo. – **L. aestiva,** Sommersprossen: Epheliden. [E] (summer) freckle. – **L. maligna:** ↗DUBREUILH*-HUTCHINSON* Krankheit. – **L.-maligna-Melanom,** LMM: ein malignes Melanom, das sich auf dem Boden einer L. maligna (Melanosis circum scripta praecancerosa, ↗DUBREUILH*-HUTCHINSON* Krankheit) entwickelt hat (↗Melanom). [E] lentigomelanoma. – **L. senilis:** der ↗Altersfleck; tritt an Unterarmen, Handrücken oder im Gesicht auf. [E] senile freckle. – **L. simplex,** L. juvenilis: der »Linsen-« oder »Leberfleck«; rundl.-oval bis unregelmäßig, scharf begrenzt, tiefbraun, im Niveau der Haut, unabhängig von Licht u. Haarfarbe v.a. im mittl. Lebensalter auftretend (*histol* vermehrt Melanozyten, Hyperpigmentierung der Basalzellschicht, leichte Akanthose, evtl. geringes Kutisinfiltrat); Übergang in Nävuszellnävus möglich. [E] juvenile freckle.

Letalität(szahl): Zahl der Todesfälle im Verhältnis zur Zahl neuer Erkrankungsfälle bei einer best. Krankheit; angegeben meist in % oder ‰. Die Letalität bei über 70jährigen Patienten steigt bei operativen Eingriffen im Vergleich zu jüngeren auf ein Mehrfaches an. [E] fatality rate.

Leukämie: Sammelbegriff für maligne Entartung u. Reifungsstörungen weißer Blutzellen (Leukozyten; Leuko) mit Auftreten unreifer, von der Norm morphologisch u. biochemisch unterscheidbarer Zelltypen v.a. in Blut u. Organen der Blutbildung, wobei die Krankheitserscheinungen allmählich durch Verdrängung normaler Blutzellen u. Infiltration atypischer Zellen in Organe entstehen: Anämie, Blutungen (v.a. infolge Thrombozytopenie), Infektionen (durch Abwehrschwäche); Reizerscheinungen, Vergrößerung u. Funktionsminderung befallener Organe (z.B. Meningoencephalomyelopathia leucaemica, Leukämid). – Die Einteilung erfolgt nach morphologischen, zytochem. u. immunchem. Kriterien der atypischen Zellen u. entsprechend der »FAB-Klassifikation« sowie nach dem klin. Verlauf (akut bzw. chronisch). Ferner ist üblich die Unterscheidung zwischen sub- oder aleukämischen (normale oder erniedrigte Leukozytenzahlen im Blutbild; häufig bei akuter L.) u. leukämischen (erhöhte Leuko; meist bei chron. L.) Verlaufsformen üblich. – Die Ursachen für die Entstehung einer Leukämie (Leukämogenese) sind nicht eindeutig; mögliche Faktoren (Leukämogene), die das Leukämie-Risiko erhöhen, sind v.a. ionisierende Strahlung (z.B. Atombombenexplosionen, Thorotrast®-Exposition, Strahlentherapie), einige Chemikalien (v.a. Benzol u. Zytostatika), Viren sowie genetische Faktoren (z.B. das Philadelphia-Chromosom); erhöhte Leukämiehäufigkeit findet sich bei einigen Syndromen mit Chromosomenaberration u. beim anderen eineiigen Zwilling, wenn der eine leukämiekrank ist. [E] leukemia. – **L., akute,** AL, unreifzellige Leukose: bösartige, ohne intensive Therapie innerhalb kurzer Zeit letal verlaufende L. **1) akute lymphatische L., a. lymphoblastische L.,** ALL: häufigste L. des Kindesalters; unterscheidbar z.B. nach morphologischen Kriterien in L_1, L_2 u. L_3 oder in eine lymphoblastäre u. eine undifferenzierte Form, nach immunchem. Untersuchungen der Oberflächenantigene in B-, T- u. 0-Typen (je nach Beziehung zu B- u. T-Lymphozyten; bzw. 0 = non B, non T = nicht eindeutig), wobei der B-Typ selten ist. Durch Kombinationen von Zytostatika in zeitlich festgelegten Schemata konnten beträchtliche therapeutische Erfolge erzielt werden, evtl. Knochenmarktransplantation; ferner

Schädelbestrahlung bei Meningoencephalomyelopathia leucaemica. Die versuchsweise Anw. von Immunotoxinen befindet sich im Anfangsstadium. [E] acute lymphatic l. **2) akute myeloische L.**, akute nichtlymphatische L., AML, ANLL: zweithäufigste L. des Kindesalters; unterschieden nach morphologischen Kriterien der atyp. Zellen in myeloblastäre, promyelozytäre u. myelomonozytäre L., ferner unter Einbeziehung zytochem. Methoden in M_1 = myeloblastische L. ohne Reifezeichen, M_2 = myeloblastische L. mit Reifezeichen, M_3 = Promyelozyten-L. (Zellen stark granuliert), M_4 = myelomonozytäre L., M_5 = Monozyten-L., M_6 = Erythroleukämie. – Die Behandlungserfolge durch Therapie-Schemata mit Zytostatika sind geringer als bei der akuten lymphat. L.; insbesondere bei jungen Patienten kommt auch die Knochenmarktransplantation in Frage. **3)** die akute ↗Erythroleukämie (AEL). [E] acute myelogenous l. – **L., chronische lymphatische,** CLL: als lymphozytäres Lymphom niedrigen Malignitätsgrades zu den ↗Non-HODGKIN-Lymphomen gerechnete L. mit Häufung im Alter zwischen 60 u. 70 Jahren. Neben den allgemeinen Symptomen der Leukämie finden sich v.a. Lymphknotenschwellungen, Milz- u. Lebervergrößerung (Hepatosplenomegalie). Immunchemisch unterscheidbar ist die CLL vom B-Lymphozyten-Typ (häufig) u. vom T-Lymphozyten-Typ (selten; ca. 3%). Von der CLL abgrenzbar sind Prolymphozytenleukämie u. die Haarzellenleukämie (leukäm. Retikuloendotheliose). [E] chronic lymphatic l. – **L., chronische myeloische,** CML: L. mit Häufung in mittlerem Lebensalter (83% zwischen 20 u. 60 Jahren); in den meisten Fällen ist das – erworbene – Philadelphia-Chromosom nachweisbar. – Verlauf: schleichender Beginn; durch Strahlentherapie (v.a. Milzbestrahlung) u. Zytostatika wird zwar eine deutliche Senkung der – meist hohen – Leukozytenzahlen, jedoch nur eine geringe Erhöhung der mittleren Überlebenszeit erreicht; endet im Blastenschub. Neuerdings gute Erfolge mit Interferon. – Varianten: die seltene Eosinophilenleukämie u. die (umstrittene) Basophilenleukämie. [E] chronic myelogenous l. – **L., schwelende:** langsame Verlaufsform akuter – meist myeloischer – L., nachweisbar durch niedrige DNS-Stoffwechselaktivität in den Knochenmarkszellen. [E] smoldering l.

Leukoplakia, Leukoplakie: (SCHWIMMER) Verhornungsstörung (»Epidermisierung«) der Mund- u. Übergangsschleimhäute sowie an Genitalien; mit Bildung weißl. Herde in Form schleierartiger Trübungen bzw. Verdickungen (= L. plana s. simplex) bis zu kompakten, pflasterart., rissigen oder gefurchten Hornauflagerungen (= hyperkeratot. Form = L. verrucosa; gilt im Gegensatz zu sekundär-symptomatischen Formen oder denen bei allg. Keratose stets als Präkanzerose!). Im Gegensatz zur Candidamykose sind die Herde nicht abstreifbar! [E] leukoplakia. – **L. oris:** L. im Mundbereich mit Bildung weißer Flecken bis plattenartiger Schollen an Zungen- (= **L. lingualis**), Wangen- (= **L. buccalis**) u. Gaumenschleimhaut; v.a. als Reaktion infolge chron. Entzündung durch mechan. (z.B. Prothese) oder chem. (z.B. Rauch) Reizung. [E] l. of the mouth. – **L. penis:** v.a. an Glans, Corona glandis u. Präputium auftretende L. (Präkanzerose!). [E] penal l. – **L. plana:** s.u. Leukoplakie. [E] flat l. – **L. portionis:** L. als »weißer Fleck« (Hyperkeratose) auf nicht verändertem Epithel oder aber bei Dysplasie oder präinvasivem Karzinom (nach Abstoßung bleibt als »Leukoplakiegrund« eine dünne Epithelschicht mit gefäßreichen Bindegewebspapillen u. sichtbar »getüpfeltem« Oberflächenrelief). [E] l. of the portio. – **L. simplex:** s.u. Leukoplakie. [E] simple l. – **L. vesicae,** Xerosis vesicae: »rudimentär«, im Trigonumbereich, oder »echt« (= L. diffusa) mit »Schneetreiben« (Epithelabschilferung) auftretende L. der Harnblase als Zystoskopiebefund; evtl. Pyurie, Bakteriurie, Cholesteatombildung. – **L. vulvae:** hyperkeratotische Verhornungsanomalie im Rahmen von Kraurosis, Lichen sclerosus oder ruber, BOWEN* Krankheit; evtl. Präkanzerose; s.a. Vulvadystrophie. [E] vulvar l.

Leukozytose: Vermehrung der Leukozyten-Zahl im peripheren Blut auf Werte > 9000/µl (= > 9 G/l); v.a. bei Infektionskrankheiten, lokalen Entzündungen, ↗Leukämie; ferner zentral ausgelöste L. bei Zwischenhirnaffektionen (z.B. Ventrikelblutung); physiologische L. nach schwerer körperlicher Arbeit (= myogene

L., Bewegungs-L.), nach dem Essen (postprandiale L.); medikamentös verursachte L. durch Corticosteroid- oder Lithiumtherapie. Im Differentialblutbild unterscheidbar als Granulo-, Lympho-, Monozytose. [E] leukocytosis.

Levodopa: Vorstufe des Dopamins; ein Antiparkinson-Mittel zur Therapie von Rigor, Tremor u. Akinese. Nebenwirkungen sind Übelkeit, Erbrechen, Schwindel, Hypotension, Extrasystolien, Pollakisurie, Psychosen, Hyperkinesien. Kontraindiziert ist L. bei Glaukom, schwerer kardialer, endokriner oder renaler Insuffizienz, Hepatopathie oder organischem Psychosyndrom.

Lidocain *WHO*: Diäthylaminoacetyl-2,6-xylidin; Lokalanästhetikum vom Amidtyp (etwa 2fach stärker als Procain wirksam, u. auch rascher u. länger) u. Klasse-IB-Antiarrhythmikum, wobei die antiarrhythmische Wirkung v.a. zur Therapie ventrikulärer Erregungsbildungs- u. -leitungsstörungen genutzt wird. Anw. auch bei Kammerflimmern im Anschluß an die elektrische Defibrillation; s.a. Antiarrhythmika. [E] lidocaine.

Lidödem, Hydroblepharon: Lidschwellung infolge Flüssigkeitsansammlung im lockeren Unterhautzellgewebe; entzündlich (z.B. bei Hordeolum, Blepharitis), angioneurotisch (Allergie) oder stoffwechselbedingt (Herz-, Niereninsuffizienz). [E] lid edema.

Lidoflazin: ein Calciumantagonist mit zusätzlichen Natrium-antagonistischen Eigenschaften; wirkt als Koronardilatator u. als Klasse-IV-Antiarrhythmikum. Anw. v.a. zur Therapie der Koronarinsuffizienz; s.a. Antiarrhythmika.

Lidsäcke: umschriebene Blepharochalasis als einfache Altersatrophie, beim ASCHER* Syndrom.

Lincomycin: Antibiotikum aus Streptomyces lincolnensis; bakteriostatisch wirksam (Proteinsynthesehemmung) gegen grampos. u. Mykobakterien (resistent: E. coli, Klebsiellen, Proteus, Salmonellen, Shigellen, Pilze u. Viren); Reservemittel für Penicillin. Kann bei älteren Patienten eine Arzneimitteldiarrhö verursachen. [E] lincomycin.

Lingua: die Zunge; mit Unterkiefer, Zungenbein u. Schädelbasis verbundener, schleimhautbedeckter, sehr bewegl., bei geschlossenem Mund fast völlig die Mundhöhle ausfüllender Muskelkörper. [E] tongue. – **L. atrophica:** Atrophie der Zungenmuskeln, angeboren als Hypoglossusparese, erworben z.B. bei Bulbärparalyse, Syringobulbie; mit Täfelung der Schleimhaut u. Ausfall von Geschmacksempfindungen, meist auch fibrillären Zuckungen. [E] atrophic t. – **L. glabra:** glatte Zunge infolge Papillenatrophie; v.a. bei perniziöser Anämie, Eisenmangel; s.a. MOELLER*-HUNTER* Glossitis. [E] glabrous t.; smooth t. – **L. hypertrophica:** Makroglossie. [E] hypertrophic t. – **L. lobata:** »Lappenzunge«; mit netzförm. Vernarbung; meist Endzustand einer syphilit. Glossitis gummosa oder interstitialis. [E] lobulated t. – **L. pilosa nigra,** L. villosa nigra: »schwarze Haarzunge«; mit zottenförm., grauschwarzen Hyperkeratosen der filiformen Papillen; z.B. durch chem. Reizstoffe oder Medikamente, ferner bei Candida-Befall u. bei Mangel an Nicotinsäureamid (Vitamin PP). [E] hairy t. – **L. plicata:** Faltenzunge; mit seitensymmetrischer, evtl. baumartig verzweigter Furchung; angeboren u. bei MELKERSSON*-ROSENTHAL* Syndrom; als Typ BIANCHINI die Hyperplasia superficialis cerebriformis. [E] plicated t.; fissured t. – **L. villosa nigra:** L. pilosa nigra.

Linitis plastica, KONJETZNY* Syndrom, Magenszirrhus: diffus-infiltrativ wachsendes kleinzell. Magenkarzinom mit sek. Schrumpfung, schwieliger Verdickung u. Starre der Magenwand (Hyperplasie u. Eindringen des Bindegewebes in submuköse, intramuskuläre u. subseröse Gewebsspalten); evtl. auf Ösophagus, Dünn- u. Dickdarm übergreifend. – Früher auch Bez. (= Cirrhosis gastrica = Fibromatosis ventriculi = BRINTON* Krkht.) für partielle, meist antrale u. pylorische Schrumpfungsprozesse infolge chronischer Gastritis, fibröser Hyperplasie (bei tertiärer Syphilis) oder chronischen venösen Stauungsödems. [E] Brinton's disease; gastric sclerosis.

Linksherzbelastung: vermehrte Belastung des li. Ventrikels als Widerstands- (bei Aortenstenose, Arteriosklerose) oder Volumenbelastung (durch Pendel-, Shunt-, Restblut); führt zu Linksherzhypertrophie, später zu myogener Linksherzdilatation (im EKG-Jargon mit bd. synonym).

Linksherzdilatation: Herzdilatation des li. Ventrikels als Ausdruck der Insuffizienz; Symptome: verbreiterter, hebender, nach außen-unten verlagerter Spitzenstoß, Li.-Vergrößerung von Ventrikel u. Vorhof, EKG wie bei Linksherzhypertrophie, häufiger jedoch QRS-Verbreiterung. [E] left ventricular dilatation.

Linksherzhypertrophie: Arbeitshypertrophie des linksventrikulären Myokards (Herzhypertrophie) infolge chron. Mehrbelastung bei arterieller Hypertonie, veränderter Aortenwandelastizität (Arteriosklerose, Windkesselhypertonie), Durchflußsteigerung oder als primäre Form i.S. der hypertrophischen ↗Kardiomyopathie; evtl. mit Übergang in ↗Linksherzdilatation. Symptome: verbreiterter, hebender Spitzenstoß, evtl. 3. u. 4. HT; geringe Verbreiterung (u. vermehrte Rundung) der li. Herzkontur, evtl. Vergrößerung des li. Vorhofs; im EKG (überdrehter) Linkstyp, überhöhtes R in I, aVL oder aVF, V_{5-6}, tiefes S in (II–)III, aVR, V_{1-3}, flaches biphasisches oder negatives T in I, aVL, V_{5-6}, ST-Senkung in I, aVL, V_{5-6}, ST-Hebung in V_{2-3}, leicht verbreitertes QRS, bei schweren Hypertrophieformen Übergang bis zum Linksschenkelblock (LSB); SOKOLOW* Index > 3,5 mV. [E] left ventricular hypertrophy.

Links(herz)insuffizienz: Unfähigkeit des li. Ventrikels, eine den Erfordernissen des Organismus entsprech. Blutmenge auszuwerfen (s.a. Herzinsuffizienz) bzw. den venösen Rückfluß aus der Lunge aufzunehmen; bei degenerativer oder entzündl. Myo- u. Endokard-Erkrankung, angeborenem Herzfehler, Koronarinsuffizienz etc.; Symptome: Lungenstauung (mit Asthma cardiale, Bronchitis, Dyspnoe, Pleuratranssudat, Lungenödem; evtl. pulmonale Hypertonie mit Rechtsherzhypertrophie u. -insuffizienz, Linksherzdilatation), vermindertes Herzminutenvolumen, eingeschränkte Leistungsfähigkeit, periphere Zyanose. [E] left-sided insufficiency; left ventricular i.

Linksschenkelblock: vollständige Leitungsunterbrechung im Verlauf des li. TAWARA* Schenkels oder seiner Hauptäste, mit verspäteter, vom – rechtzeitig depolarisierten – re. Ventrikel her erfolgender Erregung des li. Ventrikels über intakte Leitungssysteme oder auf myokardialem Wege (s.a. Schenkelblock); im EKG sind das QRS stark linkstypisch u. verbreitert (> 0,12 Sek.), R plump, oft gesplittert, ST-T gegensinnig zu R, S tief, R parasternal häufig fehlend, in V_{5-6} verspätete Ankunft des neg. Potentials. [E] left bundle-branch block.

Linkstyp, Horizontaltyp: im EKG der für den gesunden Erwachsenen (> 40 J.), für den Adipösen mit Zwerchfellhochstand u. für Linksherzhypertrophie charakterist. ↗Positionstyp: QRS in I u. aVL hoch-pos., in II pos., in III u. aVF biphasisch oder überwiegend neg.; ferner »**überdrehter L.**« (v.a. bei links-anteriorem Hemiblock, auch bei Linksherzhypertrophie) mit hoch-pos. QRS in I u. aVL u. (tief-)neg. in II, III u. aVF. [E] left type; leftward electrical position.

Linsensklerose: Umwandlung des Nucleus lentis zum »Alterskern« (Schrumpfung durch H_2O-Verlust). [E] phacosclerosis.

Linsentrübung: ↗Cataracta. [E] cataract.

Lipidsenker: Stoffe, die Fettstoffwechsel oder -resorption beeinflussen u. so zur Senkung erhöhter Blutfettwerte bei Hyperlipidämie führen; z.B. Clofibrin- u. Nicotinsäure-Derivate, Ionenaustauscher (z.B. Colestyramin, Colestipol), HMG-CoA-Reductase-Hemmer (Lovastatin), Sitosterin, Probucol; ↗Tab. [E] lipid reducer.

Lipodermatosklerose, Dermatosklerose: Stauungsfibrose der Haut bei chronisch venöser ↗Insuffizienz mit Bindegewebsvermehrung u. Atrophie des subkutanen Fettgewebes vor allem im Knöchelbereich, oft manschettenförmig. Die hieraus resultierende straffe Atrophie der Haut mit »zigarettenpapierartiger« Fältelung führt zu erhöhter Verletzlichkeit u. verzögerter Wundheilung als Prädisposition für das ↗Ulcus cruris venosum. [E] lipodermatosclerosis.

Lipofuscin: ein Protein- u. Cholesterin-haltiges bräunl. Gemisch lipo- u. argentophiler Pigmente, das sich – alters- u. stoffwechselabhängig – in Epithelzellen u. Zellen mesenchymaler Herkunft anreichert (»Abbau-«, »Alters-«, »Abnützungspigment«). [E] lipofuscin.

Lipoidbogen: ↗Arcus senilis. [E] arcus lipoides.

Lipoproteine: aus Eiweiß (= Apolipoproteine) u. Lipiden bestehende Moleküle,

Lipidsenker (Einteilung)

Triglycerid- und Cholesterinsenker	Indikation
Aryloxyalkan-carbonsäuren Clofibrat Clofibrinsäure-Derivate – Etofibrat – Etofyllinclofibrat Clofibratanaloga – Bezofibrat – Fenofibrat – Gemfibrozil	Hypertriglyceridämien, Hypercholesterinämien, kombinierte Hyperlipoproteinämien
Nicotinsäure und Analoga Nicotinylalkohol Acipimox	Hyperlipoproteinämien, v.a. Typ V
Cholesterinsenker	**Indikation**
Anionenaustauscherharze Colestyramin Colestipol	Hyperlipoproteinämien, v.a. Typ IIa
HMG-CoA-Reductase-Hemmer Lovastatin	v.a. Hypercholesterinämien
Dithioether-Derivat Probucol	Hyperlipoproteinämien, v.a. Typ IIa
Sitosterin Sitosterol	Hypercholesterinämien, Hyperlipoproteinämien,. v.a. Typ IIa

die den Transport der wasserunlöslichen Lipide (v.a. Cholesterin, -ester, Triglyceride, Phospholipide) im Blut ermöglichen. Die Einteilung erfolgt nach physikalisch-chemischen Eigenschaften entweder durch Ultrazentrifugation oder Lipoproteinelektrophorese. E lipoproteins. **1)** L. sehr geringer Dichte, prä-β-L., VLDL: besonders lipidreiche (v.a. Triglyceride) u. daher »leichte« L.; sie entstehen v.a. in der Leber u. der Dünndarmmukosa. Ihre Konzentration steigt im Alter um ca. 0,05 mmol/l je Lebensjahrzehnt. E very low density l.; VLDL. **2)** L. geringer Dichte, β-L., LDL: die ↗Betalipoproteine; sie entstehen unter Mitwirkung der Lipoproteinlipase aus VLDL (über IDL = intermediate density l.) u. enthalten ca. 80% des Serumcholesterins, die hauptsächliche Eiweißkomponente ist Apolipoprotein B. Ihre Konzentration steigt im Alter um ca. 0,3 mmol/l je Lebensjahrzehnt an. – LDL-Rezeptoren (M. S. BROWN, J. L. GOLDSTEIN, Nobelpreis 1985) an Zelloberflächen nehmen das LDL-(gebundene)Cholesterin in begrenztem Umfang (soweit es die Zellen benötigen) auf; angeborener LDL-Rezeptorenmangel (eine besondere Form der ↗Hyperlipoproteinämie Typ IIa) führt zu extrem hohen Cholesterinwerten im Serum (homozygot ca. 700 mg/dl; heterozygot > 300 mg/dl) u. hoher Sterblichkeit an arteriosklerotischen Gefäßerkrankungen (z.B. Myokardinfarkt), bereits in jugendl. Alter. – Unabhängig von LDL-Rezeptoren können sog. Scavenger-Zellen (»Kaminkehrer« = Makrophagen) LDL bei erhöhtem LDL-Angebot aufnehmen. – *serol* Plasmaproteinpolymorphismus tritt auf im Lp-System u. im sog. Ag- u. Ld-System. E low density l.; LDL. **3)** L. hoher Dichte, α-L., HDL: die durch ihren hohen Proteinanteil (v.a. Apolipoprotein AI u. AII sowie E) »schweren« Alpha-L.; scheibchenförmige Vorläufer entstehen in Leber u. Darmepithel u. reifen im Blut durch Aufnahme von Lipiden u. Apoproteinen zu sphärischen Molekülen, die sich durch Dichte u. Proteinkomponenten als HDL_{2a}, HDL_{2b} u. HDL_3 unterscheiden; höhere HDL-Werte scheinen mit verringertem Risiko arteriosklerotischer Gefäßerkrankungen einherzugehen, während ein erhöhtes Konzentrationsverhältnis LDL/HDL (sog. Atheroskleroseindex) bzw. Apo B/Apo AI dieses Risiko erhöht.Die LDL-Werte bleiben im Alter nahezu unverändert. E high density l.; HDL. – **Lipoprotein (a):** cholesterinreiches Lipoprotein mit hohem Molekulargewicht ($> 5{,}4 \times 10^6$), das bei der Elektrophorese in der β_1-Fraktion, bei der Ultrazentrifugation in der HDL-Fraktion gefunden wird; Werte > 0,3 g/l scheinen das Risiko arteriosklerotischer Gefäßerkrankungen zu erhöhen.

Lisinopril: ein ↗ACE-Inhibitor. Anw. als Antihypertensivum.

Lithiasis, Calculosis: Bildung bzw. Vorhandensein von Konkrementen in einem (Hohl-)Organ oder Gewebe; i.w.S. das dadurch verursachte »Steinleiden«, ↗Cholelithiasis, ↗Nephrolithiasis. E lithiasis.

Lithium, Li: Alkalimetall mit Atomgew. 6,94, OZ 3; einwertig; natürliche Isotope:

^{6}Li, ^{7}Li, radioaktiv ^{8}Li. Vork. u.a. als biologisches Spurenelement (Serumwerte 3–11 µg/l). Therapeutische Anw. finden Li-Salze (Chlorid, Carbonat) bei manisch depressiven Erkrankungen als Dauer- bzw. Intervallbehandlung; Nebenwirkungen: Leukozytose, Schilddrüsenfunktionseinschränkung, Gewichtszunahme, feinschlägiger Tremor, Hautveränderungen. Gefahr der **Lithiumvergiftung** (infolge ungenügender renaler Clearance [< 10 ml/Min.] u. Akkumulation; manifestiert sich als arterielle Hypertension u. Nierenschädigung; Symptome: bei Serumwerten > 2–2,5 mval/l Durst u. Hyposthenurie, bei 3–4 mval/l Müdigkeit, Übelkeit, Erbrechen, Bauch- u. Muskelschmerzen, QUINCKE* Ödem, fein-, später grobschlägiger Tremor, verwaschene Sprache, Muskelzuckungen, Durchfall; bei > 4–6 mval/l Muskelhypertonie, Bewußtseinsstörung, evtl. epileptische Krampfanfälle, zentrale Ausfallserscheinungen). [E] lithium.

lithogen: konkrementbildend; durch Konkremente (»Steine«) ausgelöst. [E] lithogenic. – **l. Index:** Quotient aus Cholesterin-/Gallensäurengehalt der Galle; ermöglicht Aussagen über Gallensteinbildung u. wird z.B. durch einige ↗Lipidsenker verändert.

Litholyse: die intrakorporale therapeutische Stein- = Konkrementauflösung: v.a. als ↗Chemolitholyse erfolgreich. [E] litholysis.

Liuresal: Antispastikum; wird in der Geriatrie zur medikamentösen Therapie der begleitenden Bewegungsstörungen bei Demenz eingesetzt.

Lobärpneumonie: s.u. Pneumonie. [E] lobar pneumonia.

Locheinlage: orthopädische Einlage (meist aus Metall) mit kreisförmiger Aussparung u. Auspolsterung in Höhe des Tuber calcanei zur Hohllegung eines Fersenspornes u. Therapie von Fersenschmerzen.

Lofepramin: ein Iminodibenzyl-Derivat; trizyklisches Antidepressivum.

Logoklonie: rhythmisches Wiederholen kurzer Wörter oder der letzten Wortsilbe; z.B. bei postenzephalitischem Parkinsonismus, ALZHEIMER* Krankheit. [E] logoclonia.

Logo(r)rhö, Zungendelirium: ungehemmter Redefluß (oft bis zur Heiserkeit, Aphonie) infolge verlorener Selbstkontrolle des Gesprochenen; meist mit ungeordnetem Gedankengang u. ständig wechselndem oder vielfach wiederholtem Thema; v.a. bei Manie, ängstlich-erregten Psychosen, Altersdemenz, paranoider u. schizophrener Erkrankung, aber auch als normale Verhaltensvariante. [E] logorrhea.

Loperamid: ein Antidiarrhoikum; greift an den Opiatrezeptoren an u. hemmt dadurch die Darmperistaltik; Anw. v.a. bei akuten u. chronischen Durchfällen infolge entzündlicher Darmerkrankungen, Darmmotilitätsstörungen, Stuhlinkontinenz.

Lorazepam: ein Benzodiazepin-Derivat mit mittellanger Halbwertszeit; Sedativum u. Schlafmittel.

Lorcainid: ein Antiarrhythmikum; Natriumantagonist u. Membranstabilisator; wirkt als Klasse-I-Antiarrhythmikum (Untergruppe IC) ohne Effekt auf die Aktionspotentialdauer. Indikation: supraventrikuläre u. ventrikuläre Herzrhythmusstörungen; s.a. Antiarrhythmika.

Lordose: nach vorne gerichtete (= ventralkonvexe) Krümmung der Wirbelsäule (WS); an Hals- u. Lenden-WS physiologisch; evtl. vermindert oder aufgehoben (»Steilstellung«; evtl. sogar Kyphosierung) oder aber verstärkt (Hyperlordose). [E] lordosis.

Lormetazepam: ein Benzodiazepin-Derivat; Sedativum u. Schlafmittel.

Lovastatin: ein HMG-CoA-Reductase-Hemmer; Lipidsenker zur Therapie primärer Hypercholesterinämien, kombinierter Hypercholesterinämien u. Hypertriglyceridämien, bei denen die Hypercholesterinämie im Vordergrund steht; s.a. Lipidsenker.

low density lipoproteins, LDL: (engl.) ↗Lipoproteine geringer Dichte, v.a. Betalipoproteine.

Low-dose-Heparinprophylaxe: niedrigdosierte Heparinprophylaxe; 10 000–15 000 IE ↗Heparin s.c. als Thromboseprophylaxe (perioperativ oder bei Bettlägerigkeit).

Luftbad: Einwirkenlassen der Außenluft (möglichst < 25 °C) auf den teil- oder unbekleideten Körper ohne direkte Sonnenbestrahlung; evtl. kombiniert mit Atem- u. Bewegungsübungen, Bürstenmassage etc. [E] air bath.

Luftbett: Krankenbett mit Luftzellen enthaltender Matratze; zur Dekubitusprophylaxe.

Luftkurort: offizielle (in der Bundesrepublik Deutschland vom Landesfachausschuß verliehene) Bez. für Ort(steil)e mit wissenschaftlich anerkanntem u. bewährtem »therapeutisch anwendbarem Klima«, entspr. Kureinrichtungen u. Kurortcharakter. [E] climatic health-resort.

Luftröhrendilatation: 1) erworbene Ektasie der Trachea, v.a. im Senium (Dehnung des Paries membranaceus) oder als Tracheozele, Trachealdivertikel, Tracheomalazie. **2)** endotracheale (Dauer-)Bougierung der stenosierten Trachea mit Dilatator (z.B. n. SEIFFERT, BRÜNINGS), halbstarrem Gummi- oder Plastikrohr, BRÜGGEMANN* Bolzenkanüle (durch Tracheostoma). [E] dilatation of the trachea.

Luftröhrenfraktur: meist geschlossener u. direkter Bruch von – v.a. in höherem Alter – bereits verknöcherten Knorpelspangen der oberen Trachea (z.B. durch stumpfen Schlag, Aufprall bei rekliniertem Kopf); bei kompletter Fraktur mit Retraktion der Stümpfe. [E] tracheal fracture.

Lumbago: durch sensible Eigeninnervation der Lendenwirbelsäule ausgelöster, meist akut einsetzender (»Hexenschuß«), zunächst segmentaler, meist stechender Kreuzschmerz ohne Irritation der Ischiaswurzeln; oft mit Lähmungsgefühl, Zwangshaltung, Bewegungssperre, Hartspann, Dornfortsatzdruckschmerz etc.; nach schmerzarmem Intervall evtl. Übergang in chronische Form; vgl. Ischiassyndrom. [E] lumbago; low back pain.

Lumbalgie: »Kreuzschmerzen«, i.e.S. die ↗Lumbago (s.a. Ischiassyndrom). [E] low back pain.

Lumbalsyndrom: ↗Lumbago, Ischiassyndrom. [E] lumbar spine syndrome.

Lunge: das mit 2 kegelförmigen, durch die Hauptbronchien mit der Trachea verbundenen »Lungenflügeln« (Pulmo dexter u. sin.) beidseits den seitl. Brustraum ausfüllende Atmungsorgan. [E] lung; pulmo. – **L., feuchte: 1)** subakutes Lungenödem durch schnelle ↗Hyperhydratation (z.B. nach Infusion, bei akuter Niereninsuffizienz, Schocklunge); im Röntgenbild zentrale, symmetrisch schmetterlingsförmige Verschattungen. **2)** vermehrte Flüssigkeitsansammlung bzw. -mobilisation (Schleim, Eiter, Blut) in den Atemwegen bei Bronchiektasie, Lungenabszeß, Tuberkulose, stenosierendem Bronchialkarzinom. – **L., helle:** vermehrte Transparenz der Lungenfelder; beidseits physiologisch bei tiefer Inspiration, pathologisch bei Lungenemphysem, Pulmonalstenose; einseitig (»Janus-Syndrom«) bei SWYER*-JAMES* Syndrom. [E] increased lucency of the lung. – **L., künstliche:** der Oxygenator der Herz-Lungen-Maschine. [E] artificial l. – **L., polyzystische:** L. mit multiplen (uni- oder multilokulär), auf Fehlbildung oder Destruktion beruhenden Zysten des Bronchialbaumes (Zystenlunge, zystische Bronchiektasie, Tuberkulose, Asthma, bullöses Emphysem etc.) oder des respirator. Parenchyms (Wabenlunge; Myomatosis diffusa pulmonum). [E] polycystic l.

Lungenabszeß: solitäre oder multiple (konfluierende), meist subpleurale Lungenparenchymabszedierung (v.a. durch Aerobier) nach Pneumonie, Fremdkörperaspiration, offenem Thoraxtrauma, bei Bronchiektasie, zerfallendem Lungentumor oder -infarkt. Abszeßeiter meist gelbgrün, geruchlos u. zusammen mit nekrotischem Lungengewebe die Abszeßhöhle prall oder – bei Teilentleerung über Drainagebronchus – teilweise ausfüllend. Symptome: intermittierendes Fieber, Schüttelfrost, hochgradige Leukozytose, schmerzhafte Dyspnoe, oft blutiger, »maulvoller« Auswurf; Dämpfung, Tympanie oder amphorisches Atmen (je nach Abszeßfüllung); im Röntgenbild dichte, oft unscharf begrenzte Verschattung, evtl. mit Spiegelbildung. [E] pulmonary abscess.

Lungenembolie: Verstopfung einer Lungenarterie z.B. durch Zellverband, Tumorfragment, Luft (Luftembolie), Fetttröpfchen (Resorption in 2–3 Wo.) oder Fremdkörper, v.a. jedoch als ↗Thrombembolie aus Schenkel- u. Beckenvenen, V. cava (ca. 90%), seltener aus dem re. Herzen; eine der häufigsten Todesursachen (ca. 5–15% aller Sektionen), die v.a. bettlägerige Patienten (z.B. postoperativ, nach Unfällen) bedroht. – Lokalisation: meist rechts u. peripher, aber auch im Truncus oder einem Hauptast (dann foudroyant u. letal: »Lungenschlag«, mit Rechtsherzversagen). Kleinere L. evtl. gänzlich unerkannt verlaufend; größere L. führt zu akutem ↗Cor pulmonale (besonders gefährlich bei vorgeschädigtem Herzen); Brust-

Schweregrade der **Lungenembolie** (nach GROSSER) [12]

	I	II	III	IV
Klinik	leichte Dyspnoe thorakaler Schmerz	akute Dyspnoe Tachypnoe Tachykardie thorakaler Schmerz	akute schwere Dyspnoe, Zyanose, Unruhe, Synkope, thorakaler Schmerz	zusätzlich Schocksymptomatik, evtl. Herzkreislaufstillstand
arterieller RR	normal	erniedrigt	erniedrigt	Schock
Pulmonalarteriendruck (PAP)	normal	16–25 mmHg	25–30 mmHg	> 30 mmHg
pO_2	ca. 80 mmHg	70 mmHg	60 mmHg	< 60 mmHg
Gefäßverschluß	periphere Äste	Segmentarterien	ein Pulmonalarterienast	Pulmonalarterie Hauptstamm oder mehrere

schmerzen, Schocksymptome u. Dyspnoe verleiten zur Fehldiagnose Myokardinfarkt. Schweregrade ↗Tab. – Therapie: Sauerstoffinsufflation, Herzglykoside, Sedativa, Schockbehandlung, u.U. Fibrinolyse, Heparin, Antikoagulanzien. Eine rechtzeitige Embolektomie kann lebensrettend sein. Etwa 10% der L. führen zum ↗Lungeninfarkt; als seltene Komplikation nach Einschmelzung des Infarkts Ausbildung einer Lungenkaverne. Bei thrombembolischer Krankheit (mit erhöhter ↗Thromboseneigung) kann es zu rezidivierenden Mikroembolien in der Lunge kommen (mit chronischem Cor pulmonale, Zyanose, Dyspnoe). E pulmonary embolism.

Lungenemphysem, Lungenblähung, Emphysema pulmonum: abnorme Vermehrung des Luftgehaltes der Lunge ohne (d.h. reversibel, bei akutem L.) oder mit Parenchymzerstörung bzw. -veränderung (d.h. irreversibel); primär (»idiopathisch«) oder sek. bei chron. Lungen-, Bronchial-, Thoraxwandprozeß (z.B. obstruktives, Narben-, Überlastungsemphysem); Einteilungen ↗Tab. E pulmonary emphysema. – **L., akutes:** Volumen pulmonum auctum. – **L., bullöses:** L. mit v.a. in Randpartien u. Lungenspitze auftretenden großblasigen Emphysemherden (sog. blasige Überformung [HARTUNG]); Extremvariante des chron. L.; evtl. Spannungspneumothorax durch Lungenruptur. – **L., chronisch destruierendes:** durch dauernde Drucksteigerung in den Alveolen entstandenes L. mit Überdehnung der Bronchioli u. der Alveolen, Schwund der Alveolarstruktur, Abbau des Lungengewebes u. Verminderung der Blutkapillaren. Als primär (broncho-)obstruktives L. durch Behinderung der Ausatmung (z.B. durch Schleimpfropf oder Atemwegspolypen) mit Lungenvergrößerung, die zum ↗Emphysemthorax führt; ferner als emphysematöse Lungensklerose infolge diffuser Vernarbungsprozesse. – **L., genuines:** L. durch altersmäßigen (↗Altersemphysem) oder konstitutionellen Elastizitätsverlust (angeborene Bindegewebsschwäche; meist vor 3. Ljz. manifest; v.a. an Lungenrändern). – **L., kinetisches:** s.u. L., chronisch destruierendes. – **L., lobäres:** L. infolge Knorpelhypoplasie im zuführenden Bronchus, mit nur geringen Symptomen (rezidiv. Pneumonien). – **L., marginales,** Randemphysem: besonders an den inneren (mediastinalen) Rändern ausgeprägtes L. – **L., seniles:** ↗Altersemphysem. – **L., zystisches einseitiges:** das SWYER*-JAMES* Syndrom.

Pathogenetische Einteilung des **Lungenemphysems**

1. atrophische Alterslunge (sog. seniles Emphysem)
2. Volumen pulmonum auctum (akutes Emphysem)
3. chronisch destruierendes Emphysem
   a) primär (broncho-)obstruktives Emphysem
   b) emphysematöse Lungensklerose
4. besondere Formen des Lungenemphysems
   a) angeborenes sog. lobäres Emphysem
   b) Narbenemphysem
   c) Emphysema bullosum
   d) marginales Emphysem

Lungenfunktionsprüfung: zahlreiche Verfahren (z.B. nach HUTCHINSON, BARCROFT, BRAUER, KNIPPING) zur Prüfung der Leistungsfähigkeit der Lunge (einschl. Leistungsreserven; v.a. vor operativem Eingriff) bezüglich Aufnahme von O_2 u. Abgabe v.a. von CO_2 (oder eines beigegebenen Fremdgases, meist He oder N); Bestimmung von Vitalkapazität, Atemgrenzwert u. -widerstand (TIFFENEAU* Atemstoß, Pneumotachographie), Spirometrie (Ergo-, Bronchospirometer), Atem- u. Blutgasanalyse (evtl. über Herzkatheter), Bestimmung des Atemwegswiderstandes (Ganzkörperplethysmographie), O_2-Diffusionskapazität u.a.m. Morphologische Altersveränderungen führen zu Einschränkungen der Lungenfunktion. Lediglich die totale Lungenkapazität (TLC) ist altersunabhängig u. somit zur Abgrenzung eines Emphysems (TLC erhöht) von Altersveränderungen geeignet. Der arterielle Sauerstoffdruck (PO_2) nimmt im Alter ab, was eine Einschränkung der pulmonalen Reserven bedeutet. Ebenfalls im Alter vermindert sind die Vitalkapazität (VC), der Atemgrenzwert (AGW), die Sekundenkapazität, die Diffusionskapazität; erhöht ist das Residualvolumen (RV) u. die funktionelle Residualkapazität (FRC). [E] pulmonary function test.

Lungeninfarkt: Infarkt v.a. peripherer Lungenabschnitte infolge Verlegung mittelgroßer oder kleinerer Pulmonalarterienäste (v.a. bei ↗Lungenembolie, ferner bei Thrombose, Zirrhose, Gefäßligatur etc.); infolge der doppelten Blutversorgung der Lunge kommt es meist zum hämorrhagischen L. [E] pulmonary infarction. – **L., anämischer:** seltene Form des L., keilförmig, fast nur im Karnifikationsstadium der Lobärpneumonie. [E] anemic p. i. – **L., hämorrhagischer:** bei chron. Stauung im Lungenkreislauf (z.B. Linksherzinsuffizienz) entstehender L. mit Blutaustritt in die Alveolen (durch Zustrom aus den Bronchialarterien) u. anschließender Nekrose des betroffenen Bezirks; bevorzugt im re. Mittel- u. Unterlappen, bis kinderfaustgroß u. pyramidenförmig (Spitze hiluswärts), dunkelrot bis blauschwarz; mit nachfolgender fibrinöser Infarktpleuritis u. der Gefahr einer Infarktpneumonie. Symptome: Unruhe, Tachypnoe u. -kardie, Zyanose, Dyspnoe, Lokal- u. Retrosternalschmerz, Schock, Bronchialatmen, später Fieber u. Hämoptoe. [E] hemorrhagic p. i.

Lungenkapazität: s.u. Lungenvolumina. [E] total lung capacity.

Lungenödem: akute oder chron. Durchtränkung der Lunge mit einem Luftbläschen-durchsetzten, zunächst zellfreien, wäßrigen, später Leuko- u. Erythrozyten u. Alveolardeckzellen enthaltenden gallert. Transsudat in Alveolarräumen, kleinen Bronchien u. Interstitium. – Ursachen: Erhöhung des Lungenkapillardrucks (z.B. bei akuter ↗Linksherzinsuffizienz), Steigerung der Kapillarpermeabilität (z.B. infolge Entzündung oder durch Gifte u. Reizstoffe), Erniedrigung des kolloidosmotischen Drucks (z.B. bei extremer Flüssigkeitszufuhr, bei Hungerzuständen u. beim nephrotischen Syndrom), Senkung des intraalveolären Luftdrucks, Behinderung des Lymphabflusses; ferner bei Hirnläsionen (sog. zerebrales L.). Symptome: Unruhe, Angstgefühl, hochgradige Dyspnoe, Zyanose, feuchte Rasselgeräusche mit Trachealrasseln (»Kochen auf der Brust«), dünnflüss., blutig-schaumiger Auswurf; s.a. Asthma cardiale. [E] pulmonary edema.

Lungenvolumina: ↗Schema.

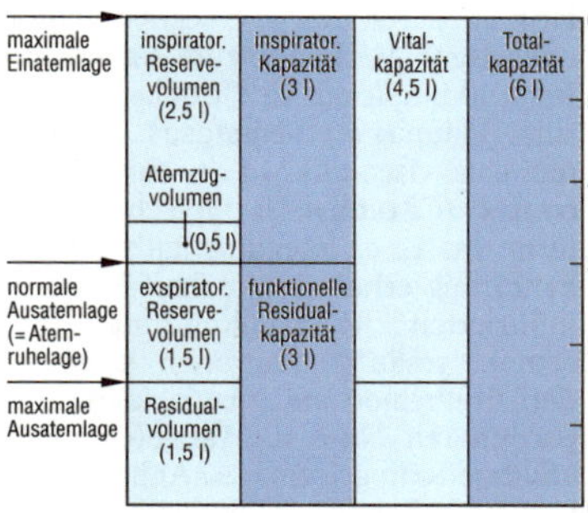

Atem- u. Lungenvolumina (mit Durchschnittswerten für Erwachsene) [13]

Lungenzeichnung: Strukturbild der Lunge durch ihre Blutgefäße (Pulmonalisäste), gering auch Bronchien. Verstärkt – u. verändert – bei Hyperämie, pulmonaler Hypertonie, Gefäßsklerose, Lungenfibrose, -zirrhose, Pleurasträngen, Interlobärschwielen etc.; »leere Lunge« z.B. bei Pulmonalstenose. E lung markings.

Lupus: »fressende Flechte«; ursprünglich Bezeichnung für jeden verstümmelnden Prozeß des mittleren Gesichtes, heute nur noch für Prozesse bei Hauttuberkulose (L. vulgaris), BOECK* Krankheit (L. pernio) u. L. erythematodes. E lupus. – **Lupus erythematodes,** LE, L. e., Erythematodes: eine Autoimmunerkrankung mit Bildung von Autoantikörpern v.a. gegen Antigene der Zellkerne (sog. antinukleäre Antikörper = ANA), u.U. auch gegen Blutzellen u. andere Gewebe. Die dadurch entstehenden löslichen Immunkomplexe zirkulieren im Blutkreislauf, lagern sich in Gefäßwände ein u. lösen dadurch eine Gefäßentzündung (Immunkomplexvaskulitis) aus, die – je nach Verlaufsform – zu einer Reihe charakteristischer Veränderungen an Haut (L. e. integumentalis), Gelenken u. inneren Organen (L. e. visceralis) führen kann. Bei alten Patienten zeigt der L. e. häufig nicht die klassischen Krankheitszeichen, sondern eher unspezifische Allgemeinsymptome wie Gewichtsverlust, Anorexie, Schwäche u. Fieber. Labordiagnose durch Nachweis der Antikörper gegen Desoxyribonucleinsäure (mittels RIA-, Immunofluoreszenz- oder Hämagglutinationsverfahren), durch das L.-e.-Zellenphänomen oder durch Methoden zum Nachweis von Immunkomplexen in Geweben u. im Serum. E lupus erythematosus. – **L. e. acutus:** L. e. visceralis. – **L. e. chronicus discoides (Cazenave*):** typische Verlaufsform des L. e. integumentalis mit scheibenförmig erhabenen, scharf begrenzten, infiltrierten (Rundzellinfiltrate), hyperästhet., gesättigt blauroten, konfluierenden Erythemen an unbedeckten Körperpartien (an Nase u. Wangen typisch in »Schmetterlingsform«, ↗Abb.), bedeckt von festhaftenden follikulären Schuppen; nach Jahr(zehnt)en sich vom Zentrum aus rückbildend zu straffer Atrophie; *histol* follikuläre Hyperkeratosen (sog. »Tapeziernägel«), kolliquative Basalzellschichtdegeneration, Kutisödem mit fibrinoider Kollagenquellung, perivaskuläre u. -follikuläre Rundzellinfiltrate. E discoid l. e. – **L. e. (chronicus) disseminatus:** L. e. integumentalis mit zahlreichen verstreuten Hautherden u. festhaftender Schuppung. E disseminated l. e. – **L. e. (chronicus) integumentalis:** Sammelbegriff für alle chron. Verlaufsformen des L. e. mit (vorwiegender) Hautmanifestation; u.U. als L. e. chr. i. cum exacerbatione subacuta (d.h. mit subakuter Intensivierung, z.B. nach intensiver Sonnenbestrahlung) auch mit viszeraler Beteiligung. – **L. e. chr. profundus Kaposi*-Irgang*:** L. e. mit diskoiden, schmerzhaften, tiefkutan-subkutanen Knoten mit entzündlicher Oberfläche (oberflächliche Knotenform aber auch bei diskoidem chron. L. e. vorkommend = L. e. tumidus!). – **L.-e.-Faktoren,** antinukleäre Faktoren, ANF, antinukleäre Antikörper, ANA: Autoantikörper gegen Desoxyribonucleinsäure (DNS) bei ↗Lupus erythematodes. E LE factors. – **L.-e.-Phänomen:** ↗L.-e.-Zellen(-Phänomen). – **L. e. visceralis,** L. e. disseminatus, LED, SLE, (KAPOSI*-)LIBMAN*-SACKS* Syndrom, Zehrrose: (sub)akute Form des L. e. mit Beteiligung innerer Organe, ohne oder – meist – mit typischen Hautsymptomen (Exantheme, Erytheme); oft zunächst oligosymptomatisch (z.B. Nephritis, Thrombo- u. Leukopenie, hämolyt. Anämie) u. schubweise, mit Exazerbation nach Jahren zum Vollbild (Lupuslunge, -niere, -myopathie, Endokarditis LIBMAN-SACKS); ferner Arthralgien, Polyserositis, generalisierte Lymphadenitis sowie Hepatosplenomegalie; Hypergammaglobulinämie, stark beschleunigte BSG, Verminderung von Komplementkomponenten (C_3, C_4) im Serum, evtl. Gerinnungshemmung; *histol* mit Fibrinoidablagerung einhergehende, evtl. nekrotisierende u. thrombosierende Immunkomplexvaskulitis kleiner Arterien u. Arteriolen (v.a. in Milz als »Zwiebelschalenläsion«) mit Beteiligung seröser Häute. Remissionen möglich; Prognose infaust. – Ein Teil (3–12%) der L.-e.-v.-Fälle ist durch Arzneimittel (z.B. Hydralazin, Hydantoin, Oxazolidin, Procainamid, Sulfonamide) induziert u. kann nach Absetzen spontan verschwinden. E systemic l. e. – **L.-e.-v.-artiges Syndrom:** Pseudo-LE-Syndrom, mit ähnl. Symptomen (ohne Nieren- u. ZNS-Beteiligung), wobei jedoch keine Antikernfaktoren, aber antimitochondriale Antikörper nachzuweisen sind (ferner: erhöhte BSG, α_1- u. α_2-Globulinämie, Leukozytose, C-reaktives Protein). – **L.-e.-Zellen-, LE-Zellen(-Phänomen):** (M. M. HARGRAVES u. Mitarbeiter 1948) spezifische Zellen (im strömenden Blut u. Knochenmark, evtl. in Ergüssen) beim L. e. visceralis; reife, polymorphkernige neutrophile Granulozyten mit randständ. Kern u. großer Vakuole, die phagozytiertes Kernmaterial in Rosettenform enthält (»LE-bodies« oder »loose bodies«). – Wird genutzt in der L.-e.-Diagnostik, ist jedoch dem spezifischen Nachweis von L.-e.-Faktoren unterlegen. E LE cells. – **Lupus erythematoides:** oberflächlich »kongestiver« ↑L. vulgaris; kleine, subepidermale, tuberkuloide Epitheloidknötchen mit festhaftender Schuppung; evtl. Schmetterlingsform im Gesicht; ausgeprägte Neigung zu Spontanheilung (»L. resolutivus«). – **L. miliaris faciei disseminatus (Tilbury*, Fox*):** seltene, isolierte, Tuberculin-neg. Hauttuberkulose (?), v.a. an Gesicht, Stamm infolge schubweiser Spätgeneralisation (3. Ljz.); Knötchen symmetr., stets einzeln stehend, bis hanfkorngroß, bläul.-rot mit zartem Schüppchen; stippchenart. Narben. – **L. pernio:** tiefblaues bis schiefergraues, frostbeulenähnl., evtl. ulzerierendes großknot. Sarkoid (im Gesicht, an Akren) als Hautmanifestation des BESNIER*-BOECK*-SCHAUMANN* Syndroms. – **L. postexanthematicus:** nach Masern, Scharlach u.a. Infektionskrankheiten auftretende disseminierte Lupusknötchen. – **Lupus vulgaris,** fressende Flechte: von einem Lupusfleck ausgehende, sich disseminiert oder flächenhaft ausbreitende, mutilierende (verstümmelnde) bzw. narbig abheilende u. im Herd rezidivierende chron. Tuberkulose der Haut durch exogene, seltener hämatogene Superinfektion. E lupus vulgaris.

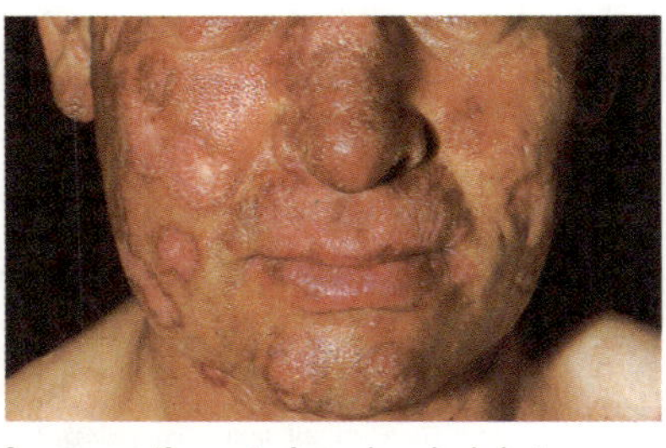

Lupus erythematodes: chronisch-kutaner Lupus erythematodes [59]

Lyme-Krankheit, L.-Borreliose: 1976 erstmals in der Ortschaft Lyme (USA) beschriebene Krankheit, die von Borrelia burgdorferi verursacht u. v.a. von Zecken (aber auch von anderen Insekten) übertragen wird u. ein sehr vielfältiges klinisches Bild bietet. Beginnt meist mit einem ↑Erythema chronicum migrans (dort Abb.), begleitet von unspezifischen Krankheitserscheinungen. Auch das BÄFVERSTEDT* Syndrom wird heute zum (frühen) 1. Stadium der L.-Krankheit gerechnet. Nach Latenzzeit (Wochen bis Monate) kann es zu Herzbeteiligung u. neurolog. Symptomen (Poly[meningo]radikuloneuritis = BANNWARTH*[-GARIN*-BUJADOUX*] Syndrom) kommen (= 2. Stadium). Charakteristisch für das chron. 3. Stadium: Akrodermatitis chronica atrophicans; »Lyme-Arthritis« (v.a. an großen Gelenken; akut beginnend u. intermittierend; evtl. Übergang in chron. erosive Arthritis); progressive Enzephalomyelitis. – Therapie: je nach Stadium langanhaltende, ausreichend dosierte Antibiotikatherapie (Doxycyclin, Erythromycin, Cephalosporine); unzureichende Behandlung des 1. Stadiums birgt Gefahr des Übergangs in chron. Stadien. E Lyme disease.

Lymphadenitis: entzündliche Lymphknotenschwellung; meist reaktiv bei spezifischem oder unspezif. Prozeß im Abflußgebiet u. in zuführenden Lymphgefäßen (↑Lymphangitis); akut (serös bis eitrig) mit Rötung, Schwellung, Druckschmerz, evtl. Fluktuation (Gefahr von Perilymphadenitis, Phlegmone); oder chronisch (mit Hyperplasie, fibröser Induration). E lymphadenitis.

Lymphangiopathie: Erkrankung der Lymphgefäße, angeboren (als Aplasie, Atresie, Ektasie, Hypo-, Hyperplasie) oder erworben (als Lymphangitis, Lymphangiosis oder als posttraumatische L. nach flächenhafter Verbrennung u. Infektion, mit Spasmen u. Lymphödem). E lymphangiopathy. – **L., obliterierende:** auf Verschlüssen präfaszialer Lymphgefäße beruhende, proximal fortschreitende, zunächst reversible, später permanente Hautverdickung (»Apfelsinenhaut«) eines, evtl. auch beider Beine.

Lymphangitis: Lymphgefäßentzündung nach Eindringen von Erregern in die Lymphkapillaren; im Bereich der Haut sichtbar als Schwellung u. streifenförmige Rötung. Als akute L. z.B. von infizierten Wunden ausgehend (**L. simplex** mit zellulärer Wandinfiltration; L. purulenta mit Ansammlung eitriger Massen, perlschnurartiger Verdickung, evtl. Abszeßbildung); als chronische L. mit Endothelwucherung, die zur Verdickung der Wand u. schließlich zum Verschluß führt (**L. fibrosa obliterans**). E lymphangitis.

Lymphdrainage: 1) Ableitung von Lymphe (u. Lymphozyten) durch äußere Drainage des Ductus thoracicus. **2)** jede den Lymphabfluß aus dem Gewebe begünstigende Therapiemaßnahme, i.e.S. (E. VODDER 1932) die »Streichung« der Lymphbahnen (mit den Fingerkuppen) zur Entstauung; s.a. Entstauungstherapie. E lymphatic drainage.

Lymphoedema, Lymphödem: eiweißreiches, teigiges ↗Ödem infolge angeborener Störung oder erworbenen (= sekundäres L.) Verschlusses von Lymphbahnen mit chron. Lymphstauung (Lymphostase), z.B. durch Entzündungen (↗Lymphangitis), narbige Veränderungen (z.B. nach op. Eingriffen, Strahlentherapie), Kompression durch Tumoren. E lymphedema.

Lymphogranulomatose, -osis: 1) L. benigna: BESNIER*-BOECK*-SCHAUMANN* Krankheit. E benign lymphogranulomatosis. **2) L. inguinalis:** Lymphopathia venerea. **3) L. maligna,** HODGKIN* Syndrom, PALTAUF*-STERNBERG* Krankheit: bösartig verlaufende Krankheit der lymphat. Gewebe; mit tumorartiger Wucherung des retikuloendothelialen Systems unter Bildung von Granulomen aus Lymphozyten u. eosinophilen Granulozyten, atypischen Retikulumzellen (Histiozyten; einkernig = HODGKIN* Zelle; mehrkernige Riesenzelle = STERNBERG*-REED* Zelle), begleitet von Bindegewebswucherung. Nach JACKSON u. PARKER unterteilt in HODGKIN* Paragranulom, H.* Granulom u. H.* Sarkom; später nach LUKES et al. 6 histol. Formen, von der Rye-Konferenz 1965 neu klassifiziert: 1) lymphohistiozytäre Form (diffus oder knotig, mit wenig pathologischen Retikulumzellen), 2) noduläre Sklerose, 3) Mischzelltyp (bindegewebig abgegrenzte Knoten; nur geringe Faserentwicklung), 4) lymphozytenarme Form (mit zahlreichen atyp. Retikulumzellen; als retikuläre Form das frühere »HODGKIN* Sarkom« [schlechte Prognose]). – Symptome (sehr variabel): Lymphknotenschwellungen, Splenomegalie, Fieber (PEL*-EBSTEIN* Fieber), Pruritus, Haut- u. Schleimhautveränderungen, Erscheinungen an inneren Organen, Kachexie, Anämie. Behandlung: Strahlentherapie, Zytostatika, Interferon, evtl. Exzision. – Stadieneinteilung ↗Tab.; klinisch: Stadium A ohne u. B mit B-Symptomatik. Besondere Verlaufsformen z.B. mit hämatogener miliarer Aussaat in die Lungen (= **miliare L.**), mit mediastinopulmonaler Lokalisation unter Beteiligung zervikaler Lymphknoten (= **thorakale L.**; evtl. bauchhöhlenwärts fortschreitend mit nur episodischem = transitorischem mediastinopulmonalem Geschehen). – vgl. Non-HODGKIN-Lymphome. E Hodgkin's disease; HD. **4) Lymphogranulomatosis X,** angioimmunoblastisches Lymphom: mit Schwellung der Lymphknoten, später von Leber u. Milz, evtl. mit Exanthemen u. polyklonaler Gammopathie einhergehen-

Stadieneinteilung der **Lymphogranulomatose**

Stadium	Ann-Arbor-Klassifizierung 1971
I	Befall einer anatom. LK-Region (»I«) oder lokalisierter extralymphat. Herd (»IE«)
II	zwei oder mehr anatom. Regionen gleichseitig vom Zwerchfell (»II«) oder solitärer extralymphat. Herd u./oder eine oder mehr LK-Regionen gleichseitig vom Zwerchfell (»IIE«). Milz kann bei Befall unterhalb des Zwerchfells mitbeteiligt sein
III	Befall anatomischer Regionen beidseitig vom Zwerchfell (»III«); Milz (»IIIS«) oder lokalisierte extralymphat. Herde (»IIIE«) oder beide (»IIISE«) können mitbefallen sein
IV	diffuser oder disseminierter Befall von einem oder mehreren extralymphat. Organen oder Geweben mit oder ohne gleichzeit. Lymphknotenbefall

des Krankheitsbild; *histol* typische starke Vermehrung epitheloidzelliger Venolen. Symptome: Fieber, Pruritus, Gewichtsverlust. Häufigkeitsgipfel im Alter von 55–65 Jahren. Verlauf unterschiedlich (in 25% rascher Exitus, aber auch Spontanremissionen). [E] lymphogranulomatosis X.

Lymphom(a): 1) Lymphknotenschwellung (z.B. als Bubo, Lymphknotentuberkulose, ferner bei Mononucleosis infectiosa, Lymphopathia venerea etc.). [E] lymphadenopathy. **2) benignes L.:** das BÄFVERSTEDT* Syndrom. **3) malignes L.: a)** HODGKIN* Syndrom: die ↗Lymphogranulomatose; **b)** die ↗Non-HODGKIN-Lymphome (dort Tab. mit Vergleich der Klassifikationen). [E] lymphoma (malignant). – **L., angioimmunoblastisches:** ↗Lymphogranulomatosis X. [E] angioimmunoblastic lymphadenopathy. – **L., (malignes) großfollikuläres:** BRILL*-SYMMERS* Syndrom. [E] giant follicular lymphoma. – **L., (m.) immunoblastisches:** Retikulumzellensarkom. [E] immunoblastic l. – **L., (m.) lymphoblastisches:** a) akute lymphatische ↗Leukämie; b) BURKITT* L.; ferner c) ein L. vom »convoluted-cell«-Typ oder akute, extrem unreifzellige Erythrämie. [E] lymphoblastic l. – **L., (m.) lymphoplasmozytisches:** das Immunozytom; bekannteste Variante: die ↗Makroglobulinämie WALDENSTRÖM. – **L., (m.) lymphozytisches:** a) chronische lymphatische ↗Leukämie; b) Haarzellenleukämie; c) ↗Mycosis fungoides u. SÉZARY* Syndrom; d) ein sog. T-Zonen-Lymphom (maligne Proliferation von T-Lymphozyten). [E] lymphocytic l. – **L., (m.) plasmozytisches:** ↗Plasmozytom. – **L., (m.) zentroblastisches:** malignere Variante des BRILL*-SYMMERS* Syndroms; *histol* Zentroblasten. [E] centroblastic l. – **L., (m.) zentroblastisch-zentrozytisches:** BRILL*-SYMMERS* Syndrom. – **L., (m.) zentrozytisches,** Germinozytom, lymphozytisches Lymphosarkom: L. mit diffuser Infiltration der Lymphknoten mit Zentrozyten. [E] centrocytic l.

Lysetherapie: ↗Fibrinolysetherapie.

M

Magenatonie: Spannungs- = Tonusverlust der Magenmuskulatur. Akut als schlaffe Lähmung (= Gastroparese, -paralyse, -plegie), postoperativ infolge Vagusdurchtrennung oder -irritation bei Magenresektion bzw. Laparotomie oder bei toxischer Schädigung, z.B. bei Peritonitis, diabetischem Koma; oft kombiniert mit Ileus; führt zu vermehrter Magensaftabsonderung mit Überlauferbrechen (braun-schwärzlich, faulig riechend) u. Elektrolytmangel, zu Oberbauchschmerzen, Schocksymptomen. – Als chronische M. meist nur eine Hypotonie mit Gastrektasie; z.B. als Erschöpfungszeichen bei Passagebehinderung; äußert sich in Völlegefühl, Brechreiz, Anorexie. [E] gastroatonia.

Magenblutung: arterielle oder venöse Blutung in den Magen, z.B. bei Ulkus oder Magenkarzinom, DIEULAFOY*, MALLORY*-WEISS* Syndrom, Fundusvarizen, Erosionen sowie – diffus (als Diapedeseblutung) – bei korrosiver oder hämorrhagischer Gastritis. Führt zu – oft Kaffeesatz-artigem – Erbrechen (Hämatemesis), Schocksymptomen, Blutstuhl, chronisch zu Anämie. [E] gastric bleeding.

Magen-Darm-Katarrh: ↗Gastroenteritis.

Magenkarzinom, Carcinoma ventriculi, Magenkrebs: bösartige epitheliale Geschwulst der Magenschleimhaut. Klassifikationen des M. s. Tab. Histologisch wird das M. eingeteilt in Adenokarzinome (papillär, tubulär, muzinös, Siegelringtyp), adenosquamöse, squamöse u. undifferenzierte Karzinome. Ätiologie: **1)** genetische Faktoren; in bestimmten Ländern (z.B. Japan) kommt das M. häufiger vor, allerdings sind auch Ernährungsgewohnheiten von Bedeutung; es besteht ein Zusammenhang mit der Blutgruppe A.; **2)** karzinogene Stoffe, z.B. in der Nahrung (Nitrosamine) oder im Tabakrauch; **3)** Achlorhydrie, Morbus MÉNÉTRIER, adenomatöse Polypen, Zustand nach Magenresektion, chronisch-atrophische Gastritis (Typ A), evtl. Helicobacter-pylori-assoziierte Gastritis (Typ B). Die Metastasierung erfolgt durch Ausbreitung in der Magenwand (intramural) u. »per continuitatem« auf Nachbarorgane, lymphogen, hämatogen u. über die Peritonealhöhle (KRUKENBERG* Tumor, SCHNITZLER* Metastasen). Diagnostik: Gastroskopie mit Biopsien, Röntgendiagnostik, Staging mittels Endosonographie, Computertomographie etc. Symptome: Inappetenz, Völlegefühl, Gewichtsverlust, Magenblutung. Therapie: kurative Chirurgie (Gastrektomie, evtl. mit Splenektomie u. distaler Ösophagusresektion, Netz- u. Lymphknotendissektion); palliative Chirurgie, z.B. Gastroenterostomie; Polychemotherapie; palliative endoskopische Lasertherapie, Tubus- oder Stenteinlage; palliative perkutane endoskopische Gastrostomie (PEG). [E] cancer of stomach; gastric cancer.

Klassifikationen des **Magenkarzinoms** [24]

LAUREN* Klassifikation	a) intestinaler Typ mit Drüsenstrukturen und expansiver Ausbreitung, günstige Prognose b) diffuser Typ ohne Drüsenstrukturen mit infiltrativem Wachstum, ungünstige Prognose wegen Frühmetastasierung	
TNM-Klassifikation	T1–T4 (Infiltrationstiefe) N1–N3 (regionärer Lymphknotenbefall) MX–M1 (Fernmetastasen) R0-R2 (Residualtumor)	
Frühkarzinom (makroskopisch)	Typ I Typ II II a II b II c Typ III	vorgewölbt oberflächlich erhaben eben eingesenkt exkaviert

Magnesium, Mg: Element der Erdalkali-Gruppe; brennbares Leichtmetall; Atomgew. 24,306, OZ 12; 2wertig. In Mineralen, Meer- u. Quellwasser, Pflanzen (Chlorophyll) enthalten; wesentliches Bioelement für Tier u. Mensch (Tagesbedarf bis 400 mg); physiologischer Calciumantagonist; Serumwerte 1,6–2,2 mval/l (s.a. Magnesiummangelsyndrom); ist unbedingt nötig für zahlreiche Enzymreaktionen (aktiviert alle Reaktionen, an denen ATP beteiligt ist). Anw. *therap* in Form seiner Salze. [E] magnesium. – **M. carbonicum,** Magnesia: basisches Magnesiumcarbonat; Antazidum, mildes Laxans. [E] m. carbonate. – **M. oxydatum:** Magnesiumoxid (MgO) = »gebrannte Magnesia«; Antazidum, Laxans, Arsen-Antidot; ferner in Zahn- u. Streupulvern, MAK: 6 mg/m^3. [E] m. oxide. – **M. peroxydatum:** Magnesium(su)peroxid; eine Mischung von MgO u. MgO_2; früher Anw. als Antazidum, Magen- u. Darmantiseptikum. [E] m. peroxide. – **M. sulfuricum:** das Bittersalz ($MgSO_4$ + 7 H_2O); Laxans, Cholagogum. [E] m. sulfate; Epsom salt.

Magnesiummangelsyndrom: Elektrolytmangelsyndrom infolge ungenügender Magnesiumzufuhr (z.B. bei einseitiger Ernährung, Infusionstherapie) oder -resorption (z.B. bei chronischen Durchfällen, bei Malabsorptionssyndrom) sowie bei Mg-Verlusten mit dem Harn (z.B. bei Diuretikatherapie). Äußert sich v.a. in grobschlägigem Tremor, Krämpfen (evtl. Tetanie), athetoiden u. choreiformen Bewegungen, epileptiformen Anfällen, Verwirrtheit, Schwäche, Gereiztheit, Herzrhythmusstörungen, Durchblutungsstörungen (auch der Koronarien; mit Tachy- u. Stenokardie); führt zu Myokardfibrose, Nephrose, Magen-Darm-Geschwüren, Kardiospasmus. Der Magnesiumbedarf des älteren Menschen beträgt 350 mg für Männer u. 300 mg für Frauen/Tag; gedeckt wird er durch Mg-haltige Lebensmittel wie Milch, Fleisch, Fisch, Kartoffeln, Bananen, Beerenobst, Sojabohnen. [E] hypomagnesemia syndrome.

Makroangiopathie: Erkrankung der mittelgroßen u. großen Arterien (vgl. Mikroangiopathie). [E] macroangiopathy. – **M., diabetische:** M. in Form der Atheromatose u. Arteriosklerose bei Diabetes mellitus (diabet. ↗Angiopathie). [E] diabetic m.

Makroglobulinämie: Vermehrung von Makroglobulinen im Serum, z.B. bei Leberzirrhose, Nephrose. [E] macroglobulinemia. – **M. Waldenström*:** als Sonderform der Retikulose eine Paraproteinämie mit Vermehrung monotypischer (= monoklonaler) IgM-Makroglobuline infolge lymphozytoider Proliferation im Knochenmark (bei zurückgedrängter Hämatopoese); meist auch Vermehrung der Gewebsmastzellen. Symptome: mäßige Lymphknotenschwellungen, Milz- u. Lebervergrößerung, Hautinfiltrate, hämorrhagische Diathese infolge Hemmung der Thrombozyten, extrem beschleunigte BKS, positive SIA* Probe; häufig kombiniert mit SJÖGREN* Syndrom u. Akrozyanose (infolge Mikrozirkulationsstörung); Verlauf schleichend, kompliziert durch Infektneigung (Antikörpermangelsyndrom). Heute zum lymphoplasmozytoiden Lymphom (Immunozytom) gerechnet, aber auch bei anderen ↗Non-HODGKIN-Lymphomen als Symptom beobachtet. [E] Waldenström's syndrome; hyperglobulinemic purpura; Waldenström's macroglobulinemia.

Makrohämaturie: mit bloßem Auge an der Harnfarbe erkennbare (= »makroskopische«) ↗Hämaturie nach stärkerer Blutung in die Harnwege. [E] gross hematuria.

Makuladegeneration, Makulopathie: patholog. Veränderungen der Macula lutea, verursacht durch Giftwirkungen oder durch trophische u. sonstige Störungen. Die Makula ist der Netzhautbezirk, welcher allein die volle Sehschärfe ermöglicht. Die Zusammenarbeit beider Makulä (= Korrespondenz) bewirkt, daß Bilder nicht doppelt gesehen werden, obwohl mit jedem Auge nur ein Bild erkannt wird. Diese Leistung ist eine Fähigkeit des Gehirns, ebenso wie die Zusammensetzung der beiden Einzelbilder eines jeden Auges zum räumlichen Gesamteindruck (Fusion), wobei die durch ständige Augenbewegungen entstehenden störenden Doppelbilder durch zentrale (kortikale) binoculare Hemmung unterdrückt werden. Die Stereopsis, also die Fähigkeit zum räumlichen Tiefensehen, ist von der absoluten Integrität der Fovea, dem Zentrum der Makula, abhängig. Fast die Hälfte der Erblindungen im Alter beruht auf einer Erkrankung der Makula, welche sich durch

Sehschärfenverlust u. ein Zentralskotom im Gesichtsfeld darstellt. Man unterscheidet die trockene altersbedingte M. (M., senile), welche in mehreren Formen auftritt, u. die feuchte altersbedingte M. (disziforme Makulopathie), bei welcher es zur Vergrößerung u. Neubildung von Aderhautgefäßen (Neovaskularisation) mit Verdrängung der Photorezeptoren kommt. Diese Form tritt meist beidäugig auf. E macular degeneration. – **M., senile:** atrophische »Makularetinitis« infolge Sklerose der Lamina choroidocapillaris der Netzhaut; mit Entartung v.a. der Zapfen u. Schädigung auch des örtlichen Pigmentepithels, kleinen Blutungen, Pigmentverschiebung (Aufhellungsherde u. größere Flecken), zentralem Gesichtsfeldausfall u. Metamorphopsie. – **M., senile scheibenförmige:** M. mit Exsudation u. Proliferation, evtl. auch zentraler Netzhautablösung, Blutungen, Pigmentepithelwucherung. E disciform m. d.

Makulopathie: ↗Makuladegeneration.

Malabsorption, Maldigestion: Störungen der enteralen Nahrungsaufspaltung (Maldigestion) oder der Resorption (Malabsorption). Zusammengefaßt in dem Begriff Malassimilation. Eine Malabsorption entsteht bei reduzierter enteraler Oberfläche nach Operationen (Kurzdarmsyndrom), durch Entzündungen (z.B. Sprue, Morbus Crohn) oder durch verschiedene seltenere Erkrankungen. Eine Maldigestion findet sich bei exokriner Pankreasinsuffizienz, bei bakterieller Fehlbesiedlung mit Dekonjugation von Gallensäuren u. bei Verdauungsenzymdefekten in der Mukosa. Symptome: Diarrhö mit voluminösen Fettstühlen, erhöhtes Stuhlgewicht u. Stuhlfettgehalt, Gewichtsabnahme, Schwäche, Mangelerscheinungen (Ödeme, Anämie, Tetanie, Osteoporose, Glossitis, Cheilosis, periphere Neuropathie). Die Therapie richtet sich nach der zugrundeliegenden Erkrankung, eine Diätberatung ist in vielen Fällen Grundlage für einen Behandlungserfolg. E malabsorption.

Malazie, Malacia: krankhafte Erweichung eines Gewebes oder Organs, z.B. Osteo- (s.a. Knochenatrophie), Chondromalazie. E malacia.

Maldigestion: ungenügende Verdauung (Aufschluß) des Darminhalts infolge Enzymmangels (z.B. nach Magenresektion, bei Pankreasinsuffizienz, Leberkrankheiten bzw. Gallemangel), aber auch bei Allergie; z.T. auch als Teilpathomechanismus mancher Malabsorptionssyndrome. E maldigestion.

Mallory*-Weiss* Syndrom: (G. Kenneth M. u. Soma W.; 1929) längliche Schleimhauteinrisse des unteren Speiseröhrenteiles (im gastroösophagealen Übergang) u. des Magens mit – z.T. massiver – Blutung, v.a. nach plötzlicher Druckerhöhung im Magen, z.B. bei Erbrechen, Pressen, Husten; bei Alkoholikern gehäuft (s.a. Boerhaave* Syndrom). E Mallory-Weiss syndrome.

Malnutrition: Fehl- bzw. ↗Mangelernährung.

Mammakarzinom, Brustkrebs: das – meist vom oberen-äußeren Quadranten ausgehende – Karzinom der Brustdrüse der Frau. Tritt v.a. im 5. u. 6. Ljz. auf, u. zwar meist »de novo« u. ohne morphologische Vorstadien (Präkanzerosen), ist jedoch häufig von atypischen Epithelproliferationen im übrigen Parenchym (duktale u. lobuläre Hyperplasien) begleitet. Das voll entwickelte M. meist als **duktales** bzw. **duktuläres** (d.h. im Gangsystem), seltener als **lobuläres M.** (im Läppchen). Ist meist wenig differenziert (solide oder drüsenbildend, szirrhös oder medullär, groß- oder kleinzellig). Wächst als **duktales Carcinoma in situ** (**intraduktales M.**) innerhalb des Gangsystems (jedoch mit Möglichkeit von Lymphknotenmetastasen), als **invasives duktales M.,** infiltriert als **invasives lobuläres M.** die Umgebung. Besondere Formen sind Komedokarzinom (meist intraduktal), kolloides (muzinöses, mukoides oder Gallertkarzinom), apokrines Ca., medulläres M. mit lymphoidem Stroma, tubuläres M., adenoid-zystisches M. oder das Karzinom mit Metaplasien (u.a. seltene Typen, evtl. auch Karzinosarkom). Das **nicht-invasive lobuläre M.** (Carcinoma lobulare in situ, CLIS, lobuläre Neoplasie) wird meist als Zufallsbefund entdeckt u. als erhöhtes Karzinomrisiko gewertet, jedoch nicht mit einer Karzinom-Vorstufe gleichgesetzt. Symptome: Knotenbildungen, krankhafte Drüsenabsonderungen, Brußtrötung u. -schwellung (evtl. nur lokales Ödem), Ekzem u. Verziehung der

Brustwarze, evtl. Mastitis, Abszeß, Geschwürsbildung, Apfelsinenschalenhaut, Metastasierung in regionale Lymphknoten (Axilla, Pektoralisrand, Supraklavikulargrube) u. in örtliche Lymphgefäße der Haut (evtl. »Cancer en cuirasse«); ist nur selten schmerzhaft (v.a. in späteren Stadien). Eine Früherkennung des Tumors (Knoten!) ist durch Selbstuntersuchung möglich. Das Betasten der Brust (↗Abb.) sollte regelmäßig einige Tage nach der Menstruation erfolgen. Die Palpation wird mit der kontralateralen Hand von seitlich zur Mitte hin durchgeführt. Die Diagnose stützt sich auf Biopsie, Mammo-, Galakto-, Thermographie. – Stadieneinteilung s.u. Columbia-Klassifikation. – Tritt gelegentlich in »okkulter« Form auf, d.h. mit Metastasen, aber ohne klinisch faßbaren Primärtumor (wobei den Präkanzerosen diagnostische Bedeutung zukommt; so gilt auch das sog. »Minikarzinom« [Carcinoma lobulare in situ] als Hochrisikobefund, wobei die Biopsie u.U. bereits zu ausreichender Entfernung führen kann). – Die Therapie erfolgt operativ (Mammaamputation), evtl. mit Vor- u. Nachbestrahlung; ferner mit additiver ↗Hormontherapie (hochdosierte Gestagene) u./oder ablativer ↗Hormontherapie (Antiöstrogene, Antiprogesteron, GnRH-Agonisten); ggf. (vor der 24. Schwangerschaftswoche) auch Vornahme einer Interruptio. E mastocarcinoma; carcinoma of the breast; breast cancer. – **M., inflammatorisches:** rasch wachsendes M., über dem die Haut wie bei einer Entzündung ödematös, gerötet, induriert u. schmerzhaft ist. Radikale Operationsverfahren sind wegen der häufigen Lokalrezidive kontraindiziert. Therapie: evtl. einfache Mastektomie, Bestrahlung, Applikation von Hormonen u. Zytostatika (s.o.). E inflammatory m. – **M. des Mannes:** seltenes, bevorzugt im 7. Ljz. auftretendes Karzinom der Brustdrüse des Mannes; sitzt stets submamillär, breitet sich rasch aus u. metastasiert frühzeitig. Kommt ausnahmsweise auch als PAGET* Krebs vor. E m. of the male.

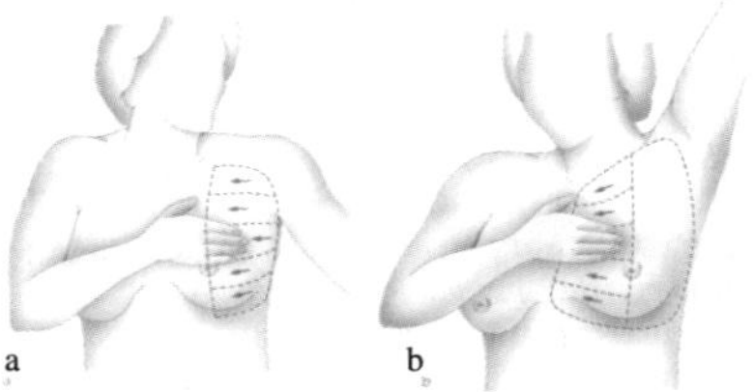

Selbstuntersuchung der Brust: a) Abtastung der beiden äußeren Quadranten, b) Abtastung der beiden medialen Quadranten [70]

Mangelanämie: ↗Anämie (bis Panmyelophthise) infolge Mangelernährung oder gestörter Resorption der für die Blutbildung (Erythropoese u. Hb-Synthese) notwendigen Faktoren, z.B. Eisen, verschiedene Vitamine (Vit. A, B_{12}, Folsäure), Proteine, Orotsäure. E deficiency anemia.

Mangeldurchblutung: ↗Durchblutungsstörung, Ischämie. E ischemia.

Mangelernährung, Malnutrition: Ernährung mit negativer Energiebilanz infolge mangelhafter Nahrungszufuhr (Exokarenz; z.B. Hunger, Unterernährung), gestörter Verdauungsleistung (Enterokarenz, z.B. bei Gastroenteritis, Colitis; s.a. Maldigestion, Malabsorption) oder infolge einer Verwertungsstörung (Endokarenz; z.B. bei Hyperthyreose, Diabetes mellitus); i.e.S. die energetisch (kalorisch) ausreichende, jedoch einseitige Ernährung mit unzureichendem Gehalt an Eiweiß, Vitaminen u. Mineralien (v.a. Spurenelemente), die zur ↗Mangelkrankheit führt; vgl. Unterernährung. E undernourishment; malnutrition.

Mangelkrankheit: jede Krankheit infolge qualitativ oder quantitativ unzureichender Ernährung (↗Mangelernährung); z.B. Vitaminmangelkrankheiten (meist als Hypovitaminosen), Mangelanämie, Hungerdystrophie. E deficiency disease.

Mannit-Diurese: durch Infusion 10- bis 20%iger Lösung von Mannit erzwungene osmotische Diurese als Prophylaxe-Maßnahme bei akutem Nierenversagen. Bei bereits bestehender Oligurie/Anurie erst nach befriedigendem Mannit-Test. E mannitol diuresis.

Mantelkantensyndrom: die Symptomatik bei Schädigung der Mantelkante der Großhirnhemisphäre = Margo superior cerebralis (die stumpfe Kante am Übergang der konvexen in die mediale Fläche an der Fissura longitudinalis cerebralis), z.B. bei Meningiom, Thrombose des Sinus sagittalis superior. Es kommt zu spastischer (bei

Schädigung der Area 4 zu »atonischer«) Lähmung, u. zwar als Paraparese der Beine, Sensibilitätsstörung beider Beine, Blasenstörung (Ischuria paradoxa) u. Stuhlinkontinenz (infolge Läsion des Gyrus precentralis bzw. G. postcentralis bzw. Lobulus paracentralis). [E] parasagittal cortical syndrome.

Manualtherapie: ↗Chirotherapie.

manuell: mit der Hand (Manus) bzw. mit beiden Händen (= bimanuell) ausgeführt. [E] manual. – **m. Medizin:** Diagnostik u. Therapie (↗Chirotherapie) funktioneller Störungen am Bewegungsapparat mit Hilfe von Handgriffen. [E] m. medicine.

MAO-Hemmer: ↗**M**ono**a**mino**o**xidase-Hemmer. [E] MAO inhibitors.

Maprotilin: trizyklisches Antidepressivum mit überwiegend stimmungsaufhellender Wirkung.

Marasmus: ein über Monate bis Jahre ablaufender Auszehrungs-, Entkräftungsprozeß; vgl. Kachexie; Dystrophiesyndrom, alimentäres. [E] marasmus. – **M. senilis:** der körperliche u. geistige Abbau im hohen Alter. [E] senile m.

Marcus-Gunn* Test: Methode zur Überprüfung der Funktionsfähigkeit von Retina u. N. opticus beim grauen Star; der Test zeigt einen Defekt der afferenten Sehbahnen durch Verlust der konsensuellen Pupillenreaktion bei mehrmaligem Bewegen eines Lichtstrahls von einem zum anderen Auge. Der Verlust der Pupillenreaktion auf einer Seite bedeutet vollständige Unterbrechung der afferenten Nervenbahn; reagiert die Pupille nur langsamer, liegt ein relativer afferenter Pupillendefekt vor, d.h. ein Defekt im Bereich zwischen den Photorezeptoren der Retina u. dem Mittelhirn der gleichen Seite.

Maskengesicht: mimische Starre (Hypobis Amimie); z.B. bei Parkinsonismus, Fazialislähmung, Grippeenzephalitis, Myopathien (Facies myopathica). [E] mask-like face.

Massage: ↗Physiotherapie durch Anw. bestimmter Handgriffe (als »klassische M.« die Streichung, Knetung, Reibung, Walkung, Klopfung, Vibration, Klatschung, Schüttelung), u. zwar als Teil- oder als Ganzkörper-M., evtl. nach Auftragen flüssiger oder salbenförm. »Massagemittel« (Vaseline, Paraffinöl etc.); ferner die chines. Fingerdruck-M. (= Akupressur u. deren japan. Abwandlung »Shiatsu«). – Entfaltet über die mechanische Beeinflussung der Haut u. hautnaher Weichteile (v.a. Muskulatur, Bindegewebe, Periost) humorale Wirkungen (Freisetzung Histamin- u. Acetylcholin-artiger vasoaktiver Stoffe; Gewebsflüssigkeitsverschiebung mit Auswirkung auf das örtl. Ionenmilieu) u. neuroreflektorische Fernwirkungen auf Gefäßsystem, innere Organe, Stoffwechsel etc. (z.B. durch Axonreflexe; Reflexe mit Ursprung in Muskelspindeln bzw. Dehnungsrezeptoren); Gesamteffekt: Entmüdung, Verbesserung der Durchblutung, v.a. der Muskulatur, Lockerung verspannter Muskeln einschl. Gelotripsie u. Schmerzlinderung. Kontraindikationen für die Massage sind Fieber, Infektionskrankheiten, konsumierende Prozesse, vorausgegangene Operationen, neurologische Ausfälle, Therapie mit Gerinnungshemmern; bei älteren Menschen muß die Massage vorsichtig erfolgen, um Überdehnungen u. Zerreißungen zu vermeiden. Als Sonderformen die Bindegewebs-, Reflexzonen-, Saug-Druck-, Unterwasser(druckstrahl)-, Elektromassage (z.B. als ↗Reizstromtherapie). [E] massage; massotherapy.

Massenblutung: massive Blutung aus einem eingerissenen Gefäß in einen umschriebenen Bereich; i.e.S. als Hirnblutung, z.B. hypertonisch bedingt als Ursache eines Schlaganfalls (↗Apoplexie); als **paraventrikuläre M.** eine solche mit Haematocephalus internus; evtl. auch Ventrikelblutung mit Ventrikeltamponade. [E] massive bleeding; m. stroke.

Mastoptose: die – meist beidseitige – Hängebrust bei Frauen (Mamma pendulans), wobei die Mamille unterhalb der Inframammarfalte liegt; infolge übermäßiger Drüsenentwicklung (= hypertrophische M.) sowie bei Fettsucht (»Fetthängebrust«), Lockerung der Pektoralisfaszie, Abmagerung u. im Alter (= atrophische M.); ferner als »schlaffe Mammae« bei allgemeiner Bindegewebsschwäche. [E] sagging of the breasts.

Matricaria chamomilla s. **officinalis:** die »echte«, »deutsche« oder »gemeine Kamille« [Compositae]. Die Blütenkörbchen (»Flores chamomillae«) enthalten entzündungshemmendes = »antiphlogistisches«

ätherisches Öl (Azulene, Chamazulen); die Anw. erfolgt als Tee, Haut-, Wund-, Inhalationsmittel. [E] chamomile.

Maturity-Onset-Diabetes, MOD: (engl.) der erst in höherem Lebensalter (gemäß *WHO* nach dem 65. Lj.) auftretende Diabetes mellitus (»Altersdiabetes«) des Typs II; als Maturity-Onset-Diabetes of the Young (MODY) der Typ-II-Diabetes bei Jugendlichen. – Ihm steht als Juvenile-Onset-Diabetes of the Adult = JODA der Typ-I-Diabetes bei Erwachsenen (> 40 J.) gegenüber.

McCarty*-Polyarthritis, akute gutartige ödematöse Polyarthritis: eine Form der chron. Polyarthritis, erstmals 1985 beschrieben. Betroffen sind ausschließlich Patienten über 60 Jahre (v.a. Männer); es kommt zu einer akuten symmetrischen Polyarthritis der Hand-, Finger-, Schulter-, Zehen- u. Fußgelenke mit Befall der Beugesehnen (Tendosynovitis) u. starker Funktionsbehinderung. Immer vorhanden ist ein blasses Ödem der Finger u. des Handrückens; serologisch finden sich starke Entzündungszeichen, aber ein negativer Rheumafaktor. Nach ca. 1–2 Jahren bilden sich die Erscheinungen zurück.

Mediasklerose: Sklerose der Tunica media, im Gegensatz zur Intimasklerose meist ohne Lichtungseinengung (s.a. Arteriosklerose); v.a. bei arterieller Hypertonie, Calciumstoffwechselstörungen, Diabetes mellitus, aber auch idiopathisch. [E] medial sclerosis.

Mediastinaltumor: geschwulstartige Vergrößerung (»Pseudotumor«) des Mediastinums, z.B. durch Lymphome, eine mediastinale Struma, Echinokokkuszyste, bei Sarkoidose. – I.e.S. aber eine Geschwulst (echtes Neoplasma) mit Lage im Mediastinum, z.B. bei Lymphogranulomatose, Sarkom; meist als Tumor mit charakteristischer Lokalisation: vorn oben Geschwülste mit Ursprung in Thymus oder Schilddrüse, Bindegewebstumoren u. Teratome, in der Mitte teratoide Zysten, Bindegewebstumoren u. bösartige Ektoblastome, unten Zysten; hinten oben v.a. Geschwülste mit Ursprung im Nervengewebe u. der Luftröhre, in der Mitte (u. im mittleren Mediastinum) bronchogene Zysten, hinten unten sonstige Vorderdarmzysten. [E] mediastinum tumor.

Mediastinitis: Entzündung des lockeren Bindegewebes im Mediastinum (evtl. eitrig, als Mediastinalphlegmone oder -abszeß); als fortgeleitete Entzündung aus dem Pleuraraum, von Leber oder Magen her u. bei Senkungsabszeß mit Ursprung in Rachen oder Halswirbelsäule, oder aber bei Krankheitsprozeß/Schädigung eines Mediastinalorgans, z.B. bei Ösophagusperforation; selten lympho- oder hämatogen. [E] mediastinitis.

Mediaverkalkung: Einlagerung von Kalksalzen in die Tunica media (= mittlere oder Muskelschicht der Blutgefäße; i.e.S. der Arterien); ↗Atherosklerose.

Medikamenten-Compliance: ↗Compliance.

Mefenaminsäure: ein Anthranilsäurederivat mit antiphlogistisch-antirheumatischer Wirkung; schwach wirksames Analgetikum.

Mefrusid: 4-Chlor-N^1-methyl-N^1-(2-methyltetrahydrofurfuryl)-1,3-benzoldisulfonamid; Saluretikum mit analoger Wirkung wie die Diuretika der Benzothiadiazingruppe. [E] mefruside.

Mehrfachfraktur: gleichzeitige Fraktur an mehreren Stellen desselben Knochens. [E] multiple fracture.

Melaena (vera), Teerstuhl: durch Blutbeimengungen aus dem Verdauungstrakt rötlich-schwarz verfärbter Stuhl (s.a. »Blutstuhl«), evtl. – nach > 8stündigem Verweilen des Blutes im Darm – durch Sulfide, Proto- u. Deuteroporphyrine »teerfarben«. Tritt z.B. bei Blutung aus Magen-, Darmgeschwüren, Blutgerinnungsstörungen (Minuskoagulopathien) auf. [E] melena.

Melancholie: historischer Begriff (HIPPOKRATES, GALEN) für trübsinnige Gemütsverfassung, schwermütige Verstimmung. Nach KRAEPELIN die Depression des Rückbildungsalters; jetzt Synonym für »endogene ↗Depression«. – Volkstümlich Bez. für jede traurige Stimmung. [E] melancholia.

Melanoakanthom: sehr dunkel pigmentierte seborrhoische Warze (↗Alterswarze).

Melano-Erythrodermie, Alterserythrodermie: ohne Vorkrankheit oder bei seborrhoischer oder ekzematischer Erythrodermie auftretende Krankheit mit mahagonibraunroter Hautverfärbung, Kachexie u.

Lymphknotenschwellungen (*histol* wie bei lipomelanotischer Retikulose).

Melanom(a): zu den bösartigsten Neoplasmen der Haut/Schleimhäute gehörender Tumor, der von Melanomzellen ausgeht, die als eine maligne Variante des melaninbildenden Zellsystems der Haut aufgefaßt werden können. Das M. besitzt eine sehr starke u. oft recht frühzeitige Neigung zu lymphogener oder/u. hämatogener Metastasenbildung. [E] melanoma. – **M., amelanotisches,** AMM: malignes M. ohne makroskopisch erkennbare Pigmentbildung (aber mit positiver DOPA-Reaktion im Exzisionsmaterial); z.B. an Fußsohlen. [E] amelanotic m. – **M., intraepidermales:** s.u. Melanom, malignes. – **M., malignes,** Melano(zyto)blastom, Nävokarzinom: bösartiges Melanom; eine Geschwulst epidermogenen (neuroektodermalen) Ursprungs; entsteht auf vorher unauffälliger Haut (**Mélanome d'emblée**) oder auf dem Boden einer melanotischen Präkanzerose (als – buntscheckiges, hell- bis schwarzbraunes – **Lentigo-maligna-M.** [LMM] auf einer ↗Lentigo maligna [= Melanosis circumscripta praeblastomatosa s. praecancerosa DUBREUILH]; v.a. im Gesicht u. an Unterschenkeln, bei älteren Frauen; als DUBREUILH*-HUTCHINSON* Krankheit ein intraepidermales M. = M. in situ) bzw. eines Nävuszellnävus. Tritt v.a. nach der Pubertät auf u. bei älteren Personen, bevorzugt in lichtexponierten Hautpartien, aber auch an Schleimhäuten, im Auge u. an den Hirnhäuten. Breitet sich frühzeitig direkt aus sowie v.a. auf dem Lymph- oder Blutweg (letale Metastasierung). – Klinische Haupttypen (außer dem genannten Lentigo-maligna-Typ): das **akrolentiginöse M.** (ähnlich dem LMM buntscheckig [evtl. grau bis weiß gefleckt infolge Regression; rosa bis rötlich bei Entzündung]; an Handflächen, Fußsohlen, peri- u. subungual [»Nagel-M.«, ↗Abb. c]), das **oberflächlich spreitende M.** (flach, mit zentrifugaler Ausbreitung, evtl. mit scheinbaren Aussparungen; später auch knotig, ↗Abb. a) u. das **primär knotige** oder **noduläre M.** (NM, ↗Abb. b; evtl. amelanotisch; als D'emblée-Typ oder als Nävuszellnävus-Typ; halbkugelig-glatt oder flächenhaft oder mehr verrukös; blauschwarz, evtl. durch Regression grau oder rosa gescheckt). – Klinische Kriterien (BANDMANN): verletzliche Oberfläche (Blutung, Erosion, Ulzeration, Krusten), Randerythem, Fehlen deutlicher Follikel, dunkle Pigmentierung, Infiltration auch der Umgebung, Randsatelliten, höckrig-warziges oder glatt-gespanntes Hautrelief. – Therapie: frühzeitige Totalexzision mit ausreichendem Sicherheitsabstand. Bei fortgeschrittenen Stadien z.B. Lymphknotenexstirpation, Chemotherapie, hypertherme Extremitätenperfusion. [E] malignant m. (e.g. superficial spreading; nodular).

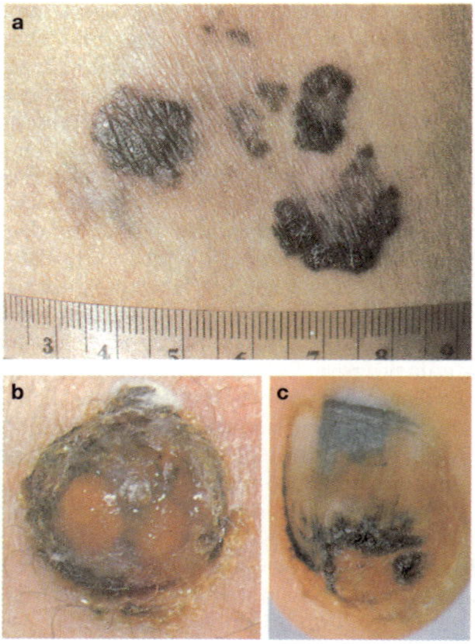

Malignes Melanom:
a) oberflächlich spreitendes, b) knotiges, c) subunguales Melanom [59]

Melperon: niederpotentes Neuroleptikum, welches bei Schlaflosigkeit u. Erregungszuständen im Rahmen eines dementiellen Syndroms eingesetzt wird.

Memantin: Glutamatmodulator mit Einfluß auf den intrazellulären Calciumstoffwechsel; Anw. in der Therapie des dementiellen Syndroms.

Meningitis: Entzündung der Meningen = Hirn- u./oder Rückenmarkshäute (= ↗M. cerebralis bzw. spinalis bzw. cerebrospinalis). [E] meningitis. – **M., abakterielle:** meist akute M. auf toxischer oder allergischer Grundlage sowie als Strahlenschaden oder durch Fremdkörper, Pilze, Leptospiren, Zystizerken, als sekundäre Karzinose, v.a. aber als Virusmeningitis. [E] non-bacterial m.; aseptic m. – **M., bakterielle:** M. durch Bakterien, z.B. Pneumo-, Staphylo-, Strepto-, Meningokokken (letztere als ↗M. [cerebrospinalis] epidemica), Haemophilus, Listerien (Übertragung durch Käse), Proteus, Salmonellen, Colibakterien (v.a. bei Neugeborenen), Mycobacterium (s.a. M. tuberculosa). Meist eitrig (mit bis $^{1000}/_{3}$ Zellen im Liquor) u. als Hauben-M.; entsteht durch Keimeinschleppung auf dem Blutweg (= hämatogen; bei Sepsis) oder aus der Nachbarschaft (bei Sinusitis, Mastoiditis) bzw. Verletzungsbereichen. [E] bacterial m. – **M. cerebralis:** Hirnhautentzündung. Als Basal- oder als Konvexitäts- = Haubenmeningitis; i.e.S. die Leptomeningitis. Symptome: Kopf- u. Rückenschmerzen, Krämpfe, Nackensteife u. -beugeschmerz, Opisthotonus, Fieber, Bewußtseinstrübung, positives KERNIG*, BRUDZINSKI* u. LASÈGUE* Zeichen, Kahnbauch, Jagdhundstellung; die typischen Meningitissymptome (außer Fieber u. Verwirrtheit) fehlen im Alter häufig oder sind abgeschwächt. Im Liquor Pleozytose u. Eiweißvermehrung; meist zugleich Enzephalitis (Meningoenzephalitis) bzw. Myelitis (Meningomyelitis). [E] cerebral m. – **M. cerebrospinalis:** Entzündung der Hirn- u. Rückenmarkshäute. [E] cerebrospinal m. – **M. (cerebrospinalis) epidemica:** die durch Tröpfcheninfektion übertragbare eitrige »Meningokokken-M.« durch Neisseria meningitidis; nach der Inkubationszeit von 1–5 Tg. treten Krankheitsgefühl, evtl. Herpes simplex, Rumpfexanthem, Erbrechen, heftigste Kopfschmerzen u. die einleitend (↗M. cerebralis) beschriebenen M.-Symptome auf, gelegentlich das septische WATERHOUSE*-FRIDERICHSEN* Syndrom; Verdachts-, Erkrankungs- u. Todesfälle sind meldepflichtig. [E] epidemic cerebrospinal m. – **M. herpetica:** M. durch das Herpes-simplex-Virus; außerordentlich gefährlich (letaler Verlauf oder Dauerschäden möglich, bes. beim Säugling). Besonders gefährlich die von infizierten Affen durch Biß übertragene M. durch Herpes-B-Virus (führt allgemein zu tödlicher aszendierender Myelitis). [E] herpes simplex m. – **M. purulenta:** eitrige M. (v.a. als bakterielle M.). [E] purulent m. – **M. serosa:** ungeklärte abakterielle M. mit Lymphozytose u. starker Eiweißvermehrung im Liquor; i.e.S. die Arachnitis adhaesiva cystica (als Pseudotumor cerebri). [E] serous m. – **M. spinalis:** Entzündung der Rückenmarkshäute; meist nur als Arachnitis, aber auch als M. cerebrospinalis. [E] spinal m. – **M. syphilitica:** spezifische M. bei Syphilis; als »frühluischer Meningealkatarrh« im Stadium II (flüchtig oder klinisch diskret; mit Lymphozytose bis $^{1000}/_{3}$, Eiweißvermehrung, Lueszacke); oder als gummöse M. im Tertiärstadium (v.a. als Basalmeningitis, auf Gefäße u. Stützgewebe übergreifend). [E] syphilitic m. – **M. tuberculosa:** M. durch Tuberkulosebakterien; meist hämatogen u. zerebrospinal; tritt v.a. als Basalmeningitis auf. [E] tuberculous m.

Mentha piperita: »Pfefferminze« [Labiatae]. Die Blätter (mit ätherischem Öl, Gerb- u. Bitterstoffen) dienen in Form des »Pfefferminztees« als Magen-, Gallemittel; s.a. Menthol. [E] peppermint (plant).

Menthol: im Öl der Pfefferminzenblätter (↗Mentha) enthaltener Pfefferminzkampfer (Hexahydrothymol = p-Menthan-3-ol); 4 Razemate bzw. 8 Stereoisomere, darunter am wichtigsten (–)-M. Verdunstet bei Zimmertemperatur; dient in Form von Alcohol mentholicus als kühlendes, leicht anästhesierendes Einreibemittel, als Riech- u. Schnupfmittel; ferner Anw. in Mundwässern, Kosmetika. [E] menthol.

Mepindolol: ein ↗Betarezeptorenblocker; Klasse-II-Antiarrhythmikum, s.a. Antiarrhythmika.

Meprobamat: Methyl-propyl-propandiol-dicarbamat; Tranquilizer, Muskelrelaxans. [E] meprobamate.

Mepyramin: Äthylendiaminderivat, N-(4-Methoxybenzyl)-N´,N´-dimethyl-N-(2-pyridyl)-ethylendiamin; ein Antihistaminikum (H_1-Rezeptorenblocker). [E] mepyramine.

Mercaptopurin: 6-Purin-thiol; Immunsuppressivum u. Zytostatikum (hemmt als Purin-Antimetabolit die Nucleinsäurebiosynthese). [E] mercaptopurine.

Merkfähigkeitsstörung, Merkschwäche: Beeinträchtigung des ↗Neugedächtnisses (gestörte Engramm-Bildung u. -Wiedergabe [Ekphorie]); v.a. bei organischer Hirnschädigung, beginnender ↗Demenz, neurotischer Hemmung. – Die Prüfung auf M. erfolgt durch Nachsprechenlassen von Zahlenreihen, Silben, Wörtern nach einem bestimmten Zeitintervall. [E] hypomnesis; memory deficit.

Mesalazin: 5-Aminosalicylsäure; antiphlogistisch wirksame Substanz zur Therapie der Colitis ulcerosa u. des Morbus CROHN*; beeinflußt die Prostaglandinbiosynthese; hemmt die Leukotrienbildung. Nebenwirkungen: Methämoglobin-Bildung, Überempfindlichkeitsreaktionen (Salicylsäure!).

mesenterial, mesenterialis: das Mesenterium betreffend. [E] mesenteric. – **m. Entzugssyndrom:** das Anzapfsyndrom der Arteria mesenterica inferior infolge Verschlusses der Aortengabel oder der Arteria iliaca communis, so daß die untere Gliedmaße über die A. mesenterica inf. versorgt – u. dadurch dem Dickdarm Blut entzogen – wird; bei Beinarbeit kommt es zu Ischämie der unteren Darmabschnitte, Unterbauchschmerzen, Claudicatio intermittens. [E] m. steal syndrome.

Mesenterialarterienverschluß: komplette Stenose der A. mesenterica oder eines ihrer Äste; wegen völlig unterschiedlicher Klinik, Prognose u. Therapie wird zwischen akutem M. u. chronischem M. unterschieden. – **M., akuter:** akuter Verschluß der A. mesenterica superior oder inferior mit daraus resultierender Infarzierung u. Darmwandnekrose. Ursache embolisch u. thrombotisch (letzteres meist bei zugrundeliegender ↗Arteriosklerose, seltener bei ↗Arteriitiden oder fibromuskulärer Dysplasie). Führt zum fulminant verlaufenden ↗Mesenterialinfarkt. – **M., chronischer:** weit überwiegend arteriosklerotisch. Führt wegen eines in der Regel guten Kollateralkreislaufes der Intestinalarterien bei langsam progredienten Gefäßveränderungen meist erst zu Beschwerden im Sinne einer ↗Angina abdominalis, wenn es an Truncus coeliacus, A. mesenterica superior u. A. mesenterica inferior gleichzeitig zu Stenosen oder Verschlüssen gekommen ist.

Mesenterialgefäßverschluß: komplette Stenose eines oder mehrerer Mesenterialgefäße; beim akuten M. mit ↗Mesenterialinfarkt finden sich nicht selten gleichzeitig ein ↗Mesenterialarterienverschluß u. eine ↗Mesenterialvenenthrombose; oft bleibt dabei dann unklar, welches der beiden Gefäße primär verschlossen war u. welches erst sekundär thrombosierte. In diesen Fällen ist der nicht präjudizierende Begriff M. angebracht (s.a. Angina abdominalis, ↗mesenteriales Entzugssyndrom, ↗Mesenterialinfarkt).

Mesenterialinfarkt: Infarkt des Darmes u. des Gekröses bei akutem ↗Mesenterialgefäßverschluß, etwa zwei- bis dreimal häufiger durch akuten ↗Mesenterialarterienverschluß als durch ↗Mesenterialvenenthrombose; nicht selten auch ohne nachweisbaren akuten Gefäßverschluß bei protrahierter Hypozirkulation u./oder starker Exsikkose (»nonocclusive disease«). Akut lebensbedrohliches Krankheitsbild mit charakteristischem Ablauf in 3 Phasen: Initialstadium mit heftigem Abdominalschmerz, evtl. kleinen hämorrhagischen Durchfällen, Schocksymptomen; objektiver abdomineller Befund noch weitgehend normal, im krassen Gegensatz zum subjektiv als stark beeinträchtigend u. lebensbedrohlich empfundenen Zustand. Etwa 6 Stunden später beginnt das Latenzstadium (»Stadium des stillen Intervalles«) mit trügerischem Nachlassen des Schmerzes; abnehmende Darmperistaltik, Abdomen klinisch sonst weiterhin unauffällig. Nach weiteren 6 Stunden Übergang in das Stadium der irreparablen Darmnekrose (»Endstadium«) mit paralytischem Ileus, Durchwanderungsperitonitis u. schwerer Allgemeinintoxikation. Typisch u. perakut ist der Verlauf vor allem bei Embolie; bei Arterienthrombose u. Venenthrombose sind auch protrahierte Verläufe möglich. Revaskularisation nur sinnvoll im Initialstadium; im Stadium der Darmnekrose bleibt nur noch die Darmresektion.

Mesenterialvenenthrombose: thrombotischer Verschluß der V. mesenterica superior; verursacht hämorrhagischen ↗Mesenterialinfarkt. Bei der Mehrzahl der Patienten vorhergehende Erkrankung im Quell- oder Abflußgebiet der Pfortader (Entzündungen, Tumoren, Pfortaderhochdruck, Z.n. Laparotomie); oft tritt die M. auch sekundär im Gefolge eines akuten ↗Mesenterialarterienverschlusses auf. [E] thrombosis of mesenteric veins.

Mesna: Natrium-2-mercaptoethansulfonat; ein Aerosol; Anw. bei Bronchialobstruktion, Mukoviszidose, chronischer, asthmoider u. Emphysembronchitis sowie bei Bronchiektasen.

Metamizol: Noramidopyrinmethansulfonat, ein Pyrazolderivat mit starker analgetischer u. antipyretischer Wirkung; Anw. v.a. bei kolikartigen Schmerzen; gefürchtete Nebenwirkung: Agranulozytose. [E] metamizole.

Metastase, Metastasis: »Absiedelung«. Ein sekundärer Krankheitsherd infolge Verschleppung belebter oder unbelebter Materie (Tumorzellenverband, Mikroben, infizierter Embolus, Parasiten, Pigment, Kalk etc.) von einem primären (u. meist fortbestehenden) Krankheitsherd. I.e.S. die Tumor-M. (Tochtergeschwulst); unterschieden nach örtlicher Beziehung zum Primärneoplasma als **lokale M.** (Nahmetastase), als **regionale M.** (im Bereich des regionalen Lymphsystems) u. als – meist hämatogene – Fernmetastase; ferner unterschieden als spontane u. als mechanische M. (Impfmetastase). [E] metastasis; spread. – **M., duktogene:** M. durch Materialverschleppung in einem Gangsystem; z.B. in Gallen-, Harnwegen. – **M., hämatogene:** M. durch – orthograde, seltener paradoxe – Materialverschleppung auf dem Blutwege; v.a. als Fernmetastase von Malignomen; bei Einbruch von Tumorpartikeln in den venösen Kreislaufschenkel meist als Lungenmetastase, von der Hohlvene aus meist als Lebermetastase; bei arterieller Ausbreitung Befall aller Organe möglich (Muskulatur u. Milz bleiben verschont), mit > 10% Knochenbeteiligung. [E] hematogenous m. – **M., kanalikuläre:** M. durch Materialverschleppung über ein Kanalsystem; als duktogene oder als aerogene M. (in den Atemwegen). – **M., liquogene:** M. in den Liquorraum; i.w.S. auch innerhalb der – Flüssigkeit enthaltenden – Pleura-, Peritoneal-, Perikardhöhle; als Implantationsmetastase, Abklatschmetastase. – **M., lymphogene:** M. durch Materialverschleppung über die Lymphbahnen (bei deren Block evtl. auch retrograd) in regionale oder entferntere Lymphknoten, evtl. auch mit Überspringen von Stationen. [E] lymphogenous m. – **M., orthograde:** s.u. Metastase, hämatogene. – **M., osteoklastische:** Knochenmetastase mit Knochengewebszerstörung (im Gegensatz zur Knochenbildung anregenden **osteoplastischen M.** [E] osteoclastic m. – **M., paradoxe:** s.u. Metastase, hämatogene. [E] paradoxical m.

Metastasierung: die Bildung von Metastasen; i.e.S. die M. bei bösartigen Geschwülsten, mit den Hauptphasen Penetration (nach vorangegangener Invasion u./oder Infiltration), Ablösung, Verschleppung (meist hämato- oder lymphogener Transport) mit abschließender Arretierung (Embolisierung), Ansiedlung u. Wachstum zur klinisch manifesten Tochtergeschwulst. Erfolgt bei verschiedenen bösartigen Tumoren mit gewisser Gesetzmäßigkeit auf bestimmten Wegen in bestimmte Körperregionen u. Organe (nach WALTHER werden entsprechend dem Sitz des Primärtumors u. dem dadurch vorgegebenen Weg im Blutkreislauf unterschieden ein Kava-, Pfortader- oder Leber-, Lungen- sowie ein Zisternentyp [über die Cisterna chyli]). [E] metastasis; formation of metastases. – **M., paradoxe** oder **retrograde:** M. entgegengesetzt zum Blut- oder Lymphstrom. [E] paradoxical m.

Meteorismus, Blähsucht: übermäßige Gasansammlung im Magen-Darm-Trakt (= **M. intestinalis**); evtl. mit Auftreibung des Leibes u. Zwerchfellhochstand. Tritt auf bei Aerophagie, überschießender Darmgasbildung, bei Obstipation, Dyspepsie, Darmverschluß, Peritonitis, Herzinsuffizienz, Pfortaderhochdruck. [E] meteorism; tympanites.

Methotrexat: die 2-Desoxy-4-amino-10-methylfolsäure; ein Folsäure-Antagonist; hemmt die Aktivität von Folsäurereductase u. damit die Bildung von Tetrahydrofolsäure; Zytostatikum, Immunsuppressivum, Basistherapeutikum in der Therapie der chron. Polyarthritis. [E] methotrexate.

Methyldopa: L-α-Methyl-3,4-dihydroxyphenylalanin; Antihypertonikum; vgl. DOPA. [E] methyldopa.

Metoclopramid: ein Benzamid-Derivat; Antiemetikum, Magen-Darm-Regulans; Anw. auch zur Migränetherapie. Kann Verursacher eines pharmakogen induzierten PARKINSON* Syndroms sein. [E] metoclopramide.

Metoprolol: ein ↗Betarezeptorenblocker (Klasse-II-Antiarrhythmikum u. Antihypertensivum); s.a. Antiarrhythmika, Antihypertensiva.

Metronidazol: ein Nitroimidazol-Derivat; Antibiotikum mit breitem antibakteriellem Spektrum; Anw. v.a. gegen Amöben u. Trichomonaden. Nebenwirkungen: Kopfschmerz, Schwindel, gastrointestinale Reizerscheinungen, Alkoholunverträglichkeit; gilt als mutagene Substanz, im Tierversuch kanzerogen.

Metyrapon: Methyl-*bis*-pyridylpropanon; ein kaliumsparendes Diuretikum durch Hemmung der Synthese von Aldosteron. E metyrapone.

Mexiletin: ein Antiarrhythmikum vom Lidocaintyp (Klasse-IB-Antiarrhythmikum); hemmt die Depolarisation u. Wiedererregbarkeit der Herzmuskelzelle. Dagegen wird die Repolarisation beschleunigt. Anw. v.a. zur Therapie ventrikulärer Extrasystolien u. ventrikulärer Tachykardien; s.a. Antiarrhythmika.

Mezlocillin *WHO*: Benzylpenicillin-Derivat mit breitem Wirkspektrum. E mezlocillin.

Mianserin: ein tetrazyklisches Antidepressivum vom Imipramin-Typ.

Miconazol: ein Bis-dichlorphenyl-imidazol-Derivat; Antimykotikum. E miconazole.

Migräne: anfallsweise, funktionelle (vasomotorisch bzw. angioneurotisch bedingte?), sich periodisch wiederholende, meist halbseitige (= Hemicrania) Kopfschmerzen, u. zwar ohne begleitende neurolog. Funktionsstörungen als **einfache M.** oder aber – als **klassische M.** – mit begleitenden kurzdauernden neurologischen Funktionsstörungen, z.B. visuellen (Flimmerskotom, Gesichtsfeldeinschränkungen), sensorischen, motorischen u. Sprachstörungen sowie mit vegetativen Reiz- u. Ausfallserscheinungen, sämtlich evtl. von Übelkeit u. Brechreiz begleitet; ferner – als »**Migraine accompagnée**« – mit die eigentliche Kopfschmerz-Symptomatik überdauernden neurologischen Störungen (Par- u. Anästhesien, Paresen, aphasische Störungen). – Gelegentlich aber nur einzelne der erwähnten Symptome als sog. **Migräneäquivalent.** – In der Pathogenese scheinen biogene Amine (z.B. Serotonin) u. die Thrombozytenfunktion eine Rolle zu spielen. E migraine (common = nonclassical; classical; complicated). – **M., digestive:** in der Verdauungsphase beginnende M. mit bitterem Geschmack, Appetitverlust, Geruchsempfindlichkeit. E digestive m. – **Migraine ophtalmique:** plötzliche hemianopische Sehstörung (oft zunächst zentraler Gesichtsfeldausfall mit – peripherwärts fortschreitendem – Flimmerskotom), gefolgt von halbseitigen Kopfschmerzen, häufig auch Übelkeit; verursacht durch Gefäßstörungen der Sehrinde; oft unter Wettereinfluß. E ophthalmic m. – **M., ophthalmoplegische:** M., in deren Verlauf Augenmuskellähmungen (Doppelbilder) auftreten; vielfach bei basalem Aneurysma am Circulus arteriosus Willisii, raumfordernder oder entzündl. hirnbasaler Erkrankung. – **Migraine rouge:** Cluster-Kopfschmerz, ↗HORTON* Syndrom. E cluster headache.

Mikroangiopathie: lichtungseinengende oder -verlegende (stenosierende bzw. obliterierende) Veränderungen kleiner u. kleinster Arterien. E microangiopathy. – **M., diabetische:** M. bei Zuckerkrankheit, s.u. Angiopathie. E diabetic m. – **M., thrombotische:** MOSCHCOWITZ* Syndrom. – Ferner als hämorrhagisch-urämisches Syndrom im höheren Lebensalter (mit Veränderungen wie bei GASSER* Syndrom). E thrombotic m.

Mikrographie: Kleinheit der Schrift (evtl. zum Zeilenende hin); bei Parkinsonismus, nach Apoplexie. E micrographia.

Mikrohämaturie, Erythr(ozyt)urie: geringgradige (= »mikroskopische«) ↗Hämaturie; v.a. bei Harnwegsentzündung, Stein-, Prostataleiden; mit gleichzeit. Pyurie typisch für Tbk u. Neoplasma der Harnwege. E microhematuria; microscopic hematuria.

Miktion: die natürliche Harnentleerung aus der Blase, v.a. als Funktion des ↗Detrusor vesicae (dessen Dehnung die M. reflektorisch in Gang setzt). Der **Miktionsdruck** beträgt normal 60–70 mmHg. E micturition; urination. – **M., imperative:** der durch reflektorische Erhöhung der Muskelspannung der Harnblase bedingte »Harnzwang«, dem sofort nachgegeben werden muß u. der so stark sein kann, daß eine relative Harninkontinenz vorgetäuscht wird;

z.B. bei Reizblase, spastischer Blase (bei akuter Zystitis, Prostatitis etc.), funktioneller Schrumpfblase. E sudden u.; urgent m.

Miktionsablauf, gestörter: ↗Harninkontinenz.

Miktionskontrolle, gestörte: ↗Harninkontinenz.

Miktionsprotokoll: Hilfsmittel bei der Diagnostik der Harninkontinenz; im M. wird über mehrere Tage hinweg registriert, wann u. welche Harnmengen entleert werden, ob der Patient bereits naß oder noch trocken war, ob besondere Anlässe (Husten, Niesen, nicht beherrschbarer Harndrang etc.) für den unfreiwilligen Harnabgang verantwortlich waren. Zusätzliche Informationen liefern Angaben über Nahrungs- u. Medikamenteneinnahme, Stuhlgang u.a. Das M. enthält wichtige Informationen über die Blasenentleerungsverhältnisse, darüber hinaus dient es zur Therapiekontrolle sowohl für den Arzt als auch für den Patienten.

Miktionsstörung: Störung der Harnblasenentleerung (↗Miktion). Als Harnstrahlveränderung, Blasenautomatie, -autonomie, Incontinentia urinae, aber auch als Pollakis-, Nykturie; evtl. schmerzhaft (Strangurie, Dysurie). E urinary dysfunction.

Miktionsurogramm: Urethrozystographie während des Wasserlassens. E voiding cystourethrogram.

Milwaukee-Schulter-Syndrom: ↗Hydroxylapatitkrankheit.

Milzinfarkt: ein meist keilförmiger anäm. Infarkt durch v.a. Embolie-bedingten Verschluß (z.B. bei rheumatischer Endokarditis) der Milzarterie oder eines ihrer Äste. Seltener als hämorrhagische Infarzierung, z.B. bei Pfortaderstau; auch bei Splenomegalie (durch chron. myeloische Leukämie). E splenic infarction.

Milzvenenthrombose: Thrombose der Vena lienalis durch örtliche oder fortgeleitete Entzündung (v.a. bei Thrombophlebitis bzw. bei Nabel-, Puerperalinfektion, Appendizitis), bei Allgemeininfektion oder idiopathisch (Fibroadenie). Führt zu ständiger oder zu intermittierender Abflußstörung im Milzvenen-Pfortader-Gebiet, klinisch zu »Opitz* Symptomenkomplex« (Spleno- bzw. Splenohepatomegalie, Fieber, Haut- u. Schleimhautblutungen v.a. im Magen-Darm-Trakt), später zu Pfortaderhochdruck. – Gleiche Symptomatik bei **Milzvenenstenose,** z.B. durch Tumor. E splenic vein thrombosis.

mimisch: die Mimik des Gesichtes betreffend. E facial expression-related. – **m. Gesichtslähmung:** ↗Fazialislähmung. – **m. Starre:** ↗Amimie.

Mineralstoffwechsel: Aufnahme, Ein- u. Umbau sowie Ausscheidung der anorganischen Stoffe, von denen mehrere über die gemeinsame osmoregulatorische Funktion (s.a. Wasser-Elektrolyt-Haushalt) hinaus auch lebensnotwendig = essentiell sind, so z.B. Eisen, Jod; der benötigte Mindestbedarf an (»essentiellen«) anorganischen Elektrolyten ist bei gemischter, kalorisch ausreichender Kost im allgemeinen gewährleistet; täglicher Durchschnittsbedarf ↗Tab. E mineral metabolism.

Mineralstoffwechsel (empfohlene Zufuhr für ältere Menschen)

Kalzium	1000 mg/Tag
Kalium	1900 mg/Tag
Natrium	550 mg/Tag
Chlorid	830 mg/Tag
Jod	180–200 µg/Tag
Fluorid	1,5–4 mg/Tag
Magnesium	300–350 mg/Tag
Eisen	10 mg/Tag
Kupfer	1,5–2,5 mg/Tag
Zink	12–15 mg/Tag
Phosphor	1200 mg/Tag
Mangan	2,0–5 mg/Tag
Selen	20–100 µg/Tag
Chrom	50–200 µg/Tag
Molybdän	75–250 µg/Tag

Mini-Mental-Status-Examination, MMSE: (Folstein*) Screening-Verfahren zur Erfassung zerebraler Insuffizienz bzw. Demenz im Rahmen des Geriatric Assessment; geprüft werden mit Hilfe weniger Fragen sowie durch Abschreiben u. Zeichnen die Orientierung, Aufmerksamkeit, Konzentration, Merkfähigkeit u. das Sprachverständnis.

Minoxidil: ein Piperidino-pyrimidin-diamin-Derivat; Vasodilatator mit direktem Angriff an der glatten Muskulatur; Antihypertensivum.

Miotica, -tika: pupillenverengende (= Miosis bewirkende) Mittel; Anw. v.a. bei

↗Glaukom (begrenzt auf M. mit parasympathomimet. Wirkung, z.B. Pilocarpin, Neo- u. Physostigmin [ersteres mit Langzeitwirkung], Demecarium). Ⓔ miotics.

Misoprostol: ein Prostaglandin-Analog; bewirkt Hemmung der Salzsäuresekretion, aktiviert Bicarbonat- u. Schleimproduktion. Anw. v.a. zur Prophylaxe u. Behandlung von medikamentös bedingten Magen-Darm-Ulzera, z.B. während Applikation von Antirheumatika, Acetylsalicylsäure.

Mitral(klappen)insuffizienz: Schlußunfähigkeit der Mitralklappe infolge Überdehnung des Klappenringes (Anulus fibrosus), v.a. aber infolge Schädigung (Schrumpfung, Zerstörung) oder Fehlbildung der Segelklappen bzw. der zugehörigen Papillarmuskeln. Als erworbene M. v.a. nach rheumatischer Karditis, bakterieller Endokarditis, nach Hinterwandinfarkt, bei koronarer Herzkrankheit, Mitralklappenprolapssyndrom (Midsystolic-click-Syndrom), Fibroelastosis endocardica, myxomatöser Klappendegeneration (BARLOW* Syndrom = ↗floppy valve), MARFAN* Syndrom u. nach Papillarmuskelabriß; angeboren z.B. bei Spalt des aortalen Segels bei Ostium-primum-Defekt, bei persistierendem Atrioventrikularkanal, bei Endokardkissendefekt, sekundär bei Vitien mit großem Shuntvolumen, bei ektopischem Papillarmuskel. Symptome: Palpitationen, Extrasystolen (später absolute Arrhythmie mit Vorhofflimmern), Dyspnoe, Links(herz)versagen (mit Lungenödem, Hämoptysen), evtl. beidseitiges Versagen; der Spitzenstoß ist nach unten-außen verlagert, verbreitert u. hebend = hyperdynamisch (durch exzentrische Linkshypertrophie); der 1. Herzton (HT) ist leise, evtl. aber akzentuiert, der 2. HT evtl. gespalten; bei linksventrikulärer Volumenbelastung tritt evtl. ein 3. HT auf; ferner – als Leitsymptom – ein mittel- bis hochfrequentes systolisches Geräusch (als Holosystolikum); EKG: P sinistroatriale, Linkshypertrophie; Röntgenbild: Erweiterung des linken Vorhofs, z.T. extreme Dilatation des linken Ventrikels, Lungenstauung, evtl. Zeichen der pulmonalen Hypertonie; Echokardiographie: beschleunigte frühdiastolische Rückwärtsbewegung des anterioren Segels; Herzkatheterismus: ausgeprägte v-Welle der Druckkurve des li. Vorhofs (höher als a-Welle) u. gleichsinnige Veränderung des Pulmonalkapillardruckes. Die Abschätzung des Regurgitationsvolumens ist z.B. aus Röntgendaten (Ventrikelangiographie) u. der Indikatorverdünnungsmethode möglich. Korrektur erfolgt v.a. durch Herzklappenprothese. Ⓔ mitral (valve) insufficiency; mitral regurgitation.

Mitralklappenprolapssyndrom: ↗Mitralsegelprolaps. Ⓔ mitral leaflet prolapse.

Mitral(klappen)stenose: Enge der Mitralklappenlichtung, z.B. durch Verdickung (evtl. auch Verkalkung) der Klappensegel, Verlötung der Kommissuren, Verkürzung u. Verklebung der Chordae tendineae. Angeboren (u. evtl. mit anderen angeborenen Herzfehlern kombiniert) oder erworben, u. zwar v.a. infolge rheumatischer Karditis oder bakterieller Endokarditis. Symptome (v.a. bei auf die Hälfte reduziertem Lichtungsbereich): Leistungsminderung, Belastungsdyspnoe, -husten, nächtliche Dyspnoe-Paroxysmen u. Orthopnoe, Lungenödem, Hämoptysen, Neigung zu Bronchitis u. systemarteriellen Embolien, Belastungsschwindel, Facies mitralis (Lippenzyanose u. Wangenlividität), periphere Zyanose, kühle Gliedmaßen, kleiner, evtl. (frühzeitig) unregelmäßiger u. inadäquater Puls, paukender 1. Herzton, präsystolisches Crescendogeräusch, Mitralöffnungston, diastolisches Decrescendo; EKG: P mitrale, oft aber totale Irregularität (Vorhofflimmern), Rechtshypertrophie, P cardiale; Röntgenbild: großer linker Vorhof, Zeichen der Lungenstauung (mit KERLEY* Linien), kleiner linker Ventrikel. Echokardiographie: Verlangsamung der frühdiastolischen Vorwärtsbewegung des anterioren Klappensegels; Herzkatheterismus: Erhöhung des mittleren Vorhofdruckes links u. des mittleren Pulmonalkapillardruckes, im Vergleich zur v-Welle erhöhte a-Welle. – Später evtl. pulmonale Hypertonie u. Rechtsherzinsuffizienz. – Korrekturmöglichkeiten: Ballonvalvuloplastie, Kommissurotomie, Implantation einer Herzklappenprothese. Ⓔ mitral (valve) stenosis.

Mitralsegelprolaps, Mitralklappenprolapssyndrom, Papillardysfunktion, Click-Syndrom, BARLOW* Syndrom, Syndrom des wogenden Mitralsegels, Floppy-valve-Syndrom: primäre oder sekundäre (d.h. bei angeborener Texturstörung i.S. myxomatöser Degeneration [z.B. bei MARFAN* Syndrom] oder z.B. bei Myokarditis, koronarbedingter Papillarmuskelischämie) Funktionsabweichung der Mitralklappe als holosystolische (»Hängemattenphänomen«) oder plötzliche mesosystol. Dorsalbewegung der Herzklappe (= Prolaps in Richtung Vorhof), einhergehend mit typischem, echokardiographisch nachweisbarem mittsystolischem ↗Click (übriger Auskultationsbefund variabel). Meist symptomlos, evtl. aber Herzstiche, Palpitationen, Pulsunregelmäßigkeiten; bei ausgeprägter Form mit Mitralinsuffizienz einhergehend, Endokarditisneigung, auch plötzl. Herztod. – s.a. floppy valve. [E] mitral leaflet prolapse.

Mobilisationstherapie: Anw. dehnender Grifftechniken zur Gelenkmobilisierung (einschließlich der Wirbelsäule) bei Krankheiten des Bewegungsapparates, v.a. bei schmerzhaften Bewegungseinschränkungen (↗manuelle Medizin). – I.w.S. auch die Sitz-, Geh- u. Bewegungsübungen (»Krankengymnastik«) zur Anregung des Kreislaufs; als Thrombose-, Embolie-, Pneumonieprophylaxe bei Bettlägerigen.

Mobilisierung: 1) das aktive u. passive (z.B. durch Brisement, Quengeln, translatorisches Gleiten i.S. des joint play) »Wiederbeweglichmachen« eines Gelenkes nach Ruhigstellung. **2)** allg. krankengymnastische Maßnahmen mit dem Ziel der Wiedererlangung der Gehfähigkeit bettlägeriger Patienten. [E] mobilization.

Moclobemid: trizyklisches Antidepressivum mit vorwiegend psychomotorisch aktivierender Wirkung.

MOD: (engl.) ↗**M**aturity-**O**nset-**D**iabetes.

Moeller*-Hunter* Glossitis: Entzündung der Zungenschleimhaut bei schwerer, v.a. bei perniziöser Anämie; führt zu Atrophie (↗Lingua glabra); geht einher mit Zungenbrennen u. -parästhesien. [E] Moeller's glossitis; chronic lingual papillitis.

Mönckeberg* Sklerose (JOHANN G. M., 1877–1925, Pathologe, Bonn)**:** spangenförmige Verkalkung (z.T. Verknöcherung) der Tunica media der Gliedmaßenschlagadern (zu »Gänsegurgelarterien«) auf dem Boden einer fettigen Degeneration. Von der Arteriosklerose unabhängig; vielfach bei männlichen Diabetikern. [E] Moenckeberg's degeneration; M.'s medial sclerosis.

Molluscum: weicher Hauttumor. – **M. contagiosum Bateman*, M. epitheliale,** M. varioliforme, Dellwarze: wenig kontagiöse, durch ein Paravaccinia-Virus bedingte Hautkrankheit (oft im Schwimmbad übertragen). Nach Inkubationszeit von 17 Tg. bis 20 Mon. treten an Fußsohlen, Handtellern, Gesicht, Hals u. Geschlechtsteilen einzelne oder zahlreiche perlartig-mattglänzende, milchweiße bis rötliche, etwa reiskorngroße, weiche Knötchen mit zentraler Eindellung auf (»Dellwarzen«); Druck führt zu Entleerung rahmartig-teigiger Massen (veränderte Epidermiszellen mit intrazytoplasmatischen Einschlüssen, den sog. HENDERSON*-PATERSON* Körperchen). – **M. pseudocarcinomatosum** s. **sebaceum:** Keratoakanthom. – **M. simplex:** nichtinfektiöses M. als warzenförmiges, evtl. gestieltes Gebilde aus lockerem Bindegewebe an den Lidern u. am Hals älterer Menschen.

Molsidomin: N-Ethoxycarbonyl-3-morpholino-sydnonimin; eine koronaraktive Substanz mit ähnlicher Wirkung wie organische Nitrate; sein Metabolit, aus dem Sydnonimin (fünfgliedriger Heterozyklus mit einem O- u. zwei N-Atomen) gebildetes N-Nitrosamin, aktiviert Guanylatcyclase; Effekt: Erweiterung v.a. extramuraler Koronarienabschnitte u. der peripheren Gefäße (Blutdrucksenkung).

Monoaminooxidase-Hemmer, MAO-Hemmer, MAOH: Substanzen, die den Abbau der Catecholamine u. Tryptamingruppe aufheben, so daß ggf. durch Aminanreicherung therapeutisch erwünschte zentrale »antidepressive« Wirkungen ausgelöst werden. Anw. v.a. in der Therapie des Morbus PARKINSON*, als Nebenwirkungen können gastrointestinale Symptome wie Übelkeit, Erbrechen u. ggf. Obstipation auftreten; weitere Nebenwirkungen sind Schwindel, Psychosen, Hypotension. M. dürfen nicht bei arteriellen Durchblutungsstörungen sowie kardialer u. renaler Insuffizienz angewendet werden. [E] MAO inhibitors.

Moorbad, -packung: Voll- oder Teilbad bzw. Packung unter Verwendung des ↗Peloids »Torf« als Brei, Extrakt, Suspension.

Das Mittel, ein kohlenstoffreiches Gemenge unter Luftabschluß zersetzter Pflanzen, enthält Cellulose, Lignin, Pektin, Harz, »östrogene Stoffe«, Gerbsäuren, Bitumen, Huminsäuren, Schwefelsäure, Kalk, Silicate; seine Wirkung wird gedeutet durch die Summation thermophysikalischer (v.a. hohe Wärmehaltung), chemischer u. mechanischer Faktoren auf der Basis von Sorptionseffekten, Ionenaustausch u. hormonaler Beeinflussung. Anw. v.a. bei chronischen gynäkologischen sowie schmerzhaften Erkrankungen des Bewegungsapparates u. des Bindegewebes. E moor bath; mudpack.

Morphin, Morphi(n)um, Mo.: wichtigstes Alkaloid des Opiums; in Form der Salze (Morphinum) als stark wirkendes Analgetikum (ein suchterzeugendes Betäubungsmittel); als Ersatzmittel dienen ähnlich wirkende, z.T. von Mo. abgeleitete Mittel (**Morphinagonisten,** »Morphinomimetika«), z.B. die Narkoanalgetika Levamethadon, Pethidin (die meisten ebenfalls BTM). E morphine; morphinum.

Motivation: Beweggründe des Handelns; das Gesamt der seelisch-dynamischen Faktoren, die das augenblickliche Verhalten bestimmen. E motivation.

Motorik: die von der Hirnrinde (= kortikal) über das pyramidal-motorische System gesteuerten u. über das extrapyramidal-motorische System modulierten aktiven Bewegungsvorgänge des willkürlichen Systems. Die Vorgänge stets in enger Verknüpfung mit der Sensibilität u. Sensorik (»Sensomotorik«). Störungen der M. kommen v.a. bei Erkrankungen des Bewegungssystems u. bei nervalen Erkrankungen vor. – I.w.S. auch Bez. für die einschlägigen »motorischen Systeme« selbst. E motoricity.

Mouches volantes: (französ.) das »Mückensehen« als entoptische Erscheinung (z.B. bei Glaskörpertrübung, Netzhautablösung). E floaters.

MS: 1) Multiple **S**klerose. **2)** ↗**M**itral**s**tenose.

Münchner Risiko-Checkliste: (UNERTL*) Hilfsmittel zur präoperativen Klassifizierung des zu erwartenden Narkose- u. Operationsrisikos; bewertet werden 15 Parameter nach einem Punktesystem (z.B. Alter, Allgemeinzustand, Herzleistung, Kreislauf, Atmung, Stoffwechsel etc.), danach erfolgt eine Zuordnung zu einer von drei Risikogruppen.

Multiple Sklerose, Polysklerose, CHARCOT* Krankheit, Encephalomyelitis disseminata, MS: relativ häufige Entmarkungskrankheit des Zentralnervensystems (herdförmiger, regellos verteilter Markscheidenzerfall, perivaskuläre Infiltrate, gliöse Proliferation u. Narben), mit Manifestation vorwiegend im 20.–50. Lj., selten erkranken Patienten im hohen Alter, dann zumeist ein langsam progredienter Verlauf mit spastischer Paraparese. Die Ätiologie ist möglicherweise vielfältig; angenommen wird u.a. eine wahrscheinlich im Kindesalter eintretende latente sog. Slow-Virus-Infektion, die erst nach Jahren klinisch faßbare Ausfallserscheinungen hervorruft. Symptome (nicht spezifisch!): pseudoneurasthenisches oder -rheumatisches Prodromalstadium; Hirnnervenausfälle (retrobulbäre Neuritis, Augenmuskellähmung, skandierende Sprache), spastische Lähmungen, Kleinhirnsymptome, Sensibilitäts-, Blasen- u. Mastdarmstörungen; Euphorie, später Demenz; im Liquor meist leichte Pleozytose u. albuminokolloidale Dissoziation mit pathologischem Liquor/Serum-Immunquotienten. Die Diagnose wird entscheidend mitbestimmt durch akustisch u. visuell evozierte Potentiale, CT u. NMR. Verlauf schubweise mit Remissionen oder chronisch-progredient. E multiple sclerosis; disseminated sclerosis.

Mundentzündung: ↗Stomatitis. E stomatitis.

Mundgeruch: ↗Foetor ex ore. E halitosis; bad breath.

Mundsoor: ↗Candidosis (= »Candida-Mykose«) an Mund- u. Zungenschleimhaut. E oral candidiasis; thrush.

Muskelatrophie, Myatrophie: Verminderung der Skelettmuskelmasse. Als **einfache M.** (Verschmälerung der Fasern, Schwinden der kontraktilen Substanz) oder als – numerische – Atrophie (Abnahme der Faserzahl); tritt auf bei Kachexie, als Hungeratrophie, im Alter (»braune Atrophie«), als Inaktivitätsatrophie sowie als myo- u. neurogene M. E muscular atrophy; m. wasting; amyotrophy. – **M., myogene** oder **myopathische:** eine im allgemeinen erbliche u. fortschreitende M. als Folge einer angeborenen Muskelstoffwechselstörung mit systemischer Verarmung an Enzymen (Creatinphosphokinase, Transaminasen, Aldolase). – I.w.S. auch sekundäre Formen, z.B. bei Myositis, Erkrankungen, die mit Störungen der Blutgerinnung einhergehen, z.B. Skorbut, Hämophilie, nach Verletzung, Verbrennung. – Ferner pseudohypertrophische Formen (z.B. als DUCHENNE*-FRIEDREICH* Krankheit). [E] myopathic m.a. – **M., neurogene** oder **neuropathische:** sekundäre M. infolge Ausfalls, Untergangs der zugehörigen Nerven durch Schädigung des II. motorischen Neurons, z.B. als symptomatische M. bei Poliomyelitis, Syphilis, Hämatomyelie, toxischer oder stoffwechselbedingter Polyneuropathie; oder aber als M. im Zusammenhang mit einer idiopathischen Nervenkrankheit, u. zwar meist erblich u. fortschreitend; ferner die M. bei Syringomyelie, myatropher Lateralsklerose, progressiver Bulbärparalyse; als neurale M. (d.h. bei neuroradikulärer Heredodegeneration oder bei degenerativer Neuropathie). [E] neurogenic m.a.

Muskelrelaxanzien: Neuromyopharmaka, die eine Muskelentspannung herbeiführen. Als »**periphere M.**« **1)** Substanzen als Blocker der n-Cholinozeptoren motorischer Endplatten (verhindern die physiologisch durch Acetylcholin, toxisch z.B. durch Nicotin bewirkte Depolarisation der postsynaptischen Membran), z.B. D-Tubocurarin, Dimethyltubocurarin, Pancuronium, Alcuronium u. Vecuronium (»Curare-Gruppe«), Gallamin; sämtlich als »**nicht-depolarisierende M.**« oder »stabilisierende M.« (= »n. Acetylcholin-Antagonisten«; Antidot: Neo-, Pyridostigmin [Cholinesterasehemmer]). **2)** Substanzen mit – langanhaltender – Endplatten-Depolarisation (Hemmung der polysynaptischen Reflexe) u. daraus resultierender Unmöglichkeit von Erregungsübertragung durch Acetylcholin: »**depolarisierende M.**« (»d. Acetylcholin-ähnliche Agonisten«), z.B. Suxamethonium, Hexacarbacholin. – Beide Gruppen für Anw. in der Anästhesie (bewirken auch in oberflächlicheren Narkosestadien genügende Muskelerschlaffung [»Relaxationsnarkose«]), als Prämedikation vor bestimmten Elektrotherapie-Maßnahmen sowie als krampfhemmendes Mittel bei Strychninvergiftung, Tetanus. [E] muscle relaxants. – **M., zentrale:** Substanzen, welche den Muskeltonus zentralnervös dämpfen, z.B. Benzodiazepin-Derivate, Chlordiazepoxid, Diazepam. Einsatz auch bei bestimmten Arthroseformen, z.B. bei paravertebralen Muskelverspannungen infolge degenerativer Wirbelsäulenveränderungen.

Muskelrheumatismus: schmerzhafte, funktionsbeeinträchtigende rheumatische Zustände der Muskulatur; z.B. als Myositis, Fibrositis, Muskelhartspann, Myogelose, Myopathien; häufig als sekundäre Erkrankung bei Infektions- u. Gefäßkrankheiten, endokrinen Störungen, Erkrankungen des Stützapparates. [E] muscular rheumatism.

Muskelschwund: ↗Muskelatrophie. [E] muscle wasting.

Muskeltonus: der Spannungszustand des Muskels; besteht aus einer passiven, viskös-elastischen Komponente in Abhängigkeit vom Dehnungsgrad, u. aus einer aktiven, durch die Kontraktion bedingten Komponente (= **kontraktiler M.**). Der aktive Tonus läßt sich beim Skelettmuskel durch Messung der elektrischen Erregung mittels Elektromyographie bestimmen. Muskeltonusveränderungen (Hypotonus, Hypertonus, Spastik) sind eines der Leitsymptome neurologischer Erkrankungen, z.B. beim vaskulären zerebralen Insult (meist Spastik), bei Polyneuropathien, bei Morbus PARKINSON* usw. Glatte Muskulatur besitzt häufig einen spontanen Tonus. [E] (muscle)tone.

Mutismus: beharrliches Schweigen (»Stummheit«) bei intaktem Sprechorgan u. erhaltenem Sprachvermögen, z.B. bei depressivem Syndrom, Stupor, Fehlen motorischer Impulse wie z.B. bei Demenz. [E] mutism. – **M., akinetischer,** Coma vigile: M. infolge allgemeiner Hemmung der motorischen Funktionen einschließlich Mimik, Gestik, Sprache; Sprechen wie auch Bewegungen erfolgen nicht spontan, nach Aufforderung nur verzögert u. langsam; ferner Störung des Schlaf-Wach-Rhythmus. Schmerzreize erhöhen die Vigilanz u. ermöglichen begrenzte Kontaktaufnahme. Das Bewußtsein ist voll erhalten, evtl. besteht Amnesie. Vorkommend z.B. nach Stirnhirnverletzung, bei Psychosen, Tumor oder Hämangiom nahe dem III. Hirnventrikel oder im Mesencephalon, Arteria-basilaris-Thrombose, Enzephalitis. E akinetic m. – **M., neurotischer,** hysterischer, psychogener oder thymogener M.: M. als Symptom konfliktbedingter seel. Zustände; z.B. bei Konversions- u. Schockneurose, Hospitalismus; analog auch zu Beginn der Sprachentwicklung.

Myasthenia, Myasthenie: krankhafte Muskelschwäche oder -ermüdbarkeit. E myasthenia. – **M. gravis** s. **pseudoparalytica:** als Myasthenie i.e.S. eine Krankheit der quergestreiften Muskulatur mit Störung der cholinergen Reizübertragung an den neuromuskulären Synapsen = motorischen Endplatten. Nach allg. Ansicht eine Autoimmunkrankheit mit Bildung von Antikörpern (AK) gegen Acetylcholinrezeptoren (= Cholinozeptoren) vom Nicotintyp; diese Membranrezeptoren werden durch die AK kompetitiv blockiert (Curare-artige Wirkung) oder zerstört; zugleich besteht erhöhte Cholinesterase-Aktivität; ein Zusammenhang mit Thymushyper- bzw. -dysplasie (in 70% der Fälle) oder Thymomen (in 10%) ist offenbar gegeben. Symptome: langsam an Intensität zunehmende Ermüdungslähmung mit charakteristischer Folge (Augenlid-, äußere Augen-, Schlund-, Kehlkopf-, Gesichts-, Gliedmaßen-, Atem-, Rumpf- u. Halsmuskeln). Der Tod erfolgt durch interkurrente Erkrankung oder durch Atemlähmung (bei myasthenischer Krise); die Diagnose stützt sich auf Prostigmin-, Tensilon-Test, Elektromyographie, *histol* auf in Muskeln nachweisbare Anhäufung von Lymphoidzellen, v.a. aber auf den Nachweis der AK. – Gelegentlich kombiniert mit Genital- u. Skelettfehlbildungen. – Im Laufe der Therapie (mit Mestinon, Immunsuppressiva) evtl. Entwicklung einer cholinergischen Krise. – **M. laryngis:** bei Überanstrengung, Nervosität, Myopathie, Anämie etc. auftretende funktionelle Stimmschwäche (Stimme tonlos, belegt, leicht ermüdbar), wobei v.a. die Mm. thyroarytenoideus internus u. vocalis betroffen sind (laryngoskopisch: Internusparese). E laryngeal fatigue. – **M., symptomatische:** Myopathie mit Myasthenie-Symptomatik, z.B. bei Polymyositis, progress. Muskeldystrophie, Lateralsklerose. E symptomatic m.

Mycosis: **1)** Erkrankung durch Pilze, ↗Mykose. E mycosis. **2) M. fungoides:** v.a. in der 2. Lebenshälfte auftretende chronisch-entzündliche Granulomatose mit Wucherung retikulohistiozytärer Elemente; wird als malignes T-Zell-Lymphom klassifiziert (↗»Non-HODGKIN-Lymphome«). Beginnt allgemein mit unspezifischen, erythematös-polymorphen, später knotig wuchernden Herden (»mykoside Tumoren«, z.T. tomatenförmig-erweichend; *histol* Para- u. Orthokeratose, unregelmäßige Akanthose, polymorphzellige Infiltration mit zunehmendem Überwiegen lymphohistiozytärer Elemente einschließlich Riesenzellen; im Stratum spinosum PAUTRIER* Mikroabszesse); dann Übergreifen auf Lymphknoten u. innere Organe. Verläuft trotz Behandlung mit Strahlen u. Zytostatika tödlich. – Atypische Sonderformen: **M. d'emblée** (ohne prämykotisch-infiltratives Stadium; mit mykosiden Tumoren beginnend, oft als Retikulosarkomatose GOTTRON), **M. f. Hallopeau*-Besnier*** (erythrodermischer Beginn mit ausgesparten »nappes claires« oder Übergang in Erythrodermie).

Mydriaticum, Mydriatikum: pupillenerweiternde Substanz, z.B. Atropin, Homatropin. E mydriatic.

myelodysplastische Syndrome, MDS: präleukämische Stadien der akuten myeloischen ↗Leukämien. – Ferner sekundäre Veränderungen gleicher Art z.B. nach Strahlentherapie, nach Anw. von ↗Zytostatika, Chloramphenicol, Tuberculostatica, aber auch nach Blei-, Benzolexposition. Disponieren – ebenso wie auch reine Aplasien des erythropoetischen Systems, Anämien oder Panzytopenien bei vollem (= hyperplastischem) Knochenmark, chron. Erythrämie (= chron. Erythroleukämie), idiopath. Neutropenie oder Monozytose, chron. myeloproliferative Erkrankungen, paroxysmale nächtliche Hämoglobinurie, DOWN* u. FANCONI* Syndrom, angeborene u. erworbene Immundefekte – zur Entwicklung einer akuten Leukämie. – vgl. myeloproliferative Syndrome.

Myelopathia, -pathie: Rücken- bzw. Knochenmarkerkrankung. E myelopathy. – **M. erythroblastica involutiva:** bei Thymusneoplasma auftretende aregenerative Erythrozytopenie (Anämie, hämolytische Krisen) mit Hämosiderose, Hämochromatose, Agammaglobulinämie; evtl. auch Myasthenia gravis. [E] pure red cell anemia. – **M., paraneoplastische:** M. des Zentralnervensystems (graue u. weiße Substanz) als paraneoplastische Erkrankung.

myeloproliferative Syndrome, MPS: (DAMESHEK) chronische Krankheiten mit progredient-gesteigerter Blutzellbildung; als akute chronische myeloische Leukämie, Polycythaemia vera, essentielle Thrombozythämie, Osteomyelofibrose (= Myelofibrose), das DI GUGLIELMO* Syndrom, die megakaryozytäre Myelose (sämtlich mit Zwischenformen u. fließenden Übergängen; Myelofibrose z.B. bei all diesen Krankheiten möglich); i.w.S. auch die Megakaryozyten- u. Erythroleukämie, akute Erythrämie, idiopathische myeloische Metaplasie der Milz. [E] myeloproliferative syndromes; myeloproliferative disorders; MPD.

Mykose, Mycosis: durch Pilze verursachte Krankheit; u. zwar als **endogene M.** durch – ursprünglich saprophytäre (opportunistische) – Pilze des Verdauungstraktes, v.a. als sekundäre M. in der Folge anderer Erkrankungen, so nach Verabfolgung von Antibiotika, Immunsuppressiva, Corticoiden; als **exogene M.** durch primär pathogene Pilze, z.B. als Blasto-, Kokzidioido-, Chromomykose, Histoplasmose, Nokardiose, Sporotrichose. Kann örtlich begrenzt oder generalisiert sein, evtl. bestimmte Gewebe, Systeme bevorzugt befallen (= systemische M.). – vgl. Mycosis fungoides. – **M., systemische:** bevorzugt bestimmte Organe befallende Mykose; z.B. Dermato-, Pneumo-, Enteromykosen. Als tiefe Mykosen z.B. Chromo-, Madura-, Keloid-Blasto-, Phyko-, Blasto-, Kokzidioidomykose u. Südamerikan. Blastomykose; ferner phäomykotische Zyste (solitär subkutan; v.a. in den Tropen; Erreger: Phialophora gougerotii u. andere Ph.-Species), Rhinosporidiose, Sporotrichose, Adiaspiromykose (= Haplomykose; eine Pneumomykose durch Emmonsia-Arten), Cladosporiosis, Histoplasmose. [E] mycosis.

Myoglobinurie: Myoglobinausscheidung im Harn bei Myoglobinämie, z.B. nach Crush-Syndrom, Myokardinfarkt (Nachweis sehr sensitiv). [E] myoglobinuria. – **M., idiopathische paroxysmale** oder **primäre:** aus unklarer Ursache auftretende (»kryptogenetische«) familiäre M. mit – meist nach ungewohnter Muskelarbeit auftretenden – mehrstündigen Anfällen von Fieber, Muskelschwellungen u. -schmerzen, Scheinlähmungen (Pseudoparalyse), nach 1–3 Std. gefolgt von Ausscheidung von Myoglobinabkömmlingen (Oxy- u. Metmyoglobin) im – dadurch rotbraunen – Harn; zugleich CPK-Zunahme im Blut, evtl. auch Protein-, Leukozyt-, Mikrohämat- u. Zylindrurie; kann zu akutem Nierenversagen führen. [E] idiopathic m.

Myokardinfarkt, Herz(muskel)infarkt: durch Koronarinsuffizienz (v.a. infolge Koronarsklerose), d.h. durch rasche, kritische Ausmaße erreichende Einengung eines Koronararterienastes bedingtes »territoriales Mangel-Versorgungsgebiet des Myokards« mit mehr oder weniger ausgedehntem Gewebsuntergang eines ganzen Wandabschnittes (= **transmuraler M.**, mehr als halbe Wanddicke) oder nur begrenzter Wandbereiche (= **subendokardialer, rudimentärer** oder Teilschichtinfarkt). Je nach Lokalisation unterschieden als **antero-** u. **posterolateraler apikaler** (Herzspitzenbereiche), **inferolateraler**

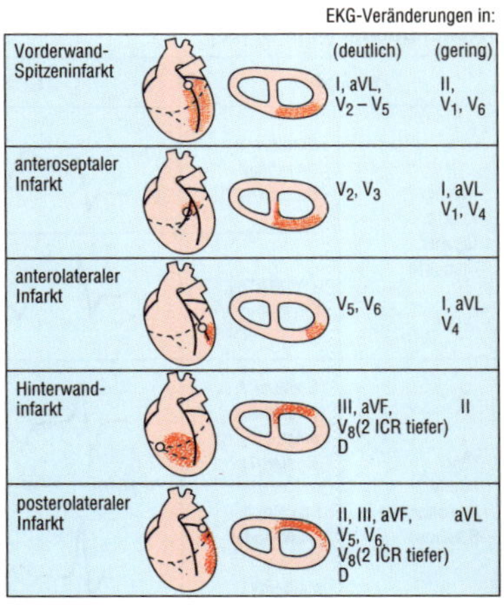

Myokardinfarkt (Abb. 1) [76]

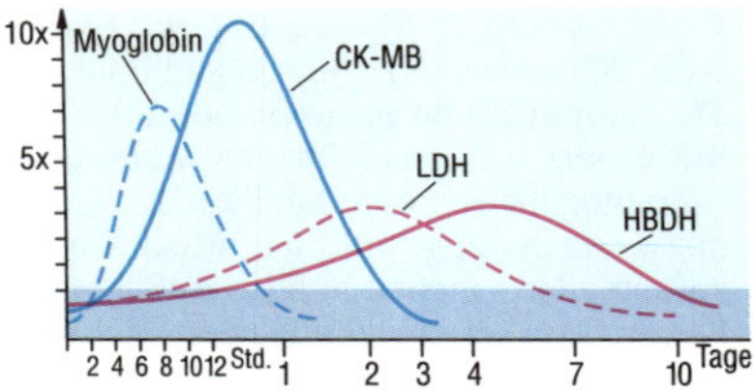

Myokardinfarkt (Abb. 2) [76]

(seitliche spitzennahe Herzbereiche), **diaphragmaler** = **inferiorer** (zwerchfellseitig), **anteroseptaler** (vordere Septumbereiche hoch oder in Spitzennähe, d.h. **supraapikal**), **subepikardialer** u. **subendokardialer M.** (s.a. Abb. 1); s.a. Vorder- u. Hinterwandinfarkt, Außenschichtschaden. Oft mit uncharakteristischen vorangehenden = »prämonitorischen« Beschwerden (z.B. Schwächegefühl, Herzschmerzen) einsetzend, auf die meist akut eine schwere, durch Nitropräparate unbeeinflußbare Angina pectoris folgt, sowie Atemnot, Todesangst, Übelkeit, Schweißausbruch, Erbrechen, Stuhlabgang, häufig auch Herzrhythmusstörungen, evtl. Synkope (u.U. Asystolie; Sekundenherztod), Zeichen der Herzinsuffizienz, kardiogener Schock, später Beschleunigung der Blutsenkung, Leukozytose, Hyperglykämie, Anstieg der Serumenzyme. Bei der Enzymdiagnostik typisch: neben dem Anstieg der SGOT, der LDH u. der Alpha-HBDH ist eine Erhöhung der CK (**C**reatin-**K**inase = Creatin-N-Phosphortransferase) u. insbesondere des Isoenzyms CK-MB (Herzmuskeltyp der CK) zu verzeichnen, wobei der kardiale Ursprung der Schädigung in der Regel durch die Bestimmung der CK u. der CK-MB erfolgt (↗Abb. 2). Weiterhin finden sich Myoglobinämie u. -urie u. charakteristische EKG-Veränderungen (↗Abb. 1 u. Abb. 3; das Zwischenstadium = Intermediärstadium oft nur von kurzer Dauer, evtl. mit fast normaler ST-Strecke; überhaupt können die EKG-Zeichen ebenso wie die klinischen nur sehr schwach ausgeprägt sein bis fehlen = **stummer** Infarkt), szintigraphische Veränderungen. Nachfolgend – als **M.komplikation** – evtl. arterielle Embolie (durch intrakardiale Thromben), Herzwandaneurysmen, Myokardruptur, Rhythmusstörungen, Pumpversagen (bei Überanstrengung des intakt gebliebenen Myokards [= Restmyokard] zum Ausgleich des bewegungslosen [= »akinetischen«] geschädigten Bereichs, der evtl. als Buckel vorgewölbt wird, v.a. bei transmuralem M.), Mitralinsuffizienz, Perikarditis; aber auch akuter Koronartod (wobei die Nekrose noch gar nicht erkennbar ist). Oft ausgelöst durch körperliche Bela-

Myokardinfarkt (Abb. 3) [76]

EKG-Stadium		typische EKG-Veränderungen		Beginn; Dauer
frischer Infarkt (akutes Stadium)	Stadium 1 (»frisches Stadium«)	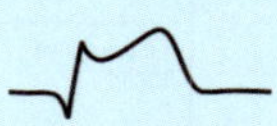	deutliche ST-Hebung T positiv R klein Q noch klein	1–2 Stunden bis 1 Woche
	Zwischen-stadium	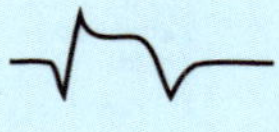	leichte ST-Hebung T spitz-negativ Q groß R klein	1.–10. Tag; kurz
alter Infarkt (chronisches Stadium)	Stadium 2 (»reaktives Folge-stadium«)	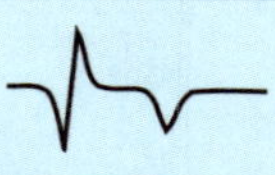	T spitz-negativ Q groß R noch klein keine ST-Hebung	3.–7. Tag; 6 Monate bis mehrere Jahre
	Stadium 3 (»End- oder Narben-stadium«, »Restbefund«)	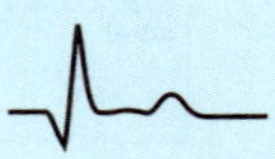	Q noch pathologisch T bereits positiv R normal od. reduziert keine ST-Hebung	6 Monate bis persistierend

stung, Streß (vgl. PRINZMETAL* Angina), Blutdruckabfall. Die Prognose ist u.a. wesentlich abhängig von Lokalisation, Ausmaß, Behandlungsbeginn, Folgegeschehnissen; Therapie ↗Tab. Sterblichkeit 20–40%; trotz Frührehabilitation besteht starke Rezidivneigung. [E] myocardial infarction. – **M., drohender:** ↗Angina pectoris gravis (»Präinfarkt«). [E] threatening m. i. – **M., stummer:** ohne subjektive Beschwerden oder ohne EKG-Veränderungen bzw. ohne Veränderungen des Enzymmusters verlaufender, d.h. klinisch bzw. elektrokardiographisch bzw. enzymatisch stummer Myokardinfarkt; bei späterer EKG-Untersuchung werden in der Regel pathologische Q-Zacken (Dauer 0,04 Sek. u. mehr) oder R-Zacken-Verluste festgestellt.

Klinische Behandlung des akuten **Myokardinfarktes** [12]

gesichert	obsolet
– Überwachung	– Kalziumantagonisten
– Analgesie	– Digitalis (prophylaktisch)
– Sedierung	– Antiarrhythmika (prophylaktisch)
– Sauerstoff	– ungezielt Infusionen (Glukose, Insulin etc.)
– Nitroglycerin	
– Betablocker	
– Aspirin	
– Heparin	
– Thrombolyse	

Myokardinsuffizienz: Kontraktionsschwäche des Herzmuskels; ↗Herzinsuffizienz. [E] cardiac insufficiency.

Myokard(i)opathie: ↗Kardiomyopathie. [E] cardiomyopathy.

Myokarditis, Myocarditis: Entzündung des Herzmuskels; unterschieden wird eine akute oder chronische, parenchymatöse oder interstitielle Entzündung (serös bis eitrig); als »entzündliche« Mitreaktion bei Stoffwechsel- (↗Urämie), Skelettmuskelerkrankungen (↗Myopathie), als Catecholamin-Effekt, als metastatisches, septisches, pyämisches, Infekt- oder Arzneimittel-allergisches Geschehen; oder aber eigenständig, z.B. bei ↗Kollagenosen, durch Einwirkung von Erregern bzw. Parasiten (z.B. Diphtheriebazillen, Syphilisspirochäten, Tuberkulosebakterien; Viren; Trypanosomen; Helminthen), bei Sarkoidose; als FIEDLER* M. (= **idiopathische M.**). – Symptome: Unruhe, Brustenge, zyanotische Blässe, Hypotonie, kleiner Puls, Herzrhythmusstörungen (ventrikuläre Extrasystolie u. [Sinus-]Tachy-, seltener Bradykardie, Kammerflimmern, -flattern, AV-Block), Herzdilatation, Herzinsuffizienz. Oft auch kombiniert mit Endo- u./oder Perikarditis (letztere als Perimyokarditis). [E] myocarditis. – **M., postinfarktionelle:** DRESSLER* M. – **M., postvakzinale:** Impf-Myokarditis. [E] postvaccinal m.

Myopathia, -pathie: entzündliche oder degenerative (Skelett-)Muskelerkrankung; i.e.S. die primären, heredodegenerativen Krankheiten i.S. der myogenen ↗Muskelatrophie (d.h. infolge Störung des Muskelchemismus oder der neurovegetativen Regulation ohne sichere Veränderungen am Nervensystem). [E] myopathy. – **M. distalis hereditaria:** M. mit langsam fortschreitender Muskelatrophie, rumpffern beginnend als juvenile Form (BIEMOND) im 5.–10. Lj. an Händen u. Füßen, als »Tarda-Form« (WELANDER) ab dem 5. Ljz. an Unterarmen u. -schenkeln. [E] distal hereditary type of m. – **M., klimakterische:** M. in der Menopause; fortschreitend an Becken- u. Schultergürtelmuskeln auftretende Muskelatrophie; mit allmählichem Erlöschen der örtlichen Reflexe, aber ohne Sensibilitätsstörungen. [E] menopausal m. – **M., thyreotoxische:** M. bei ↗Thyreotoxikose; klinisch akut oder chronisch, kann eine Pseudobulbärparalyse imitieren; evtl. periodische Lähmungen, Myasthenia gravis. [E] thyreotoxic m.

Myxödem, Myxoedema: primäre Anreicherung schleimartiger Substanzen (proteingebundene Polysaccharide; saure Mucopolysaccharide vom Typ Hyaluron- u. Chondroitinschwefelsäure) in der Leder- u. Unterhaut; umschrieben als Myxodermie. [E] myxedema. – **M. circumscriptum pretibiale symmetricum:** M. als kissenartige, gelblich-rosarote Anschwellungen an den Unterschenkelstreckseiten bei Hyperthyreose. [E] circumscribed m. – **M. congenitale:** angeborenes M., Kretinismus. [E] congenital m. – **M. diffusum:** als Myxödem i.e.S. das M. bei Hypothyreose: trockene, rauhe, wachsartige, blaß-fahle, leicht eindrückbare (die Delle aber nicht bewahrende) Haut im Gesicht (Unterlider) u. an Gliedmaßen (Handrücken), meist kombiniert mit trockenen brüchigen Nägeln u. schütterem Haar; weitere Symptome siehe Hypothyreose. – **M. postoperativum:** M. nach (sub)totaler op. Schilddrüsenentfernung bzw. nach Radioresektion. E operative m. – **M. tuberosum:** M. in Form lichenoider bis knötchenförmiger, aggregierter, hautfarbener bis rosaroter Muzineinlagerungen, v.a. in Mundnähe, im Nacken, an Kniescheibe, Ellbogen; fließende Übergänge zu Lichen myxoedematosus. E tuberous m.

N

Nachträufeln: Harnträufeln nach Abschluß der eigentl. Miktion; bei mechanischem Entleerungshindernis (z.B. Prostatahyperplasie, Prostataadenom), aber auch bei nervaler oder muskulärer Störung; s.a. Harninkontinenz, Ischuria paradoxa. [E] dribbling.

Nachtschweiß: nächtlich-frühmorgendliche Schweißsekretion, v.a. bei fortgeschrittener Lungentuberkulose, Neurasthenie, gelegentlich auch Frühsymptom bei Polymyalgia rheumatica, Arteriitis temporalis u. rheumatoider Arthritis. [E] night sweat.

Nackenrigor: erhöhter Muskeltonus der Muskulatur des Nackenbereiches; Ausdruck einer extrapyramidal-motorischen Erkrankung (z.B. bei Morbus PARKINSON*) mit Fixation des Kopfes in Ruhe. Diagnose ↗Head-dropping-Test.

Nackenstarre, -steife: tonischer Krampf der Nackenmuskulatur mit Geradhaltung bis Deflexion des Kopfes (»Kissenbohren«), Widerstand u. Schmerz beim Vorbeugen, evtl. auch Opisthotonus als typ. Symptom meningealer Reizung (bei Meningitis, Tumor der hinteren Schädelgrube). – Gelegentlich vorgetäuscht bei amyostatischem Syndrom, Myalgien, bei HWSProzessen. [E] stiff neck; nuchal rigidity.

Nährstoffe: die für die ↗Ernährung erforderl. Nahrungsbestandteile, d. s. Kalorienträger (Kohlenhydrate, Fette u. Eiweiß einschl. der essentiellen Amino- u. Fettsäuren), Schutzstoffe (= **akzessor. N.** = Ergänzungsstoffe; v.a. Vitamine), Salze u. Wasser. Ihre Art (einschl. Aufschließ- u. Nutzbarkeit) u. Menge bestimmen den **Nährwert** (quantitativ anzugeben in Kalorien oder – als SI-Einheit – besser in Joule) eines Lebensmittels als Bau- u. Betriebsstofflieferant; s.a. Tab. [E] nutrients.

Nährwert [3]

100 g enthalten:	Eiweiß (g)	Fett (g)	Kohlenhydrate (g)	Wasser (%)	kJ	kcal
Hühnerfleisch	20	12	Spuren	68	836	199
Kalbfleisch	20	9	Spuren	70	701	167
Schweinefleisch	16	34	Spuren	49	1604	382
Salamiwurst	28	48	Spuren	17	2352	560
Hühnereier	14	11	0,6	74	680	162
Milch	3,4	3,4	4,7	88	273	65
Butter	0,8	84,5	0,5	14	3322	791
Vollkornbrot	7,8	1,1	46	42	970	231
Weißbrot	8,1	0,6	57	33	1147	273
Nudeln	14	2,4	69	13	1520	362
Reis	8	0,5	77	15	1487	354
Mehl	11,8	1,5	71	15	1487	354
Äpfel	0,4	–	14	84	248	59
Bananen	1	–	23	74	412	98
Erdnüsse	27,5	44,5	15,6	7	2478	590
Kartoffeln	2,1	0,1	21	75	403	96
Blumenkohl	2,5	–	4	91	113	27
Karotten	1	–	9	88	172	41
Steinpilze	5	–	5	87	181	43
Bohnenkerne	26	2	47	14	1336	318
Linsen	26	2	53	12	1440	343
Schokolade	7	22	65	2	2100	500
Mandeln	21	53	14	6	2671	636
Bier	0,5	–	4,8	90	189	45
Wein	–	–	–	90	273	65
Weinbrand	–	–	–	70	925	220

Nahpunkt, Punctum proximum: **1)** N. der Akkommodation: der geringste Abstand vor dem Auge, in dem ein Gegenstand bei maximaler Nah-Akkommodation gerade noch scharf gesehen werden kann; wird mit zunehmendem Alter wegen nachlassender Akkommodationsfähigkeit (↗Tab. S. 318) größer; s.a. Alterssichtigkeit. [E] near point (of accommodation). **2)** N. der Konvergenz: Kreuzungspunkt der Foveolarstrahlen bei max. Konvergenz. [E] n. p. of convergence. **3)** N. der Fusion: die geringste Entfernung, bei der binokulares Einfachsehen erzielt werden kann. [E] n. p. of fusion.

8 Jahre – 13,8 dptr	40 Jahre – 5,8 dptr
16 Jahre – 12,0 dptr	48 Jahre – 2,5 dptr
24 Jahre – 10,2 dptr	56 Jahre – 1,25 dptr
32 Jahre – 8,2 dptr	64 Jahre – 1,1 dptr

Abnahme der Akkommodationsbreite (Dioptriewerte) bei Normalsichtigen mit zunehmendem Alter (nach DUANE)

Nahrungsmittel: ↗Nährstoffe.

Nahrungsmittelallergie: ↗Allergie, die durch Bestandteile (v.a. Eiweiß) von Lebensmitteln (↗Tab.) als Allergen hervorgerufen wird u. sich durch gastrointestinale Beschwerden (z.B. Enteritis allergica) u./oder andere allerg. Symptome (v.a. Haut, Atemorgane) sowie migräneartige Kopfschmerzen äußern kann. Ist bei älteren Patienten seltener als bei jüngeren. – Abzugrenzen von Pseudoallergie-Reaktionen, die durch Mastzellen-aktive Stoffe (z.B. in Hummer, Erdbeeren), Nahrungsmittelzusätze oder hohen Histamingehalt (z.B. in Fisch, Käse) hervorgerufen werden können. [E] food allergy.

Nahrungsmittelallergie [30]

Nahrungsmittel	%
Kuhmilch	42,0
Hühnerei	
Eiklar	14,5
Eigelb	9,0
Eigelb und -klar	9,7
Fisch	11,0
Zitrusfrüchte	4,5
Hülsenfrüchte	2,5
Pferdefleisch	1,5
Fleisch	1,3
Gemüse	1,0
Zwiebeln	1,0
Sonstiges (Nüsse, Schokolade)	2,0

Prozentuale Beteiligung der Nahrungsmittel bei 600 **Nahrungsmittelallergosen** (nach WERNER)

Nalbuphin: starkes Analgetikum; wirkt als Opioidantagonist; Anw. als Schmerzmittel bei mittelstarken bis starken Schmerzen, als Opioidantagonist bei postoperativer Atemdepression nach Applikation fentanylähnlicher Substanzen.

Nalidixinsäure: 1-Äthyl-7-methyl-1,8-naphthiridin-4-on-3-carbonsäure; Chemotherapeutikum (gegen gramnegative Bakterien); ein Gyrasehemmer aus der Gruppe der 4-Chinoline. [E] nalidixic acid; nalidixin.

Naproxen: (+)-6-Methoxy-α-methyl-2-naphthalinessigsäure; Antirheumatikum, Analgetikum. [E] naproxen.

Narkolepsie: (WILLIS 1672, GÉLINEAU 1881) in Kindheit oder Pubertät beginnende genuine (ein HLA-DR-2-Antigen kann nachgewiesen werden), seltener symptomat. Krankh. (z.B. bei oder nach Enzephalitis, Hirntrauma, -tumor, ventrikelnaher Encephalomyelitis disseminata) mit anfallsweisem, unüberwindl. Schlafzwang am Tage (1–30 Min.), affektivem Tonusverlust der Muskulatur, Wachanfällen u. kurzen, lebhaften hypnagogen Halluzinationen; elektrophysiologisch normales oder desynchronisiertes Schlafbild. Betroffen sind überwiegend Männer, der plötzliche Tonusverlust der Muskulatur kann zu einem neurologisch bedingten synkopalen Zustand (mit Gefahr des Stürzens) führen. [E] narcolepsy.

Narkose, Allgemeinanästhesie: temporäre, reversible Funktionshemmung des zentralen Nervensystems (an höheren, phylogenetisch jüngeren Hirnteilen zuerst einsetzend) zur Herbeiführung einer Bewußt- u. Schmerzlosigkeit für op. Eingriffe; verbunden mit Ausschaltung der willkürlichen, graduell (je nach Tiefe) auch der reflektor. Muskeltätigkeit, Abnahme des Muskeltonus, Dämpfung von Atmung u. Kreislauf; Tiefe feststellbar anhand charakterist. Symptome (Narkosestadien). Unterschieden nach Applikationsart als Inhalations- (= pulmonale N.), Injektions-, Infusionsnarkose, nach der N.-Technik als Apparat-, Masken-, Tropf-, Intubations-N., nach dem Narkotikum als Halothan-, Lachgas-, Isofluran-, Enfluran-, Ketamin-, Neurolept-, Barbiturat-, Kombinations-N.; s.a. Narkose... [E] general anesthesia; narcosis.

Narkoserisiko: das der Narkose anhaftende, vom Allgemeinzustand (AZ) des Pat. sowie Art u. Umfang der Operation beeinflußte Risiko. Gruppen gemäß American Society of Anesthesiologists: I) keine oder nur lokalisierte organ. Erkrankung, ohne Störung des AZ; II) leichte bis mäßige Störung des AZ; III) schwere Störung des AZ (z.B. Herzinsuffizienz, schweres Emphysem); IV) schwerste, bereits lebensbedrohliche Störung des AZ (z.B. Herzdekompensation, Ileus); V, VI) dringender Notfall, sonst aber Gruppe I bzw. III oder IV; VII) bereits vor Op. moribund. In Studien wurde festgestellt, daß das N. mit zunehmendem Alter größer wird, die perioperative Letalität steigt deutlich an. [E] anesthetic risk.

Narkosezwischenfall: während der Narkose eintretende u. durch sie bedingte Komplikation; Hauptursachen: unerkannte oder nicht genügend berücksichtigte präop. Erkrankungen u. Störungen (s.a. Narkoserisiko), fehlerhafte Narkotika- u. Relaxanzien-Anw. (Überdosierung), apparative Mängel. [E] anesthetic accident.

Nasensonde: durch die Nase einzuführende Magen-Darmsonde (3–10 Charr) für Sondenernährung, Darmdialyse, als Verweilsonde zur Dauerabsaugung (Ileus), je nach Material (Spezialsiliconsonden) auch Langzeitanwendung möglich. [E] nasal probe.

Natrium, Na: Leichtmetall-Element (Alkalimetall) mit Atomgew. 22,9898 u. OZ 11; einwertig; gegenüber Sauerstoff u. Wasser sehr reaktiv. Wichtiges Bioelement (ca. 0,15% des Körpergewichts), z.B. für Membranpotential, Transportprozesse. Spiegel im Vollblut 79,3–91,0 mval/l (≙ mmol/l) = 182,3–209,2 mg/100 ml, im Blutplasma u. -serum 134,7–154,7 mval/l (≙ mmol/l) = 310–356 mg/100 ml (vermindert bei schwerem Erbrechen, Diarrhö, Gastrointestinalfistel, ADDISON* Syndrom, Verbrennungen, Pneumonie, Quecksilbervergiftung etc.; vermehrt bei Exsikkose, Transmineralisation, Salzverlustsyndrom, s.a. Hypernatriämie). [E] sodium. – **N. bicarbonicum,** Natriumbi- oder -hydrogencarbonat, doppeltkohlensaures Na, Natron: $NaHCO_3$; entwickelt bei saurem pH CO_2-Gas; Anw. als Antazidum, Adstringens, als i.v. Infusion bei Azidose, in biol. Lsgn. als Pufferzusatz, in Back- u. Brausepulvern. [E] sodium bicarbonate; baking soda. – **N. biphosphoricum,** primäres Natriumphosphat: $NaH_2PO_4 \cdot 2\,H_2O$; Tonikum, Harnsäuerungsmittel, in Backpulvern, zur Wasserenthärtung. [E] s. dihydrogen phosphate. – **N. bromatum,** Natriumbromid: NaBr; mildes Hypnotikum, Sedativum. [E] s. bromide. – **N. chloratum,** Natriumchlorid, Kochsalz: NaCl; vork. als Steinsalz, in salin. Wässern, in Meerwasser; Anw. als physiol. Kochsalz-Lsg. [E] s. chloride; table salt. – **N. nitroprussicum,** Nitroprussid-Natrium: $Na_2Fe[CN]_5NO \cdot H_2O$; rubinrote Kristalle, in Lsg. als Reagens auf Aceton (LEGAL* Probe), Aldehyde, H_2S etc.; *pharm* erschlafft die Gefäßmuskulatur; blutdrucksenkendes Mittel. [E] s. nitroprusside. – **N. nitrosum,** Natriumnitrit: $NaNO_2$; orales Vasodilatans. [E] s. nitrite. – **N. phenylaethylbarbituricum:** das ↗Barbiturat Phenobarbital. [E] phenylbarbital s. – **N. phosphoricum,** sekundäres Natriumphosphat: $Na_2HPO_4 \cdot 12\,H_2O$; Choleretikum, Tonikum, salin. Laxans, Reagens auf Mg, Li, Pb, Harnsäure; als Dihydrat für Puffergemische; als N. ph. tribasicum zur Wasserenthärtung. [E] s. phosphat. – **N. salicylicum,** Natriumsalicylat: $C_6H_4[OH]COONa$; Analgetikum, Antipyretikum, Antiphlogistikum, Konservierungsmittel. [E] s. salicylate. – **N. sulfuricum,** Natriumsulfat: das sog. Glaubersalz: $Na_2SO_4 \cdot 10\,H_2O$; natürl. Vork. in Mineralquellen; salin. Laxans mit ED 10–30 g. [E] s. sulfate.

natriumarme Diät: kochsalzarme Diät. [E] low sodium diet.

Natriumchlorid: ↗Natrium chloratum. [E] sodium chloride.

Natriumcyclamat, Natriumcyclohexylaminosulfonat: ein Süßstoff, Zuckerersatzmittel. [E] sodium cyclamate.

Natrium-Kalium-Quotient: Quotient aus den Harnwerten von Na u. K; normal 1,5 (1,0–2,0), verringert (durch Na-Retention) bei Ödem, Na-armer Kost, Corticoid-Therapie, vergrößert bei Tubulusschaden, ADDISON* Krankheit, Diarrhö (einschließlich Abführmittelabusus). [E] sodium-potassium coefficient.

Natriummangel: Hyponatriämie, s.u. Salzmangelsyndrom, Kochsalzexsikkose.

Natriumretention: Na-Zurückhaltung im Organismus, entweder durch vermehrte tubuläre Rückresorption (bei Hyperaldosteronismus) oder durch vermindertes Glomerulusfiltrat (bei Glomerulonephritis, Herzinsuffizienz); evtl. mit Bildung sichtbarer Ödeme. [E] sodium retention.

Natriurie: verstärkte bis überschießende (»**Natriurese**«) renale Ausscheidung von Na; v.a. bei Salzverlustnephritis u. DE-

BRÉ*-FIBIGER* Syndrom, ferner bei Rückbildung von Ödemen, bei chron. Niereninsuffizienz, geringgradig bei nephrogenem Diabetes insipidus, Amyloidose, Hypokali- u. Hyperkalziämie, Pyelonephritis. [E] natriuresis.

Naturheilkunde: von Ärzten u. Nichtärzten betriebene Heilkunde unter prophylaktischer u. therapeut. Nutzung natürlicher Reize: kaltes u. warmes Wasser, Heilquellen, Luft, Bewegung, Gymnastik, Massagen, Diät, Regelung der Lebensweise nach natürlichen Gesichtspunkten. [E] naturopathy.

Nausea: Übelkeit, Brechreiz. [E] nausea.

Nebelsehen, Nephelopsia: verschwommenes Sehen infolge krankheitsbedingter Trübung der brechenden Medien des Auges (v.a. bei Glaukom). [E] nephelopsia.

Nebennierenrindenadenom, -adenomatose: solitäre oder multiple Adenombildung in der – sekundär atrophischen – NNR; je nach betroffenem Gewebe bzw. Hormonproduktion als Aldosteronom (= CONN* Syndrom = prim. Aldosteronismus) bzw. mit den Symptomen des ↗CUSHING* Syndroms (durch Cortisol). [E] adrenal cortical adenoma.

Nebennierenrindenatrophie: sekund. Schwund des Nebennierenrindengewebes infolge ACTH-Ausfalls bei hypophysärer Erkrankung oder nach Corticoidtherapie. – Symptome der ↗Nebennierenrindeninsuffizienz. [E] adrenal cortical atrophy.

Nebennierenrindeninsuffizienz: vermind. Produktion von NNR-Hormonen u. resultierende Krankheitsbilder (evtl. als **partielle N.**); als **primäre N.** infolge direkter NN-Läsion (z.B. Tuberkulose, Tumor, NN-Apoplexie, Autoimmunprozeß, Blutung; nach Adrenalektomie) meist total (ADDISON* Krankh.); als **sekundäre N.** infolge Ausfalls der ACTH-Produktion (bei Hypophysenvorderlappeninsuffizienz), nach langdauernder Glucocorticoid-Verabfolgung (SLOCUMB* Syndrom); s.a. Nebennierenrindenatrophie. – Als **akute N.** (ADDISON* Krise) eine stets lebensbedrohl. Verschlechterung der chronischen N., oft ausgelöst durch Infekt, Trauma. – Therapie: Substitution von Gluco- u. Mineralocorticoiden. [E] adrenocortical failure.

Nebennierenszintigraphie: v.a. zur präop. Diagnostik von Nebennieren(rinden)adenomen bei älteren Patienten (hohe Sterblichkeit) genutzte Szintigraphie-Methode mit radioaktiv markiertem Cholesterin (^{131}J oder ^{75}Se). [E] scintigraphy of adrenal glands.

Necrobiosis, Nekrobiose: **1)** der Übergang der Zelle vom Leben zum Tod als intermediäres Stadium der Nekrose, mit irreversiblen Kern- u. Protoplasmaveränderungen. **2)** auf N. (1) beruhende Krankheitsbilder der Haut. [E] necrobiosis. – **N. lipoidica (diabeticorum),** OPPENHEIM*-URBACH* Krankheit (↗Abb.): symmetrische, bis handtellergroße, (braun-)rote, evtl. gesprenkelte, flach eingesunkene, evtl. ulzeröse Hautatrophie (s. Abb.) mit großbogiger violetter Begrenzung an den Streckseiten der Unterschenkel (seltener Hände u. Oberschenkel), oft kombiniert mit (Prä-) Diabetes mellitus; *histol* Endangiitis, Kollagennekrose (mittl. Korium), Lipoidspeicherung, lymphohistiozytärer Randwall, Epitheloid- u. Fremdkörperriesenzellen.

Necrobiosis lipoidica diabeticorum [59]

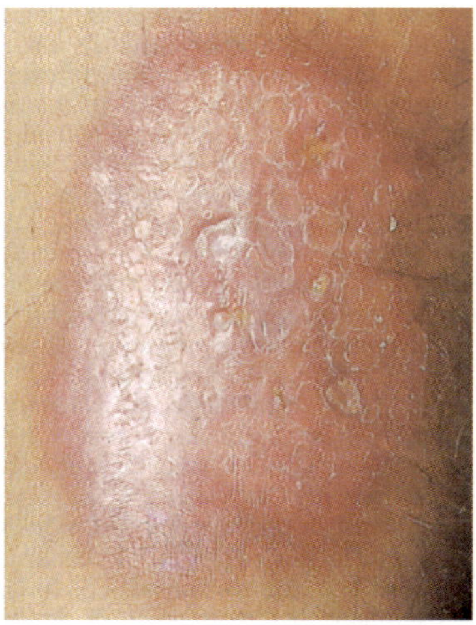

Neglect(-Syndrom): *(engl. = Vernachlässigung)* z.B. nach Hirninfarkt auftretende Aufmerksamkeitsstörung (betroffen sind v.a. visuelle, evtl. andere sensorische u. motorische Funktionen); meist als halbseitige (»Hemineglect«) parietale Störung, bei der Dinge in der gegenseitigen (kontralateralen) Raumhälfte nicht beachtet werden; häufig verbunden mit homonymer Hemianopsie u. ↗Anosognosien. Oft überdeckt durch begleitende Aphasie.

Nekrose, Necrosis: lokaler Gewebstod in einem lebenden Organismus als schwerste Folge einer örtl. Stoffwechselstörung, z.B. infolge Sauerstoffmangel, chemischer (einschl. bakterieller Gifte), physikal. (Wärme, Kälte, Strahleneinwirkung) oder traumat. Ursache; unterschieden als Koagulations- u. Kolliquationsnekrose; s.a. Gangrän, Degeneration. [E] necrosis.

Neomycin: Antibiotikakomplex (A, B, C) aus Streptomyces fradiae (1949) u. Str. albogriseolis (1954); wirksam v.a. gegen grampos. Bakterien. – N.-B (= Framycetin) wird lokal oder oral (keine Resorption) angewendet; parenteral kontraindiziert (oto- u. nephrotoxisch). [E] neomycin.

Nephritis: parenchymatöse, überwiegend am Gefäßapparat (↗Glomerulonephritis) oder am intertubulären Bindegewebe (= interstitielle N.) ablaufende akute oder chron. Entzündung der Niere; i.w.S. auch die ↗Pyelonephritis; s.a. Nephropathie. [E] nephritis. – **N. albuminurica:** ↗nephrotisches Syndrom. – **N., antiGBM:** s.u. Glomerulonephritis. – **N. arteriosclerotica:** Glomerulonephritis mit Nierengefäßsklerose; keilförm. Narben, hyalinisierte Glomeruli; s.a. Nephrosklerose. [E] arteriosclerotic n. – **N., indurative:** ↗Nephrosklerose. [E] indurative n. – **N., interstitielle: 1)** akute i. N.: lympho- bzw. plasmazelluläre Infiltration v.a. an der Nierenrinden-Markgrenze; perivaskulär, herdförmig, ohne direkte Parenchymzerstörung; mit Schwellung u. blaß-braun-gelbl. Verfärbung. – Ursachen: a) bakterielle Infekte, z.B. durch Staphylokokken, Streptokokken (v.a. Scharlach), Leptospiren. – b) als Begleitreaktion einer Glomerulo- oder Pyelonephritis. – c) als allergische Reaktion, v.a. gegen Medikamente, z.B. Penicillin. **2)** chron. i. N.: lympho- bzw. plasmazelluläre Infiltration u. diffuse Verbreiterung des Interstitiums v.a. im Nierenmarkbereich; z.T. verursacht durch ständigen Gebrauch von Schmerzmitteln (»Phenacetinniere«). [E] interstitial n. – **N., lupoide:** Immunkomplex-Glomerulonephritis bei Lupus erythematodes; Niere evtl. als einz. Organ befallen. [E] lupus n. – **N., sklerosierende:** Glomerulo- oder Pyelo-N. mit Narbenbildung im Parenchym bzw. Sklerosierung der Glomeruli; s.a. Nephrosklerose. – **N. tuberculosa:** Nierentuberkulose.

nephritisches Syndrom: die Symptome bei akuter ↗Glomerulonephritis: Makrohämaturie, Ödeme, Hypertonie (= VOLHARD* Trias); vgl. nephrotisches Syndrom. [E] nephritic syndrome.

Nephrokalzinose: diffuse Ausfällung u. multiple Einlagerung von Kalksalzen in Niereninterstitium u. Tubuluslumina u. -epithelien, mit nachfolg. Fibrose u. Harnabflußhemmung (u. chron. Pyelonephritis); als typisches Röntgenbild punkt- bis stippchenförmige Schatten in Mark u. Papillenbereich, evtl. zu Keilform fortschreitend; auch echte Steinbildung im Becken-Kelchsystem. Verlauf oft symptomenarm; später Einschränkung der Nierenfunktion (hypochloräm. Azidose); evtl. auch Kalkeinlagerungen in Gelenke, Pseudofrakturen, Zwergwuchs. Als primäre N. bei Störung der renalen Calcium-Ausscheidung oder mangelnder Harnsäuerung, als sekundäre N. bei Vorschädigung der Ablagerungsgewebe, ferner metastatisch bei Hyperkalziämie u. -urie, v.a. bei Hyperparathyreoidismus, BOECK* Sarkoidose, Vitamin-D-Überdosierung, renaler Rachitis, Alkalose (BURNETT* Syndrom), renaler tubulärer Azidose, Oxalose, Plasmozytom, dystrophisch bei Tubulusschäden, Nephropathien. [E] nephrocalcinosis.

Nephrolithiasis, Nierensteinleiden: Konkrementbildung in der Niere; solitär (u.a. als Korallen-, Hirschgeweih-, Ausguß-, Ventilstein) oder multipel; im ableitenden Hohlsystem als Kelch- oder Beckenstein (Calciumoxalat-, Calciumphosphat- u. Magnesiumammoniumphosphat-, seltener Urat-Cystinstein) oder aber – bei ↗Nephrokalzinose – intrarenal (»Parenchymstein«); s.a. Harnkonkrement; Urolithiasis. – Klinisch unterschieden als aseptische (Parenchymatrophie durch Rückstauung) u. infizierte Steinniere (mit Begleitpyelonephritis; evtl. »kalkulöse« Pyonephrose u. Urämie), bei bds. Befall als »maligne N.« (v.a. mit Phosphatsteinen). Symptome: Koliken, ausstrahlende Schmerzen,

Dys- bis Anurie; als Leitsymptom Mikro- oder Makrohämaturie; ferner Proteinurie, evtl. Zylindr-, Pyurie. Diagnose v.a. röntgenolog. (Leeraufnahme, Ausscheidungsurogramm, retrograde Pyelographie, Pyeloskopie). Therapie: medikamentös-diätetisch (abhängig von Steinart), Chemolitholyse, (Nephro-)Pyelolithotomie, Nierenlithotripsie. [E] nephrolithiasis.

Nephropathia, Nephropathie: Oberbegriff für die Erkrankungen der Niere; v.a. gebräuchlich für nicht (sicher) entzündliche – z.B. toxische, erbliche u. als Begleitkrankheit auftretende – Nierenschädigungen. – Unterschieden nach Lokalisation (z.B. Glomerulo- bzw. Tubulopathie), nach schädigender Ursache (z.B. Äthylenglykol-, Antibiotika-, Cephalosporin-, Analgetika-, Phenacetin-N. [s.u. Nephritis, interstitielle]), Grundkrankheit (z.B. N. diabetica, Gicht-N., Hyperkalzämie-N., ↗kaliopenische N.) oder path.-anat. Veränderungen (z.B. Amyloidose-N.). [E] nephropathy. – **N. diabetica:** N. bei Diabetes mellitus als Spätkomplikation: Pyelonephritis, Glomerulosklerose (↗KIMMELSTIEL*-WILSON* Syndrom), Arterio- u. Arteriolosklerose. [E] diabetic n. – **N., endemische,** Balkannephritis: v.a. den tubulären Apparat betreffende, chronisch-fortschreitende N., wahrscheinlich durch Coxsackie-Viren; Symptome: Hämaturie u. Anämie; keine Ödeme u. Hypertonie; im Pyramidenbereich Tubulusatrophie u. interstitielle Fibrose; häufig Neoplasmen der ableitenden Harnwege, evtl. Leberparenchymschaden. [E] Balkan n. – **N., epidemische:** (MYHRMAN-ZETTERHOLM) durch Nager übertragene virogene Anthropozoonose (?), v.a. in den skandinav. Ländern. Symptome: akuter Beginn mit Fieber, Kreuzschmerzen, Protein-, evtl. Hämaturie, Rest-N-Erhöhung; nach ca. 8 Tagen Poly- u. Hyposthenurie. [E] epidemic n. – **N., hypertonische:** ↗Nephrosklerose. – **N., salzverlierende:** renales Salzverlustsyndrom. [E] salt-losing n.

Nephrose, Nephrosis: (FR. V. MÜLLER) ursprüngl. Bez. für Nierenparenchymkrankheiten rein degenerativer oder nicht sicher entzündl. Natur (s.a. Nephropathie); ersetzt durch die pathogenetisch zutreffende Bez. – Ferner klin. Bez. für das ↗nephrotische Syndrom. [E] nephrosis. – **N., (lipoidale) genuine,** Lipoidnephrose: häufig gebrauchte klin. Bez. für glomeruläre Minimalveränderungen. [E] lipoid n. – **N., osmotische:** Nierenschwellung nach Infusion hochkonzentrierter Zucker-Lsg. (»Zuckerspeicherniere«), ferner von Dextran, Periston, Gelatine etc. infolge deren tubulärer Rückresorption mit anschließendem Wassernachstrom; »trübe Schwellung« der vergrößerten Nieren, Hauptstücke feinvakuolig, Epithelien geschwollen; meist ohne wesentl. Funktionsstörung. [E] osmotic n.; vacuolar n. – **N., urikämische:** ↗Gichtnephropathie.

Nephrosklerose: (VOLHARD, FAHR) Arteriolonekrosen u. zwiebelschalenförmige Intimaproliferationen an mittleren u. kleinen Rindenarterien als an der Niere nachweisbares anatom. Korrelat der malignen Hypertonie (die aber auch auf ausgeprägter Arterio-Arteriolosklerose beruhen kann = **benigne N.**) u. als physiologische Altersveränderung. [E] nephrosclerosis. – **N., diabetische:** ↗KIMMELSTIEL*-WILSON* Syndrom. [E] intercapillary n.

nephrotisches Syndrom, »Nephrose«: klin. Symptomenkomplex mit Proteinurie (selektiv oder unselektiv), Hypo- u. Dysproteinämie (in der Eiweißelektrophorese: v.a. Verminderung des Albumins; erhöhter Anteil der α_2- u. β-Fraktion; ↗Abb.), Hyperlipidämie, beschleunigte Blutkörperchensenkungsgeschwindigkeit, evtl. Ödembildung; Folge veränderter Durchlässigkeit der glomerulären Basalmembran sowohl bei entzündl. als auch bei degenerat. Nierenerkrankungen (z.B. ↗Glomerulonephritis, -sklerose, nach ↗Nierenvenenthrombose). [E] nephrotic syndrome.

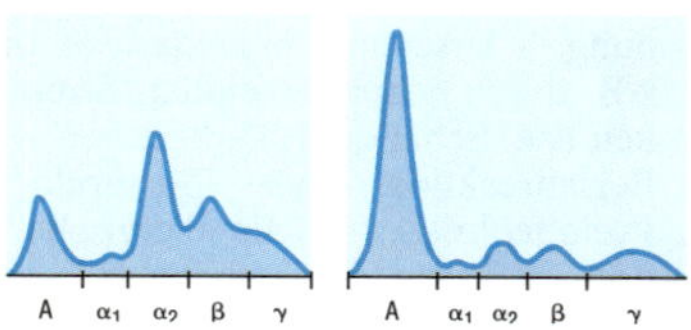

Elektrophorese-Diagramm bei **nephrotischem Syndrom** (links) u. von Normal-Serum (rechts) [31]

Nervendruckpunkte: die »VALLEIX* Punkte« der Nervenstämme, die infolge herabgesetzter Reizschwelle (z.B. bei Neuritis, Neuralgie) auf Druckreiz mit Schmerz reagieren; z.B. am Trigeminus für V_1 der Supraorbitalpunkt, für V_2 der Infraorbital- (an Fossa canina) u. Dentalpunkt (am Oberkiefer-Zahnfleisch), für V_3 der Mental-, Aurikulotemporal- u. Temporal- sowie bd. Dentalpunkte (am Unterkiefer-Zahnfleisch), für den N. ulnaris an der Kondylenrinne des Ellenbogens, für den N. ischiadicus der Lumbal-, Iliosakral-, Gluteal-, Popliteal-, Peroneal-, Malleolar- u. Metatarsalpunkt. [E] Valleix points; nerve pressure points.

Nervensystem, Systema nervosum *PNA*, NS: die Einheit der nervösen Strukturen; unterteilt morphologisch in zentrales (»ZNS«: Gehirn u. Rückenmark) u. peripheres N. (Hirn- u. Spinalnerven), funktionell in animales (= somatisches, oikotropes) u. vegetatives (= autonomes, automat., idiotropes, unwillkürl. viszerales) N., dieses wiederum in sympathisches u. parasympath. N.; ferner in pyramidal- u. extrapyramidalmotorisches System. Veränderungen im Alter betreffen v.a. das Stirn-, Schläfen- u. Kleinhirn, extrapyramidale Kerne u. Hinterstrangkerne sowie periphere Nerven; diese führen zu typischen Befunden wie z.B. Steh- u. Gangunsicherheit bei fehlender Augenkontrolle, parkinsonähnliche Bewegungsmuster, Abschwächung der Muskeldehnungsreflexe etc. [E] nervous system (e.g. central = CNS, peripheral).

Nesselausschlag, Nesselfieber, Nesselsucht: (fieberhafte) ↗Urticaria. [E] hives.

Netilmicin: Aminoglykosid-Antibiotikum; Derivat des Sisomycins. [E] netilmicin.

Netzhautablösung: ↗Ablatio retinae. [E] retinal detachment.

Neugedächtnis, Immediatgedächtnis: Fähigkeit zur Speicherung unmittelbar zuvor aufgenommener Sinneseindrücke oder intrapsych. Wahrnehmungen. Bei hirnorgan. Schädigung u. Abbauprozessen stärker gestört als das Altgedächtnis (↗Langzeitgedächtnis). [E] short-term memory.

Neuralgia, Neuralgie: attackenweise auftretende »helle« Schmerzen im Ausbreitungsgebiet eines sensiblen oder gemischten Nervs, i.e.S. ohne Sensibilitätsstörung u. ohne nachweisbare Ursache (Neuralgia sui generis); fließende Übergänge zur Neuritis. – Auch inkorrekte Bez. für organisch begründbare Schmerzen im Ausbreitungsgebiet eines Nervs infolge Hypoxämie, mechan., tox. oder infektiöser Schädigung (= symptomat. N.), z.B. Ischiadikus-N. (↗Ischiassyndrom), Interkostal-N. [E] neuralgia. – **N., atypische:** Gesichtsschmerzen infolge Störung im autonomen Nervengeflecht (Nervus petrosus superf. major; Ggl. petrosum), begleitet von lang anhaltenden, ein- oder beidseitigen vegetat. Reizerscheinungen wie Tränenfluß, Rötung von Haut u. Konjunktiven u.a.; z.B. HORTON*, SLUDER*, CHARLIN* Syndrom. [E] atypical n. – **N. brachialis:** ↗Zervikobrachialsyndrom, Brachialgie. – **N. (cervico)occipitalis:** ↗Okzipitalsyndrom. – **N. geniculata,** Genikulatum-, Intermedius-, HUNT* N., Tic douloureux des N. facialis: anfallsweise oder kontinuierl. brennende Schmerzen präaurikulär, im äußeren Gehörgang, tief im Gaumendach, im Oberkiefer u. Mastoid, evtl. kombiniert mit Tränen- u. Speichelfluß u. abnormen Geschmacksempfindungen; z.B. bei Zoster oticus, MELKERSSON*-ROSENTHAL* Syndrom. [E] geniculate n.; Ramsey Hunt syndrome. – **N. glossopharyngealis:** SICARD* Sy. – **N. mammalis:** COOPER* Sy. – **N. (naso)ciliaris:** CHARLIN* Sy. – **N., periodische migräneartige:** ↗HORTON* Sy. [E] cluster headache. – **N. spermatica,** Samenstrang-N.: kolikartige, zum Damm ausstrahlende Samenstrang- u. Hodenschmerzen. [E] spermatic n. – **N. sphenopalatina:** SLUDER* Sy. – **N. trigeminalis:** ↗Trigeminus-N. [E] trigeminal n.

Neuraltherapie: (HUNEKE 1925) Methode, die durch gezielte – i.c., i.m., i.v., i.a., periartikuläre, perineurale etc. – Injektion von Lokalanästhetika im »Störfeld« wieder normale physikal. Bedingungen herstellen (»Entblockierung«) u. den Heilungstendenzen u. weiterer Therapie den Weg freimachen will; i.w.S. auch die Segmenttherapie.

Neurasthenia, Neurasthenie: durch Überarbeitung oder andere äußere Einflüsse (Infektion, Intoxikation, Streß etc.) bedingte Schwäche oder Erschöpfung der Funktion des – an sich gesunden – Nervensystems; s.a. Neurasthenie-Syndrom. – Umgangssprachlich Sammelbegriff für organisch nicht recht faßbare Beschwerden;

nach FREUD eine der 3 Aktualneurosen auf der Grundlage mangelhafter Triebabfuhr. [E] neurasthenia. – **N. sexualis:** sexuelles Versagen (Erektionsschwäche, Ejaculatio praecox) infolge Neurasthenie. [E] nervous sexual inadequacy.

Neurasthenie-Syndrom: organ. Hirnleistungsschwäche, manifestiert als Symptomenkomplex i.S. der erworbenen Nervosität bzw. als Initialstadium eines organ. Nervenleidens; rasche Ermüdbarkeit, körperl. Schwäche, Kopf- u. Gliederschmerzen, vegetative Übererregbarkeit, Affektlabilität, Merk- u. Konzentrationsschwäche, Reizbarkeit, Stimmungsschwankungen, Schlafstörungen.

Neuroleptica, -tika, Neuroplegica**:** psychotrope Substanzen mit antipsychotischer, sedierender u. psychomotorischer Wirkung, die aufgrund vielfältig möglicher Nebenwirkungen nicht kritiklos verwendet werden sollten. N. werden vor allem bei akuten psychotischen Krankheitsbildern, Schizophrenien u. bei der Neuroleptanalgesie eingesetzt; sie wirken wahrscheinlich über eine Blockade prä- u. postsynaptischer Dopaminrezeptoren. Unterschieden (nach chemischer Struktur u. pharmakologischen Eigenschaften) werden trizyklische N. (Phenothiazine u. Phenothiazin-Analoge), Butyrophenone u. Diphenylbutylpiperidine sowie N. vom Sulpirid-Typ. Aufgrund ihrer neuroleptischen Wirkung (neuroleptische Potenz) werden die N. in schwach, mittelstark, stark u. sehr stark wirkende Verbindungen unterteilt, die Bezugssubstanz ist Chlorpromazin (neurolept. Potenz = 1). Nebenwirkungen u.a.: extrapyramidal-motorische (u.U. lebensbedrohlich: malignes neuroleptisches Syndrom mit Rigor, Stupor, Bewußtseins- u. Kreislaufstörungen, hohem Fieber), vegetative, hormonelle u. psychische Störungen sowie allergische Reaktionen. [E] neuroleptic drugs; neuroleptics.

Neuropeptide: ↗opioide Peptide (z.B. ↗Endorphine), i.w.S. Neurohormone. [E] neuropeptides.

Neurose: ursprünglich (W. CULLEN 1777) jede Erkrankung des Nervensystems ohne nachweisbare Ursache; im 19. Jh. Bez. für Organstörungen ohne Strukturläsion (etwa i.S. der psychosomat. Krankheit, z.B. Herz-N., Hysterie, Hypochondrie); seit S. FREUD Bez. für psychisch bedingte Gesundheitsstörung, deren Symptome unmittelbare Folge u./oder symbol. Ausdruck eines unbewußten, in der Kindheitsentwicklung verwurzelten seel. Konfliktes sind (u. aus einem Kompromiß zwischen Triebwünschen u. einer ihre Realisierung verhindernden Abwehr resultieren). – In der Regel von der ↗Psychose eindeutig abgrenzbar. Grenzform: Borderline-Psychose. – Klin. Formen: Angst-, Zwangs- u. Konversionsneurose. Behandlung: außer der klassischen psychoanalytischen Psychotherapie zunehmend auch Gesprächspsychotherapie u. Verhaltenstherapie. [E] neurosis.

Neurotomie: op. Durchtrennung eines Nervs; zur Schmerzausschaltung (z.B. retroganglionäre N. nach FRAZIER*-SPILLER*), Behebung neurogener Muskelkontraktur, als Neurotomia opticociliaris am erblindeten Auge zur Prophylaxe einer sympath. Ophthalmie. – Auch synonym mit Neurektomie. [E] neurotomy.

Neurotonie: therapeutische Nervendehnung (z.B. bei Ischialgie). [E] stretching of nerve.

Neutropenie: Verminderung der neutrophilen Granulozyten auf < 1500 pro µl (≙ 1,5 G/l) Blut (extrem als Agranulozytose); Einteilung u. mögliche Ursachen ↗Tab. [E] neutropenia.

Nicergolin: Nootropikum, dopaminerges Psychostimulans mit unspezifischer zentralerregender Wirkung; Einsatz bei dementiellen Syndromen sowie bei hirnorganisch bedingtem Psychosyndrom.

Nicotinvergiftung, Nicoti(a)nismus**:** Intoxikationsbild nach pulmonaler, perkutaner (schnell) oder intestinaler (langsam) Resorption von Nicotin. Akut durch mehrere mg (50–60 mg tödlich!) mit Blässe, Schwindel, Kopfschmerzen, Schweißausbruch, Speichelfluß, Koliken, Diarrhö, Brady-, später Tachykardie, Miosis oder Mydriasis, Herzmuskelstörungen, Hyper-, danach Hypotonie, Sehstörung, Herz-Kreislauf-Versagen, Delirien, tonisch-klonische Krämpfe, Koma. – Therapie: Erbrechen, Magenspülung mit 0,2%ig. Kaliumpermanganat-Lösung, Gaben von Na-Sulfat oder Kohle, künstliche Beatmung, Plasmaexpander, Diurese-Forcierung, Se-

Neutropenie [84]

Einteilung der granulozytopenischen Störungen nach funktionellen Gesichtspunkten	
Typ I:	verminderte totale u. effektive Granulopoese (myeloische Knochenmarkhypoplasie) a) medikamentös oder radiomimetisch induzierte Knochenmarkschädigung, z.B. durch Zytostatika (Alkylanzien); b) medikamentös induzierte Zellsynthesestörungen durch Antimetaboliten: Folsäureantagonisten (Methotrexat), Purinantagonisten (Mercaptopurin, Azathioprin, Thioguanin), Pyrimidinantagonisten (Cytarabin, Fluorouracil); c) medikamentös ausgelöste Idiosynkrasie mit unbekanntem Reaktionsmechanismus
Typ II:	erhöhte ineffektive Granulopoese mit intramedullärem vermehrtem Abbau der myeloischen Vorstufen u. konsekutiv verminderter Produktion von reifen Granulozyten (myeloische Knochenmarkhyperplasie) infolge Mangels an Vitamin B_{12} oder Folsäure oder medikamentös induzierter Reifungsdefekt durch z.B. Cytarabin, Diphenylhydantoin, Chloramphenicol, Alkohol
Typ III:	verminderte Überlebenszeit der ausgereiften Granulozyten infolge vermehrten Verbrauchs oder Abbaus in der Peripherie, z.B. bei Sepsis, Hypersplenismus oder durch Antikörper u. arzneimittelallergische Granulozytopenien vom Typ der Pyramidonagranulozytose
Typ IV:	Kombination von Typ I oder II mit Typ III
Typ V:	Pseudoneutropenie infolge zeitweiliger Verlagerung des Pools der zirkulierenden Granulozyten in ein anderes, z.B. extravasales Kompartiment, Hungerzustände

dativa, Spasmolytika; bei Krämpfen Diazepam oder Muskelrelaxanzien. Bei chronischer N. neurasthenische Erscheinungen, Sehschwäche, arterielle Verschlußkrankheit, KHK, chronischer Luftwegskatarrh, Magen-Darmstörungen. – Nicotinentwöhnung des chron. Rauchers (bei ca. 40% psychische Abhängigkeit!) meist ohne Entzugserscheinungen möglich; am besten durch Suggestion, Psychotherapie, Entwöhnungsmilieu u. medikamentöse Unterstützung (z.B. Verekelungsmittel), auch durch Ohr-Akupunktur. [E] nicotine poisoning; nicotinism.

NIDD: (engl.) **n**on **i**nsulin **d**ependent **dia**betes; ↑Diabetes mellitus Typ II.

Niere, Ren, Nephros: das paarige, retroperitoneal im Nierenlager gelegene, vorwiegend exkretor. Organ (ca. 150 g), das im Dienste der Konstanthaltung von Volumen u. Zusammensetzung der extrazellulären Flüssigkeit aus dem in den Glomeruli gebildeten Primärharn unter erhebl. Konzentrationsarbeit einen – bedarfsweise modifizierten – Endharn ausscheidet. Die Konzentrationsfähigkeit der N. ist im Alter eingeschränkt, was ursächlich an der Entstehung von Störungen im Wasser-Elektrolyt-Haushalt beteiligt ist. – Die Harnbereitung wird gesteuert a) von der Blutdurchströmung der Glomeruli (normal ca. 1000 l pro Tag), b) nervös vom Vasomotorenzentrum. [E] kidney. – **N., akzessorische:** kleine, zusätzl. Niere, separat u. mit eigenen »akzessor.« Blutgefäßen oder aber mit der Hauptniere verschmolzen; zeigt erhöhte Neigung zu Infektionen, Steinbildung, Hydronephrose. [E] supernumerary k. – **N., künstliche:** s.u. Hämodialyse. [E] artificial k. – **N., polyzystische:** Erwachsenenform der Zystenniere. [E] polycystic k. – **N., stumme:** fehlende Darstellung des Nierenhohlsystems bei Ausscheidungsurographie; Vork. bei A- oder Hypoplasie (mit zyst. Degeneration), Pyo- u. Hydronephrose, Nierenarterienveränderungen, hochsitzender Harnleiterstenose (Stein, Tumor, Entzündung, Nierentuberkulose). [E] non-visualization of k.

Nierenarterienstenose: Einengung einer Nierenhauptarterie infolge fibromuskulärer Dysplasie, Arteriosklerose, Abknickung bei falschem Abgang etc.; Symptome: häufig Stenosegeräusche in Nabel- oder Lendengegend (ca. 25%), arterielle Hypertonie (durch gefäßchirurg. Eingriff oft günstig zu beeinflussen [präoperativ schwer abschätzbar]). [E] renal artery stenosis.

Nierendiät: ursprünglich nur kochsalz- u. eiweißarme Diätformen; heute auch solche zum Ausgleich großer Eiweißverluste oder zur Vermeidung eines für die insuffiziente Niere übermäß. N-Angebotes. Prinzipiell: NaCl-Entzug nur bei unbeeinflußbarem Hypertonus oder hochgrad. Ödem, kompensierende NaCl- u. K-Gaben bei salzverlierender Nephritis, Flüssigkeitsreduktion bei Oligurie (Ausscheidung plus 500 ml), reichl. Flüssigkeitsangebot (bis

3 l/Tag) bei Hypo- u. Isosthenurie. E renal diet.

Nierenentzündung: ↗Nephritis, Glomerulo-, Pyelonephritis. E (pyelo)nephritis.

Niereninfarkt: durch venösen bzw. arteriellen Verschluß bedingter hämorrhag. (↗Nierenvenenthrombose) oder – i.e.S. – anäm. Infarkt (keilförmig, mit Basis zur Kapsel); embolisch bei Aorten-, Mitralvitium, Endokarditis, Herzwandthrombose; thrombotisch bei stumpfem Bauchtrauma, Arteriosklerose, Periarteriitis. Symptome: akutes Abdomen, Hämaturie, Oligo- oder Anurie (reflektorisch auch der anderen Niere); bei kleinem Ausmaß Heilung als Infarktniere, bei extrem großem evtl. totale Nekrose. E renal infarction.

Niereninsuffizienz, renale **Insuffizienz:** Einschränkung des Glomerulusfiltrats mit Zunahme harnpflichtiger Substanzen im Serum, akut als ↗Nierenversagen, chronisch (irreversibel) bei primärer Nephropathie mit fortschreitendem Parenchymuntergang, aber auch bei chron. Harnwegsobstruktion u. bestimmten Systemkrankheiten (z.B. Diabetes mellitus, Hypertonie oder Atherosklerose); kompensiert (ohne schwere urämische Symptomatik) oder dekompensiert. Als Frühsymptom häufig Nykturie (infolge Isosthenurie); später kardiovaskuläre, gastrointestinale u. neurol. Symptome, Urämie; ↗Tab. E renal failure.

Niereninsuffizienz

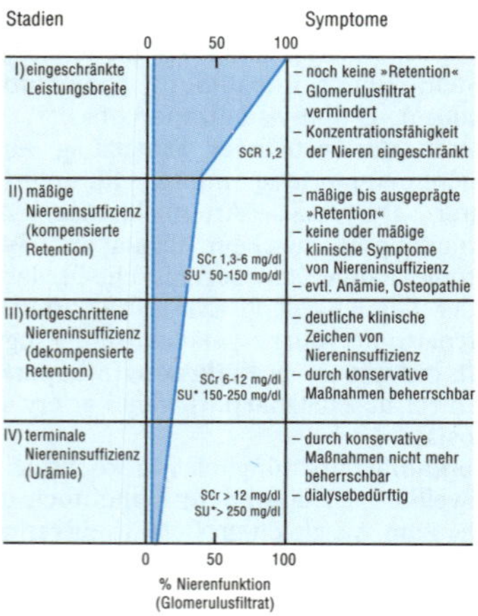

Stadieneinteilung der chronischen **Niereninsuffizienz** (nach H. SARRE). Alle Stadien gehen fließend ineinander über. Die »kompensierte Retention« ist weniger durch bestimmte Creatinin-Grenzwerte als durch eine Befundkonstanz über einen längeren Zeitraum gekennzeichnet (SCr = Serumcreatinin, SU = Serum-Harnstoff) [31]

Nierenkarzinom: malignes Neoplasma des Nierenparenchyms; am häufigsten hellzellig (klarzellig, hypernephroid), seltener granularzellig (eosinophil, basophil, chromophob) oder spindelzellig/polymorphzellig. E renal cell carcinoma.

Nierenkolik: kolikartige Schmerzen in der Nierengegend, hervorgerufen durch Harnrückstauung, Nierenbecken-, -kelch-, evtl. auch Kapseldehnung, Hypermotilität u. Spasmen, Zirkulationsstörung, akute Nierenschwellung; mit Ausstrahlung, v.a. in die Blasengegend, u. Ileuserscheinungen (reflektor. Darmlähmung); v.a. bei Urolithiasis, ferner bei Niereninfarkt, -tuberkulose, -venenthrombose, Papillitis necroticans, Nierenbeckenluxation, Hydronephrose, Pyelitis, Megaureter. E renal colic.

Nierenlithotripter: Gerät zur intrakorporalen Harnsteinzertrümmerung durch Stoßwellen (bei ↗Nephrolithiasis). E renal lithotriptor.

Nierensteinleiden: ↗Nephrolithiasis. – s.a. Nierenlithotripter. E nephrolithiasis.

Nierentumoren: 1) gutartige, mesenchymale N.: Fibrome, multiple Hamartome (bei tuberöser Hirnsklerose), Leiomyome, Lipome, Hämangiome, Lymphangiome, Chondrome u. Mischgeschwülste; **2)** bösartige mesenchymale N.: Nierensarkome; **3)** gutartige epitheliale N.: Adenome u. echte gutartige Hypernephrome (sehr selten); **4)** ↗Nierenkarzinome; i.e.S. das hypernephroide Karzinom (Hypernephrom); **5)** das Nephroblastom, i.e.S. der WILMS* Tumor; **6)** Nierenmetastasen: v.a. bei Bronchialkarzinom, Leukämie, Sarkomatose. E renal tumors.

Nierenvenenthrombose: primäre (z.B. nach Trauma, Op.) oder sekundäre (Glomerulonephritis, Nephrosklerose) Thrombosierung der V. renalis u./oder ihrer Äste, mit nachfolgendem hämorrhag. Niereninfarkt; ein- oder beidseitig; akut mit interstitiellem Ödem, chron. mit Fibrosierung. Symptome: Dauerschmerz mit Koliken, schmerzhafter Nieren-»Tumor«, Fieber,

Leukozytose, Hämat- u. Albuminurie, evtl. Drosselungshochdruck; bei chronischer Form nephrotisches Syndrom. [E] renal vein thrombosis.

Nierenversagen: ↗Niereninsuffizienz; i.e.S. das – unabhängig von einem renalen Grundleiden kurzfristig entstehende – **akute N.** infolge plötzlicher Herabsetzung der renalen Ausscheidungsfunktion (Olig- bis Anurie, mit Anstieg der harnpflicht. Substanzen), im allg. reversibel, evtl. zu akuter Urämie fortschreitend. – Häufigste Urs.: zirkulator. Störung i.S. der Schockniere, v.a. durch Hypovolämie (Blutverlust, Trauma, Op., Sepsis, allerg. oder anaphylakt. Reaktion, Lungenembolie, Kreislaufstillstand, Vergiftung) u. intravasale Hämolyse (toxisch, immun-reaktiv, infektiös etc.). [E] acute renal failure.

Nifedipin: ein ↗Calciumantagonist; Antihypertensivum. [E] nifedipine.

Niludipin: ein ↗Calciumantagonist; Anw. bei Koronarinsuffizienz.

Nisoldipin: Calciumantagonist aus der Nifedipingruppe; Antihypertensivum.

Nitrate: 1) a) Salze der Salpetersäure (HNO_3); **b)** Ester der Salpetersäure; z.B. Glyceryltrinitrat. [E] nitrates. **2)** »Nitroverbindungen«, »Nitrite«, »Nitrokörper«: Sammelbez. für herzwirksame (v.a. bei Angina pectoris) Verbindungen der Gruppen Nitrate (Ester) u. Nitrite (Ester u. Salze); bekanntester Vertreter: das sog. »Nitroglycerin« (Glyceryltrinitrat). [E] nitro-compounds.

Nitratkopfschmerz: bei Therapie mit ↗Nitraten (2) gelegentlich auftretende bohrende Kopfschmerzen (Vasodilatation?). [E] nitrate-induced headache.

Nitrazepam: ein Benzodiazepin-Derivat mit langer Halbwertzeit; Anw. als Sedativum u. Hypnotikum.

Nitrendipin: ein Dihydropyridin-Derivat; ↗Calciumantagonist mit ausgeprägt vasodilatierender Wirkung; Anw. als Antihypertonikum.

Nitrofurane: 5-Nitrofuran-Derivate (z.B. Nitrofural = Nitrofurazon, Nitrofurantoin) mit antibakterieller Wirkung (gegen grampositive u. -neg. Keime). – Mögliche Nebenwirkungen: u.a. Übelkeit, Polyneuritis sowie ein pulmonales immunreaktives Syndrom (»**Nitrofurantoinlunge**«: akut, nach 1–3 Wo., mit Fieber, Dyspnoe, Eosinophilie, multiplen Infiltraten; chronisch, nach Monaten, mit Dyspnoe, Dysproteinämie [γ-Typ], interstitieller Pneumonie, Lungenfibrose). [E] nitrofurans.

Nitroglycerin: weitverbreitete, jedoch falsche Bez. für Glyceryltrinitrat. [E] nitroglycerol, -glycerin.

nitro-positiv: das Abklingen subjektiver (z.B. retrosternaler Druck) u. objektiver (z.B. ST-Senkung) Zeichen einer akuten Myokardischämie nach Gabe von Nitroglycerin oder eines anderen Nitropräparats innerhalb weniger Minuten; differentialdiagnostisch bedeutsam für die Unterscheidung zwischen Angina-pectoris-Anfall u. Myokardinfarkt.

Nitroverbindungen: $-NO_2$ (»Nitrogruppe«) enthaltende organ. Verbindungen; auch falsche Bez. für organ. Salpetersäureester (z.B. Nitroglycerin). [E] nitro compounds.

Non-Compliance: ↗Compliance.

Non-Hodgkin-Lymphome: die malignen ↗Lymphome mit Ausnahme der Lymphogranulomatose (»HODGKIN* Krankheit«), ↗Tab. S. 328. [E] non-Hodgkin's lymphomas.

Nootropica: Arzneimittel, denen eine günstige Beeinflussung auf die Hirnfunktionen zugeschrieben wird (Aktivierung, Vigilanz-Anhebung), z.B. Co-Dergocrin-Mesylat, Pyritinol u. Piracetam. [E] nootropics.

Norfloxacin: ein Gyrase-Hemmstoff; Chinolon-Antibiotikum; wirksam gegen grampositive u. gramnegative aerobe Keime; Anw. bei Infektionen der ableitenden Harnwege.

Normaltyp, Mittellage-, Indifferenztyp: im ↗EKG der häufigste Positionstyp der elektr. Herzachse beim Erwachsenen: QRS in Ableitung I–III überwiegend positiv (größte Amplitude in II; in I größere als in III), in aVL klein-positiv oder biphasisch, in aVF positiv. [E] normal position; middle p.

Norton-Skala: standardisierte Risikoeinschätz-Tab. für dekubitusgefährdete Patienten; berücksichtigt werden Faktoren wie Kooperationsbereitschaft, Alter, Zustand der Haut, weitere Erkrankungen, allg. körperliche u. geistige Verfassung, Aktivität, Beweglichkeit u. Inkontinenz. Die Bewertung erfolgt mittels eines Punktesystems.

Klassifizierung der **Non-Hodgkin-Lymphome** (NHL) (KIEL-Klassifikation) [24]

I. Niedrigmaligne NHL (70%) a) B-Zelltyp, lymphozytisch: – chronische lymphatische Leukämie (CLL) – Haarzellenleukämie – Prolymphozytenleukämie (PLL) lymphoplasmozytisch-zytoid (LP-Immunozytom): – Morbus Waldenström plasmozytisch (multiples Myelom) zentroblastisch/zentrozytisch (CB-CC) zentrozytisch (CC), Mantelzell-Lymphom b) T-Zelltyp, lymphozytisch: – chronische lymphatische Leukämie (CLL) – Prolymphozytenleukämie (PLL) Mycosis fungoides SEZARY-Syndrom LENNERT* Lymphom (Lymphoepitheloid) T-Zonen-Lymphom angioimmunoblastisch (Lymphogranulomatosis X) pleomorph, kleinzellig
II. Hochmaligne NHL (30%) a) B-Zelltyp, zentroblastisch immunoblastisch großzellig anaplastisch BURKITT* Lymphom lymphoblastisch b) T-Zelltyp, pleomorph großzellig immunoblastisch großzellig anaplastisch lymphoblastisch

(B-Zelltyp 80–90%, T-Zelltyp 10–20%)

Nortriptylin: Antidepressivum mit stimmungsaufhellender u. antriebssteigernder Wirkung.

Nüchternwert: der nach zwölfstündiger Nahrungskarenz eines Patienten ermittelte Wert einer biolog. Substanz; z.B. der – bei Diabetes mellitus meist erhöhte – Nüchternblutzucker. [E] fasting value.

Nürnberger-Alters-Rating: psychometrisches Selbstbeurteilungsverfahren in der Depressions- u. Leistungsdiagnostik; gemessen werden die selbstbeurteilte Alterung hinsichtlich Stimmung u. Aktivität.

Nykturie: verstärkte Harnproduktion (u. Pollakisurie) während der Nacht; v.a. bei benigner Prostatahyperplasie (BPH), Diabetes, (latenter) Herzinsuffizienz, Schrumpfniere. [E] nycturia.

Nystagmus: unwillkürliche, rhythmische Bewegungen eines Organs; i.e.S. das »Augenzittern« mit langsamer Bewegung in der einen u. schneller nachfolgender in der entgegengesetzten Richtung (nach der der N. benannt wird!) oder aber in Form gleichmäßig-pendelnder Bewegungen (»undulierender N.«). [E] nystagmus; nystaxis. – **N., blickparetischer:** N. infolge Schwächung bestimmter Augenmuskeln, z.B. bei Multipler Sklerose. [E] gaze-paretic n. – **N., bulbärer:** akut einsetzender N. bei bulbärer Störung; ist bei linksseit. Läsion im Uhrzeigersinn, bei rechtsseit. entgegengesetzt rotierend. [E] bulbar n. – **N. retractorius:** ruckartiges Zurücktreten der Augäpfel bei Prozessen am 4. Ventrikel. [E] retractory n. – **N., vestibulärer:** N., basierend auf der Verbindung zwischen Vestibulariskernen u. Augenmuskeln; mit langsamer 1. = labyrinthärer u. schneller, ruckart. 2. = zentraler Phase; physiologisch als Drehnystagmus u. als kalorischer N.; pathologisch bei akuter, einseitiger Labyrinth- oder Vestibularisstörung als richtungsbestimmter N. mit 3 Schweregraden: I nur bei Blick in Richtung der raschen Phase, II bei Blick geradeaus, III bei Blick in Richtung langsame Phase; innerhalb von 4. Wo. zentrale Kompensation. [E] vestibular n. – **N., zerebellärer:** Kleinhirnnystagmus. [E] cerebellar n.

Nystatin: Antibiotikum aus Streptomyces noursei; fungistatisch wirksam; Anw. nur an Haut u. Schleimhäuten (einschl. Darm, keine Resorption). Wegen systemischer Toxizität keine parenterale Anw. [E] nystatin; fungicidin.

O

Oberschenkelprothese: Kunstbein als funktioneller u. kosmet. Ersatz nach Oberschenkelamputation oder bei Peromelie. Als einfachstes Modell das Stelzbein; moderne Typen mehrgliedrig; Kniegelenk mit Achse in oder dicht hinter dem Schwerelot (einachsig, wandernde Achse, Bremsknie, Reibungsgelenk) zur Gangsicherheit u. Stabilität im Stand; Unterschenkelteil mit einachsigem Knöchelgelenk hinter dem Schwerelot (hinterer Anschlag, Sperrung der Dorsalflexion); Fußteil ohne oder mit Zehengelenk. [E] above-knee prosthesis.

Oblongata(-Gefäß)-Syndrom: Symptomatik bei umschriebener Erkrankung der Medulla oblongata (meist durch Ischämie im vertebro-basilären System); als retroolivares (= dorsolaterales) Syndrom mit gleichseitigen Kleinhirnbahn-Symptomen, ↗HORNER* Komplex u. gegenseitigen Paresen oder Sensibilitätsstörungen, evtl. als BABINSKI*-NAGEOTTE* oder als WALLENBERG*-FOIX* Syndrom; als paramedianes (= mittl.) Syndrom mit alternierenden Ausfällen (gleichseitig infranukleäre Zungen- u. gegenseitig Extremitätenlähmung), je nach Herdausdehnung auch als JACKSON*, SCHMIDT*, TAPIA* Syndrom. [E] oblongata (vascular) syndrome.

Obstipation, Constipatio alvi: die – meist chron. – Stuhlverstopfung infolge verlängerten Verweilens der Fäzes im Kolon; mit seltener u. verminderter, meist schwieriger Entleerung eines verhärteten Stuhles. Eingeteilt wird die O. in akute u. chronische (habituelle) Formen mit organischen oder funktionellen Ursachen: **1)** akute O. bei Stenosen; **2)** chronische O. bei organischen oder funktionellen Erkrankungen; **3)** passagere O. bei verschiedenen Erkrankungen, Vergiftungen oder medikamentös bedingt; **4)** O. bei kongenitalem idiopathischem Megakolon. [E] constipation.

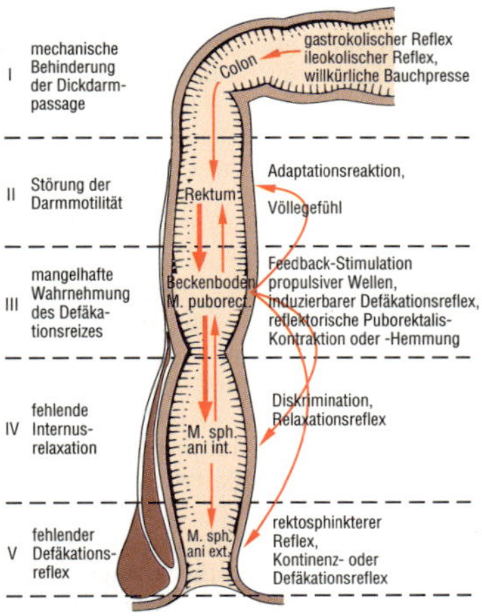

Schematische Darstellung der Ursachen der chronischen **Obstipation,** entsprechend der Physiologie des Defäkationsablaufs [26]

Obstructio, Obstruktion: totaler Verschluß eines Hohlorgans (auch Gang, Gefäß etc.), insbes. seines Zu- oder Ausganges, durch Verlegung, Verstopfung, i.w.S. auch durch Kompression. [E] obstruction. – **O. alvi:** Enddarmverlegung durch eingedickte Kotmassen. – **O. canaliculi lacrimalis:** angeborener oder erworbener Verschluß des Tränenkanals, meist als Entzündungsfolge. – **O. herniae:** Kotstauung in intrahernialem Darmabschnitt.

obstruktiv: verschließend (Obstruktion…). [E] obstructive. – **o. Atemwegserkrankungen:** ↗Ventilationsstörung.

Ödem, Oedema, Gewebswassersucht: umschriebene oder diffuse, meist schmerzlose, massive Ansammlung aus dem Gefäßsystem ausgetretener seröser, nicht gerinnender Flüssigkeit in den Gewebsspalten von Haut (Anasarka) oder Schleimhaut, aber auch in Nervengewebe, im Interstitium parenchymatöser Organe, in Hohlräumen oder Hohlorganen (= Hydrops, Erguß); ferner interzellulär u. interfibrillär (z.B. bei Elephantiasis). Als akutes Transsudat im allg. eiweißarm (später meist eiweißreicher). – Ursachen: a) erhöhter Gefäßdruck; z.B. bei Herzinsuffizienz oder Abflußhindernis (Stauungsödem; s.a. Lymphödem). – b) geringer Eiweißgehalt – u. damit verminderter onkotischer Druck – des Blutes (bei renalem Ö. u. Hungerödem). – c) erhöhte Durchlässigkeit der Gefäßwand (z.B. infolge Entzündung oder durch Gifte u. Reizstoffe). – Als wichtigste Organformen das ↗Lungenödem, Hirnödem. [E] edema. – **Ö., allergisches:** Lokalreaktion als Folge der Immunreaktion, ausgelöst durch Mediatoren der Entzündung. [E] allergic e. – **Oe. cerebrale:** Hirnödem. [E] cerebral e. – **Ö., endokrines:** ↗Myxödem. – **Oe. glottidis:** Glottisödem, Kehlkopfödem. – **Ö., hepatogenes:** Ö. bei Leberzirrhose; v.a. durch portale Stauung u. Absinken des onkotischen Drucks infolge ungenügender Albuminsynthese; meist zuvor Aszitesbildung. [E] hepatogenetic e. – **Ö., hereditäres angioneurotisches; Ö., idiopathisches:** QUINCKE* Ödem. – **Ö., hereditäres chronisches:** das NONNE*-MILROY*-MEIGE* Syndrom. – **Oe. indurativum:** syphilitischer Primäraffekt v.a. bei Frauen (Labien) in Form einer kugeligen Verhärtung. – **Ö., kardiales:** Ö. bei ↗Herzinsuffizienz; bei ↗Rechtsherzinsuffizienz v.a. in unteren Körperpartien (prätibiales Ö., Knöchel-Ö.); bei ↗Linksherzinsuffizienz als ↗Lungenödem. [E] cardiac e. – **Oe. laryngis:** Kehlkopfödem. – **Ö., malignes:** Gasödem. – **Ö., renales:** bei Nierenerkrankungen (s.u. nephritisches u. nephrotisches Syndrom, Glomerulonephritis) auftretendes Ö. infolge starker Eiweißverluste (Proteinurie) u. daher verminderten onkotischen Drucks u./oder Verminderung des Glomerulumfiltrats mit Kochsalz- u. Wasserretention; zunächst latentes, dann generalisiertes Ö., meist im Gesicht beginnend, v.a. morgens an den Lidern. [E] renal e. – **Oe. retinae:** Retinaödem. – **Oe. scleroticum:** **1)** Sklerödem. [E] scleredema. **2)** Ödemsklerose: irreversible Gewebsverhärtung durch reakt. Bindegewebshyperplasie u. Schrumpfungsprozesse bei chron. Ö., z.B. im Spätstadium der Elephantiasis, als Stauungsinduration innerer Organe. [E] sclerotic e. – **Ö., traumatisches:** akute bis chron. Weichteilschwellung infolge mechan.-zirkulatorischer Schädigung u. Lymphstauung; auch postoperativ. [E] traumatic e. – **Ö., varikotisches:** Ö., das im Rahmen des ↗varikösen Symptomenkomplexes auftritt.

Flußdiagramm für die diagnostische Abklärung von **Ödemen** [31]

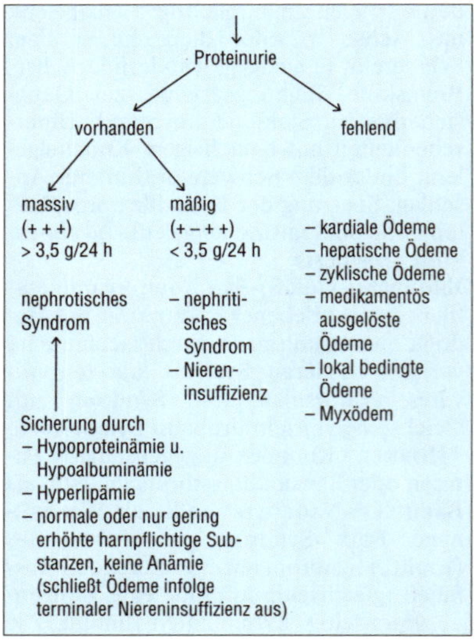

Ösophagitis, Oesophagitis: umschriebene oder diffuse Entzündung der Speiseröhre; häufig ausgelöst durch chemische (Reflux-Ö., Verätzung), thermische oder mechan. Reize u. bakteriell superinfiziert. Als akute infektiöse Ö. entweder aus dem Rachenraum fortgeleitet oder Begleit-Ö. bei Typhus, Scharlach, Tuberkulose, CMV, Diphtherie etc., als Herpes-simplex-Ö. oder als Soor-Ö. [E] esophagitis. – **Oe. dissecans, Oe. exfoliativa:** Ö. mit Abhebung größerer Schleimhautfetzen. – **Oe. follicularis,** Oe. cystica: Ö. mit Bildung kleiner, submuköser Retentionszysten; v.a. bei chron. Reizung. – **Oe. peptica:** die Refluxösophagitis. [E] peptic e.

Ösophagospasmus: Speiseröhrenkrampf, meist als diffuser ösophagealer Spasmus mit akuter Schluckstörung (↗Dysphagie), retrosternalem u./oder epigastr. Schmerz sowie Bradykardie bzw. Arrhythmie (evtl. schwierig von koronarer Herzkrankheit zu unterscheiden); kann in Ösophagusachalasie übergehen. E (diffuse) esophageal spasm.

Ösophagusachalasie: Öffnungshemmung (Achalasie) der terminalen Speiseröhre. Als extreme Entwicklung Aperistalsis u. Megaösophagus. E esophageal achalasia.

Ösophagusblutung: innere u./oder äuß. Blutung (evtl. Hämatemesis) der Speiseröhre; nach Verletzung, Schleimhautarrosion, Perforation (Trauma, Krankheitsprozeß) oder Ruptur (MALLORY*-WEISS* Syndrom etc.), bei hämorrhag. Diathese, Ösophagusvarizen. E esophageal hemorrhage.

Ösophaguskarzinom: überwiegend (90%) Plattenepithelkarzinome, seltener Adenokarzinome des Ösophagus; betroffen sind v.a. Männer, meist im 6. Lebensjahrzehnt. Ätiologisch von Bedeutung sind Alkoholkonsum, Nikotinabusus, heiße Getränke, Nitrosamine etc.; als Präkanzerosen gelten z.B. BARRETT* Syndrom oder PLUMMER-VINSON* Syndrom. Frühzeitige Infiltration in Nachbarorgane u. lymphogene Metastasierung, späte hämatogene Metastasierung. Symptome: Dysphagie, Gewichtsverlust, retrosternale Schmerzen, insges. untypisch. Diagnostik: am wichtigsten Endoskopie mit Biopsien, Radiologie (Röntgen-Kontrastmitteluntersuchung, CT), sonographisch u. radiologisch Suche von Metastasen. Therapie: transthorakale Ösophagektomie, regionale Lymphadenektomie, stumpfe Speiseröhrendissektion, Strahlentherapie; palliative operative Eingriffe oder endoskopische Stenteinlage, Lasertherapie, photodynamische Therapie (in Erprobung), PEG/Witzelfistel. E cancer of the esophagus.

Ösophagusvarizen: Erweiterung submuköser, peri- u. paraösophagealer Venen (auch im Kardiabereich), v.a. bei Leberzirrhose mit portaler Hypertension u. Kollateralkreislauf über Venae gastricae sinistrae u. breves. Blutungsgefahr. Diagnose: Röntgenuntersuchung (Breipassage, Splenoportographie), Ösophagoskopie. Therapie: bei Blutung Kompression mit Ballonsonde (z.B. nach BLAKEMORE*-SENGSTAKEN*), endoskopische Verödung u. Ligatur, pharmakologische Drucksenkung (z.B. mit Vasopressinanaloga, Somatostatin), intravasale Sklerosierungsverfahren, offene Durchstechung (BOEREMA, CRILE), Dissektion (WALKER; quere Muskularis-schonende Durchtrennung des Mukosa-Submukosa-Zylinders u. Reanastomosierung), subkardiale Querdurchtrennung des Magens mit Reanastomosierung (TANNER), Dissektionsligatur (VOSSSCHULTE); ferner porto- oder mesenterikokavale oder splenorenale Anastomose. E esophageal varices.

Östrogene, östrogene Hormone, Follikelhormone: bei ♀♀ v.a. im GRAAF* Follikel u. Corpus luteum, während der Schwangerschaft auch in der Plazenta gebildete Steroidhormone (bei ♂♂ in geringen Mengen in Hoden u. Nebennierenrinde), deren Konzentration im Verlauf des Genitalzyklus im Zusammenhang mit den Gonadotropinen schwankt. Nach der Menopause sistiert die Ö.-Produktion im weiblichen Körper, was zu unterschiedlichen Folgen führen kann (z.B. Entwicklung einer Osteoporose). E estrogens. Wichtigste **natürliche Ö.:** Östron, Östradiol-17β u. Östriol. E natural e. – **Ö., konjugierte:** Kombinationen von sulfatierten Estern natürlicher Ö., die (meist) aus dem Harn schwangerer Stuten gewonnen oder auch synthetisch hergestellt werden können; variable anteilige Zusammensetzung, hauptsächlich Na-Östrosulfat 50–85% u. Na-Equilinsulfat 20–35%. Verwendung zur Substitutionstherapie im Klimakterium, z.B. zur Osteoporoseprophylaxe oder zur Therapie einer Streßinkontinenz. Nebenwirkungen u.a. Ödeme, Gynäkomastie. E conjugated e.

Okzipitalis-Block: Blockade des N. occipitalis major u./oder des N. occipitalis minor mit einem Lokalanästhetikum. Anw. im Rahmen der Schmerztherapie, z.B. bei chronischem Kopfschmerz.

Okzipitalsyndrom: Wurzelirritation (Spondylose, -arthrose) des 2. u. 3. Zervikalsegments; dumpfe neuralgiforme Hinterhauptschmerzen; evtl. Übelkeit, Schwindel, Ohrensausen; Okzipitalispunkt druckschmerzhaft. E upper cervical radicular syndrome.

Oligohypnie: Schlaflosigkeit; i.e.S. die konstitutions- u. altersbedingte Verkürzung der Schlafdauer. E hyposomnia.

Oligurie: verminderte Harnproduktion u./oder -ausscheidung (Tagesmenge < 500 ccm; um ca. 100 ml auch als Oligoanurie bezeichnet); physiol. z.B. nach Flüssigkeitsverlust, pathol. bei ↗Nierenversagen, bei Verlegung der Harnwege. E oliguria.

Olsalazin: ein nichtsteroidales Antiphlogistikum; Anw. zur Therapie der Colitis ulcerosa.

Omeprazol: ein substituiertes Benzimidazol-Derivat; H^+-K^+-ATPase-Hemmer; wirkt an der apikalen Sekretionsmembran der Belegzellen der Magenschleimhaut. Anw. zur Therapie von Magen- u. Duodenalulcera; wird in den letzten Jahren besonders in der Intensivmedizin zur Verhinderung von Streß-Ulcera verwendet.

Ondansetron: Antiemetikum u. Antivertiginosum; Anw. v.a. bei Übelkeit u. Erbrechen während Therapie mit Zytostatika bei Strahlentherapie.

Onychogryp(h)osis, Klauennagel: krallenartige Wölbung, Verdickung, Verhärtung u. Verkrümmung der Nagelplatte, evtl. mit Aufrauhung u. Verfärbung, infolge Schädigung der Nagelmatrix; angeboren oder erworben (chron. Druck, Pilzbefall etc.). E onychogryphosis.

Onychomycosis, Nagelmykose, Tinea unguium: Finger- u./oder Zehennagelbefall durch pathogene Sproß- oder Fadenpilze; mit Nagelverfärbung (Dyschromasie), subungualer Hyperkeratose, später Onycholyse bzw. -schisis; z.B. O. candidamycetica (meist nur Paronychie, Rillenbildung, seitlich gelbl. Verfärbung), O. favosa (sek. bei Favus; maisgelbe Flecken an Falz u. seitl. Rändern, Verdickung, Spaltung, Zersplitterung), O. trichophytica (vom freien Rand gegen den Falz vordringend). E onychomycosis; ringworm of the nails.

Operationsfähigkeit: der allgemein-klinische Gesundheitszustand des Patienten bei Ausschluß funktioneller Organstörungen, die eine Op.-Belastung verbieten würden (z.B. kardiale u. respirator. Insuffizienz, Stoffwechselentgleisungen, Schock etc.). E operability.

Operationsrisiko: Gefährdung des Patienten durch den op. Eingriff, abhängig von Ausmaß u. Art der Op., Zustand des Patienten. E operative risk.

Opiat: opiumhaltiges Präp.; i.w.S. jedes Betäubungsmittel, neuerdings ersetzt durch den Begriff ↗Opioid. E opiate.

Opiatanalgesie: durch Opiate (Opioide) erzielte Schmerztherapie. E opiate analgesia. – **O., peridurale:** Schmerzausschaltung durch peridurale Opioidgaben (als Einzeldosen oder kontinuierlich mittels Periduralkatheter), womit gezielt die Opiatrezeptoren des Rückenmarks (regionale Wirkung) sowie – durch intrathekale Diffusion – auch die des Gehirns aktiviert werden (zentrale Wirkung). E epidural analgesia.

Opioide: 1) endogene O.: ↗opioide Peptide. **2) exogene O.:** Gruppe zentral angreifender Analgetika, die in der Wirkung dem Prototyp Morphin stark ähneln (z.B. Piritramid, Pethidin, L-Methadon u. Nalbuphin), sowie Substanzen, die zwar – wie das Morphin – eine eigene analgetische Wirkung besitzen, die Morphinwirkung anderer Opioide aber auch teilweise aufheben können (Opioid-Agonist-Antagonisten, z.B. Pentazocin, Buprenorphin u. Nalbuphin). Neben der analgetischen Wirkung rufen die O. in unterschiedlichem Ausmaß Schläfrigkeit, Veränderungen der Stimmungslage, Atemdepression, Verminderung der Magen-Darm-Motilität sowie Übelkeit u. Erbrechen hervor. Anw. auch zur Therapie der Stuhlinkontinenz. E opioids.

opioide Peptide: körpereigene Peptide (↗Endorphine), die Effekte hervorrufen, die denen des Morphins ähnlich sind u. durch bekannte Morphin-Antagonisten reversibel sind; beeinflussen über spezifische Rezeptoren (**Opioidrezeptoren** = Opiatrezeptoren) die Schmerzleitung u. -verarbeitung. E opioid peptides.

Optikusatrophie: Degeneration der Sehnervenfasern (zwischen Papille u. Chiasma) als Folge von Druckeinwirkung (Tumor, z.B. der Hypophyse, Chiasmasyndrom), toxischer oder infektiöser Schädigung (↗Optikusneuritis), druck- oder arteriosklerosebedingter Ischämie sowie von bestimmten Systemerkrankungen (z.B. MS); Symptome: Abblassung der Papille u. Herabsetzung des Sehvermögens (nicht immer im Ausmaß parallel). Als **partielle**

O. mit Atrophie nur des papillomakulären Bündels (als Folge von Erkrankungen der Netzhautmitte mit nur temporaler Abblassung der Papille); als **totale O.** v.a. nach verletzungsbedingter Unterbrechung (Schädelbasisfraktur, Schläfenschuß) u. durch mechan. Druck. [E] optic (nerve) atrophy. – **O., glaukomatöse:** O. durch erhöhten intraokularen Druck bei Glaukom, mit Exkavation der Papille. [E] glaucomatous o. a.

Optikusneuritis, Neuritis nervi optici: Entzündung des Sehnervs; bei Erkrankungen des zentralen Nervensystems durch neurotrope Viren, nach endo- oder exogener Intoxikation, als fortgeleiteter Prozeß v.a. aus Orbita u. Nasennebenhöhlen. Symptome (je nach Sitz): im akuten Stadium Papillenschwellung, peripapilläres Ödem, Papillenabblassung, hochgradige Sehstörung; als Endstadium ↗Optikusatrophie. [E] optic neuritis.

Optikusneuropathie, ischämische: Erkrankung des Sehnervs aufgrund verminderter Durchblutung, kann verschiedene Ursachen haben. Am häufigsten wird die O. durch eine Arteriitis temporalis mit Beteiligung der Arteria ophthalmica verursacht. Symptome: plötzlicher u. schmerzfreier Sehverlust, Erweiterung der Pupille auf der betroffenen Seite, geschwollene u. von splitterartigen Blutungen umgebene Papille, seitlicher Kopfschmerz, allgemeines Krankheitsgefühl. Therapie: die Arteriitis temporalis wird mit hochdosierten Steroiden behandelt, um das nichtbetroffene Auge funktionsfähig zu erhalten (Erblindungsgefahr).

Orciprenalin: 1-(3,5-Dihydroxyphenyl)-2-isopropylaminoäthanol; β-Sympathomimetikum; Antiasthmatikum, Bronchospasmolytikum; am Herzen wird die β_1-stimulierende Wirkung von O. bei Überleitungsstörungen (bradykarde Arrhythmien bzw. AV-Block) genutzt. [E] orciprenaline; metaproterenol sulfate.

Orientierung: komplexe Fähigkeit der richtigen Bestimmung von Ort, Zeit, Situation u. Gegebenheiten der eigenen Person. Bei psych. Erkrankungen häufig gestört (Desorientiertheit), evtl. als »doppelte O.« (gleichzeitig in einer allgemeinen Gegenstands- u. in einer Wahnwelt). [E] orientation.

Orthese: Orthopädie-technischer Behelf mit haltungskorrigierender u. Stützfunktion. [E] orthosis.

orthopädische (Schuh-)Einlage: nach Gipsabdruck aus Metall oder Kunststoff u./oder Leder hergestellte Schuheinlage zur funktionellen Korrektur von Fehlstellungen, z.B. (Knick-)Plattfuß etc. Die aktive Einlage korrigiert durch Muskeltraining (z.B. nach Spitzy*), die passive E. nur durch Stützung, z.B. als Abroll-, Abwinkelungs-, Detorsionseinlage (nach Whitman*, Hohmann*, Volkmann* u.a.m.). [E] orthopedic arch support.

Orthopnoe: Luftnot, die in horizontaler Lage auftritt u. durch Aufsitzen gebessert wird. Typisch für ↗Linksherzinsuffizienz. Bei besonders starker Ausprägung anfallsartige Steigerung bis zum Lungenödem in Form der kardialen paroxysmalen ↗Dyspnoe. [E] orthopnea.

Orthostase-Syndrom: nur im Sitzen oder Stehen auftretende, auf Störung des Regelsystems oder der orthostat. Anpassung beruhende hypotone (hypo-, seltener hyperdiastol.) Kreislaufregulation mit Schwindelzuständen, Ohrensausen, herabgesetzter körperl. u. geist. Leistungsfähigkeit, evtl. Bewußtseinsstörung, orthostat. Albuminurie; im Steh-EKG: ST-Senkung, T-Abflachung. Vork. v.a. bei Leptosomen, Rekonvaleszenten, bei Varikosis. [E] orthostatic syndrome.

ortho(sta)tisch: die aufrechte Körperhaltung betreffend; z.B. o. Kreislaufdysregulation (↗Orthostase-Syndrom), o. (= vasovagale) ↗Synkope. [E] orthostatic.

Osmotherapie: (Bürger, Hagemann 1920) intravenöse Injektion hochkonzentrierter Zuckerlösungen (Mannit, Sorbit, Dextrose; s.a. Diurese, osmotische) zur Erhöhung der Blut-Osmolarität mit nachfolgendem Einstrom extravasaler Flüssigkeit in die Blutbahn (zwecks Entquellung u. Entwässerung der Gewebe); v.a. bei kardialem Lungenödem, postkommotionellem Hirnödem, zur »Entgiftung«. [E] osmotherapy.

Osteoarthritis: Gelenkentzündung (↗Arthritis), i.e.S. die mit Knochenbeteiligung. [E] osteoarthritis.

Osteoarthropathie: Arthropathie, i.e.S. die mit Knochenbeteiligung (↗Osteopathie). [E] osteoarthropathy.

Osteoarthrosis: ↗Arthrosis deformans. [E] osteoarthrosis.

Osteochondrosis: degenerative Knochen-Knorpel-Veränderungen im Gelenk- oder Epiphysenbereich. [E] osteochondrosis. – **O. (inter)vertebralis:** die Verbrauchs- u. Degenerationserscheinungen der hyalinknorpeligen Deck- u. Grundplatten des Wirbelkörpers mit reaktiver Sklerose benachbarter Spongiosa (evtl. auch SCHMORL* Knötchen), entweder primär (v.a. am zervikothorakalen u. lumbosakralen Übergang) oder sekundär nach Degeneration der Wirbelsynchondrosen; bes. ausgeprägt bei Wirbelsäulendeformitäten: durch meist dorsal stärkere Verschmälerung der Zwischenwirbelscheiben »inneres Dérangement« des Bewegungssegments, mit statisch-dynamischer Fehlbelastung der Bogengelenke, Dehnung u. Zerrung des Bandapparates, Irritation sensibler u. vegetat. Nerven, »vertebragenem Schmerz«, reflektor. Hartspann, evtl. auch segmentalen Myogelosen.

Osteomalazie, Osteomalacia: Knochenerweichung; generalisierte Skelettveränderung mit unzureichender Mineralisation der Grundsubstanz infolge Calcium- u. Phosphat-Minderangebotes oder -entzuges bei Vitamin-D-Mangel, Malabsorption, Vit.-D-Resistenz (z.B. Phosphatdiabetes), Stoffwechselerkrankungen (z.B. idiopath. Hyperkalziurie, glomeruläre Niereninsuffizienz); Symptome: Knochendeformierung (Glockenthorax, Skoliose, Keil-, Fischwirbel, Kyphosen, Genu valgum u. varum), rasche Ermüdbarkeit, Muskelschmerzen, im Röntgenbild verminderte Dichte u. Konturunschärfe der Knochen, LOOSER* Umbauzonen; Serumcalcium normal oder leicht vermindert, Phosphat vermindert, alkalische Phosphatase vermehrt (Osteoblasten!). Mischformen u. Übergänge zur Osteoporose. [E] osteomalacia.

Ätiologie der **Osteomalazien** [61]

Vitamin-D-Mangel

Mangelernährung (Entwicklungsländer, Slums, Vegetarier, im hohen Alter)
verminderte Absorption bei Maldigestion (Gastrektomie, reduzierte Gallensekretion, Pankreasinsuffizienz)
reduzierte Absorption bei Malabsorption (Sprue, Dünndarmresektionen)
reduzierte Bildung von Vit. D_3 durch mangelhafte UV-Licht-Exposition (im Kindesalter Rachitis)

gestörte Vitamin-D-Metabolisierung

Störung der 25-Hydroxylierung in der Leber (Therapie mit Antiepileptika, Leberzirrhose)
Störung der 1-Hydroxylierung in der Niere (Niereninsuffizienz, Pseudo-Vitamin-D-Mangel-Rachitis)

Phosphatstoffwechselstörungen

phosphaturische Form (Phosphatdiabetes: kongenital [X-chromosomal dominant]; erworben)
phosphaturisch-glukosurisch-aminoazidurische Form (DEBRÉ*-DE TONI*-FANCONI* Syndrom: kongenital; erworben)
renal-tubuläre Azidose (LIGHTWOOD*-BUTLER*-ALBRIGHT* Syndrom: kongenital)
tumorinduzierte Formen (bei Knochentumoren, mesenchymalen Tumoren)

Phosphatasemangel

Hypophosphatasie (kongenital: autosomal rezessiv)

Osteomyelitis: primär-hämatogene, seltener lymphogene oder durch direkte (traumat.) Keimeinschleppung (meist Staphylococcus aureus) entstandene, akute oder chron., abszedierende bis phlegmonöse Entzündung des Knochenmarks (allgemein einschließlich des Knochengewebes u. Periostes = Ostitis, Periostitis); führt durch sekundäre Zirkulationsstörung u. demarkierende Granulationen (u. deren Einschmelzung) zu Nekrotisierung u. zu Sequesterbildung, evtl. mit sekundären abgrenzenden osteoplast. Prozessen (Eburnisation, Totenlade). Beginn meist subperiostal u. epiphysennahe-metaphysär (evtl. mit Gelenkbeteiligung); dann Übergreifen auf Diaphyse, evtl. Epiphyseolyse. Symptome: schwere Beeinträchtigung des Allgemeinbefundes (oft Sepsis!), lokaler Schmerz, Schwellung (Weichteilbeteiligung) u. Durchbruch (mit Kloakenbildung, Fisteleiterung); Röntgendiagnose spät (erst bei Osteolysen). [E] osteomyelitis. – **O. sicca Garré*; O., sklerosierende:** O. mit tumorartiger, derber Verdickung von Periost u. Knochen, Eburnisation, Markhöhlenverkleinerung, Myelosklerose. [E] Garré's o.

Osteopathia, Osteopathie: Bez. für – meist systemische, nichtentzündliche – Knochenerkrankungen; s.a. Osteomalazie, -porose. [E] osteopathy. – **O., alimentäre:** Hungerosteopathie. [E] alimentary o. – **O. diabetica:** meist renale O. (Osteoporose u./oder Osteomalazie u./oder sekundärer

Hyperparathyreoidismus) bei Diabetes mellitus. [E] diabetic o. – **O. idiopathica Albright*-Reifenstein*-Forbes*:** beim Erwachsenen auftret., generalisierte, schubweise Knochenschmerzen unbekannter Genese, mit Hyperkalziurie u. -kalziämie, allg. Asthenie. – **O., ovariprive:** s.u. Osteoporose. – **O., toxische:** O. durch exogene Gifte wie Fluor, weißer Phosphor, Blei, auch nach Vitamin-A- oder -D-Überdosierung. [E] toxic o. – **O. varicosa:** Osteoporose mit periostnaher Osteosklerose bei varikösem Symptomenkomplex.

Osteoporose, Osteoporosis: Systemerkrankung des Skeletts mit Verminderung der Knochenmasse, Qualitätsverschlechterung der Mikroarchitektur des Knochengewebes u. dadurch bedingtem erhöhten Frakturrisiko. Kommt als primäre/idiopathische O. jüngerer Menschen (juvenile O.), als sekundäre O. (z.B. Steroid-O., O. bei CUSHING* Syndrom, ovariprive O.) u. v.a. als Involutionsosteoporose (Typ I = postmenopausale O., Typ II = senile O.) im höheren Lebensalter vor. Die Häufigkeit einer O. im Alter steigt weltweit kontinuierlich an. Pathogenetisch entscheidend für die Entwicklung einer O. ist der vermehrte Abbau von Knochensubstanz durch die Osteoklasten im Rahmen der ständig ablaufenden Knochenerneuerung. Als Risikofaktoren gelten u.a. mangelnde Bewegung, Fehlernährung, genetische Faktoren (?), endokrine, gastrointestinale u. maligne Erkrankungen, Medikamente u. Genußmittel. Symptome: durch Minderung der mechanischen Belastbarkeit kommt es vermehrt zu Frakturen, die im Bereich der Extremitäten zu akuten, aber nach Heilung abklingenden Schmerzen führen. Frakturen der Wirbelkörper führen dagegen zu bleibenden Deformierungen mit Inkongruenzen der kleinen Wirbelgelenke, Änderungen der Statik u. Fehlbelastungen von Muskeln, Sehnen u. Bändern, was zu chron. Schmerzen führt. Das erhöhte Frakturrisiko (v.a. der Oberschenkelhalsbruch) führt gerade bei älteren Patienten durch die damit verbundenen Folgen (Operation, Immobilisierung) zu einer Zunahme der Mortalität. Diagnostik: Nachweis des pathologisch erhöhten Bruchrisikos u. der signifikanten Verminderung der Knochenmasse unter Ausschluß anderer Ursachen (z.B. Osteomalazie, Hyperparathyreoidismus, Skelettkarzinose, maligne hämatologische Erkrankungen, Knochentumoren, Morbus PAGET* u.a.); der Nachweis erfolgt mittels Röntgen oder Osteodensitometrie (Dichtemessung); laborchemisch sollte nach einem Vitamin-D-Mangel gesucht werden. Therapie: Fluorid zur Stimulation der Knochenneubildung, Calcium; Östrogen, Gestagen u. Calcitonin zur Hemmung der Knochenresorption; Biphosphonate (z.B. das Aminobiphosphonat Alendronat) reduzieren den Knochenabbau, im höheren Alter können auch Anabolika eingesetzt werden. Analgetika, physikalische Therapie u. Krankengymnastik sollten individuell angepaßt werden. Die Prävention sollte knochengesunde Personen mit erhöhtem Osteoporoserisiko u. Patienten mit Osteopenie bzw. präklinischer O. ohne Frakturen erfassen; sie ist auch im höheren Lebensalter noch empfehlenswert. Steigerung der körperlichen Aktivität führt zum Erhalt der Knochenmasse; calciumreiche Ernährung, Vitamin-D-Gaben u. ausreichende Sonnenlichtexposition beugen dem senilen Hyperparathyreoidismus vor. Ebenfalls empfohlen wird die Substitution von Östrogen u. Gestagen in der Postmenopause. [E] osteoporosis.

ototoxisch: auf das Gehörorgan (v.a. Nervus vestibulocochlearis) toxisch wirkend (z.B. Streptomycin, Kanamycin). [E] ototoxic.

Ovarialkarzinome: bösartige, vom germinativen Epithel abgeleitete ↗Ovarialtumoren, v.a. das Cystadenocarcinoma; ferner: klarzelliges Adenokarzinom, BRENNER* Tumor u. undifferenzierte O. [E] ovarian carcinoma.

Ovarialtumoren: solide oder zystische, gut- oder bösartige (evtl. Borderline-Malignität), hormonaktive oder stumme Neoplasmen des germinativen Epithels oder des Gonadenstromas: ↗Ovarialkarzinome, Cystadenoma, Luteom, Granulosa-, Thekazelltumor, Ovarialmyom, Mesonephroma ovarii, Dysgerminom, Teratom, KRUKENBERG* Tumor, Gynandroblastom, ferner (durch Androgenproduktion virilisierend) Arrhenoblastom, Hiluszelltumor, Ovarialhypernephrom. [E] tumors of the ovary.

Oxacillin: Penicillinase-festes halbsynthet. Penicillin-Derivat; gut wasserlösl., oral, i.m. und i.v.; Anw. v.a. bei Staphylokokken-Infektion. E oxacillin.

Oxazepam: Benzodiazepin-Derivat; Tranquilizer. E oxazepam.

Oxilofrin: ein $Beta_1$- u. $Beta_2$-Stimulator; Antihypotonikum zur Therapie orthostatischer Kreislaufregulationsstörungen.

Oxitriptan: 5-Hydroxytryptophan; ein Antidepressivum mit geringen Nebenwirkungen (Magen-Darm-Störungen, Hypotonie); kontraindiziert bei Niereninsuffizienz.

Oxprenolol: ein ↗Betarezeptorenblocker. Klasse-II-Antiarrhythmikum, s.a. Antiarrhythmika.

Oxybutynin: ein neurotrop-muskulotropes Spasmolytikum; Anw. bei Pollakisurie u. Nykturie.

Oxyfedrin: ein Beta-Stimulator mit vorwiegend koronardilatierender Wirkung. Anw. zur Therapie der Angina-pectoris-Symptomatik bei Koronarinsuffizienz.

Ozontherapie: 1) therap. Begasung gangränöser Wurzelkanäle mit einem O_2-O_3-Gemisch. E therapy with ozone. **2)** Hydrotherapie (Bäder, Duschen, Waschungen etc.) mit 0,5–5% Zusatz eines O_2-O_3-Gemisches zum Wasser (= Ozonisierung).

PQ

Pacemaker: (engl.) ↗Herzschrittmacher.

Pachymeningitis: Entzündung (eitrig, hämorrhag., fibrinös) der Dura mater; als P. externa epidural, P. interna subdural, P. intralamellaris intradural. E pachymeningitis. – **P. cervicalis hypertrophica:** (CHARCOT 1871) unspezifische (v.a. Trauma) oder spezif. (Syphilis, Tbk) chron.-proliferative P. (mit Beteiligung von Arachnoidea u. Pia mater) im Halsmarkbereich; Symptome (infolge Wurzelreizung bzw. -läsion): Schmerzen in Nacken, Hinterkopf u. Armen, dann sensible u. motor. Ausfälle, Muskelatrophien, schließl. Querschnittssymptome (spast. Parese der Beine, Blasen-Mastdarm-Störungen), Sperrliquor. E hypertrophic cervical p. – **P. externa spinalis:** bakteriell-eitrige (extraduraler Abszeß) oder granulierende Entzündung (Narbenbildung), mit Wirbelsäulenschmerzen, radikulären Reizerscheinungen, evtl. Querschnittssyndrom, entweder fortgeleitet (Furunkel, Wirbelosteomyelitis) oder metastatisch (hämato- u. lymphogen). E external spinal p. – **P. haemorrhagica interna:** ätiologisch unklare, durch Alkoholismus begünstigte, chronisch-progrediente, innenseitige Verdickung der Dura (Pachymeningeosis) durch gefäß- u. bindegewebsreiche, von Blutungen durchsetzte Membranen (nach erfolgter bindegewebiger Organisation der subduralen Hämatome); Symptome: Kopf- u. Nackenschmerzen, Schwindel, Erbrechen, Krampfanfälle, psych. Veränderungen, neurol. Ausfälle, evtl. Hirndruck (bei Entlastungstrepanation Gefahr der Nachblutung) u. Koma. E internal hemorrhagic p. – **P. tuberculosa:** P. meist im Spinalbereich, ausgehend von Wirbel-Tbk oder epiduralem Senkungsabszeß; Infiltrationen mit Verkäsung u. Riesenzellen; klin.: Sperrliquor. E tuberculous p.

Pachyonychie, Pachyonyxie, Skleronychie: angeborene oder erworbene (mechanische, mykot., syphilit., hypothyreot.) Verdickung der Nagelplatte, evtl. mit abnormer Größe u. Form (↗Onychogryposе), infolge hyper- u. parakeratotischer Überproduktion von Hornmassen. E thickening of the nails; pachyonychia.

Packung: Einwickeln des Körpers oder einzelner Körperabschnitte (= Ganz- bzw. Teil-P.; s.a. Wickel) mit trockenen oder feuchten, kalten oder warmen Tüchern (darüber Wolldecke), oder aber mit anderen guten Wärmeträgern (Kataplasmen, Peloide); Anw. bei Haut-, Infektions- u. rheumat. Krankheiten. E pack.

Paget* (SIR JAMES P., 1814–1899, Chirurg, London) **Krebs,** Dermatitis (papillaris) maligna, Krebsekzem der Brust: (1874) intradermales Mammakarzinom mit ekzemähnlichen, meist einseitigen Veränderungen der Brustwarze u. des Warzenhofes; langsam fortschreitend; braunrotes, schuppendes, nässendes u. verkrustetes Infiltrat; wichtigste DD: das Mamillenekzem (meist beidseitig); der P.* Krebs geht zumeist von einem intraduktalen oder seltener invasiven Mammakarzinom vom duktalen Typ aus, evtl. in den Ausführungsgängen, aber auch in der Tiefe des Organs; wird kein primäres duktales Karzinom gefunden, so wird von einem isolierten PAGET* Karzinom gesprochen; histol.: mäßige Akanthose u. Durchsetzung des Stratum basale (oft auch Milchgänge) mit P.* Zellen (groß, ohne Tonofibrillen, helles, glykogenreiches Plasma, großer, ovaler, hyperchromer Kern). – Vorkommen gelegentl. auch beim Mann sowie extramammär, z.B. genitoanal (»vulväre Dyskeratose«) oder axillär (evtl. mit Befall der apokrinen Schweißdrüsen). E Paget's disease (of nipple). – **P.* Syndrom:** **1)** Ostitis s. Osteodystrophia deformans: (1877) v.a. bei ♂♂ ab 5. Ljz. vorkommende, ätiologisch unklare (chron. Osteomyelitis? hormonale, Mineralstoffwechsel-, Gefäßstörung? Autoimmunkrankheit?), chronisch-progrediente, oft schmerzhafte Dystrophie einzelner (»Ostitis fibrosa localisata«) oder mehrerer Knochen (dann v.a. Becken, Schädel), mit Verdickung u. Verkrümmung, später häufig Spontanfrakturen (gute Heilungstendenz), neurol. Symptome (Wurzelschmerzen, Lähmungen, Optikusatrophie etc.); nicht selten sarkomatöse Entartung; im Röntgenbild Pachy- u. Periostose, »Aufblättern« der Kompakta, »sklerot. Atrophie« der Spongiosa, Leontiasis, »Watteschädel«, Ostitis condensans ilei. Serum-AP stets erhöht, Mineralwerte normal. E Paget's disease (of bone). **2) P.*-v. Schroetter* Sy.:** akute Achselvenensperre. E Paget-von Schroetter syndrome. – **P.* Zellen:** s.u. P.* Krebs.

paired stimulation: (engl.) die »gepaarte« Schrittmacherstimulation des Herzens mit elektr. Doppelreizen. Indikation: tachykarde Vorhof- u. Kammerarrhythmien.

Palmarerythem: flächenhafte Dauerröte insbes. der Daumen- u. Kleinfingerballen bei Leberzirrhose, Hepatitis, chron. Lungenerkr., subakuter bakterieller Endokarditis, Polyarthritis, Dermatomyositis, Lupus erythematodes u. konnataler Syphilis etc., dominant erbl. als Erythema palmoplantare. E palmar erythema.

Panaritium: eitrige (phlegmonöse) Entzündung an Finger oder Zehe (i.e.S. volarseitig), meist nach Verletzung, aber auch metastatisch oder aus der Nachbarschaft fortschreitend. Symptome: Schwellung (bes. dorsal, auf Handrücken übergreifend; nur im eigentl. Herdbereich druckempfindlich), klopfende Schmerzen, evtl. Lymphangitis, -adenitis, gestörte Funktion. Ther.: Ruhigstellung, Antibiotika, meist op. Eröffnung mit Schlauchdrainage (Blutleere, Anästhesie). – Nach Lokalisation u. beteiligten Strukturen unterschieden. E panaris; panaritium; felon. **1) P. cutaneum,** Bulla infecta, Eiterblase: auf die oberflächliche Hautschicht beschränktes P. E cutaneous p. **2) P. subcutaneum:** P. mit Tiefenausbreitung entlang den straffen kollagenen Fasern. E subcutaneous p. **3) P. parunguale,** Paronychia acuta purulenta: meist vom Nagelfalz ausgehende Eiterung mit einseitiger Auftreibung, Rötung u. Druckschmerzhaftigkeit des Endgliedes, evtl. Ausdehnung auf Periost u. Sehnen; als »Kürschnerkrankheit« nach Hautläsionen. **4) P. subunguale,** Paronychia subung.: oft durch den Nagel durchschimmernde Eiterung mit stark klopfendem Schmerz (u. sehr druckschmerzhaft); Therapie: bei distalem Sitz dreieckige Exzision, bei proximalem basale Teilresektion oder Totalentfernung des Nagels. E subungual p. **5) P. tendinosum,** P. tendovaginosum: P. mit Befall der Beugesehnen u. -sehnenscheiden der Hand, mit Gefahr von Sehnennekrose u. Hohlhand-, insbes. V-Phlegmone. **6) P. periostale:** P. mit Beteiligung der Knochenhaut. E periosteal p. **7) P. ossale:** in den Knochen fortgeleitetes P. mit typ. kolbiger Schwellung, gleichmäßigem zirkulärem Druckschmerz. E bony p. **8) P. articulare:** auf das Gelenk übergreifendes P. mit spindelförmiger, v.a. dorsalseitiger Schwellung, Zug- u. Stauchungsschmerz, Beugestellung, evtl. Fisteleiterung u. Sequesterabstoßung, Krepitation; z.B. das typ. P. des Kleinzehengrundgelenks bei diabet. Ballennekrose. E articular p.

Panax ginseng: die ostasiat. »echte Ginsengpflanze« [Araliaceae]. Therapeutische Anw. der Wurzel als Universalmittel, spez. auch als stimulierendes u. tonisierendes Herz-Kreislauf-Mittel, Aphrodisiakum, Antidepressivum etc. E ginseng.

Pankreasinsuffizienz: exokrine (Achylia pancreatica) u. evtl. auch endokrine Unterfunktion der Bauchspeicheldrüse bei chronischer Pankreatitis, Pankreaskarzinom, Z.n. Pankreatektomie etc.

Pankreaskarzinom: nach Kolon- u. Magenkarzinom ist das P. dritthäufigster maligner Tumor des Gastrointestinaltraktes mit einer Inzidenz von 10/100 000 Einwohnern. Die Ätiologie ist nicht geklärt, einen Risikofaktor stellt die chronische Pankreatitis dar. Meist Adenokarzinom (ausgehend vom Epithel der kleinen Pankreasgänge), selten Azinuszell- oder azinäres Zystadenokarzinom im Korpus-/Schwanzbereich. Die meisten P. sind im Pankreaskopf lokalisiert (70%), Korpus u. Kauda sind seltener betroffen. Symptome: keine eigentlichen Frühsymptome, da der Tumor lange asymptomatisch bleibt; dann Oberbauchschmerzen mit Ausstrahlung in rechte Flanke, linkes Schulterblatt u. Rücken; Appetitlosigkeit, Gewichtsverlust, Übelkeit, Blähungen, Dyspepsie, evtl. Ikterus, positives COURVOISIER*-Zeichen, evtl. Pankreatitis, Thrombosen unklarer Genese, Diabetes mellitus. Diagnostik: Oberbauchsonographie, Computertomographie, ERCP, Endosonographie, Feinnadelpunktion des Pankreas, Zöliakographie u. Splenoportographie; bei unklaren Befunden muß evtl. eine explorative Laparotomie durchgeführt werden. Therapie: bei Pankreaskopfkarzinom ist die subtotale Duodenopankreatektomie mit weitreichender Lymphknotendissektion notwendig; beim Vorliegen eines periampullären Karzinoms Durchführung einer partiellen Duodenopankreatektomie mit regionärer Lymphknotendissektion. Korpus- u. Kaudakarzinome sind wegen Infiltration der A. mesenterica superior meist nicht resektabel. Palliative Maßnahmen: Schmerztherapie, endoskopische Stenteinlage oder Choledochojejunostomie. Die Prognose des P. ist sehr ungünstig, die 5-Jahres-Überlebensrate aller Patienten beträgt 1–2%, nach R0-Resektion (Tumorresektion ohne verbleibenden Residualtumor) ca. 10–15%. Bei Auftreten eines Rezidivs ist eine erneute kurative Resektion fast nie möglich. [E] pancreatic carcinoma.

Pankreassonographie: Ultraschalluntersuchung des Pankreas; wird im Rahmen der Abdomensonographie durchgeführt. Pathol.-anat. Altersveränderungen sind Atrophie, Lipomatose u. Fibrose; sie können zu gesteigerter Echogenität im Sonogramm führen. Eine altersbedingte Zunahme des Pankreaslumens läßt sich meist weniger gut darstellen; Hinweis auf eine Erkrankung ist auch bei älteren Patienten die Erweiterung des Ductus pancreaticus auf mehr als 2–3 mm.

Pankreatitis, Pancreatitis: Entzündung des Pankreas; nach dem Verlauf unterschieden als akute u. chronische P. [E] pancreatitis. – **P., akute:** geht einher mit akutem Oberbauchschmerz u. Amylaseerhöhung in Serum oder Urin; wichtige Differentialdiagnosen sind Ulkus, Herzinfarkt, Aortenaneurysma u. chronische Pankreatitis. In 80–90% handelt es sich um eine interstitiell-ödematöse P. mit meist mildem Verlauf ohne Komplikationen, Letalität unter 1%. Bei 10–20% hämorrhagisch-nekrotisierende P. mit klinisch schwerem Verlauf u. Multiorganschäden, Letalität bei 20–40%. Ätiologie: am häufigsten biliär (40–60%) u. alkoholtoxisch (20–40%) verursacht. Seltener idiopathisch, traumatisch, postoperativ, post-ERCP, medikamentös (z.B. Valproinsäure, Azathioprin, Diuretika), durch bakterielle oder virale Infektionen, Divertikel, Hyperlipoproteinämie, Hyperparathyreoidismus oder als Transplantatpankreatitis. Symptome: heftiger, ausstrahlender, evtl. gürtelförmiger Oberbauchschmerz, Übelkeit u. Erbrechen, Subileus/Ileus, Fieber, Hypotonie, Schock, Aszites, EKG-Veränderungen, Pleuraerguß, CULLEN* Zeichen, GREY-TURNER* Zeichen. Laborbefunde: Erhöhung von Amylase u. Lipase; starker Anstieg des CRP (C-reaktives Protein), kann Hinweis auf nekrotisierende Pankreatitis sein; evtl. Erhöhung der Cholestaseparameter bei biliärer P. Diagnostik: Sonographie, Endosonographie, Abdomen-Übersichtsaufnahme, CT, ERCP, Feinnadelpunktion. Komplikationen der akuten P. können Schock, Verbrauchskoagulopathie, Abszeßbildung u. Pseudozystenentwicklung sein. Therapie: **1)** konservativ: Überwachung, Nulldiät, Volumen- u. Elektrolytersatz, Analgetika, Antibiotika bei nekrotisierender Form. **2)** kausal: Durchführung der ERC bei Verdacht auf Choledocholithiasis mit Nachweis eines Gallengangsteines u. Entfernung desselben nach Papillotomie; Zystenpunktion/-drainage, Abszeßdrainage. **3)** chirurgisch: adjuvant zur konservativen Therapie bei nekrotisierender P. mit Entfernung der – infizierten – Nekrosen u. Spül-Saug-Drainage bzw. programmierter Etappenlavage. [E] acute p. – **P., chronische:** chronisch fibrosierende Entzündung des Pankreas mit fortschreitendem diffusem oder segmentalem narbigem Ersatz des exokrinen Parenchyms, mit oder ohne Pseudozysten u. mit oder ohne Verkalkungen im Gangsystem. Unterschieden wird eine chronische P. mit fokaler Nekrose, mit segmentaler bzw. diffuser Fibrose u. die kalzifizierende Form. Als Sonderform gilt die chronisch-obstruktive P. Ätiologisch ist chronischer Alkoholkonsum die häufigste Ursache (60–90%), selten werden Hyperparathyreoidismus, Pankreasobstruktion, hereditäre Faktoren oder keine Ursachen gefunden. Leitsymptom der chronischen P. sind rezidivierende oder persistierende abdominelle Schmerzen; dyspeptische Beschwerden u. Gewichtsverlust kommen hinzu. Erst bei Ausfall großer Pankreasteile kommt es zur Beeinträchtigung der exokrinen u. endokrinen Funktion mit Maldigestion u. Diabetes mellitus. Komplikationen sind Zysten, Abszesse, Stenosen im Gangsystem, Thrombosen. Diagnostik: Sonographie, Endosonographie, CT, ERCP; Funktionsuntersuchungen zum Nachweis der exokrinen Pankreasinsuffizienz sind der Sekretin-Pankreozymintest,

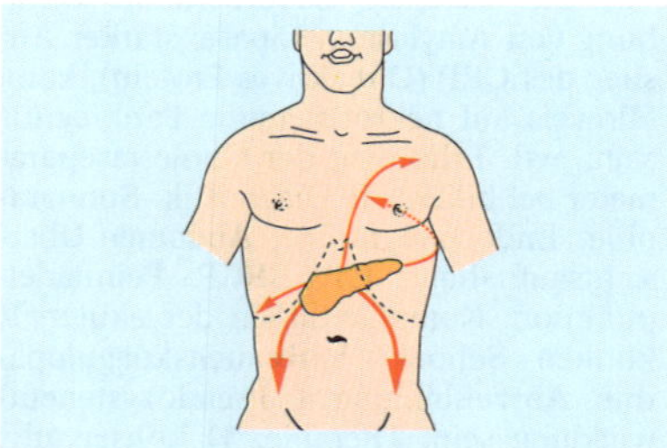

Schmerztopographie der **akuten Pankreatitis** [25]

Häufigkeit ätiologischer Faktoren bei **akuter Pankreatitis**

I. Hauptfaktoren

1. Cholezysto-Choledocho-Lithiasis
2. Alkoholismus
3. abdominalchirurgische Eingriffe – postoperative Pankreatitis
4. intraoperative endoskopische Untersuchungen der Gallen- u. Pankreaswege
5. stumpfes Bauchtrauma

II. seltenere Faktoren

1. endokrinologische Erkrankungen (Polyadenomatose, Hyperparathyreoidismus, CUSHING* Syndrom)
2. Schwangerschaft, Hyperlipoproteinämie, Pankreatitis bei Ovulationshemmer-Einnahme
3. medikamentös-toxische Faktoren (Corticosteroide, Diuretica)
4. immunologisch-allergische Faktoren
5. neurogene Pankreatitis
6. hereditäre Pankreatitis
7. virusbedingte Pankreatitis
8. parasitäre Pankreatitis

III. Pankreatitis als Folge von Schock u. Azidose

der Fluoreszein-Dilaurat-Test, der Pankreolauryltest in Serum u. Urin, der NBT-PABA-Test sowie die Bestimmung von Chymotrypsin im Stuhl. Therapie: eine kausale u. damit kurative Therapie ist bisher nicht bekannt, trotz Beendigung des Alkoholabusus kann die Entzündung chronisch-progredient verlaufen. Neben der absoluten Alkoholkarenz steht die Schmerztherapie u. die Substitution der exokrinen u. endokrinen Insuffizienz im Vordergrund. Chirurgische Intervention bei Auftreten von Komplikationen wie Gallengangs- oder Duodenalstenose, Pseudozyste, Milzvenenthrombose mit Varizenblutung, pankreatogener Aszites oder Pleuraerguß. [E] chronic p.

Panniculitis: Entzündung des subkutanen Fettgewebes u. lipophage Granulome (Lipogranulomatose); meist infolge tiefer Vaskulitis bzw. hyperton. Durchblutungsstörung, seltener im Rahmen einer Hypodermitis. Bes. Formen: **P. nodularis non suppurativa febrilis et recidivans** (PFEIFER*-WEBER*-CHRISTIAN* Syndrom); auch als **P. mesenterica** (mit entzündl. Gekröseschrumpfung u. Verlegung der Lymphbahnen, evtl. Ileus) sowie der Typ MAKAI-ROTHMAN (anscheinend spontan u. ohne Allgemeinerscheinungen, v.a. an Unterschenkeln mit bis walnußgroßen, teils konfluierenden derb-weichen Knoten der tieferen Kutis, evtl. auch im Fettgewebe innerer Organe). [E] panniculitis.

Paracetamol: 4-Hydroxyacetanilid; Analgetikum u. Antipyretikum; P. entsteht im Organismus als Metabolit des Phenacetins. P. hemmt die zentrale Prostaglandinsynthese; es ist das Mittel der Wahl, wenn nur die fiebersenkende Wirkung erwünscht ist. Nebenwirkungen finden sich praktisch keine, beachtet werden muß allerdings die potentielle Hepatotoxizität, v.a. bei hoher Dosierung oder Langzeitmedikation. [E] paracetamol; acetaminophen.

Parästhesie: Fehlempfindung; i.e.S. die des Hautsinnes in Form von »Kribbeln«, »Pelzigsein«, »Ameisenlaufen« etc., u.U. mit Schmerzcharakter. [E] paresthesia.

Paragraphie: Dysgraphie mit entstellter Wiedergabe einzelner Wörter oder Buchstaben (= verbale bzw. literale P.); bei kortikaler sensorischer Aphasie. [E] paragraphia.

Paramethason: 6α-Fluor-16α-methylprednisolon; ein ↗Glucocorticoid. Ⓔ paramethasone; paramethazon.

Paraneoplasie, paraneoplastisches Syndrom: (BOUDIN 1961/62) die bei bösartigen Geschwülsten nicht vom Primärtumor oder seinen Metastasen ausgehenden, sondern auf humoraler Fernwirkung beruhenden metabolischen, dystroph. u./oder degenerat. Symptome, die nach Tumorentfernung spontan abklingen; werden bedingt durch ektopische Bildung von (Peptid-)Hormonen u. hormonartig wirkenden Polypeptiden, d.h. durch Bildung dieser Substanzen in Geweben, die sie physiologisch nicht bilden (diese Peptide sind daher auch Tumormarker). Typisch z.B. an der Haut als Acanthosis nigricans maligna (v.a. bei Adenokarzinom), Tylosis palmoplantaris (bei Ösophagus-Ca.) sowie (v.a. bei Plasmozytom, WALDENSTRÖM* Makroglobulinämie, Lymphogranulomatose, Leukämie etc.) großbullöses Pemphigoid, Dermatitis herpetiformis, SNEDDON*-WILKINSON* Syndrom, Keratose u. Ichthyose, Melanodermie, Dermatomyositis, Erythema anulare centrifugum, Muzinose; ferner Polyglobulie, Anämie (hämolytisch z.B. bei Ovarialtumor u. Lymphoblastomatose, sideroachrestisch bei Epitheliom), Leukose, Leukoerythroblastose (bei Knochenmarkmetastasen), Hyperfibrinolyse (bei Prostata-Ca.), Hypoglykämie (bei Leber-Ca.), Hyperkalzämie (bei Bronchial-, Blasen-, Nieren-Ca.), Malabsorption, Dysproteinämie, Amyloidose, Porphyrie, extrarenale Azotämie, SCHWARTZ*-BARTTER* Sy., rheumat. Schmerzen, Thrombophlebitis, Endokarditis, Hyperazidität, Magen-Darm-Ulzera, OGILVIE* Syndrom, sowie im Bereich des zentralen u. peripheren Nervensystems (Enzephalopathien, Radikulopathien, Polyneuropathien u. Myopathien). Ⓔ paraneoplastic syndrome.

paranoid: wahnhaft i.S. der Paranoia. – In der außerdeutschen Psychiatrie nur Bez. für wahnhafte Erlebnisse, die nicht zu einem geschlossenen System gehören; z.B. die **p. Reaktion** (indem eine Kränkung, Demütigung, Beschämung etc. in wahnhaft unangepaßter Weise beantwortet wird, z.B. mit affektbetontem Beziehungswahn), das **p. Syndrom** (als noch nicht sicher zuzuordnende Erkrankung mit Wahnphänomenen im Vordergrund). Ⓔ paranoid.

paranoisch: wahnhaft (= paranoid). Ⓔ paranoic.

Paraphasie: milde Form der kortikalen sensorischen ↗Aphasie mit Verwechslung von Wörtern, Silben oder Buchstaben. Ⓔ paraphasia; dysphasia.

Paraphrasie: Sprachstörung mit fehlender Satzkonstruktion, falscher Wortfolge u. nicht sinngemäßer Wortwahl; Symptom psychischer Störungen, z.B. bei Schizophrenie. Ⓔ paraphrasia.

Paraproteine: **1)** monoklonale Immunglobuline, MIg: bei »monoklonaler Gammopathie« (= Paraproteinämie) auftretende, aus unkontrolliert vermehrten B-Zellen eines Klons stammende (defekter Rückkopplungsmechanismus; Plasmazelldyskrasie), daher gleichartige Immunglobuline, u. zwar entweder inkomplette (bei L-Kettenkrankheit [als BENCE/JONES* Protein] bzw. bei Schwerkettenkrankheit = ↗FRANKLIN* Syndrom) oder komplette (bei benigner Gammopathie, ↗Makroglobulinämie u. beim ↗Plasmozytom) oder aber Bruchstücke von Immunglobulinen mit – durch Mutation – veränderter Eiweißstruktur (= Paraproteine i.e.S., z.B. beim Lymphosarkom). Monoklonale Gammopathien kommen im Alter häufiger vor; da ihr Verlauf meistens gutartig ist, bedürfen sie keiner spezifischen Behandlung. **2)** von der normalen Eiweißstruktur abweichende oder mit unzureichenden Methoden nicht eindeutig einzuordnende Proteine, die (evtl. außer unspezifischen Symptomen u. hämorrheologischen Veränderungen) ohne Befindlichkeitsstörungen, aber auch als Symptom ernsthafter Erkrankungen (Infektionen, Tumoren), evtl. als Ausdruck eines Immungeschehens im Blutplasma, auftreten können. Ⓔ paraproteins.

Parasomnie: **1)** Schlafstörung durch organische Hirnkrankheit. **2)** (G. JEFFERSON 1944) schlafähnliche Bewußtseinstrübung nach Hirntrauma; Reflexe auslösbar. Ⓔ parasomnia. **3)** (H. ROGER) Schlafstörung, z.B. Zuckungen beim Einschlafen, Alpträume, Schlafwandeln.

Parasympatholytica, -tika: Stoffe mit kompetitiv-hemmender Wirkung an cholinergen Synapsen postganglionärer parasympathischer Nervenendigungen, m-Cholinozeptorenblocker; neuerer Ausdruck für P.: cholinerge Antagonisten. Unterschieden werden Alkaloide, synthetische P. u. quartäre Ammoniumverbindungen mit Ganglienblockadeeffekt. Es sind dies z.B. Atropin u. Scopolamin, Homatropin u. Tropicamid, N-Methylatropin, N-Methyl- u. Butylscopolamin; Wirkungen der meisten P.: Zunahme der Herzfrequenz u. Verkürzung der atrioventrikulären Überleitung, Vasodilatation (Gefäßerweiterung) im Bereich der Haut, Hemmung der Speichel- u. Magensaftabsonderung sowie Dämpfung der Motilität u. Beseitigung durch den Parasympathikus bedingter Krämpfe an den Verdauungsorganen, Herabsetzung des Tonus der Blasenwandmuskulatur u. Erhöhung des Tonus des Blasensphinkters, Hemmung der Gallenblasenmuskulatur, Beseitigung parasympathisch bedingter Bronchokonstriktion sowie Hemmung der Bronchialsekretion u. der Aktivität des Flimmerepithels, Erschlaffung des Ziliarmuskels u. des Musculus sphincter pupillae sowie Störung der Akkommodation u. Steigerung des Augeninnendrucks, Hemmung der Schweißsekretion u. – schließlich – motorische Erregung oder Dämpfung des zentralen Nervensystems sowie der Zilien u. Halluzinationen.

Parasympathomimetica, -tika, -tonika: Stoffe, die das cholinerg. (parasympath.) System direkt stimulieren, i.e.S. diejenigen, die wie Acetylcholin am cholinergen Rezeptor parasympathisch innervierter Organe angreifen u. die typische Wirkung entfalten, z.B. Acetylcholin, Pilocarpin, Muscarin, Arecolin; neuerer Ausdruck für P.: cholinerge Agonisten. E parasympathomimetics. – **P., indirekte:** Acetylcholinesterase-Hemmer.

Parasystolie: Herzrhythmusstörung, bei der 2 Reizbildungszentren unabhängig voneinander tätig sind, wobei das langsamere »Parazentrum« (evtl. ein künstl. Schrittmacher) vor der Vernichtung durch die frequentere Erregung (im allg. vom Sinusknoten) durch »Schutzblockierung« bewahrt wird. Als ventrikuläre u. – seltener – supraventrikuläre P. von der einfachen AV- bzw. der Blockdissoziation abzugrenzen. E parasystole; parasystolic rhythm.

Parenchym-Pyelon-Index: Parameter für die sonographische Beurteilung der Nierengröße; der P. wird errechnet aus dem Quotienten der Summe von ventralem u. dorsalem Parenchymdurchmesser zur Breite des zentralen Echokomplexes (in der Nierenmitte). Normalwerte bei nierengesunden Personen (60 J.) bei 1,6–1,3; der P. ist bei alten Patienten wegen physiologischer Nierenveränderungen deutlich geringer (ca. 1,1).

Parkinson* (James P., 1755–1824, Arzt, Hoxton, England) **Krankheit,** Paralysis agitans: (1817) Degeneration der Substantia nigra (v.a. melaninhalt. Zellen) mit Verminderung der Transmittersubstanz Dopamin; i.e.S. die idiopathische Form mit wahrscheinlich dominantem Erbgang unterschiedlicher Penetranz (Hassler), i.w.S. auch das ↗P.* Syndrom unterschiedl. Ätiologie. Symptome: ab mittl. Lebensalter langsam fortschreitend Hypo- u. Akinese (»Pallidumsyndrom«), fehlende Mitbewegungen, kleinschritt. Gang, Beugehaltung von Rumpf u. Gliedern, Pro-, Retro- u. Lateropulsion, charakteristischer Tremor (rhythm. [4–7/Sek.], fein- bis mittelschlägiger Ruhe- u. Haltungstremor, bei emotionaler Erregung verstärkt, bei Willkürbewegung gebessert, im Schlaf schwindend; v.a. an Extremitäten, evtl. als »Pillendrehen«, selten an Zunge, Lippen, Kaumuskeln), Hypertonie i.S. des Rigor, Mimikarmut (»Maskengesicht«), monotone Sprache, Mikrographie, evtl. vegetative (Hyperhidrosis, Salbengesicht, Speichelfluß etc.) u. psych. Veränderungen (depressive Grundstimmung, Apathie, selten Euphorie, labile oder starre Affektivität, erschwerte Spontaneität u. Entschlußkraft, verlangsamtes Denken, verarmte Assoziationsfähigkeit). Vork. auch nur halbseitig (»Hemiparkinson«) oder ohne Tremor (»Paralysis agitans sine agitatione«). E paralysis agitans; shaking palsy; Parkinson's disease. – **P.* Plus:** P.* Syndrom, welches zusätzlich zu den typischen Symptomen noch weitere Auffälligkeiten zeigt, z.B. neurologische (Pyramidenzeichen, Blickparesen), psychopathologische (Demenz) oder vegetative Symptome (orthostatische Hypotonie). – **P.* Syndrom, Parkinsonismus,** hypokinetisch-hypertonisches, extrapyramidales Pallidum-Sy.:

Therapeutische Möglichkeiten bei der **Parkinson-Krankheit** [12]

Therapie	Indikation	Nebenwirkungen	Kontraindikation
Krankengymnastik	Rigor, Akinese	erhöhter Dopaminverbrauch	–
Medikamente			
β-Rezeptorenblocker	Tremor	Parästhesien, Bradykardie	Asthma bronchiale, AV-Block
Anticholinergika	Rigor, Tremor	Akkommodationsstörungen, Psychose, Mundtrockenheit, Miktionsstörung	Glaukom, schweres organisches Psychosyndrom, Prostatahypertrophie mit Restharnbildung
Amantadin	Rigor und vor allem bei akinetischer Krise	Schlaflosigkeit, Hypotension, Ödeme, psychotische Symptome	Leber- und Nierenfunktionsstörungen, Epilepsie, schweres organisches Psychosyndrom
Levodopa mit Decarboxylasehemmer	Akinese, Rigor, Tremor	Nausea, Vomitus, Vertigo, Extrasystolien, Hypotension, Pollakisurie, On-Off-Phänomene, Psychosen, Hyperkinesen	Glaukom, schwere kardiale endokrine renale Insuffizienz, Hepatopathie, schweres organisches Psychosyndrom
Dopaminagonisten und MAO-Hemmer	Akinese, Rigor, Tremor	Nausea, Vomitus, Vertigo, Psychose, Hypotension	arterielle Durchblutungsstörungen, kardiale und renale Insuffizienz
stereotaktische Operationen	Tremor, Rigor	Verstärkung der Akinese, Paresen	akinetische Krise

Sammelbegriff für die Symptomatik der P.* Krankheit bei Zerebralsklerose, Syphilis, nach Trauma, Intoxikation (z.B. CO), Infektionskrankheiten (insbes. Encephalitis epidemica, oft mit mehrjähr. freiem Intervall), seltener medikamentös (»**Parkinsonoid**«, v.a. durch Neuroleptika, Antidepressiva, Metoclopramid). Als **P.* Trias** gelten: Rigor, Tremor, Akinese. – Therapie: medikamentös, Krankengymnastik, evtl. stereotaktische Op. ↗Tab. [E] parkinsonism; parkinsonian syndrome.

Paronychie, Onychia periungualis, Nagelfalzentzündung: akute (meist Staphylokokken bzw. Streptokokken, aber auch Viren oder Pilze) oder chron. (v.a. Hefepilze) Entzündung des proximalen u. seitl. Nagelwalls; häufig Dispositionsfaktoren wie Eintrittspforten (Verletzungen, eingewachsener Nagel), Mazeration durch feuchtes Mikroklima oder Abwehrschwäche (z.B. Diabetes mellitus) vorhanden; s.a. Panaritium parunguale (= Paronychia acuta purulenta). [E] paronychia.

Paroxysmus: »Anfall«, plötzliche, kurzdauernde u. reversible Änderung wesentlicher Körperfunktionen; z.B. Myxödemkoma, ADDISON-, BASEDOW-Krise, Coma diabeticum, zerebral als epileptischer Anfall, Blick-, Konvergenz-, Blinzel-, Züngel-, Gähnkrampf etc. (im EEG mit flüchtigen Wellenformen, die sich in Form u. Amplitude von der Hintergrundtätigkeit deutlich abheben). [E] paroxysm.

Patiententestament: schriftliche Verfügung eines Patienten für den Fall, daß er zur Bildung oder Äußerung seines Willens nicht mehr fähig ist. Im P. wird z.B. festgelegt, daß der Betroffene bei infauster Prognose seiner Erkrankung keine intensivmedizinische Behandlung wünscht; daß er bei realistischen Aussichten auf ein erträgliches Leben ärztliche u. pflegerische Hilfe im Rahmen des Möglichen wünscht; daß er ausreichende Schmerzbehandlung erwartet etc. Arzt u. Pflegepersonal müssen sich grundsätzlich an dem hier geäußerten Willen orientieren, außer der Betroffene läßt eine Willensänderung erkennen.

PCP: 1) pcP, **p**rimär-**c**hronische ↗**P**olyarthritis. **2) P**neumocystis-**c**arinii-**P**neumonie. **3) P**enta**c**hlor**p**henol: Holzschutzmittel, bei dessen Herstellung sich Dioxine bilden.

Pechstuhl: ↗Melaena.

pektanginös: eine Angina pectoris betreffend, mit Herzschmerzen einhergehend. [E] anginose; anginal.

Pellagra, Erythema endemicum: durch Mangel an Nicotinsäure u. Nicotinamid (s.a. Vitamin PP) verursachte Krankheit; endemisch in Ländern mit Mais (»Maidismus«) u. Hirse als Hauptnahrung (hoher Leucin-Gehalt bewirkt erhöhten Nicotinsäure-Bedarf; bei klass. Mais-P. auch Antivitamine beteiligt); sonst nur selten (u. leicht) als **sekundäre P.** infolge Resorptionsstörung (chron. Alkoholismus, schwere Enteritis), bei hochdosierter Breitbandantibiotika- oder Riboflavin-, langdauernder Vitamin-B_1-Medikation, Malabsorption. Nach Prodromi (Kopfschmerzen, Appetitmangel, Schlafstörungen etc.) u. präklinischem Stadium (Steigerung der Beschwerden, leichte psych. u. nervale Störungen) die klass. Symptome an Haut, Verdauungstrakt u. Nervensystem: Dermatitis (»Pellagrosis«) mit scharf begrenzten, blauroten, anfangs brennenden, »präludierenden« Erythemen, schmerzhafte Rhagaden, später pigmentierte Hyperkeratosen (helle Zentren, evtl. NIKOLSKI* Phänomen), v.a. an ständig Licht, Druck u. Reibung ausgesetzten Körperstellen (Achselhöhlen, Mammafalten), Glossitis, Stomatitis (oft Erosionen), histaminrefraktäre Achylie (evtl. megalozytärhyperchrome, häufiger hypochrome Anämie mit megaloblastärem Markbild, wäßrig-schleimige Durchfälle); motorische, sensible u. troph. Störungen (evtl. Bild der funikulären Spinalerkrankung, Pupillen- u. Koordinationsstörungen, Hirnnervenparese etc., JOLLIFFE* Syndrom). [E] pellagra.

Peloide: aquatische u. terrestr., anorganische u. organ. Stoffe (Lockersedimente, Heilschlamm), die – natürlich feinkörnig oder künstlich zerkleinert – für schlamm- oder breiförmige Bäder u. Packungen verwendet werden. [E] peloids.

Pemphigus: Oberbegriff für schwere, blasenbildende Dermatosen ungeklärter Ätiologie mit zu intraepidermaler Blasenbildung führender Akantholyse. [E] pemphigus. – **P. vulgaris:** (HEBRA, KAPOSI 1874) meist an Schleimhäuten (v.a. Mund) beginnender u. evtl. monate- bis jahrelang verbleibender P., dann generalisierte Blasenbildung auf intakter Haut (erbs- bis pflaumengroß, fragil, schmerz- u. juckreizfrei; nach Platzen schmerzhafte, schlecht heilende Epitheldefekte [s. Abb.] mit kragenartigen Resten); histologisch: Akantholyse der Epidermis, ballonierende Degeneration, im oberen Korium geringes entzündl. Infiltrat, in der Blase Eosinophilie u. Stachelzellen. Ätiologie unbekannt; Antikörper gegen die Interzellularsubstanz des Stachelzellenepithels (pos. ab 1:100), NIKOLSKI* Phänomen u. TZANCK* Test positiv; meist chronischer Verlauf, Blasenschübe mit Fieber u. schwerem Krankheitsgefühl; bei Kombinationstherapie (Immunsuppressiva + Corticoide) langdauernde Remissionen. [E] p. vulgaris.

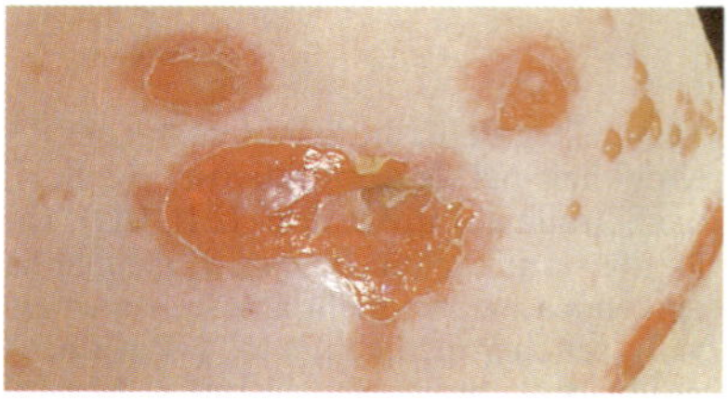

Pemphigus vulgaris [59]

Penicillamin: D-β,β-Dimethylcystein; Chelat-bildendes Antidot bei Metallvergiftung; Anw. ferner bei Kollagenosen, Cystinurie u. chron. Polyarthritis. [E] penicillamine.

Penicillin, Penizillin: (A. FLEMING 1928) Antibiotikum aus Penicillium notatum, P. chrysogenum etc.; ferner biosynthet. (v.a. G u. V) oder halbsynthetische Varianten (Basis 6-Aminopenicillinsäure). Wirkt bei ausreichender Dosierung bakterizid, läßt sich mit Strepto-, Neo-, Gentamycin, Polymyxin, Cephalosporinen etc. kombinieren (möglichst aber nicht mit Bakteriostatika wie Sulfonamide, Chloramphenicol,

Tetracycline). Diffusion – außer in den Liquor – gut; Ausscheidung über Nieren (tubulär; Halbwertzeit 30 Min. [P. G.] bis zu mehreren Wochen [Depot-P.]). Wirkt auf grampositive (v.a. Pneumo-, Streptokokken, als penicillinasefestes Penicillin auch auf Staphylokokken) u. gramnegative Bakterien (Gono-, Meningokokken), Treponema pallidum u. Aktinomyzeten, als Breitspektrum-P. auch auf E. coli, Salmonellen, Pseudomonas u. Proteus-Stämme. Kann allerg. Reaktionen (↑Penicillin-Allergie; bei Mykose auch Parallergie) u. andere akute Störungen bedingen (Schwindel, Hör- u. Sehstörungen, Parästhesien, Verwirrtheit, Krämpfe etc. sowie Hyperkaliämie nach hochdosiertem P.-B-Kalium). [E] penicillin.

Penicillin-Allergie: häufigste Arzneimittelallergie (Sensibilisierungsquote parenteral 1–2%, oral 0,1%, extern 5–10%); Sensibilisierung auch durch penicillinhaltige Nahrungsmittel u. durch chemisch verwandte Substanzen. Nachweis durch Epi- (= Läppchenprobe) oder Intrakutanprobe (Skarifikations-, Scratch-, Pricktest) oder PPL-Test. [E] penicillin allergy.

Peniskarzinom: von Glans, Kranzfurche, innerem Vorhautblatt oder Penisschaft ausgehendes Plattenepithelkarzinom, meist ulzerierend u. als »Blumenkohl-Ca.«; oft schmerzfrei, häufig regionäre Lymphknotenbeteiligung. Begünstigende Faktoren: Phimose (die auch Folge sein kann), Balanitis, Smegmaretention. – Als seltenere Malignome: BOWEN* Epitheliom (»intraepidermales Karzinom«; Präkanzerose) sowie das Fibro-, Myo-, Neuro-, Angio- (KAPOSI* Syndrom) u. Endothelsarkom (von Schwellkörpern ausgehend).

Pentazocin: Analgetikum, ein Opioid-Agonist/Antagonist; s.a. Opioide. [E] pentazocine.

Perhexilin: ein Calciumantagonist mit antiarrhythmischen Eigenschaften, Anw. v.a. bei Koronarinsuffizienz mit Angina-pectoris-Symptomatik u. als Klasse-IV-Antiarrhythmikum, s.a. Antiarrhythmika.

Periarteriitis: Entzündung der Arterienadventitia u. des umgebenden Bindegewebes. [E] periarteritis. – **P. nodosa,** Panarteriitis n., Polyarteriitis n., KUSSMAUL*-MEIER* Krankh.: fieberhafte Systemerkrankung der Arterien, die vermutlich durch überschießende Immunreaktion (evtl. gegen HB_s-Antigen, Fremdeiweiße, Medikamente u.a.m.) mit Ablagerungen von Immunkomplexen, entzündliche Reaktion, evtl. Autoimmunisierung entsteht u. mit Verquellung subintimaler Schichten u. der Media (Fibrinexsudat, perlschnurartige Verdickungen der Arterien, Rundzellinfiltrate, Eosinophilie, evtl. Riesenzellen) u. Intimawucherung fortschreitet. Die Lichtungseinengung führt zu Mangeldurchblutung, evtl. ischämischen Nekrosen. Betroffen sind v.a. Niere (80%), Herz (70%), Leber (65%), Magen-Darm-Trakt (50%). Symptome: Kachexie, Bauch-, Gelenkbeschwerden, Durchblutungsstörungen, Neuritiden, multiple Infarkte, Mesenterialkoliken, Nephropathie, Eisenmangelanämie, Leukozytose (Eosinophilie), beschleunigte Blutkörperchensenkung sowie weißliche Knötchen im Verlauf kleiner u. mittlerer Arterien. – **P. n. cutanea:** Sonderform der P. n., nur an kleinen u. mittl. Hautgefäßen (unter Beteiligung der Venen = Perivasculitis nodosa), mit erbs- bis bohnengroßen, leicht schmerzhaften Knoten u. bis handtellergroßen Infiltraten (u. rel. kleinherdigen Nekrosen), v.a. an den distalen Extremitäten, seltener am Kopf/Hals. [E] p. of skin.

Periarthritis: Fibrositis der periartikulären Gewebe (v.a. Sehnenansätze, Bänder, Schleimbeutel); evtl. destruierend; s.a. Periarthropathie. [E] periarthritis. – **P. humeroscapularis,** DUPLAY* **Schultersteife:** schmerzhafte Bewegungseinschränkung (»Weichteilrheumatismus«) des Schultergelenks durch degenerative Prozesse (Verfettung, Verquellung, Verkalkung, Geröllzysten; daher besser: »Periarthropathia h.«) an örtl. Sehnen (v.a. Infra- u. Supraspinatus, Bizeps), Sehnenansätzen (v.a. Korakoid), Muskelübergängen u. Schleimbeuteln (v.a. Bursa subdeltoidea), evtl. auch an Knorpel u. Knochen (sek. Arthrosis deformans). Nach erstem akutem Reizzustand (reflektor. Ruhigstellung) wieder ungestörte Funktion oder aber Übergang in chron. Versteifung (»frozen shoulder«). [E] periarthritis of shoulder; adhesive capsulitis.

Periarthropathie: bessere Bez. für die meist degenerativen Veränderungen (Aufbraucherscheinungen, Überlastungsschäden, parainfektiöse Tendomyopathie) der Gelenkumgebung (vgl. Periarthritis). [E] periarthropathy.

Pericarditis, Perikarditis: Entzündung des Pericardiums (Herzbeutel) nach direkten u. indirekten Verletzungen; fortgeleitet (z.B. nach Myokardinfarkt, Lungenembolie, Ösophaguserkrankungen), hämatogen (bei Infektionskrankheiten, Kollagenosen, Stoffwechselerkrankungen) sowie als Überempfindlichkeitsreaktion (z.B. Serumkrankheit) u. Autoimmunprozeß (z.B. DRESSLER* Myokarditis). Eine Sonderform stellt die primäre oder isolierte P. (= idiopathische P.) dar mit unklarer Ätiologie. Nach Endothelauflockerung u. Insudation (Verlust des spiegelnden Glanzes) Fibrinabsonderung, evtl. seröse (= P. exsudativa, P. serofibrinosa), eitrige (= P. purulenta) oder jauchige Sekretion; ferner hämorrhag. Formen (v.a. bei Tuberkulose, Malignom, Urämie). Folgen: entweder völlige Resorption oder Cor villosum, Verklebungen u. Verwachsungen (= P. adhaesiva). Symptome: örtl. Schmerzen (auch retrosternal oder im Epigastrium), Fieber, hochfrequente (schabende oder kratzende) Geräusche, bei großem Erguß (Gefahr der Herzbeuteltamponade!) leise Herztöne, verbreiterte Dämpfung, reduzierter Spitzenstoß, breite Zeltform des Herzschattens, verminderte Randpulsationen. [E] pericarditis. – **P. calcarea,** Panzerherz: P. mit zunächst fibrinös-schwieliger Umwandlung des Perikards, später mit Einlagerung von Kalksalzen; s.a. P. constrictiva. [E] p. with calcification; armo(u)red heart. – **P. constrictiva:** chron. P. mit fibrinöser Verklebung u. später Schrumpfung der Perikardblätter (dadurch Behinderung der Herzaktion). [E] constrictive p. – **P. epistenocardica:** fibrinöse, evtl. hämorrhagisch-exsudative P. nach Myokardinfarkt (mit charakterist. Reibegeräusch am 2. oder 3. Tag). – **P. rheumatica:** akute (sero)fibrinöse P. bei akutem Gelenkrheuma; meist als Pankarditis; ausgeprägte Neigung zu Adhäsionsbildung u. Sklerosierung. [E] rheumatic p. – **P. sicca:** akute fibrinöse P. ohne größere Exsudatbildung mit charakterist. Perikardreiben. [E] dry p. – **P. uraemica,** BRIGHT* P.: fibrinöse, seltener serofibrinöse oder hämorrhag. P. in etwa 10% der Urämien, v.a. bei Rest-N > 200 mg/100 ml; im EKG wegen präexistenter Hypertonie u. Myokardschaden oft schwer faßbar. [E] uremic p.

Perikardreiben: auskultatorisches Phänomen (wie aneinanderreibende Seidenstoffe, evtl. kratzend) bei Pericarditis sicca; meist an der Herzbasis, mit unterschiedl. Intensität, ohne Ausstrahlung, oft nur flüchtig u. mit wechselndem Charakter, stets ohne feste Beziehung zu den Herztönen (mesosystolisch, diastolisch). [E] pericardial (friction) rub.

Periproktitis, Paraproktitis: Entzündung des Bindegewebes um Mastdarm u. After (»**Periproktium**«), meist von den Proktodealdrüsen ausgehend; häufige Komplikation bei Thrombophlebitis eines inneren Hämorrhoidalknotens, ferner nach Enddarmverletzung. Zur **periprokt(it)ischen Abszeßbildung** (pelvi-, ischio- oder intrarektal-submukös; auch intra- oder subkutan) kommt es auch nach Proktitis (durch Rhagaden, Hämorrhoiden, Kratzeffekte bei Oxyuriasis, Fremdkörper, Tuberkulose etc.); hierbei Neigung zu perinealer oder analer Fistelbildung, Putrifizierung, Mastdarmzerstörung. [E] periproctitis.

Peritonitis: Entzündung des Bauchfells als Reaktion auf die unterschiedlichsten Ursachen. Die **primäre P.** ist meist durch eine bakterielle Monoinfektion verursacht; bei der **sekundären P.** liegt dagegen meist eine Mischinfektion vor, sie entsteht als Begleitperitonitis einer anderen Grunderkrankung (↗Tab.). Unterschieden werden die akute von der chronischen P. **1)** Formen der **akuten P.:** lokal, diffus, serös, eitrig, hämorrhagisch, fibrinös etc. **2) Formen der chron. P.:** rheumatisch, tuberkulös, Pneumokokkenp. bei Kindern. Symptome: Oberbauchschmerz, Übelkeit, Erbrechen; epigastrischer Druckschmerz, Abwehrspannung, Fieber, peritonealer Schock (Exsikkose, Hypotonie, Tachykardie). Diagnostik: Anamnese, Untersuchungsbefund, Labor; Röntgen: Abdomenleeraufnahme (Spiegelbildung u. stehende Darmschlingen, freie Luft); evtl. CT (bei Verdacht auf Pankreatitis); evtl. Angiographie (bei Verdacht auf Mesenterialinfarkt); Peritoneallavage. Therapie: intensivmedizinische Überwachung, evtl. Schockbehandlung, Antibiotika, Flüssigkeits- u. Elektrolytersatz, operative Lavage, Drainage etc.; Behandlung der Grunderkrankung. – Als **chronisch-exsudative P.** v.a. bei Tuberkulose, Grippe, rheumat. Erkrankungen, gekennzeichnet durch schwielige Veränderungen (»Zuckergußdarm« etc.), Adhäsionen (↗P. productiva), Aszites, Ileus. – **P. arenosa:** chron. P. mit Bildung sandkornartiger Granulationsherde (Kalkeinlagerungen). – **P., biliäre:** ↗P., gallige. – **P. carcinomatosa:** v.a. bei Peritonealkarzinose (mit diffuser kleinherdiger Bauchfellmetastasierung, ausgehend fast nur von Magen-Darm, Pankreas, Ovarien), aber auch bei die Serosa penetrierendem Organkarzinom vorkommende reaktive P. mit fleckiger bis diffuser Rötung u. serofibrinösem, oft hämorrhag. Exsudat. [E] carcinomatous p. – **P. circumscripta:** lokalisierte Peritonitis. [E] circumscribed p. – **P. deformans:** s.u. P. productiva. [E] deforming p. – **P., gallige:** P. nach Gallensteinperforation oder Gallenwegs-Op. (Nahtinsuffizienz, Verletzung eines akzessor. Gallengangs), zunächst aseptisch, gekennzeichnet durch Schocksymptomatik mit Bradykardie. [E] biliary p. – **P. libera:** diffuse Peritonitis. – **P. productiva:** vorwiegend fibrinöse P. mit bindegewebiger Organisation des Exsudats (»P. in organisatione«), dadurch flächenhafte oder strangförm. Adhäsionen; als Extremform die P. deformans s. obliterans, bei der Baucheingeweide (v.a. Darm) zu einer kompakten Masse verbacken sind. – **P. purulenta:** eitrige P., v.a. durch Colibakterien, Strepto-, Pneumo-, Entero-, Diplo-, Gonokokken, Tuberkulosebakterien, Anaerobier, auch Mischflora; meist als diffuse P. mit ausgeprägter – toxisch bedingter – abdomineller u. allg. Symptomatik; bei frühzeitiger Abkapselung Peritonealabszeß. [E] purulent p. – **P. tuberculosa:** Bauchfelltuberkulose; meist sekundär (hämatogen) u. diffus (bei Lungen-, Lymphknoten-, Knochen-Gelenk-Tuberkulose), seltener lokalisiert (fortgeleitet bei Ileozäkal-, retroperitonealer Lymphknoten-, Urogenital-, Wirbel-, Nebennieren-, Nieren-Tbk); meist exsudativ-serös (mit Aszites), seltener fibrös-adhäsiv oder käsig-eitrig; Symptome: subfebrile Temp., örtl. Tympanie, THOMAYER* Zeichen; Verlauf in Schüben; im Exsudat meist Erreger nachweisbar. [E] tuberculous p.

Ursachen der sekundären **Peritonitis** [24]

- Ulkusperforation (Magen, Duodenum)
- Tumoren
- Verätzungen, Fremdkörper
- iatrogen
- entzündliche Erkrankungen (z.B. Morbus CROHN, Colitis ulcerosa, Appendizitis etc.)
- Divertikelperforation
- Gallenblasenperforation
- Leberzirrhose (Aszites)
- akute Pankreatitis

Perniziosa: Kurzbez. für **1)** perniziöse ↗Anämie. **2)** »perniziöse« Malaria.

Perphenazin: ein Phenothiazin-Derivat mit Piperazin als basischer Komponente; Neuroleptikum.

Perseveration: 1) das krankhafte Haften an einer eingeschlagenen Vorstellungsrichtung, erschwerte Umstellung auf ein neues Thema, insbes. als Symptom einer hirnorgan. Erkrankung. [E] perseveration. **2) tonische P.:** bei Apraxie das Verharren in einer einmal gegebenen Innervationsstellung (»Kontraktionsnachdauer«). [E] tonic p.; tonic freezing of posture.

Pes *PNA*: der »Fuß« als Endabschnitt des Beines. Fußdeformitäten ↗Abb. S. 348.

Pessar: in die Scheide bzw. Uterushöhle einzulegender Metall-, Gummi- oder Kunststoffkörper (meist ring- oder schalenförmig), entweder zur Korrektur von Lageanomalien des inneren Genitale (z.B. n. HODGE, THOMAS, FRITSCH, SCHATZ, CRAMER) oder zur Kontrazeption. Anw. bei alten Patientinnen, bei denen eine operative Behandlung der Harninkontinenz nicht möglich ist. [E] pessary.

Pflege: die durch Laien (z.B. Ehepartner, Verwandte) oder professionelle Kräfte durchgeführte Unterstützung einer Person bei körperbezogenen alltäglichen Verrichtungen. Die meisten Pflegebedürftigen werden zuhause betreut (über 70%). Die finanzielle Regelung der Pflege wird durch das seit 1. 1. 1995 neu eingeführte Pflegeversicherungsgesetz vorgegeben. Träger sind die gesetzlichen Krankenkassen, bei welchen die Pflegekassen eingerichtet worden sind. Privatversicherte sind Mitglied einer privaten Pflegekasse. Leistungsberechtigt sind Personen, die wegen einer körperlichen, geistigen oder seeli-

Pes

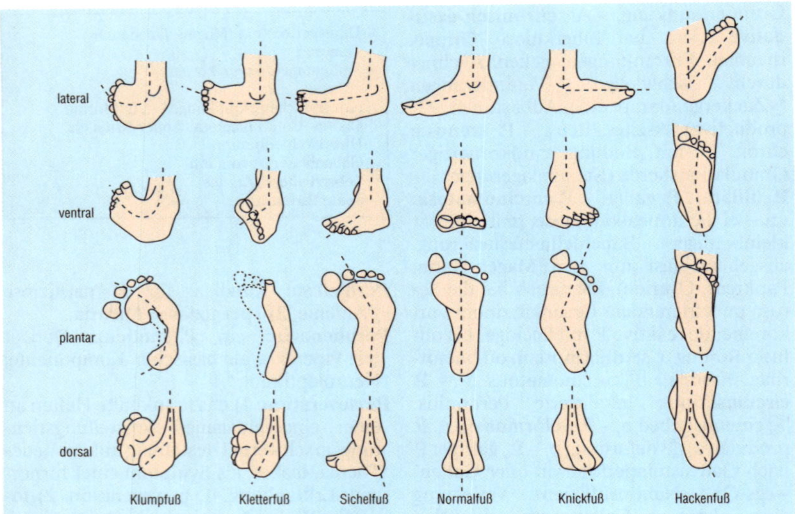

Die häufigsten **Fußdeformitäten** [7]

schen Krankheit oder Behinderung für die gewöhnlichen u. regelmäßig wiederkehrenden Verrichtungen im Ablauf des täglichen Lebens (Körperpflege, Ernährung, Mobilität, hauswirtschaftliche Versorgung) auf Dauer (mind. 6 Mon.) in erheblichem oder höherem Maß der Pflege bedürfen. Je nach Ausmaß des Hilfebedarfs werden die Pflegebedürftigen in drei Stufen eingeteilt: Pflegestufe 1 für erheblich Pflegebedürftige, Pflegestufe 2 für Schwerpflegebedürftige u. Pflegestufe 3 für Schwerstpflegebedürftige (↗Tab.). Die Feststellung der Pflegebedürftigkeit obliegt den Pflegekassen, dabei berücksichtigt wird ein Gutachten des medizinischen Dienstes der Krankenkassen.

Phäochromozytom: Neoplasma (meist Adenom, selten Karzinom) des adrenosympath. Systems (> 90% im Nebennierenmark), dessen chromaffine Zellen (groß, mit azidophilem, granuliertem Plasma) Adrenalin u. Noradrenalin bilden; Symptome: je nach Rhythmus der Catecholaminsekretion Dauerhochdruck oder – seltener – paroxysmale Hypertonie u. gesteigerter Stoffwechsel (mit Schweißausbruch, Hyperglykämie, Angina pectoris, Herzrhythmusstörungen, Unruhe, Tremor, Blässe; im Intervall meist unauffällig), Gewichtsabnahme; Diagnose: Regitin®-Test, Cold-pressure-Test, vermehrte Catecholaminausscheidung im Anfall (Sammelurin!). – Ferner eine hormonell inaktive maligne Variante (mit infiltrativem Wachstum u. riesenzellähnl. Strukturen) sowie familiär-erbliche Formen (dominant mit wechselnder Penetranz – oder aber rezessiv u. maligne) im Rahmen der multiplen endokrinen Adenomatose Typ II (SIPPLE* Syndrom). E pheochromocytoma.

Phakoskleroma, Phakosklerose: ↗Cataracta senilis. E phacosclerosis.

Phantomschmerz: Schmerzempfindung in amputierter Gliedmaße (Phantomglied); komplexes psychophys. Geschehen, das evtl. – außer Suggestivbehandlung oder Narkohypnose – neurochir. Eingriffe erfordert (Erfolg oft nur vorübergehend). E phantom-limb pain.

Pharmakokinetik: (F. H. DOST 1953) Lehre von der Wirkung des Organismus auf das

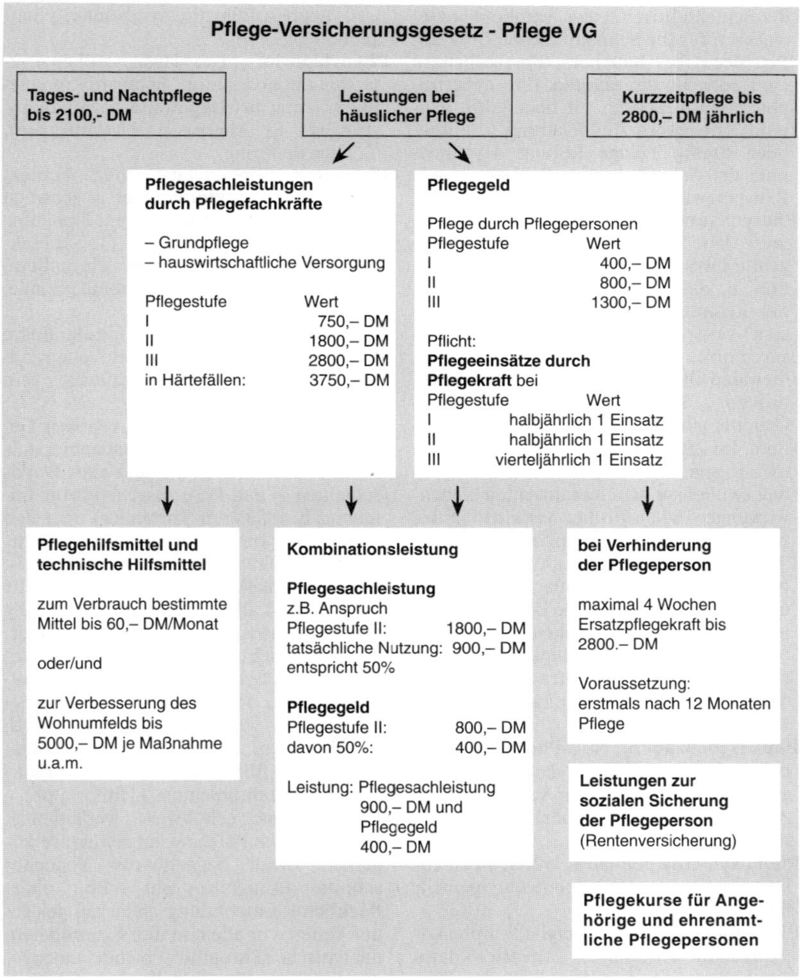

Leistungen nach dem Pflegeversicherungsgesetz [12]

Pharmakon; von den Vorgängen wie Resorption, Verteilung, Proteinbindung u. Ausscheidung, die den zeitlichen Ablauf der Pharmakonkonzentration bestimmen. Die P. unterliegt physiologischen Altersveränderungen v.a. bei Resorption, Verteilung, Metabolismus u. renaler Elimination. [E] pharmacokinetics.

Pharyngitis: Entzündung der Rachenschleimhaut; als akuter Katarrh meist Teilerscheinung einer akuten Infektionskrankheit, diffus oder auf Seitenstränge oder Nasenrachen beschränkt (s.a. Angina), evtl. mit eitrigem, oft zähem Schleim; chronisch als **Ph. atrophicans et sicca** (Austrocknung der Schleimhaut, Verlust der Schleimdrüsen u. des lymphoiden Gewebes, z.T. zähe Schleimfäden u. Borken), **Ph. sicca** (bei Rauchern, Staubarbeitern etc.) oder als **Ph. simplex** (Ph. hypertrophicans; v.a. bei ♂♂, oft über Jahre dauernd; ödematöse Auflockerung u. diffuse oder streifig-fleckige Rötung, Hypertrophie der Schleimdrüsen, Schluck- sowie Räusperzwang). E pharyngitis.

Pharynxkarzinom: Plattenepithel-Ca., vorw. bei ♂♂ (3:1) im 6.–7. Lebensjahrzehnt; i.w.S. auch das Übergangszellkarzinom u. das Lymphoepitheliom SCHMINCKE-REGAUD, als Präkanzerose das ↗PLUMMER*-VINSON* Syndrom. E pharyngeal carcinoma.

Phenobarbital: Acidum phenylaethylbarbituricum; Schlafmittel der Barbiturat-Gruppe; gilt als Promoter der Karzinogenese. Im Alter besteht eine größere Sensitivität gegenüber Barbituratwirkung, so daß es häufiger zu unerwünschten Nebenwirkungen wie Unruhe, Verwirrtheit bis zur Psychose kommt. E phenobarbital.

Phenothiazine: Phenothiazin-Derivate (unterschieden als aliphatische, Piperidin- u. Piperazin-Gruppe, z.B. Chlorpromazin bzw. Mepazin bzw. Perphenazin), die als Neuroleptika, Antihistaminika, Antiemetika u. Sedativa therapeutische Anw. finden. E phenothiazines; dibenzoparathiazines.

Phenoxybenzamin: N-(2-Phenoxy-isopropyl)-N-β-chloräthyl-benzylamin; adrenerg. α-Rezeptorenblocker, Vasodilatans u. Antihypertonikum. E phenoxybenzamine; bensylyt.

Phenoxymethylpenicillin *WHO*: ↗Penicillin V. E phenoxymethylpenicillin; penicillin V.

Phenylbutazon: 4-n-Butyl-1,2-diphenylpyrazolidin-3,5-dion; nichtsteroidales ↗Antirheumatikum mit analgetischer Wirkung, Antiphlogistikum; mögliche Nebenwirkungen: Magen-Darm-Störungen (Ulkusgefahr), Knochenmarksschäden (Agranulozytose); Natriumretention (Ödeme), vermehrte Harnsäure-Ausscheidung u. dadurch Gefahr der Konkrementbildung. E phenylbutazone; butadion; diphenylbutazon.

Phenyldimethylpyrazolon, Phenazon: 1-Phenyl-2,3-dimethyl-5-pyrazolon; Antipyretikum u. Analgetikum (auch als Salicylat). E phenyldimethylpyrazolone; phenazon.

Phenylephrin: 1-(3´-Hydroxy-phenyl)-2-methyl-aminoäthanol; Sympathikomimetikum (Anw. bei Hypotonie, als Vasokonstringens in Augen- u. Nasentropfen). E phenylephrine.

Phenytoin, Diphenylhydantoin: Antiepileptikum mit antikonvulsiver u. schwach narkot. Wirkung. E phenytoin; diphenin.

Phlebektomie, Venektomie: (Teil-)Resektion einer Vene (z.B. bei Thrombose, Varikose); s.a. Phlebothrombektomie. E phlebectomy.

Phlebexhairese: extra- oder intraluminäre Exhairese varikös veränderter Venen; s.a. Venenstripping. E phlebexairesis; vein stripping.

Phlebitis: Entzündung eines venösen Gefäßes mit Beteiligung nur einzelner (als Endo-, Meso-, Peri-Ph.) oder aller Wandschichten (= Pan-Ph.); ausgehend vom Lumen (z.B. infizierter Thrombus) oder von außen her (Trauma, fortschreitende Entzündung, hämatogen von Lymphangitis, eitriger Tonsillitis, Otitis, Endometritis etc.), ferner allerg.-hyperergisch. Häufig als Ph. varicosa (v.a. untere Extremität) (= Varikophlebitis), oft rezidivierend. Symptome: örtl. Schmerz, evtl. Rötung, Stauung, Ödem, Thrombosierung (↗Phlebothrombose, Thrombophlebitis), evtl. Wandfibrose u. Lumeneinengung. E phlebitis. – **Ph. filiformis:** MONDOR* Krankheit, Eisendrahtphlebitis. E filiform phl. – **Ph. migrans:** schubweise verlaufende, oberflächliche Phlebitis mit zeitlich verzögertem Befall benachbarter Venenabschnitte. E migratory phl. – **Ph., oberflächliche:** Entzündung epifaszial gelegener Venen, vor allem in den Extremitäten; die typische (Thrombo-)Phlebitis im engeren Sinne. – **Ph. portalis:** Pylephlebitis. E portal phl. – **Ph. saltans:** zeitlich aufeinanderfolgende, oberflächliche Phlebitiden mit Manifestation an verschiedenen Stellen der gleichen Extremität oder an verschiedenen Extremitäten. Vorkommen idiopathisch, paraneoplastisch, parainfektiös; bei Endangiitis obliterans als Frühzeichen, teilweise als Erstmanifestation noch vor Auftreten der arteriellen Verschlüsse. – **Ph., tiefe:** veraltete Bez. für tiefe ↗Venenthrombose, also eine Erkrankung der tiefen, subfaszialen Leitvenen; sollte wegen Verwechslungsmöglichkeit mit der klinisch weit weniger wichtigen, meist harmlosen oberflächlichen Phlebitis nicht mehr benutzt werden.

Phlebothrombektomie: op. Thrombenentfernung aus tiefen Venen nach Phlebotomie, als **direkte Ph.** am Ort der Thrombose, als **indirekte** am Ort der Wahl (z.B. Inguinalregion) mit Ringstripper oder Ballonkatheter. Bei wandadhärenten u. in Organisation begriffenen Thromben als Endothrombektomie (einschl. Gefäßintima). [E] phlebothrombectomy.

Phlebothrombose: Thrombosierung der Venenlichtung ohne wesentl. entzündliche Wandveränderung; oft als »**tiefe Ph.**« bei Beinvenen (s.a. Venenthrombose, tiefe; im Ggs. zur oberflächl. Thrombophlebitis). [E] phlebothrombosis.

Phlegmone: sich diffus in den Gewebsspalten ausbreitende – u. dadurch oft schwer abgrenzbare – »eitrige Zellgewebsentzündung« durch Staphylo-, v.a. aber Streptokokken, anfangs oft serös, später eitrig-nekrotisierend (= **phlegmonöse** Entzündung i.e.S.). Eintrittspforte kann eine kleine Verletzung, ein Ulkus oder auch ein Dekubitus sein. [E] phlegmon.

Phobie: abnorme, sich entgegen besserer Einsicht zwanghaft aufdrängende Angst, wobei der Betroffene versucht, die gefürchtete Situation u. ähnliches zu meiden. Neben den übersteigerten alltägl. Ängsten vor Einsamkeit, Krankheit, Tod etc. i.e.S. die spez. Phobien wie Klaustro-, Karzinophobie etc. [E] phobia.

physikalische Therapie, Physiotherapie: die Anw. physikal. Faktoren (mit Ausnahme ionisierender Strahlen) in Prävention, Therapie u. Rehabilitation (einschl. der fachgebundenen Diagnostik); unterteilt in Thermo-, Hydro-, Elektro-, Mechano-, Bewegungs- (= Krankengymnastik), Ergo- (= Beschäftigungs-), Pneumo- (einschl. Inhalationen), Balneo- u. Klimatotherapie sowie manuelle Therapie. [E] physiotherapy; physical therapy.

Physiotherapie: 1) die ↗Naturheilkunde im weitesten Sinne, wobei bewußt die natürl. Selbstordnungskräfte des Organismus angesprochen werden. **2)** die ↗physikalische Therapie. [E] physiotherapy.

Phytotherapie: therapeutische Anw. von Pflanzen oder aus Pflanzen gewonnenen Arzneimitteln. [E] phytotherapy.

Pica: *(latein. = Elster)* ↗Pikazismus. [E] pica.

Pick* Atrophie (Arnold P., 1851–1924, Neurologe, Prag)**:** erbliche, spezifisch-degenerative Enzephalopathie (umschrieb. Atrophie) mit zunehmendem Persönlichkeitsverfall u. Demenz; frühestens ab dem 40. Lebensjahr manifest: Ermüdbarkeit, Unfähigkeit, schwierigere Probleme zu lösen, abstrakt zu denken (bei lange erhaltenem Gedächtnis), Verfall sozialer Bindungen, Verlust ethischer Hemmungen (»Stirnhirn-Pick«), evtl. aphasische Störungen (»Schläfenlappen-Pick«), stets ohne Wahn u. Halluzinationen, jedoch mit zunehmender Ruhelosigkeit, zielloser Aktivität, sinnentleertem Rededrang, evtl. auch Amimie, Parkinsonismus, spinaler Muskelatrophie; im Enzephalogramm diffuse Erweiterung des Ventrikelsystems, verstärkte Oberflächenzeichnung an Stirn- u. Schläfenpolen. [E] Pick's disease; presenile dementia, Pick type.

Pickwickier-Syndrom: (1956) nach der Romanfigur »Little Joe« (in Dickens' »Die Pickwickier«) geprägte Bez. für das »kardiopulmonale Syndrom der Adipösen«, mit – pathogenet. unklaren – anfallsweisen, imperativen Schlafzuständen (bei monotonen Geräuschen, in Ruhe etc.) u. verlängertem Nachtschlaf, ferner Polyglobulie (erhöhte Blutviskosität) u. pulmonale Hypertonie (Rechtsherzüberlastung). Bei Gewichtsreduktion reversibel. [E] pickwickian syndrome.

Pigmentatrophie, -degeneration: Lipofuscinablagerung in (alters-)atroph. Zellen von Leber, Herz, Gehirn (»braune Atrophie«), ferner in Nervenzellen (einschl. Dendriten u. Neuriten, mit Atrophie als Folge) bei Intoxikation, Infektion, seniler Demenz. [E] pigmentary atrophy. – **P. der Netzhaut:** ↗Retinopathia pigmentosa.

Pikazismus, Pica(-Syndrom)**:** *(latein. pica = Elster)* ursprüngl. Bez. für abnorme Eßgelüste Schwangerer, i.w.S. die bei psych. Erkrankungen auftretenden Gelüste nach Sand, Mörtel, Farbe, Stoff, Haaren etc. (oft begleitet von Erbrechen u. Eisenmangelanämie). [E] pica.

Pillendrehen, Münzenzählen**:** extrapyramidaler Tremor beim Parkinsonismus, indem sich der überstreckte Daumen an den gebeugten Fingern reibt. [E] pill-rolling.

Pilocarpin, Pilokarpin: 1-Methyl-5-[5-oxo-4-äthyl-tetrahydrofurfuryl-(3)-methyl]-imidazol; das Hauptalkaloid in den Blättern von Pilocarpus-Spezies; starkes Parasympathomimetikum (Anregung der Speichel-, Schweiß- u. Tränensekretion); Anw. bei Urämie, Ödemen, als Miotikum, bei Glaukom. Bei parenteraler Anw. Gefahr des Lungenödems, bei resorptiver Vergiftung (z.B. durch Haarwässer) Miosis, Bradykardie, gesteigerte Drüsensekretion, Übelkeit, Erbrechen, Durchfälle, Harndrang, Kollaps; Antidot: Atropin (P. andererseits Antidot bei Belladonna-Vergiftung). [E] pilocarpine.

Pindolol: 1-(Indol-4-yl-oxy)-3-isopropylamino-propanol-2; β-Rezeptorenblocker. [E] pindolol.

Pingranliquose: *(latein.* **pin**guis = fett, **gra**-**n**um = Korn, **liqu**escere = sich verflüssigen) idiopathisches sklerosierendes Lipogranulom (bis hühnereigroß) jenseits des 50. Lebensjahres im subkutanen Fettgewebe von Gesäß oder Bauch, mit bindegewebigem u. dünnflüss.-fettigem Inhalt.

Pinguecula: bei älteren Menschen nasal oder bds. am Übergang der Conjunctiva bulbi in die Kornea im Lidspaltenbereich graugelblicher, etwa dreieckiger Fleck durch gewuchertes, hyalin-degeneriertes Bindegewebe. [E] pinguecula.

Pipamperon: niederpotentes Neuroleptikum; Anw. zur Therapie von Erregungszuständen u. Schlaflosigkeit bei dementiellen Syndromen.

Piperacillin: Antibiotikum, Ampicillin-Derivat mit Wirkungsspektrum von Azlocillin u. Mezlocillin; s.u. Penicilline.

Piracetam: Nootropikum mit Wirkung auf die zerebrale Leistungsfähigkeit; Anw. in der Therapie der Demenz.

Pirbuterol: ein orales Catecholamin-Derivat mit positiv inotroper u. positiv chronotroper Wirkung; Anw. zur Therapie der chronischen Herzinsuffizienz.

Pirenzepin: ein ↗Parasympatholytikum; Anw. als Säurehemmer bei Magenulkus u. Gastritis. [E] pirenzepine.

Piretanid: ein Schleifendiuretikum vom Furosemid-Typ; besitzt wie alle Schleifendiuretika eine starke Wirksamkeit; Anw. bei Lungenödem u. zur Prophylaxe eines akuten Nierenversagens. [E] piretamide.

Piribedil: Nootropikum mit dopaminerger Wirkung; wirkt unspezifisch zentral stimulierend.

Piritramid: ein synthetisches, stark wirksames Opioid, vergleichbar dem Morphin.

Piroxicam: ein Oxicam mit relativ hoher Plasmahalbwertzeit; nicht-opioides Analgetikum; Anw. v.a. bei rheumatoider Arthritis u. Osteoarthrosen.

Plasmozytom, Plasmom, multiples Myelom, plasmozytisches Lymphom oder Immunozytom, KAHLER*(-BOZZOLO*) Krankheit**:** Systemerkrankung mit neoplastischer Vermehrung der Plasmazellen (v.a. im Knochenmark = medulläres P.) u. Bildung von ↗Paraproteinen bei erhöhtem Gesamteiweiß (> 8 g/l) u. meist starker Erhöhung der β- bis γ-Globulinfraktion; immunelektrophoretisch nach sezerniertem Immunglobulin-Typ unterschieden als P.-Typ IgG (= γG), IgA (= γA), seltener als IgD (= γD) u. IgE (= γE); in ca. 50% ein P. mit niedermolekularen BENCE//JONES* Eiweißkörpern (= γU-P.). Die Blutkörperchensenkungsgeschwindigkeit ist meist extrem beschleunigt, im Blutausstrich findet man deutl. Geldrollenbildung. Meist auch Paraproteinurie (Tod oft durch Urämie). Fast stets multiple, meist scharf umschriebene, blaßgraue bis -rote, osteolysierende Knoten im Skelett (»Mottenfraß«), v.a. in Wirbelsäule, Rippen, Sternum u. Schädel (»Landkartenschädel«), selten in Lymphknoten u. Milz. Im Finalstadium Generalisierung. [E] plasmacytoma.

Plattenepithelkarzinom: von der Epidermis, Plattenepithel-tragenden Schleimhäuten oder metaplasiertem Zylinderepithel (z.B. Bronchien) ausgehendes Malignom mit ungleich großen, atypischen, in Strängen oder Nestern angeordneten Zellen, die im Innern der Stränge rel. größer, glykogenhaltig u. durch Desmosomen verbunden sind; stärker differenzierte Formen mit zwiebelschalenart. Hornperlen (»verhornendes P.« = Kankroid = malignes Akanthom), undifferenzierte (»nichtverhornendes P.«) evtl. mit freiliegenden Papillen (z.B. nacktpapilläres P. der Unterlippe); s.a. Carcinoma spinocellulare, Vulvadystrophie. [E] squamous cell carcinoma.

Plattfuß: Fußverbildung (durch Fehlstellung) mit Einsinken eines oder mehrerer Traggewölbe bzw. Verlust der lotrechten

Statik; unterschieden als Spreiz- (Pes transversus, Abflachung des Quergewölbes), Senk- (Pes planus i.e.S., Abflachung des Längsgewölbes), Senk-Spreiz- (Pes planotransversus, Abflachung beider), Knick-Senk-Spreizfuß (Pes planovalgus). – Bei Vollbild Talus steilgestellt u. nach medial gedreht, Kalkaneus in Pronation, Vorfuß dorsalflektiert u. in leichter Supination, Mittelfuß der Unterlage aufliegend, evtl. Tibia u. Fibula einwärtsgedreht. Durch Überbeanspruchung der Bänder u. Muskeln veränderte Statik u. Verlust der Elastizität des Ganges: beim Kind leichte Ermüdbarkeit, beim Erwachsenen belastungsabhängiger Schmerz an innerem Fußrand, Fußsohle, Wade (Myogelosen u. Hartspann in Musculus gastrocnemius u. M. tibialis ant.), Oberschenkel, Hüfte u. Kreuz. Soweit nicht angeboren, Folge von Knochenerweichung, Fußwurzelentzündung, Lähmung, Trauma, Überlastung, begünstigt durch mangelnde Übung etc. – Aus dem zunächst »mobilen« P. (leichter Knickfuß; passive Korrektur möglich) wird der »kontrakte«, u. zwar der »muskulär-fixierte« oder »spastische«, v.a. nach außergewöhnl. Überanstrengung (verkrampfte Mm. peronei), der »ligamentär-fixierte« bei anhaltender Muskelkontraktion (Kapsel- u. Bänderschrumpfung); als Endstufe der »ossär-fixierte« (häufig infolge Arthrosis deformans; Fuß starr, aber nicht schmerzhaft). Therapie: Fußgymnastik, Einlagen etc. oder aber Op. (an Gelenk, Knochen, Weichteilen). [E] flatfoot.

Platyspondylie, Vertebra plana: »Plattwirbel«, d.h. Höhenminderung des Wirbelkörpers; meist erworben, solitär als Vertebra plana Calvé u. bei Tumormetastase, multipel bei Hand*-Schüller*-Christian*, Marmorknochen-Krankheit, Osteomalazie; selten angeboren. Symptome: Rückenschmerzen u. -schwäche, frühzeitige Verstärkung von Brustkyphose u. Lendenlordose, überstreckbare Gelenke, hypoplast. Muskulatur, alle Wirbelkörper auf ca. ⅓ erniedrigt u. verbreitert. [E] platyspondylia (e.g. congenital = platyspondylysis).

Pleuraerguß: Exsudat oder Pleuratranssudat im Pleuraraum. Wird in den meisten Fällen durch maligne Tumoren verursacht; andere Ursachen sind Herzinsuffizienz, Pneumonie, Tuberkulose, Pankreatitis u.a. Diagnostische Abklärung durch Punktion. [E] pleural effusion.

Pleuritis, Rippenfellentzündung: umschriebene oder diffuse Entzündung der Pleura; letztere meist übergreifend (von Lunge, Brustwand; Mediastinum, Oberbauch [»Begleit-P.«]) oder hämatogen-metastatisch (bei Tuberkulose, Rheuma, Autoimmunerkrankungen wie L. erythematodes, Typhus); Symptome: atemabhängige Schmerzen, Fieber (anfangs subfebril), Atembeschwerden, Pleurareiben bzw. Symptome des ↗Pleuraergusses; Komplikationen: P. fibroplastica, Adhäsionen, Pleuraschwarte, -empyem. [E] pleurisy. – **P., basale,** P. diaphragmatica: auf die Zwerchfellpleura beschränkte P., entweder trocken mit starker Schmerzsymptomatik (z.B. durch virale Infektion i.S. der Bornholmer Krankheit) oder exsudativ, primär bei Tbk oder fortgeleitet (Lunge, Abdomen); mit inspiratorisch gesteigerten Schmerzen in Oberbauch u. Schulter; häufig Singultus; im Röntgenbild (Seitenlage) Zwerchfellhochstand mit eingeschränkter oder paradoxer Beweglichkeit u. Abflachung (bei Ergußabkapselung evtl. Buckelbildung), Verschattung der Basalwinkel. [E] diaphragmatic p. – **P. calcinosa,** P. fibroplastica, konstriktive P., Panzer-P.: massive, starre, oft mantelförm. Pleuraverschwartung als Endzustand nach P. exsudativa, Pleuraempyem; Hämatothorax. Gefahr der restriktiven Ventilationsinsuffizienz (»gefesselte Lunge«) u. Thoraxdeformierung. – **P. carcinomatosa:** fast stets mit hämorrhagischem Exsudat einhergehende P. bei Pleurakarzinose (direkt infiltrierend oder aber lympho- oder hämatogen-metastatisch). – **P. diaphragmatica:** P. basale. – **P. exsudativa,** P. humida: P. mit serofibrinöser bis hämorrhag. Ergußbildung (bis 5 l), meist als sekundäre P. bei Lungentuberkulose. Beginn schleichend oder plötzlich, mit geringem oder mittelhohem Fieber, Husten, örtlichen Schmerzen, Luftmangel u. Mediastinalverdrängung; Klopfschall verkürzt, Atemgeräusch abgeschwächt bis aufgehoben, Bronchophonie, Stimmfremitus; Diagnose-Sicherung durch Pleurapunktion, evtl. Pleurabiopsie. Bei hochgradiger Verdrängung Entlastungspunktionen angezeigt; Abheilung oft mit Adhäsions- u. Schwartenbildung (»P. fibroplastica«). [E] exsudative p. – **P. fibrinosa:** P. sicca. [E] fibrinous p. – **P. fibrosa:** P. exsudativa mit bes. Neigung zur bindegeweb. Organisation des Pleuraergusses. – **P. haemorrhagica:** P. mit blutigem Erguß, bedingt durch Arrosion, Verletzung oder Alteration pleuraler oder pulmonaler Gefäße; z.B. bei Neoplasma, Lungeninfarkt, Tuberkulose, Thoraxtrauma. [E] hemorrhagic p. – **P. interlobaris:** in einem oder mehreren Lappenspalten lokalisierte P., entweder bei allgemeiner P. (exsudativa) oder als Begleiterscheinung pulmonaler oder bronchialer Prozesse. [E] interlobar p. – **P. mediastinalis:** P. im mediastinalen Pleurabereich, v.a. bei kindl. Tuberkulose, entweder als totale (einseit.) oder als lokalisierte P.; Symptome: Retrosternalschmerz, inspirator. Stridor, Dysphagie (bei hinterem Erguß), Dysphonie (Rekurrenskompression), Erbrechen (Vagusreizung), Einflußstauung. [E] mediastinal p. – **P. saccata:** P. exsudativa mit abgekapseltem Erguß. – **P. sicca,** P. fibrinosa: »trockene« P. ohne Ergußbildung, mit Fibrinablagerung auf der Pleura (u. nicht selten auch Mikroerguß); meist bei parapleuralem Lungenprozeß (Pneumonie, Tuberkulose, Lungeninfarkt), evtl. als Teilerscheinung der Bornholmer Krankheit; häufig Vorläufer der P. exsudativa. Symptome: plötzl., atmungsabhängiger, stechender Seitenschmerz, Reizhusten, Schonatmung, Pleurareiben, -fremitus. [E] dry p. – **P. tuberculosa:** meist nach fibrinösem Initialstadium auftretende P. mit serofibrinösem oder hämorrhag., lymphozytärem Erguß u. – v.a. subpleuraler – Tuberkelbildung als Sekundärerkrankung bei allen sich entwickelnden (v.a. Spät-Primär-Tbk), aber auch manifesten Tuberkuloseformen, nicht selten als einziges Frühsymptom; ausgehend von subpleuralen Lungenprozessen, oder hämatogen.

Plummer* (HENRY STANLEY PL., 1874 bis 1937, Internist, Rochester/Minn.) **Jodbehandlung,** Plummern: Behandlung mit 1–3mal tgl. 3–15 Tr. LUGOL* Lsg. (Jod-Jodkali) 8–14 Tg. vor Ektomie einer hyperthyreoten Struma (um die Schilddrüsentätigkeit zu blockieren). [E] Plummer's iodide therapy. – **Pl.* Krankheit:** autonomes Schilddrüsenadenom mit u. ohne Hyperthyreose, heute bezeichnet als funktionelle Autonomie der Schilddrüse; keine endokrine Ophthalmopathie. [E] P.'s disease. – **Pl.*-Vinson*(-Paterson*-Kelly*) Syndrom:** (1908 bzw. 1919) wahrsch. auf komplexem Vitamin- (u. Eisen-)Mangel basierende (»sideropenische«) Dysphagie mit schmerzhaften Schluckbeschwerden bei »trockenem« Hals, Zungenbrennen, Ösophagus- u. Kardiaspasmen (Schleimhautatrophie in Mund, Rachen, Speiseröhre u. Magen); *hämat* hypochrome Anämie, Mikro-, Aniso-, Poikilozytose. [E] sideropenic dysphagia; P.-Vinson syndrome.

Pneumokokkenimpfung: ↗Impfung.

Pneumomykose(n): Infektion der Lungen mit Schimmel-, Sproß- oder Strahlenpilzen, z.B. als »Mykosepneumonie« im Anschluß an Langzeitmedikation von Breitspektrum-Antibiotika, Corticoiden, Zytostatika; s.a. Mykose. [E] pulmonary mycosis.

Pneumonie: diffuse oder herdförmige, exsudative (v.a. serofibrinöse, aber auch hämorrhag.-eitrige) oder proliferative Entzündung der Lunge. Verlauf (akut, chron.), Form (alveolär, interstitiell) u. Ausdehnung (lobär, multizentrisch) abhängig von Ursache. Einteilung: ↗Tabelle. [E] pneumonia. – **P., atypische:** P., primäratypische. [E] atypical p. – **P., dystelektatische:** Streifenpneumonie. – **P., eosinophile:** Lungeninfiltrat, eosinophiles. [E] eosinophilic p. – **P., hypostatische:** auf dem Boden einer Lungenhypostase bzw. Stauungslunge entstehende lobäre P. oder – häufiger – Bronchopneumonie (meist Mischinfektion), v.a. der hinteren unteren Lungenabschnitte. [E] hypostatic p. – **P., indurative,** chronische Indurativpneumonie: narbiges Ausheilungsstadium einer lobären oder lobulären P. [E] indurative p. – **P., interstitielle:** v.a. Virus- u. primäratyp. P., bei der das entzündl. Exsudat v.a. im Interstitium auftritt (u. die deshalb stärker zur Fibrosierung neigt). Symptome oft uncharakteristisch: reduziertes Allgemeinbefinden mit Kopf-, Glieder-, Rückenschmerzen, langsam ansteigendes Fieber (kein Schüttelfrost) mit hoher Kontinua u. lytischem Abfall; trockener, oft quälender Husten, nur spärl. Auswurf, keine Leukozytose, fehlender oder nur geringer physikal. Befund, häufig in Diskrepanz zum ausgedehnten »interstitiellen Syndrom« des Röntgenbildes: teils klein- bis grobfleckige, zur Konfluenz neigende, teils großflächige Verschattungen von schleierartiger Transparenz (»Milchglastrübung«). E interstitial p. – **P., interstitielle plasmazelluläre,** Pneumocystis-P.: bei abwehrgeschwächten Erwachsenen (bei ↗AIDS [Haupttodesursache] sowie unter zytostatischer bzw. immunsuppressiver Therapie) oder – selten – bei Frühgeborenen oder dystrophen Säuglingen im 1. Trimenon vork. hochkontagiöse (auf Säuglings-Stationen epidem.), doppelseitige Pneumonie mit hoher Letalität (20–50%); Erreger: Pneumocystis carinii. Inkubation 6–7 Wo. (inapparent erkrankte Erwachsene als Zwischenträger möglich); kein Fieber, Tachypnoe bis > 120/Min., quälender Husten, blasse Zyanose; typ. »Milchglastrübung«, später feine Fleck- u. Streifenzeichnung der Obergeschoße bei überblähten Unterfeldern. Path.-anat.: monohistiolymphozytäre Infiltrate mit Plasmazellen (weiße Schnittfläche, »Pneumonia alba«), visköses, alveoläres Exsudat (Erregernachweis im Tupfpräparat). Therapie: Chemotherapie mit Co-trimoxazol u. Pentamidin-Isothianat (letzteres bei therapieresistenten Fällen) oder Kombination von Pyrimethamin u. Sulfonamiden bzw. Rifampicin. Prophylaxe: strenge Isolierung, Raumentkeimung mit UV-Strahlen, Gammaglobulin. E i. plasma cell p. – **P., käsige:** die exsudative Phase einer foudroyanten Lungentuberkulose; lobär oder lobulär, mit früher Kavernenbildung (u. dadurch großer Kontagiosität). E caseous p. – **P., lobäre,** Lappen-, Lobärpneumonie: der heute rel. seltene »klassische« Prototyp der P. mit fibrinös-entzündl. Exsudat in den Alveolen u. schlagartigem Befall eines oder mehrerer ganzer Lungenlappen (bevorzugt re., v.a. Unterlappen, evtl. nur Segmente). Erreger: v.a. Staphylococcus aureus, Streptokokken, Klebsiella pneumoniae, ferner – v.a. bei resistenzgeschwächten Patienten – Enterobakterien; die Pneumokokken-P. ist bei primär-akuten Erkrankungsformen wieder häufig geworden (ca. 50%). 4 Stadien (ROKITANSKY): Anschoppung sowie rote, graue u. gelbe Hepatisation (= Fibrinolyse u. Resolution). Klin. Verlauf ohne antibiot. Therapie sehr einheitlich (außer im Kleinkind- u. Greisenalter): stürm.-akuter Beginn mit Schüttelfrost, hohem Fieber (Kontinua), im Alter oft afebriler Verlauf, Husten, Pleuraschmerz, Tachypnoe, Nasenflügelatmung, Herpes labialis, häufig Blutdruckabfall u. Kreislaufversagen; Sputum ab 2.–3. Tag rostbraun; stark beschleunigte Blutkörperchensenkung, Leukozytose mit Linksverschiebung, Hypersthenurie; Crepitatio indux, Schallverkürzung, verstärkter Stimmfremitus, meist Bronchialatmen, klingende Rasselgeräusche, später Crepitatio redux; *röntg* großflächige (streng lobär bzw. segmental), schleierartige, später massive homogene Verschattung; am 5.–10. Tag kritische oder lytische Entfieberung; Komplikationen: Lungenabszeß, -gangrän, Pleuritis, Pleuraempyem, Perikarditis. E lobar p. – **P., primär-atypische:** ursprüngliche Bez. für die nichtbakteriellen P.-Formen unbekannter Ätiol., später nur für die Mykoplasmen-P. u. (BIELING u. GSELL) für die – oft kaum zu unterscheidende – P. durch Grippe-, Adeno-, Parainfluenza-, Respiratory-syncytial-, REO-, Masern-Viren, Varizellen, Chlamydien, ferner die Q-Fieber-, Mykoplasmen- u. Spirochäten-P., als seltene Formen die bei Röteln, Pocken, infektiöser Mononukleose, Hepatitis epidemica etc.; Symptome: in 1–2 Tagen ansteigendes Fieber ohne Schüttelfrost, lytisch abfallend, rel. Bradykardie, Kopf-, Glieder-, Rückenschmerzen, keine Leukozytose, später rel. Lymphozytose, trockener, oft quälender Husten, geringer physikal. Befund in Diskrepanz zum Röntgenbefund, der frühestens nach 24–48 Std. vorliegt; nach HEGGLIN 4 Typen: 1) verstärkte

Ätiologische Klassifizierung der Pneumonien

I. Primäre Pneumonien
  1. bakterielle Pneumonien
  2. Viruspneumonien
  3. Rickettsienpneumonien
  4. Mykoplasmenpneumonien
  5. Pneumozystispneumonien
  6. Pilzpneumonien
  7. allergische Pneumonien

II. Sekundäre Pneumonien
  1. bei Zirkulationsstörungen
  2. bei Bronchusveränderungen
  3. bei toxischen Einwirkungen
  4. bei Aspiration

Zeichnung, 2) Hilusverbreiterung mit perihilären Streifen, 3) Fleck- u. Flächenschatten, meist homogen, milchglasartig, wenig dicht, 4) dichte Flächenschatten, auch bds. u. über Lappengrenzen hinaus; Resorption meist langsam. [E] primary atypical p.

Pneumothorax, Gasbrust, Pneu: Anwesenheit von Luft (Gas) im Pleuraspalt mit – totalem oder partiellem – Lungenkollaps; als **geschlossener P.** (ohne durchgängige Verbindung mit der Außenluft) oder als **offener P.** mit Verbindung des Pleuraraums entweder nach innen zu den Lufträumen der Lunge (z.B. als Spontanpneumothorax) oder durch die Brustwand nach außen (z.B. penetrierende Brustwandverletzung). Evtl. akut lebensbedrohliche Komplikationen: Spannungspneumothorax (Überdruck durch Ventilmechanismus; ↗Abb.), Mediastinalpendeln; Therapie: sofortige Druckentlastung durch Anlegen einer Thoraxdrainage. – Ferner als **künstl. P.** für Diagnostik (z.B. röntg. Klärung von Pleura- u. peripheren Lungenprozessen) oder als **therapeut. P.** (FORLANINI 1895; reversible Kollapstherapie). [E] pneumothorax (artificial; therapeutic).

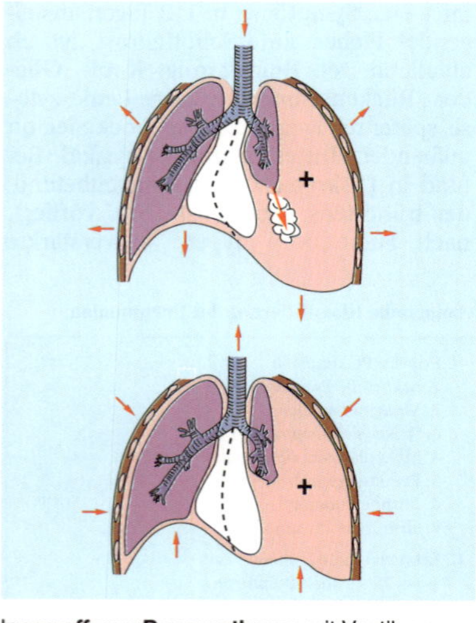

Innen **offener Pneumothorax** mit Ventilverschluß u. Verdrängung des Mediastinums durch Überdruck (bei Ausatmung fortbestehend) [74]

PNF: **p**ropriozeptive **n**euromuskuläre **F**azilitation; krankengymnastische Behandlungsmethode, bei der durch Stimulation von Propriozeptoren u. Exterozeptoren die Leistung des neuromuskulären Systems gefördert werden soll; dadurch Verbesserung der funktionellen Bewegungsabläufe; s.a. KABAT* Methode.

Podagra: Gicht(anfall) im Großzehengrundgelenk (»Zipperlein«); sehr schmerzhaft, Haut gerötet, glänzend, trocken. [E] podagra.

Pöldinger-Beurteilungsskala: psychometrisches Verfahren in der Depressionsdiagnostik; der Fragebogen zur Abschätzung der Suizidalität mißt Suizidrisikofaktoren.

Poikilodermie: »bunte Haut« als diffuse Atrophie mit kleinfleckigen bis netzförm. Hyper- u. Depigmentierungen, Teleangiektasien u. Erythemen; symptomatische P. v.a. bei Radiodermatitis chronica, Poikilodermatomyositis (PETGES*-CLÉJAT*-JACOBI* Syndrom), Sklerodermie; als idiopathische P. z.B. Kriegsmelanose (RIEHL* Melanose), CIVATTE* Krankheit; ferner angeborene bzw. frühmanifeste Formen. [E] poikiloderma.

Poliomyelitis-Schutzimpfung: aktive Immunisierung gegen Poliomyelitis (Typen I, II u. III), entweder parenteral mit inaktivierten Viren (SALK* Impfstoff) oder als Schluckimpfung mit abgeschwächten, noch vermehrungsfähigen Stämmen. [E] polio inoculation.

Pollaki(s)urie, Sychnurie: Drang zu häufigem Wasserlassen ohne vermehrte Ausscheidung; v.a. bei Reizblase, Prostataerkrankungen, latenter Enuresis, Blasenneoplasma. [E] pollaki(s)uria.

Polyarthritis: gleichzeitig oder nacheinander in mehreren Gelenken auftretende Arthritis. [E] polyarthritis. – **P., akute:** ↗rheumatisches Fieber. – **P., (primär-)chronische (progressive),** PcP, pcP, rheumatoide Arthritis: wahrscheinlich durch Immunvorgänge ausgelöste systemische Erkrankung des Bindegewebes mit Befall großer u. kleiner Gelenke (selten Fingerendgelenke) u. mögl. Beteiligung extraartikulärer Strukturen (Sehnen, Sehnenscheiden, Gefäße), auch im Bereich der Halswirbelsäule. Beginn meist akut u. mit Allgemeinsymptomen wie Appetitlosigkeit, Gewichtsverlust, starkem Krankheitsgefühl u.a.; es kommt schnell zu einer Muskelatrophie, was die Mobilisierung erschwert. Die P. geht mit zunehmender Gelenkdestruktion i.S. einer chronischen proliferierenden Synovitis einher; Rheumafaktor bei ca. 80% nachweisbar. [E] rheumatoid arthritis; progressive chronic p. – **P., sekundär-chronische:** (keine pathogenet. Einheit!) entweder eine PcP nach dem 1. akuten Schub oder aber der Übergang einer akuten Form in die chronisch-progressive. – **P. urethrica:** REITER* Syndrom.

Polyarthrosis: gleichzeitige degenerative Erkrankung mehrerer Gelenke; i.e.S. (als Systemerkr.) die sog. HEBERDEN* Arthrose bzw. die primär-chron. P. als sich v.a. bei Frauen mittl. Alters manifestierende, dominant erbl., in Schüben verlaufende, oft seitensymmetr. Affektion zunächst der Fingerendgelenke, später auf andere Gelenke (v.a. Daumensattelgelenk) ausgedehnt; meist mit typ. ↗HEBERDEN* Knoten.

Polycythaemia: Polyzythämie. [E] polycythemia. – **P. (rubra) vera,** OSLER*-VAQUEZ* Syndrom: eine myeloproliferative Erkrankung mit deutl. Vermehrung der Erythrozyten im Blut, aber auch – im Gegensatz zu anderen Polyzythämien u. Polyglobulien – meist mit Vermehrung der Leuko- u. Thrombozyten; die Erythropoietin-Konzentration ist nicht erhöht. Komplikationen: Thrombose- u./oder Blutungsneigung, zerebraler Insult, Myokardinfarkt, Gicht, Magen- u. Duodenalulzera; Therapie: Aderlässe, Radiophosphor, Zytostatika in vorsichtiger Dosierung, Allopurinol. Evtl. Übergang in Osteomyelofibrose u. akute Leukämie; s.a. myeloproliferative Syndrome. [E] polycythemia vera.

Polykrotie, polykroter Puls: Mehrgipfligkeit der peripheren Pulswelle mit teils unterschiedl. Erhebungen u. Nachschwankungen. [E] polycrotism.

Polymyalgia rheumatica: sehr schmerzhafte Erkrankung der Schulter-Oberarm- u. Beckengürtel-Oberschenkel-Muskulatur v.a. bei Frauen im höheren Alter; häufig (ca. 50%) mit ↗Arteriitis temporalis kombiniert. Symptome: Fieber, Mattigkeit, meist stark beschleunigte BSG, α_1-, α_2- u. γ-Globulinvermehrung (EMG normal, Rheumafaktor neg.). Autoimmunerkrankung (?). [E] rheumatoid polymyalgia.

Polyneuropathien

I. »Entzündliche« Polyneuritiden

Unbek. Urs.: idiopath. Polyradikuloneuritis, FISHER* Syndrom, neuralg. Schulteramyotrophie, bei lymphozytärer Meningitis, Akrodermatitis chronica atrophicans

Virale Infekte: Encephalitis epidemica, Grippe, Hepatitis epidemica, Herpes zoster, Masern, Mononukleose, Mumps, Varizellen, Zeckenbiß-Meningo-Enzephalo-Myelitis

Bakterielle Infekte: Bruzellosen, Botulismus, Diphtherie, Lepra, Leptospirosen, Neurolues, Rickettsiosen, Ruhr, Toxoplasmose, Typhus, Paratyphus

Allergische Reaktion: serogenetische Polyneuritis

II. Vaskulär bedingte Polyneuropathien
(einschl. Kollagenosen)

obliterierende Gefäßerkrankungen, Periarteriitis nodosa, Lupus erythematodes, rheumat. Arthritis, SJÖGREN* Syndrom, Sklerodermie, Intoxikationskoma(?)

III. Exotoxische Polyneuropathien

Medikamente: Amiodaron, Antabus, Chlorjodhydroxychinolin, Chloroquin, Furaltadon, Gentamicin, Gold, Hydantoin, Hydralazin, Imipramin, Indometacin, INH, Methaqualon, Nialamid, Nitrofurantoin, Nitrofural, Penicillin, Perhexilinmaleat, Salvarsan, Neosalvarsan, Thalidomid, Trichloräthylen, Vincristin, Vinblastin

Andere tox. Stoffe: Acrylamid, Alkohol, As, Ba, Benzin, Benzol, Blei, DDT, n-Hexan, Methyl-n-butylketon, Hg, CS_2, Tl, Triorthokresylphosphat

IV. Endotoxische metabol. Polyneuropathien
(einschl. maligner Infiltration u. Kompression der Nerven sowie hereditärer Formen)

Stoffwechselerkrankungen: Akromegalie, Amyloidose, Diabetes mellitus, Hypoglykämie, Hypothyreose, Porphyrie, Schwangerschaft, Urämie

Mangelernährung: Beriberi (B_1-Mangel), Hungerdystrophie, Malabsorption

Paraneoplast. Syndrome: v.a. bei Ca. von Lunge, Magen, Mamma u. ♀ Genitalorganen, bei HODGKIN* Krankh., Leukämien, malignen Retikulosen

Paraproteinämien: Plasmozytom, Makroglobulinämie WALDENSTRÖM, Kryoglobulinämie

Infiltrierende Prozesse; BOECK*, HODGKIN* Krankh., Leukämien, maligne Retikulosen, Meningiosis blastomatosa, Polyzythämie(?)

Chron.-hereditäre Verlaufsformen: prim. u. Para-Amyloidose, heredit. sensible Neuropathie, neurale Muskelatrophie, myatroph. Ataxie, progress. hypertroph. Neuritis (DÉJERINE-SOTTAS), fam. rezidivierende polytope Neuropathie, metachromat. Leukodystrophie, REFSUM*, BASSEN*-KORNZWEIG*, LOUIS // BAR* Syndrom

(nach B. NEUNDÖRFER)

Polyneuropathia, Polyneuropathie: Oberbegriff für systemische entzündl. u. degenerat. Erkrankungen der peripheren Nerven (↗Tab. S. 357); Ursachen: chron. Alkoholismus, Infektionen, Medikamente, Stoffwechselerkrankungen (z.B. Diabetes mellitus), Schwermetallvergiftung (Blei) u.a. E polyneuropathy. – **P. carcinomatosa:** P. als Teilerscheinung eines ↗paraneoplastischen Syndroms. E carcinomatous p. – **P. diabetica,** Neuropathia diabetica: durch Minderdurchblutung (infolge Gefäßveränderungen) bei Diabetes mellitus verursachte, stets chron. P.; meist nur peripher (v.a. untere Extremität), z.T. mit Veränderungen der Vas-nervorum-Kapillaren; Symptome: Sensibilitätsstörungen, Schmerzen, in schweren Fällen motor. Ausfälle (z.B. ataktische Gangstörung = Pseudotabes diabetica). E diabetic p.

Polyp: in das Lumen eines Hohlorgans vorwachsender, primär benigner Mukosatumor. Vorkommen im gesamten Gastrointestinaltrakt, einzeln oder multipel, bei Polyposissyndromen massenhaft; gestielt oder breitbasig. Vom makroskopischen Aspekt können keine Rückschlüsse auf die histologische Dignität gezogen werden. Formen: 1) nichtneoplastische Polypen: a) metaplastisch; b) Hamartom; c) entzündlicher Pseudopolyp (Colitis ulcerosa, Morbus CROHN*; 2) neoplastische Polypen (Adenome): a) tubuläre Adenome; b) tubulovillöse Adenome; c) villöse Adenome. Klinik: meist symptomlos, evtl. Blut- u. Schleimabgang, Schmerzen, Elektrolyt- u. Flüssigkeitsverlust bei großen villösen Adenomen. Diagnostik u. Therapie: Endoskopie, Koloskopie, Rektoskopie. Aufgrund der nicht beurteilbaren Dignität der Polypen ist die Therapie der Wahl die komplette Abtragung u. histologische Untersuchung von Polyp u. Stiel; liegt ein den Polypenstiel infiltrierendes Karzinom vor, muß chirurgisch radikal reseziert werden.

Polypathie, Mehrfachleiden: das gleichzeitige Vorhandensein (chronisch werdender oder primär chronischer) Krankheiten/Leiden, insbes. beim alternden Menschen (oft – weniger korrekt – als Multimorbidität bezeichnet). E polypathia.

Polytoxikomanie: Drogenabhängigkeit von mehreren Suchtmitteln, gleichzeitig oder nacheinander. E multiple drug dependance.

Positionstypen: die durch die Stellung der Herzachse bedingten EKG-Typen, definierbar durch den Winkel α, den die elektrische Achse (etwa ident. mit größtem QRS-Vektor in der Frontalebene) mit der Ableitung-I-Horizontalen bildet (von li. [= 0] nach unten pos., nach oben neg.); unterschieden als Normal- bzw. Mitteltyp (α = + 60° bis + 30°), Steil- (α = + 90° bis + 60°), Links- (α = + 30° bis – 30°; überdreht < – 30°) u. Rechtstyp (α = + 90° bis + 120°; überdreht < + 120°). E electrical positions (of the heart).

Postcholezystektomie-Syndrom: Sammelbegriff für Beschwerden u. Folgeerkrankungen nach Cholezystektomie, beruhend auf tatsächlichen organischen Ursachen (z.B. Papillenstenose, übersehene Steine, andere gastrointestinale Erkrankungen wie Ulzera oder Karzinome) oder – häufiger – ohne organisches Korrelat (z.B. Reizmagen/-darm). E postcholecystectomy syndrome.

Postmenopause: die auf die Menopause folgende Phase des Klimakteriums. Bei noch sehr niedriger Östrogenproduktion treten klimakter. Ausfallserscheinungen in den Vordergrund (vegetative Störungen [v.a. Hitzewallungen], emotionale Labilität, Pruritus). E postmenopause.

postthrombotisches Syndrom: chron. Rückflußstauung der unteren Extremität mit Dekompensation (meist einseitiges Phlebödem, subkutane Fibrosierung, Zyanose) als Folge einer tiefen Thrombose. Klinisches Bild u. klinische Stadieneinteilung s.u. Insuffizienz, chronische venöse. Radiologische Einteilung nach MAY* in 4 Schweregrade; Grad I: Vollrekanalisation, aber Klappenschaden; Grad II: unvollständige, aber weitgehend durchgängige Rekanalisation mit unregelmäßiger Wandkontur (»lineare« Rekanalisation); Grad III: »wirre« Rekanalisation mit ausgeprägten Reststenosen; Grad IV: persistierender, ausgedehnter Verschluß. Funktionelle Einteilung mittels Phlebodynamometrie in leichtes p. S. (Δp 20–40 mmHg), mittelschweres p. S. (Δp 0–20 mmHg) u. schweres p. S. (Δp negativ). Klinischer, radiologischer u. funktioneller Schweregrad korrelieren nur lose. E postthrombotic syndrome.

Postzosterneuralgie: ↗Zoster.
Practolol: ein ↗Betarezeptorenblocker. [E] practolol.
Präbetalipoproteine: ↗Lipoproteine sehr niedriger Dichte (»VLDL«), die bei der Lipoproteinelektrophorese im Bereich der α_2-Globuline (d.h. vor den β-Lipoproteinen) wandern. Vermehrt bei ↗Hyperlipoproteinämie Typ II b, IV u. V. [E] pre-beta-lipo-proteins.
Praecoma: dem eigentl. ↗Coma vorausgehende Bewußtseinstrübung. [E] precoma. – **P. basedowicum:** Vorstadium der thyreotox. Krise, mit zunehmender Adynamie, Exsikkose, Tachykardie, Hyperthermie. [E] thyrotoxic p. – **P. diabeticum:** Stoffwechsellage vor der völligen Dekompensation (s.a. Coma diabeticum). [E] diabetic p. – **P. hepaticum:** Symptomen-Trias vor dem Leberkoma: psychische Veränderungen, motor. Störungen (Pyramidenzeichen, flapping tremor, Areflexie), EEG-Veränderungen. [E] hepatic p.
Präkanzerose: morphologisch u. klinisch definierter Zustand eines Gewebes (Zellatypien u. Epitheldysplasien), der als potentielles Vorstadium eines Malignoms gilt, wobei obligate u. fakultative P. unterschieden werden. Beim Karzinom mit ruhendem u. proliferativem u. präinvasivem Stadium (= Präkanzerose i.e.S.), denen das invasive oder Manifestationsstadium folgt. [E] precancerosis. – **P., kolorektale:** P. im Bereich des Dick- u. Mastdarms, z.B. das Gardner* Syndrom, die familiäre Dickdarmpolypose. – **P., melanotische:** ↗Dubreuilh*-Hutchinson* Krankheit. – **P., senile:** ↗Keratosis senilis.
Präkordialschmerz: Schmerz in der Herzgegend. [E] precordialgia.
präsenil: vor dem Greisenalter, das Senium einleitend, im »Präsenium«; z.B. p. Demenz (Alzheimer*, Binswanger* Demenz). [E] presenile.
präsuizidales Syndrom: Zeitraum vor einer Selbsttötungshandlung, in dem diese sich durch zunehmende psychosoziale Änderungen im Verhalten u. Empfinden ankündigt; insbesondere zunehmende psychische Einengung, gehemmte u. gegen die eigene Person gerichtete Aggressivität, Suizidphantasien. [E] presuicidal syndrome.
Prajmalium: ein teilsynthetisches Abwandlungsprodukt des Ajmalin; Klasse-IA-Antiarrhythmikum; hat am Herzen weitgehend dieselbe Wirkung wie Chinidin. Indikationen: Vorhofflattern u. -flimmern, supraventrikuläre u. ventrikuläre Arrhythmien, Extrasystolien.
Prazosin: ein Chinazolin-Derivat; selektiver α_1-Rezeptorenblocker; wirkt gefäßerweiternd u. senkt die Nachlast. Anw. als Antihypertensivum, v.a. bei gleichzeitig bestehender Linksinsuffizienz.
Prednisolon: 1,2-Dehydro-hydrocortison; synthetisches ↗Glucocorticoid mit antiphlogistischer u. antiallergischer Wirksamkeit. [E] prednisolone; deltahydrocortisone.
Prednison: 1,2-Dehydrocortison; synthetisches ↗Glucocorticoid mit antiphlogistischer u. antiallergischer Wirksamkeit. [E] prednisone; deltacortisone.
Prenalterol: ein orales Catecholamin-Derivat mit positiv inotroper u. positiv chronotroper Wirkung; Anw. zur Therapie der chronischen Herzinsuffizienz.
Prenylamin: ein Calciumantagonist mit antiarrhythmischer u. vasodilatatorischer Wirkung auf die Koronargefäße; Anw. als Klasse-IV-Antiarrhythmikum u. zur Therapie der Koronarinsuffizienz; besitzt wie das Fendilin auch einen lokalanästhetischen Effekt.
presby...: Wortteil »alt«, »Alter«, »Greis«. [E] presby...
Presbyakusis, Altersschwerhörigkeit: physiol. Innenohrschwerhörigkeit (ab 5. Ljz.) mit zunehmendem Hörverlust für die hohen Frequenzen. [E] presbycusis; presbyacusis.
Presbyoderma: ↗Altershaut.
Presbyophrenie: senile ↗Demenz. [E] presbyophrenia; senile dementia.
Presbyopie, Presbytie: ↗Alterssichtigkeit. [E] presbyopia; presbytia.
PRIND: (engl.) **p**rolonged **r**eversible **i**schemic **n**eurological **d**eficit (s.u. Apoplexia cerebri).
PRINS: Abk. für **p**artiell **r**eversible **i**schämische **n**eurologische **S**ymptomatik; s.u. Apoplexia.
Prinzmetal* Angina, Syndrom: (1959) Sonderform der ↗Angina pectoris mit Beschwerden v.a. in Ruhe (bei guter Belastbarkeit), starker ST-Hebung im Anfall, oft gefährl. Kammerarrhythmien. Im Koronarangiogramm können während des An-

falls Koronarspasmen nachgewiesen werden (bei normalen oder aber verengten Herzkranzgefäßen), die bei arteriosklerotisch veränderten Gefäßwänden durch feine Einrisse schließlich auch zur Bildung von Stenosen führen können. [E] Prinzmetal's angina; variant angina.

Probenecid: p-(Dipropylsulfamoyl)-benzoesäure; ein Urikosurikum (wirksam durch Hemmung der tubulären Rückresorption von Harnsäure); wird auch zur Erhöhung der Blutspiegel von versch. Pharmaka eingesetzt, z.B. Penicillin (blockiert deren tubuläre Sekretion). [E] probenecid.

Procainamid: p-Aminobenzoesäure-β-diäthylaminoäthylamid; Antiarrhythmikum. [E] procainamide.

Prolaps, Prolapsus: »Vorfall« eines Gewebes oder Organs aus seiner natürl. Lage durch eine physiol. oder path. Öffnung. [E] prolapse. – **P. ani (et recti):** Analprolaps. – **P. cerebri:** Hirnprolaps. – **P. disci:** ↗Bandscheibenprolaps. – **P. intestinalis:** Eventration. – **P. iridis:** Iridozele. – **P. recti:** Rektumprolaps. – **P. uteri:** Uterusprolaps. – **P. vaginae:** Scheidenprolaps.

Promethazin: ein Alkylaminderivat, niederpotentes Neuroleptikum; Anw. als Psychopharmakon u. Antihistaminikum, zur Behandlung von Schlaflosigkeit u. Erregungszuständen bei dementiellen Syndromen. [E] promethazine.

Propafenon: ein Antiarrhythmikum, das in seinen Eigenschaften sowohl zur Klasse IA als auch zur Klasse IC (Einteilung nach VAUGHAN WILLIAMS*, s.u. Antiarrhythmika) gerechnet werden kann. Anw. v.a. zur Therapie ventrikulärer Herzrhythmusstörungen.

Propicillin, Phenoxypropylpenicillin: säurestabiles (oral wirksames), halbsynthet. Penicillin-Derivat. [E] propicillin.

Propiverin: anticholinergisch wirkender Benzylsäureester mit muskelrelaxierender Komponente sowie peripherer analgetischer Wirkung; Einsatz als Urospasmolytikum bei motorischer Dranginkontinenz.

Propranolol: ein Betarezeptorenblocker. [E] propranolol.

Propulsion, Antepulsion: v.a. bei Pallidum-Erkrankungen (Parkinsonismus) infolge Störung von Statik u. Gleichgewicht vorkommende Neigung, beim Gehen immer schneller vorwärtszuschießen (ohne schnelle Anhaltemöglichkeit). [E] propulsion (of gait).

Prostaglandine, PG: durch v. EULER in der Samenflüssigkeit entdeckte u. in der – falschen – Annahme, sie würden in der Prostata gebildet, nach dieser benannte Stoffe. PG werden in den verschiedensten Körpergeweben aus Arachidonsäure gebildet u. entfalten dort – wie auch die Endoperoxide (= PGG_2 u. PGH_2 als besonders kurzlebige Zwischenprodukte), Prostacyclin u. Thromboxane – bereits in geringsten Konzentrationen vielfältige Wirkungen; besondere Bedeutung der PG: bei der lokalen Regulation der Durchblutung (Entzündungsreaktion), bei endo- u. exokriner Drüsenfunktion, Schwangerschaft u. Geburt; gelten als membranständige Schutzfaktoren i.S. einer Anpassung des Gewebes an Milieuänderungen (Verletzung, Entzündung u.ä.), wobei eine vermehrte Bildung der PG das Krankheitsbild verschlechtern kann. Therap. Anw. finden v.a. PGE_2 u. PGF_2 (Dinoprost bzw. Dinoproston) als Wehenmittel bzw. zur Aborteinleitung; weitere Anw. sind in Erprobung. [E] prostaglandins.

Prostatahypertrophie, benigne Prostatahyperplasie (BPH): eine im höheren Lebensalter auftretende fibromyomatöse Wucherung des Urethramantels im paraurethralen Muskel-Bindegewebslager mit Beteiligung der urethralen Drüsen. Die BPH ist dermaßen häufig (bei den 80jährigen Männern findet sich bei nahezu 100% eine BPH), daß ihr Auftreten alleine keine Krankheit darstellt. Lediglich die Folgeerscheinungen der BPH machen eine Behandlung notwendig. Symptome: obstruktive Miktionsbeschwerden mit abgeschwächtem Harnstrahl, verzögertem Miktionsbeginn, verlängerter Miktionszeit mit Nachträufeln, Gefühl der unvollständigen Blasenentleerung, gesteigerte Miktionsfrequenz, Nykturie, imperativer Harndrang (bis zur Dranginkontinenz), Hämaturie, akuter oder chron. Harnverhalt. Komplikationen: Nierendruckschaden, Harninfektionen, Blasendivertikel, Sphinktersklerose, Stauungsniere bis hin zur Niereninsuffizienz. Diagnostik: Anamnese, digitorektale Untersuchung (DRU), Urinanalyse, Nierenfunktionsprüfung (Serumkreatininbestimmung). Therapie: bei gering symptomatischen Patienten wird unter Kontrolle abgewartet; medikamentös mit Phytotherapeutika, Reduktasehemmern (z.B. Finasteride, blockieren die Synthese von Dihydrotestosteron aus Testosteron ohne Änderung des Serumtestosteronspiegels), Alpha-Rezeptorenblocker (z.B. Terazosin, Alfuzosin, Doxazosin); operativ (transurethrale Resektion der Prostata, TURP; transurethrale Inzision, offene Adenektomie, alternative Verfahren mit Ultraschall, Mikrowelle oder Laser sind in der Erprobung). [E] prostatic hypertrophy.

Prostatakarzinom: v.a. aus den hinteren Abschnitten hervorgehendes solides oder Adenokarzinom mit ausgeprägter Metastasierungstendenz (per continuitatem, lympho-, hämatogen; v.a. osteoplast. Skelettmetastasen in Wirbelsäule u. Becken). Vork. bei ca. 20% aller Prostatakranken im 6.–7. Ljz. (eine der häufigsten Krebstodesursachen beim ♂; jedoch wird bei 30% aller Sektionen bei ♂♂ > 50 Jahre ein P. gefunden, so daß die Gesamtmortalität gering ist). Symptome: Hämaturie, Hämospermie, ischialgiforme Schmerzen, später Restharn, Urämie, Strang- u. Nykturie; rektal tastbarer Tumor (steinhart, höckrig, schmerzhaft; Vorsorgeuntersuchung!); saure Phosphatase im Serum erhöht (meist erst später); heute Bestimmung des prostataspezifischen Antigens (PSA), ein organ-, aber nicht karzinomspezifischer Marker. Diagnose durch Biopsie. Stadien (n. FLOCKS); A) okkult, kleiner intraglandulärer Knoten; B) Tumor nimmt ganzen Lappen ein, Kapsel nicht durchbrochen; C) auf Nachbarschaft übergreifend, evtl. Lymphknotenmetastasen (1. u. 2. Station, nur lymphographisch feststellbar); D) Fernmetastasen, Phosphatase vermehrt. Ther.: gegengeschlechtl. Hormone (Östrogene, evtl. Orchiektomie), Elektroresektion oder radikale Exstirpation. [E] carcinoma of the prostate.

Prostataresektion: schrittweise transurethrale Verkleinerung der Prostata, meist mit Elektrotom. Bei großem Mittellappenadenom Anlegen einer tiefen medianen Rinne u. Abtragung zunächst der seitlichen, dann der verbliebenen mittl. Anteile. Anw. v.a. bei Prostatahypertrophie. [E] resection of the prostate.

prostataspezifisches Antigen: ↗PSA.

Prostatitis: v.a. bakterielle Entzündung der Prostata, meist urinogen (auf- u. absteigend), seltener hämato- oder lymphogen (bei Harnröhren-, Samenblasen-, evtl. auch Nebenhodenbeteiligung: »männl. Adnexitis«). Symptome: Schmerzen in Leisten- u. Dammgegend (v.a. bei Kohabitation u. Defäkation), Pollakis- u. Strangurie; rektaler Druckschmerz, Drüse teils induriert. – I.w.S. auch Kongestionsprostatitis u. Prostatopathie. [E] prostatitis. – **P. granulomatosa:** P. mit Teilobstruktion der großen Gänge durch Granulome (Knotenbildungen); häufig als Prostatakarzinom fehldiagnostiziert.

Proteasen: Enzyme mit wichtigen Funktionen im Verdauungstrakt (Abbau von Nahrungsprotein). Einteilung in Endo- u. Exopeptidasen; zu den Exopeptidasen gehören die Aminopeptidasen, Carboxypeptidasen, Di- u. Tripeptidasen. Zu den Endopeptidasen gehören u.a. Trypsin, Chymotrypsin u. Pepsin. [E] proteinases.

Proteinurie, Albuminurie: die Ausscheidung vorwiegend niedermolekularer Proteine (Albumine, α-1-Globuline, β-Globuline) in einer Konzentration von über 0,2–0,3 g/l. [E] proteinuria. **1)** als echte oder renale P. entweder infolge Verlustes der glomerulären Eiweißdichtigkeit bei Erkrankung der Glomeruli (glomerulogene P.) oder – v.a. – bei parenchymatösen Nierenerkrankungen wie Pyelitis durch Änderung der Tubulusfunktion (= tubulogene P.). Renale Formen ferner als febrile P. (bei Infektionskrankheiten). [E] renal p. **2)** als prärenale P. bei kreislaufbedingter Stauungsniere. [E] prerenal p. **3)** die extrarenale = falsche = akzidentelle P. v.a. infolge Eiter-, Blut- u. Fibringehalt des Harns bei Pyelitis, Zystitis etc. [E] extrarenal p. Im Gegensatz zu jüngeren Patienten muß bei Älteren jede P. sorgfältig abgeklärt werden. – Nachweis v.a. mit Teststreifen oder der Sulfosalicylprobe im Morgen- oder Spontanurin; quantitativ im 24-h-Sammelurin (> 150 mg) mit der Biuret-Reaktion. Weitere Untersuchungen: evtl. Eiweißelektrophorese, bei spez. Fragestellung (z.B. BENCE//JONES* Protein) v.a. Immundiffusion oder -elektrophorese. – s. a. Tab. S. 362.

Konstellationen der Symptome **Proteinurie,** Hämaturie, Leukozyturie u. Bakteriurie bei den klassischen Erkrankungen von Nieren u. Harnwegen; (+) = unkonstantes Symptom

Erkrankung	Proteinurie	Hämaturie	Bakteriurie	Leukozyturie
Glomerulonephritis	+/++	+++	–	(+)
Herdnephritis	+	+/+++	–	–
nephrot. Syndrom	+++	(+)	–	–
Glomerulosklerose (Kimmelstiel-Wilson)	++	–	–	(+)
akute Pyelonephritis	+	+	+	+
chron. Pyelonephritis	(+)	(+)	+	(+)
entzündl. Zustände	(+)	(+)	+	+/+++
Polypen	–	+/+++	–	–
Tumoren	–	+/+++	–	–
Urolithiasis	–	+/+++	–	–
renaler Infarkt	–	+/+++	–	–

Proteinverlust: Verlust von Eiweiß aus dem Organismus, verursacht durch Leber- oder Nierenerkrankungen, exsudative Enteropathien; bei alten Menschen kommt es auch durch Fehl- oder Unterernährung zu Proteinmangel.

Proteoglykane: aus sauren Glukosaminoglykanen (Mucopolysaccharide) in kovalenter Bindung an spezifische Proteine bestehende, nativ im Gewebe enthaltene, zusammengesetzte Makromoleküle; Hauptkomponente der Knorpelsubstanz neben Kollagen. [E] proteoglycans.

Prothese: aus körperfremdem, unbelebtem Material hergestelltes »Ersatzstück« zur möglichst vollkommenen Substitution eines Körperteils in Form u./oder Funktion (d.h. einschl. elektronischer Hör-, Seh- u. Sprechhilfen); unterschieden als Ekto- u. Endoprothese (= **extra-** bzw. **intrakorporale P.**); i.e.S. das eigen- (z.B. kinematisch) oder fremdtätig (myoelektrisch, pneumatisch) bewegte Kunstglied (Arm-, Ober-, Unterschenkel-P. etc.); evtl. als Interims- u. Immediatprothese; *dent* Teil-, Totalprothese. [E] prosthesis.

Prothesenversorgung (nach Amputation): die Verordnung einer Prothese für den – meist beinamputierten – Patienten. Bei der Entscheidung für eine Prothese müssen zahlreiche Faktoren berücksichtigt werden, z.B. Form u. Länge des Stumpfes, Wundheilung, Phantomschmerzen, Kontrakturen, Gleichgewichts- u. Sehstörungen, Kooperationsbereitschaft, Demenz, allg. Kraft u. Funktion der Arme beim Stützen, Koordinationsstörungen (z.B. bei neurologischen Erkrankungen) etc. Die Entscheidung für eine Prothese kann durch das Tragen einer Interimsprothese erleichtert werden; zeigt sich nach einer gewissen Zeit, daß der Patient damit gut zurechtkommt, steht der Verordnung einer extra paßgenau angefertigten Prothese nichts mehr im Weg. So wird vermieden, daß die Prothese vom Patienten nicht benutzt wird.

Protrusio(n): (latein.) Vorschieben, Fortstoßen; z.B. P. der Bandscheibe, ↗Bandscheibenprotrusion. [E] protrusion. – **P. acetabuli:** Vorwölbung des Pfannenbodens (nebst Hüftkopf) ins kleine Becken; als primäre oder genuine P. a. dominant vererbt (?), häufiger bei Frauen (meist bds.), als sekundäre P. a. nach Osteomyelitis, tuberkulöser Koxitis, Trauma, bei pcP, Tumor, Ostitis deformans etc.; Symptome: Einschränkung von Dreh-, An- u. Abspreiz-, später (Koxarthrose) auch Sagittalbewegungen. [E] acetabular p. – **P. bulbi:** ↗Exophthalmus. [E] protrusio bulbi.

Pruritus, Juckreiz: »Jucken« als hautspezifische Empfindung, die eine Abwehrbewegung (Kratzen; nach Rothman zur Juckreizhemmung durch Schmerz) auslöst. Histamin, Histaminliberatoren sowie veränderte Hautdurchblutung scheinen an der Juckreizentstehung beteiligt zu sein. Beim Gesunden meist durch chem. oder mechan. Hautreizung bedingt, kann der P. – umschrieben oder generalisiert – auch als Symptom innerer Erkrankungen (Diabetes mellitus, Verschlußikterus, Leberfunktionsstörungen, Leukämie, Lymphogranulomatose, Hypertonie, Immunkomplexkrankh.), bei Parasitenbefall, Allergien, im Alter (als P. senilis oder P. sine materia), als Begleiterscheinung bei Hautkrankheiten (z.B. Prurigo, Urtikaria, Neurodermitis u.a.m.) u. als psychogener Juckreiz bei psychiatrischen Erkrankungen auftreten, wobei Kratzeffekte zu weiterer Hautschädigung führen. [E] pruritus; itching. – **P. ani:** Juckreiz am After, meist bedingt durch Oxyuren, Hämorrhoiden, Fissuren, Ekzem, habituelle Obstipation, best. Medikation, Candidose, Lichen sclerosus et atrophicus; evtl. hartnäckig u. deprimierend. [E] anal p. – **P. genitalis:** Juckreiz an Geschlechtsorganen, meist Vulva; häufig durch Candida-Befall, unspezif. Fluor, bei Diabetes mellitus u.a. hormoneller Störung, auch psychogen. [E] genital p. – **P. lymphogranulomatosus:** nahezu obligates Prodromalsyndrom der malignen Lymphogranulomatose. – **P. senilis:** generalisierter Juckreiz im Alter, verursacht v.a. durch die Exsikkation der Haut.

PSA: Abk. für **P**rostata-**s**pezifisches **A**ntigen; Glykoprotein, das in den Ductuli prostatici der Prostata gebildet wird; ist erhöht bei Tumoren der Prostata, aber auch eine BPH, eine Prostatitis oder eine Prostatabiopsie können eine PSA-Erhöhung im Serum hervorrufen. Nachweis durch Radioimmunoassay.

Pseudodemenz: (C. WERNICKE) vorgetäuschte Demenz, demonstriert durch Verleugnen elementarer Kenntnisse, nahes Vorbeireden bei Testaufgaben, »verblödetes« Gebaren, Gedächtnisschwäche, Erregungszustände etc.; korreliert meist mit einer depressiven Erkrankung. [E] pseudodementia.

Pseudoencephalitis: nicht-entzündl. Enzephalopathie mit Enzephalitis-artigen Symptomen; i.e.S. die **P. haemorrhagica superior** (GAYET-WERNICKE) als Stammhirnerkrankung bei chron. Alkoholismus u. Beriberi, seltener bei Porphyrie u. Intoxikation; mit Augenmuskellähmungen, Schlafsucht, Ataxie, vegetat. Störungen, u.U. Polyneuritis, Delir, KORSAKOW* Syndrom, Blutungen, Parenchymzerfall u. Rundzellinfiltraten. [E] Wernicke's encephalopathy.

Pseudofraktur: feine Aufhellungslinie im Knochenbild durch Gefäß (v.a. am Schädel), Zweiteilung (z.B. Patella), Umbauzone. [E] pseudofracture.

Pseudogicht: ↗Chondrokalzinose.

Psoasabszeß: ventraler Senkungsabszeß in der Psoasloge mit Durchbruch ober- oder häufiger unterhalb des Leistenbandes, evtl. in der Adduktorenloge bis zum Knie absinkend; Ursachen können sein: intraabdominelle Infektionen (z.B. Cholezystitis, Appendizitis), Spondylodiszitis, infizierte Prothesen u.v.m. Im Röntgenbild verbreitert-unscharfer Psoasschatten (»Psoaszeichen«); zur genaueren Diagnostik sollte ein Computertomogramm des Abdomens durchgeführt werden. [E] psoas abscess.

Psoriasis (vulgaris), Schuppenflechte: familiär gehäuft vorkommende Hautkrankheit (Vererbungsmodus noch nicht vollständig aufgeklärt), bei der es v.a. unter bestimmten auslösenden Bedingungen (Klima, mechanische, therm., chem. Irritation; postexanthematisch, bei Stoffwechselstörung, durch Menarche, Gravidität, Laktation, Menopause, psych. Belastung) infolge gesteigerter Proliferation der Epidermis zu starker Schuppenbildung kommt; Verlauf in Schüben oder chronisch, evtl. mit wechselnder Lokalisation u. Ausdehnung, bevorzugt an Ellbogen, Knien, behaartem Kopf, Handtellern u. Fußsohlen, Körperfalten, Nägeln (Tüpfelnägel, »Ölfleck«, subunguale Hyperkeratosen), evtl. auch Schleimhäuten (z.B. im Mund als Leukoplakie oder Exfoliatio areata linguae, beim Typ v. ZUMBUSCH mit weißlich-gelbl.-rötl. Erhebungen, Mikropusteln oder Erosionen), bis zu ektodermalen (= erythroderm.), mesenchymalen (**P. arthropathica** = Arthropathia psoriatica) u. exsudativen Maximalformen (↗P. pustulosa). Grundeffloreszenz ist das scheibenförmig erhabene, scharf begrenzte, gesättigt weinrote Erythem mit geschichteter, graumattsilberner Schuppung, an dem die Psoriasis-Phänomene auslösbar sind. Histol.: Parakeratose mit intra- u. subkornealen MUNRO* Mikroabszessen, fehlender Keratohyalinschicht u. regelmäß. Akanthose (Ausziehung der Retezapfen, Hypertrophie der Papillen bis ans Stratum corneum, AUSPITZ* Phänomen), Ödem, bizarre Schlängelung der Papillargefäße, mäßiges lympho-histiozytäres Koriuminfiltrat. – Therapie: im Intervall: Sonnenbäder, Dermatika, akut: keratolytische Entfernung der Schuppen, Cignolin, Teerpräparate, Phototherapie, Klimatherapie, Photochemotherapie (PUVA = Psoralene u. UV-A), evtl. Corticoide, in schweren Fällen Zytostatika, Retinoide (cave: teratogen!). [E] psoriasis. – **P. inversa:** P. in intertriginösen Räumen (häufig Verwechslung mit Candidamykosen). – **P. pustulosa:** exsudative Form der P. mit bis glasstecknadelkopfgroßen MUNRO* Abszessen, auch – mit rotem Hof – auf scheinbar gesunder Haut, z.T. gruppiert u. konfluierend; an Handtellern u. Fußsohlen (**P. p. palmaris et plantaris**) als Typ BARBER-KÖNIGSBECK, generalisiert mit Störung des Allgemeinbefindens als Typ v. ZUMBUSCH.

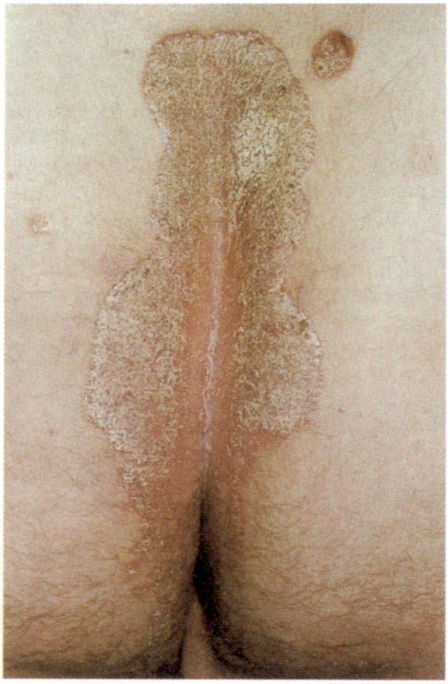

Psoriasis vulgaris der Perianalregion [59]

Psychometrie: möglichst objektive Erfassung psychischer Funktionen u. Persönlichkeitsmerkmale mit Hilfe von Tests. In der Geriatrie v.a. Tests zur Befindlichkeits- u. Leistungsmessung (bei depressiven Erkrankungen). Ⓔ psychometry, -metrics.

Psychopharmaka: psychotrope Arzneimittel, die nach ihrer klinischen Wirkung (↗Tab.) in Hauptgruppen eingeteilt werden. Die chem. Struktur dient erst in zweiter Linie zur weiteren Unterscheidung, da bereits geringe Veränderungen am Molekül zu beträchtlicher Änderung der Wirkung führen können. Ⓔ psychotropic drugs.

Psychopharmaka [58]

I. Psychopharmaka im weiteren Sinne	
1. Hypnotika 2. Sedativa 3. Antiepileptika 4. Psychostimulantia	
II. Psychopharmaka im engeren Sinne	
1. Neuroleptika	hypnotikafreie Beruhigungsmittel mit »antipsychotisch-antischizophrener« Wirkung
2. Tranquilizer	hypnotikafreie Beruhigungsmittel ohne »antipsychotisch-antischizophrene« Wirkung
3. Antidepressiva	Psychopharmaka mit »antidepressiver« Wirkung
Thymoleptika	vorwiegend stimmungsaufhellende Antidepressiva
Thymeretika	vorwiegend hemmungslösende Antidepressiva
III. Psychopharmaka mit »psychotomimetischer« Wirkung	
Psycholytika	Pharmaka zur Erzeugung experimenteller Psychosen, welche auch zur Unterstützung psychotherapeutischer Behandlungen Verwendung finden

Psychose: vorübergehende oder sich stetig verschlechternde psychiatr. Erkrankung oder Abnormität mit erheblicher Beeinträchtigung psychischer Funktionen mit v.a. gestörtem Realitätsbezug, mangelnder Einsicht u. Fähigkeit, üblicher sozialer Norm bzw. Lebensanforderungen zu genügen. Die strenge Abgrenzung gegenüber Neurose (Borderline-P.) u. Psychopathie ist nicht immer möglich. Ⓔ psychosis. **1) organische P.** bzw. symptomatische P.: **a)** akuter exogener Reaktionstyp, Begleit-P.: vorübergehende akute oder subakute Verwirrtheitszustände organischer bzw. exogener Ursache, z.B. nach Trauma, bei Stoffwechselstörungen, Infektionen, Endokrinopathien, als psychoanämisches Syndrom. **b)** die Alkohol-P. **c)** durch Drogen (einschl. Arznei- u. Lösungsmittel, Gifte) verursachte Formen (toxische P., Intoxikations-P.). **d)** das organische ↗Psychosyndrom. Ⓔ organic p.; symptomatic p. **2) endogene P.:** innerhalb der Psyche entstandene, d.h. nicht (eindeutig) körperlich (*psych* = exogen) begründbare P.

E endogenous p. **a)** Schizophrenie. **b) affektive P.:** P. mit schwerer Affektstörung (endogene ↗Depression, Manie bzw. manisch-depressive Erkr.). E affective p. **c) paranoide P.:** P. mit ↗Wahn(erscheinungen) im Vordergrund. E paranoid p. **d) reaktive P.:** P., die weitgehend eindeutig einem kürzlich vorausgegangenen Erlebnis zugeschrieben werden kann. E reactive p. **3) zykloide P.; schizoaffektive P.,** Emotions-P., Misch-P.: atypisch u. phasisch verlaufende – u. meist günstig ausgehende – endogene P.-Gruppe mit Symptomen der Schizophrenie u. der manisch-depressiven Erkrankung; als bes. Formen die Motilitäts-, Verwirrtheits- u. Angst-, Glücks-P. E bipolar p.

Psychosomatik: psychiatrisch-internistische Lehre von den Beziehungen zwischen Leib u. Seele. Psychosomatische Einflüsse fehlen bei keiner Krankheit; i.e.S. werden solche Krankheiten als psychosomatisch aufgefaßt, bei denen sich organische Veränderungen im Zusammenhang mit einem chronischen Konflikt entwickeln. Typische **psychosomatische Krankheiten:** Asthma, Duodenalulkus, Colitis ulcerosa usw. Therapie: kombinierte internistisch-psychotherapeutische Behandlung, in der Regel psychoanalytisch orientiert; in jüngster Zeit gewinnen sog. »Coping-Gruppen« zunehmend an Bedeutung, bei denen mit den Patienten Bewältigungsstrategien erarbeitet werden. E psychosomatic medicine.

Psychosyndrom: Bezeichnung für Muster psychischer Störungen nicht näher bestimmter Art. – **P., endokrines:** P. als Folge endokriner Störungen mit leichteren psychischen Wesensveränderungen; typisch sind Steigerung oder Verminderung der Einzeltriebe (Hunger, Schlaf, Durst etc.) u. der Stimmungslage; eine Minderung der intellektuellen u. mnestischen Fähigkeiten ist möglich bei Entwicklung einer chronischen Endokrinopathie. Ursache: ↗Hypo- u. Hyperthyreoidismus, ↗Hypo- u. Hyperparathyreoidismus, Panhypopituitarismus, Akromegalie; symptomatologisch läßt sich das P. nicht vom hirnlokalen P. abtrennen. – **P., hirnlokales:** P. bei umschriebenen Hirnläsionen, unabhängig von ihrer Entstehung mit Störungen wie beim endokrinen ↗Psychosyndrom. Typisch ist bei älteren Patienten eine Verminderung, bei jungen eine oft ausgesprochene Steigerung des Antriebs meist ohne Intelligenzminderung, bei doppelseitigen Läsionen (Limbus) jedoch schwere mnestische Symptomatik möglich. – **P., (hirn)organisches:** P. bei diffusen Hirnschädigungen; mehrere Bezeichnungen werden gebraucht: psychoorganisches Syndrom (BLEULER*) als Krankheitsbild in der Folge anderer körperlicher Erkrankungen in Form des akuten exogenen Reaktionstyps, des mnestischen Psychosyndroms v.a. mit Merkfähigkeitsstörungen, des ↗KORSAKOW* Syndroms mit mnestisch-konfabulatorischer Komponente. Alle Formen des P. gehen mit einer Hirnleistungsschwäche (z.B. Merk- u. Kombinationsfähigkeit) u. Persönlichkeitsveränderungen (Affektlabilität) einher. Ursachen des P.: diffuse Hirnschädigungen bei Gefäßprozessen, Hirnverletzungen, Enzephalitiden, Vergiftungen einschließlich chronischem Alkoholismus u. chronische Stoffwechselschäden. E organic brain syndrome.

Psychotherapie: Behandlung psychischer, emotionaler, psychosomatischer oder Verhaltensstörungen mit psychol. Methoden als Einzeltherapie oder in Gruppen (Familientherapie, Gruppentherapie). In Gesprächen zwischen Patient u. Therapeut wird versucht, verdrängte u. unbewältigte Konflikte, Erinnerungen oder Gefühle aufzudecken u. – v.a. in der Übertragung dieser Einstellungen auf den Psychotherapeuten – neue Lernerfahrungen zu ermöglichen sowie Verhaltensänderungen einzuleiten. Neben **aufdeckender** (unbewußte Konflikte sollen bewußt gemacht werden) auch sog. **stützende** P., die auf eine bessere Bewältigung psychischer oder körperlicher Beeinträchtigungen (ohne Klärung der zugrundeliegenden Konfliktdynamik) abzielt. Bekannteste Methoden der P.: Psychoanalyse, Gesprächs-, Verhaltens-, Gestalttherapie, Psychodrama, autogenes Training usw. E psychotherapy.

PTCA: die **p**erkutane **t**ransluminale K(**C**)oronar**a**ngioplastie; eine von A. GRÜNTZIG (1977) eingeführte Methode zur instrumentellen Erweiterung arteriosklerotisch verengter Koronararterien mittels eines Ballonkatheters; vgl. DCA. **Indikation:** vor allem die stabile Angina pectoris.

In letzter Zeit wird das Verfahren auch bei instabiler Angina pectoris, in Einzelfällen auch beim akuten Myokardinfarkt angewandt. Die PTCA steht heute zwischen der medikamentösen u. chirurgischen Therapie der koronaren Herzkrankheit. **Technik:** Über die Arteria femoralis wird unter Röntgenkontrolle ein Führungskatheter in das Ostium der linken oder rechten Koronararterie eingebracht u. zunächst die Stenose mit einem Kontrastmittel dargestellt. Nach Vorschieben eines Führungsdrahtes zur richtigen Plazierung des Ballonkatheters wird im Bereich der Stenose der am Ende des Katheters befindliche Ballon aufgeblasen u. die betreffende arteriosklerotische Plaque komprimiert, was i.d.R. einen freien Blutdurchfluß zur Folge hat. Bei ausbleibendem Erfolg kann das Entfalten des Ballons in derselben Sitzung mehrmals wiederholt werden. Die PTCA geschieht unter Heparinisierung des Patienten. **Risiko:** Die Letalität liegt unter 1%. In seltenen Fällen kann unmittelbar im Anschluß an die PTCA eine Bypass-Operation notwendig werden. Eine erhöhte Letalität wird v.a. bei einem Alter über 60 Jahre, beim weiblichen Geschlecht sowie nach langdauernder Angina-pectoris-Symptomatik beobachtet. [E] PTCA.

Ptose, Ptosis: »Senkung« eines Organs, z.B. Gastro-, Entero-, Nephroptose; s.a. Descensus. [E] ptosis. – I.e.S. die **P. palpebrae,** das Herabhängen des Oberlids; als **P. paralytica** (Ausfall des Musculus levator palpebrae superior infolge Defektes im Kerngebiet des Nervus oculomotorius) dominant oder rezessiv erbl., meist doppelseitig, häufig mit Lidhypoplasie u. leichter Parese des Rectus superior oder erworben (intrazerebrale Okulomotorius-Läsion durch Tumor, Trauma, Gefäßerkrankung, Enzephalomyelitis, Meningitis, Tuberkulose, Lues, Blei-, CO-Vergiftung), stets einseitig, mit Beteiligung aller vom Hirnnerv III versorgten Augenmuskeln u. des Musculus ciliaris u. M. sphincter pupillae (der leicht vorgedrängte, nach außen unten abgewichene Augapfel ist vollständig bedeckt, Oberlidfalte verstrichen). – Als **P. sympathica** durch Ausfall des Musculus tarsalis, stets geringfügig u. einseitig, angeboren oder erworben (↗Horner* Symptomenkomplex). Ferner die – nicht-paralytische – P. im Alter, hervorgerufen durch einen geschwächten M. levator palpebrae, Erschlaffung der Haut u. erhöhtes Gewicht des Oberlides (P. senilis), durch entzündlich-narbigen Prozeß (Trachom, Ankyloblepharon, Blepharospasmus, Orbita-, Lidtumor), als Ermüdungszeichen (bes. abends) bei Myasthenia gravis u. durch Vordrängen des Orbitalfettes.

Pulmonalsklerose, Cardiopathia nigra**:** primäre (»genuine«) oder sekundäre (bei embolischem oder entzündl. Prozeß, pulmonaler Hypertonie) Sklerose der Arteria pulmonalis u. ihrer Äste; Symptome: erhöhter systol. Druck in re. Ventrikel u. Pulmonalis, »schwarze« Zyanose, Polyglobulie, Lungenemphysem, chron. Bronchitis, Trommelschlegelfinger, Dyspnoe, Cor pulmonale. [E] pulmonary arterial sclerosis; Ayerza's disease.

Pulsdefizit: Differenz zwischen Puls- u. Herzfrequenz, d.h. fehlende periphere Pulswelle bei frustraner Ventrikelkontraktion (ohne Öffnen der Aortenklappen oder mit zu geringem Schlagvolumen). [E] pulse deficit.

Pulsfrequenz: die mit der des Herzens übereinstimmende Frequenz (Zahl pro Zeiteinheit) des Arterienpulses; s.a. Pulsdefizit. [E] pulse rate.

Pupillenreaktion, -reflex: die reaktiven Größen-, Formveränderungen der Pupillen; i.e.S. *(physiol)* der Lichtreflex (zu prüfen durch Lichteinfall) u. der Akkommodationsreflex (Prüfung durch binokulares Fixierenlassen der aus 1 m auf 20 cm herangeführten Fingerspitze); ferner der palpebrale P. (Orbikularisphänomen), der kortikale P. (Haab* Reflex) u. die konsensuelle Reaktion. Pathologisch z.B. als **paradoxer P.** (Erweiterung der Pupille auf Lichteinfall u. umgekehrt; v.a. bei Metasyphilis), **vestibulärer P.** (bei Drehprüfung auftretende u. nach Stopp noch zunehmende Miosis, gefolgt von Mydriasis u. – meist – Hippus) etc. [E] pupillary reflex.

Pupillenstarre, -rigidität, Lichtstarre**:** fehlende Pupillenreaktion auf Licht infolge Unterbrechung im Schaltneuron, häufiger im zentrifugalen oder -petalen Schenkel des Reflexbogens; u. zwar als **absolute P.** (Naheinstellungs-, direkte u. konsensuelle Lichtreaktion aufgehoben, Lidschlußphänomen erhalten) durch Schädigung des gleichseitigen Sphinkterkerns oder der zentralen Reflexbahn, als **amaurotische P.** (weite Pupille; erhaltene Naheinstellungs- u. konsensuelle Lichtreaktion) bei einseitiger peripherer Blindheit durch Läsion distal vom Chiasma (Sehnerv oder Auge), als **reflektorische P.** (direkter u. konsensueller Lichtreflex aufgehoben, Naheinstellung u. Lidschlußreaktion erhalten, ARGYLL ROBERTSON* Phänomen). [E] non-reactive pupil. – **P., tonische:** Pupillotonie. [E] tonic pupil.

purinarme Diät: bei harnsaurer Diathese u. bei Harnsäuregicht angezeigte Ernährung mit fleisch- (v.a. Innereien) u. fischarmer Kost, ohne Hülsenfrüchte, Spinat u. Pilze. [E] low purine diet.

Pusher-Symptomatik: eine bei neurologischen Erkrankungen (z.B. Apoplex) auftretende Bewegungsstörung, bei welcher sich der Patient in jeder Position zur hemiplegischen Seite hinstößt u. jedem Versuch, diese Haltung passiv zu korrigieren, Widerstand entgegensetzt. Die P. kann in der Frühphase des Schlaganfalls bei relativ vielen Patienten vorübergehend beobachtet werden, sie findet sich fast nur bei Läsion der nicht dominanten Hirnhälfte. Therapie mittels gezielter Rehabilitationsbehandlung, dann gute Prognose.

Pyelektasie: Nierenbeckenerweiterung, die nicht den Grad einer Hydronephrose erreicht, i.e.S. deren ampulläre, nicht das Kelchsystem einbeziehende Form; als primäre (angeborene) P. bei neuromuskulärer Dysplasie u. Megaureter, mit sek. intrarenaler Ausdehnung z.B. nach Infektion; als sekundäre P. bei Nierenaplasie der Gegenseite, Tumor, Prostatahypertrophie, Ventilstein etc. [E] pyelectasy.

Pyelitis: »Nierenbeckenentzündung«, im allg. durch bakterielle Infektion (hämato-, lymphogen, aszendierend oder deszendierend, urinogen bzw. intramural), selten abakteriell; fast stets mit Beteiligung von Harnleiter u. Nierenparenchym (↗Pyelonephritis). – Als akute P. katarrhalisch (Epitheliensediment) oder hämorrhagisch (mäßige Pyurie, schubweise Hämaturie) oder eitrig (hohes Fieber, Nierenschmerz, Py-, Bakteriurie, Harnstauung). – Chronische P. stets mit Nierenbeteiligung (↗Pyelonephritis). [E] pyelitis.

Pyelonephritis: die bakterielle Entzündung des Nierenbeckens mit Parenchymbeteiligung (insbes. Interstitium u. Tubuli); bei vorwiegendem Befall der Rindenbezirke: »Nephropyelitis«. Entstehung entweder über die ableitenden Harnwege (aszendierend) oder auf dem Blutweg (hämatogen-deszendierend); häufigste Erreger: Coli, Kokken, Proteus, Aerobacter, Klebsiellen, Pyocyaneus; begünstigende Faktoren: Prostatahypertrophie, Lithiasis, Diabetes, Fehlbildungen, Analgetika-Abusus, chron. Darmentzündung, instrumenteller urol. Eingriff. Symptome: Schüttelfrost, Kopf-, Rückenschmerzen, Poly-, Bakteri-, intermittierende Leuk- u. Mikrohämaturie sowie geringe Protein- u. (Leuko-)Zylindrurie u. erhöhte BSG (»BERNING* Trias«); Komplikationen: pyelonephritische Schrumpfniere (mit Hypertonus), Urämie. [E] pyelonephritis. – **P., akute:** P. mit v.a. Kelch-Becken-Veränderungen (i.S. der ↗Pyelitis); im Parenchym zunächst nur periglomeruläre oder streifig-radiäre Infiltrierungen; unterschieden als obstruktive (häufig bei ♂♂ u. Kindern) u. als nichtobstruktive Form (v.a. bei ♀♀); Vork. u.a. bei Abflußbehinderung u. als Schwangerschafts-P.; im Alter u. bei Diabetes oft subklin. Verlauf. – **P., chronische:** meist unmerklich beginnende P., evtl. mit akuten Schüben, oft herdförmig abszedierend, mit Narben-, Höhlen-, perinephritischer Abszeßbildung, evtl. Übergang in Schrumpfniere oder Pyonephrose; typ. Symptome: Kopfschmerzen, Durst, Polyurie, Hypertonie, subfebrile Temp., druckschmerzhaftes

Ursachen der chronischen **Pyelonephritis** [31]

1. **Abflußbehinderungen**
   a) Obstruktionen
   b) neurogene Blase
   c) vesikoureteraler Reflux
2. **vorgeschädigte Nieren**
   a) abakterielle interstitielle Erkrankungen (Phenacetin)
   b) glomeruläre Erkrankungen
   c) avaskuläre Veränderungen bei Hochdruck
   d) Stoffwechselstörungen (wirksam über a–c): Diabetes, Gicht, Nephrokalzinose, Hypokaliämie
   e) Nierenzysten u. Zystennieren
   f) Nierendystopie, Hufeisenniere
3. **nichtobstruktive Pyelonephritis**

Nierenlager; intermittierende Bakteri-, Leuk- u. Hämaturie; im Pyelogramm Kelchdeformierungen, Papillitis focalis. – **P., xantho(granulo)matöse:** P. mit knotig vergrößerter Niere u. gelbl. Granulomen (lipoidhaltige Makrophagen) im Randstreifen der Kelche; oft erhebl. Einschränkung der Nierenfunktion.

Pyrazin: heterozyklische Verbindung; Grundkörper für zahlreiche Therapeutika (z.B. das Tuberculostaticum **Pyrazinamid**). [E] pyrazine.

Q-T(-Intervall): im EKG die Zeitspanne von Beginn der Q- (Depolarisation) bis zum Ende der T-Zacke (Repolarisation), etwa der Dauer der ventrikulären Systole entsprechend. Variiert mit der Herzfrequenz; verlängert z.B. bei Hypokali- u. Hypokalzämie sowie erblich JERVELL*-LANGE//NIELSEN* u. ROMANO*-WARD* Syndrom, verkürzt bei Digitalis-Medikation, Hyperkalz- u. Hyperkaliämie. [E] Q-T interval.

Q-T-Verkürzung: s.u. Q-T-Intervall. [E] Q-T shortening.

Quadranten(hemi)anopsie: völliger oder teilweiser beidseitiger Gesichtsfeldausfall in Quadranten-Form infolge zentraler Sehbahn- oder Sehrindenschädigung (z.B. unten links bei Läsion über dem rechten Sulcus calcarinus). [E] quadrant-hemianopsia.

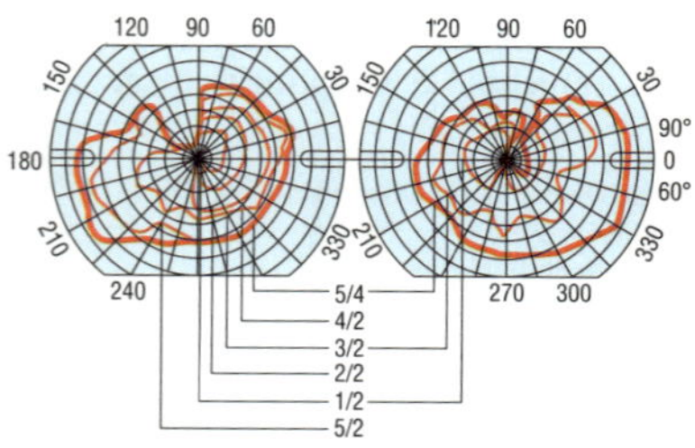

Bitemporale, obere **Quadrantenanopsie** bei Hypophysenadenom [47]

Quellstoffe: Verbindungen mit großem Wasseraufnahmevermögen, z.B. natürl. Pflanzenschleime (u.a. wirksam als nebenwirkungsarme Abführmittel), aus Naturstoffen gewonnene Celluloseäther, Mg- u. Al-Silicate, Kieselsäuregele. Einsatz bei Obstipation. Auf eine ausreichende Flüssigkeitszufuhr muß geachtet werden. [E] swelling substances.

Querschnittslähmung: von Höhe u. Ausmaß der Querschnittsverletzung abhängige Lähmung durch Ausfall motorischer, sensibler u. extrapyramidal-motor. Leitungsbahnen des Rückenmarks; evtl. kombiniert mit Reflexsynergismen (Eigentätigkeit spinaler Schaltzellen), Blasen- u. Mastdarmlähmung (Ausfall übergeordneter supraspinaler Zentren; Blasenautomatie), Potenzverlust, trophischen u. Durchblutungsstörungen; s.a. Querschnittssyndrom.

Querschnittssyndrom: komplexe neurolog. Symptomatik bei Querschnittsläsion des Rückenmarks (RM). Bei halbseitiger Schädigung als BROWN//SÉQUARD* Syndrom, bei totaler mit Symptomen des spinalen Schocks, der ↗Querschnittslähmung mit speziellen, von der Läsionshöhe abhängigen – u. auch tiefere RM-Abschnitte betreffenden – Ausfällen, z.B. als hohes zervikales Qu. mit Tetraplegie u. Phrenikus-Atemmuskellähmung, als unteres zervikales Qu. mit Ausfällen von Plexus brachialis, Interkostalmuskeln u. Centrum ciliospinale (HORNER* Komplex) u. Paraplegie, als oberes thorakales Qu. mit Paraplegie u. Interkostalmuskelausfällen, als mittleres thorak. Qu. mit Ausfall unterer Interkostalmuskeln u. oberer Bauchmuskelanteile, als unteres thorak. Qu. (unterhalb Th_6) mit Ausfall infraumbilikaler Bauchmuskelanteile u. des – vom Splanchnikus major u. minor versorgten – oberen Intestinaltraktes, als lumbales u. sakrales Qu. mit den Symptomen des Epikonus-, Konus- bzw. Kauda-Syndroms. [E] transverse spinal cord syndrome.

Quick* (ARMAND JAMES QU., geb. 1894 bis 1978, Arzt u. Biochemiker, Milwaukee) **Test:** Prothrombin-Nachweis im Blutplasma; i.e.S. die Bestimmung der Prothrombin-Thromboplastin-Zeit, d.h. der Rekalzifizierungszeit in frischem (max. 4 Std. alten) Citratplasma nach Zusatz von Gewebsthrombokinase u. $CaCl_2$ (Messen der Gerinnungszeit mit Platinöse oder Glasperle), ↗QUICK* Zeit. Zahlreiche Modifikationen, die alle Faktoren der Thrombinbildung, d.h. II, V, VII u. X erfassen; Anw. auch als Leberfunktionsprobe (Prothrombinbildung in der Leber). E Quick's test. – **Qu.* Wert, Qu.* Zeit,** Prothrombinzeit: die durch Qu.* Test als Mittelwert aus Doppelbestimmungen ermittelte Gerinnungszeit. Dabei wird der im Plasma von Gesunden gefundene Vergleichswert (11 bis 16 Sek.) als 100% gesetzt, um von ihm in einer Standardverdünnungsreihe die 80-, 60-, 40-, 20- u. 10%-Werte bzw. die entsprech. Zeiten abzuleiten; Werte < 70% gelten als pathol.; Einstellung bei Antikoagulanzientherapie: 15–25% bzw. INR (Abk. für **I**nternational **N**ormalized **R**atio) 2,0–4,0. E Qu.'s value; Qu.'s time.

R

Rachitis: auf Störungen des Vitamin-D-Stoffwechsels beruhende Erkrankung mit gestörter Mineralisierung u. Desorganisation der Wachstumsfugen u. dadurch geprägten Skelettveränderungen. Unterschieden werden **1)** die Vitamin-D-Mangelrachitis, meist verursacht durch Malassimilationssyndrom, selten durch mangelnde Zufuhr oder fehlende UV-Bestrahlung; **2)** die seltenere Vitamin-D-resistente R. bei renalen tubulären Funktionsstörungen (z.B. Phosphatdiabetes, renale tubuläre Azidose etc.; **3)** die auf gestörtem Vitamin-D-Stoffwechsel beruhenden Formen (z.B. bei Leber-, Nierenerkrankung; als Pseudo-Vitamin-D-Mangelrachitis). Symptome: Unruhe, Schwitzen, Muskelhypotonie, Haarausfall (v.a. am Hinterkopf), Obstipation, Wachstumsstörungen sowie typische Skelettveränderungen (z.B. Kraniotabes, Epiphysenauftreibung v.a. am Handgelenk, rachitischer Rosenkranz etc.). Diagnostik: Röntgen (LOSSER* Umbauzonen), Knochen- u. Wirbeldeformierungen; Knochenbiopsie mit Histologie; Laborbefunde: bei Vitamin-D-abhängiger Mineralisationsstörung Hypokalzämie u. Erhöhung der alkalischen Phosphatase; bei Malabsorptionssyndrom Hypophosphatämie u. Verminderung von 25(OH)-D_3 u. bei Niereninsuffizienz Hypophosphatämie. Verminderung von 1,25(OH)2-D_3. Therapie: bei Vitamin-D-Mangelrachitis oral Vitamin D_3; bei Stoffwechselstörungen Behandlung der Grundkrankheit u. Substitution stoffwechselaktiver Vitamin-D-Metabolite. Komplikationen: hypokalzämische (rachitogene) Tetanie. Prophylaxe: kontrollierte Vitamin-D_3-Gaben. [E] rickets. – **R., hämorrhagische:** D-Mangel-Rachitis mit MOELLER*-BARLOW* Krankheit. [E] hemorrhagic r. – **R., hepatische:** D-Mangel-Rachitis bei Fettresorptionsstörung infolge einer Acholie. [E] hepatic r. – **R., perennierende; R. tarda:** Spätrachitis. – **R., renale:** v.a. bei Kindern vorkommende, zu hyperphosphatämischem Zwergwuchs führende R. als Folge einer chronisch-progredienten, komplexen Niereninsuffizienz (mit Hyperazot- u. Hyperphosphatämie) u. eines sekundären Hyperparathyreoidismus; klinisch als schwere diffuse Osteoporose u./oder als floride R. (wie obige Vitamin-D-Mangel-R.) mit Infantilismus u. schmerzhaften Spontanfrakturen. [E] renal r. – **R., renale tubuläre** oder **Vitamin-D-resistente:** eine erst im 2. Lj. trotz ausreichender Vitamin-D-Prophylaxe auftretende u. auf normale Vitamin-D-Dosen nicht ansprechende, z.T. familiär vorkommende R. infolge Nierenerkrankung mit renalen Phosphatverlusten (**R., phosphaturische**) u. Hypophosphatämie; je nach Ursache unterschieden als chronischer Phosphatdiabetes (Typen FANCONI u. DENT), als DEBRÉ*-DE TONI*-FANCONI* Syndrom (»renale R. mit Phosphoaminoglucodiabetes«), als hereditäre Pseudomangel-R. mit Hypokalzämie (PRADER), LIGHTWOOD*-BUTLER*-ALBRIGHT* Sy. sowie als renale Rachitis i.e.S. [E] vitamin-D-resistant r.

Radialislähmung: periphere Lähmung durch Ausfall des Nervus radialis. Meist als Verletzungs- bzw. Druckschädigungsfolge (z.B. Zerreißung bei Unterarmfraktur; Kompression durch Frakturkallus nach Oberarmbruch; Krücken-, Parkbanklähmung), selten vergiftungsbedingt (z.B. als »Bleilähmung«). Betrifft v.a. die Streckmuskeln, je nach Schädigungsort verschieden. Die **obere R.,** nach Schädigung im Achselhöhlen-, hohen Oberarmbereich, mit Streckhemmung im Ellbogengelenk (u. Trizepsreflex-Verlust) u. Ausfall aller Streckmuskeln des Unterarmes mit dem Bild der Fallhand (u. zugehöriger Faustschlußbehinderung) sowie Streckhemmung in den Fingergrundgelenken mit Spreizstörung der Finger (Streckung in den Interphalangealgelenken, bei passiver Fixierung in Grundgelenken, möglich durch Lumbrikalmuskeln), Empfindungsstörung (↗Abb.). Die **mittlere R.,** bei Nervenschaden im unteren Oberarmdrittel, ähnlich der oberen, aber mit erhaltener Triceps-brachii-Funktion. Die **untere R.,** das sog. Supinatortunnelsyndrom, nur mit Beeinträchtigung der Fingerstreckung in den Fingergrundgelenken (keine Fallhand) u. der radialisversorgten Daumenmuskeln. – Isolierter Ausfall des sensiblen Ramus superficialis als Cheiralgia paraesthetica. [E] paralysis of the radial nerve.

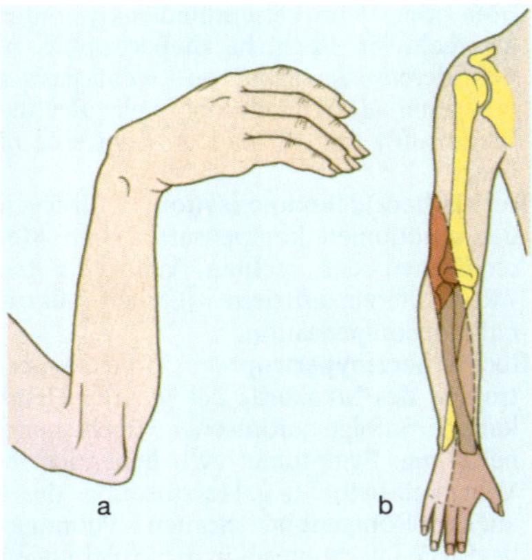

Radialislähmung: Fallhand (a), Sensibilitätsstörung im dunkelroten Bereich (b) [48]

Radiusfraktur: Speichenbruch, u. zwar als Radiusköpfchenbruch (evtl. mit keilförmig klaffendem Spalt – Meißelfraktur), Radiushals-, Radiusschaftfraktur oder als handgelenksnahe »typische« Fraktur, d.h. als COLLES*, SMITH* oder BARTON* Fraktur mit typischer »Bajonettstellung« der Bruchstücke, seltener als GOYRAND* bzw. GALEAZZI* Fraktur, Griffelfortsatzabbruch. [E] radial fracture.

Randektasie: flache Vorwölbung der Hornhautperipherie im Bereich eines Arcus senilis (mit Stromadegeneration). [E] ectropion pupillae.

Ranitidin: ein H_2-Rezeptorenblocker. [E] ranitidine.

Rarefactio, Rarefizierung: durch Atrophie oder Resorption bedingter Gewebsschwund; z.B. als ↗Osteoporose. [E] rarefaction (e.g. of bone).

RA-Serum: Blutserum eines an pcP (engl. = »**r**heumatoid **a**rthritis«) Erkrankten, das den Rheuma-Faktor (**RAS-Faktor**) enthält.

Rasselgeräusch(e), RG, Rasseln: **1)** bei Auskultation über den Lungen wahrnehmbare Nebengeräusche durch atemstrombedingte Bewegung zähflüssiger Massen in den Bronchien bzw. durch Eindringen von Luft in diese Massen (u. das Platzen entstehender Bläschen in tieferen Luftwegen). [E] rale(s). – **R., feuchte** oder **knackende:** kurze RG (wie beim Platzen einer Wasserblase) bei dünnflüssigem Schleim, Blut, Eiter oder Ödemflüssigkeit in den Bronchien; u. zwar – lichtungsabhängig – »groß-«, »mittel-« oder »kleinblasig« (in Kavernen, in zentralen bzw. in peripheren Bronchien), »klingend« (meist tonhöher, »ohrnah«; über infiltrierten Lungenabschnitten, d.h. zusammen mit Bronchialatmen), »nicht-klingend« (undeutlich, »ohrfern«; über lufthaltigen Bezirken, z.B. bei Bronchitis), oder »metallisch« (mit sehr hohen Obertönen neben tiefem Grundton; z.B. bei Bestehen großer Kavernen oder eines Pneumothorax [»Geräusch des fallenden Tropfens«]). – I.w.S. auch das Knisterrasseln (Crepitatio indux u. redux) u. das Trachealrasseln (»**orale R.**«). [E] moist r. – **R., trockene:** Pfeifen, Giemen, Schnurren, Brummen (= Rhonchi sibilantes et sonori), v.a. bei Katarrh mit spärlichem zähen Schleim, spastischer Bronchitis, Asthma bronchiale; evtl. langgezogen (kontinuierlich über die Ein- u. Ausatmung andauernd) u. »musikalisch« (mit verschiedenen Tonhöhen). [E] dry r. **2)** systolisches Rasseln als ↗Herzgeräusch. [E] rattling systolic murmur.

Ratschow* Lagerungsprobe (MAX R. [sprich ratschoh], 1904–1964, Internist, Halle, Darmstadt)**:** Nachweis- u. Beurteilungsmethode für arterielle Durchblutungsstörungen der unteren Gliedmaße durch in Rückenlage auszuführende rollende Fußbewegung (1mal pro Sek.) bei senkrecht erhobenen (gestützten) Beinen; dies führt bei unzureichend kompensiertem Arterienverschluß zu Abblassen des

Fußes, vorzeitiger Ermüdung, evtl. zu Ischämie-bedingtem Schmerz u. minutenlanger Verzögerung der reaktiven Hyperämie u. der Wiederauffüllung der Venen (beides normal ≦ 15–20 Sek.) im anschließend abwärts gehaltenen Bein (evtl. auch zu besonders heftiger Nachrötung). 🄴 Ratschow's peripheral vascular test; leg-position test.

R-auf-R-Phänomen: Zusammentreffen einer sehr späten Reizbildung in einem tertiären Zentrum (EKG: R-Zacke) mit der nächsten regulären Herzkammererregung; resultierende QRS-Gruppe dieses »extrasystolischen Kammerkombinationsschlags« (Kombinationssystole) besteht aus einem recht- u. einem fehlläufigen Anteil. 🄴 R-on-R phenomenon.

R-auf-T-Phänomen: Zusammentreffen der Kammererregung (R-Zacke) einer sehr zeitigen ventrikulären Extrasystole mit dem absteigenden T-Schenkel (»vulnerable Phase«) der vorhergehenden regulären Erregung; evtl. salvenartig gehäuft bei Myokardinfarkt (Gefahr von Kammertachykardie, -flimmern). 🄴 R-on-T phenomenon.

Rauwolfia, Rauvolfia: nach dem Augsburger Arzt LEONHARD RAUWOLF (1540–1596) benannte Gattung (sub)tropischer Apozynazeen mit alkaloidhaltiger Wurzel u. Wurzelrinde; z.B. **R. serpentina** (»Schlangenwurzel«), R. tetraphylla. Anw. als Wurzeldroge, Extrakte u. in Form der Reinalkaloide (ca. 50, alle mit Indol-Grundgerüst); unterschieden u.a. als Yohimbin- oder Corynanthin-, Ajmalin-, Serpentin-, Reserpin-Typ. Werden seit 1950 in der Schulmedizin therapeutisch angewendet; Gesamtextrakt-Wirkung mit 3 pharmakologischen Komponenten: Herzfrequenzminderung, zentrale Blutdruckregulierung, Sedierung. 🄴 rauwolfia.

RCBF: (engl.) **r**egional **c**erebral **b**lood **f**low; die regionale Hirndurchblutung.

Reanimation: alle Erste-Hilfe- u. klinischen Maßnahmen zur Wiederbelebung bei akutem Herz- u./oder Atemstillstand (s. Schema). Als **kardiale R.** (»Herzwiederbelebung«) durch Herzmassage, Defibrillation u. Applikation herzwirksamer Medikamente (Adrenalin u.a., s. Schema), als **respiratorische R.** das Ingangbringen des Gasaustausches in der Lunge durch künstliche Beatmung (nach Freimachen der Atemwege), u. zwar manuell oder – besser – apparativ bzw. als Mund-zu-Mund-, Mund-zu-Nase-Beatmung. – Erst nachfolgend – als definitive Maßnahmen – ursächliche Abklärung u. Behandlung (ABC-Maßnahmen), optimal in einem **Reanimationszentrum** (Intensivstation); zum Transport evtl. stabile Seitenlage u. – bei fehlender Gegenanzeige – leichte Kopftieflage (Herbeiführen eines hirnwärts gerichteten hydrostatischen Strömungsgefälles). 🄴 resuscitation.

Rechts(herz)belastung: Widerstands- oder Volumenüberbelastung des rechten Herzens (z.B. bei Pulmonalstenose bzw. Vorhof- oder Ventrikelseptumdefekt). Führt zu reaktiver Rechtsherzhypertrophie u. bei deren Versagen zu rechtsseitiger myogener Herzdilatation; vgl. Rechtsherzinsuffizienz. 🄴 load on right side of heart.

Rechts(herz)dekompensation: Erliegen der autonomen kompensatorischen Mechanismen des rechten Ventrikels bei ↗Rechtsherzinsuffizienz. 🄴 right ventricular decompensation.

Rechts(herz)hypertrophie: Arbeitshypertrophie des Myokards der rechten Herzkammer infolge chronischer ↗Rechtsherzbelastung. Symptome: evtl. hebender re. Ventrikel, betonter 2. Herzton über der – auch im Röntgenbild betonten – Pulmonalis; EKG: überhöhtes R in den Ableitungen (II u.) III, aVR, V_{1-2} u. rechtspräkordial, flaches biphasisches oder negatives T in (II u.) III u. V_{1-3}, ST-Senkung in II, III u. V_{1-2}. 🄴 right ventricular hypertrophy.

Rechts(herz)insuffizienz: Unfähigkeit des rechten Ventrikels, einen den Erfordernissen entsprechenden Blutauswurf zustande zu bringen bzw. den venösen Rückfluß des großen Kreislaufs aufzunehmen; v.a. als Folge degenerativer oder entzündlicher Myo- u. Endokarderkrankungen, angeborener Herzfehler, bei Koronaropathie (s.a. Cor pulmonale). Symptome: Zyanose u. Atemnot bei Stauung im großen Kreislauf, erhöhter zentraler Venendruck, Leberstauung, Einflußstauung an Hals u. Armen, Ödeme (bes. der unteren Gliedmaßen), Pleura- u. Perikarderguß, Aszites, Stauungsgastritis, evtl. Stauungsmilz. 🄴 right(-sided) heart failure.

Reanimation (Schema) [41]

Ⓐ Atemwege	Atemwege freimachen
Ⓑ Beatmung	endotracheale Intubation oder Maskenbeatmung, reiner Sauerstoff
Ⓒ Circulation	Herzmassage
Ⓓ Ⓔ Drogen (medikamentöse und Elektro-Therapie des Herzstillstandes) Beatmung und Herzmassage werden nur während Defibrillation und EKG-Kontrolle unterbrochen! Die Herzmassage wird erst eingestellt bei regulärer Herzaktion mit tastbarem peripherem Puls!	a) **venöser oder zentralvenöser Zugang** Initialtherapie: • Adrenalin 0,5–1,0 mg i.v. b) **EKG-abhängige Therapie** **Kammerflimmern** (Häufigkeit bis 80%) • Defibrillation bis 360 Joule (Erw.) 100–200 Joule (Kind) 50–100 Joule (Säugling) Bei wirkungsloser Defibrillation oder nach eintretender Herzaktion mit noch vorhandener Flimmertendenz: • Lidocain 50–100 mg als Bolus i.v. (bei Kindern 10–50 mg i.v.), im Anschluß daran Lidocaininfusion, Dosis: 2 mg/Min. **Asystolie bzw. elektromechanische Dissoziation** • Adrenalin 0,5–1,0 mg i.v. (bei Kindern 0,1–0,5 mg i.v.), wiederholen! Bei anschließender bradykarder Rhythmusstörung: • Atropin 1–2 mg i.v. (bei Kindern entsprechend niedriger), später Schrittmachersonde. Wichtig: Adrenalin, Atropin und Lidocain können bei fehlendem venösem Zugang auch über den Tubus instilliert werden! c) **Natriumbicarbonat, Infusionstherapie** Natriumbicarbonat sollte erst dann gegeben werden, wenn die spontane Herzaktion wieder eingesetzt hat. Dosierung: 1 mmol/kg KG, weitere Therapie nach Blutgaswerten. Die Flüssigkeitstherapie erfolgt unter Berücksichtigung der Ursachen des Herz-Kreislauf-Stillstands und laufender Kontrollen des zentralen Venendrucks.
Nach erfolgreicher Wiederbelebung (tastbarer, regelmäßiger, peripherer Puls, evtl. ausreichende Spontanatmung) Verlegung des Patienten auf eine Intensiveinheit und weitere Therapie.	

Rechtsschenkelblock (RSB)**: 1) vollständiger (kompletter) R.:** vollständige Leitungsunterbrechung im rechten TAWARA* Schenkel (oder einem seiner Hauptäste); führt zu Störung der Erregung des rechten Ventrikels (der verspätet über intakte Leitungssysteme oder myokardial vom rechtzeitig depolarisierten linken Ventrikel erregt wird). EKG: QRS rechtstypisch u. verbreitert (> 0,12 Sek.); R in rechtspräkordialer Ableitung plump, oft gesplittert; ST-T gegensinnig zu R, in V_{1-3} verspätete Ankunft des neg. Potentials. [E] right bundle branch block; RBBB. **2) unvollständiger (inkompletter) R.:** Rechtsverspätung. **3)** Kombination eines R. mit einem linksposterioren Block; – s. a. Tab. S. 374.

Reduktionsdiät, -kost: kalorienarme Ernährung als Maßnahme zur Verminderung des Körpergewichtes (»Gewichtsreduktion«). [E] (weight) reduction diet.

Reentrance, Reentry: *(engl. = Wiedereintritt)* Erregungsrückkehr. – Die Reentry-Theorie erklärt die Entstehung von Extrasystolen durch Rückkehr der im betreffenden Myokardabschnitt kreisenden Erregung; z.B. führt die subendokardial gestörte Leitungsstörung im Infarkt-Grenzbereich zu einer Verzögerung der Reizleitung, so daß die Erregung auf nicht mehr refraktäre Myokardbereiche trifft u. diese erneut erregt; diese Erregung wird dann wieder zum Störherd geleitet, der seinerseits wieder erregt wird (Bildung eines Circulus vitiosus).

Reflex: die automatische (unmittelbare u. unwillkürliche), im allgemeinen regelmäßig reproduzierbare, über das Nerven-

Rechtsschenkelblock [77]

	vollständiger R.	unvollständiger R.
Genese	meist Blockierung oder Schädigung des rechten Schenkels	selten Schädigung des rechten Schenkels, oft große Pulmonalis mit oder ohne Rechtshypertrophie
Vorkommen	koronare Herzkrankheit, Myokarditis, infektiös toxische Myokardschädigung, Rechtshypertrophie	oft bei Herzgesunden, sonst bei Vorhofseptumdefekt, gelegentlich bei Pulmonalstenose, Mitralstenose, koronarer Herzkrankheit u. anteroseptalem Infarkt
EKG	1. QRS-Komplex ≧ 0,12 Sek. 2. oft Vertikal-(Rechts-)Typ oder Horizontal-(Links-) Typ 3. R in V1 M-förmig aufgesplittert u. oberer Umkehrpunkt (OUP) verspätet 4. S in I, aVL, V5 u. V6 breit u. plump	1. QRS-Komplex ≦ 0,11 Sek. 2. Vertikal-(Rechts-) Typ oder linkstypische Herzachse 3. QRS-Komplex in V1 M-förmig aufgesplittert, oberer Umkehrpunkt (OUP) evtl. verspätet 4. S in I, aVL, V5 u. V6 breit 5. *rSr´*-Form in V1: herzgesund *RSR´*- oder *rSR´*-Form in V1: evtl. Rechtshypertrophie *rsR´*-Form in V1: Rechtshypertrophie

system erfolgende (»neurogene«) Antwort eines Organgewebes (Muskel, Drüse) auf einen Reiz, dessen Aufnahme (= Perzeption; im allg. durch einen Rezeptor) über einen Reflexbogen zur Reflexauslösung am Erfolgsorgan (Effektor) führt, d.h. – über die motorische Endplatte – am Muskel bzw. an der Drüsenzelle. [E] reflex. – **R., alternierender:** R., bei dem auf die reflektorische Aktion der Agonisten eine Aktion der Antagonisten folgt; bei Querschnittslähmung. – **R., direkter:** als homolateraler = homonymer R. einer mit Reizort u. -antwort auf der gleichen Körperseite. [E] direct r. – **R., gastrokardialer:** Koronarienengstellung infolge Magendruckes gegen das Herz (ROEMHELD*). – **R., gekreuzter,** diagonaler = konsensueller R.: mit Reizantwort auf der gegenseitigen Körperhälfte; z.B. bei ↗Dezerebration. [E] crossed r. – **R., kardiovaskulärer:** reflektorische Vorgänge mit Auswirkung auf Herz/Kreislauf; z.B. BAINBRIDGE*, vasomotorischer R. – **R., kutiviszeraler:** R. mit Reizort Haut (vgl. HEAD* Zone) u. Reizantwort an Eingeweiden. – **R., paradoxer:** Antagonistenreaktion bei Versuch, eine Agonistenreaktion auszulösen. – **R., pathologischer:** krankhafter R. als Folge einer Erkrankung des Zentralnervensystems, z.B. der Pyramidenbahn (als BABINSKI*, GORDON*, MENDEL*-BECHTEREW* Reflex etc.). [E] pathologic r. – **R., propriozeptiver:** Eigenreflex. – **R., pupillomotorischer:** ↗Pupillenreflex. [E] pupillomotor r. – **R., spastischer:** klonischer oder präspastischer R. bei spastischer Lähmung infolge Pyramidenbahnschädigung. – **R., spinaler:** Rückenmarkreflex ohne Beteiligung höherer Strukturen des Zentralnervensystems. [E] spinal r. – **R., vegetativer:** R. mit Reflexbogen im vegetativen Nervensystem u. Umschaltung im Zentralnervensystem oder vegetativen Ganglien; z.B. als viszeraler R. – **R., viszeraler:** durch Reizung von Interozeptoren der Eingeweide ausgelöster vegetativer R. mit Erfolg z.B. an Herz oder anderen inneren Organen bzw. Haut (viszerokardial, -viszeral, -kutan). [E] visceral r.

Reflexabschwächung, Hyporeflexie: im Vergleich zur Gegenseite oder mit Erfahrungswerten verminderte Auslösbarkeit eines Reflexes; z.B. bei Teilschäden des Reflexbogens (z.B. Pyramidenbahnschädigung), verminderter zentraler Erregbarkeit (z.B. bei Bewußtseinsverlust); ferner als alterstypische Veränderung des Nervensystems die Abschwächung der Muskeldehnungsreflexe (z.B. ASR). [E] hyporeflexia.

Reflexanomalie: ↗Reflexabschwächung, Areflexie; s.a. Reflex, pathologischer. [E] abnormal reflex.

Reflexdystrophie: ↗SUDECK* Dystrophie.

Reflexzone: die einem bestimmten Rückenmarksegment zugehörige Zone der Körperoberfläche, die bei Reizzuständen zugeordneter (»isosegmentaler«) innerer Organe reflektorisch in einen Erregungszustand gerät. Die HEAD* Zone als Hautzone, die VOGLER* Periostzone, die MACKENZIE* Zone als Muskelzone (letztere mit schmerzhafter Muskelhypertonie [»Sperrtonus«] u. sog. Maximalpunkten reagierend, evtl. auch mit Myogelosen).

Eine path. Verbreiterung der R. beim Auslösen von Eigenreflexen oder Muskeldehnungsreflexen ist als Pyramidenbahnzeichen zu werten. [E] reflex zone.

Reflexzonenmassage: Massage von ↗Reflexzonen zur gezielten Beeinflussung der diesen Zonen zugehörigen inneren Organe; s.a. Bindegewebsmassage.

Regionalanästhesie: Schmerzausschaltung mittels Lokalanästhetika auf eine bestimmte Körperregion begrenzt; unterschieden als Infiltrationsanästhesie, periphere u. zentrale Nervenblockade sowie Oberflächenanästhesie. Die R. wird auch in Kombination mit Narkoseverfahren angewandt, die das Bewußtsein ganz oder teilweise ausschalten; z.B. Periduralanästhesie + Intubationsnarkose. [E] regional anesthesia.

Rehabilitation: die Maßnahmen zur Wiedereingliederung sozial, geistig(-seelisch) oder körperlich benachteiligter Personen (»Behinderter«) in das Berufs- u. Privatleben. Erfolgt bei körperlichen Schäden u.a. durch operative Minderung von Restschäden, optimale prothetische, epithetische u. apparative Versorgung, berufsbezogene Übungsbehandlung, evtl. auch Umschulung. [E] rehabilitation.

Rehydratation: enterale oder parenterale Zufuhr (als Getränk bzw. Infusion) von Wasser oder Salzlösungen zum Ausgleich eines Flüssigkeitsmangels (↗Dehydration). [E] rehydration.

Reibegeräusch, Reiben: Auskultationsphänomen durch Aneinanderreiben krankhaft veränderter (z.B. Fibrinauflagerung, Tuberkel) seröser Häute; v.a. im fibrinösen Stadium der Pleuritis u. Perikarditis (»Pleura-«, »Perikardgeräusch« bzw. »-reiben«); bei pleuroperikardialem R. ist die Differenzierung beider Komponenten durch Atemanhalten möglich (Fortfall des pleuralen, extraperikardialen Geräusches). – Symbol im PKG: F. (= Frictio). – Ferner *orthop* fühl- u. hörbares Gelenk-R., v.a. als retropatellares R. u. das R. bei Tendovaginitis crepitans. [E] (friction) rub.

Reinfarkt: erneute ischämische Parenchymnekrose nach bereits überstandenem Infarkt; i.e.S. das Rezidiv eines ↗Myokardinfarkts. [E] reinfarction.

Reinglykosid: Präparat mit isoliertem (»reinem«) Glykosid (z.B. Digitoxin); im Unterschied zu Droge, Extrakt (als Gesamtwirkstoffgemisch; z.B. Digitalis). [E] pure glycoside.

Reisdiät: natriumarme Kost zur Behandlung bestimmter Herz-Kreislauf- sowie Nieren-Erkrankungen, zubereitet aus Körnern (oder Mahlprodukten) der Graminee »Oryza sativa«, die fett-, stärke- (Amylum Oryzae) u. proteinhaltig sind (7% Eiweiß, u. zwar Glutenin = Oryzenin, Albumin, Globulin: kein Gliadin!), ungeschält auch reich an Vitamin B_1. Meist als Kempner* R.; ferner als Reisschleim (im Wasser gequollener Reis nach Abseihen) bei Magen-Darm-Krankheiten. [E] rice diet.

Reisediarrhö, Tourista, »Montezumas Rache«: v.a. durch atypische Colistämme, seltener durch Salmonellen, Shigellen, Campylobacter oder Enteroviren verursachte akute Durchfallerkrankung (mit Koliken, Erbrechen) bei Touristen in südlichen Ländern; evtl. auch schwere Beeinträchtigung des Allgemeinbefindens. [E] traveler's diarrhea.

Reizblase (vegetative): Reizzustand der Harnblase mit Hypertonie ihrer Muskulatur, Tenesmen u. gesteigerter Miktionsfrequenz; z.B. bei Entzündung (auch der Nachbarorgane), nach endovesikaler Strahlentherapie, als vasoneurotische Störung; später evtl. als funktionelle Schrumpfblase. [E] irritable bladder.

Reizstromtherapie: Anw. von Reizstrom zu Heilzwecken (»Elektrotherapie«); z.B. dienen Einzelimpulse oder Impulsserien zur Auslösung von Einzelzuckungen bzw. von tetanischen Kontraktionen der Skelettmuskeln (als **selektive R.** nur an geschädigten Muskeln). [E] electro-physiotherapy.

Reiztherapie: der Einsatz unspezifischer (nicht auf ein bestimmtes Organ gerichteter) Reize zur allgemeinen Beeinflussung gestörter Regulationsvorgänge, z.B. als Reizkörpertherapie oder durch Anw. physikalischer Mittel (Wärme, UV-Licht, Klima-, balneologische Reize, Massage, Bewegungsübungen, Elektrizität, Röntgenstrahlen). [E] stimulation therapy.

Rektumkarzinom: der relativ häufige (7% aller Karzinome) Mastdarmkrebs; meist als polypöses, phagedänisches oder schüsselförmiges Adenokarzinom; ferner als Gallertkrebs, papilläres Adenom, Szirrhus. Geht oft aus einer Präkanzerose (Schleimhautadenom) hervor. Die Metastasierung erfolgt lympho-, hämatogen (v.a. in die Leber) u. direkt implantierend. Klinisch (auch für die Indikation zur operativen Behandlung) werden nach DUKES die Stadien I–IV oder A–D unterschieden (Beschränkung auf das Rektum; Übergreifen auf die Nachbarschaft; örtliche Metastasen; Fernmetastasen); Klassifizierung auch nach ↗TNM-System. [E] cancer of the rectum.

Rektumprolaps: Mastdarmvorfall; Vorfall der gesamten Mastdarmwand durch den After nach außen; meist Folge einer Schwäche des Beckenbodens, häufig bei Frauen nach mehreren Geburten. [E] rectal prolapse. – **R., innerer:** zylindrische Einstülpung der Schleimhaut oberer Mastdarmabschnitte in die Mastdarmlichtung ohne Vortreten aus dem After; führt zu Obstipation, aber auch flüssigen, fetthaltigen, evtl. blutigen Stühlen.

Remission: das vorübergehende Nachlassen chronischer Krankheitszeichen, jedoch ohne Erreichen der Genesung (ohne »Restitutio ad integrum«); Kriterien u. Maß (»Voll-R.« = **komplette R.** = »CR« bzw. »Teil-R.« = **partielle R.** = »PR«) sind z.B. für Tumoren oder akute Leukämien festgelegt. [E] remission. – **R., soziale:** die eine Wiedereinordnung in Familie u./oder Beruf ermöglichende R. einer psychiatrischen Erkrankung.

Reserpin: das Hauptalkaloid der ↗Rauwolfia (serpentina). Anw. als sedierendes Psychopharmakon (weitgehend durch synthetische Neuroleptika ersetzt) u. als Antihypertonikum (mit Blutdrucksenkung durch Aufheben des Noradrenalin-Speichervermögens postganglionärer Nervenendigungen). Als Nebenwirkungen, v.a. bei Überdosierung, treten z.B. auf: Herzfrequenzverlangsamung, Schwellung der Nasenschleimhaut, Somnolenz, Depression, Sehstörungen, Potenz- u. Ejakulationsstörungen, Galaktorrhö. – Dient – im **R.-Test** – zum Nachweis eines Karzinoid-Syndroms. Im positiven Fall kommt es nach i.v. Gabe von 5 mg als Folge der Verdrängung von Serotonin aus dessen Zellverbindungen zu Flush (mit Rötung v.a. der oberen Körperhälfte), Darmhypermotilität, Bronchospasmen, Erregungszustand. [E] reserpine.

Reservekraft: die »Leistungsreserve« des Herzmuskels (Myokard), die – innerhalb der Grenzen des Arbeitsstoffwechsels – v.a. durch Hypertrophie die Bewältigung erhöhter Anforderungen ermöglicht. Nimmt z.B. im Alter u. nach bestimmten Erkrankungen ab. Überforderung dieser Kompensationsmöglichkeit führt zu ↗Herzinsuffizienz. [E] cardiac reserve.

Residualkapazität, funktionelle, FRK, FRC: als exspiratorisches Lungenvolumen (= Relaxationsvolumen) das nach normaler Ausatmung, d.h. bei Gleichgewicht zwischen den elastischen Lungen- u. Thoraxkräften, in der Lunge verbleibende Luftvolumen (= exspiratorisches Reservevolumen + Residualvolumen). [E] functional residual capacity.

Residualluft, $V_{pulm.min.}$**:** das nach maximaler Ausatmung in der Lunge verbleibende Luftvolumen; macht beim Gesunden – altersabhängig – bis zu 35% des Gesamtfassungsvermögens aus; ist vermehrt v.a. bei Lungenemphysem u. – reversibel – im asthmatischen Anfall; vgl. Residualkapazität. [E] residual air.

respiratorisch: die Atmung betreffend, atmungsbedingt. [E] respiratory. – **r. Insuffizienz:** die Lungeninsuffizienz, d.h. der auf Störungen der Lungenbelüftung (Ventilation), des Gasaustausches (Diffusion) oder der Blutzirkulation in der Lunge beruhende Zustand. Er führt zu Störungen der respiratorischen Homöostase: bei alleiniger Sauerstoffaufnahmestörung (= Partialinsuffizienz) zu O_2-Mangel im Blut (Hypoxämie), bei allgemeiner alveolokapillärer Gasaustauschstörung (= Globalinsuffizienz) auch zu Kohlendioxidvermehrung (Hyperkapnie). Sie ist »**obstruktiv**«, d.h. durch Verengung des Bronchialbaumes bedingt, oder »**restriktiv**«, d.h. durch Störungen der Lungenausdehnungsfähigkeit, Mangel an funktionstüchtigem Gewebe, verminderte Gas-Blut-Kontaktzeit verursacht (z.B. bei Pneumothorax, Pleuraerguß oder -schwarte, Zwerchfellhernie, Pneumonie, Atelektase, Zustand nach Lungenresektion, Lungenfibrose, -stauung, arteriovenöse Fistel); wird n. COURNAND klassifiziert als »obstruktive oder restriktive ventilatorische Insuffizienz« bzw. als »alveolorespiratorische I.« – Nach ROSSIER unterscheidet man die **latente r. I.**

(erst unter Belastung erkennbar; mit Belastungsdyspnoe u. verminderter Atemreserve [VK, AGW] bei normaler arterieller O_2-Sättigung in Ruhe) u. die **manifeste r. I.** (= Ruheinsuffizienz; mit Zyanose, Störung der Gesamtventilation u. des alveolokapillären Gasaustausches, Hypoxämie mit oder ohne Hyperkapnie); u. zwar als – zu Polyglobulie führende – Globalinsuffizienz die – außer bei Lungenerkrankungen, -schädigungen – u.a. bei allgemeinen Ventilationsstörungen, z.B. bei Schädigung des Atemzentrums (durch Narkotika), bei Kreislaufversagen. E r. failure.

Restharn: die bei Entleerungsstörungen der Harnblase (z.B. bei neurogener Blase, Blasenstarre, Prostataadenom, Harnröhrenstriktur) nach dem Wasserlassen in der Harnblase verbliebene Harnmenge; ist bestimmbar durch Katheterismus, i.v. Urographie (mit Blasenaufnahme nach der Miktion), sonographisch, nuklearmedizinisch; größerer Harnrückstau führt zu sekundären Veränderungen, z.B. zu Pseudodivertikelbildung der Harnblase, Hydronephrose. E residual urine.

Restless-legs(-Syndrom): (engl.) »Syndrom der unruhigen Beine«; WITTMAACK*-EKBOM* Syndrom.

Reststickstoff, Rest-N, RN, NPN: das Gesamt des im eiweißfreien Filtrat von Blut, Lymphe, Liquor oder Milch gemeinsam (n. KJELDAHL) nachweisbaren Stickstoffs (N); i.w.S. die damit erfaßte heterogene Gruppe meist ausscheidungspflichtiger organischer Substanzen. Ist erhöht u.a. bei eiweißreicher Kost, gesteigertem Gewebszerfall, v.a. aber bei Nierenerkrankungen mit Einschränkung des Glomerulusfiltrats um > 50% (z.B. Glomerulonephritis, Nierenversagen, Urämie). Wird unterteilt in Harnstoff-N (50–95% des RN) u. Residual-N = Nichtharnstoff-N (= RN minus Harnstoff-N), die wie folgt zu berechnen sind (PETERS u. VAN SLYKE):
RN (in mg%) = 10 + (1,07 × Harnstoff-N);
Harnstoff-N = (RN – 10): 1,07;
Harnstoff = Harnstoff-N × 2,14.
Umfaßt ferner das sog. **Rest-Nitrogen;** im Blut ca. 45% des RN = 5 bis 18 mg% N, das sich nach Subtraktion aller N-Werte der chemisch bekannten Substanzen (Ammoniak, Harnstoff, Harnsäure, Creatinin, Creatin, Aminosäuren etc.) ergibt. E nonprotein nitrogen; NPN.

Retinopathia, -pathie, Retinose: Oberbegriff für die nichtentzündlichen Netzhauterkrankungen (die z.T. aber als Retinitis bezeichnet werden). E retinopathy. – **R., aktinische:** Strahlenschaden der Netzhaut, z.B. nach starker Blendung durch Sonnenlicht, Bogenlampe; zentrales Ödem mit nur teilweise rückbildungsfähiger Makulaschädigung. E actinic r. – **R. albuminurica:** R. als Folge von Nierenerkrankungen mit Albuminurie u. ↗Hypertonie (↗R. hypertonica); mit länglich-radiären, weißen Herden um den gelben Fleck (»Sternfigur«) u. Gefäß-, Papillenveränderungen, evtl. ↗Amaurose. Typisch z.B. bei Glomerulonephritis, Nephrosklerose (= R. renalis = BRIGHT* Retinitis). E albuminuric r. – **R., angioidstreifige:** R. mit angioiden Netzhautstreifen; eine tapetoretinale Degeneration. E striate r. – **R. arteriosclerotica:** R. bei Arteriosklerose; mit ↗Fundus arterioscleroticus (wie auch bei **R. angiospastica,** d.h. bei Krankheiten mit spastischen Gefäßengstellungen). E arteriosclerotic r. – **R. diabetica:** R. bei diabetischer Mikroangiopathie, s. Abb.; die Netzhaut mit Punktblutungen, kleinen weißlichen Degenerationsherden am hinteren Augenpol, vermehrter Venenschlängelung u. Blutaustritten (auch im Glaskörper); oft auch Zeichen der arteriosklerotischen u. hypertonischen R. E diabetic r. – **R. hypertonica:** R. mit ↗Fundus hypertonicus bei arteriellem Hochdruck; bei Glo-

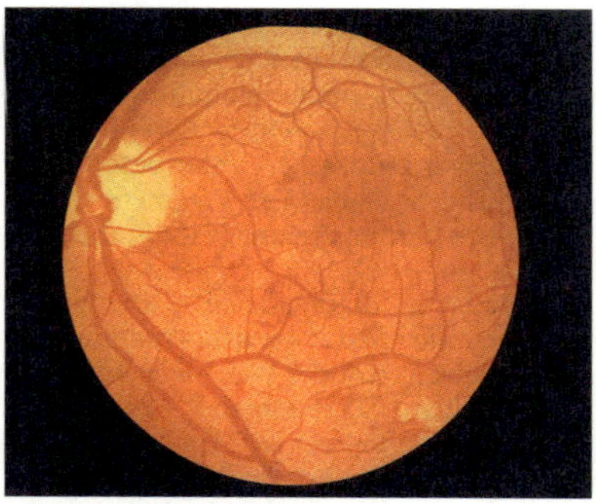

Diabetische Retinopathie (linkes Auge) mit multiplen flohstichartigen Blutungen bzw. Mikroaneurysmen [65]

merulonephritis (vgl. R. albuminurica) meist mit Zeichen des Stadiums II–III; Sehverschlechterung meist erst im Stadium IV u. bei maligner Nephrosklerose. [E] hypertensive r. – **R. renalis:** s.u. Retinopathia albuminurica. [E] uremic r. – **R. sklopetaria:** R. nach tangentialer Augapfelverletzung; mit – erst nach Resorption der Glaskörperblutung erkennbaren – Narben- u. Pigmentflecken.

Revaskularisation: **1)** Einsprossen von Kapillaren in ein krankheitsbedingt nicht durchblutetes (z.B. infarziertes) Gewebe. **2)** am Herzen v.a. als koronarchirurgische R., meist als koronarer ↗Bypass (s.a. Koronarchirurgie), aber auch als Thrombendarteriektomie. Früher auch als indirekte R., z.B. durch Einpflanzen eines geeigneten Gefäßes nach VINEBERG* in das Myokard. **3)** als interventionelle kardiologische R. durch perkutane transluminale Koronarangioplastie (↗PTCA) u. verwandte Verfahren. **4)** als R. durch medikamentöse systemische oder lokale Auflösung eines Thrombus (↗Fibrinolysetherapie). [E] revascularization.

RG: ↗**R**assel**g**eräusch (1).

Rhagade, Rhagas, Hautschrunde: mikrotraumatischer linearer Riß (Fissur; ohne Gewebsverlust) in entzündlich oder hyperkeratotisch veränderter Haut, v.a. in der Umgebung natürlicher Körperöffnungen; s.a. Effloreszenzen. [E] rhagade.

Rheumafaktor, RF: bei ↗pcP (hier erstmals nachgewiesen) u. zahlreichen anderen Krankheiten (z.B. Kollagenosen, Leberleiden, Tbk, Leukämie) nachweisbare Autoantikörper gegen Gammaglobulin (= Anti-Gammaglobulin; unterschieden – je nach Wirkung gegen Immunglobulin [Ig] M, G oder A – als γ_M-, γ_G- u. γ_A-Globulin-RF). Bindet sich an das Fc-, unter besonderen Bedingungen an das Fab-Fragment des Ig. Nachweis durch Rheumatest. [E] rheumatoid factor.

rheumatisch, rheumaticus: ↗Rheumatismus betreffend bzw. – i.w.S. – mit »reißenden« Gelenk- u./oder Weichteilschmerzen einhergehend. [E] rheumatic. – **rh. Fieber:** akut-fieberhafte, wenige Wochen dauernde, zu Rückfällen neigende Krankheit mit Gelenkentzündungen i.S. der Polyarthritis (meist auf die großen Gelenke beschränkt) als Folgekrankheit nach Infektion mit β-hämolysierenden Streptokokken der Gruppe A, d.h. als Folge einer Immunreaktion auf deren Toxine. Tritt z.B. nach Streptokokken-Angina auf; verläuft oft unter Herzbeteiligung (v.a. ↗Endokarditis, seltener Myo-, Perikarditis), evtl. auch mit Abdominalsyndrom; führt gelegentlich zu Chorea minor; zeigt typische serologische Befunde: erhöhte Antistreptolysin-, Antihyaluronidase-, Antistreptokinase-Titer. [E] rh. fever. – **rh. Formenkreis:** ↗Rheumatismus, Schema. – **rh. Granulom:** s.u. Rheumatismus nodosus. [E] rh. granuloma.

Rheumatismus: symptomatologischer Gruppenbegriff (ohne diagnostische Wertigkeit) für »schmerzhafte u. funktionsbeeinträchtigende« Zustände des Muskel-Skelett-Systems unter Einschluß der sie begleitenden oder auch isoliert auftretenden Vorgänge an anderen »Organsystemen«. Die einschlägigen Krankheiten sind in – auch internationalen – Klassifikationen erfaßt, darunter in der 1972 von der Deutschen Gesellschaft für Rheumatologie erstellten »Klassifikation der Erkrankungen des Bewegungsapparates«; s.a. Tab. Unterschieden werden der »entzündliche Rh.« an Gelenken u. Weichteilen, Muskelrheumatismus, Gelenkrheumatismus, u. zwar als idiopathischer, infektiöser, allergischer Rh. u. als degenerativer Rh. [E] rheumatism. – **Rh. acutus verus:** rheumatisches Fieber. – **Rh., allergischer:** para- u. postinfektiöse Rheumatoide (= symptomatische Arthritis) vom infektionsallergischen Typ bei Bakterien-, Virus-, Protozoen- oder Wurminfekten bzw. – i.e.S. – Fremdeiweiß-provozierte Allergie; allgemein mit Narbenbildung ausgehend; z.B. als primär chronische ↗(Poly-)Arthritis (= pcP; im engl. Schrifttum »rheumatoide Arthritis«), FELTY*, STILL* Syndrom, Synovialitis, rheumatisches Fieber (= Streptokokken-Granulomatose), Spondylarthritis, Pannikulitis, Myositis, Tendinitis, Tendovaginitis, Bursitis. – **Rh. cerebralis:** bei rheumatischem Fieber vorkommende akute oder protrahierte Psychose (mit Stupor u. Schläfrigkeit, evtl. Halluzinationen, Delirien). [E] cerebral rh. – **Rh. nodosus:** rheumatisches Fieber mit flüchtigen, schmerzlosen Weichteilgranulomen (Nekrosen, umgeben von Histio-, Fibrozyten [palisadenförmig angeordnet]; dazwischen Riesenzellen vom ASCHOFF*-GEIPEL* Typ); i.e.S. die pcP mit MEYNET* Knoten. [E] nodose rh. – **Rh., palindromischer:** als sog. »intermittierender Rh.« (= HENCH*-ROSENBERG* Syndrom) stunden- bis monatelang Arthritis-Symptome (ohne Fieber u. ohne Leukozytose), die jeweils nur an einem Gelenk (evtl. einigen Gelenken) auftreten; oft Übergang in pcP. [E] palindromic rh. – **Rh. tuberculosus:** PONCET* Krankheit. [E] tuberculous rh.

Die wichtigsten **»rheumatischen« Erkrankungen**

A) Erkrankungen des rheumat. Formenkreises i.e.S. »Kollagenosen«
1. rheumatoide Arthritis 2. Lupus erythematodes disseminatus 3. SJÖGREN* Syndrom 4. »mixed connective tissue disease« 5. Spondylarthritis ankylopoetica (BECHTEREW* Krankheit) 6. REITER* Syndrom 7. Panarteriitis 8. Sklerodermie 9. Polymyositis u.a.
B) Infektarthritis
C) Begleitarthritis
1. bei Infektgeschehen (z.B. rheumat. Fieber) 2. bei internistischen Erkrankungen 3. bei Stoffwechsel- oder endokrinen Erkrankungen 4. bei Tumoren 5. bei Allergien u.a.
D) degenerative Gelenkerkrankungen (Arthrosen)
E) Arthritis psoriatica

(nach E.-M. LEMMEL)

Rhizarthrose: Arthrose eines »Wurzelgelenks« der Gliedmaßen, i.e.S. die Daumensattelgelenksarthrose.

Rhythmusstörung: ↗Herzrhythmusstörung. [E] dysrhythmia.

Ricinus communis: tropische Holzgewächse [Euphorbiaceae]. Die fettreichen Samen (Semen Ricini, »Kastorsamen«) sind durch Gehalt an Ricin u. Ricinin giftig; das davon freie Samenöl (Rizinusöl = Oleum Ricini s. Castoris) dient v.a. als – antiresorptiv u. sekretagog wirkendes – Abführmittel (wirksames Prinzip: Ricinolölsäure, eine C_{18}-Fettsäure). [E] Ricinus communis; castor (oil) bean.

Riesenzell(en)-Arteriitis: ↗Arteriitis temporalis. [E] giant-cell (temporal) arteritis.

Rifampin: ↗Rifamycin.

Rifamycin *WHO*: Antibiotikum aus Streptomyces mediterraneus; wirksam v.a. gegen Mycobacterium tuberculosis. – Als dessen halbsynthetisches Derivat z.B. **Rifampicin.** [E] rifamycin.

Rigor: die Agonisten u. Antagonisten betreffende, gesteigerte Grundspannung der Skelettmuskulatur (↗Muskeltonus) mit charakteristischer Steifigkeit bzw. Starre bei passiver Bewegung (gleichmäßiger, »wächserner« bzw. »teigiger«, nicht federnder Widerstand; oft mit ↗Zahnradphänomen); v.a. bei Krankheiten des extrapyramidal-motorischen Systems, z.B. bei der PARKINSON* Krankheit. [E] rigidity; rigor.

RIND: **r**eversible **i**schämische **n**eurologische **D**efekte (Hirnischämiezeichen von nur wenigen Tagen Dauer; s.u. Apoplexia cerebri). [E] RIND; reversible ischemic neurological defects.

Rindenblindheit: ↗Amaurose infolge beidseitiger Schädigung der »Sehrinde« des Okzipitallappens des Gehirns oder der Sehbahn zentral des Corpus geniculatum lateralis, typisch ohne Pupillenstörungen. [E] cortical blindness.

Rippenfraktur: Quer- oder Schrägbruch einer oder mehrerer Rippen; im letzteren Fall – z.B. bei Thoraxkompression – oft als R.-Serienfraktur u. dann evtl. mit Thoraxwandinstabilität (Bildung eines »mobilen Brustwandlappens« mit Atmungsstörung i.S. paradoxer Atmung). Betrifft meist die mittleren Rippen (obere durch Schultergürtel geschützt, untere biegsam); führt evtl. zu Lungenanspießung, Pneumothorax, Hautemphysem. Wird – i.S. der Ruhigstellung – meist behandelt durch Heftpflasterverband, evtl. (operative) »innere« Schienung, systemische oder peridurale Schmerzausschaltung u. Atemgymnastik. [E] rib fracture.

Rippenserienfraktur: s.u. Rippenfraktur.

Rohkost: Kostform aus – frischen – pflanzlichen Nahrungsmitteln (Gemüse, Obst, Getreide), hergestellt ohne Hitzeanwendung durch Zerkleinern; meist ohne

Kochsalz-Zusatz, evtl. angereichert mit Milchprodukten (»laktovegetabile Kost«); reich an Vitaminen, Ballaststoffen, Kalium; kalorien-, fett- u. eiweißarm. Anw. als Zusatz-, vorübergehend als Reduktionskost sowie bei Obstipation. [E] raw vegetables.

Rollator: Hilfsmittel für bewegungseingeschränkte Patienten (z.B. nach Apoplex, Amputation, bei PARKINSON* Krankheit etc.), welches selbständige Fortbewegung ermöglichen soll. Der klassische R. hat vorne 2 Räder u. hinten 2 Gummistopfen, neuere Modelle verfügen über 4 Räder mit beidseitigen Handbremsen (nicht für jeden Patienten geeignet).

RR: Symbol für den – mit dem **R**iva//**R**occi* Apparat gemessenen – Blutdruck.

RS3PE: ↗McCARTY* Polyarthritis.

Rubeose, -osis: Rötung, i.e.S. Hautrötung (Rubedo); z.B. als Dauergesichtsröte (**R. faciei**) bei Zuckerkrankheit (= **R. diabetica**; auch evtl. an Gliedmaßen; als Folge verminderten Kapillartonus) oder bei Steroidmedikation (**R. steroidica**). [E] rubeosis. – **R. iridis:** die vermehrte Füllung u. Schlängelung (z.T. auch Neubildung) der Blutgefäße der Regenbogenhaut; z.B. bei Glaukom oder als Komplikation einer fortgeschrittenen **R. retinae diabetica** (R. der Netzhautgefäße, meist begleitet von Netzhaut- u. Glaskörperblutungen; bei maligner diabetischer ↗Angiopathie). [E] r. iridis.

Ruheangina: ↗Angina pectoris bei vollständiger körperl. Ruhe u. ohne vorausgegangene Aufregung; allgemein in mehreren Attacken. Die Intensität nimmt infolge Kollateralenbildung der Herzkranzgefäße allmählich ab, kann aber auch – als Präinfarktsyndrom – in einem Myokardinfarkt enden. [E] rest angina.

Ruhedyspnoe: eine im Ruhezustand über das Mehrfache der Norm gesteigerte, als Atemnot empfundene Atemarbeit (↗Dyspnoe), evtl. als Orthopnoe. – Tritt auf z.B. bei Linksherzinsuffizienz mit Rückstau im kleinen Kreislauf, bei ↗respiratorischer Insuffizienz. [E] dyspnea shortness of breath at rest.

Ruheinsuffizienz: bereits bei körperlicher Ruhe manifeste Herzinsuffizienz; vgl. Ruhedyspnoe. [E] insufficiency at rest.

Ruhetremor: jedes nur im Ruhezustand vorkommende Zittern (Tremor), das bei willkürlicher Innervation aber schwindet; ist allgemein extrapyramidal verursacht (z.B. bei Parkinsonismus). [E] resting tremor.

S

Sättigungsdosis: 1) die zu voller Wirkung führende Menge eines Heilmittels (z.B. Digitalis). [E] optimum dose. **2)** bei Aufsättigungsbestrahlung die dem Erholungsvermögen der Haut angepaßten, auf mehrere Tage verteilten Dosen bis zum Erreichen der Tumordosis.

Säure-Base(n)-Gleichgewicht, -Haushalt: die lebensnotwendige Konstanz bzw. Konstanthaltung der natürlichen schwach alkalischen Reaktion (ca. pH 7,36) der Gewebeflüssigkeiten als das zentrale Reaktionsmilieu des Stoffwechsels. Erfolgt unter Beteiligung von Puffersystemen (v.a. Carbonat/Bicarbonat). Die Regulierung erfolgt über Ausscheidung von Säureäquivalenten durch die Niere bzw. durch Abatmung von Kohlendioxid = Anhydrid der Kohlensäure ($H_2CO_3 \rightleftharpoons H_2O + CO_2$), deren Basenanteil ($HCO_3^-$; Bicarbonat) durch die Niere eliminiert wird; Basenüberschuß wird als ↗Alkalose, Säureüberschuß als ↗Azidose bezeichnet. Die quantitative Darstellung der Blut-pH-Regulation erfolgt als Henderson*-Hasselbalch* Gleichung. [E] acid-base balance; acid-base metabolism.

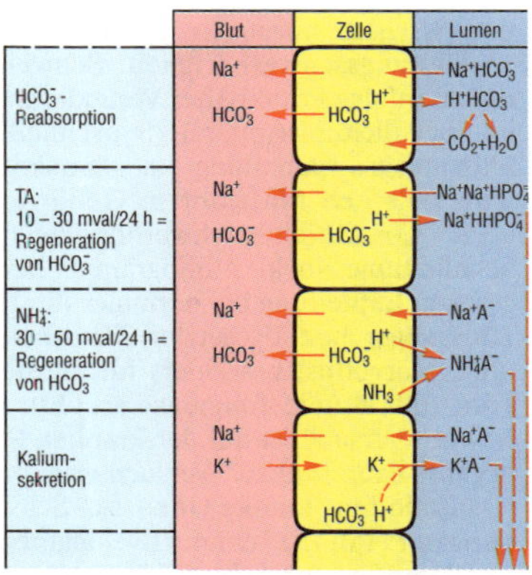

Regulation des **Säure-Basen-Haushaltes** durch die Niere (n. Pitts). Zusammenhang zwischen Säureelimination (TA = titrierbare Azidität) u. tubulärer Kaliumsekretion [75]

Salbengesicht: glänzende Gesichtshaut durch vermehrte Talgabsonderung; z.B. bei Seborrhoea oleosa, Parkinson* Krankheit.

Salicyl(säure): o-Hydroxybenzoesäure. [E] salicylic acid.

Salicyl(säure)pflaster: salicylsäurehaltiges keratolytisches Pflaster (als Hornhaut-, Hühneraugen-Pfl.). [E] salicylated plaster.

Salicyl(säure)vergiftung: Intoxikation durch Salicylsäure oder Salicylate (z.B. bei der – umstrittenen – Rheumabehandlung mit fast toxischen Dosen): Ohrensausen u. Schwerhörigkeit (= »**Salicyltaubheit**«), Schweißausbrüche, evtl. delirante Zustände, Bewußtlosigkeit, Tod durch Kreislaufversagen oder Atemlähmung; zunächst respiratorische Alkalose, später Azidose, Blutungsneigung. [E] salicylism.

Salmonellenenteritis: v.a. durch Salmonella typhimurium, S. cholerae-suis, S. enteritidis verursachte akute »Lebensmittelvergiftung« (z.T. als Paratyphus bezeichnet); 12–24 Std. nach Infektion Fieber mit Schüttelfrost, Übelkeit u. Erbrechen, heftige wäßrige Durchfälle; nach 2–3 Tg. abklingend; evtl. aber Sepsis mit typhoidem Bild. [E] enteric fever.

Salmonellose: der z.T. wirtsspezifische Befall von Tier u. Mensch mit Salmonella-Arten (evtl. ohne Krankheitssymptome; auch als temporäres oder Dauerausscheidertum; anzeigepflichtig!). Als manifeste Erkrankung des Menschen (bedingt durch Ekto- u. Endotoxine) zyklische, septikämische Allgemeininfektionen mit Darmbeteiligung (Typhus abdomin., Paratyphus; u.U. mit sekundär metastatischen Lokalherden in darmnahen Organen [Appendizitis, Cholezystitis etc.] oder mit umschriebener Abszeßbildung andernorts) oder als akute ↗Salmonellenenteritis mit Endotoxin-Wirkungen auf den Gesamtorganismus. Ⓔ salmonellosis.

Salurese, Salidiurese: ↗Diurese, bei der nicht nur Wasser, sondern auch Kationen (Na^+, K^+) u. Anionen (Cl^-, HCO_3^-) vermehrt mit dem Harn ausgeschieden werden. Ⓔ saluresis.

Saluretica, -tika: Salurese bewirkende ↗Diuretika. Ⓔ saluretics.

Salvenextrasystolie: Serie aufeinanderfolgender tachykarder ↗Extrasystolen, die einen regelmäßigen Herzrhythmus oder auch eine absolute Arrhythmie unterbricht. Ⓔ run of extracardiac beats.

Salvia: die Gattung »Salbei« [Labiatae]. Blätter von **S. officinalis** finden Anw. bei Entzündungen (v.a. der Atemwege), das daraus gewonnene ätherische Öl als Adstringens, Antihydrotikum. Ⓔ sage.

Salzmangelsyndrom: durch Natriumchlorid-Verlust bedingte Störung des Mineralhaushalts. Äußert sich in Exsikkose, Kopfschmerzen, Kollapsneigung u. Schwindel, Übelkeit u. Erbrechen, Muskelschwäche (Adynamie), -krämpfen u. -schmerzhaftigkeit, verminderter Harnbildung (Olig- bis Anurie), evtl. auch Urämie (mit Rest-N-Erhöhung). Tritt auf z.B. bei anhaltendem Erbrechen oder Durchfällen, bei Rückresorptionsstörung der Niere, Gallefistel, ausgedehnter Exsudation, Polyurie bzw. massiver therapeutischer Diurese; ferner als Salzverlustsyndrom. Ⓔ hyponatremic syndrome.

Salzstauungssyndrom, Hypernatriämie-Syndrom: erhöhte Natriumchlorid- = NaCl-Werte im Blutserum als Folge reinen Wassermangels (durch fehlende Wasseraufnahme oder überschießende -abgabe; »Wassermangelexsikkose«) oder infolge verminderter NaCl-Ausscheidung (z.B. bei Nieren-, Herzinsuffizienz). Symptome: motorische Unruhe, Übererregbarkeit der Muskulatur, Hypertonie mit Schwindel u. Erbrechen, Somnolenz, Haut- u. Schleimhauttrockenheit, Fieber, Ödeme, kongestives Herzversagen. Ⓔ hypernatremic syndrome.

Sauerstoffbehandlung: das Einatmenlassen von O_2 zu Behandlungszwecken bei akuter oder chronischer Hypoxämie infolge Atem-, Herz-Kreislauf-Störung (Myokardinfarkt, Schock) oder bestimmter Vergiftungen (Kohlenmonoxid, -dioxid, Leuchtgas, Rauch etc.); erfolgt unter Einsatz von Beatmungs-, Atemgeräten. – s.a. Sauerstoffkonzentrator. Ⓔ oxygen therapy.

Sauerstoffkonzentrator: Gerät, das aus Raumluft über Prozeßfilter (Molekularsiebe) Stickstoff abtrennt u. so konzentrierten (80–96%) Sauerstoff gewinnt; Anw. zur häuslichen Langzeitbehandlung von Lungen- u. Herzkrankheiten mit Hypoxämie (u. pulmonaler Hypertonie).

Sauerstoffpartialdruck, pO_2, P_{O_2}: der im arteriellen oder venösen Blut vorhandene Teildruck des gelösten Sauerstoffs; Normalwerte: arteriell ca. 100 mmHg, gemischtvenös ca. 35–40 mmHg. Der S. sinkt im Alter auf Werte bis zu 60 mmHg (arteriell) ab, hauptsächlich verursacht durch die morphologischen Veränderungen der Lungenfunktion.

Sauna, finnisches Bad: in holzausgekleidetem Raum verabfolgte Badebehandlung mit Heißluft (60–90 °C) u. Dampf (durch Aufgießen von Wasser auf heiße Ofensteine), der die Schweißverdunstung verhindert u. einen heftigen Schweißausbruch bewirkt. Dauer 10–15 Min. (evtl. kombiniert mit Birkenreiser-Klopfmassage), danach Abkühlung in Freibad, Kaltwasser oder Schnee; 2- bis 4malige Wiederholung der Prozedur. Anw. zur Abhärtung u. Leistungssteigerung, bei bestimmten Erkrankungen des Bewegungsapparates, vegetativen Kreislaufstörungen. Ⓔ Finnish bath.

Schalleitungsschwerhörigkeit: Schwerhörigkeit infolge krankhafter Veränderungen im Schalleitungsapparat (einschließlich Flüssigkeitsansammlung u. Druckdifferenz zwischen Mittelohr u. Gehörgang); i.e.S. die Mittelohrschwerhörigkeit bei Schalleitungsblock. Audiogramm: herabgesetzte Luftleitung bei normaler (für tiefe Töne sogar heraufgesetzter) Knochenleitung, Hörverlust besonders für die tiefen Töne (d.h. untere Tongrenze erhöht). Der RINNE* Versuch ist auf der kranken Seite negativ; beim WEBER* Versuch erfolgt Lateralisation ins kranke Ohr. – s.a. Schwerhörigkeit (Tab.). Ⓔ conductive deafness.

Schallempfindungsschwerhörigkeit: ↗Innenohrschwerhörigkeit; s.a. Schwerhörigkeit (Tab.). Ⓔ hearing difficulty due to impaired sound perception.

Schaufensterbeine, Schaufensterkrankheit: ↗Claudicatio intermittens (mit Zwang zum Stehenbleiben, kaschiert durch Ansehen von Schaufenstern).

Schellong* Test (FRITZ SCH., 1891–1953, Internist, Heidelberg, Prag, Münster): Kreislauffunktionsprüfung anhand der durch dosierte Belastung ausgelösten Puls- u. Blutdruckveränderungen im Vergleich zu den in Horizontallage (10 Min.) gewonnenen Mittelwerten. **Schellong I:** Stehbelastung (10 Min. in entspannter Haltung); beim Gesunden leichte Pulsfrequenzzunahme bei anfangs gleichbleibenden oder vorübergehend leicht absinkenden systolischen u. gleichbleibenden bzw. leicht ansteigenden diastolischen Werten (maximal 15 bzw. < 10 mmHg RR). **Schellong II:** Treppensteigen (25 Stufen, 2mal auf u. ab); Anstieg des systolischen Blutdrucks (sofort, um 30–80 mmHg) bei gleichbleibenden oder leicht absinkenden diastolischen Werten, Zunahme der Pulsfrequenz um 20–30 (nicht über 100/Min.), der Atemfrequenz um 4–6; Normalisierung nach max. 2 Min. (im Liegen). Evtl. ergänzt durch Kontrolle des QRS-Verhaltens unter dosierter Belastung (= **Schellong III**; normal: deutliche QRS-Verkürzung). [E] Schellong test.

Schenkelblock: Verzögerung bis teilweise vollständige Hemmung der Erregungsleitung in einem der TAWARA* Schenkel des HIS* Bündels (als Rechts-, Linksschenkelblock, wobei die zugehörige Herzkammer indirekt über das Kammerseptum erregt wird. EKG: QRS > 0,11 Sek. verbreitert u. deformiert); s.a. Hemiblock. [E] bundle-branch block. – **Sch., doppelseitiger:** Blockierung in bd. HIS* Schenkeln; EKG: totaler AV-Block u. tertiäre Kammerautomatie.

Schenkelhalsfraktur: Oberschenkelbruch im Bereich des Schenkelhalses, der v.a. bei alten Menschen mit Verminderung der Knochendichte am Femurhals durch eine bestehende Osteoporose u. ein dadurch erhöhtes Frakturrisiko häufig vorkommt. Verursacht wird die Sch. zumeist durch Stürze, die (ausgelöst durch zahlreiche Faktoren wie z.B. zerebrale Minderperfusion durch kardiovaskuläre Störungen oder Arrhythmien, neurologische Erkrankungen, Hirnleistungsminderung u.a.) gerade im Alter häufig vorkommen. Als Sch. i.e.S. der Knochenbruch im zentralen u. im mittleren intrakapsulären Teil des Collum (= **mediale** bzw. **intermediäre Sch.**); als extrakapsuläre die – evtl. bis an die Trochanteren reichende – **laterale Sch.** außerhalb der Hüftgelenkkapsel. Erstere als – oft eingekeilte – Abduktions- oder Valgusfraktur (mit Abduktions-, evtl. leichter Außenrotationsstellung, u.U. bei erhaltener – schmerzhafter – aktiver Beweglichkeit) oder als Adduktions- oder Varusfraktur (mit klaffendem Bruchspalt, Trochanterhochstand mit Beinverkürzung, Außenrotation, Aufhebung der aktiven u. passiven Beweglichkeit in Hüft- u. Kniegelenk); letztere mit ausgeprägterem, sichtbarem Bluterguß, Knochenreiben (»Krepitation«) als Adduktionsfraktur. Komplikationen: Ernährungsstörung im Kopffragment, Pneumonie, (Fett-)Embolie, Thrombose, Pseudarthrose. Die auf eine Operation folgende Immobilisierung nach Femurfraktur bedingt eine deutliche Zunahme der Letalität alter Menschen. [E] fracture of the femoral neck.

Schenkelhalsnagelung: Nagelosteosynthese der Schenkelhalsfraktur, u. zwar als perkutane (»geschlossene«) extraartikuläre Sch. (DELBET) mit typischem Schenkelhalsnagel, z.B. nach SMITH/PETERSEN, bei pertrochanterer Schenkelhalsfraktur mit elastischen ENDER* Rundnägeln. Als offene Sch. mit Zugschrauben u. Winkelplatte. Bei Pseudarthrose auch als offene Sch. (mit subtrochanterer Keilosteotomie u. Laschennagel); bei der lateralen Schenkelhalsfraktur evtl. mit nagelförmigen Schrauben (DEYERLE) u. zugehöriger Fixationsplatte. [E] femoral neck nailing.

Schenkelhalspseudarthrose: Pseudarthrose, z.B. als Komplikation einer ↗Schenkelhalsfraktur. [E] pseudarthrosis of the femoral neck.

Schilddrüsenkarzinom: von den Follikelzellen der Schilddrüse ausgehendes solitäres oder multiples Karzinom. [E] cancer of the thyroid; thyroid carcinoma. – **Sch., anaplastisches:** v.a. bei älteren Personen (bevorzugt ♀♀) vorkommendes, infiltrierend u. schnell wachsendes Ca., dessen Zellen keine strukturelle Differenzierung zeigen; als klein-, groß- oder riesen- u. als spindelzelliger Typ (beide letzteren evtl.

kombiniert, sarkomähnlich); frühe Metastasierung. [E] anaplastic c. – **Sch., follikuläres:** Sch. mit hoch oder niedrig differenzierten follikelartigen Strukturen, knotenbildend bzw. mit solid-trabekulären Infiltraten, ohne (sog. malignes Schilddrüsenadenom) bzw. mit Kernpolymorphie, v.a. hämatogen metastasierend; Sonderformen: Klarzellenkarzinom, HÜRTHLE*-Zellen-Karzinom. [E] follicular c. – **Sch., medulläres:** von den Calcitonin-produzierenden C-Zellen ausgehendes Sch. mit Amyloidstruma. [E] medullary c. – **Sch., papilläres:** Sch. mit papillären Strukturen; solitär oder multipel, oft mit Psammomkörnern; Metastasen v.a. regional. Sonderform: sklerosierendes papilläres Adenokarzinom. [E] papillary c.

Schilddrüsenüberfunktion: ↗Hyperthyreose, heißer Knoten. [E] thyroid hyperfunction.

Schilddrüsenunterfunktion: ↗Hypothyreose, kalter Knoten. [E] thyroid hypofunction.

schlackenarme Diät: an unverdaulichen Bestandteilen (= Ballaststoffen) arme – u. damit relativ reizlose – Kost, d.h. ohne Hülsenfrüchte, Kohl, Wurzelgemüse, Beerenfrüchte etc.; v.a. bei Magen-Darm-Erkrankungen. – Gegenteil: die die Darmperistaltik anregende **Schlackendiät,** z.B. Rohkost aus Gemüse u. Obst, grobe Schrotbrote, Hülsenfrüchte, Kartoffeln. [E] low-roughage diet.

Schlafentzug, therapeutischer: Verhinderung des Schlafs (für Stunden oder die ganze Nacht bzw. mehrere Nächte) bei der Behandlung der endogenen ↗Depression; bewirkt häufig Umschlag der depressiven Gehemmtheit u. Verstimmung u. Rückgang der Suizidneigung.

Schlafmittel: ↗Hypnotika. [E] sleeping aids.

Schlaftherapie: Behandlung seelischer (z.B. endogene Depression) oder körperlicher Erkrankungen (v.a. Erschöpfungszustände) mit künstlichem, d.h. medikamentös (Hibernation) oder elektrisch herbeigeführtem Schlaf; meist als Schlafkur. [E] hypnotherapy.

Schlag(anfall): ↗Apoplexia cerebri. [E] stroke.

Schleifendiuretika, -tica: s.u. Diuretika.

Schlick: Meeresschlamm als Peloid, das v.a. Quarz, saure Feldspate, Tonerde-Kieselsäure-Gele u.a. organ. Bestandteile enthält u. ein großes Wärmeabgabevermögen besitzt. Anw. in Form von Bädern u. Packungen v.a. bei Krankheiten des Bewegungsapparates, des peripheren Kreislaufs, der Haut (außer Dermatomykosen). [E] mud.

Schlottergelenk, Wackelgelenk: lockeres Gelenk (fehlender Gelenkschluß) infolge Überdehnung des Gelenkkapsel- u. Bandapparates; z.B. bei chronisch-rezidivierendem Gelenkerguß, angeborenen oder erworbenen krankhaften Veränderungen der Gelenkenden. [E] flail joint; instable j. – **Schl., neurogenes:** Schl. als Lähmungsfolge, z.B. als **paralytisches Schl.** nach Poliomyelitis oder bei neuropathischer Arthropathie (z.B. das **tabische Schl.** bei Tabes dorsalis).

Schlucklähmung: Ausfall einzelner oder aller am Schluckakt beteiligter Muskeln. Führt zu »Verschlucken«, d.h. zu Fehlleitung von Speisen (u. Speichel; beim tief Bewußtlosen bzw. Narkotisierten infolge fehlenden Schluckreflexes evtl. auch Blut, Erbrochenes) in die Nase oder Lunge (Gefahr der Erstickung, der Aspirationspneumonie). Kommt vor z.B. bei Diphtherie (Gaumensegellähmung), Tetanus, Tollwut, Bulbärparalyse, Syringomyelie, Hirnapoplexie. Beginnt häufig als Schluckkrampf (Schlundkrampf). [E] paralysis of swallowing; dysphagia.

Schluckstörung: ↗Dysphagie. [E] dysphagia.

Schmerzmittel: schmerzlindernde Mittel, ↗Analgetika. [E] analgesics.

Schmerztherapie: alle Maßnahmen zur Therapie akuter u. chronischer Schmerzzustände; unterschieden als medikamentöse S. mit zentral oder peripher wirksamen ↗Analgetika, (s.a. Tab.) sowie den Lokalanästhetika zur Lokal- u. Regionalanästhesie (z.B. Nervenblockaden, Peridural-, Spinalanästhesie), als S. durch Elektrostimulation u. Elektrokoagulation von Schmerzbahnen, als psychotherapeutische S. i.S. einer Schmerzkontrolle durch den Patienten (z.B. autogenes Training u. Hypnose), als chirurgische S. durch operative Freilegung komprimierter Nerven oder Ganglien (z.B. JANETTA* Operation), Durchtrennung bzw. Verödung bestimmter Schmerzleitungsbahnen u. Strukturen des ZNS (z.B. Chordotomie u. intrathekale Neurolyse), als S. durch Bestrahlung Plexus-komprimierender Tumormassen.

WHO-Stufenschema zur Behandlung von Schmerzen [12]

Stufe 1: Bei schwachen und mittelstarken Schmerzen kann die Therapie mit einem nichtopioidhaltigen peripheren Schmerzmittel beginnen.
Stufe 2: Bei weiter anhaltenden und zunehmenden Schmerzen werden schwache bis mittelstarke Opioide (z.B. Dihydrocodein) verabreicht.
Stufe 3: Bleiben die Schmerzen auch dann weiter bestehen oder nehmen gar zu, werden stark wirksame Opioide (z.B. MST) verordnet.

Schnappatmung: durch Hypoxie bedingtes krampfhaftes, tiefes Nach-Luft-Schnappen (Einatmung unter Mundöffnen; mit Nasenflügelbeteiligung) als krankhafter, eine Apnoe oder minimale, irreguläre Atmung unregelmäßig unterbrechender Atemtyp; v.a. in der ↗Agonie (auch nach Herz-Kreislauf-Stillstand), bei Asphyxie. [E] gasping for breath.

Schnauzenreflex: (Wartenberg) durch Lippenbeklopfen auslösbares Schnutenphänomen (Heben der Oberlippe u. der Mundwinkel) jenseits des 1. Lebensjahres bei Schädigung des Stirnhirns u. kortikobulbärer Bahnen (z.B. bei Zerebralsklerose bzw. Pseudobulbärparalyse). [E] snout reflex.

Schock: globales komplexes Kreislaufversagen, das infolge Mißverhältnisses zwischen Herzzeitvolumen u. Durchblutungsbedarf der Organe auftritt. Zunächst Störung der Makrozirkulation, dann kritische Verminderung der Mikrozirkulation mit konsekutiver Hypoxie der Gewebe u. metabolischen Störungen (metabolische Azidose). Der Blutdruckabfall beim Sch. bewirkt eine vermehrte Ausschüttung von Catelochaminen mit daraus resultierendem Herzfrequenzanstieg sowie einer Engerstellung der Arteriolen u. Venen. Es erfolgt eine Zentralisation der verbleibenden Restblutmenge zugunsten von Herz u. Gehirn. Die zunehmende Gewebshypoxie u. Anhäufung saurer Metabolite (metabolische Azidose) führen zu Verlusten an intravasaler Flüssigkeit, der Volumenmangel wird dadurch verstärkt. Durch Gefäßatonie verstärkt sich das Sludge-Phänomen der Erythrozyten, es bilden sich Mikrothromben mit der möglichen Folge einer Verbrauchskoagulopathie. Organbeteiligungen beim Sch.: Herzinsuffizienz wegen verminderter koronarer Durchblutung; Oligurie/Anurie; Schocklunge (ARDS) mit Gefahr der respiratorischen Insuffizienz; DIC (disseminierte intravasale Gerinnung). – **Sch., anaphylaktischer:** akute allergische Allgemeinreaktion (Typ I der Immunreaktion); Einteilung in 4 Schweregrade: 0: lokale Hautreaktion, klinisch bedeutungslos; I: Hautreaktionen wie Pruritus, Urtikaria etc. u. Allgemeinsymptome wie Kopfschmerz, Schwindel, Unwohlsein usw.; II: zusätzlich Tachykardie u. Blutdruckabfall, leichte Dyspnoe, gastrointestinale Symptome; III: zusätzlich Bronchospasmus u. Schock, evtl. Larynxödem; IV: Atem- u. Kreislaufstillstand. Therapie: Antigenzufuhr sofort beenden, Volumensubstitution, Adrenalin, Prednisolon, Histaminantagonisten, weiterhin die notwendigen intensivmedizinischen Maßnahmen. – **Sch., hypovolämischer:** ausgelöst durch massive Blutverluste (> 1000 ml); Einteilung in 3 Stadien: I: Blutdruck normal, blasse, feucht-kühle Haut; II: Blutdruck < 100 mmHg, Puls > 100/min, Durst, Oligurie, Halsvenen im Liegen kollabiert; III: Puls kaum fühlbar, Blutdruck < 60 mmHg, Bewußtseinsstörung, erweiterte Pupillen, Atmung flach, Anurie. Therapie: Volumensubstitution (Plasmaexpander, isotone Salzlösungen, Erythrozytenkonzentrate bei größeren Blutverlusten), Bicarbonatpuffer (Korrektur der metabolischen Azidose), Behandlung einer drohenden Schocklunge u. -niere. – **Sch., kardiogener:** verursacht durch akute Beeinträchtigung der Herzfunktion mit konsekutivem Kreislaufversagen (z.B. Myokardinfarkt, Myokarditis, Pericarditis constructiva, Rhythmusstörungen etc.), systolischer Blutdruck bei < 80–90 mmHg, ZVD erhöht, gestaute Halsvenen. Therapie: kausal (z.B. Fibrinolyse bei Infarkt); symptomatisch (Beatmung, Sedierung etc.). – **Sch., neurogener:** entsteht als Folge einer durch nozizeptive Reflexe ausgelösten Reizung des Vagus-Parasympathikus bei schmerzhafter Verletzung, Verbrennung, Lungenembolie, aber auch nach direkter Schädigung spinaler Zentren; nervale Komponenten auch bei anderen Schockformen. Therapie: s. andere Schockformen. – **Sch., septischer:** lebensbedrohliche Komplikation der Sepsis, meist ausgelöst durch Endotoxine gramnegativer Bakterien; geht einher mit Fieber, Hypotonie, Oligurie, Hyperventilation, warmer trockener Haut, Blutungen (Verbrauchskoagulopathie). Therapie: Breitbandantibiotika bei unbekanntem Erreger, Volumensubstitution, Behandlung der metabolischen Azidose, Prophylaxe u. Therapie von Komplikationen (Verbrauchskoagulopathie).

Schock

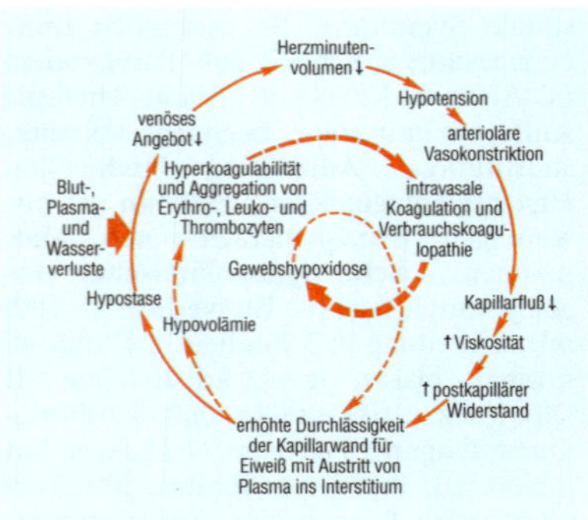

Pathogenese des **hypovolämischen Schocks;** gestrichelter Pfeil Kausalgenese des Schocks bei metabolischen Krisen, endogenen u. exogenen Intoxikationen [62]

Schonkost: die Verdauungsorgane schonende, d.h. chemisch-thermische u. physikalische Reizung weitgehend vermeidende Kost als leicht resorbierbare, aber vollwertige Nahrung (mit ausreichendem Kalorien-, Mineralstoff- u. Vitamingehalt), jedoch ohne das betreffende erkrankte Organ besonders belastende Nährstoffanteile (z.B. bei Leber- u. Gallenerkrankung Fetteinschränkung). E bland diet.

Schreibstörung: organisch (z.B. durch Lähmung peripherer Nervenbahnen, Schädigung der Schreibzentren) oder geistig-seelisch bedingte (z.B. mangelnde Übung der visomotorischen Koordinationsfähigkeit; Störung der schreibmotorischen Ausdrucksfähigkeit; z.B. – als **Schreibstammeln** – mit Lautauslassung, -verwechslung, -verstümmelung; evtl. als Agraphie, Mikro-, Makrographie. E dysgraphia.

Schrittmacherimplantation: das Einpflanzen des Impulsgebers des künstlichen ↗Herzschrittmachers in die Weichteile (im Bereich der Rektusscheide oder der vorderen Brustwand), kombiniert mit Verlegen der Schrittmachersonde zum Herzen (transvenös oder epi-myokardial). E pacemaker insertion.

Schüttellähmung: ↗PARKINSON* Syndrom. E shaking palsy.

Schulter-Arm-Syndrom: Sammelbegriff für von der Schultergegend in den Arm u. die Hand ausstrahlende Reiz- oder Ausfallserscheinungen der Spinalnervenwurzeln des Halsbereiches, z.B. infolge Bandscheibenschadens, Spondylitis, Wirbelmetastase; s.a. Zervikobrachialsyndrom. Krankheitszeichen: segmentale Schmerzen, Empfindungsstörungen (Parästhesien), Muskelatrophien, Fingerdurchblutungsstörungen; gelegentlich auch einseitige Zwerchfellbeteiligung. E shoulder-arm syndrome.

Schultergelenkarthrose, Omarthrose: degenerative Veränderungen des **Schultergelenkes** (= Articulatio humeri), im allg. mit starker Beteiligung gelenkumgebender Gleitgewebe (vgl. Periarthritis humeroscapularis). E arthrosis of the shoulder joint.

Schulter-Hand-Syndrom: (STEINBROCKER) Kombination einer Periarthropathia humeroscapularis mit SUDECK* Dystrophie der Hand.

Schwefelbad: Teil- oder Vollbad mit natürlichem Schwefelwasser oder mit schwefelversetztem Badewasser (Zusatz v.a. kolloidalen Schwefels); bei rheumatischen (unspezifische Reizwirkung) u. Hautkrankheiten (keratolytisch), Durchblutungsstörungen (hyperämisierend). E sulfur bath.

Schweißdrüsenkarzinom, Carcinoma hidroglandulare: ↗Karzinom apo- u. ekkriner Hautdrüsen; i.e.S. das muzinöse Hautkarzinom an Kopf u. Stamm bei älteren Menschen (enthält schleimartige, leicht basophile Massen); ferner entartete Akrospirome u. chondroide Syringome. [E] syringocarcinoma.

Schwerbehindertengesetz: Gesetz zur Sicherung der Eingliederung Schwerbehinderter in Arbeit, Beruf u. Gesellschaft (Abk. **SchwbG**). Das Hauptziel ist die Beschaffung eines Arbeitsplatzes bzw. der Schutz eines bestehenden Arbeitsverhältnisses sowie die besondere Berücksichtigung der Behinderung am Arbeitsplatz u. im gesellschaftlichen Leben durch Vergünstigungen verschiedener Art. Als schwerbehindert im Sinne des Gesetzes gelten: »Personen, die körperlich, geistig oder seelisch behindert u. infolge ihrer Behinderung in ihrer Erwerbstätigkeit nicht nur vorübergehend um wenigstens 50 v. H. gemindert sind, sofern sie rechtmäßig im Geltungsbereich des Gesetzes wohnen, sich gewöhnlich aufhalten oder eine Beschäftigung als Arbeitnehmer ausüben« (§ 1 SchwbG).

Schwerhörigkeit: ↗Schalleitungs- bzw. Schallempfindungsschwerhörigkeit; s.a. Tab. [E] deafness.

Differentialdiagnostik bei **Schwerhörigkeit**

	normal	Innenohrschwerhörigkeit	Mittelohrschwerhörigkeit
Umgangssprache	> 8 m	7 m	1½ m
Flüstersprache	> 8 m	½ m	½ m
Knochenleitung	normal	verkürzt	verlängert
RINNE* Versuch	positiv	positiv	negativ
WEBER* Versuch	keine Lateralisation	zur gesunden Seite	zur kranken Seite
obere Tongrenze	c_5 = 4096 Hz	c_3 = 1024 Hz	c_5 = 4096 Hz
untere Tongrenze	16 Hz	16 Hz	64 Hz

Schwindel, Vertigo: Gleichgewichtsstörung infolge fehlender Übereinstimmung zwischen den vestibulären u. den somatosensiblen (Muskelsinn) u. optischen Empfindungen, einhergehend mit Angst- bis Vernichtungsgefühl, vegetativen Symptomen (Erbrechen, Übelkeit, Schweißausbruch, Tachykardie, Kollaps), evtl. auch mit Nystagmus. Wird unterschieden als **systemischer** u. **unsystemischer Sch.**; ersterer ist bedingt durch Störungen des vestibulären Systems, d.h. des Labyrinths (labyrinthärer Sch.) oder des Gleichgewichtsnervs (= »Vestibularis«) bzw. dessen Kerne, u. äußert sich als Dreh- u. Schwankschwindel sowie Liftempfindung, wobei allgemein Fallneigung nach einer Seite (Lateropulsion) resultiert sowie Unsicherheits-, Schwäche-, Trunkenheitsgefühl; der unsystemische Sch. umfaßt Symptome, die nicht mit denen des systemischen übereinstimmen, d.h. verschiedene Benommenheits-, Trunkenheitsgefühle, Unsicherheit beim Gehen, Stehen, Sitzen mit Gefühl des Torkelns, Schwankens; er tritt auf z.B. als okulärer Sch. (bei Refraktionsstörungen; ist oft mit Kopfschmerzen kombiniert) oder als zerebellärer Sch. (bei Kleinhirnzeichen). Die scheinbaren Bewegungswahrnehmungen des systemischen Schwindels beruhen auf Gefühlstäuschungen des Lage- u. Muskelsinnes, die zu unangemessenen Abwehrbewegungen u. zum Sturz führen; als Ursache kommen in Frage z.B. Labyrinthitis, Labyrinthschäden durch Alkohol, Streptomycin, Verletzung oder Tumor. Ist bei völligem Labyrinthausfall ein Dauerschwindel (vgl. Schwindelanfall). [E] dizziness; giddiness; vertigo.

Schwindelanfall: zeitlich begrenzter Schwindel, z.B. bei MENIÈRE* Krankheit oder als partieller epileptischer Anfall (evtl. mit Schwindelgefühl = Schwindelaura beginnend). [E] vertiginous attack.

Scopolamin: ein Alkaloid in Nachtschattengewächsen [Solanaceae], z.B. in Datura metel, Hyoscyamus niger, Scopolia carniolica. Wirkt ähnlich wie Atropin; das Hydrobromid dient *therap* als Anticholinergikum, Antiparkinsonmittel, Mydriatikum u. gegen Kinetosen; die Salze der quartären Stickstoffderivate dienen als – v.a. parasympathisch wirksame – Spasmolytika, Sekretionshemmer. [E] scopolamine.

seborrhoicus, -rhoisch: 1) mit gesteigerter Talgproduktion. **2)** Seborrhö betreffend. – **s. Warze:** ↗Alterswarze. [E] seborrheic.

Secobarbital: Sedativum aus der Gruppe der kurzwirksamen Barbiturate.

Sedativa: die den Allgemeinanästhetika analog, aber länger wirkenden »Beruhigungsmittel« bzw. Hypnotika in nur sedativ wirksamer Dosierung; s.a. Tranquilizer.

Wirken trotz verschiedener Angriffspunkte allgemein dämpfend auf das Zentralnervensystem ein (in hohen Dosen narkotisch; Alkohol bewirkt additive Wirkungssteigerung). Dienen zur allgemeinen Beruhigung (»Sedierung«), Dämpfung von Angstzuständen (Anxiolyse) sowie als ↗Hypnotikum, ↗Antidepressivum, ↗Anticonvulsivum, zur Prämedikation, zur Hemmung postsynaptischer Reflexe. Nach der chemischen Struktur unterschieden als Monoureide (Carbromal), Diureide (Barbiturate), Piperindion-Derivate (»nichtbarbiturathaltige S.«, z.B. Glutethimid), Carbamate (Urethane) u. Dicarbamate (z.B. Meprobamat), Benzodiazepine (z.B. Chlordiazepoxid), Chinazolinon-Derivate (Methaqualon), Alkohole, Bromide, Äther, Kohlenwasserstoffe, Ester u. Ketone. Nach der Wirkungsdauer bezeichnet als »kurz« (z.B. Pentobarbital), »mittellang« (Heptabarbital, Meprobamat, Diazepam), »lang« (z.B. Phenobarbital, Chlordiazepoxid). Nebenwirkungen (s.a. Tab.): Müdigkeit, eingeschränkte Motorik u. Urteilsfähigkeit, »Hang-over«; bei chronischem Gebrauch Toxizität, Gewöhnung. [E] sedatives.

Unterschiedliche Wirkung von **Sedativa** (I) u. Neuroleptika (II)

I (z.B. Barbiturate, Meprobamat, Alkohol)	**II** (z.B. Phenothiazine, Reserpin)
bei steigender Dosierung Anxiolyse Sedierung antikonvulsive Wirkung Ataxie Erregung, Verwirrung, Enthemmung Anästhesie Atmungs- u. Kreislaufdepression (bis Tod) *bei chronischer Gabe* psychische u. physische Abhängigkeit Toleranzentwicklung	antipsychot. Wirkung leichtere Erweckbarkeit (im Vergleich zu I) extrapyramidale Symptome Parkinsonoid Dystonie Krämpfe Wirkungen am autonomen NS (atropinähnlich, sympatholytisch)

Sehleistung: die ↗Sehschärfe ohne Brillenkorrektur = freie Sehschärfe (= Visus naturalis = Visus sine correctione = »Rohvisus«). [E] visual performance.

Sehschärfe, Visus: Fähigkeit zur Unterscheidung von Einzelheiten im Gesichtsfeld als Maß des Auflösungsvermögens des Auges (dessen untere Grenze, die Trennschärfe, als Minimum separabile bezeichnet wird). Ist am größten im Bereich der Fovea centralis (**zentrale S.**), geringer in der Netzhautperipherie; als normal gilt ein zentrales Minimum visibile von 1 Bogenminute. – Als Sehschärfe i.e.S. die **korrigierte S.** (= Visus cum correctione), d.h. die bei Anw. optimal korrigierender Brillengläser (vgl. Sehleistung). Wird bestimmt mit Hilfe von Sehproben in 5–6 m Entfernung, d.h. bei Ausschluß der Akkommodationsimpulse; wird bei Anw. der internationalen Sehproben (Hess*) angegeben als Dezimalbruch von 0,1–1,5, bei Snellen* Tafel als »d/D« (d, D = Entfernung, in der die Sehzeichen erkannt wurden bzw. hätten erkannt werden müssen, da die Balkenbreite der Optotypen 1 Bogenmin. beträgt). [E] visual acuity.

Sehtest: Sehschärfenprüfung; obligat z.B. zur Feststellung der Verkehrstauglichkeit. [E] visual testing.

Sekretolytika: schleimlösende Hustenmittel (↗Expektorantia). [E] secretolytics.

Sekundenkapazität: maximales Atemsekundenvolumen.

Seneszenz: das Altern; i.w.S. alternsbedingte Veränderungen. [E] senescence.

senil, senilis: greisenhaft, im Greisenalter (↗Senium) auftretend, altersbedingt. [E] senile. – **s. Osteoporose:** ↗Osteoporose (der Involutionsphase). – **s. Psychose:** ↗Alterspsychose. [E] s. psychosis.

Senilismus: vorzeitiges greisenhaftes Aussehen (Progerie), ↗Vergreisung. [E] premature senility.

Senilitas: 1) das Alter, ↗Senium. [E] senility. **2)** ↗Senilismus.

Senium: das individuell zeitlich sehr verschieden beginnende, durch Einschränkung körperlicher u. geist. Fähigkeiten gekennzeichnete »Greisenalter« (s.a. Geront...). [E] senium.

Sensibilitätsstörung: Herabsetzung bis Verlust sowie Fehlleistungen der Sensibilität, z.B. bei Kleinhirninfarkten oder Polyneuropathien. [E] sensory disturbance.

Sepsis, septikämisches Syndrom, Blutvergiftung: Krankheitsbilder infolge dauernden oder periodischen Eindringens von pathogenen Bakterien (u. deren Giften) aus einem Krankheitsherd in den Blutkreislauf (Septikämie) bei Ausbleiben der normalen (der Erregerabwehr dienenden) zyklischen Allgemeinreaktion u. bei Nichteintreten der Spontanheilung aufgrund einer besonderen Reaktionslage des Organismus (z.B. bei Antikörpermangel, herabgesetzter Resistenz, bei immunsuppressiver oder zytostatischer Therapie). Tritt auf während oder nach akuter oder chronischer örtlicher infektiöser Krankheit, z.B. als Wundsepsis (bei Phlegmone, Thrombophlebitis, Lymphangitis), Puerperalsepsis (bei Puerperalfieber), otogene S. (bei Otitis media), tonsillogene S. (bei Angina, Peritonsillitis), cholangitische S. (bei eitriger Cholezystitis), pylephlebitische S. (bei Pylephlebitis), Nabelsepsis (bei Omphalitis etc.), ↗Urosepsis sowie bei Zahngranulom. Das Eindringen der Keime in die Blutbahn erfolgt über Phlebitis, Thrombophlebitis, Lymphangitis. Die S. verläuft akut bis hochakut (foudroyant), subakut (z.B. als Endocarditis lenta) oder chronisch. Klassische Symptome (im Neugeborenen- u. Greisenalter kaum voll ausgeprägt) sind: Bakteriämie, intermittierendes Fieber mit Schüttelfrost, Milztumor, toxische Reaktionen/Schäden des Knochenmarks bzw. Blutes (polynukleäre Leukozytose, Anämie, Hämolyse, Thrombozytopenie, Gerinnungsstörungen), des Herzens u. der Gefäßnerven (Tachykardie, Zentralisation des Kreislaufs, Ödeme, Oligurie; evtl. ↗Schock), des Verdauungstraktes (trockene, belegte Zunge, Durchfälle); evtl. Septikopyämie (Pyämie mit Bildung septischer Infarkte u. metastatischer Abszesse). [E] sepsis. – **S. acutissima:** WATERHOUSE*-FRIDERICHSEN* Syndrom. [E] acute fulminating meningococcal s. – **S. allergica:** WISSLER* Syndrom. [E] allergic s. – **S., kryptogene(tische):** S. bei nicht nachweisbarem primären Erregerstreuungsherd. [E] cryptogenetic s. – **S. tuberculosa acutissima** s. **gravissima,** Typhobazillose (LANDOUZY): dem Typhus abdominalis ähnlich verlaufende Tuberkulose bei Anergie; mit Leukopenie, reaktionslosen Nekrosen; Ausgang oft tödlich.

Serotonin, Enteramin: 5-Hydroxytryptamin, ein Indol-Derivat; ein biogenes Amin. Ein Gewebshormon, wirksam als Neurotransmitter i.S. der Peristaltikanregung, der Vasodilatation bzw. -konstriktion (dosisabhängig) u. der Muskeltonussteigerung im Atmungstrakt; wirkt antagonistisch gegenüber Adrenochrom. – Die vermehrte Freisetzung durch Rauwolfia-Alkaloide bzw. die Bremsung des Serotoninabbaus mit Hilfe der ↗MAO-Hemmer werden genutzt zur Behandlung seelischer Depressionen; sein Antagonist Methysergid findet Anw. in der Behandlung der ↗Migräne. [E] serotonin.

Serotonin-Antagonisten: Substanzen, die durch Besetzung = Blockierung der **Serotonin-Rezeptoren** (S_1-R. v.a. im Gehirn, S_2-R. v.a. in Blutgefäßen, Bronchialgewebe, Thrombozyten) die Wirkung von Serotonin hemmen. Es sind dies LSD (medizinisch nicht nutzbar), Methysergid u. Ketanserin.

sexuell, sexual(is): **1)** geschlechtlich; z.B. sexuelle Fortpflanzung (Gamogenesis). **2)** Sexualität betreffend. [E] sexual. – **s. Störung:** z.B. Impotenz, Ejaculatio praecox, Frigidität, Anorgasmie. [E] sexual disorder. – **s. übertragbare Krankheiten:** Geschlechtskrankheit. [E] sexually transmitted diseases; STD.

Shader* Beurteilungsskala: psychometrische Fremdbeurteilungsmethode zur Erfassung der Emotionalität bei alten Menschen; gemessen werden die 5 Faktoren kognitive Beeinträchtigung, Sozialkontakte, affektive Störungen, Apathie u. körperliche Beschwerden. Anw. in der Depressions- u. Leistungsdiagnostik.

Shunt: (engl.) Nebenschluß; natürlicher oder künstlicher, operativ angelegter Nebenweg zur Überbrückung eines Blutgefäßabschnittes (s.a. Bypass) oder zur atypischen direkten Verbindung zweier Gefäßsysteme (z.B. des Pfortader- u. Hohlvenensystems). Auch Jargon-Kurzbezeichnung des Shuntvolumens. – Ferner die Verlagerung des Bildungsortes eines körpereigenen Stoffes. – **Sh., arteriovenöser:** teilweiser bis vollständiger krankhafter Kurzschluß zwischen arteriellem u. venösem Schenkel eines Kreislaufbereiches (= Links-rechts-Shunt; bei hohem Venendruck auch mit venös-arteriellem Blutstrom als Re.-li.-Shunt); liegt inner- oder außerhalb des Herzens, z.B. als Dauer-Sh. bei angeborenem Shuntvitium oder als physiologischer vorübergehender Rechts-links-Shunt des fetalen Kreislaufs bzw. bei Anw. der Herz-Lungen-Maschine (Umgehung des Lungenkreislaufs), aber auch als arteriovenöse Fistel; letztere (vorübergehend) auch künstlich als CIMINO* u. SCRIBNER* Shunt für Hämodialyse. E arteriovenous s. – **Sh., koronari(k)okavaler:** bei Pfortaderhochdruck operative Anastomose (End-zu-Seit) zwischen Vena coronaria des Magens u. der unteren Hohlvene (V. cava inferior); analog der **mesenteriko-kavale Sh.** (Seit-zu-End-Anastomose der V. mesenterica superior mit der unteren Hohlvene) bzw. der **splenorenale Sh.** (zwischen linker Nieren- u. li. Milzvene nach Milzexstirpation).

Sialorrhö, Ptyalismus, Hypersalivation**:** krankhaft gesteigerte Speichelabsonderung; z.B. bei Parkinsonismus, Bulbärparalyse, Vergiftungen (z.B. durch Quecksilber), bei Entzündungen der Mundhöhle. E sialorrhea; ptyalism; drooling.

Sialose: 1) Störung der Absonderung (Dyschylie) aller Speicheldrüsen, v.a. der Parotis (»Parotidose«) oder Submandibularis (»Submaxillose«) als nichtentzündliche Erkrankung des Drüsenparenchyms i.S. einer Stoffwechsel- u. Sekretionsstörung; mit schmerzlosen wiederholten Schwellungen dieser Drüsen. Kommt vor u.a. bei endokrinen Störungen (z.B. Diabetes mellitus u. insipidus, bei Hypovitaminosen, Alkoholismus). **2)** ↗Sialorrhö. E sialosis.

Sicca-Syndrom: das durch ungenügende Drüsenleistung geprägte ↗SJÖGREN* Syndrom.

Sick-Sinus-Syndrom (SSS), Sinusknotensyndrom (SKS)**:** eine Gruppe komplizierter, nicht-ventrikulärer Herzrhythmusstörungen infolge gestörter Funktion des Sinusknotens, v.a. durch koronare Herzkrankheit; u. zwar als alternierendes Bradykardie-Tachykardie-Syndrom, aber auch als persistierende Sinusbradykardie, nicht-digitalisbedingtes bradykardes Vorhofflimmern, Vorhofflattern, sinuatrialer Block, Sinusarrest (mit Ersatzrhythmus bzw. Asystolie; auch nach Elektrokonversion), supraventrikuläre Tachykardie. Kann im Alter Ursache für einen synkopalen Anfall sein. E sick sinus syndrome.

Siderose, Siderosis: Ablagerungen von Eisen(salzen) in Körpergeweben; generalisiert bei Eisenüberangebot, -stoffwechselstörung (= **hämatogene S.**; Hämochromatose, -siderose); lokalisiert bei äußerlicher Eiseneinwirkung (= **xenogene S.**). E siderosis. – **S. bulbi:** Ablagerung von Eisensalzen in Augapfelgeweben bei längerem Verbleiben eines Eisensplitters im Auge. Rostrote Verfärbung von Iris, Konjunktiven u. Linse (= Eisenstar = **S. lentis**); Netzhautdegeneration, Seh- u. Adaptationsstörungen. – **S. pulmonum,** Eisenstaublunge**:** gutartige, rückbildungsfähige, nicht fibrosierende Pneumokoniose (»Tätowierung« der Lunge) durch metallisches Eisen, Eisen(II)- oder Eisen(III)-oxid nach mehrjähriger Exposition bei Arbeitern der Eisenindustrie, Elektroschweißern; als Siderosilikose bei Erzbergleuten, Kesselreinigern u. Metallschleifern. Keine bes. Störung von Allg.befinden u. Lungenfunktion; im Röntgenbild sehr feinfleckige weiche Tüpfelung. E pulmonary s.

silent ischemia: (engl.) die »stumme«, d.h. asymptomatische Myokardischämie. Ohne subjektive Beschwerden sind objektiv (EKG) Zeichen einer Myokardischämie nachweisbar.

Silikose, Quarz-, Kiesel-, Steinstaublunge**:** häufigste, zu fibroplastischem Gewebsumbau führende Pneumokoniose, hervorgerufen durch – meist berufliche – Einwirkung lungengängigen Quarzfeinstaubs (= »reine S.«) oder quarzhaltigen Mischstaubs (= »Mischstaub-S.«). Die Entstehung ist abhängig von Staubkorngröße u. -dichte, Expositionszeit (Staubsummenwert), Quarzsorte u. -menge, Disposition. Die – über interstitielle Lymphbahnen – peribronchial, perivaskulär, subpleural sowie in Lymphknoten abgelagerten Staubkörnchen bewirken eine reaktive Wucherung der Histiozyten u. kollagenen Fasern (**Silikosegranulome**), später Hyalinisierung (»Silikom«); der Prozeß schreitet durch Bildung weiterer Granulome u. Verschmelzungen (Rundherde, Konglomerate, Ballungsschwielen) sowie Gewebsschrumpfung unter Entwicklung eines kompensatorischen Emphysems fort. Beginn schleichend (oft bis jahrzehntelange Latenz, auch nach Wegfall der Staubexposition) mit leichter Ermüdbarkeit, Inappetenz, Gewichtsverlust, Husten; zunehmende Atemnot (Dyspnoe) u. Zyanose.

Komplikationen: chronische Bronchitis, Emphysem, Silikotuberkulose, Pleuritis, respiratorische Insuffizienz, chronisches Cor pulmonale. Wesentliches Diagnostikum ist – neben subtiler Berufsanamnese – der Röntgenbefund (3-Stadien-Einteilung): I) vermehrte Lungenzeichnung, einzelne Fleckschatten, leicht vergrößerter Hilusschatten; II) sehr zahlreiche Flecken, über beide Lungen verstreut; III) größere, flächenhafte Schwielen, Schrumpfungen, kleine Fleckschatten; bes. Formen: Rundherd-S. (»tumoröse S.«), Gittertüll-, Schneegestöber-, Schrotkornlunge. Eine **akute S.** kommt nach nur kurzer Exposition bei hoch quarzhaltigem Staub (u. wahrscheinlich auch aufgrund individueller Disposition) vor, führt schnell zu Lungenveränderungen u. meist bald zum Tode. – Gilt in der BRD als entschädigungspflichtige Berufskrankheit. [E] silicosis.

Sinusarrhythmie: vom Sinusknoten ausgehende ↗Arrhythmie; EKG: wechselnde P-P-Abstände (> 0,16 Sek.). Regelmäßig-zyklisch wiederkehrend als sog. respirator. Arrhythmie physiologisch; als regellose S. z.B. bei Sinusknotenerkrankungen, Myokardinfarkt, durch ↗Digitalis. [E] sinus arrhythmia.

Sinusbradykardie: auf eine Frequenz < 60/Min. verlangsamte Herzschlagfolge (↗Bradykardie) infolge Verlangsamung der Sinusknotenreize; bei Herzkrankheiten (evtl. als Grundlage eines Sinusknotensyndroms) u. anderen Krankheiten (z.B. Myxödem, Ikterus, Hirndruck). [E] sinus bradycardia.

Sinustachykardie: vom Sinusknoten ausgehende ↗Tachykardie mit Herzfrequenz > 100/Min. als Ruhefrequenz. EKG: normale P-Wellen, PQ u. QT verkürzt, aszendierende ST-Senkung. Wird ausgelöst durch seelische Faktoren, körperliche Beanspruchung (auch Orthostase); tritt ferner auf v.a. bei Fieber, Anämie, Hyperthyreose, Schock, Herzmuskel- u. Herzklappenerkrankungen. [E] sinus tachycardia.

Sisomicin: ein ↗Aminoglykosid-Antibiotikum. [E] sisomicin.

Sjögren* Syndrom (Hendrik S. C. Sj., Augenarzt, Jönköping): v.a. bei Frauen (in Klimakterium, Menopause; bei Ovarialinsuffizienz) vorkommende, dem rheumatischen Formenkreis zugehörige Krankheit (unklarer Ursache) mit Insuffizienz der exokrinen Drüsen. Symptome: Trockenheit u. Keratose der Schleimhäute (u.a. Xerostomie), Parotisvergrößerung (mit Steinbildung), Salzsäuremangel des Magensaftes, Schweiß- u. Talgdrüsenatrophie, Pigmentverschiebungen, chronische Polyarthritis u. Arteriitis; ferner Hyperfibrinogenämie, hypochrome Anämie. [E] Sjögren's syndrome.

Skabies, Acarodermatitis**:** Krätze; durch Kontaktinfektion von Mensch zu Mensch übertragbare Hauterkrankung durch befruchtete Weibchen der Krätzmilbe Sarcoptes scabiei, die in die Hornschicht zarter Hautpartien (z.B. Fingerseiten, Handgelenkbeugen) Gänge bohren u. darin Eier ablegen (erscheinen als dunkle Punkte), aus denen sich in 3–5 Tg. Larven, später geschlechtsreife Formen entwickeln (♂♂ nach ca. 2 Mon. [in Bettwäsche nach ca. 2–3 Tg.]). Leitsymptom: hochgradiger Juckreiz (bes. bei Bettwärme); Komplikationen: striemenart. Kratzeffekte, Pyodermien, Ekzem, regionäre Lymphadenitis. Ferner – z.T. allergische – Varianten; z.B. **Scabies discreta** (Abortivform bei guter Körperpflege), **Sc. miliaris** (papulös; bei schwacher Sensibilisierung), **Sc. nodosa** (braunrote, juckende Knötchen; allergische Reaktion auf Milbensubstanzen), **Sc. norvegica** (krustös; Boeck* Skabies), **Sc. vesiculosa** (Bläschenbildung; bei starker Sensibilisierung). [E] scabies. – **Sc. animalis:** Räude. [E] scab.

Skalenussyndrom: Krankheitsbild durch Kompression des Plexus brachialis u. evtl. der Arteria subclavia im Bereich der Skalenuslücke: neuralgisch-neurovaskuläre Schulter-Arm-Schmerzen, ellenseitige Empfindungsstörungen der Hand (Hypoder Parästhesien), herabgesetzter Blutdruck in der Arteria brachialis sowie – später – Lähmung u. Schwund (Atrophie) der Mm. abductor u. opponens pollicis u. der übrigen kleinen Handmuskeln. Als **echtes S.** (= Haven* Sy.) infolge Spondylarthrose der Halswirbelsäule (↗Zervikobrachialsyndrom; reflektorische Skalenuslückenverengung bei Einengung der Zwischenwirbellöcher). Als **symptomatisches S.** infolge Lymphknotenschwellung, Neoplasma etc. Als **Skalenus-anticus-Sy.** das Naffziger* Sy. [E] scalenus syndrome.

Skelettszintigraphie: ↗Szintigraphie (evtl. – mit speziellem Scanner – als Ganzkörperszintigraphie) des Skeletts nach i.v. Injektion von Radionucliden (v.a. ^{99m}Tc-Kittsubstanz); z.B. zur Diagnostik von Tumoren, Metastasen oder Entzündungen u. anderen Skelettprozessen. E total body bone scanning.

Skirrhus, Szirrhus: Karzinom von besonders harter Konsistenz (Überwiegen des bindegewebigen Stromas bei Parenchymarmut); ↗Linitis plastica. E scirrhous carcinoma; scirrhus.

Sklerodermie, -derm, -derm(i)a: 2 klinisch unterschiedliche Kollagenosen nicht völlig geklärter Ursache (Autoimmunkrankheit? Stoffwechselerkrankung des Bindegewebes? Störung neurovaskulärer Regulationen?). E scleroderma. – **S., diffuse** oder **progressive:** generalisierende (zunächst die Haut, dann auch innere Organe befallende), v.a. bei Frauen vorkommende Krankheit, beginnend mit vasomotorischen Störungen (v.a. RAYNAUD* Attacken), Gelenkschmerzen, teigigen oder knotigen Hautschwellungen; später straffe Hautatrophie mit Pigmentverschiebung, elfenbeinartiger Verhärtung u. Anspannung (über Knochenvorsprüngen), rattenbißartigen Fingerkuppennekrosen (Akrosklerose, ↗Abb.), Amimie, Mikrostomie, Teleangiektasien. Übergreifend auf den Verdauungstrakt (v.a. Speiseröhre; mit Schluckstörungen, Peristaltikminderung, Stenosen, Achylie, Malabsorption), Stimmbänder (Heiserkeit), Lungen (fortschreitende interstitielle Fibrose; pulmonale Hypertonie u. Rechtsherzinsuffizienz), Herz (Myokardfibrose), Nieren (meist chron. Glomerulonephritis), Skelettmuskulatur u. Gelenke, Augen (Katarakt, Lidschwellung); evtl. auch Hautkalzinose (= THIBIERGE*-WEISSENBACH* oder CRST-Syndrom: **C**alcinosis, **R**AYNAUD* Phänomen, **S**klerodaktylie, **T**eleangiektasien). Endet tödlich infolge Inanition, restriktiver Lungeninsuffizienz oder Urämie. Pathogenese: Ablagerung polysaccharidreicher Mukoide u. gesteigerte Neubildung nicht ausreifender u. infolge Enzymmangels verzögert abgebauter kollagener Fasern; Histologie: Koriumverbreiterung mit Infiltraten, Atrophie von Haarapparat u. Epithel, Gefäßatresien; laborklinisch: erhöhte BSG, antinukleäre Faktoren. E progressive systemic sclerosis (= PSS). – **S., zirkumskripte:** die Morphaea als auf die Haut beschränkte S.; auch Sonderformen, z.B. band- oder ringförmig (u. mit Knochenatrophie; evtl. Ainhum-artig u. mit Elephantiasis), nodulär (mit Fingerknötchen; dann Keloid-ähnliche Knoten; evtl. in die progressive S. übergehend), als Säbelhieb-S. (»coup de sabre«, mit linearen Herden, meist im Stirnbereich). E circumscribed scleroderma.

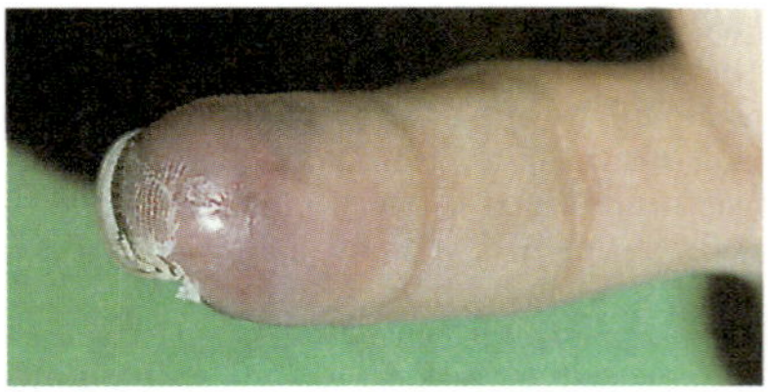

Fingerkuppennekrose bei **Sklerodermie** [14]

Sklerose, Sclerosis: krankhafte, z.T. systemische Verhärtung von Geweben oder Organen (z.B. Arterio-, Blasenhals-, Hirn-, Lateral-, Lungen-, Nephro-, Oto-, Phlebo-, Pulmonalsklerose) als Folge entzündlicher oder degenerativ-dystrophischer, evtl. mit Abscheidung gewebsfremder Substanzen einhergehender Prozesse; histologisch als Vermehrung kollagener u. retikulärer Substanzen, Faservergröberung, Homogenisierung oder Polymerisierung der Grundsubstanz. Führt durch bindegewebigen Ersatz des Parenchyms evtl. zur Organvergrößerung oder -verkleinerung, evtl. – durch sekundäre Schrumpfung – auch zur Deformierung. E sclerosis. – **Sclerosis cardiae:** Kardiasklerose infolge Reflux(peri)ösophagitis; sekundär Schrumpfungsprozesse mit Dolichomegaösophagus. – **Scl. cerebrospinalis disseminata:** ↗Multiple Sklerose. E multiple s. – **Scl. corii:** ↗Sklerodermie. E scleroderma. – **S., diffuse familiäre Henneberg*:** SCHOLZ* Syndrom. – **S., familiäre:** KRABBE*, PELIZAEUS*-MERZBACHER* Syndrom. – **S., funikuläre:** funikuläre Spinalerkrankung. – **S., konzentrische:** BALÓ* Krankheit. – **S., kortikale laminäre:** systemische, gliöse Stammhirnsklerose elektiv der 3. Hirnrindenschicht bei chronischem Alkoholismus mit fortgeschrittener Gastritis; ähnlich wie sog. alkohol. Pseudoparalyse mit Delirien, Merkstörung, Zittern, undeutlicher Sprache, fortschreitendem Verfall u. Exitus letalis innerhalb weniger Monate. E laminar cortical s. – **S., lobäre:** Ulegyrie ganzer Hirnlappen. E lobar s. – **S., multiple:** ↗Multiple Sklerose. E multiple s. – **S., präsenile:** ↗ALZHEIMER* Krankheit. – **S., tuberöse:** tuberöse Hirnsklerose. E tuberous s.

Sklerotherapie: Anregung einer örtlichen Sklerose durch Injektion einer entzündungserregenden Substanz in hoher Konzentration; z.B. zur ↗Varizen- u. Hämorrhoidenverödung, zur Organfixierung (z.B. bei Prolaps). E sclerotherapy.

Skoliose, Scoliosis: dauerhafte seitl. Krümmung der Körperachse; i.e.S. die der Wirbelsäule in der frontalen Ebene (mit gleichzeitiger Rotation u. Torsion) infolge Asymmetrie von Wirbelsäulenkomponenten, u. zwar angeboren oder erworben, d.h. als osteopathische (bei Spondylitis, Rachitis, Verletzung), statische (bei Beckenasymmetrie, Beinlängenunterschied), myo- u. neuropathische (bei Muskeldystrophie bzw. Lähmungen), als thoraxbedingte (infolge Brustkorbverziehung, z.B. nach Verbrennung, Pleuraempyem; auch nach Thorakoplastik) sowie als idiopathische S. (= essentielle, habituelle oder genuine S.; mit bislang unbekannter Ätiopathogenese). Als skoliotische Fehlhaltung anfangs rückbildungsfähig. Als S. i.e.S. mit unterschiedlicher Ausprägung: **1)** geringgradige Fixierung, **2)** leichte Torsion, **3)** ausgeprägte C- oder S-förmige Total-Skoliose mit ausgeprägter Torsion bzw. mit Rippenbuckel, Lendenwulst u. Druckverformung der Wirbelkörper, **4)** schwere Verunstaltung des Rumpfes (maximale Thoraxpressung gegen das Becken u. nahezu völlige WS-Starre, Skapulaverschiebung, Schädelasymmetrie, Beckenschiefstand sowie – als Komplikationen – Schmerzen, Chondrosen, Arthrosen, Spondylosen, Funktionsbeeinträchtigung innerer Organe). Therapie: Krankengymnastik (z.B. nach SCHROTH »dreidimensional« mit Extension, Derotation u. Flexion u. entsprechende Atemgymnastik), Sport (Schwimmen, Reiten), evtl. Korsettkonstruktionen (z.B. Milwaukee-Korsett); Halo-Extension, operative Stabilisierung. E scoliosis.

Skotom, Scotoma: **1)** umschriebener Gesichtsfeldausfall bzw. -abschwächung (-dämpfung) innerhalb eines funktionsfähigen Netzhautbereichs (= **absolutes** bzw. **relatives S.**; letzteres evtl. nur als Farbskotom). E scotoma. – **S., negatives** oder **objektives:** vom Betroffenen nicht wahrnehmbares S.; bei Erkrankungen der Netzhaut, opt. Leitungsbahnen u. Zentren. E negative s. – **S., positives** oder **subjektives:** vom Betroffenen wahrnehmbares S.; bei Trübung der optischen Medien des Auges (Ausnahme: das Flimmerskotom = Sc. scintillans). E positive s. – **S., physiologisches:** durch den blinden Fleck bedingtes objektives S.; bei juxtapapillärer Retinitis vergrößert (= peripapilläres S.); bei fortgeschrittenem Glaukom von einem Bogenskotom begleitet (BJERRUM* Zeichen). E physiologic s. – **S., zentrales:** objektives S. zentraler Bereiche (bei Retinitis, Makulakolobom), oft mit Farbsinnstörung, Metamorphopsie, Makro- u. Mikropsie; beidseits z.B. bei Nicotin-, Alkohol-Intoxikation; besondere Form: das ovale **zentrozäkale S.** (bis an den blinden Fleck reichend) oder das Ringskotom. E central s. **2) S. des Ohres:** Ausfall der Schallempfindung bei einer bestimmten Entfernung der Schallquelle. E s. of the ear.

Skybala: »Kotballen«; eingedickter (wasserarmer) Stuhl im Dickdarm, z.B. bei Obstipation; evtl. durch die Bauchdecken tastbar (»Koprom«) u. einen Tumor vortäuschend. E inspissated feces; scybala.

Sodabad: körperwarmes Vollbad mit Sodazusatz; z.B. bei Psoriasis.

Sodbrennen, Pyrosis: Gefühl des Brennens in der Magengrube u. entlang der Speiseröhre infolge gastroösophagealen Refluxes; von der Magensäureproduktion unabhängig. E heartburn; pyrosis.

Solbad: 1) Solebad: Kochsalzbad mit Salzgehalt von 1,5–6 (–30)%; Hauptwirkungen: Anregung des Hautstoffwechsels, Erhöhung des Parasympathikotonus, Beeinflussung des Vasomotorenspiels der Hautgefäße. E salt-water bath. Als **Soldampfbad** die Inhalationstherapie mit Soldunst. **2)** Heilbad mit Nutzung einer Solequelle.

Sondenernährung: Einbringen dünnbreiiger oder flüssiger Nahrung i.S. der künstlichen ↗Ernährung über eine vorübergehend durch Mund oder Nase eingeführte oder als Verweilsonde genutzte Sonde (z.B. Magen-, Duodenal-, Jejunalsonde) oder Ernährungsfistel. Anw. z.B. bei Anorexie, Nahrungsverweigerung (z.B. bei Hirngeschädigten), Schluckstörungen nach einschlägigen Operationen. E gavage; alimentation via stomach tube.

Sonographie: ↗Ultraschalldiagnostik in bildgebenden Verfahren. E sonography; echography.

Soor(mykose): die durch den Soorpilz (Candida) hervorgerufene ↗Candidamycosis; z.B. als Mundsoor (↗Abb.). E candidiasis; candida mycosis.

Soor(mykose)

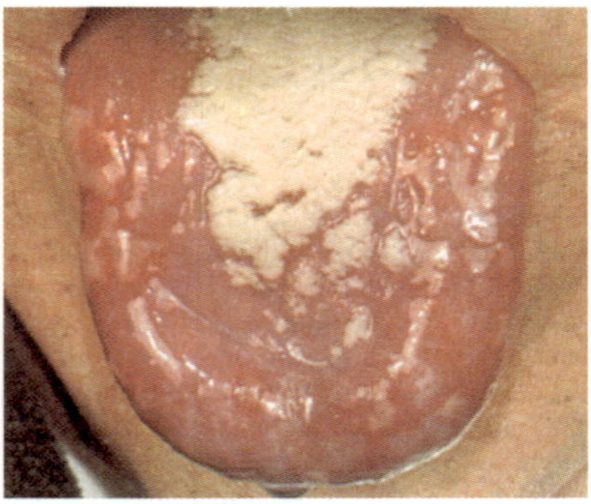

Soorbelag der Zunge [8]

Sotalol: Betarezeptorenblocker vom Amiodaron-Typ; ein Klasse-III-Antiarrhythmikum. Anw. v.a. bei supraventrikulären u. ventrikulären Herzrhythmusstörungen; s.a. Antiarrhythmika.

Sozialversicherung: die öffentliche Pflichtversicherung der Arbeitnehmer u. ihrer Angehörigen zur Sicherung ihrer gesundheitlichen u. wirtschaftl. Daseinsgrundlage. Umfaßt Kranken-, Unfall-, Invaliden-, Alters-, Angestellten- u. Arbeitslosenversicherung. Träger der Rentenversicherung ist die Bundesversicherungsanstalt für Angestellte (BfA; Berlin) bzw. – für Arbeiter – die zuständige Landesversicherungsanstalt (LVA). E social insurance.

Spätschizophrenie: Schizophrenie mit Beginn erst im 40. bis 60. Lj.; meist paranoid-halluzinatorisch, evtl. als Katatonie. E late-onset schizophrenia.

Spannungskopfschmerz: 1) ↗Kopfschmerz infolge »seelischer Spannungen«, z.B. als Konversionssymptom. **2)** ↗Kopfschmerz infolge Muskelverspannungen (»Muskelkontraktionskopfschmerz«). E tension headache.

Spannungspneumothorax, Ventilpneumothorax: lebensbedrohlicher offener ↗Pneumothorax mit Überdruckentwicklung infolge Bestehens eines Ventilmechanismus (die Pleuraöffnung zur Oberfläche bzw. zu Lunge oder Bronchus ist bei Ausatmung verschlossen); z.B. nach Brustwandverletzung, als Folge pleuranaher Lungenerkrankungen. Führt zu Atemnot u. Zyanose (infolge Einschränkung der Atemexkursionen, Pendelluft, Totraumzunahme); ferner Aufhebung von Stimmfremitus u. Atemgeräusch, lauter Klopfschall, Zwerchfelltiefstand u. Verstreichen der Zwischenrippenräume, Mediastinalverdrängung, evtl. -flattern. Bedarf alsbaldiger Entlastungspunktion, evtl. Dauersaugdrainage. E tension pneumothorax; valvular p.

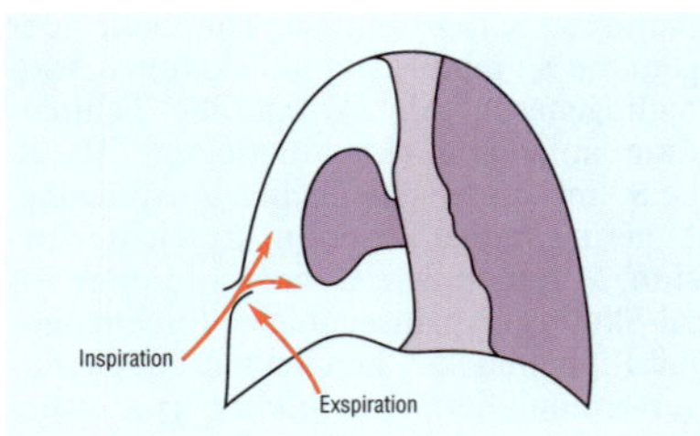

Spannungspneumothorax [82]

Spasmolytika: krampflösende, den Spannungszustand glatter Muskulatur senkende bzw. deren Verkrampfung lösende (= »spasmolytische«) Heilmittel; wirken neurotrop (Acetylcholin-Antagonisten, z.B. Atropin), muskulotrop (Papaverin bzw. Dantrolen; sog. **myotrope S.**) oder neuro-muskulotrop (synthetische Mittel); s.a. Parasympatholytika. [E] spasmolytics.

Spastik: regelhafte (»automatisierte«), brüske, bei Bewegungsbeschleunigung u. unter Einwirkung sensibler Reize sich steigernde Zunahme der Muskelspannung bei Ausfall kortikospinaler Systeme, v.a. der Pyramidenbahn (aber auch EPS-Anteile), z.B. nach zerebralem Insult; nach passiver Überdehnung evtl. völlig zusammenbrechend (= Spasmus-mobilis-Phänomen); wird begleitet von – bahneinschlägigen – gesteigerten u. pathologischen Reflexen u. klonischen Krämpfen. Therapie: v.a. Krankengymnastik, Ergotherapie, medikamentös mit Spasmolytika, Analgetika. [E] spasticity.

Spastizität: verstärkter muskulärer Widerstand gegen passive Bewegungen (als Teilerscheinung der ↗Spastik); vgl. Rigor. [E] spasticity.

Sphinkterinsuffizienz: mangelhafte Leistung eines Schließmuskels; ↗Chalasie, ↗Harn-, Stuhlinkontinenz. [E] sphincter insufficiency.

Sphinkterotomie: operative Durchtrennung eines Schließmuskels, z.B. des M. sphincter ani (evtl. kombiniert mit Sphinkterektomie) oder als Kardiotomie, Pyloromyotomie, endoskopische transduodenale Papillotomie. [E] sphincterotomy.

Sphinkterplastik: operative Wiederherstellung einer Schließmuskelfunktion, v.a. als Inkontinenzplastik. [E] sphincteroplasty.

Spinalanästhesie, Lumbalanästhesie: Leitungsanästhesie mit direkter Verabfolgung des Lokalanästhetikums in den Subarachnoidalraum über paramediane Lumbalpunktion, seltener als Sakralanästhesie. Mögliche Komplikationen: Kopfschmerzen (meist infolge Liquorhypotonie), Blutdruckabfall, neurologische Störungen (traumatische Dauerausfälle, infektiösmeningitisch, liquorhypotone Überdehnungen), Störungen der Atmung (bei ungewollter Einbeziehung des Atemzentrums) oder – infolge Parasympathikotonie – des Verdauungstraktes. [E] spinal anesthesia. – **Sp., kontinuierliche:** Sp. durch protrahierte Injektion über eine subarachnoidal eingeführte Spezialkanüle (bzw. Katheter). [E] continuous sp. a.

Spiramycin *WHO*: ein Makrolid-Antibiotikum aus Streptomyces ambofaciens. [E] spiramycin.

Spironolacton *WHO*, Spirolacton: das synthetische Steroid 7α-Acetylthio-3-oxo-4-androsten-17-spiro-2'-tetrahydrofuran-5'-on; ein Aldosteron-Antagonist, Diuretikum (bewirkt erhöhte Natriumausscheidung). [E] spiro(no)lactone.

Splenomegalia, -megalie: akute oder chronische Milzvergrößerung (sog. Milztumor) als Symptom eines primären (evtl. systemischen) oder sekundären Neoplasmas, einer Zirkulationsstörung, einer Thesaurismose, einer hämatologischen Krankheit (z.B. Polycythaemia vera, Leukosen, Retikulosen, Granulomatosen, Anämien), einer Splenitis, Infektionskrankheit, Pfortaderhypertonie. [E] splenomegaly.

Spondylarthritis: Entzündung der Wirbelgelenke. [E] spondylarthritis. – **Sp. ankylopoetica,** BECHTEREW* Krankheit, Spondylitis ankylosans: chronische, entzündliche-degenerative, wahrscheinlich rheumatische (als pcP-Variante?), extrem androtrope Krankheit der Wirbelsäulengelenke (einschließlich des Bandapparates der Bandscheiben) u. wirbelsäulennaher Gelenke (z.B. Rippen-Wirbel-Gelenke, Iliosakralgelenk) mit deren fortschreitender Fibrose u. Verknöcherung (»Ankylosierung«). Beginnt mit uncharakteristischen »polyarthritischen« Beschwerden, Bewegungs- u. Erschütterungsempfindlichkeit der Wirbelsäule, Ischialgien u. Kreuzschmerzen (pos. MENNELL* Zeichen); nach 2- bis 10jähriger Latenz setzt eine zunächst »funktionelle«, dann knöchern-irreversible Wirbelsäulen- u. Thoraxversteifung ein mit typischer Rundrücken-Haltung (Flèche) u. schmerzhafter, allmählich erliegender Brustatmung; häufig auch Myo- u. Endokarditis. Das Röntgenbild zeigt degenerative Veränderungen der Iliosakralgelenke (»Pelvispondylitis ankylosans«), der Symphysen- u. Manubriosternalsynchondrose u. der kleinen Wirbelgelenke, eine Kastenform der porotischen Wirbelkörper, knöcherne Überbrückung der Zwischenwirbelräume durch Syndesmophyten der Ligamenta interspinalia u. flava (sog. »Bambusstab«). Verlaufsformen: **1)** »ossäre« (schmerzarm; Beteiligung großer Körpergelenke; = Typ STRÜMPELL-MARIE); **2)** »entzündliche ossäre« (Beginn als Synovitis; schubweiser Verlauf = sog. »Wirbelsäulenrheumatismus«); **3)** Mischformen u. **4)** »Skandinavische Form« (als primär- oder sekundär-chronische Polyarthritis). [E] rheumatoid sp.; ankylosing sp.

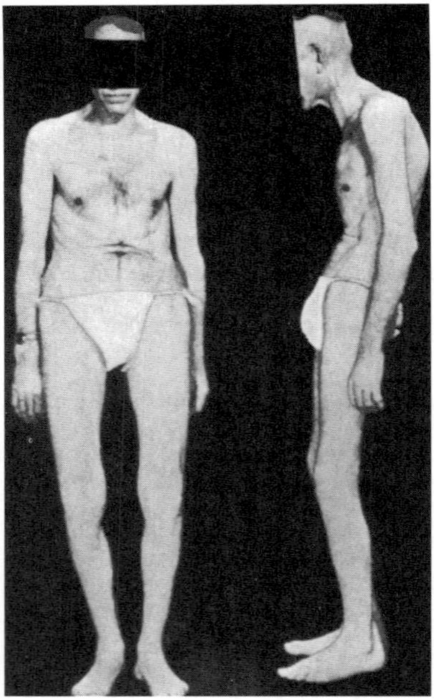

Typische Haltung bei fortgeschrittener **Spondylarthritis ankylopoetica** [57]

Spondylarthrose: ↗Spondylose, Spondylarthropathie. [E] spondylarthrosis.

Spondylitis: bakteriell (spezifisch oder unspezifisch), mykotisch oder – selten – parasitär bedingte Ostitis oder Osteomyelitis der Wirbel; mit Gewebsuntergang (Osteonekrose), Wirbeldeformierung (Keil-, Blockwirbel), reaktiver Osteosklerose (evtl. als Randwulst-, Spangenbildung), Abszedierung (evtl. auch mit Symptomen seitens des Rückenmarks u./oder der Spinalnervenwurzeln). – Weniger korrekt auch Bezeichnung für ↗Spondylarthritis, Spondylopathie. [E] spondylitis. – **Sp. ankylosans:** ↗Spondylarthritis ankylopoetica. – **Sp. cervicalis:** Sp. im Halswirbelsäulenbereich; meist tuberkulös; RUST* Krankheit. [E] cervical sp. – **Sp. osteomyelitica:** hämatogene, unspezifische Sp. v.a. des Wirbelbogens (samt Fortsätzen). [E] osteomyelitic sp. – **Sp. purulenta:** unspezifische metastatische Sp. durch banale Eitererreger, aber auch z.B. nach Typhus abdominalis (Sp. typhosa; betrifft meist 2 benachbarte Wirbelkörper einschl. Zwischenscheibe), Paratyphus, Brucellosis, Gonorrhö. [E] purulent sp. – **Sp. superficialis:** abszedierende, relativ oberflächliche Sp. tuberculosa mit Ursprung in tuberkulösen Knochenabszessen oder Periostitiden; die »posteriore Form« (Herd zwischen Ligamentum longitudinale posterius u. Wirbelkörper) oft mit Kompressionsmyelitis. [E] superficial sp. – **Sp. syphilitica:** Sp. im Stadium III der Syphilis; gummös u. zu Einschmelzung führend (Sequesterbildung, Wirbelzusammensintern, evtl. Rückenmarkkompression). [E] syphilitic sp. – **Sp. tuberculosa:** die Wirbeltuberkulose als lymphogene, v.a. aber hämatogene (bei Histobazillose im 2. Stadium) Erkrankung, beginnend mit zahlreichen miliaren (v.a. ventralen u. deckplattennahen) Herden; ist exsudativ-verkäsend oder produktiv; führt durch Wirbelzerstörungen (mit Sequesterbildung u. reparativer Osteosklerose) zur Bildung von Keil-, Blockwirbeln, Gibbus, kalten Abszessen (oft als Senkungsabszeß mit Fistelbildung), durch perifokales Ödem auch zu Spinalwurzel- oder Rückenmarkkompression (Radikulitis, Querschnittslähmung); seltener auch mit Pachymeningitis externa oder Arachnitis. Von örtlichen Abszessen ausgehend ferner als besondere Lokalisationsform die Sp. superficialis. [E] tuberculous sp.

Spondylolisthesis, Wirbelgleiten: Abgleiten eines Wirbelkörpers nach vorn, z.B. bei (meist) angeborener oder erworbener Spaltbildung im interartikulären Abschnitt des Bogenteils (»Spondylolyse«). Führt zu Bandscheibendegeneration; Sklerose, Arthropathie angrenzender Gelenke. Symptome: Wirbelsäulensteife, Kreuzbeinsteilstellung mit scheinbar verstärkter Lendenlordose u. abgeflachter Kyphose der BWS, Vorragen des zugehörigen Dornfortsatzes, Stauchungs- u. Klopfschmerz der WS, evtl. spinale oder radikuläre neurologische Störungen. Bei Sp. des 5. Lendenwirbels gerad-verengtes Becken (= »Spondylolisthese-«, ROKITANSKY*, KILIAN*, Prager Becken). [E] spondylolisthesis.

Spondylopathia, -pathie: degenerative Wirbel- bzw. Wirbelsäulenerkrankung; s.a. Spondylose. [E] spondylopathy; spondylosis. – **Sp. deformans,** Spondylosis deformans: Sp. als Erkrankung, die von geschädigten Bandscheiben auf die Deck- bzw. Grundplatte u. die Randleisten benachbarter Wirbel übergreift (»Spondylochondrose«); führt zu sekundärem Randwulst, Spangen- u. Spornbildung, klinisch zu eingeschränkter Wirbelsäulenbeweglichkeit, Zwangshaltungen, evtl. zu Radikulitis. [E] spondylosis deformans; deforming spondylopathy. – **Sp. osteomalacica:** stoffwechselbedingte Sp. mit Osteomalazie; z.B. bei Spätrachitis, Mangelernährung, im Klimakterium; schmerzhaft, mit Wirbelkörper-, Wirbelsäulendeformierung, Beckendeformität, Rumpfverkürzung, Glockenthorax. [E] osteomalacic sp.; vertebral osteomalacia.

Spondylose, -losis: ↑Spondylopathie; [E] spondylosis. I.e.S. – als **Sp. deformans** – die ↑Spondylopathia deformans. [E] sp. deformans. – **Sp. hyperostotica:** v.a. bei Stoffwechselstörungen auftretende Sonderform der Sp. mit typischen »Spondylophyten« (perivertebrale Knochenneubildungen). – **Sp. uncovertebralis:** Sp. mit Veränderungen an den Unkovertebralgelenken v.a. der HWS u. sekundärer, Osteophyten-bedingter Einengung der Zwischenwirbellöcher (mit Radikuloneuritis i.S. des Schulter-Arm-Syndroms oder der Zervikalmigräne). [E] sp. uncovertebralis.

Spontanfraktur: pathologische ↑Fraktur bei physiologischer Skelettbelastung; z.B. bei Knochentumoren, -metastasen, Osteomalazie. [E] spontaneous fracture; pathologic f.

Spontanpneu(mothorax): ↑Pneumothorax als Folge einer spontan eintretenden Kommunikation zwischen dem Bronchialbaum u. dem Pleuraspalt; **idiopathisch** (ohne a priori bekannte Ursache, oft aber durch Einriß einer pleuranahen Emphysemblase, Lungenzyste) oder **symptomatisch** (z.B. bei bereits bekanntem Lungenabszeß, Bronchiektasen). Beginn dramatisch; als Komplikationen z.B. Spannungs-, Hämatopneumothorax. [E] spontaneous pneumothorax.

Sprachstörungen: Störungen der Sprachbildung u. der Aussprache. Ursache sind periphere oder zentrale Störungen am Sprachorgan (z.B. als neurologische Ausfallsymptomatik bei Morbus ALZHEIMER* oder Multiinfarktdemenz), Gehörleiden, psychische Erkrankungen. [E] speech impediments.

Spurenelemente: als mikronutritive Elemente die in geringerer Konzentration artspezifisch vorkommenden anorganischen Bioelemente, die als akzidentell (z.B. Ag, Al, Au, Ba, Bi, Cd, Cr, Ni, Pb, Sn, Ti, V) oder als lebenswichtig = essentiell gelten (z.B. Cr, Co, Cu, F, Fe, J, Mn, Mo, Se, Zn; v.a. als Bestandteile von Enzymen, Chromoproteinen, Hormonen); s.a. Mineralstoffwechsel. Mangel an S. (z.B. durch Fehlernährung) begünstigt das Auftreten verschiedener Erkrankungen, z.B. erhöhte Infektanfälligkeit wegen Immunschwäche, Anämie, Myopathie, Wundheilungsstörungen u.a. [E] trace elements.

Sputum: Auswurf; die bei Expektoration ausgehustete Absonderung der Atemwegsschleimhäute mit Beimischung von Zellen (Leukozyten, Epithelien), Speichel, Nahrungsresten, Staub u. Rauchteilchen, evtl. auch Mikroorganismen, Blut, Eiter. Die Bestandteile sind z.T. pathognomonisch, die Zellen für Zytologie nutzbar. [E] sputum; expectorate. – **Sp. coctum:** eitrig-schleimiges Sp. – **Sp. croceum:** durch Eiter gelbes Sp. – **Sp. crudum:** zäh-glasiges Sp., z.B. bei Bronchialasthma. – **Sp. cruentum:** durch Blut rötliches Sp.; Erdbeergeleesputum, rein blutig als sanguinolentes Sp. [E] blood sp. – **Sp. fibrinosum:** zähklebriges Sp. mit Fibrinkörnchen, -ausgüssen. – **Sp. foetidum:** faulig-eitriges Sp., z.B. bei Bronchiektasen, Lungengangrän. [E] fetid sp. – **Sp. fundum petens:** Sp. mit im Glas bodenwärts sinkenden Schichten; als Zwei-, Dreischichtensputum. – **Sp. globosum:** Sp. mit linsenförmig geballtem Eiter. – **Sp. nummulare:** Sp. mit schleimumhüllten, linsenförmigen Eiterflocken. [E] nummular sp. – **Sp. pituitosum:** dünnflüssiges, serös-schleimiges Sp. – **Sp. putridum:** Sputum foetidum. [E] putrid sp. – **Sp. rubiginosum:** durch Blutanschoppung rostbraunes Sp.; bei Lobärpneumonie. [E] rusty sp. – **Sp. rubrum:** Sputum cruentum. – **Sp. sanguinolentum:** s.u. Sputum cruentum. [E] blood-tinged sp.

SS-Syndrom: ↗**S**ick-**S**inus-**S**yndrom.

Staging: *(engl. = in Stadien einteilen)* Einstufung bösartiger Tumoren (»Malignome«) in pathologische Stadien (»P-Stadien«) anhand ihrer kontinuierlichen Ausbreitung innerhalb des Organs u. in die Nachbarorgane. – Als **P-Staging** die **pa**thologische Stadienbestimmung von Tumoren; s.a. TNM-System.

Stammataxie: ↗Ataxie mit Schaukeln des Rumpfes in allen Körperhaltungen. [E] truncal ataxia.

Stammfettsucht: Fettsucht vor allem im Bereich von Rumpf, Hals u. Kopf; typisch bei CUSHING* Syndrom.

Stand-by-Schrittmacher: *(engl. stand by = in Bereitschaft stehen)* s.u. Herzschrittmacher, künstlicher. [E] stand-by pacemaker.

Stanger* Bad (JOHANN J. u. H. ST., geb. 1843 bzw. 1854, Gerbermeister, Ulm): elektrisches Gleichstrom-Vollbad (Mineralwässer, evtl. mit Zusatz [v.a. Gerbstoffe]; 36–37 °C) in einer Holzwanne mit eingebauten großen Kohleelektroden (oder Steingutwanne mit eingehängten, »isolierten« Metallelektroden) u. beweglichen Elektroden für variable Quer- u. Längsdurchströmung des Körpers (z.B. »Lumbalplatte«). Bewährt bei allen schmerzhaften Zuständen des Bewegungsapparates.

Star: *(mhd. star = starr)* Bez. für bestimmte Augenkrankheiten. – **St., grauer:** ↗Cataracta (= Katarakt). [E] cataract. – **St., grüner:** ↗Glaucoma. [E] glaucoma. – **St., schwarzer:** Cataracta nigra (u. die ↗Amaurose). – **St., weißer:** Leukom.

Steatorrhö, -rhoea: **1)** Seborrhö. **2)** Fettdurchfall; vermehrte Fettausscheidung mit dem Stuhl (»Fett-«, »Salbenstuhl«) infolge Maldigestion bei Lipasemangel; z.B. bei Mukoviszidose, chron. Pankreatitis. [E] steatorrhea. – **St. arthropericardiaca:** WHIPPLE* Krankheit.

Stenokardie: ↗Angina pectoris. [E] stenocardia.

Steppergang, Hahnentritt: bei Peroneuslähmung abnorm hohes, das Schleifen des herabhängenden Fußes verhinderndes Heben des gelähmten Schwungbeins u. Aufsetzen erst der Fußspitze, dann der Ferse. [E] peroneal gait.

stereotaktische Hirnoperation: gezielte, über kleine Trepanationsöffnungen ausführbare Ausschaltung unter der Hirnrinde befindlicher Strukturen (Kerngebiete, Bahnen) unter Einsatz eines speziellen Zielgerätes, auf das die Daten des Zielpunktes übertragen werden, die aus Pneumenzephalogrammen gewonnen u. am Hirnmodell korrigiert werden; Einstellung erfolgt mittels Computertomographie. Anw. z.B. bei PARKINSON* Syndrom (Pallido-, Thalamo-, Subthalamotomie), bestimmten Hyperkinesien (z.B. Torsionsdystonie), sonst unbeeinflußbaren Schmerzzuständen (Thalamotomie), psychomotorischer Epilepsie. – I.w.S. auch als Elektrokoagulation des Ganglion semilunare, die Implantation von Radionucliden in die Hypophyse. [E] stereotaxic brain surgery.

Sterkoraltumor: durch gestaute Kotmassen bedingte tastbare Massenzunahme im Dickdarmbereich. [E] stercoroma.

Steroiddiabetes: Diabetes mellitus, der bei bestehender Disposition bei bzw. nach Anw. (= metasteroidal) von ↗Corticosteroiden auftritt infolge steroidbedingter Anhebung der Blutzuckerwerte u. individuell verminderter Insulinreserve. – I.w.S. auch der Diabetes beim CUSHING* Syndrom. [E] steroid diabetes.

Steroide: Stoffklasse mit dem Grundgerüst des Sterans, darunter als Naturstoffe z.B. Sterine, Gallensäuren, Steroidhormone, D-Vitamine, Krötengifte (Bufodienolide), Sapogenine u. Herzglykoside (= Steroidglykoside; mit Steroid als Aglucon). – Benennung erfolgt mit Trivialnamen (nach Herkunft, Vorkommen, Wirkung) oder aber nach dem chemischen Grundgerüst unter Einbeziehung stereochemischer Merkmale, z.B. der Konformation der Ringe oder der Substitution (*trans* = α, *cis* = β; bezogen auf CH_3 an C_{10}), auch nach Anzahl der C-Atome, z.B. C_{17}- (Grundkörper: Gonan), C_{18}- (Östran; verschiedene natürliche Östrogene), C_{19}- (Androstan; verschiedene natürliche Androgene), C_{21}- (Pregnan; Corticosteroide), C_{24}- (Cholan; Gallensäure), C_{27}-Steroide (Cholestan; viele Sterine). – Auch Kurzbezeichnung für die ↗Corticosteroide (s.a. Cortison…). [E] steroids.

Steroidosteoporose: Osteoporose bei Überproduktion (↗CUSHING* Syndrom) bzw. Langzeitverabfolgung von Glucocorticoiden (führen zu Hemmung des Knochenmatrixaufbaues, vermindertem Mineralsalzeinbau); s.a. Cortisonismus. [E] steroid (induced) osteoporosis.

Stickstoffbilanz: Differenz zwischen dem mit Eiweiß aufgenommenen (»Protein-N«) u. dem v.a. in Harn u. Stuhl abgegebenen Stickstoff (v.a. als Harnstoff, Harnsäure, Creatinin); wird beeinflußt direkt z.B. durch die Quantität u. Qualität der Eiweiß- u. Kalorienzufuhr u. durch Hormone (davon sind positiv wirksam die anabolen wie Androgen, Östrogen, Insulin, Somatotropin, negativ die katabolen wie Cortisol, Thyroxin, Progesterol), indirekt – meist negativ – z.B. durch chronische Erkrankungen, Fieber, Verbrennungen, Streß. [E] nitrogen balance.

Stoffwechselkrise: krisenhafte (meist durch zusätzliche Belastung ausgelöste) Verschlechterung einer nicht intakten Stoffwechsellage, z.B. als ADDISON*, BASEDOW* Krise, Elektrolytkoma. [E] metabolic crisis.

Stomatitis: Entzündung der Mundschleimhaut, meist – als St. simplex – nur katarrhalisch mit Rötung, Schwellung, evtl. auch Blutungen, Belägen, Mundgeruch (Foetor ex ore), vermehrter Speichelbildung (Hypersalivation), erschwerter Nahrungsaufnahme; s.a. Glossitis. – Tritt als selbständige – bakterielle, mykotische oder virale – Erkrankung (oft von einer Gingivitis ausgehend) oder aber als Geschehen bzw. Begleitreaktion anderer Krankheiten auf (z.B. Haut-, Stoffwechsel-, Blut-, zyklische Infektionskrankheiten, Metallvergiftung). [E] stomatitis.

Streichmassage: leichte Massage, ausgeführt als **Streichung** (»Strich«) mit der Handfläche oder den flach aufsetzenden Fingerspitzen stets in gleicher Richtung u. unter geringer Hautverschiebung; in der Regel von der Peripherie zentralwärts. Wirkt hyperämisierend, ferner dämpfend auf das Vegetativum.

Streptokinase: aus dem Kulturmedium von β-hämolysierenden Streptokokken isoliertes Eiweiß mit einem Molekulargewicht um 47 kD; hat selbst weder proteolytische noch exterolytische Aktivität, bildet aber nach Infusion mit Plasminogen einen äquimolaren Komplex, welcher ein Aktivator der Fibrinolyse ist; wird als Fibrinolytikum therapeutisch genutzt.

Streßinkontinenz: ↗Harninkontinenz.

Striae: Streifen (Mz. von Stria). – **St. cutis (atrophicae)** s. **distensae:** parallele, anfangs etwas erhabene, bläulich bis braunrote Streifenbildungen der Haut, die unter Atrophie u. Pigmentverlust abheilen. Physiologisch als St. gravidarum, krankhaft bei Adipositas, CUSHING* Syndrom (hierbei bläulich-rötlich = St. lividae), längerer Behandlung z.B. mit ACTH, Glucocorticosteroiden. [E] striation.

Stridor: (latein.) pfeifendes Atemgeräusch bei Ein- u./oder Ausatmung (= in- bzw. exspiratorischer St.). [E] stridor. – **St. bronchialis:** exspiratorischer St. bei Bronchienenge, v.a. bei Bronchialasthma. – **St. laryngealis:** v.a. inspiratorischer St. bei Kehlkopferkrankung, z.B. bei Laryngospasmus, Pseudokrupp u. Krupp. [E] laryngeal str. – **St. trachealis:** inspiratorischer St. bei Luftröhrenenge.

Struma: 1) Kropf: Vergrößerung der Schilddrüse als Folge nicht ausreichenden Nahrungsangebotes an Jod, Störung des Enzymsystems der Schilddrüsenfollikel (mit Jodfehlverwertung) sowie bei Störungen der gesamten endokrinen Regulation; tritt auf u.a. als Effekt strumigener Substanzen, bei erhöhtem Schilddrüsenhormonbedarf (z.B. in der Schwangerschaft), in Streßsituationen, bei Entzündung (Strumitis, Thyreoiditis) u. als bösartiges Wachstum (Schilddrüsenkarzinom). Wird bezeichnet als **euthyreote St.** im Falle klinisch als normal anzusehender Schilddrüsengesamtfunktion u. ist parenchymatös oder kolloidal. Ist als **hyperthyreote St.** mit Schilddrüsenüberfunktion (↗Hyperthyreose, s.a. BASEDOW* Krankheit) verknüpft; ist diffus oder knotig. Ist als **hypothyreote St.** mit Schilddrüsenunterfunktion verknüpft (↗Hypothyreose; Kretinismus), v.a. bei Jodmangel u. Jodfehlverwertungen, durch strumigene Substanzen, nach Strumitis. Verursacht bei entsprechender Größe, u.a. auch bei Ausdehnung in die Brusthöhle (= **intrathorakale St.**), örtliche mechanische Komplikationen wie Tracheomalazie, Schluckstörungen (= Dysphagie), Einflußstauung, Rekurrenslähmung, HORNER* Symptomenkomplex, Kropfherz. – Wird je nach Art u. Ursache behandelt z.B. mit

Jodgaben, Schilddrüsenhormonen, ↗Thyreostatika, Röntgenstrahlen bzw. Radiojod oder operativ (Strumaresektion). [E] struma; goiter (e.g. intrathoracic).
St. aberrans: St. akzessorischer Schilddrüse; z.B. Zungengrund-St. (= **St. baseos linguae**; oft das einzige Schilddrüsengewebe!), aber auch mediastinal, intratracheal, hinter den Halseingeweiden; ist als echter Nebenkropf von der Hauptdrüse völlig getrennt, als falscher durch eine Bindegewebsbrücke mit ihr verbunden; ferner Bezeichnung für Metastasen eines Schilddrüsenkarzinoms in Halslymphknoten. [E] aberrant g. – **St. basedowiana; St. basedowificata:** BASEDOW-Struma, gebräuchlich für jodinduzierte Schilddrüsenüberfunktion. – **St., blande:** die nicht-entzündliche, nicht-maligne euthyreote St. – **St. colloides,** Gallert-St.: Kolloidstruma; groß, weich, diffus oder knotig, infolge Kolloidstauung, aus der St. parenchymatosa hervorgehend, durch Verschmelzung der Schilddrüsenfollikel evtl. zystisch. [E] colloid g. – **St. diffusa:** gleichmäßig hyperplastische St. parenchymatosa oder colloides ohne umschriebene Knoten. [E] diffuse g. – **St., eisenharte:** RIEDEL* Struma. [E] cast iron st. – **St., endemische:** Jodmangelstruma bei mehr als 10% der Bevölkerung eines Gebietes, weltweit in Gebirgsregionen. [E] endemic g. – **St. endothoracica:** St. mit Ausdehnung in das Mittelfell; sog. Tauchkropf; als intrathorakale St. oben im allgem. Teil besprochen. [E] intrathoracic g. – **St. fibrosa:** derbe St.; als St. nodosa, RIEDEL* St. [E] fibrous g. – **St. granulomatosa:** QUERVAIN* Thyreoiditis. – **St., großzellige kleinalveoläre:** LANGHANS* Struma; HÜRTHLE*-Zell-Adenom. – **St. lymphomatosa:** ↗HASHIMOTO* Thyreoiditis. – **St. maligna:** Schilddrüsenkrebs. – **St. nodosa:** der Balg-, Knotenkropf. Häufigste euthyreote St. parenchymatosa oder colloides mit meist zahlreichen bindegewebig abgegrenzten Hyperplasien (↗Abb.); evtl. mit Wucherung, z.T. auch mit Verkalkung (St. calculosa) des Bindegewebes. [E] nodular g. – **St. parenchymatosa:** im allg. euthyreote St. diffusa oder nodosa durch Drüsenepithelwucherung (Schilddrüsenhyperplasie); tritt v.a. in Lebensphasen mit erhöhtem Schilddrüsenhormonbedarf auf. Evtl. Übergang in Struma colloides. [E] parenchymatous g. – **St. retrosternalis:** St. endothoracica mit Lage hinter dem Brustbein. [E] substernal g. – **St. toxica:** BASEDOW-Struma (ungebräuchliche Bez.). [E] toxic g. – **St. vasculosa:** sehr gefäßreiche St.; meist als Zeichen einer Überfunktion; evtl. sogar pulsierend oder mit aneurysmatischen bzw. varikösen Gefäßerweiterungen (= St. varicosa). [E] vascular g.
2) historische Bez. für nicht-schilddrüsenbedingte Halsschwellungen (MADELUNG* Fetthals [= St. adiposa]) sowie für kropfförmige Tumoren. [E] struma.

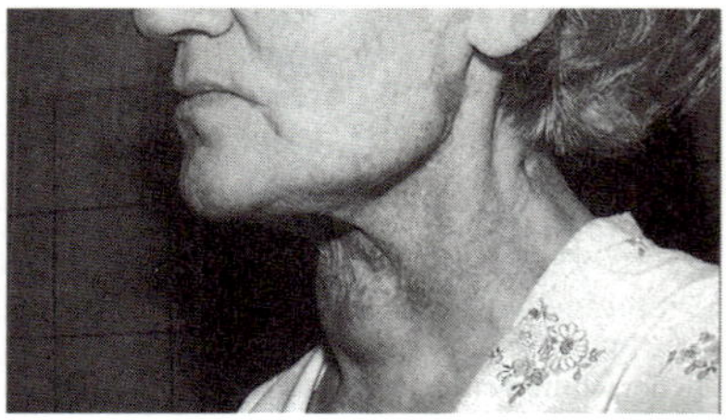

Struma nodosa [48]

S-T-Strecke: der – im allgemeinen in der 0- = isoelektrischen Linie verlaufende – Abschnitt des ↗EKG zwischen S- u. T-Zacke; entspricht der Gesamterregung der Herzkammern. Ist bei frischem ↗Myokardinfarkt (u. Perikarditis) angehoben (»**S-T-Hebung**«), bei Sauerstoffmangel des Herzens (Koronarinsuffizienz, akute Anämie, Höhenatmung) gesenkt bzw. abwärts gerichtet u. konkav (»**S-T-Senkung**«); s.a. Abb. [E] S-T segment.

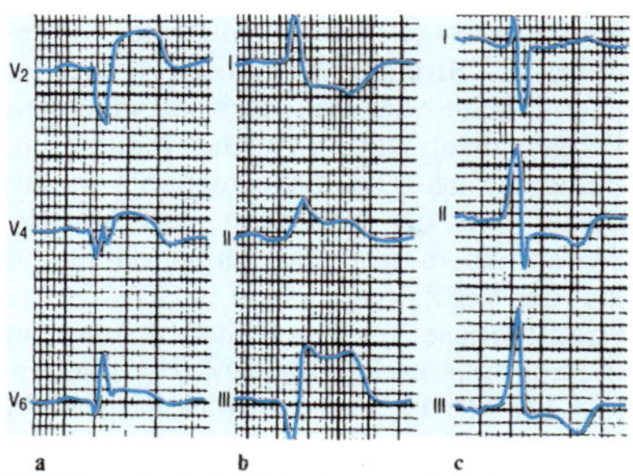

S-T-Strecke bei **a)** Vorderwandinfarkt (Stadium I), **b)** Hinterwandinfarkt (Stadium I), **c)** Rechtsherzhypertrophie [43]

Stützapparat: orthopädischer Apparat als Konstruktion für die Führung von Gelenken u. Stützung von Körperteilen, insbes. für die Stabilisierung gelähmter Gliedmaßen. Besteht aus seitlichen Verstrebungen (Metall- oder Kunststoffschienen) u. Lederhülsen bzw. »Schellen«; vgl. Stützkorsett. [E] supporting apparatus; brace.

Stützkorsett: Stoffmieder (aus doppeltem Drell u. meist mit vorderer Schnürung) mit eingenähtem Stahlgerüst (Hüftbügel u. Rückenstangen), evtl. auch mit Achselstützen. Anw. zur Abstützung u. Ruhigstellung der Wirbelsäule, z.B. bei Osteoporose. [E] supporting orthopedic corset.

Stuhlinkontinenz, Incontinentia alvi: angeborenes oder erworbenes Unvermögen der willkürlichen Stuhlzurückhaltung in der Mastdarmampulle; Ursachen ↗Tab. [E] incontinence of feces. – **St., paradoxe:** unregelmäßiger Abgang kleiner Stuhlmengen bei maximaler Rektosigmoidfüllung infolge unkoordinierter Dauerkontraktion des Sphincter ani (»Superinkontinenz«); z.B. bei Megacolon. [E] paradoxical i. of f.

Häufige Ursachen einer **Stuhlinkontinenz** bei Älteren [12]

primäre Stuhlinkontinenz
– operativ (z.B. Zustand nach Fisteloperation, Krebsoperation) – erworben, z.B. Rektumprolaps, Hämorrhoiden, anorektale Infektionen – neurologisch (zerebral: Schlaganfall, Hirnmetastasen, Hirntumor, Demenz; spinal: Metastasen, Tumor, Multiple Sklerose) – psychisch
sekundäre Stuhlinkontinenz
– Diarrhö – Laxanzienabusus – Medikamente – chronische Obstipation mit Kotballen im Rektum – maligne, entzündliche Erkrankungen – villöse Adenome

Stupor: *(latein. = Erstarrung, Betäubung)* **1)** Krankheitszustand mit Fehlen jeglicher körperlicher u./oder geistiger Aktivität bei wachem Bewußtsein als Folge von Antriebsverlust. Äußert sich in ↗Amimie, Aspontaneität (auch völlige Regungslosigkeit = »anergischer St.«), Nichtreagieren auf Außenreize u. Kontaktversuche, evtl. auch Mutismus, Einkoten u. Einnässen. Kommt vor z.B. bei endogener ↗Depression (hier evtl. mit plötzlichem Erregungszustand mit Selbsttötungstendenz), Schizophrenie (Katatonie), Epilepsie; ferner als abnorme Erlebnisreaktion, als Katalepsie, Mutismus, Trance. **2)** Bewußtlosigkeit aus hirnorganischer Ursache; z.B. bei Durchgangssyndrom. [E] 1), 2) stupor. **3)** Taubheitsgefühl.

Subarachnoidalblutung, SAB: Blutung in den Subarachnoidalraum; meist aus einem rupturierten Aneurysma (v.a. basale Hirnarterien), ferner aus Angiomen oder infolge hypertonischer Zerebralarteriensklerose, aber auch im Zusammenhang mit Antikoagulationstherapie, Blutkrankheiten (Leukosen, Sichelzellanämie, Hämophilie, Thrombopathie bzw. Thrombozytopenie, Afibrinogenämie), bei hämorrhagischer Leukoenzephalitis, subakuter bakterieller Endokarditis, Septikämie, verschiedenen Tumoren; ferner nach Schädelverletzungen (»**traumatische SAB**«). Häufig mit gleichzeitiger Bildung eines intrazerebralen Hämatoms. Die Symptomatik beginnt typischerweise akut, fast immer ohne Prodromalsymptome. Neurochirurgisch werden 5 Schweregrade unterschieden: I) asymptomatische Blutung oder minimaler Kopfschmerz u. leichte Nackensteifigkeit; Ia) konstantes neurologisches Defizit ohne akute Symptomatik; II) mäßige bis starke Kopfschmerzen, Nackensteifigkeit, Hirnnervenstörungen; III) Bewußtseinsstörung oder leichte neurologische Herdsymptome; IV) Stupor, Hemiparese, beginnende Mittelhirneinklemmung; V) Koma, Enthirnungsstarre. Komplikationen: Rezidivblutungen, Gefäßspasmen, akuter oder chronischer kommunizierender Hydrocephalus internus, Hypoxie-bedingtes ↗Hirnödem. [E] subarachnoid hemorrhage.

Subtraktionsangiographie, digitale, DSA: Kontrastdarstellung des Herzens (↗Abb. S. 402) u. von Gefäßen (↗Angiographie) unter Anw. der digitalen Subtraktionsmethode mit Echtzeit-Bildverarbeitung; sämtliche Original-Bilddaten werden für die Nachverarbeitung digital gespeichert. [E] digital subtraction angiography; DSA.

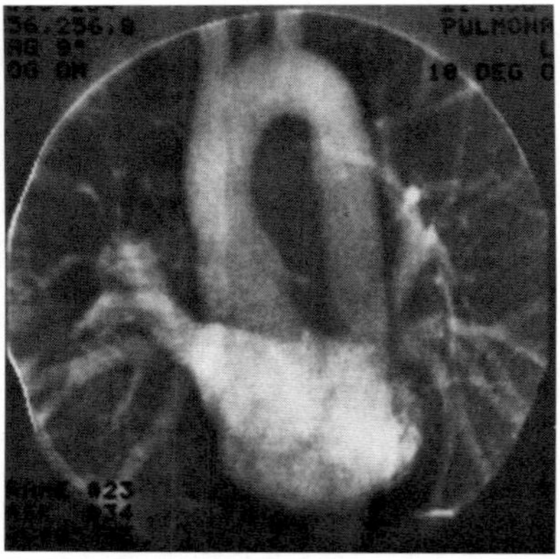

Digitale Subtraktionsangiographie des Herzens [81]

Sudeck* (PAUL H. M. S., 1866–1945, Chirurg, Hamburg) **Dystrophie, Syndrom:** (1900) reaktive, neurovaskulär bedingte, in 3 Stadien ablaufende Weichteil- u. Knochenveränderungen rumpfferner Gliedmaßenabschnitte als Verletzungsfolge (v.a. nach Knochenbrüchen), aber auch nach Entzündungen, Nervenschädigungen, Myokardinfarkt, Hirnerkrankungen (»zentrogener SUDECK«). Das akute Stadium (»SUDECK I«) mit Weichteilödem u. örtlicher Temperaturerhöhung, Gelenkschwellung, Bewegungsschmerz, Hyperhidrose ist *röntg* ohne Befund. Das Stadium der Dystrophie (»S. II«) mit kalter Zyanose, Glanzhaut, Nagelwuchsstörungen, derbem Weichteil- u. Gelenkkapselödem (zunehmende Steifigkeit), Muskelschwund, Knochenschmerzhaftigkeit, *röntg* bandförmige Aufhellung der subchondralen Spongiosa, fleckige Musterung u. Auffaserung der metaphysären Spongiosa. Das Stadium der Atrophie (»S. III«) mit Ödemrückbildung, Hautatrophie, Schrumpfung der Gelenkkapseln, Muskelatrophie, *röntg* gleichmäßig-diffuse Entschattung mit bleistiftfeiner Zeichnung der Kompakta. Pathogenetische Faktoren: neuralreflektorische Durchblutungsänderung, örtliche Stoffwechselstörungen, lokaler Verlust von Isotonie, Isoionie u. Eukolloidität. E Sudeck's atrophy.

Suicidium, Suizid, Freitod, Selbsttötung: die absichtliche – oft vorher angekündigte – Vernichtung des eigenen Lebens durch Vergiften, Erhängen, Ertränken, Erschießen, Öffnen der Pulsadern etc. Kommt vor bei allen Psychosen (v.a. bei endogener ↗Depression, am Anfang oder Ende einer depressiven Phase), v.a. aber bei Geistesgesunden (als krisenhafte Zuspitzung im Rahmen problematischer Lebenssituationen, als Endpunkt neurotischer Störungen, selten als sog. Bilanzsuizid), meist in sog. Entspannungssituationen (z.B. Urlaub, Wochenende). E suicide. – **Suizid, erweiterter,** Mitnahmeselbstmord**:** S. mit vorausgehender Tötung anderer (meist Ehepartner, Kinder). E collective s.

Suizidalität: Ausmaß der Neigung eines Menschen, eine Suizidhandlung zu begehen. In der Praxis oft schwer abschätzbar, da sog. objektive Testverfahren versagen; daher sind eingehende Gespräche erforderlich. Bei vorliegender S. (z.B. im Rahmen endogener Depressionen) ist eine Klinikeinweisung oft nicht zu umgehen. E suicidal tendency.

Suizidprophylaxe: ärztliche, psychotherapeutische oder soziale Maßnahmen bei Selbsttötungsgefahr in Form von eingehenden Gesprächen, Hilfestellung bei beruflichen, schulischen u. familiären Krisensituationen, sog. Telefonseelsorge oder in schweren Fällen vorsorgliche Klinikeinweisung. E suicide prevention.

Suizidversuch, Conamen suicidii**:** die unvollendete bzw. erfolglos gebliebene Selbsttötung. E attempted suicide. – **S., reaktiver:** S. als Reaktion auf eine seelisch nicht zu verarbeitende Situation.

Sulbactam: ein Antibiotikum; Kombination eines Penicillins mit einem β-Lactamase-Inhibitor; besitzt wie die Clavulansäure zwar nur schwache antimikrobielle Wirkung, hemmt aber β-Lactamasen Typ II bis V.

Sulfadiazin: ein Mittelzeitsulfonamid; Antimetabolit; bakteriostatisch wirksam gegen Streptokokken, Pneumokokken, Aktinomyzeten, Nokardien u. Chlamydien.

Sulfasalazin: Salazosulfapyridin; ein Antirheumatikum zur Behandlung der chronischen Polyarthritis; wird heute auch zur Therapie der Colitis ulcerosa u. anderer chronischer Darmerkrankungen angewandt.

Sulfatwässer: »sulfatische Quellen« mit mindestens 20% der Anionen als Natrium-, Magnesium-, Calcium- oder – seltener – Eisensulfat (u. entsprechend bezeichnet als Glaubersalzwässer bzw. Bitterwässer bzw. Calciumsulfatwässer oder als Vitriolquelle).

Sulfonamid(e): durch die Gruppe $-SO_2-NH_2$ gekennzeichnete Amide der Sulfonsäuren; als einfachstes das p-Aminobenzol-sulfonamid (= Sulfanilamid). Bakterienwachstum hemmende (= »bakteriostatische«) Chemotherapeutika, die aber auch z.T. als orale Antidiabetika, Diuretika, Carboanhydrase-Hemmer Anw. finden. Die S. haben in den letzten Jahren durch die Entwicklung besser verträglicher Antibiotika stark an Bedeutung verloren. – Unterschieden werden **kurzwirkende S., S. mit verzögerter Ausscheidung** (= Mittel- u. Langzeit-S.) u. **S. mit erschwerter Resorption** (z.B. Sulfaguanidin). Anw. heute in der Infektiologie nur noch bei wenigen Infektionskrankheiten (Nokardiose, Ulcus molle, Toxoplasmose, Chloroquin-resistente Malaria). Als Kontraindikationen gelten Allergie, frühes Säuglingsalter, Greisenalter, letzte Schwangerschaftswoche, Nieren-, Leber- u. Herzinsuffizienz, Hämoglobinanomalien, Mangel an bestimmten Enzymen, an Folsäure. Nebenwirkungen sind z.B. Erbrechen, Arzneimittelfieber, Konkrementbildung in Harnwegen (= Sulfonamidgrieß, -sand; bei ungenügender Flüssigkeitszufuhr evtl. Anurie; bei Auskristallisierung in Glomeruli oder Tubuli ↗Nephropathie); evtl. Sulfonamidanämie, -purpura. [E] sulfonamides.

Sulfonylharnstoff: Trivialbez. für orale ↗Antidiabetika mit der sog. Sulfonylstruktur ($R_1-C_6H_4 \cdot SO_2 \cdot NH-CO \cdot NH-R_2$; z.B. Carbut-, Tolbutamid). [E] sulfonyl urea.

Sympathektomie: i.e.S. die teilweise bis vollständige (im letzteren Fall den ganzen zervikalen oder thorakalen Abschnitt einbeziehende) operative – evtl. thorakoskopische – Entfernung (Resektion) des Sympathikus-Grenzstrangs. Anw. v.a. bei bestimmten Hypertonieformen, bei vasospastischen Syndromen u. schwerer akraler Ischämie; allgemein nach Vorprüfung der Wirksamkeit durch eine Sympathikusblockade. Als **thorakale S.** bei Durchblutungsstörungen der oberen Extremitäten, als **lumbale S.** bei solchen der unteren Extremitäten. [E] sympathectomy. – **S., chemische:** Sympathikusausschaltung durch chemische, irreversible Schädigung, z.B. mit konzentriertem Alkohol. – **S., CT-gesteuerte perkutane:** chemische Sympathikusausschaltung (vor allem im Lumbalbereich) mit konzentriertem Alkohol über eine unter CT-Kontrolle perkutan plazierte Nadel. – **S., periarterielle:** operative Entfernung des Sympathikusgeflechtes der Gefäße, LERICHE* Op. – Als deren Sonderform die perikoronare S. zur Beseitigung infarktbedingter Herzschmerzen (nach MERCIER/FAUTEUX in Kombination mit partieller Ligatur des Sinus venosus). [E] periarterial s. – **S., pharmakologische:** Sympathikusausschaltung durch Anw. von ↗Sympatholytika oder mittels der Leitungsanästhesie (Grenzstrangblockade). [E] pharmacological s.

Sympathikuslähmung: örtlicher Ausfall der Sympathikusfunktion als Krankheits-, Verletzungsfolge oder als Effekt örtlicher Sympathikusblockade; nach Stellatumblockade (das Centrum ciliospinale mit beeinflussend) z.B. als HORNER* Syndrom u. Sympathikusfunktionsausfall im Armbereich. [E] sympathetic paralysis.

Sympatholytica, -lytika: Substanzen, die durch Besetzung der Adrenalin- u. Noradrenalin-Rezeptoren die »sympathomimetische« Wirkung der adrenergen Überträgerstoffe (Mediatoren) Adrenalin/Noradrenalin auf die Effektorzellen selektiv hemmen (daher als »Adrenolytika« bezeichnet). Werden nach dem Ort ihrer Hemmung unterschieden als α- u. als β-S. = »α-«, »β-Blocker« (s.a. Alpha-, Betarezeptorenblocker); als erstere z.B. Dihydro-Secale-Alkaloide, Tolazolin, Phentolamin, als letztere z.B. Dichlorisoproterenol, Propranolol, Oxprenolol. [E] sympatholytics.

Sympathomimetica, -tika: Substanzen, die wie die »adrenergen« Überträgerstoffe Adrenalin/Noradrenalin an den postganglionären Sympathikusendigungen u. – z.B. Dopamin – an entsprechenden Strukturen des Zentralnervensystems wirken, u. zwar direkt durch Reaktion mit den (Alpha- oder Beta-)Rezeptoren oder aber indirekt durch extrazelluläres Eingreifen in den

Stoffwechsel der genannten Überträgerstoffe. Entfalten unterschiedliche Wirkungen, z.B. Broncholyse, Gefäßwirkung (Vasokonstriktion); durch vorwiegende Erregung der Betarezeptoren Vasodilatation, zentralnervöse Erregung (z.B. Amphetamin); vgl. Sympatholytika, Monoaminooxidasehemmer. [E] sympathomimetics.

Syndrom der abführenden Schlinge: Funktionsbehinderung in der abführenden Schlinge nach Magenresektion Typ BILLROTH II; Leitsymptom: Erbrechen von Speisen u. gallehaltigem Darminhalt nach Nahrungsaufnahme, gefolgt von sofortiger Beschwerdefreiheit. [E] efferent loop s. – **S. der inadäquaten ADH-Sekretion,** SIADH: Syndrom bei unangemessen überschießender ADH-Produktion; SCHWARTZ*-BARTTER* S. [E] inappropriate ADH-secretion syndrome. – **S. des Isthmus temporalis:** S. bei tentorieller Hernie mit Einklemmung des Gyrus parahippocampalis: gleichseitige Pupillenerweiterung u. -lähmung, kontralaterale Halbseitenlähmung, Bewußtlosigkeit. – **S. der Kaudalverschiebung des Hirnstammes,** JIROUT* Syndrom: S. bei Hirndruck mit Hirnstammverschiebung Richtung Wirbelkanal; es bestehen Hinterkopfschmerz, Nackensteifigkeit, positives KERNIG* u. BABINSKI* Zeichen, Kleinhirnsymptome. [E] myelographic s. of caudal dislocation of the brain stem. – **S. der unruhigen Beine:** WITTMAACK*-EKBOM* Syndrom. [E] restless legs s. – **S. X: 1)** typische ↗Angina pectoris (oft mit positivem Belastungs-EKG) bei normalem Koronarangiogramm (d.h. ohne nachweisbare Koronarstenosen). [E] s. X; anginal s. with normal coronary angiogram. **2)** klinische Bezeichnung für die Symptomkombination Insulinresistenz, Glucoseintoleranz, Hyperinsulinämie, erhöhte VLDL-Triglyceride, erniedrigtes HDL-Cholesterin u. Hypertonie (RAVEN 1988). – **S. der zuführenden Schlinge:** nach Magenresektion (BILLROTH II) von der zuführenden Duodenalschlinge ausgehende, z.T. operationstechnisch bedingte Beschwerden infolge Spasmen/Atonie, entzündlicher (»Afferentitis«) oder mechanisch bedingter Stauung (letztere nach Resektion mit antekolischer Gastroenterostomie ohne BRAUN* Anastomose). Klinik: nach der Mahlzeit leichtes bis kopiöses galliges Erbrechen, Spannungsgefühl; ferner Malabsorption; im Extremfall Geschwürbildung (evtl. mit Ruptur). [E] afferent loop s.

Synkope: anfallsartige, kurzdauernde Bewußtlosigkeit (Ohnmacht) infolge Minderdurchblutung des Gehirns; im Unterschied zum epileptischen Anfall meist ohne motorische Entäußerungen. Ist im Alter häufig Ursache für Stürze. Als **kardiale S.** z.B. bei Rhythmusstörungen, Herzfehlern (v.a. Aortenstenose), KHK, hypertrophe obstruktive Myokardiopathie, Herzinsuffizienz; als vaskuläre S. bei Gefäßerkrankungen (v.a. bei Hirngefäßerkrankungen); als zerebrale S.; bei Anzapfsyndromen mit Blutentzug aus Hirnarterien; als vagovasale S. (s.a. Orthostase-Syndrom), als medikamentenbedingte S. (z.B. durch Antihypertensiva, Diuretika, Antidepressiva, Antikonvulsiva u.a.) u. – kardiovaskulär – als Schocksymptom; s.a. Tab. [E] syncope; faint. – **S., konvulsive:** durch schwere u. anhaltende Ischämie verursachte S. mit einem dem Bewußtseinsverlust folgenden sekundenlangen tonischen Krampf, evtl. auch mit Myoklonie (Dezerebrationsanfall). [E] convulsive s. – **S., vagovasale:** durch zentrale Vagus-Wirkung ausgelöste S. (evtl. als ADAMS*-STOKES* Anfall); z.B. bei Erstickungsgefahr (Höhenkollaps), nach direkter Hirnschädigung, aber auch Auslösung im Karotissinus oder im Herzen. [E] vasovagal s.

Ursachen der **Synkope** [12]

- kardiale Ursachen
- Dysregulation des Blutdruckes
- Pulmonalembolien
- zentralnervöse Ursachen
- Änderungen des Reflexverhaltens
- vasovagale Synkopen
- Hustensynkopen
- Miktionssynkopen
- Defäkationssynkopen
- metabolische Synkopen
- iatrogene Synkopen

Synovialitis, Synovitis: **1)** Entzündung der Gelenkinnenhaut (Membrana synovialis) im Rahmen einer Arthritis, u. zwar primär als Arthro-S. (z.B. als akute rheumat. Erkrankung) oder sekundär bei Osteoarthritis; führt zu Gelenkerguß, v.a. als eitrige S. evtl. zu Kapselphlegmone, paraartikulärer Abszedierung, Sepsis, Knorpel- u. Knochenzerstörung, Panarthritis. [E] synovitis. – **S. fungosa:** S. tuberculosa als Gelenkfungus. [E] fungous s. – **S. purulenta:** eitrige S. [E] purulent s. – **S. sicca:** vorwiegend fibrinöse S.; mit Reibegeräuschen. [E] dry s. – **S. tuberculosa:** primär synoviale Form der Gelenktuberkulose; z.B. bei Miliartuberkulose; auch als PONCET* Rheumatismus, Gelenkfungus, u. als sekundäre S. bei primärer tbk. Osteoarthritis (hierbei mit Neigung zu Verkäsung). [E] tuberculous s. – **S. villosa:** S. mit Hyperplasie der Synovialzotten (Villi synoviales). [E] villous s.; villonodular s. **2) S. tendinosa** s. **vaginalis,** Tenosynovialitis: S. der Synovialis der Sehnenscheiden (Vagina synovialis), d.h. als Tendovaginitis, bzw. der Schleimbeutel (Bursitis). [E] tendosynovitis; vaginal synovitis.

Szintigraphie, Scanning: zweidimensionale, intensitätsproportionale Darstellung der selektiven Verteilung eines (Gamma-) Strahlers in einem Objekt (z.B. in einem Papierstreifen bei Radiochromatographie), i.e.S. im lebenden Organ(ismus) nach Inkorporation des Radionuclids. Die Abbildung erfolgt am einfachsten durch einen sich zeilenförmig über dem Meßobjekt bewegenden Szintillationszähler (Szintiscanner; mit Kollimator), der im synchron über ein Registrierpapier geführten Schreibkopf gemäß vorzuwählender Impulsrate eine Strichmarkierung auslöst, so daß ein der Aktivitätsverteilung entsprechendes Strichebild entsteht (= Strich- = Styloszintigramm); ferner als Photo-, Farbszintigramm, Gammakamera-Scan bzw. »Szinti-Photo«. Anw. erfolgt zur Lokalisations- u. Funktionsdiagnostik (z.B. mit Szintillationskamera). [E] scintigraphy; scintiscanning; radioisotope scanning.

T

Tachyarrhythmia absoluta: absolute ↗Arrhythmie mit einer Herzfrequenz > 100/ Min.; tritt häufig in Kombination mit ↗Vorhofflimmern auf.

Tachyarrhythmie: die schnelle Form der absoluten ↗Arrhythmie. [E] tachyarrhythmia.

Tachykardie, Herzjagen: Beschleunigung der Herzfrequenz auf > 100/Min.; als Ursachen werden gesteigerte Automatie, elektrische Instabilität u. Reentry-Mechanismen diskutiert. Unterschieden v.a. nach den Reizbildungszentren als **heterotope T.** (außerhalb des Sinusknotens entstehend; s.u. T., paroxysmale) u. als **nomo-** = **orthotope T.** (↗Sinustachykardie). [E] tachycardia. – **T., paroxysmale:** »anfallsweises Herzjagen«; mit 150–220/Min. über Minuten bis Tage u. plötzlichem Umschlagen in normale Frequenz. Als »essentieller« Typ BOUVERET-HOFFMANN (mit abruptem Beginn u. Ende) u. Typ GALLAVARDIN (beginnt u. endet meist mit gehäuften Extrasystolen). [E] paroxysmal t. Formen: **1) supraventrikuläre T.:** paroxysmale T. mit Erregungsursprung im Sinusknoten, Vorhof (= atriale T.), AV-Bereich oder HIS* Bündel (oberhalb der Bifurkation). [E] supraventricular t. **2) ventrikuläre T.,** Kammertachykardie: paroxysmale T. mit Erregungsursprung in den TAWARA* Schenkeln, den peripheren Aufzweigungen des Erregungsleitungssystems oder im Myokard. [E] ventricular t.

Tachypnoe: gesteigerte Atemfrequenz durch Stimulierung des Atemzentrums bei erhöhtem Sauerstoffbedarf (körperliche Belastung, Fieber etc.), erniedrigtem Sauerstoffangebot (Hypoxämie) oder psychischer Erregung. [E] tachypnea.

Tacrin, Tetrahydroaminoacridin: Cholinesterasehemmer; wird in der Therapie der ALZHEIMER* Krankheit zur Verbesserung der kognitiven Leistung eingesetzt. T. verursacht häufig cholinerge gastrointestinale Nebenwirkungen; aufgrund der nicht vorhersehbaren potentiellen Lebertoxizität ist eine sorgfältige Kontrolle der Leberenzyme während der ersten 3 Behandlungsmonate notwendig.

Tagesprofil: mehrfache Bestimmung von Kenngrößen, die einem zirkadianen Rhythmus unterliegen, zu festgelegten Zeitpunkten; z.B. das Blutzucker-T. bei Diabetikern oder das Cortisol-T., das z.B. beim CUSHING* Syndrom gestört ist. [E] diurnal profile.

Talgdrüsenhyperplasie, seniler Talgdrüsennävus: isoliert stehendes, gelbl., evtl. zentral genabeltes Knötchen; bevorzugt an der Stirn älterer Menschen u. nach INH, Corticosteroiden.

Tamoxifen: ein Antiöstrogen; Zytostatikum zur adjuvanten Therapie des Mammakarzinoms.

Tbc: ↗**Tub**er**c**ulosis. – **tbc: tub**er**c**ulosus.

Tbk: Tuber**k**ulose (s.u. Tuberculosis). – **tbk: tub**er**k**ulös.

Teerstuhl: ↗Melaena; s.a. Blutstuhl. [E] tarry stool.

Teilprothese: herausnehmbare P. für die Versorgung eines Lückengebisses, die mit ihren Sätteln auf der Schleimhaut aufliegt u. Kontakt mit dem Restgebiß hat. [E] partial dental prosthesis.

Tel(e)angiektasie: Erweiterung der Endstrombahngefäße (Arteriolen, arterieller u. venöser Kapillarschenkel); i.e.S. die der Hautgefäße, essentiell z.B. im Gesicht (feinste »Gefäßreiser« symmetr. an Wangen), als **symptomat. T.** (verschiedene Formen; meist blau-rot) bei Basaliom, Rosazea, Hautatrophien, Poikilodermien, nach Cortison-Medikation, bei Leberschäden, BLOOM*-TORRE*-MACHACEK*, OSLER*, WERNER*, ROTHMUND*-THOMSEN*, Karzinoid-Syndrom. [E] telangiectasia, -ectasis. – **T. hereditaria haemorrhagica:** OSLER* Syndrom. – **T. lymphatica:** Lymphangiektasie. [E] lymphatic t.

Tendopathie, (Insertions-)Ligamentopathie, Myotendinose: degenerative, mit Knochenhautreizung einhergehende Bindegewebserkrankung im Sehnen(ansatz)bereich; primär v.a. bei übermäßiger Beanspruchung, sek. bei Fokaltoxikose, Spondyl(arthr)ose etc.; Leitsymptom: bewegungs- u. belastungsabhängig örtliche u. ausstrahlende Schmerzen. Häufigste Lokalisationsformen: Epicondylitis humeri (radialis u. uln.), Styloiditis rad., Achillodynie, Periarthritis humeroscapularis. [E] tendopathy.

Tenesmus: anhaltender schmerzhaft-spast. Stuhl- bzw. Harndrang; ersterer (= **T. alvi, T. ani**) als Schließmuskelkrampf bei – v.a. ampullärer – Mastdarmaffektion; letzterer (= **T. vesicae**) als nur zu geringer Harnentleerung führender Blasendauerschmerz, z.B. bei Zystitis, Prostataerkrankung etc. [E] tenesmus.

Tenoxicam: ein Oxicam; nichtsteroidales Antirheumatikum mit langer Plasmahalbwertzeit; Anw. bei entzündlich-rheumatischen Erkrankungen, degenerativen Gelenk- u. Wirbelsäulenerkrankungen, Weichteilrheumatismus u. Gicht.

Terazosin: spezifischer $Alpha_1$-Rezeptorenblocker; wird in der Therapie der BPH (benigne Prostatahyperplasie) eingesetzt.

Terbutalin: 1-(3,5-Dihydroxyphenyl)-2-(tert. butylamino)-äthanol; Bronchospasmolytikum; β-Sympathomimetikum. [E] terbutaline.

Terfenadin: ein Histaminantagonist; H_1-Rezeptorenblocker; Anw. als Antiallergikum (v.a. bei Pollenallergie); besitzt keine zentralen Wirkungen.

Terrainkur: dosierte Spaziergänge auf ausgewählten Übungswegen als aktive Bewegungstherapie gemäß ärztlicher Verordnung (Steigungen, Dauer etc.).

Tetania, Tetanie: (L. CORVISART 1852) bei Verschiebung des SZENT//GYÖRGYI* Quotienten zugunsten des Zählers (rel. Erhöhung der Serumkonzentration von K^+, Bicarbonat oder Hydrogenphosphat; bzw. rel. Erniedrigung von Ca^{2+}, Mg^{2+} oder H^+) auftretendes Syndrom neuromuskulärer Übererregbarkeit; als **latente T.** mit Leistungsminderung, Sensibilitätsstörungen, uncharakteristischen – nach Hyperventilation u. zu akuter Verschiebung der genannten Ionen führender Belastung auch charakterist., als Anfall imponierenden – Verkrampfungserscheinungen (auch glatter Muskulatur), rheumatoiden, migränoiden, stenokard. u./oder asthmatoiden Symptomen; als **manifeste T.** in Form des tetanischen Anfalls: meist nach Prodromalerscheinungen (z.B. Parästhesien) symmetrisch einsetzender schmerzhafter, tonischer Muskelkrampf mit Karpopedalspasmen (Pfötchen- bzw. Geburtshelferstellung der Hände, Equinovarusstellung der Füße), Tetaniegesicht, evtl. Erbrechen, Asthma; nach Min. bis Stdn. Abklingen der Kontrakturen in der umgekehrten Reihenfolge ihres Auftretens. Bei hypokalzämischer T. oft trophische Störungen an ektodermalen Geweben, v.a. Nägelbrüchigkeit, Zahnrillen, grauer Star. Diagnose: CHVOSTEK*, TROUSSEAU*, ERB* Zeichen, Fibularis-, SCHULTZE* Zungenphänomen, Hyperventilationsversuch, EMG (Spontanentladungen), EKG (verlängertes QT, niedr. R u. T), Ionogramm (selten Hypokalzämie mit Blut-Ca $< 2{,}25$ mmol/l = < 9 mg/dl = $< 4{,}5$ mval/l, meist normokalzämische Formen). – Therapie: Calcium i.v. (im Anfall) oder oral, Kausaltherapie. [E] tetany.

Tetanusprophylaxe: Schutzimpfung (akt. Immunisierung mit Adsorbat-Impfstoff, auch als Kombinationsimpfung) mit regelmäß. Auffrischimpfungen. Bei Verletzung nicht oder unvollständig geimpfter Personen Simultanimpfung (an verschied. Körperstellen!) auch mit – sofortschützendem – Hyperimmunglobulin. [E] tetanus prophylaxis.

Tetracycline: das aus Streptomyces-Arten isolierte natürl. Breitbandantibiotikum Tetracyclin u. seine Derivate; bilden mit 2- u. mehrwertigen Kationen (z.B. Ca, Mg, Fe) schwerlösliche Komplexe; dadurch Verminderung der enteralen Resorbierbarkeit; blockieren die Proteinsynthese von Mikroorganismen u. sind dadurch peroral bakteriostatisch (i.v. anfangs auch bakterizid) wirksam gegen grampos. u. -neg. Erreger, insbes. bei Darm- (außer Typhus) u. Harnwegsinfektion, Bronchitis, prim.-atypischer Pneumonie, Ornithose, Q-, Fleckfieber, Brucellosen, Syphilis (bei Penicillin-Unverträglichkeit); einige Derivate auch antineoplastisch (z.B. Tetracyclin-Mustard). Zwischen den einzelnen T.-Arten Kreuzresistenz; Nebenwirkungen: Magen-Darm-Störungen, Störungen der Blutgerinnung, Ablagerung von Tetracyclinen in Knochen u. Zähnen, Leberfunktionsstörungen, Herzrhythmusstörungen (bei i.v. Anw. durch das in i.v. Präparaten enthaltene Mg), Photodermatosen (v.a. durch die chlorierten Tetracycline); Kontraindikationen: Gravidität, Kindesalter bis zum 12. Lebensjahr, Nierenfunktionsstörungen, Myasthenia gravis (wegen der curaartigen Wirkung des Magnesiums in den i.v. Präparaten) u. Leberschäden. E tetracycline.

Tetrahydroaminoacridin: ↗Tacrin.

Tetrazykline: ↗Tetracycline. E tetracyclines.

Thalamotomie: ↗stereotaktische Hirnoperation (Elektrokoagulation) im Thalamus; v.a. beim PARKINSON* Syndrom u. schweren, anders nicht beeinflußbaren Schmerzen. E thalamotomy.

Theobromin: 3,7-Dimethylxanthin; Purin-Derivat in Kakaobohnen u. -schalen sowie Tee, Cola-Nüssen u. Mate. Wirkt – milder als Coffein – schwach erregend, diuretisch u. positiv inotrop. E theobromine.

Theophyllin: 1,3-Dimethylxanthin; Purin-Derivat in den Blättern des Teestrauchs (Camellia s. Thea sinensis); hemmt Adenosin-Rezeptoren in Gehirn u. Herzmuskel; vermindert den Abbau von cAMP durch Hemmung der Phosphodiesterase; Beeinflussung des transmembranären Ca-Einstroms u. der Freisetzung von Ca aus/in den intrazellulären Speichern; Wirkung: zentral erregend, positiv inotrop u. chronotrop, vasodilatierend an Herz, Niere u. peripheren Gefäßen, konstriktorisch an Gehirngefäßen, bronchodilatierend, schwach diuretisch. Anw. in der Therapie schwerer obstruktiver Lungenerkrankungen. E theophylline.

Thermalbad: **1)** Bad in natürl. Thermalwasser. **2)** Kurort mit Thermalquelle. E thermal spa.

Thermalquelle, -wasser: natürl. Heilquelle mit ständiger Wassertemperatur von > 20 °C. E thermal spring.

Thermotherapie: ↗Wärmetherapie. E thermotherapy.

Thiamazol: 1-Methyl-2-mercaptoimidazol. Thyreostatikum (z.B. Favistan®). E thiamazole; methimazole.

Thiamphenicol: dem Chloramphenicol analoges Antibiotikum (mit Methylsulfonyl-Gruppe). E thiamphenicol; thiophenicol.

Thiazide: Sammelbez. für Benzothiadiazin-Derivate als Na^+- u. Cl^--Rückresorption hemmende ↗Diuretika. E thiazides.

Thioridazin: ein Phenothiazin vom Pecazin-Typ; Neuroleptikum.

Thiouracil, Thiourazil: 2-Mercapto-4-hydroxypyrimidin; historisches Thyreostatikum (u. Grundsubstanz für weitere Thyreostatika): verhindert die organ. Bindung des akkumulierten J u. die Kopplungsreaktion von Mono- u. Dijodthyrosin zu Trijodthyronin u. Thyroxin. Bei Überdosierung Gefahr des Hypothyreoidismus u. der Kanzerogenese (in Schilddrüse, Leber). E thiouracil.

Thorakalsyndrom, BWS-Syndrom: durch Fehlbelastung, Osteochondrose oder Bandscheibenprolaps bedingtes Schmerzsyndrom mit Fehlstellung eines oder mehrerer Brustwirbel. Symptome: dumpfer WS-Schmerz, Steifheitsgefühl, Bewegungseinschränkung, Druckschmerz an Dornfortsätzen, segmentaler Muskelspasmus, Hartspann, subkutanes Ödem, Sensibilitätsstörung, evtl. ausstrahlende Schmerzen i.S. der Interkostalneuralgie. E segmental thoracic syndrome.

Thrombangi(i)tis: Entzündung einer arteriellen (Thrombarteriitis) oder venösen Gefäßwand (↗Thrombophlebitis) mit örtl. Thrombusbildung als Ursache oder als Folge. E thromboangiitis. – **Th. obliterans:** Endangiitis obliterans.

Thrombarteriektomie: (LERICHE) Resektion eines thrombotisch verschlossenen Arterienabschnittes (mit Strombahnrestitution durch Venentransplantat oder Kunststoffprothese). E thrombarterectomy.

Thrombektomie: op. Thrombusentfernung nach Gefäßeröffnung; s.a. Endarteri-, Thrombarteri-, Phlebothrombektomie. E thrombectomy.

Thrombembolie: Embolie durch einen in den Kreislauf verschleppten Thrombus (oder Thrombusteile, die zum »Kern« eines sek. Thrombus werden können), mit von der Embolusgröße sowie von der Weite u. Funktion des verstopften Gefäßes u. vom Zustand des Gesamtkreislaufs abhängigen Folgen; bei infiziertem Thrombus evtl. Metastasenbildung. Vork. v.a. als Komplikation tiefer Thrombophlebitis oder Phlebothrombose (meist ↗Lungenembolie) oder bei Vitium, Endokarditis oder Myokardinfarkt (mit Herzohr- oder Klappenthrombus bzw. muralem Thrombus; Embolie in systemarterielle Peripherie, Gehirn). [E] thrombembolism; thromb(o)embolia.

Thrombolyse: 1) s.u. Fibrinolyse, Thrombus, Thrombose. **2)** ↗Fibrinolysetherapie als enzymat. Proteolyse eines – frischen oder alten, nicht organisierten – Thrombus in situ (v.a. bei Gefäßverschluß) durch intravasale Infusion (evtl. auch durch einen Gefäßkatheter direkt an der Stelle des Verschlusses) eines Plasminogen-Aktivators (z.B. Strepto-, Urokinase), der nach Diffusion in den Thrombus diesen auflöst (als Nebeneffekt entsteht eine passagere, bis zur Normalisierung des Plasminogenspiegels anhaltende Hypo- oder Afibrinogenämie). [E] thrombolysis. – **Th., selektive intrakoronare:** Th. mit der Technik der ↗Koronarangiographie bei frischem (< 8 Std.) transmuralem Myokardinfarkt direkt an der Verschlußstelle. [E] selective intracoronary th.

Thrombophlebitis: Venenentzündung mit thrombotischem Verschluß des Lumens. [E] thrombophlebitis. – **Th. profunda:** veralteter Begriff für tiefe ↗Venenthrombose. [E] deep th. – **Th. superficialis:** die meist lokal begrenzte, oberflächliche Th. (Th. i.e.S.) als Folge einer örtl. Stase (v.a. an Beinen bei ↗varikösem Symptomenkomplex) bzw. einer örtl. Reizung (z.B. am Arm postinjektionell, bei infektiöser Hauterkrankung), im allg. ohne Gefahr einer Embolie oder eines postphlebit. Syndroms; Symptome: druckschmerzhafte, mit der Haut verschiebl., strangförm. Verdickung (u. weitere klass. Entzündungszeichen); Therapie: Kompressionsverband ohne Ruhigstellung, evtl. Antiphlogistika. [E] superficial th.

Thrombose: die intravitale Thrombusbildung im Kreislaufsystem. Prädilektionsstellen: Herzklappen, -ohren (oft Kugelthrombus) u. li. Herzspitze, Herzkranzgefäße, basale Hirngefäße, Arteria mesenterica (»Claudicatio abdominalis«) u. Beinarterien sowie Venen der Beine u. des Beckens (s.a. Venenthrombose, Thrombophlebitis), des Mastdarms (»Hämorrhoidalthrombose«) u. des Armes (z.B. iatrogen nach Inj., Infusion). Häufig postop. (u. postpartal), meist an tiefen Beinvenen, evtl. kompliziert durch ↗Thrombembolie (z.B. Lungenembolie). Bei gesteigerter ↗Thromboseneigung kann generalisierte (z.B. bei Herzinsuffizienz, Schock, Bettlägerigkeit, langes Stillsitzen) oder lokale (Kompression, entzündl. oder atherosklerot. Gefäßveränderungen) Prästase eine Th. fördern; s.a. Thromboseprophylaxe. [E] thrombosis.

Thromboseneigung, Thrombophilie: Bereitschaft zur ↗Thrombose infolge veränderter Eigenschaften von Blutzellen, Blutplasma, Blutströmung u./oder Gefäßwänden; erfaßbar z.B. durch gesteigerte Thrombozyten-, Erythrozytenaggregation u. erhöhte Blutviskosität; im Plasma durch Erhöhung gerinnungsfördernder (z.B. Fibrinogen) oder Erniedrigung gerinnungshemmender Faktoren (z.B. Antithrombin III, Protein C u. Protein S) sowie durch Störungen der Fibrinolyse (verminderte Freisetzung von Gewebeaktivator = t-PA oder erhöhter Spiegel bzw. vermehrte Freisetzung von Plasminogenaktivator-Inhibitor = PAi); ferner werden Zusammenhänge mit dem Auftreten von Immunkomplexen diskutiert. – Risikofaktoren arteriosklerotischer Gefäßkrankheiten (z.B. Rauchen, Hypercholesterinämie, Hypertonie usw.) sowie manifeste Gefäßveränderungen (z.B. koronare Herzkrankheit, arterielle Verschlußkrankheit) führen zu gesteigerter Th. An Stenosen kommt es zu erheblichen Störungen der Blutströmung; feine Einrisse in atherosklerotischen Plaques (z.B. verursacht durch Koronarspasmen) können – wahrscheinlich durch Freisetzung lokaler Gefäßwandfaktoren u. Einleitung der Thrombozytenaggregation – zum plötzlichen Verschluß der Gefäße u. somit zum Infarkt führen. [E] thrombophilia.

Thromboseprophylaxe: Maßnahmen zur Verhinderung von Thrombosen bei bestehender ↗Thromboseneigung bzw. während oder nach Erkrankungen, die diese fördern (z.B. Myokardinfarkt, thrombembolische Krankheit, Thrombophlebitis), evtl. auch bei langer Bettlägerigkeit u.

nach schweren Operationen; physikalisch durch Vermeiden längerer Bettlägerigkeit nach der Operation (erste 24 Std.), Kompressionsverbände der Beine bzw. AT-(Antithrombose-)Strümpfe, intermittierende pneumat. Kompression (automat. Manschette), elektrische Wadenstimulation; spezifisch erfolgt die Th. durch gerinnungshemmende Medikamente (v.a. Heparin, auch in niedriger Dosierung als »Low-dose-Heparinprophylaxe«, Cumarinderivate) u. niedermolekulares Dextran. Thrombozytenaggregationshemmer (z.B. Acetylsalicylsäure) sind zur venösen Thromboseprophylaxe wohl weitgehend wirkungslos. E prophylaxis of thrombosis.

Thrombozytenaggregationshemmer: Medikamente, die – z.B. als Prostaglandinsynthesehemmer – zur Hemmung der (gesteigerten) Thrombozytenaggregation führen u. zur ↗Thromboseprophylaxe angewendet werden, neuerdings auch zur Verbesserung der kognitiven Leistung bei Demenz; v.a. Acetylsalicylsäure (auch in niedriger Dosierung, Dipyridamol), ferner Sulfinpyrazon, Ticlopidin. Eine Reihe anderer Medikamente (z.B. Lipidsenker, Antirheumatika) zeigt ähnliche Wirkungen. E inhibitors of thrombocyte aggregation; platelet aggregation inhibitors.

Thrombo(zyto)penie: Verminderung der Plättchenzahl (< 150 000/µl = 150 G/l) im peripheren Blut (↗Tab.), entweder infolge verkürzter Thrombozytenüberlebenszeit (gesteigerter Verbrauch oder erhöhte Thrombozytoklasie) oder als Bildungsstörung, häufiger erworben, selten angeboren (FANCONI* Anämie, HEGGLIN*, WISKOTT*-ALDRICH* Syndrom). In der Regel ist erst bei Thrombozytenzahlen < 50 G/l mit Spontanblutungen zu rechnen. E thrombocytopenia. – **Th., idiopathische** oder **essentielle (Werlhof),** idiopath. thrombozytopen. Purpura, ITP: chron., evtl. in – auch akuten – Schüben verlaufende Erkrankung (Beginn meist vor 25. Lj.) durch Autoantikörper gegen Thrombozyten. Symptome: Purpura an Haut u. Schleimhäuten (v.a. Magen-, Urogenitaltrakt), sekundäre hypochrome Anämie. E essential th.

Thrombozytopenie [23]

A. Umsatzstörungen

a) immunologisch bedingt:
   1. idiopathische thrombozytopenische Purpura (ITP): ca. 50%
   2. symptomatische thrombozytopenische Purpura (z.B. bei Lupus erythematodes disseminatus, Hämolyse) durch Isoantikörper (z.B. neonatal, posttransfusionell) ca. 3%
   3. durch Immunkomplexe (z.B. bei anaphylaktischen Reaktionen auf Nahrungsmittel, Medikamente, nach Infekten u. bei Abstoßungsreaktionen von Transplantaten) ca. 20%

b) mechanisch bedingt:
   1. künstliche Herzklappen
   2. Herz-Lungen-Maschine
   3. extrakorporale Dialyse

c) parainfektiös durch zirkulierende Bakterien u. Viren

d) bei intravasaler Gerinnung (Verbrauchsthrombozytopenie)

e) Hypersplenismus

B. Bildungsstörungen

a) idiopathische bei: Panmyelopathien/Markhypoplasien ca. 1%

b) symptomatisch bei:
   1. Knochenmarkverdrängung (z.B. Leukose, Karzinose) ca. 5%
   2. Vitaminmangel (z.B. Vitamin B_{12}, Vitamin C)
   3. Toxizität von chemischen Substanzen (z.B. Medikamente, Alkohol) ca. 3%
   4. ionisierender Strahlung
   5. splenogener Markhemmung

Thrombus: im Kreislaufsystem intravital bei ↗Thromboseneigung entstehender »Blutpfropf«, in Arterien meist wand- (»Parietal-Th.«), in Venen oft primär klappen-, im Herzen wand- u. klappenständig. Zunächst Bildung des Thrombuskopfes (Abscheidungsthrombus = weißer = grauer Th.) durch wandnahe lamellenförmige Adhäsion u. Aggregation der – i.S. der viskösen Metamorphose veränderten – Thrombozyten mit zwischengelagerten Leukozyten u. (nach ca. 30 Min.) einem Fibringespinst (»Fibrin-Th.«); dann – stasebedingt – stromaufwärts Ansetzen eines Thrombusschwanzes aus Fibringespinst u. eingelagerten Erythro- u. Leukozyten (= »**roter Th.**« = »Gerinnungs-Th.«, v.a. in Venen oft größer als der Kopf); evtl. fortschreitendes Längenwachstum durch Apposition neuer Gerinnsel, bei erhaltenem Teillumen (v.a. in Venen) auch in Stromrichtung. In größeren Venen evtl. mehrere Kopfteile, die sich sekundär durch Schwanzteile verbinden (»gemischter Th.«); s.a. Thrombembolie. – Durch Hyalinisierung kleinerer venöser Thromben evtl. elast. Kugeln, die verkalken oder verknöchern (»Phlebolith«). Größere Thromben werden durch Granulationsgewebe »organisiert«, meist mit Rekanalisation des Gefäßes u. Wandnarbe (»kanalisierter Th.«); bei starkem Leuko-Gehalt evtl. fermentative, aseptische Erweichung (Thrombolyse) mit schneller Rekanalisation. [E] thrombus.

Thymoleptica, -tika: Psychopharmaka mit stimmungsaufhellender = **thymoleptischer** Wirkung; z.B. trizyklische phenothiazinverwandte ↗Antidepressiva u. Monoaminooxidasehemmer. [E] thymoleptics.

Thyr(e)oiditis: Entzündung der Schilddrüse (s. Abb.). Akut oder subakut u. nichteitrig die granulomatöse, pseudotuberkulöse oder sklerosierende Th. (DE QUERVAIN* Th.) u. die unspezif., epidemische Th., eitrig (»Th. purulenta«) die meist hämatogene bei Staphylo- oder Streptokokkeninfekt; chronisch die eisenharte Th. (RIEDEL* Struma). Ferner die durch Autoantikörper bedingte lymphozytäre Immun-Th. (HASHIMOTO* Th.), atroph. Th. (mit hochgradigem Parenchymschwund, SCHMIDT* Syndrom), parasitäre Th. (z.B. bei CHAGAS* Krankh.) u. die Schilddrüsentuberkulose. [E] thyroiditis.

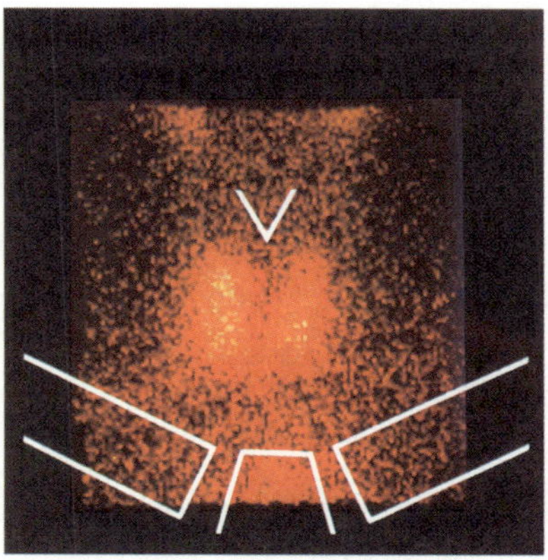

Szintigramm bei **Thyreoiditis** (Hashimoto): mäßig vergrößerte Schilddrüse, inhomogene, verminderte Aktivitätsaufnahme [33]

Thyreostatica, -tika: die Biosynthese u./oder die Sekretion der Schilddrüsenhormone hemmende Substanzen; das sind außer den Hormonen selbst Jodide, Lithiumcarbonat, anorgan. Anionen (v.a. Perchlorate, Fluoride, Thiocyanate = Rhodanide) als sog. Jodinations- oder Transporthemmer (Jodaufnahmehemmung durch kompetitive Jodverdrängung), schwefelhalt. Substanzen (v.a. Thioramide wie Propylthiouracil, Methimazol u. Carbimazol) als sog. Jodisations- oder Synthesehemmer (Jodeinbauhemmung), ferner Radiojod (Gewebszerstörung), Secale u. Reserpin (als Hormon-Antagonisten). [E] antithyroid drugs.

Thyreotoxikose: Schilddrüsenüberfunktion, ↗Hyperthyreose jeder Genese. [E] thyrotoxicosis.

Thyroxin, T_4: (E. C. KENDALL 1915) 3,5,3′,5′-Tetrajodthyronin; neben Trijodthyronin (= T_3) das natürl., nur in L-Form (Levothyroxin) gebildete Haupthormon der Schilddrüse. Extrathyreoidaler Vorrat 500–800 µg; tgl. Abbau 80–100 µg, biol. Halbwertszeit 6–10 Tage; Bestimmung im Serum mit T_4-Test oder T_4-RIA (früher PBI). Im Blut überwiegend proteingebunden, u. zwar an die als Vehikelproteine wirksamen Plasmaproteine **Th.-bindendes α-Globulin,** Präalbumin u. Albumin (= TBG, TBPA bzw. TBA; zwar größte Bindungskapazität des TBPA, aber größere Affinität [ca. 70%] zum TBG); Bindung wesentl. für den – rel. geringen – Anteil an freiem, d.h. an biol. verfügbarem Thyroxin, zu ermitteln z.B. mit dem ETR (= effective thyroxine-binding ratio)-Test, der von extrathyreoidalen Faktoren weitgehend unabhängig ist (Normalwerte 0,86–1,12; < = Hypo-, > = Hyperthyreose). Inaktivierung erfolgt nach Dejodierung, Sulfatveresterung u. Glucuronidierung. [E] thyroxine.

TIA: **t**ransitorische **i**schämische **A**ttacke (s.u. Apoplexia cerebri). [E] TIA.

Tiaprofensäure: ein Propionsäure-Derivat; nichtsteroidales Antirheumatikum; Anw. zur Therapie rheumatischer Erkrankungen, nach Verletzungen u. Operationen.

Ticarcillin: ein Carbenicillin-Derivat; s.u. Penicilline. [E] ticarcillin.

Tilia: Gattung »Linden« [Tiliaceae]; Anw. der »Lindenblüten« (Flores Tiliae); als Diaphoretikum, Diuretikum, Expektorans.

Tilidin: ein Phenylamino-cyclohexenyl-Derivat; Analgetikum der Bezomorphan-Gruppe mit gering Morphin-antagonistischem Effekt u. ca. einem Drittel der analgetischen Wirkung des Morphins.

Timolol: Morpholino-thiadiazol-Derivat; ein ↗Betarezeptorenblocker. [E] timolol.

Tinea: chron., mehr ekzemartige, in Schüben verlaufende oberflächliche Hautpilzerkrankungen (Dermatophytosen; früher: Epidermophytie), in der Regel hervorgerufen durch Trichophyton-Arten (Trichophytie) oder Epidermophyton floccosum; i.w.S. auch Microsporon (Mikrosporie). [E] tinea; ringworm. – **T. capitis:** T. der behaarten Kopfhaut, der Augenbrauen oder Augenwimpern. – **T. corporis:** von den großen Hautfalten auf die lanugobehaarte Haut übergreifende T., großbogig »T. circinata«, bläulichrot u. nur diskret schuppend, ausgesprochen randbetont, auch landkartenförmig (wie Ekzema marginatum. Unter den falschen Diagnosen »Psoriasis vulgaris« oder Ekzem nicht selten Cortisonbehandlung, welche Entzündung u. Juckreiz zwar bessert, weitere Ausbreitung der Herde aber nicht verhindert. – **T. granulomatosa nodularis cruris:** PAXTON* Krankheit; chron. juckende, kaum prominierende blaurote Knötchen an den distalen Unterschenkel-Außenseiten; Erreger: Trichophyton rubrum, Tr. mentagrophytes, ausnahmsweise Epidermophyton floccosum. – **T. inguinalis:** wie ↗T. corporis; Ekzema marginatum HEBRA. – **T. intertriginosa:** Dermatophytose in den Zehen- u. Hautfalten, mit weißl., evtl. großlamellös schuppender Epithelmazeration auf feuchtem, rotem Grund; evtl. Rhagadenbildung. – **T. manuum:** vesikulös(-dyshidrot.)-intertriginöse oder aber squamös-hyperkeratot. Dermatophytose der Hände. [E] t. of the hand. – **T. pedis:** häufige (10–30%) Fußpilzerkrankung, analog T. manuum, meist als Tinea intertriginosa; aber auch dyshidrosiformer Typ. [E] t. of the feet. – **T. unguium:** ↗Onychomykose. [E] t. of the nail.

Tinidazol: 1-(2-Äthylsulfonyläthyl)-2-methyl-5-nitroimidazol; gegen Anaerobier u. Trichomonaden wirksames Chemotherapeutikum. [E] tinidazole.

Tinnitus aurium, Ohrensausen, Ohrgeräusche: störende, ton- oder geräuschartige endogene Schallempfindung, entweder als Wahrnehmung ohrnaher Muskel- u. Gelenkgeräusche, von Sekretknistern, Vibrationen etc. oder aber – i.e.S. – als rein subj. Empfindung (Brummen, Rauschen, Klingen, Pfeifen) infolge inadäquater Rezeptorenreizung. Vork. v.a. bei gestörter Schallleitung (Zerumen, Otitis, Otosklerose, evtl. pulsierend) bzw. bei Erkrankungen von Innenohr, Hörnerv oder -zentren (meist hochfrequent), arterieller Hyper- u. Hypotonie. [E] ringing in the ear.

TNM-System: Stadieneinteilung maligner Tumoren anhand ihrer anatom. Ausdehnung; s. Tab. [E] TNM-staging.

TNM-Klassifikation [64]

T – Primärtumor

TX	Primärtumor kann nicht beurteilt werden
T0	kein Anhalt für Primärtumor
Tis	Carcinoma/Tumor in situ
T1, T2, T3, T4	zunehmende Größe u./oder lokale Ausdehnung des Primärtumors

N – Regionäre Lymphknoten

NX	regionäre Lymphknoten können nicht beurteilt werden
N0	keine regionären Lymphknotenmetastasen
N1, N2, N3	zunehmender Befall regionärer Lymphknoten

M – Fernmetastasen

MX	das Vorliegen von Fernmetastasen kann nicht beurteilt werden
M0	keine Fernmetastasen
M1	Fernmetastasen

Die Kategorie M1 kann wie folgt spezifiziert werden:

Lunge	PUL	Knochenmark	MAR
Knochen	OSS	Pleura	PLE
Leber	HEP	Peritoneum	PER
Gehirn	BRA	Haut	SKI
Lymphknoten	LYM	andere Organe	OTH

R – Residualtumor (postoperativ)

R0	kein Residualtumor
R1	mikroskopischer Residualtumor
R2	makroskopischer Residualtumor

G – Histopathologischer Differenzierungsgrad (»Grading«)

GX	Differenzierungsgrad kann nicht bestimmt werden
G1	gut differenziert
G2	mäßig differenziert
G3	schlecht differenziert
G4	undifferenziert

Tocainid: ein dem Lidocain nahestehendes Klasse-IB-Antiarrhythmikum; Anw. v.a. bei ventrikulären Arrhythmien; s.a. Antiarrhythmika.

Tod: Aufhören der Lebensfunktionen als in Etappen ablaufender biologischer Vorgang: **1)** Herz- u. Atmungsstillstand (»klinischer Tod«), mit grundsätzl. Möglichkeit zur Wiederbelebung innerhalb der ersten 3 Min. **2) biologischer Tod:** der zentrale Hirntod. [E] (biological) death.

Tokopherol: ↗Vitamin E. [E] tocopherol.

Tolbutamid *WHO*: 1-Butyl-3-(p-tolylsulfonyl)-harnstoff; Antidiabetikum. [E] tolbutamide; tolbutylurea.

Toliprolol *WHO*: 1-(Isopropylamino)-3-(m-tolyloxy)-propan-2-ol; ein ↗Betarezeptorenblocker. [E] toliprolol.

Tonsillitis, Mandelentzündung: bakterielle (meist Streptokokken) oder virale Teilentzündung des lymphat. Rachenringes (akute Form s.u. Angina); i.e.S. die **T. palatina**; akute Form je nach Schweregraden als ↗Angina catarrhalis (Schwellung u. Rötung), A. follicul. s. lacunaris (gelbl.-weiße Stippchen in den Krypten), A. exsudativa (gelbl.-weiße Beläge um die Krypten); mit 2- bis 4täg. hohem Fieber (evtl. initial Schüttelfrost), belegter Zunge, Foetor ex ore, vergrößerten u. druckschmerzhaften zervikalen Lymphknoten, Hals- u. Schluckschmerzen; als Komplikationen Peritonsillitis, Peritonsillarabszeß, tonsillogene Sepsis. Ther.: konservativ. – Bei chron. Form Hypertrophie oder – öfter – Atrophie mit dünnflüss., eitrigem, meist fötidem Exprimat; unterschieden als Krypten-T., Krypten-Parenchym-T., Krypten-Parenchym-Paratonsillitis; evtl. Abszedierung, Konkrementbildung, chron. regionäre Lymphknotenschwellung; Gefahr der Herdfernwirkung; Ther.: Tonsillektomie. [E] tonsillitis.

Topagnosie: Unfähigkeit, Örtlichkeiten wiederzuerkennen (z.B. bei ALZHEIMER* Krankheit). [E] topagnosia.

Tophus: entzündl. Knotenbildung; i.e.S. der **T. arthriticus** (↗Gichtknoten). [E] tophus.

Totalendoprothese: s.u. Totalprothese (1). [E] total endoprosthesis.

Totalprothese: 1) alloplast. Endoprothese zum Ersatz beider Gelenkanteile, z.B. für Finger-, Ellen-, Schulter-, Hüft-, Knie-, Fußgelenk; s.a. Endoprothese. [E] total prosthesis. **2)** Ersatz der oberen u. unteren Zahnreihe durch schleimhautgetragene Kunststoffprothesen mit meist 28 Zähnen. [E] complete denture.

Tränensack: Saccus lacrimalis. – Auch Laien-Bez. für die »Augensäcke« der Unterlider (Fettgewebshernie infolge Erschlaffung der vorderen orbit. Stützgewebe, konstitutionell u. im fortgeschrittenen Alter; op. korrigierbar). [E] lacrimal sac; tear sac.

Tramadol: ein stark wirksames Analgetikum mit morphinähnlicher Wirkung; durch Naloxon antagonisierbar. [E] tramadole.

Tranquilizer, Tranquillantia, Anxiolytika, Ataraktika: Beruhigungsmittel (z.B. Meprobamat, Diazepin-Derivate) ohne antipsychot. Eigenschaften (Psychopharmaka i.w.S.), die – wie Neuroplegika – psych. Einflüsse auf das Vegetativum hemmen (»psychovegetat. Entkopplung«); wirken bei Angst, Spannungszuständen u. Zwangsvorstellungen dämpfend u. je nach chemischer Zusammensetzung schlafanstoßend, anxiolytisch, muskelrelaxierend u. antikonvulsiv; z.T. drastische Potenzierung der Wirkung durch Alkohol; weitere Nebenwirkungen: Abhängigkeitsgefahr, insbesondere bei anxiolytischer Therapie. [E] tranquilizer.

Transferrin, Siderophilin: in der Leber gebildetes Plasmaprotein (β_1-Fraktion in der Eiweißelektrophorese, MG 76 500; Normalwert im Serum: 2–4 g/l). Transporteiweiß für Eisen im Blut, das das resorbierte Nahrungs-Fe in den Mukosazellen (oberes Jejunum, Duodenum) nach Oxidation durch Ferrioxidase I (= Coeruloplasmin) mit 2 Fe^{3+} pro Mol bindet (2 Bindungsorte A, B) u. es entweder auf »Funktionseisen« (70–90%; A-Bindung) an Hb-aufbauende Erythrozyten, Retikulozyten, Enzyme/Coenzyme oder (B-Bindung) nach Vitamin-C-katalysierter Reduktion zu Fe^{2+} an RES-Speicherzellen weitergibt. [E] transferrin; iron-binding betaglobulin; siderophilin.

Transfusionsschaden: Oberbegriff für bluttransfusionsbedingte Gesundheitsstörungen (einschl. Folgen): **1)** Hämolyse (u. Chromoproteinniere = »Transfusionsnephritis«), übertragene Infektionskrankheit (z.B. Syphilis, hämatogene ↗Virushepatitis, AIDS), anderweitige Organschädigung (z.B. Hämosiderose bei Hypertransfusion = »Transfusionssiderose«). **2)** Bildung von Immunantikörpern gegen zelluläre u. plasmat. Bestandteile des Spenderblutes, die bei erneuter Transfusion einen hämolytischen Transfusionszwischenfall auslösen u./oder zur Allergie führen können. [E] severe transfusion reaction.

transitorisch: vorübergehend. [E] transient; transitory. – **t. ischämische Attacke:** flüchtiger ischämischer Insult; s.u. Apoplexia cerebri. [E] transient ischemic attack.

Trazodon: Antidepressivum mit vorwiegend psychomotorisch dämpfender Wirkung.

Trepanation: 1) op. Eröffnung einer Mark- oder der Schädelhöhle (Schädel-T.) oder der pneumat. Warzenfortsatzzellen (MOURET) oder einer Nasennebenhöhle unter Verw. eines Trepans. Als **osteoklastische T.** mit permanentem Defekt; als **osteoplastische T.** mit temporärer Entfernung (Abheben) eines – weichteilgestielten – plattenförmigen Knochenstücks (nach multiplen Bohrungen, mittels Knochensäge). **2)** Eröffnung der Pulpahöhle des Zahnes mittels Trepanationsbohrer. **3)** Ausstanzen kleiner Scheibchen aus Kornea u./oder Sklera bei Glaukom zur Zyklodialyse oder als Keratoplastik. [E] 1), 2) trepanation; [E] 1), 3) trephination

Triamcinolon: Fluoxiprednisolon, ein Glucocorticoid; Antiphlogistikum, Antiallergikum. [E] triamcinolone; fluoxyprednisolone.

Triamteren: 2,4,7-Triamino-6-phenyl-pteridin; ein kaliumsparendes ↗Diuretikum. [E] triamterene.

Triazolam: ein Benzodiazepin-Derivat; Anw. als Schlafmittel u. Sedativum.

Triflupromazin: ein Phenothiazin vom Chlorpromazin-Typ; Neuroleptikum.

Trigeminusneuralgie: fast immer einseitige 0,5–1 Min. dauernde, im allg. heftige Schmerzattacken im Innervationsbereich eines oder mehrerer Trigeminusäste, oft kombiniert mit Kontraktion der mimischen Muskulatur (Tic douloureux); häufig ausgelöst durch äußere Einflüsse (Temperaturwechsel, kaltes Getränk, forciertes Kauen, Niesen, Sprechen, Zähneputzen), aber auch spontan (v.a. nachts = Neuralgia nocturna). Als **essentielle T.** (»echte« oder »idiopathische«) ohne erkennbare Ursache v.a. bei ♀♀ jenseits des 50. Lj. (2., 3. Ast; allg. mit schmerzfreiem Intervall); als **symptomatische T.** (mit leichtem Dauerschmerz im Intervall) bei Stirn- u. Kieferhöhlen- (1. bzw. 2. Ast), bei Zahn(fleisch)- u. Unterkieferaffektion (3. Ast), ferner toxisch bei Schwermetallvergiftung u. Diabetes mellitus, mechanisch bei Kleinhirn-Brückenwinkel-Tumor, postinfektiös nach örtl. Herpes zoster. – Therapie: Carbamazepin u./oder Lokalanästhetika; chirurgische Maßnahmen i.S. gezielter, selektiver Eingriffe (u.a. auch stereotaktische Operationen). [E] trigeminal neuralgia.

Triglyceride, TG, Triacylglycerine**:** die Lipid-Unterklasse der mit 3 Molekülen gleicher (z.B. Triolein) oder – meist – verschiedener Fettsäuren pro Glycerinmolekül veresterten Neutralfette. *labor* Bestimmung im Serum mittels Glycerinkinase; Normalbereich 74–172 mg/dl = 0,84 bis 1,97 mmol/l. [E] triglycerides.

Trijodthyronin, T_3**:** das aus Jodthyroninen biosynthetisierte (in akt. L-Form), pro Mol. 3 J enthaltende 3´,5´,3-T. (= reverses T_3, inaktives T_3, hormonell unwirksam) u. 3´,3,5-T. (= T_3, i.e.S.; neben ↗Thyroxin wichtigstes Schilddrüsenhormon; extrathyreoidaler Pool ca. 100 µg, Umsatz 50 µg/24 Std.; im Plasma locker gebunden an TBG, normale Serum-Konz. 100–200 ng/dl). [E] triiodothyronine; liothyronine.

Trikuspidal(klappen)insuffizienz: angeborene oder erworb. (rheumat., bakteriell) organische, weit häufiger aber sek.-funktionelle (Rechtsherzdilatation mit Ausweitung des Ostiums) Schlußunfähigkeit der Klappe, dadurch Rückfluß von der re. Kammer in den Vorhof u. Rückstau in die Hohlvenen; Symptome: Holosystolikum mit Maximum im 5. ICR li. parasternal, positiver systol. Puls in Vena jugularis, Leber u. Epigastrium, vergrößerter re. Vorhof, Halsvenen- u. Leberstauung, Ödeme, Belastungsdyspnoe, nur geringe Lungenstauung. [E] tricuspid valve insufficiency.

Trikuspidal(klappen)stenose: angeborene (Adhäsion der Schließungsränder) oder – meist – erworbene (rheumat., bakteriell; oft mit Mitralstenose) Einengung des Ostiums, dadurch Rückstau in die Hohlvenen; Symptome: Präsystolikum mit Maximum über dem unteren Sternum u. im 4.–5. ICR li. parasternal, pos. präsystol. Jugularispuls, stark vergrößerter re. Vorhof, gestaute Halsvenen, Leberstauung mit Pulsationen, Aszites, Ödeme, Belastungsdyspnoe. [E] tricuspid valve stenosis.

Trimethoprim: 2,4-Diamino-5-(3,4,5-trimethoxybenzyl)-pyrimidin; bakteriostatisch wirkendes Chemotherapeutikum; meist in Kombination mit Sulfoxazol (= Co-trimoxazol). [E] trimethoprim.

Trimipramin: trizyklisches Antidepressivum mit überwiegend psychomotorisch dämpfender Wirkung.

TRINS: Abk. für **t**otal **r**eversible **i**schämische **n**eurologische **S**ymptomatik; s.u. Apoplexia.

Trommelschlegelfinger, Digiti hippocratici: rundl. Auftreibung der Finger-Endglieder durch Hyperplasie u. Hypertrophie (s. Abb.) von Weichteilen u. Periost. Vork. – oft zus. mit Uhrglasnägeln u. Trommelschlegelzehen, auch als MARIE*-BAMBERGER* Syndrom – hereditär (selten) oder aber infolge chron. Sauerstoffminderversorgung (z.B. bei Bronchiektasen, Lungenemphysem, HAMMAN*-RICH* Syndrom, Pneumokoniose, angeborenem Herzfehler mit Re.-Li.-Shunt, Pulmonalsklerose). [E] clubbed finger.

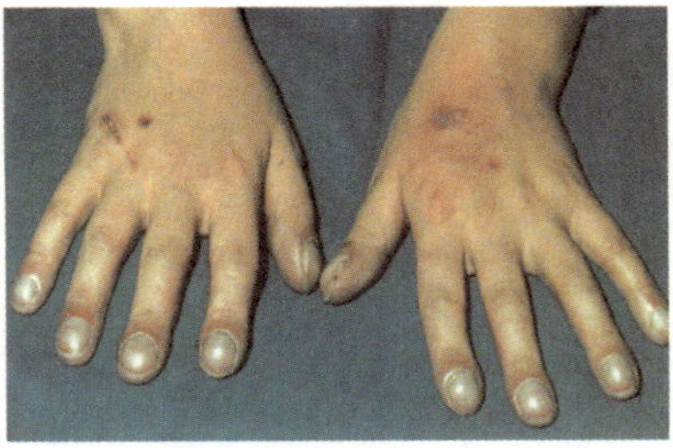

Trommelschlegelfinger [9]

Tuberculosis, Tuberkulose, Tb, Tbc, Tbk: in Schüben verlaufende Infektionskrankheit bei Mensch u. Tier, hervorgerufen durch Tbk-Bakterien bzw. Tbk-Bazillen (Mycobacterium tuberculosis = Typus humanus u. M. bovis = Typus bovinus). Infektion aerogen (Inhalation infektiöser Tröpfchen-, Staubpartikel, eingetrockneter Exkrete), oral (»Fütterungs-Tbk«, z.B. durch Milch), perkutan (»Inokulations-Tbk«, v.a. berufsbedingt) oder aber fetal durch infektiöses Fruchtwasser oder diaplazentar-hämatogen. Nach Sitz des Primärherdes unterschieden als pulmonale Tbk (Lungen-Tbk; häufigste Form) u. als extrapulmonale Tbk, v.a. als Darm-Tbk; ferner (v.a. sekundär) die Skelett- (Gelenk-, Knochen-Tbk, Spondylitis tbc), Urogenital- (Uro-, Nieren-, Blasen-, Genital-, Hoden-Tbk), Tonsillen-Tbk, tbk. Meningitis. – Am Ort der Erstinfektion zunächst unspezif. Entzündung als Fremdkörperreaktion, dann – bei Gewebszerfall – Hypersensibilisierung u. Allergie. Nach Einsetzen der rel. Immunität u. Bakterizidie Übergang in spezif. Entzündung: seröse, fibrinreiche u. zelluläre Exsudation mit nachfolgendem käsigem (evtl. kavernösem) Zerfall der Exsudat- u. Gewebszellen, randständ. Granulationen, später Verkalkung, evtl. Verknöcherung der käsigen Massen (= exsudative Form oder Phase); oder aber Bildung spezifischer Granulationen in Form von Tuberkeln (= produktive Tbk). – Der Primärherd heilt entweder durch Abkapselung (evtl. mit zentraler Verkäsung u. Verkalkung), als kleiner Herd auch durch Resorption oder aber er verkäst bei Ausbleiben der Randwallbildung fortschreitend. Der nachfolgende Primärkomplex heilt meist fibrös; bei Durchbrechen des »Lymphknotenfilters« evtl. Frühgeneralisation, Miliar-Tbk. – Zur postprimären (= sekundären) Tbk kommt es – anschließend oder nach evtl. jahrelanger Latenz – bei verminderter Immunitätslage entweder durch exogene oder durch endogene Reinfektion (= Exazerbation; Reaktivierung von ruhenden = inaktiven Primärherden, häufig von SIMON* Herden ausgehend). Vollentfaltung durch perifokales Kontaktwachstum (evtl. verkäsend) u. lympho-hämatogene u. intrakanalikuläre Streuung (mit mehr oder minder begrenztem Organbefall). – Im Tertiärstadium isolierte Organphthisen mit Kontakt-, v.a. aber intrakanalikulärer Ausbreitung. In jedem Stadium Heilung möglich, aber auch Fortschreiten. – Allgemeinsymptome: Inappetenz, Minderung des Allgemeinzustands, Gewichtsverlust, Nachtschweiße, beschleunigte BKS, Blutbildveränderungen etc. – Diagnostik: Bakteriennachweis z.B. im Sputum oder Magensaft (ZIEHL*-NEELSEN* Färbung, Fluoreszenzmikroskopie [auch nach Anreicherung], Kultur, Tierversuch), Tuberculin-Proben (insbes. für Verlaufskontrolle), Rö-Befund (einschl. Verlauf), Biopsie. – Therapie: konservativ (↗Tuberculostatica, roborierende Maßnahmen, Liegekur), evtl. kombiniert mit Eingriff (Pneumothorax, Phrenikusexhairese, Thorakokaustik, Kavernendrainage, Segmentresektion, Lobektomie, Pneumonektomie, Thorakoplastik, Pneumolyse, extrapulmonale Herdausräumung, Plombierung, Organexstirpation oder -resektion etc.). Meldepflichtig (innerhalb 24 Std.; auch Verdachts- u. Todesfall). E tuberculosis.

Tuberculostatica, Tuberkulostatika**:** früher gebräuchlicher Ausdruck für auf Tbk-Bakterien bakteriostatisch u./oder bakterizid wirkende Chemotherapeutika (besser »Antituberkulotika«); zwecks erhöhter Wirksamkeit u. zur Verhütung frühzeitiger Resistenzentwicklung meist kombiniert angewendet. Unterschieden werden T. (= Antituberkulotika) für den Normalfall u. T. als Reservestoffe (bei Unverträglichkeit oder Erregerresistenz): Protionamid, p-Aminosalicylsäure (PAS), Cycloserin, Capreomycin, Kanamycin u. die Tetracycline. Die Therapie mit T. wird gewöhnlich in 3 Phasen vorgenommen, wobei sich der Initial- u. Stabilisierungsphase eine Sicherungsphase zur Rezidivprophylaxe (meist mit Isoniazid) bis zu 2 Jahren anschließen kann. E tuberculostatics; antituberculotics.

Tuberkulostatika: ↗Tuberculostatica. E tuberculostatics.

Tumor: *(latein.; pl.: Tumore, Tumoren)* allg. jede umschriebene Schwellung (»Geschwulst«) von Körpergeweben. **1)** als neoplastischer T. gleichbedeutend mit Neoplasma (gut- oder bösartig). **2)** als entzündl. T. die auf Exsudation (Ödem) u. zellulärer Infiltration beruhende Schwellung als eines der klassischen Entzündungssymptome. **3)** Schwellung durch Abszeß, Erguß, Ödem, Luftansammlung etc. E tumor.

T-U-Verschmelzung: im EKG die Überlagerung gleich- oder entgegengerichteter T- u. U-Wellen infolge unterschiedl., frequenzabhängiger Verkürzung der Wellendauer (gegensinnig v.a. bei Hypokaliämie, gleichsinnig bei Arbeitsbelastung, Lungenembolie u. -ödem). E T-U fusion; amalgamated T-U waves.

Typhus abdominalis, Ty, typhoides Fieber, Bauchtyphus**:** en- oder epidemische Infektionskrankheit durch Salmonella typhi, übertragen durch direkten Kontakt mit Erkrankten oder gesunden Dauerausscheidern oder durch kontaminierte Nahrung (einschl. Trinkwasser). Verlauf in typ. Stadien: **1)** Stadium incrementi**:** nach Inkubation von 7–28 (14–17) Tagen treppenförmiger Fieberanstieg; uncharakterist. allg. Beschwerden (u.a. Kopfschmerzen, Durstgefühl, Verstopfung; je nach überwiegenden Anfangssymptomen bez. als Zerebral-, Tonsillo-, Broncho-, Pneumo- oder Kolo-T.). **2)** Stadium acmes**:** nach 1 Wo. Kontinua (39–40°), Bewußtseinstrübung, Delirien, blutig-borkige Schleimhautbeläge, Milzschwellung, Typhämie, BOUVERET-Ulkus am Gaumenbogen, Roseola typhosa am Rumpf (für 8–14 Tage), häufig Leukopenie mit Linksverschiebung, rel. Lymphozytose u. Eosinophilie, pos. Diazoreaktion. **3)** Stadium decrementi**:** 8–14 Tage später (= 3.–4. Wo.) erbsenbreiartige Durchfälle, lyt. Entfieberung (anfangs steile morgendl. Remissionen: »amphiboles Stadium«), pos. WIDAL* Reaktion; ab 4. Wo. evtl. Komplikationen (Darmblutung, -perforation, Cholezystitis, Leberabszeß, Zystopyelitis, Bronchopneumonie, Myositis, Meningitis, Taubheit). Die Rekonvaleszenz erfolgt meist sehr langsam. – Path.-anat.: in der 1. Wo. mark. Schwellung der PEYER* Plaques im Dünndarm, Typhome; 2. Wo.: Verschorfung der Plaques mit Ulzeration; 3.–4. Wo.: Abstoßung der Schorfe, Reinigung der Ulzera, evtl. Perforation. Diagnose: dir. Erregernachweis in Blut, Stuhl (TPE-Diagnostik), WIDAL* Reaktion. Therapie: Co-trimoxazol oder Chloramphenicol, evtl. Ampicillin oder Amoxycillin (nach Antibiogramm). 3–5% der Erkrankten werden Dauerausscheider (Reservoir meist Gallenblase). – Gem. Bundesseuchengesetz anzeigepflichtig (auch Verdacht u. Ausscheider); für Dauerausscheider partielles Berufsverbot. – Hinterläßt jahrelange (nicht lebenslängl.!) Immunität. Prophylaxe: Schutzimpfung, hygien. Maßnahmen, Sanierung der Dauerausscheider. [E] typhoid fever; abdominal typhus. – **T. exanthematicus:** Fleckfieber, epidemisches. [E] exanthematic typhus. – **T. fulminans:** besonders heftige Verlaufsform des T. abdomin. v.a. bei älteren Menschen mit hoher Mortalität. – **T. laevissimus:** milde Verlaufsform des T. abdomin. mit nur kurzen Fieberschüben.

T-Zacke, T(erminal)-Welle, T: im EKG die dem QRS-Komplex folgende – u. normalerweise dessen höchstem Ausschlag gleichgerichtete – Welle am Ende der elektr. Kammersystole als »Erregungsrückbildungsschwankung«; neg. T_I u. P_I Hinweis auf Situs inversus, neg. oder flaches T_I auf älteren Vorderwandinfarkt (bei Linkstyp nur auf Linksinsuffizienz), neg. T_{II} u. T_{III} zus. mit neg. Q_{III} auf älteren Hinterwandinfarkt (bei Rechtstyp nur auf Rechtshypertrophie), flaches oder flachneg. T in mind. 2 Ableitungen auf diffuse Myokardschädigung (bei Koronarinsuffizienz oder Vitium); zweigipfl. T (infolge nur leicht neg. Tendenz) häufiger bei Kindern; als diphasisch deformiertes T entweder mit präterminaler oder mit terminaler Negativität, als monophasisch deformiertes Zeichen eines frischen Infarkts oder einer Perikarditis; überhöhtes T zus. mit S-T-Hebung im Anfangsstadium des Infarkts (»Erstickungs-T«); stark zugespitztes, schmalbas. T bei Hyperkaliämie. [E] T-wave.

U

Überernährung, Hyperalimentation: Nahrungszufuhr, die den physiolog. Energiebedarf übersteigt. – Führt bei Erwachsenen zu ↗Übergewicht (s.a. Adipositas), das u.a. als Risikofaktor für Herz-Kreislauf- u. Stoffwechsel-Krankheiten gilt. E hyperalimentation.

Übergewicht: das mindestens 10% über dem Sollgewicht liegende ↗Körpergewicht. E overweight.

Überlaufblase: s.u. Ischuria paradoxa. E overflow incontinence.

Übungsbehandlung: Behandlung (auch i.S. der Rehabilitation) funktionsgeschädigter Organe durch Übung unter zunehmender Belastung; z.B. *kard* als ↗Terrainkur, ↗Krankengymnastik, Orthoptik, Logopädie. E therapeutic exercises.

Uhrglasnägel, Unguis hippocraticus: in Längsrichtung übermäßig gewölbte Finger- u./oder Zehennägel (evtl. mit Leukonychie u. Trommelschlegelfingern) bei chronischem Sauerstoffmangel i.S. der Hypoxämie; ähnlich bei Leberzirrhose. E watch-crystal nails.

Ulcus, Ulkus: Geschwür; aus einer örtlichen Ursache oder – als symptomatisches U. – aus einer Allgemeinerkrankung resultierender Substanzverlust der Haut oder der Schleimhaut (in ganzer Tiefe), der im allgemeinen nach Demarkation u. Abstoßung des bestehenden nekrotischen Gewebes narbig abheilt. Ist von unterschiedlicher Form; sein Boden (»Ulkusgrund«) ist evtl. schmierig belegt, gangränös (= U. gangraenosum), kraterförmig oder aber erhöht u. mit Granulationen bedeckt (= U. granulomatosum s. fungosum s. elevatum); sein Rand ist evtl. verhärtet (= U. callosum) oder unterminiert (= U. sinuosum), greift – Nachbargewebe zerstörend – weiter aus (= U. corrosivum; s.a. Ulcus rodens; mit raschem Fortschreiten als U. phagedaenicum; oder aber kriechend u. an einer Seite bereits abheilend = U. serpens). E ulcer; ulcus. – **U. arteriosum:** s.u. Ulcus cruris. E arterial u. – **U. callosum:** U. mit verhärtetem Rand. – **U. carcinomatosum:** Krebs- = Karzinomgeschwür. – **U. causticum:** U. durch Ätzgift. – **U. corneae:** Hornhautgeschwür (des Auges) im Verlauf einer Kerat(okonjunktiv)itis; z.B. bei K. phlyctaenularis als U. scrofulosum, bei K. herpetica als U. dendriticum, bei K. marginalis als katarrhalisches (von Lymphfollikeln ausgehendes) U. sowie als U. serpens; ferner als neuroparalytisches U., als U. bei Lagophthalmus sowie – selten u. ätiologisch unklar – als **U. c. rodens** = U. infectiosum et serpiginosum bei älteren Menschen in schlechtem allgem. Gesundheitszustand: peripher beginnend, langsam u. unterminierend fortschreitend, mit geringen Entzündungszeichen, aber sehr schmerzhaft, durch Fortschreiten in die Tiefe evtl. zur Perforation führend (mit Kammerwasserabfluß, Iriseinklemmung). E corneal u. – **U. corrosivum:** in obiger Einleitung beschrieben. E corrosive u. – **U. cruris:** Unterschenkelgeschwür, meist infolge örtlicher venöser, seltener auch arterieller Zirkulationsstörung; als Ulcus varicosum u. als U. postthromboticum bei chronischer venöser ↗Insuffizienz bzw. als U. arteriosum bei arterieller Verschlußkrankheit; als U. hypertonicum bei Angiolitis-bedingter Ischämie. Entstehung bzw. ausbleibende Heilung oft auch polyätiologisch; häufig bakteriell superinfiziert. E crural u.; leg u. – **U. duodeni:** Zwölffingerdarmgeschwür; bevorzugt im Bulbus duodeni (an dessen Vorder- oder Hinterwand), seltener postbulbär oder als Teil eines pylorischen Geschwürs; Genese: neben erhöhter Säuresekretion kommen Störungen der Autoregulation, exogene Noxen, gesteigerte Motilität u. Defekte an schleimhautschützenden Mechanismen in Frage; Verlauf wie bei U. ventriculi; Symptome: Druckschmerz im mittleren u. rechten Oberbauch, evtl. in den Rücken ausstrahlend, Nüchternschmerz; im Röntgenbild als Ulkusnische (meist nur en face; häufig mit ödematösem Randwall), bei Chronizität mit Faltenstern, Bulbusdeformierung (z.B. Kleeblattform mit Pseudodivertikeln); heilt im allgemeinen nach 3 bis 5 Wo., jedoch große Rezidivneigung (s.a. Ulkuskrankheit). – Akut auch als sog. Krisen-U. (z.B. CURLING* U.). E duodenal u. – **U. hypertonicum:** (MARTORELL) s.u. Ulcus cruris. E hypertensive u. – **U. jejuni:** s.u. Ulcus pepticum. E jejunal u. – **U. penetrans:** s.u. Ulcus ventriculi. – **U. pepticum:** auf Magensafteinwirkung zurückgeführte Geschwürsbildung im Verdauungstrakt, i.e.S. die an nicht gegen Salzsäure widerstandsfähigen Schleimhäuten, z.B. als U. oesophagi (bei Refluxösophagitis), v.a. aber als **U. p. jejuni,** d.h. als »Anastomosengeschwür« nach Magenresektion, v.a. bei großem Restmagen (erhaltene Säureproduktion) sowie bei GE (ohne Resektion), ferner beim ↗Syndrom der zuführenden Schlinge u. beim ZOLLINGER*-ELLISON* Syndrom. Symptome: meist Abend- u. Nachtschmerz (links vom Nabel), okkulte oder massive Blutung; im Röntgenbild Nische in stark gestörtem Reliefbild, oft röhrenförmige Einengung. E peptic u. – **U. postthromboticum:** s.u. Ulcus cruris. E postthrombotic u. – **U. pyloricum:** s.u. Ulcus ventriculi. – **U. recti:** Mastdarm-U.; als U. simplex nach Drucknekrose durch Kotballen bei Obstipation (U. stercorale) oder nach Verletzung beim Einlauf (= U. clysmaticum); als solitäres **U. r. callosum** der sog. HOCHENEGG* Tumor (meist Karzinom) mit Stenose, Tenesmen, Blut-, Schleimabgang. E rectal u. – **U. rodens:** »nagendes Geschwür«; s.a. Abb. **1)** Basaliom in Form eines flachen, langsam seitlich fortschreitenden Geschwürs mit leistenartigem, perlmuttglänzendem Rand; s.a. U. terebrans. E rodent u. **2)** Form des ↗U. corneae. – **U. scrofulosum:** s.u. Ulcus corneae. – **U. serpens:** s.u. Ulcus. E serpiginous u. – **U. sphacelosum:** gangränöses Geschwür. – **U. terebrans:** primär destruierend wachsendes, in die Tiefe gehendes, auf Knorpel u. Knochen übergreifendes, zerfallendes Basaliom; vgl. Ulcus rodens (1). – **U. trophicum:** durch Störung der Trophik bedingtes Geschwür; bei Gefäß- (↗Ulcus varicosum), Nervenerkrankung (= U. neurogenicum; z.B. U. corneae); i.e.S. das **U. trophoneuroticum** = U. neuroparalyticum der Haut bei segmentaler Schädigung des Rückenmark-Vorderhorns oder der Spinalnervenwurzel (z.B. bei Querschnittslähmung, Tabes dorsalis, Syringomyelie) oder des peripheren Nerven. E trophic u. – **U. tuberculosum:** tuberkulöses Geschwür, z.B. bei Darmtuberkulose, exulzerierendem Lupus vulgaris. E tuberculous u. – **U. varicosum:** das »Unterschenkelgeschwür« (↗Ulcus cruris) beim varikösen Symptomenkomplex des Beines; i.e.S. das nach Varikophlebitis oder Periphlebitis (= U. postthromboticum); meist wenig reaktiv (torpide), nekrotisierend; häufig als kallöses »Blowout-U.« bei Insuffizienz der Venae perforantes, meist am Innenknöchel u. mit Hautatrophie, Hyperpigmentation, Ekzem. E varicous u. – **U. venosum:** Überbegriff für U. bei chronischer venöser ↗Insuffizienz, ↗Varicosis oder postthrombotischem Syndrom. – **U. ventriculi:** das »Magen(wand)geschwür« (oft bei gastritisch veränderter Schleimhaut); meist an der Magenstraße u. im Pylorusbereich (= U. pyloricum, U. ad pylorum; evtl. als juxtapylorisches U. duodeni bei Ektopie der Duodenalmukosa im Pylorusgebiet); zunächst rund, scharf begrenzt, auf die Mukosa beschränkt (= U. simplex DIEULAFOY), bei längerem Bestehen evtl. tiefer vordringend (= U. penetrans), evtl. Nachbarorgane miterfassend, u.U. sogar in entstandene Verwachsungen oder in die freie Bauchhöhle durchbrechend (= U. perforans). Symptome: Druckschmerz oberhalb

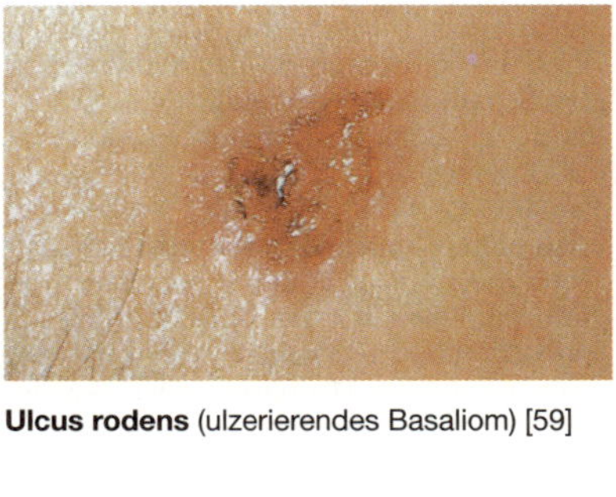

Ulcus rodens (ulzerierendes Basaliom) [59]

Ulcus ventriculi

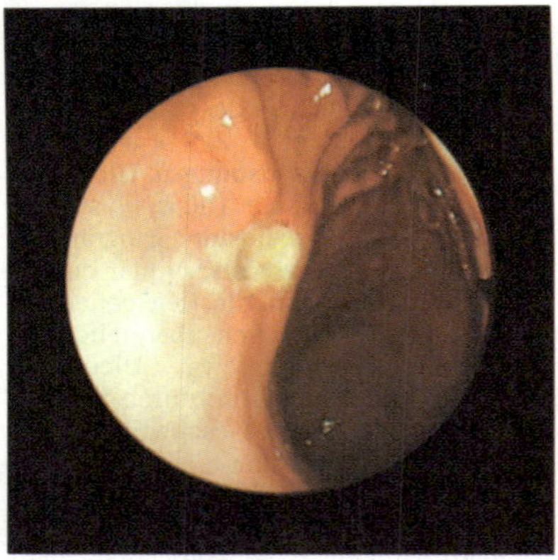

(Endoskopischer Befund) [67]

u. links vom Nabel, Völlegefühl u. Oberbauchschmerzen (v.a. nach dem Essen); im Röntgenbild Nische (En-face-Nische oder Profilnische); als kallöses U. mit derben, evtl. tumorartigen Randpartien. Komplikationen: Magenblutung, Magenperforation, Magenverengung (Sanduhrmagen, Pylorusstenose); evtl. Entwicklung zu Ulkuskarzinom; s.a. Abb. [E] gastric u.; stomach u. – **U. vulvae:** Geschwür der weibl. Scham; akut (LIPSCHÜTZ) mit unbekannter Ätiologie meist bei jungen Frauen, u. zwar gangränös, berührungsempfindlich, nicht ansteckend, spontan heilend; als chronisches U. simplex im Klimakterium, langsam fortschreitend. [E] Lipschütz disease.

Ulkus: Geschwür, ↗Ulcus. [E] ulcer.

Ulkuskrankheit: das dem ↗Ulcus ventriculi u. duodeni gemeinsame Krankheitsbild, v.a. als »Geschwürsleiden« bei der chronisch-rezidivierenden Form oft mit Helicobacter-pylori-Infektion des Magens assoziiert. – Ferner der sog. Reizmagen vegetativ labiler junger Menschen; mit Krankheitsbeschwerden wie bei Ulcus duodeni, wobei im weiteren Verlauf meist ein Geschwür auftritt (bei Jüngeren als Ulcus duodeni, bei Älteren als U. ventriculi). [E] peptic ulcer disease (= PUD).

Ulnarislähmung: Lähmung der vom N. ulnaris versorgten Muskeln u.. mit Sensibilitätsausfällen als Folge der Schädigung/Erkrankung des Nervs. Die obere = komplette U. mit Beeinträchtigung der Beugung u. ellenseitigen Adduktion der Hand, Unmöglichkeit der Kleinfingerbewegung u. der Daumenadduktion (FROMENT* Zeichen), Beugehemmung des 3. bis 5. Fingers u. Krallenhandstellung (s. Abb.), Sensibilitätsstörung an der ellenseit. Hälfte von Unterarm u. Hand u. am 4. u. 5. Finger, Atrophie des Kleinfingerballens, der Mm. interossei u. adductor pollicis. Die distale U. (z.B. bei Ulnartunnel-Syndrom) nur kleine Handmuskeln bzw. – sensibel – die ellenseitige Handhälfte betreffend. [E] paralysis of the ulnar nerve.

Ulnarislähmung

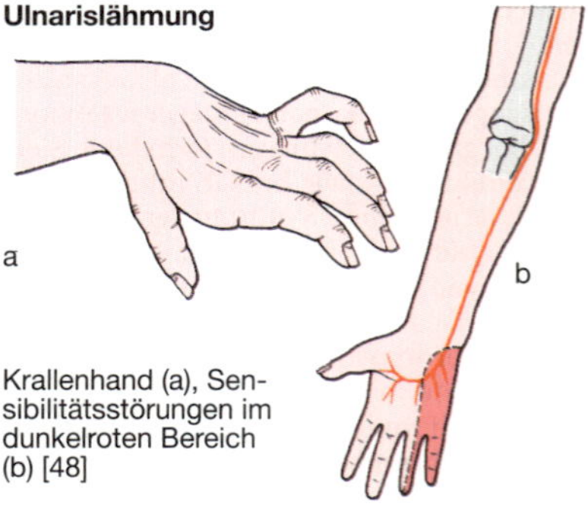

Krallenhand (a), Sensibilitätsstörungen im dunkelroten Bereich (b) [48]

Ultraschall(echo)kardiographie, UKG, UCG: Ultraschalldiagnostik des Herzens mit Schalleinstrahlung von links-präkordial (in der absoluten Herzdämpfung), wobei je nach Schallkopfneigung in eine der definierten Schnittebenen Echos der in dieser Ebene gelegenen Strukturen erfaßt werden. Bei Time-motion-Betrieb werden die Echos entsprechend der Schwenkung des Schallkopfes in Bandform u. in Zuordnung zum gleichzeitig registrierten EKG dargestellt. Ferner auch zweidimensionale Real-time-Methode, wobei die Lichtpunkte eines B-Scan mittels Multielement-Schallkopf oder -Transducer zum Sofortbild werden; s.a. Abb. – Auch als Farb-Doppler-Echokardiographie, wobei Blutströmung u. Morphologie gleichzeitig in einem farbkodierten zweidimensionalen Schnittbild dargestellt werden. – **U., transösophageale:** U., bei welcher der Schallkopf in ein flexibles Endoskop eingebaut ist u. über die Speiseröhre in unmittelbare Nähe des Herzens vorgeschoben werden kann. Der Vorteil der transösophagealen U. besteht in der fehlenden Interposition von Knochen- u. Lungengewebe; gilt derzeit als eine der aussagefähigsten Methoden zum Nachweis krankhafter Veränderungen im Bereich des Herzens. [E] echocardiography.

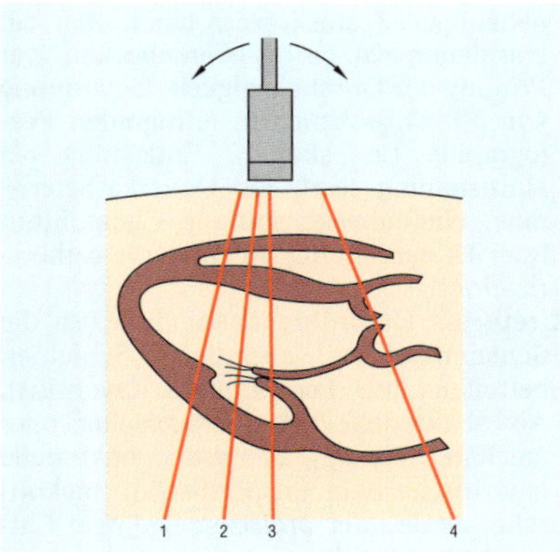

Standardpositionen 1–4 des Schallkopfes in der Herz-Längsschnittebene bei der **Ultraschallechokardiographie** [35]

Ultraschall-Therapie: Behandlung durch Ultraschalleinstrahlung (über Öl oder Wasser als Kopplungsmedium). Energieabsorption durch das Gewebe führt zu örtlicher Erwärmung; der Pulsationseffekt wirkt i.S. einer Mikromassage. [E] ultrasonic therapy.

Unguis *PNA***:** der Finger- bzw. Zehennagel. [E] nail. – **U. hippocraticus:** ↗Uhrglasnagel (einschließlich des zyanotischen Nagels bei Herz-Lungen-Erkrankungen). [E] hippocratic n. – **U. incarnatus:** eingewachsener Nagel. [E] ingrown n.

Unterernährung: unzureichende, den Energiebedarf des Organismus nicht deckende Ernährung; i.w.S. auch der daraus resultierende Zustand. Die negative Energiebilanz wird kompensiert durch Einschmelzen von Körpersubstanz (Fettgewebe, dann Muskulatur) u. – unter verringerter Leistung – durch Bedarfssenkung. Hochgradige u. längere U. führt zu Dauerschäden, unter anderem auch zu Resistenzschwäche. U. im Alter ist häufig assoziiert mit Demenz, Depression, Schwäche, chron. Erkrankungen, Tumoren, Arzneimittelnebenwirkungen, Alkoholismus. [E] hypoalimentation.

Untergewicht: ↗Körpergewicht unter dem Sollgewicht. [E] underweight.

Unterschenkeltyp: kruraler Typ der peripheren arteriellen ↗Verschlußkrankheit; beim jüngeren Patienten häufig durch Endangi(i)tis obliterans, beim älteren Patienten meist arteriosklerotisch. Charakterisiert durch Claudicationsschmerz im Fuß (nach distalem Unterschenkel), Erstmanifestation häufig auch bereits mit Ruheschmerz oder akralen Nekrosen; klinisch Pulsabschwächung bzw. -losigkeit der Knöchelarterien bei normalem Poplitealpuls.

Untersuchung, ärztliche: Untersuchung im Rahmen der Diagnostik; v.a. Inspektion (evtl. einschließlich Rhinoskopie, Otoskopie, Ophthalmoskopie), Auskultation, Perkussion, digitale Untersuchung, im Bedarfsfall ergänzt durch apparative Verfahren (z.B. Röntgen-, Ultraschall-, nuklearmedizinische Untersuchung, Tomographie, Bestimmung der Atemvolumina, EKG u. – invasiv – Herzkatheterismus, EKG, EMG, Audiometrie, Zystoskopie), Laboruntersuchungen (einschließlich Biopsie, Zytologie, Bakteriologie etc.). [E] (medical) examination; physician's e. – **U., digitale:** Austasten von Körperöffnungen mit einem oder mehreren – im allgemeinen mit Gummifingerling oder -handschuh bedeckten – Fingern. [E] digital e. – **U., rektale:** digitale U. des Mastdarmes u. anliegender Organe (v.a. DOUGLAS* Raum, Prostata), oft ergänzt durch Rektoskopie bzw. Proktoskopie. [E] rectal e. – **U., vaginale:** digitale U. der Scheide u. der weiblichen Beckenorgane, oft kombiniert mit Spekuluminspektion, Kolposkopie; als bimanuelle U. mit gleichzeitigem Auflegen der »äußeren Hand« auf die Bauchdecken; als rektovaginale = kombinierte U. mit dem Zeigefinger der inneren Hand vaginal u. dem Mittelfinger rektal. [E] vaginal e.

Unterwasserbehandlung: Hydrotherapie mit Anw. physiotherapeutischer Maßnahmen im temperaturindifferenten Teil- oder Vollbad; als Krankengymnastik auch in der Knochenbruchnachbehandlung; evtl. als Druckstrahlmassage (z.B. bei Weichteilverhärtungen); oder als Unterwassergymnastik, d.h. als Bewegungstherapie bzw. Krankengymnastik unter Ausnutzung des Auftriebs für Geh- u. Schwimmübungen Gelähmter. [E] subaquatic treatment; underwater t.

Unterwassergymnastik, -massage: s.u. Unterwasserbehandlung. [E] underwater exercises; u. massage.

Urämie: bei Niereninsuffizienz durch Retentionsazotämie bedingte »Harnvergiftung«, u. zwar – im Gegensatz zur Pseudourämie – mit nierenbedingter Ödembildung u. Blutdrucksteigerung. Bei akutem Nierenversagen als akute U. mit Anurie u. schnellem Anstieg der Harnstoff- u. Creatinin-Werte im Serum. Bei chronischer Niereninsuffizienz (»Nierensiechtum«) mit Störung des Wasserhaushaltes (Polyurie mit Hypo- u. Isosthenurie; später Oligurie u. Anurie), Störung des Elektrolythaushaltes (Hyponatriämie durch dauernde osmotische Diurese; Hyperkaliämie infolge verminderter K-Ausscheidung u. K-Freisetzung durch Gewebszerfall; Hypokalzi- u. -chlorämie), metabolische Azidose, Zunahme von Harnstoff u. Creatinin (Rest-N-Erhöhung > 150–200 mg%). Symptome: Anorexie, Nausea, urinöser Geruch, Stomatitis, Gastritis/Enterokolitis, Erbrechen, Durchfälle, Verwirrtheit, motorische Unruhe, Krampfneigung, Amaurose, Amblyopie, Polyneuritis, Areflexie, urämische »Wasserlunge« (mit Exsudatbildung; *röntg* Schmetterlingshilus; später interstitielle Infiltrate = Pulmonitis), Pleuritis, Herzinsuffizienz (durch Myokardose), Perikarditis, Kaliumintoxikation, Anämie (Erythropoietinmangel), Leukozytose, Hirnödem, evtl. ↗Coma uraemicum; ferner Pseudo-Gichtanfälle, renale Osteopathie. [E] uremia. – **U., eklamptische:** Krampfurämie. [E] eclamptic u.; convulsive u. – **U., extrarenale:** echte U. infolge Rest-N-Vermehrung bei extrarenalem Nierensyndrom. [E] extrarenal u.

Urapidil: ein Uracil-Derivat; wirkt vermutlich stimulierend auf prä- u. postsynaptische α_2-Adrenozeptoren; Anw. als Antihypertensivum. [E] urapidile.

Ureteritis: Harnleiterentzündung; u. zwar abakteriell (z.B. toxisch) oder infektiös (primär bzw. lympho- oder hämatogen; de- oder aszendierend), akut oder chronisch; letztere evtl. mit Umwandlung des Übergangsepithels in Zylinderepithel u. mit Azinusbildung (= »kleinzystische U.«), unter Umständen mit Sklerosierung u. zu Hydroureter, Pyonephrose etc. führend. [E] ureteritis.

Ureterkatheterismus: Einführen eines ↗Harnleiterkatheters mit Hilfe eines doppelläufigen Zystoskops in einen oder bd. Harnleiter, evtl. bis ins Nierenbecken. Zur Prüfung der Durchgängigkeit, Gewinnung von Nierenbeckenharn, retrograden Pyelographie (u. -skopie), Entlastung bei Harnstauung (evtl. als Dauerkatheterismus), Nierenbeckenspülung, Chemolitholyse, Ureterdehnung. [E] ureteral catheterization.

Urethritis: Harnröhrenentzündung (v.a. die Schleimhaut, evtl. aber tiefere Schichten betreffend; u.U. Periurethritis, Kavernitis). Als abakterielle (nach chemischer oder mechan. Reizung), allergische, bakterielle (spezifische oder unspezifische), mykotische, virale oder protozoenbedingte Entzündung; Symptome: örtliche Schmerzen u. Dysurie, Ausfluß, bei Chronizität evtl. Stenosen, Strikturen. [E] urethritis. – **U. anterior:** auf die vorderen Harnröhrenabschnitte begrenzte U. – **U. posterior:** U. der hinteren Harnröhrenbereiche, z.B. bei Prostatitis, Gonorrhö. – **U. simplex:** katarrhalische U. – **U. vegetans:** chronische U. mit reaktiven hyperplastischen, polypösen oder papillomatösen Schleimhautveränderungen.

Urikosurika: die Harnsäureausscheidung durch die Niere steigernde Stoffe, z.B. Benzbromaron, Probenezid u. Sulfinpyrazon. [E] uricosuric agents.

Urinal, Urodochium: schlauch- oder flaschenförmiger Behälter zum Harnauffangen bei Harninkontinenz, am Conduit; mit einem den Penis bzw. die Vulva umgreifenden Ansatzstück u. einer Haltevorrichtung (am Oberschenkel). [E] urinal.

Urokinase: physiologischer, aus Prourokinase durch limitierte Proteolyse entstehender Aktivator der Fibrinolyse (urokinase-type plasminogen activator = u-PA). Isolierung ursprünglich aus Urin, kommt aber auch in vielen Geweben vor. Glykoprotein aus 2 Polypeptidketten (two-chain urokinase-type plasminogen activator = tcu-PA) mit einem Molekulargewicht von 54 000 D (hochmolekulare Form; high molecular weight urokinase = HMW-UK) bzw. 33 000 D (niedermolekulare Form; low molecular weight urokinase = LMW-UK). Für ↗Fibrinolysetherapie Extraktion aus Urin oder Überstand von Nierenzellkulturen; auch gentechnologische Herstellung möglich.

Urolithiasis: Krankheit mit Bildung von Harnsteinen (↗Harnkonkrement) in der Niere u./oder den ableitenden Harnwegen u. mit einer von Bildungsort, Größe u. Verhalten (stumm, wandernd, eingeklemmt) der Konkremente u. von den Folgeerscheinungen (Harnstauung, Nierenschädigung), evtl. auch dem Grundleiden, abhängigen, meist charakteristischen Symptomatik (s.a. Nephrolithiasis, Harnleiterstein). Die Diagnose stützt sich auf Harnanalyse, Urographie, Zystoskopie, Ureterkatheterismus, evtl. auch Funktions- u. Stoffwechseluntersuchungen. Bedarf stets dringend ärztlicher Behandlung: medikamentös-diätetische (auch i.S. der Prophylaxe), Förderung des spontanen Steinabgangs (z.B. Trinkkur, Spasmolytika), bei Nierenbeckensteinen extrakorporale Stoßwellenlithotripsie, instrumentelle (mittels Schlingenkatheter; DORMIA* Körbchen; zystoskopische Schlitzung des Harnleiterostiums) oder operative Entfernung (z.B. Pyelolithotomie, Nephrolithotomie, Ureterolithotomie, bei Blasenstein Extraktion mittels Steinzange, Lithotripsie u. -lapaxie, Sectio alta, Urethrotomia externa); s.a. Litholyse. [E] urolithiasis.

Urosepsis: von den Harnwegen ausgehende septische Erkrankung, u. zwar als aseptische u. als septische Urotoxikose u. als eigentliche U. (= septisches Harnfieber), d.h. als Septikämie mit frühzeitiger Metastasierung (wobei die Erreger spontan aus den Harnwegen austreten, z.B. bei eitrigphlegmonöser Entzündung, oder aber nach Schleimhautverletzung, z.B. anläßlich einer Prostataresektion, eines Katheterismus). Komplikationen: Metastasen, Thrombophlebitis urinaria septica der Beckenvenen (evtl. mit sekundärer Phlegmone), Kachexie. [E] urosepsis. – **U., einseitige renale:** septische ↗Pyelonephritis.

Urticaria, Urtikaria, Nesselausschlag, -sucht: die häufigste Erscheinungsform der allergischen Überempfindlichkeit der Haut u. der Schleimhäute (»Endo-U.«) als Sofortreaktion in Form eines toxisch-allergischen Exanthems auf exo- oder endogene Reize, v.a. auf Fremdeiweiß (z.B. Serum, tierische Sekrete, pflanzliche Substanzen, Epidermisgebilde) u. auf krankhaft verändertes körpereigenes Eiweiß, Arzneimittel sowie auch auf physikalische Reize. Typische Effloreszenz ist die stark juckende Quaddel (Urtica) oder – seltener – Papel, evtl. mit Bläschen-, Blasenbildung (U. vesiculosa bzw. bullosa), Diapedeseblutung (U. haemorrhagica); ferner Eosinophilie, evtl. auch Fieber, Schüttelfrost, Schock(fragmente). [E] urticaria; hives; nettle rash. – **U. e calore:** hitzebedingte U. [E] heat rash. – **U. cholinergica:** U. nach reaktiver Acetylcholin-Freisetzung; u.a. nach Streß (Emotion, Überanstrengung). [E] cholinergic u. – **U. congelationis** s. **e frigore:** Kälteurtikaria. – **U. evanida:** einmalige, schnell verschwindende U. – **U. gigantea:** QUINCKE* Ödem. [E] giant u. – **U. perstans:** U. mit anhaltender Knötchenbildung u. Pigmentation, evtl. Hyperkeratose u. Epidermishyperplasie. – **U. solaris:** Lichturtikaria auf Sonnenlichteinwirkung. [E] sun rash.

Uterusatrophie: die hormonal bedingte Rückbildung (Atrophie) der Gebärmutter; physiologisch im Alter (Altersinvolution; infolge Sistierens der Ovarialfunktion). [E] uterine atrophy.

V

Vagina: (latein.) Scheide. *PNA*, Kolpos: die weibl. Scheide. Die auskleidende Schleimhaut verändert sich periodisch; im Klimakterium finden Alterungsvorgänge mit Gefäßsklerose, Lumeneinengung u. Elastizitätsverlust statt. [E] vagina.

Vaginitis: ↗Kolpitis. [E] vaginitis. – **V., unspezifische:** meist durch Gardnerella vaginalis verursachte V.

Valeriana officinalis: der »echte oder gemeine Baldrian«; Wurzel (Radix bzw. Rhizoma valerianae) enthält Valepotriate sowie äther. Öl mit Isovaleriansäureestern, »Alkaloiden«, Terpenen etc.; Anw. in Form von Baldriantinktur oder -tropfen als mildes Sedativum, Antispasmodikum u. Aromatikum. [E] valerian.

Valproinsäure: Antiepileptikum mit GABAerger Wirkung; erhöht die GABA-Konzentration im ZNS. Nebenwirkungen sind gastrointestinale Störungen, Sedierung, seltener Haarausfall u. Gerinnungsstörungen (durch Thrombozytenfunktionsstörungen). Wegen Gefahr einer Leberzellschädigung Kontrolle der Leberfunktion.

Vancomycin: Antibiotikum aus Streptomyces orientalis; gebunden an Mureinbausteine; verhindert die Bildung von Glykosidketten u. hemmt dadurch den Aufbau der Zellwand grampositiver Bakterien; bakterizid wirksam gegen Staphylokokken (auch bei Oxacillin-Resistenz), Streptokokken, Corynebact. diphtheriae, Clostridium difficile (Anw. bei pseudomembranöser Enterokolitis). [E] vancomycin.

variant angina: (engl.) ↗Angina pectoris durch Koronarspasmen; i.e.S. die ↗PRINZMETAL* Angina.

Varicosis: ↗Varikose. [E] varicosis. – **V. spinalis:** FOIX*-ALAJOUANINE* Syndrom.

varikös, varicosus: krampfadrig, eine Varize bzw. Varikose betreffend. [E] varicose; variceal. – **v. Symptomenkomplex:** bei ↗Varikose v.a. der unteren Extremitäten infolge Zirkulationsstörung auftretende lokale Erscheinungen u. Folgeprozesse: Variko- u. Thrombophlebitis, variköses Ödem (v.a. nach tiefer Thrombose, v.a. abends), Dermoepidermitis, Ekzema varicosum, Atrophie blanche, Dermatosklerose, Ulcus varicosum, Hautpigmentierung (blutungsbedingte Hämosiderinablagerung). [E] v. symptom complex.

Varikose, Varicosis: ausgedehnte Krampfaderbildung (↗Varize). [E] varicosis. **1) primäre V.** infolge konstitutioneller Wandschwäche u./oder Insuffizienz der Venenklappen (»chron. venöse Insuffizienz«); mit ausgesprochen familiärem Vork. u. Manifestation unter Mitwirkung verschiedenster Faktoren (Gravidität, Stehberuf, Adipositas etc.), z.B. in Form von Hämorrhoiden, v.a. aber als oberflächl. oder extrafasziale Bein- oder Saphena-V. (evtl. als »retikuläre« V. nur der Seitenäste, ohne die Saphenastämme, ↗Abb.): Nachweis durch PERTHES*, TRENDELENBURG*, MAHORNER*-OCHSNER* Versuch; ferner durch VALSALVA* Preßdruckversuch (charakterist. Rückstromgeräusch). Therapie: Kompressionsverbände bzw. -strümpfe, ↗Varizenverödung oder aber transkutane Venenumstechung (VELPEAU, KOCHER), multiple subkutane Diszision mit Umstechung u. Unterbindung (KLAPP), Ligierung der Vena saphena magna, Varikektomie (MADELUNG), intraluminäres Stripping (KELLER, MAYO), Venenexhairese (BABCOCK), evtl. Roßkastanienextrakte. **2) sekundäre V.** als Folge eines venösen Umgehungskreislaufes, z.B. bei Leberzirrhose die Magen- u. Ösophagus-V., bei Stenose der Beckenvenen das Caput medusae in der Leiste, postthrombotisch die tiefe oder intrafasziale Bein-V. (Vv. tibiales ant. oder post.), die Corona phlebectatica (»Cockpit-Varizen« der Kommunikans- u. Netzvenen rings um den Fußrand) als frühes Zeichen einer Abflußstörung in den tiefen Unterschenkelvenen. – Häufige Folge der

Bein-V. ist der ↗variköse Symptomenkomplex (»Krampfaderleiden«); s.a. Abb. – **V., spinale:** FOIX*-ALAJOUANINE* Syndrom.

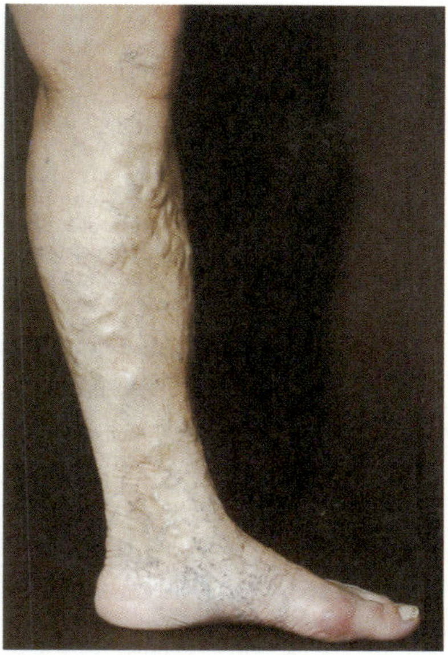

Varikose des Unterschenkels [59]

Varikose
Modell der intakten Muskelpumpe. Der venöse Blutstrom erfolgt klappengerichtet vom oberflächlichen ins tiefe Venensystem

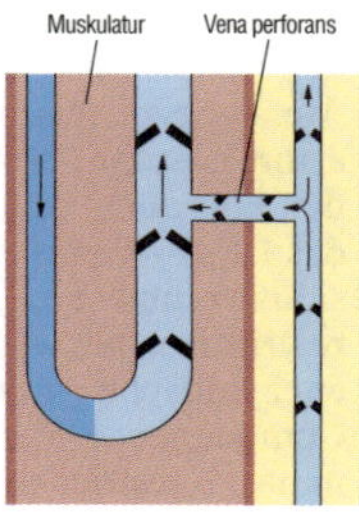

Entwicklung einer Varikose:
Modell der Mündungsklappen- u. Perforansveneninsuffizienz. Aus der Venenerweiterung u. Klappendeformierung im oberflächlichen Venensystem resultiert Pendelblut zwischen oberflächlichem u. tiefem Venensystem mit Ektasie der oberflächlichen Vene über der Faszienlücke, sog. »blow out« [44]

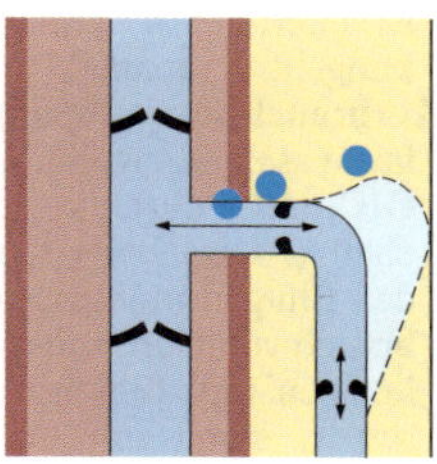

Varize, Varix(knoten), Krampfader(knoten)**:** spindel-, sack-, tonnen- oder knotenförmige Ausweitung u. Schlängelung einer Vene infolge Wand- u. Klappeninsuffizienz; konstitutionell bedingt (= primäre V.) oder erworben (= sekundäre V., z.B. durch Blutstauung nach Thrombose). – s.a. Varikose, Varizenverödung. [E] varix; varicosity.

Varizenverödung, Varikosklerisation**:** bei oberflächl. Varizen therap. Induzieren einer örtl. Intimaentzündung mit Lumenverödung (u. damit Druckentlastung u. Zirkulationsverbesserung) durch örtl. i.v. Inj. eines sog. Verödungsmittels (v.a. Präp. mit ungesätt. Fettsäuren, Hydroxypolyäthoxydodecan, 20%ig. NaCl- oder 60%ig. Glucose-Lsg.). [E] sclerotherapy of varicose veins.

Vasodilatanzien: gefäßerweiternde (u. dadurch blutdrucksenkende), peripher u./oder zentral angreifende, strukturell sehr unterschiedl. Wirkstoffe als Antihypertonika, Koronarmittel, Sympatholytika (adrenerge α-Blocker), β-Sympathomimetika, Nicotinsäure mit ihren Derivaten, bestimmte Calciumantagonisten u. Adenosin. [E] vasodilative agents.

Vasokonstriktoren: 1) vasokonstriktor. Nerven: durchweg dem Sympathikus zugehör. Gefäßnerven (postganglionär, mit adrenerger Erregungsübertragung nur auf α-Rezeptoren), deren von den Vasomotorenzentren abhäng. Impulse blutgefäßverengend wirken. **2)** den Tonus der Gefäßmuskulatur erhöhende »vasokonstriktor. Stoffe«, v.a. Noradrenalin u. Adrenalin als postganglionäre Transmitter des Sympathikus, Serotonin, Angiotensin. **3)** Vasokonstringenzien: Wirkstoffe mit gefäßverengender (u. dadurch blutdrucksteigernder) Eigenschaft. [E] 1)–3) vasoconstrictors; 2) vasoconstrictive agents; 3) vasoconstrictor drugs.

vasomotorisch: Vasomotorik bzw. Vasomotoren betreffend; z.B. v. (= neurozirkulator.) Dystonie, v. Neurose (Angioneurose). [E] vasomotor. – **v. Kopfschmerz:** K. (v.a. bei Wetteränderung, Überanstrengung, im Klimakterium) infolge einer Regulationsstörung der intrakraniellen Gefäße bei vegetat. Dystonie: kontinuierl. oder mehr anfallsartiger, meist dumpfer, diffuser Kopfdruck, oft verbunden mit anderen neurozirkulator. Symptomen (Schwindel, Übelkeit, Herzklopfen, kalte u. feuchte Akren). [E] v. headache.

Venenentzündung: ↗Phlebitis. [E] venous inflammation.

Venenklappen: in etwa gleichen Abständen in das Lumen ragende, taschenförmige (meist paar.) Intimaduplikaturen, die in den meisten Venen eine retrograde Blutströmung verhindern (freier Klappenrand herzwärts). Bei **Venen(klappen)insuffizienz** (infolge Überdehnung des Klappenansatzringes oder phlebitischer bzw. thrombot. Zerstörung) Strömungsumkehr mit venöser Hypertension, an den Beinen v.a. bei Insuffizienz der Perforans- u. tiefen Venen; s.a. Varikose (dort Abb.). [E] valves of veins.

Venenpuls: herzsynchrone Volumen- u. Druckschwankungen (Schlauchwellen) vom Herzen fort über die – v.a. herznahen – Venen, am deutlichsten an den Halsvenen (Jugularispuls). Normal als **negativer V.**; pathol. als **positiver V.** sowie als »**penetrierender V.**« (das Kapillargebiet in Richtung Herz durchdringender arterieller Puls, z.B. bei Arteriolendilatation, Aorteninsuffizienz). Kurvenermittlung (meist kombin. mit PKG u. EKG) blutig oder photoelektrisch. [E] venous pulse.

Venenstripping: Exhairese einer Vene (meist V. saphena magna u. parva) mittels Venenstrippers, extraluminal z.B. mit Ringstripper (n. KELLER, MAYO), intraluminal mit flexibler (MYERS) oder halbstarrer (BABCOCK) Extraktionssonde mit Knopf am unteren u. Kugel am oberen Ende; letztere wird – nach Ligatur der vor der Saphena in die Femoralis mündenden Seitenäste – durch eine Phlebotomie-Öffnung von distal (mit Kugel voran) eingeführt u. subinguinal aus der Saphena ausgeleitet, so daß das aufgefädelte u. am Knopf durch Ligatur fixierte Gefäß durch Zug am prox. Sondenende unter Abriß der Seitenäste extrahiert werden kann. Abschließend Kompressionsverband. [E] vein stripping.

Venenthrombose: ↗Phlebothrombose. [E] venous thrombosis. – **V., tiefe:** v.a. in den tiefen, großen Bein- u. Beckenvenen (Beckenvenenthrombose) auftretende V., meist nicht infektiös, sondern Folge verlangsamter Blutzirkulation u./oder erhöhter Koagulabilität bei Herz-Kreislauf-Erkrankungen, Hypertonie, akuter oder chron. Infektionskrankheit, postoperativ oder postpartal, ungewohnter Daueranstrengung (Thrombose par effort) etc.; Verlauf hochakut (= Phlegmasia caerulea dolens), akut (Beginn innerhalb weniger Std. oder Tage) oder subakut; meist bei Bettlägerigen u. meist mit nur geringen Symptomen, mit Manifestation erst bei Mobilisation oder durch Auftreten einer Lungenembolie. Charakterist. Symptomen-Trias: Ödem, Zyanose, Schmerz, bes. ausgeprägt beim Stehen u. bei Belastung; Komplikationen: Embolie, postphlebitisches Syndrom, Rezidive, Sepsis (durch bakteriell infizierten Thrombus, z.B. Tonsillitis, Abort). Therapie: Ruhigstellung, Fibrinolytika, chir. Behandlung (z.B. Entleerung des sog. intravarikösen Hämatoms durch Stichinzision), Kompressionsverband. [E] deep vein thrombosis.

Venopathie: Oberbegriff für – insbes. nichtentzündliche – Venenerkrankungen; z.B. als »**arteriosklerotische V.**« infolge Atherosklerose der Begleitarterie, mit trophisch bedingter Wandschädigung, Thrombosierung, Klappeninsuffizienz. [E] venopathy.

Ventilationsstörung: gesteigerte oder verminderte Lungenventilation (ohne Berücksichtigung von Zusammensetzung u. Ausnutzung der ventilierten Gase). [E] ventilation disorder. – **V., obstruktive:** V. bei Erhöhung des Strömungswiderstandes durch intra- u./oder extrabronchiale Atemwegseinengung (z.B. bei Bronchialasthma, spast. Bronchitis) mit Abnahme der Elastance, rel. starker Verminderung des 1-Sek.-Wertes u. Vergrößerung des Residualvolumens. [E] obstructive v. d. – **V., restriktive:** bei verkleinerter Lungenparenchymfläche mit Verminderung der Compliance u. der meisten Lungenvolumina. [E] restrictive v. d.

Verapamil: Calciumantagonist mit gefäßerweiternder u. antiarrhythmischer Wirkung. [E] verapamil.

Verbrauchskoagulopathie, disseminierte intravasale Koagulation oder Gerinnung, DIC, DIG: durch verschiedenartige Ursachen (↗Tab.) hervorgerufene Aktivierung des Blutgerinnungssystems, die zum Verbrauch von Gerinnungsfaktoren u. Thrombozyten (mit Bildung kleinster Thrombosen) u. somit zur Blutungsneigung führt, verstärkt durch die einsetzende Hyperfibrinolyse (Fibrinolysesyndrom). [E] disseminated intravascular coagulation; DIC.

Einige der wichtigsten Ursachen, die zu **Verbrauchskoagulopathie** führen [38]

akut	subakut/chronisch
Abruptio placentae	septischer Abort
Fruchtwasserembolie	Schwangerschaftstoxämie
hämolytische Transfusionsreaktion	Karzinome (Lunge, Prostata)
WATERHOUSE*-FRIDERICHSEN* Syndrom	hämolytisch-urämisches Syndrom
gramnegative Sepsis	KASABACH*-MERRITT* Syndrom
Hitzschlag	Dead-fetus-Syndrom
Schlangenbiß	akute hämorrhagische Pankreatitis
akute Promyelozytenleukämie	akute Leukämie
Schockzustände	dekompensierte Leberzirrhose
Purpura fulminans	

Verdauungsstörung: ↗Dyspepsie, Maldigestion. [E] indigestion.

Vergreisung: die im höheren Alter physiol., von somat. Phänomenen begleitete, oft schablonenhafte Einengung der Lebensinteressen, mit betonter Zuwendung zur Vergangenheit, Distanz zur Gegenwart, Zuspitzung vorhandener Charakterzüge u. Neigungen. [E] senescence.

Verhaltensstörung: ungenügend definierter Sammelbegriff für psych. Auffälligkeiten. [E] behavior disorder.

Verhaltenstherapie: (H. J. EYSENCK 1959, WOLPE, RACHMAN) in der Lerntheorie begründete psychotherapeutische Verfahren, bei denen versucht wird, psychische Störungen zu modifizieren oder abzubauen u. durch Neukonditionierung oder positive Verstärkung (Belohnung) ein angepaßteres Verhalten zu bilden. Im Gegensatz zur traditionellen ↗Psychotherapie behandelt die V. nur das an Kranken offen beobachtbare gestörte Verhalten direkt. [E] behavior therapy.

Vernebler: Vorrichtung zum Erzeugen (z.B. durch Druckluft oder Ultraschall) eines ↗Aerosols. [E] atomizer; nebulizer; spray.

Verruca: (latein.) »Warze« als scharf umschriebene, rundl., papillomatöse, mehr oder minder hyperkeratot. Epidermiswucherung; i.e.S. die durch Papilloma-Viren hervorgerufenen »infektiösen Akanthome« = »Viruspapillome«, mit einer Inkubationszeit von Wochen bis Monaten, deren Aussaat durch Selbstansteckung beim Kratzen erfolgen kann. [E] wart. – **V. acuminata:** Condyloma acuminatum. [E] venereal w. – **V. filiformis:** s.u. V. vulgaris. – **V. necrogenica:** Tuberculosis cutis verrucosa. – **V. plantaris:** nach innen, evtl. wie ein Dorn beträchtlich in die Tiefe wachsende Warze an der Fußsohle. [E] plantar w. – **V. senilis (seborrhoica):** ↗Alterswarze. [E] senile w. – **V. vulgaris:** die »gemeine Warze«, infektiöses Akanthom als gut abgegrenzter stecknadelkopf- bis erbsgroßer, grauer, hyperkeratot.-papillärer harter Hautauswuchs mit zerklüfteter Oberfläche; meist multipel, bevorzugt an Hand- u. Fingerrücken, seltener im Gesicht, an der Planta u. – evtl. fadenförmig (V. filiformis) – am behaarten Kopf u. in der Bartgegend. [E] common w.

Verschlußkrankheit, arterielle: (M. RATSCHOW 1958) Sammelbegriff für die – zur ↗Durchblutungsstörung (dort Tab.) u. damit zum Mißverhältnis zwischen Blutzufuhr u. Sauerstoffbedarf führenden – Gefäßveränderungen, die oft mit erhöhter ↗Thromboseneigung u. hämorrheologischen Veränderungen einhergehen. – Ursachen: fortgeschrittene Arteriosklerose, diabetische ↗Angiopathie, Endangiitis obliterans, Arteriitis, ↗Embolie. I.e.S. die **periphere arterielle V.** (s.a. Tab. S. 428) mit Veränderungen von Pulsqualität, Hauttemperatur u. -farbe, Störungen der Trophik u. Sensibilität, Schmerzen (s.a. FONTAINE*-RATSCHOW* Einteilung). Die Diagnostik erfolgt durch Lagerungsprobe n. RATSCHOW, Gehversuch, Faustschlußprobe, Ergometrie, Oszillo-, Plethysmo- u. Angiographie, Ultraschall-DOPPLER-Methode, Hautclearance u.a. Vorkommen als Aortenbifurkationssyndrom (bei »Beckentyp«, d.h. bei Aorta-abdominalis-, Arteria-iliaca-Verengung bzw. -Verschluß), Claudicatio intermittens (bei Enge der Arteria femoralis bzw. poplitea; »Oberschenkel-« bzw. »Popliteatyp«), Endangiitis obliterans (Enge der A. tibialis; als »Unterschenkeltyp« [auch bei diabetischer Angiopathie]), RAYNAUD* Syndrom i.w.S. (Handarterienengen; »akraler Typ«), Aortenbogensyndrom (»Schultertyp« [auch bei Anzapfsyndrom entsprechender Arterien]). [E] occlusive arterial disease.

Periphere arterielle Verschlußkrankheit

Lokalisationstyp	Sitz der Obliteration	örtlicher Schmerz	Alter (Jahre)	Syndrom
Beckentyp	Aorta abdominalis Arteria iliaca comm. Arteria iliaca externa Arteria iliaca interna	Rücken, Gesäß Hüfte, Oberschenkel Leistengegend – Fuß (ventr. Oberschenkel) Gesäßmuskulatur (dors. Oberschenkel)	50–60	Aortenbifurkationssyndrom (= LERICHE* Syndrom) (Impotenz)
Oberschenkeltyp	Arteria femoralis (Canalis adductorius)	Wade	40–50	Claudicatio intermittens
Popliteatyp	Arteria poplitea	Wade	30–50	Claudicatio intermittens
Unterschenkeltyp	Arteria tibialis anterior sive posterior	Fußgewölbe, Zehen	20–40 40–60	v. WINIWARTER*-BUERGER* Krankheit Angiopathia diabetica
akraler Typ	Interdigital-, Metakarpal- bzw. Metatarsalarterien	Finger, Zehen	20–50	(RAYNAUD* Syndrom i.w.S.)
Schulter(gürtel)typ	Arcus aortae Arteria subclavia Arteria axillaris Arteria brachialis	Oberarm Unterarm Unterarm – Hand	20–30	Aortenbogensyndrom Anzapfsyndrom

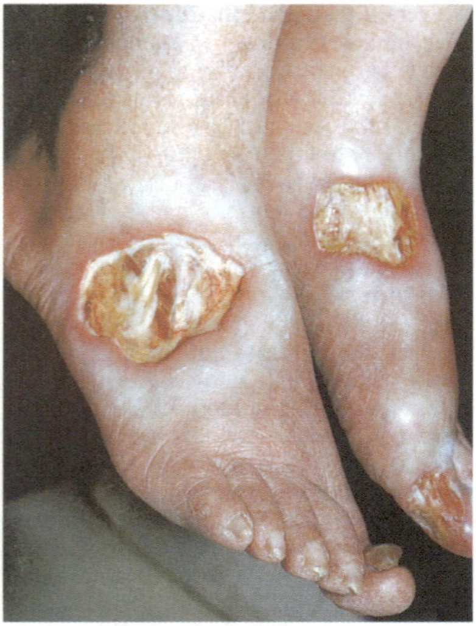

Arterielle Verschlußkrankheit: Ulzera des Fußrückens [59]

Verstimmung, Verstimmtheit: Affektstörung mit Abweichen von der gewohnheitsmäß. Stimmungslage. – Vork. als Spielbreite des Normalen, ausgeprägter bei diffuser organischer Hirnerkrankung, Durchgangssyndrom, Epilepsie u.a. Anfallsleiden sowie postkommotionell. [E] discord; ill humor.

Verstopfung: ↗Obstipation. [E] constipation; obturation.

Versündigungswahn, Schuldwahn: die krankhafte Überzeugung, schwere (moral.) Schuld auf sich geladen zu haben u. mit Recht eine entsprech. Strafe zu erwarten; typ. Symptom bei endogener Depression. [E] delusion of guilt.

Vertebralsyndrom, Wirbelsäulen(WS)-Syndrom: akute (meist durch Bandscheibenvorfall) oder chron. Erkrankung der WS (meist nur eines Abschnitts) mit vertebragenen Schmerzen (örtl. Druck-, Klopf- oder radikulärer Schmerz, verstärkt bei intraabdomin. Drucksteigerung; oder irradiierender Tiefenschmerz) u. neuralen – motor. oder sensiblen – Fernsymptomen (Parese, Lähmung bzw. Parästhesien, Sensibilitätsausfall). Klin. Bild je nach Lokalisation (Zervikal-, Thorakal-, Lumbal-, PUTTI*, Wurzelsyndrom). – Chron. Formen u.a. bei kalzipriven Osteopathien, seniler u. steroidbedingter Osteoporose, Osteomalazie, Osteodystrophia cystica generalisata, Ostitis deformans, Avitaminosen, Malabsorption, SCHEUERMANN* Krankh., Spondylarthrose, BECHTEREW* Krankh., WS-Mißbildungen, Spondylitis, chron. Polyarthritis. [E] segmental spino-vertebral syndrome.

Verwirrtheit: Bewußtseinstrübung mit Denkstörungen, Erinnerungsverfälschungen u. Desorientierung; z.B. bei Psychosen (↗Dementia). [E] confusion.

very low density lipoproteins, VLDL: (engl.) s.u. Lipoproteine.

VES: Abk. für **v**entrikuläre ↗**E**xtra**s**ystole.

Vidarabin: Adenosin-Arabinosid, ein ↗Virostatikum. [E] vidarabine.

Virostatica, -tika, Virustatika: gegen Viren während der Vermehrungsphasen wirksame Chemotherapeutika, die v.a. gegen Herpesviren angewendet u. bei verschiedenen Viruskrankheiten erprobt werden. [E] virostatic agents.

Virushepatitis: nichteitrige diffuse Entzündung der Leber, verursacht durch bisher 5 bekannte Viren (Typ A–E, s.u.). Klinik: häufig asymptomatisch; Prodromalstadium mit Symptomen eines grippalen Infektes, Arthralgien, passagerem Exanthem u. gastrointestinalen Beschwerden, ca. ein Drittel der Patienten entwickelt anschließend einen Ikterus, die Leber ist vergrößert u. druckschmerzhaft, Milz u. Lymphknoten können vergrößert sein. Histologisch Einzelzellnekrosen des Leberparenchyms, Proliferation von KUPFFER* Sternzellen sowie Infiltration der Periportalfelder mit Plasmazellen, Lympho- u. Histiozyten. Labor: deutlich erhöhte Transaminasen (GPT > GOT), bei Ikterus Bilirubinanstieg, leichte Erhöhung von Gamma-GT u. AP; im Blut Lymphozytose, evtl. Serumeisen- u. Gammaglobulinanstieg. Bei schweren Verläufen Abfall von Cholinesterase, Quick u. Serumalbumin. Komplikationsreiche Verläufe können protrahiert, rezidivierend oder fulminant sein, mit Cholestase (intrahepatisches Verschlußsyndrom) einhergehen oder zur chronischen Hepatitis führen. Zahlreiche extrahepatische Manifestationen sind möglich. Bei Viruspersistenz (Typ B–D) kann der Patient gesunder Virusträger sein, eine chronisch-persistierende oder eine chronisch-aggressive Hepatitis entwickeln. Eine Leberzirrhose kann die Folge der V. sein, außerdem besteht ein erhöhtes Risiko zur Entstehung eines primären Leberzellkarzinoms. **1) V. Typ A:** Erreger ist das Hepatitis-A-Virus (HAV); Infektionsweg fäkal-oral, Inkubationszeit von etwa 20–50 Tagen, in jüngerem Alter oft inapparenter Verlauf, sporadisches Auftreten sowie Epidemien, lebenslange Immunität; Infektiosität während der Inkubationszeit u. der ikterischen Phase über orale Kontakte u. Stuhl hoch, etwa 3 Wochen nach Krankheitsbeginn bzw. beim Verschwinden des Ikterus ist das Virus im Stuhl nicht mehr nachweisbar; sehr selten Rezidivfälle. **2) V. Typ B:** Erreger ist das Hepatitis-B-Virus (HBV); parenterale Übertragung (Geschlechtsverkehr, infizierte Nadeln, diaplazentar), Inkubationszeit 30–80 Tage, unterschiedliche Schweregrade der Erkrankung, entweder als akute Hepatitis mit Ausheilung, als chronische Hepatitis (in ca. 10% der Fälle bei Erwachsenen) mit möglichem Übergang in eine spätere Zirrhose, als fulminante lebensbedrohliche Erkrankung oder als akute Hepatitis mit anschließender Rekonvaleszenz, jedoch fortgesetzter Virusreplikation (asymptomatischer Carrier-Status). **3) V. Typ C (Non-A-Non-B):** Erreger ist das Hepatitis-C-Virus; hauptsächlich parenterale Übertragung, Inkubationszeit 2–14 Wochen, betroffen sind v.a. Risikogruppen (i.v. Drogenabusus, Hämophile, Dialysepatienten, posttransfusionell); chronische Verläufe nach akuter Hepatitis C häufig (50–70%). **4) V. Typ D:** Erreger ist ein RNA-Virus (HDV), das selbst nur pathogen ist, wenn gleichzeitig HBV anwesend ist (Co- oder Superinfektion); parenterale Übertragung, in Mitteleuropa noch relativ selten u. überwiegend bei Risikogruppen u. Mittelmeerraum; als Superinfektion verläuft Hepatitis D oft sehr rasch progredient. **5) V. Typ E:** Erreger ist das Hepatitis-E-Virus (HEV); Übertragungsweg fäkal-oral, Inkubationszeit 2 bis 9 Wochen, Auftreten sporadisch u. epidemisch im tropischen u. subtropischen Raum; Verlauf in den meisten Fällen ähnlich wie bei Hepatitis A, bei Gravidität tritt in 10–20% eine fulminante Hepatitis auf.

Viruspneumonie: s.u. Pneumonie, primär-atypische. [E] viral pneumonia.

Vitalkapazität, VK, VT_{max}: das nach max. Exspiration eingeatmete max. Atemvolumen. E vital capacity.

Vitamin(e), Vit.: (C. FUNK 1911/12) lebensnotwendige (»Vita-«), stickstoffhaltige (»-amin«) Nahrungsbestandteile, deren Nichtzufuhr Mangelerscheinungen auslöst. Gruppe organ. Wirkstoffe, die für die normalen Funktionen heterotropher Lebewesen mehr oder weniger obligat u. – da nur aus äußeren Quellen bzw. unter dem Einfluß von Milieufaktoren (z.B. Darmflora) zugänglich – bedarfsgerecht zuzuführen sind. Ihre spezif., nur »biokatalyt.« Wirkung beruht auf Ersatz der dem metabol. Verschleiß unterliegenden Wirkgruppen von Enzymen. Mangel infolge ungenügender Zufuhr oder Resorption (s.a. Malabsorption), Störung von Darmflora oder Metabolismus, Antivitamin-Einwirkung oder gesteigerten Verbrauchs führt zu spezif. Hypo- u. Avitaminosen (Vitaminmangelkrankheiten), ein Überangebot zu Hypervitaminosen (mit Krankheitserscheinungen nur beim stark speicherbaren A u. D). Wasserlöslich sind B_1, B_2, B_6, B_{12}, Biotin, Pantothensäure, Niacin u. Niacinamid (PP), Fol- u. Folinsäure (Citrovorumfaktor), C u. Bioflavonoide; fettlöslich A, D, E, F u. K. E vitamin(s).

Klassifizierung der **Vitamine**

mit Coenzym-Funktion	ohne Coenzym-Funktion	Vitamin-ähnl. Wirkstoffe
Vit. B_1 Vit. B_2 Vit. B_6 Vit. B_{12} Vit. K* Vit. PP Biotin Folsäure α-Liponsäure Pantothensäure	Vit. A* Vit. C Vit. D* Vit. E*	Vit. F Vit. T (Carnitin) Flavonoide *meso*-Inosit

* lipoidlöslich

Vitamin A, Axerophthol: Vit. A_1 (= Retinol) u. A_2 (= 3-Dehydroretinol) u. deren Derivate; gelbe, fettlösl., durch Sauerstoff- u. UV-Einwirkung inaktivierbare Verbindungen; Vork. frei sowie proteingebunden in Milch, Leber (v.a. Fisch), Eigelb etc.; als Provitamine (Carotinoide) in zahlr. Pflanzen u. hieraus (v.a. β-Carotin) im tier. Körper (vermutl. Dünndarmwand) gebildet u. in der Leber gespeichert (meist als Palmitat); A_1-Aldehyd als prosthet. Gruppe im Rhodopsin. Beteiligt an Keratinisierung u. Biosynthese der Glykoproteine u. Mucopolysaccharide; bei Mangel (v.a. infolge Resorptionsstörung) Epithelschäden an Haut u. Schleimhäuten (follikuläre Hyperkeratose [»Krötenhaut«], Leukoplakien der Atem- u. Harnwegsschleimhäute, Plattenepithelmetaplasien in Speichel- u. Schleimdrüsen des Verdauungstraktes [Diarrhöen], Keratomalazie, Xerophthalmie), Hemeralopie, wahrsch. auch Störung der Steroid-Biosynthese; bei chron. Überdosierung trockene, rauhe Haut; Cheilitis sicca; follikuläre Keratosen; evtl. Knochen- u. Gelenkbeschwerden. E vitamin A; retinol.

Vitamin-A-Hypervitaminose: Vit.-A-Intoxikation infolge Überdosierung. Akut mit Kopfschmerzen, Nausea, Vertigo; chron. mit Anorexie, Reizbarkeit, Mundwinkelrhagaden, Haarausfall, Fieber, Hepatomegalie, periostalen Schwellungen, Schmerzlähmungen. E hypervitaminosis A.

Vitamin B_1, Thiamin, Aneurin: wasserlösliches, hitze-, alkali- u. O_2-labiles Vit.; unentbehrlich für den Kohlenhydratstoffwechsel, beteiligt an Acetylcholin-Bildung. Wird weder gespeichert noch als Überangebot resorbiert; v.a. in der Leber in Pyrophosphatform (Coenzym) übergeführt u. in der Niere dephosphoryliert (Harnexkretion 50 μg/24 Std. als freies u. als Sulfatester). Bei Mangel infolge Minderangebots oder Resorptionsstörung Blockade der Transketolasereaktion in Erythrozyten mit Anstieg der Pentosephosphate auf 3fache Normwerte, erhöhter Pyruvat- u. Lactatblutspiegel, vermind. Harnexkretion: Magen-Darm-Beschwerden, Appetitlosigkeit, Müdigkeit, Gewichtsverlust, Tachykardie (im EKG: kleines T), Wasserhaushaltsstörung, neurol. Symptome (periphere Lähmungen, Hypobis Atonien; Konzentrationsschwäche, evtl. Depression), bei schwerer Ausprägung Beriberi, beim Alkoholiker WERNICKE* Pseudoenzephalitis, KORSAKOW*

Syndrom, Delir; Therapie: orale Tagesgaben von 20–30 mg B_1. – Natürliches Vork. in Getreide (Keimling, Hülle), Hülsenfrüchten, tier. Leber, Muskelfleisch, Hefe; wird auch ernährungsabhängig im Darm mikrobiell synthetisiert. – Als B_1-Antagonisten die »Antivitamine« Amprolium, 2-Methylthio- u. Oxypyrithiamin sowie natürl. »Thiaminasen«, Zimtsäure-Derivate etc. [E] vitamin B_1; thiamine.

Vitamin B_2, Riboflavin, Lactoflavin: alkali- u. lichtempfindliches Vit., in Lsg. gelbgrün fluoreszierend; wichtig als Wirkgruppe (FMN, FAD) der Flavinenzyme. Nahrungs-B_2 wird nach Phosphorylierung in der Darmwand resorbiert; bei Mangel Ektodermschäden (u.a. Linsentrübung, Keratitis, Korneavaskularisation), neuroveget. u. urogenitale Störungen. Hemmung durch strukturähnl. B_2-Antagonisten. [E] vitamin B_2; riboflavin.

Vitamin B_6, Pyridoxin, Adermin: die Pyridoxine: Pyridoxal, Pyridoxamin, Pyridoxol; bei Mensch u. Tier als Phosphat wirksam, als Coenzym zahlreicher Enzyme (z.B. Transaminasen, Dehydratasen, Sulfhydrasen, Carboxylasen) beteiligt am Aminosäurenaufbau u. -umsatz, an Porphyrin- u. Lipidsynthese (?). Natürliches Vork. (alkali- u. thermostabil, aber photosensibel) v.a. in Reis, Mais, grünem Gemüse, Eigelb, Hefe, tier. Leber u. Muskelfleisch; tgl. Bedarf ca. 2 mg. Bei Hypovitaminose (nutritiv; ferner B_6-inaktivierendes Hydrazon bei INH-Langzeitmedikation) Pellagra-ähnl. Bild: Pigmentstörungen, seborrhoische Dermatitis, normo- bis hypochrome Anämie (sideroachrestisch infolge Hemmung der B_6-Phosphat-abhängigen δ-Aminolävulinsäuresynthetase, dem »Schrittmacherenzym« der Hämsynthese). [E] vitamin B_6.

Vitamin B_{12}, (Cyano-)Cobalamin, Antiperniziosa-, Extrinsic-Faktor: (1948) zu den Corrinoiden zählendes wasserlösl. Vit. (> 60 C-Atome, zentrales Co); früher aus tier. Leber isoliert, jetzt mikrobiol.-technisch (z.B. mittels Streptomyces-Kulturen) produzierbar. Natürliches Vork. – aber keine Biosynthese – bei Mensch u. Tier v.a. in Leber (als physiol., speicherfäh. Aquocobalamin) u., bakteriell gebildet, im Darm (schlecht resorbierbar); Resorption v.a. nach Bindung an Intrinsic-Faktor (als Komplex geschützt gegen Darmbakterien); Speicherung v.a. in der Leber (bis zu 1 mg von insges. 2–5 mg B_{12}-Körperbestand); im Plasma an 3 Glykoproteine (Transcobalamin I–III) gebunden. Als Coenzym, z.T. unter Folsäure-Beteiligung, am Fett-, Kohlenhydrat- u. Nucleinsäure-Stoffwechsel wesentlich beteiligt, unentbehrlich für normale Erythropoese u. Nervenzellfunktion; essentieller Wachstumsfaktor für best. Mikroorganismen. Mangelzustände v.a. bei Intrinsic-Faktor-Mangel (Magenschleimhautatrophie, Gastrektomie), nach ausgedehnter Dünndarmresektion u. bei Dünndarmirritation (Verkleinerung bzw. Blockade des Resorptionsareals; u.a. bei Divertikulose, Syndrom der blinden Schlinge), nach Neomycin-, Colchicin-, PAS-Medikation, bei Bandwurm-Befall (vermehrter Verbrauch) u. als fam. B_{12}-Malabsorption (IMERSLUND*-GRÄSBECK* Syndrom); Symptome: nach Erschöpfung der Leberreserven perniziöse Anämie u. funikuläre Spinalerkrankung, selten symptomat. Psychose (z.B. depressiv, paranoid- oder einfach-halluzinator.). Verifizierung der Störung bzw. des Mangels mit SCHILLING* Test, anhand erniedrigter Werte im Blut (Norm 200–640 pg/ml) u. Harn (Norm 150 mg/24 Std.), Nachweis von Methylmalonat im Harn. [E] vitamin B_{12}; cyanocobalamin.

Vitamin B_c: Folsäure. [E] vitamin B_c; folic acid.

Vitamin-B-Komplex: gegen Beriberi wirksames Gemisch aus Vit. B_1, B_2, B_6 u. B_{12}, Biotin, Nicotinsäureamid, Pantothensäure. [E] vitamin-B complex.

Vitamin C: Ascorbinsäure. [E] vitamin C; ascorbic acid.

Vitamin-C-Mangelsyndrom: Skorbut, MOELLER*-BARLOW* Krankheit. [E] vitamin C deficiency syndrome.

Vitamin D, Calciferol, antirachit. Faktor: Sammelbegriff (»D-Gruppe«) für fettlösl., photosensible Sterinderivate; insbes. die Vit. D_2 u. D_3 (Ergo- bzw. C[h]olecalciferol = Ercalciol bzw. Calciol) sowie – als deren natürl. Provitamine – das Ergosterin u. 7-Dehydrocholesterin, aus denen sie in der Haut unter UV-Einwirkung entstehen; in der Leber wird 25-Hydroxycholecalciferol (= Calcidiol) u. in der Niere 1,25-Dihydroxycholecalciferol (= Calcitriol, der wirksamste Metabolit) gebildet. Im Körper erfolgt Speicherung; tgl. Bedarf 2–10 µg; bei Überdosierung (»D-Hypervitaminose«) Vergiftungssymptome, Ca-Mobilisierung mit Hyperkalzämie u. -urie; Hypophosphatämie u. Nephrokalzinose; ferner Hyperazotämie, Citratanstieg, Verminderung der alkal. Phosphatase, Appetitlosigkeit, Erbrechen, Obstipation, evtl. Dystrophie; intensive Verkalkung der Epiphysen; Therapie: Absetzen der D-Medikation, kalk- u. milchfreie Kost, Cortison (als D-Antagonist). – Natürl. Vork. des D_3 in tier. Geweben, Leberölen aller Fische, Hühnereiern, Milch, Butter. – Die intestinal angebotenen Vorstufen unterliegen normaler Fettresorption. Mangel führt zu Mineralisationsstörungen, beim Säugling u. Kleinkind zu Rachitis, beim Erwachsenen zu Osteomalazie u. zu sek. Hyperparathyreoidismus. – Eine konstitutionelle D-Überempfindlichkeit (mit D-Hypervitaminose-Symptomen) wird v.a. bei Immobilisierung, verlangsamtem Wachstum u. Dystrophie manifest; selten auch als fam. Syndrom infolge ungenügender hepat. D-Inaktivierung (Steroidabbaustörung?). Einheiten: 1 IE ~ 0,025 µg Vit. D_2 bzw. D_3 (internat. Referenzpräp.) = 1 U.S.P.; 1 mg D_2 bzw. D_3 ~ 40 000 IE, 1 mg D_4 ~ 20 000 bis 30 000 IE; 1 klin. E. ~ 15 IE; 1 prophylakt. E. = 0,38 IE; 1 Schutzeinheit = 0,125 IE; 1 Schutzeinheitsdosis (»S.E.D.«) = 0,5 IE. [E] vitamin D.

Vitamin E, Tokopherol: (EVANS u. BISHOP 1922) Sammelbegriff für z.T. natürlich vork. (Mais, Sojabohnen, Weizen) u. in ihrer Wirkung ähnl. Substanzen mit α-Tokopherol als wichtigstem Vertreter; fettlösl., thermostabil, empfindl. gegenüber UV, Alkali, O_2 u. stärkeren Oxidationsmitteln. Wirksam als Antioxidanzien (Stabilisatoren in biol. Membranen, für poly-ungesätt. Fettsäuren u. Vit. A); unentbehrlich für normale Funktion der männlichen Keimdrüsen, normalen Schwangerschaftsverlauf, Funktionstüchtigkeit von Nervensystem u. Muskulatur. E-Antagonisten sind v.a. Peroxide (z.B. aus Linolensäure u. anderen poly-ungesätt. Fettsäuren; zerstören die Tokopherole oxidativ). [E] vitamin E.

Vitamin F: essentielle ↗Fettsäuren.

Vitamin G: ↗Vitamin B_2. [E] vitamin G; riboflavin.

Vitamin H: Biotin. [E] vitamin H; biotin.

Vitamin K, antihämorrhag. Vit.: (H. DAM 1929) ursprüngl. Bez. (»Vit.-K-Gruppe«) nur für die natürlich vork. K_1 (Phytomenadion; aus Alfalfa-Heu) u. K_2 (Menachinon; aus Fischmehl) in grünen Pflanzenteilen, tier. Organen, Mikrobenstoffwechsel, jetzt auch für synthet. K_3–K_7 samt Derivaten (z.B. Menadion = K_3; Menadiol = K_4). Spezif. Wirkung (hepat. Coenzymfunktion bei Biosynthese der Gerinnungsfaktoren) strukturabhängig (2 kondensierte Ringe mit freien 5–8-Stellungen), wird durch Dicumarole kompetitiv gehemmt; bei Hypovitaminose, z.B. infolge Antibiotika-Ther. oder Krankheit (Fettresorptionsstörung bei Verschlußikterus, Gallenfistel, Zöliakie, chron. Enteritis, Neugeborenenikterus), Verminderung von Prothrombin u. Gerinnungsfaktoren VII u. IX mit Blutungsneigung (Therapie: parenterale, bei Cumarin-bedingten Fällen perorale K-Gaben). – Als K-Antagonisten v.a. die – prophylakt. u. therapeutisch genutzten – Indandione (z.B. Cumarine). Einheiten: DAM*-GLAVIND* E., ALMQVIST*-STOKSTAD* E. (1 E. = 37,5 DAM* E. = 16 µg K_1 bzw. 4,2 µg K_3), THAYER*-DOISY* E. (= 30 DAM* E. = 2 µg K_1 bzw. 0,5 µg K_3). [E] vitamin K.

Vitamin M: (DAY, LANDSTON 1938) Folsäure. [E] vitamin M; folic acid.

Vitamin P, Permeabilitätsfaktor: Bioflavonoide. [E] vitamin P; citrus flavonoids.

Vitamin PP, pellagra preventing factor: (WARBURG, V. EULER 1935/1936) Sammelbegriff für die »Antipellagra-Vitamine« Nicotinsäure u. -säureamid (= Niacin bzw. Niacinamid). Natürliches Vork. reichlich in Getreide, Reis, Hefe, Leber, Muskeln; Tagesbedarf 15–25 mg. Wirksam als Coenzym (Zentrum des NAD^+ u. $NADP^+$); Mangelzustand (meist bei gleichzeit. B_2-, B_6- u. Folsäure-Mangel) führt zur ↗Pellagra, beim Hund zur »black tongue disease«. [E] pellagra preventing factor.

Vitamin Q: Ubichinon. [E] coenzyme Q.

Vitamin T: Carnitin. [E] vitamin T.

Vitaminmangelkrankheit, Hypovitaminose: (GRIJNS 1901) bei Mangel an einem oder mehreren Vitaminen aus entsprechenden Stoffwechselstörungen resultierende Krankheit als Folge von niedrigem bis fehlendem Angebot (bzw. enteraler bakterieller Synthese), Resorptionsstörung (s.a. Malabsorption), erhöhtem Bedarf (bei schweren Krankheiten, Gravidität, postop. Zustand, Glucose-Infusionstherapie) oder gestörter Verwertung (z.B. Mangel an Intrinsic-Faktor). Symptome siehe beim betreffenden Vitamin. [E] hypovitaminosis; vitanition.

VLDL: (engl.) **v**ery **l**ow **d**ensity **l**ipoproteins (↗Lipoproteine).

Vollbad: Bad, bei dem Rumpf u. Extremitäten von Wasser bedeckt sind. Kontraindiziert u.a. beim Herzkranken. [E] full bath.

Volldigitalisierung: Behandlung mit ↗Digitalis nach Erreichen der therapeutischen Wirkung mit der Erhaltungsdosis. [E] full digitalis treatment.

Vollkost: Begriff der Diätetik für eine aus gängigen Nahrungsmitteln hergestellte, auf den Ausschluß bestimmter Substanzen verzichtende, quantitativ ausreichende Kost (im Unterschied zur Schonkost). [E] balanced diet.

Vollprothese: ↗Totalprothese. [E] full mouth denture.

Vollwirkdosis: die in mg angegebene absolute Herzglykosidmenge als für den vollen therapeutischen Effekt notwendige Menge. [E] full pharmacologic dose.

Volumenbelastung: die sich aus einem vermehrten diastolischen Blutzufluß (einschl. Pendelblut) ergebende übermäßige Belastung des Herzens. Hat vermehrte passive, diastol. Myokarddehnung zur Folge, die wiederum den Ventrikel befähigt, sich in der folgenden Systole bis auf das physiol. Restblutvolumen zu kontrahieren. Führt chronisch zur Volumenhypertrophie, die auch die Gefahr einer Minderversorgung des Myokards bedeutet. [E] volume loading.

Vomitus: ↗Erbrechen. [E] vomitus; vomit; vomiting. – **V. biliosus:** Galleerbrechen. [E] biliary v.; bilious v. – **V. cruentus,** Bluterbrechen: ↗Hämatemesis. – **V. faeculentus** s. stercoralis: ↗Koterbrechen. – **V. matutinus:** morgendl. Erbrechen von Schleim, z.B. beim Alkoholiker infolge Ösophagitis u. Gastritis; auch typisch für Hirndruck infolge raumfordernder zerebraler Erkrankungen (zusammen mit morgendlichen Kopfschmerzen).

Vorderwandinfarkt: ↗Myokardinfarkt (dort Abb.) der Herzvorderwand; im EKG (bei akuter transmuraler Infarzierung): 1) kuppelförmige ST-Hebung in I (evtl. auch II) u. aVL bei diskordanter ST-Senkung in III u. aVF; 2) tiefes, evtl. verbreitertes Q in I u. aVL, meist niedr. R mit oder ohne S; später T in I u. aVL erniedrigt, evtl. biphasisch, dann spitzneg. u. V-förmig; 3) in den Brustwand-Abltgn. (auch bei unauffäll. Standard-Abltgn.) ST-Hebung (primär oder später), große neg. Q-Zacke (evtl. als einz. QRS-Ausschlag), ST-Veränderungen (wie oben; T-Negativität evtl. groß u. spitz). Bei anterolat. Form EKG-Befunde (pathol. Q-Zacke, R-T-Hebung, T-T-Umkehr) auf $V_{4(5)-6}$ beschränkt. Bei anteroseptaler Form oder Kombin. mit – multiplem – Hinterwandinfarkt im EKG evtl. nur Zeichen gestörter intraventrikulärer Reizleitung (evtl. Schenkelblock) oder unspezif. QRS- u. T-Veränderungen. [E] anterior myocardial infarction.

Vorhofarrhythmie: A. mit Ursprung in Vorhofstrukturen (z.B. als ↗Vorhofflimmern, -flattern, -extrasystolie); Vork. u.a. bei Mitralvitien, Hyperthyreose, koronaren Herzerkrankungen, Myokarditis, nach Herzoperation, -infarkt. [E] atrial arrhythmia.

Vorhofdissoziation: voneinander unabhängiges Schlagen beider Herzvorhöfe (EKG: 2 Typen von P-Zacken). [E] atrial dissociation.

Vorhofextrasystole: von einem heterotopen Reizbildungszentrum im Vorhofbereich ausgelöste »atriale« E.; EKG: vorzeitiger Vorhof- u. Kammerkomplex, P-Zacke abnorm (in Abltg. II u. III bei sinusnahem Reiz invers, da Depolarisationswelle retrograd), PR-Intervall meist verlängert, QRST normal oder leicht verändert (»Aberration«); nachfolgendes P meist verzögert. [E] atrial extrasystole.

Vorhofflattern: Herzrhythmusstörung mit regelmäßiger Vorhofkontraktionsfolge mit Frequenz 250–300(–350)/Min. infolge heterotoper supraventrikulärer Reizbildung bei Sinusknoten-Syndrom u.a.; Ursachen wie bei ↗Vorhofflimmern; EKG: regelmäßige »sägezahnähnl.« Oszillationen (P-Zacken, mit raschem Anstieg, trägem Abfall u. ohne deutl. isoelektr. Intervalle), 3 : 1-, selten 1 : 1-Überleitung auf die Kammern (mit ebenfalls regelmäß. Frequenz 70–150/Min.), bei starkem bis totalem Block nur 1 : 5(–7)-Überleitung, bei wechselnder Blockierung unregelmäßige Kammerkontraktionen. E atrial flutter.

Vorhofflimmern, Delirium cordis: paroxysmale oder permanente Herzrhythmusstörung mit ungeordneter Vorhoftätigkeit mit Frequenz über 300 (–350)/Min.; im EKG »Flimmerwellen« (statt P-Zacken) ständig wechselnder Größe, Gestalt u. Frequenz, die sich evtl. kaum von der isoelektr. Linie abheben; Kammererregung meist unregelmäßig als absol. Tachy- oder Bradyarrhythmie. Vork. u.a. bei Hyperthyreose, Kardiomyopathien, Sinusknoten-Syndrom, ferner »idiopathisch«. Therapie: Digitalisierung (bei Hyperthyreose ineffektiv), Elektrokardioversion; Beseitigung des Grundleidens. E atrial fibrillation.

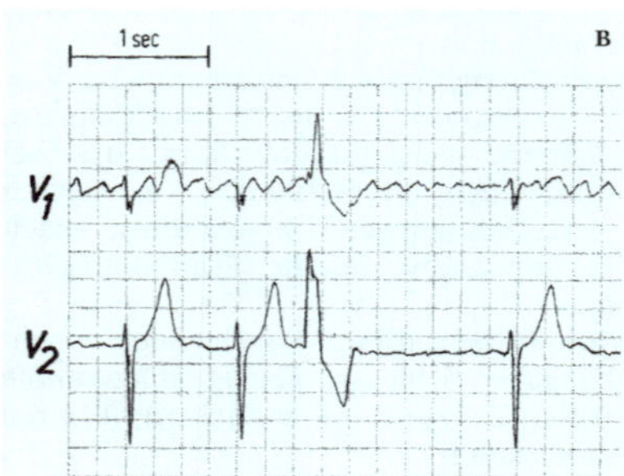

B) grobes **Vorhofflimmern,** sog. »Flatterflimmern« [83]

Vorhofpfropfung (WENCKEBACH)**:** Zusammenfallen der Vorhof- u. der Ventrikelsystole, v.a. bei AV-Knoten-Tachykardie, ventrikulärer Tachykardie, ventrikulären Extrasystolen u. bei komplettem AV-Block. Die Kontraktion des Vorhofs gegen die geschlossene Atrioventrikularklappe resultiert in einer Erhöhung der a-Welle des Venenpulses (CANNON* Welle).

Vorhofstimulation: gezielte St. des Vorhofmyokards mittels Schrittmacherelektrode; hochfrequent (»schnelle V.«) z.B. zur Prüfung der Sinusknoten-Erholungszeit (s.a. Sick-sinus-Syndrom) u. der intrakardialen Reizleitung, zur Ther. des Vorhofflatterns. E atrial stimulation.

Vorsorgeuntersuchung: gezielte medizin. U. zwecks Vorbeugung u. Früherfassung von Gesundheitsschäden u. Krankheiten. – Von der Sozialversicherung wird eine jährl. V. zur Früherkennung von Krebserkrankungen getragen: bei Frauen vom 20. Lj. an des Genitales, vom 30. Lj. an ferner der Brust u. der Haut, vom 45. Lj. an auch des Dickdarms; bei Männern vom 45. Lj. an des äußeren Genitales, der Prostata, der Haut u. des Dickdarms. E screening examination; early detection e.

Vox: (latein.) Stimme. E voice. – **V. senilis:** »Altersstimme« infolge Minderung der Vitalkapazität, Steifigkeit der Kehlkopfgelenke, Verkalkung der Kehlkopfknorpel u. Muskelhypotonie (schwächer, rauh, mit »Alterstremolo«).

Vulvadystrophie (früher Kraurosis vulvae)**:** vor, v.a. aber nach der Menopause vorkommende, ätiologisch unklare Erkrankung der weiblichen Scham (↗Abb.), gekennzeichnet durch Juckreiz, Brennen u. Schmerzen beim Geschlechtsverkehr sowie – objektiv – durch örtliche Veränderungen: diffuse oder teilweise Atrophie bei gleichzeitiger – oft schmetterlingsförmiger

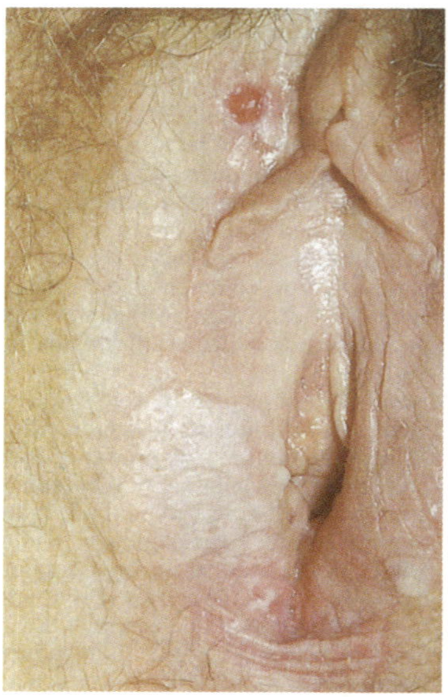

Vulvadystrophie mit Plattenepithelkarzinom u. Leukoplakie [59]

– ↗Leukoplakie, Elastizitätsverlust (sog. Wachshaut) u. Konsistenzvermehrung mit Rigidität u. erhöhter Verletzbarkeit (Rhagaden-, Fissuren-, Hämatombildung), Neigung zu Superinfektion. Unterschieden wird eine atrophische (= Lichen sclerosus) u. eine hyperplastische Variante (= hyperplast. Vulvadystrophie, mit oder ohne Zellatypien; ferner gemischte V.); zählt – wie Vulvadysplasie, Carcinoma in situ u. PAGET* Krankheit – zu den Präkanzerosen. [E] vulvar dystrophy.

Vulvakarzinom: das v.a. jenseits der Menopause u. nach örtl. Epitheldysplasie (Leukoplakie) oder Kraurosis vork. »Carcinoma vulvae« v.a. an großen (Innenseite) u. kleinen Labien, Klitoris, Urethra, Frenulum. Wachstum im allg. kontinuierlich (u. später schneller), papillär, knotig, flach infiltrativ oder primär ulzerös; Lymphknotenbefall in etwa 50% (inguinal, krural, iliakal u. im Obturatoriusbereich); ferner Abklatschmetastasen. In späteren Stadien zu Blutung u. jauchigem Zerfall neigend. Therapie: Op. (Vulvektomie) u. Nachbestrahlung oder nur Strahlentherapie (Telegamma, Elektronen). [E] vulvar cancer.

W

Wadenkrampf: durch Hypoxie ausgelöste schmerzhafte Verkrampfung der Wadenmuskulatur (Musculus triceps surae); v.a. bei Durchblutungsstörung, Überanstrengung; wird durch Krampfadern begünstigt. [E] calf cramp.

Wadenschmerz: Spontanschmerz in der Wadenmuskulatur, z.B. bei Cholera, WEIL* Krankheit; ferner – als Leitsymptom – bei tiefer Beinvenenthrombose (Ruheschmerz), Claudicatio intermittens, Pes planus (Bewegungsschmerz). [E] calf pain.

Wärmeregulation: die Regelvorgänge im Organismus, die die Wärmebildung u. -abgabe innerhalb gewisser Grenzen den jeweiligen Umweltbedingungen anpassen, beim Homoiothermen die Körperkerntemperatur konstant (isotherm) halten. Die Fähigkeit zur Wärmeregulation nimmt mit zunehmendem Lebensalter ab, so daß alte Menschen weniger empfindlich für Temperaturunterschiede sind. Erfolgt unterhalb der kritischen Temperatur chemisch, d.h. durch vermehrte Wärmebildung, bei gleichzeitiger Senkung der Durchblutung der Körperschale (Isolationswirkung), oberhalb der kritischen Temperatur physikalisch, d.h. durch über die Vasomotorik stattfindende Änderung des inneren Wärmedurchgangs (vom Körperkern zur -oberfläche) u. die daraus resultierende Änderung der Wärmeabgabe an die Umgebung, die – vermehrt bei Vasodilatation – trocken über Wärmestrahlung u. -leitung u./oder feucht über Verdunstung des Schweißes erfolgt. [E] heat regulation; thermoregulation.

Wärmetherapie: auf Hyperämie-Erzeugung abzielende Behandlung durch äußerliche Wärmezufuhr mittels Strahlung oder Kontakt (z.B. Infrarotstrahler, Lichtkasten, Wärmflasche, Wickel) oder durch Wärmeerzeugung im Körperinnern (z.B. Hochfrequenz-, Mikrowellen-Therapie) oder aber Verhinderung der Wärmeabgabe. Anw. z.B. bei chronischen (Arthrose-) Schmerzen. – Kombiniert mit anderen Maßnahmen z.B. als Mehrschritt-Therapie. [E] thermotherapy.

Wahn: eine aus einem Wahnbedürfnis (in der psychoanalyt. Interpretation einer seelischen Spannung als Folge uneingestandener Wünsche) entstandene geistige Störung in Form komplexer krankhafter Ideengebäude u. objektiv falscher Überzeugungen u. Urteile, die mit subjektiver Gewißheit erlebt bzw. abgegeben werden, durch Erfahrung u. zwingende Schlüsse unbeeinflußbar, u.U. unmöglichen Inhalts u. absolut unkorrigierbar sind. – Der W. läßt eine Gliederung erkennen: Thema (Liebe, Eifersucht etc. als Inhalt; bildet zusammen mit Erinnerungen, Beobachtungen, Sinnestäuschungen das nährende Material), Struktur (logisch oder paralogisch; evtl. zu geschlossenem Wahnsystem organisiert; polarisiert, mit den Gegebenheiten der realen Welt verzahnt, oder juxtaponiert), Aufbauelemente (den W. begründende u. ausgestaltende Faktoren, z.B. erdachte oder verfälschte »Wahnerinnerungen«). – Wichtige Formen: religiöser W. (nähere Beziehung zu Gott; Erlöser), ↗hypochondrischer W., nihilistischer W., katathymer W., expansiver W. (Größenwahn), persekutorischer W. (Verfolgungswahn), metamorphotischer W. (mit Überzeugung, in ein Tier verwandelt zu sein, z.B. Kynthropie). Vorkommen: Wichtiges Symptom der Schizophrenie, aber auch im Rahmen anderer psych. Störungen wie endogener ↗Depression, hirnorg. Syndrome; als Hauptsymptom der einfachen paranoiden Psychosen. [E] delusion. – **W., konformer:** die – seltene – gleichartige Wahnbildung bei 2 zusammenlebenden psychisch kranken Menschen.

Wahrnehmungsstörung: krankhafte Veränderung der Sinneswahrnehmung infolge

Störung des Sinnesorgans oder seiner zentralwärts leitenden (= zentripetalen) Bahnen oder des zugehörigen Wahrnehmungsfeldes. Führt zu scheinbarer Veränderung des Wahrgenommenen oder zu Sinnestäuschungen. E misperception.

Waldenström* Krankheit: **1)** (JAN G. W., geb. 1906, Internist, Lund): **a)** Porphyria variegata. **b)** Purpura hyperglobulinaemica. E Waldenström's syndrome; hyperglobulinemic purpura. **c)** ↗Makroglobulinämie (mit W.* Makroglobulin = »M-Komponente«). E W.'s macroglobulinemia. – Die **W.*-Greither* Krankheit** (eine Nävobasaliomatose mit Speichelmangel u. Mundtrockenheit sowie nur geringer Vermehrung von γ-M-Globulin) ist evtl. eine Abortivform. **2)** (JOHANN H. W., geb. 1877, Chirurg, Stockholm): PERTHES* Krankheit. E W.'s disease.

Wallenberg* Syndrom (ADOLF W., 1862 bis 1949, Internist, Hirnanatom, Danzig), W.*-FOIX* Sy.: dorsolaterales Oblongata-Syndrom: das »vaskuläre laterale Oblongata-Syndrom« bei Hirnschädigung im Versorgungsgebiet der A. cerebelli inferior posterior (↗Abb.), d.h. am Übergang Brücke/Oblongata; ein Typ der Durchblutungsstörung des vertebro-basilären Systems. Symptome: Kopfschmerzen, Tachykardie, Dyspnoe, Nystagmus, Drehschwindel u. Fallneigung zur Herdseite, homolaterale Kleinhirnataxie u. Asynergie, Schluck- u. Phonationsstörung (durch Gaumensegel-, Schlund-, Stimmbandlähmung), dissoziierte Empfindungsstörung (gleichseitige Trigeminuslähmung sowie Ausfall des Kornealreflexes u. zentrales ↗HORNER* Syndrom, gegenseitig Hemianalgesie u. Thermanästhesie [Rumpf, Gliedmaßen]). E Wallenberg's syndrome.

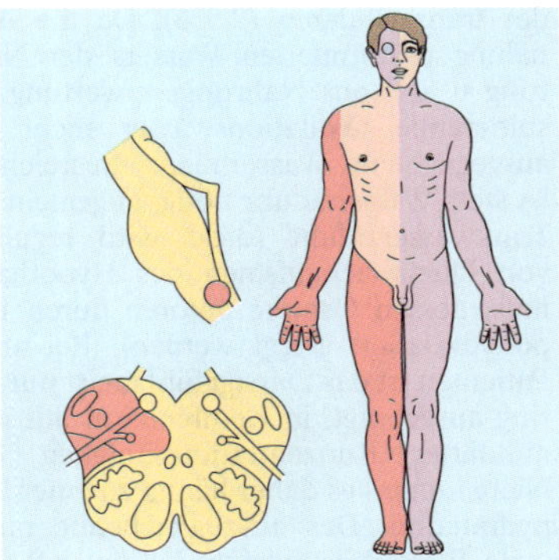

Lokalisation des Herdes u. Symptomatologie beim **Wallenberg* Syndrom** [40]

Warfarin: 3-(α-Acetonylbenzyl)-4-hydroxycumarin; als Antikoagulans, Rodentizid genutztes Cumarin-Derivat. MAK: 0,5 mg/m^3. E warfarin.

Warnarrhythmien: ventrikuläre Herzrhythmusstörungen, die als Vorboten eines Kammerflimmerns aufgefaßt werden können. W. treten v.a. beim ↗Myokardinfarkt auf. Als W. gelten: ventrikuläre Extrasystolen, die mit einer Häufigkeit von mehr als 5/Min. auftreten, multifokale Extrasystolen, Bigeminus oder salvenartige ventrikuläre Extrasystolen, ventrikuläre Tachykardien u. eine Variante, bei welcher ventrikuläre Extrasystolen in die vulnerable Phase des Herzzyklus fallen (↗R-auf-T-Phänomen).

Waschung: KNEIPP* Anwendung in Form einer Ganzkörper- oder Teilwaschung (kräftiges Abreiben) mit in kaltes Wasser (auch Franzbranntwein etc.) getauchtem rauhem Handtuch (Waschlappen), gefolgt von raschem Abtrocknen. E ablution.

Wasserbilanz: Gegenüberstellung der Wasseraufnahme- u. der Wasserausscheidungswerte. Ihre Ausgeglichenheit ist wichtig für die Aufrechterhaltung der Isovolämie; s.a. Wasserhaushalt. E water balance.

Wasser-Elektrolyt-Haushalt: der Flüssigkeitshaushalt des Organismus in engster funktioneller Verknüpfung von ↗Wasser- u. ↗Elektrolythaushalt, die über die Regulation der Menge des Körperwassers u. dessen Zusammensetzung (bezüglich der An- u. Kationen sowie bestimmter Nichtelektrolyte wie Glucose, Harnstoff) wesentlich zur Homöostase des Organismus beitragen. Die sehr unterschiedliche Zusammensetzung der Intra- u. Extrazellularflüssigkeit (IZF bzw. EZF; s.a. Abb.) wird durch zahlreiche Transportsysteme aufrechterhalten. Bei durch Ionenverschiebungen entstehenden Konzentrationsgradienten zwischen den beiden Kompartimenten fließt Wasser passiv durch die Zellmembranen in Richtung des hyperosmolaren Kompartiments. Blutplasma u. interstitielle Körperflüssigkeit bilden als Teile des EZR eine funktionelle Einheit mit dem Ionen-Gleichgewichtszustand (entsprechend der DONNAN* Verteilung), u. die Wasserverteilung zwischen beiden Flüssigkeitsräumen ist allein abhängig von den hydrostatischen u. onkotischen Druckgradienten an den Kapillarwänden (daher erfolgt z.B. nach Wasserresorption im Darm Wasserübertritt aus dem Blut ins Interstitium bis zum Ausgleich des hydrostatischen Gradienten; umgekehrt dient bei andauernden Wasserverlusten das Interstitium als Reservoir für die Aufrechterhaltung der Isovolämie). Der Osmoregulation, der Erhaltung der Isoosmie u. damit auch Isotonie im EZR dient die Variierung der freien Wasserclearance durch das sie steuernde antidiuretische Hormon Vasopressin, dessen Bildung bei Serumhyperosmolarität (Hypernatriämie) über Osmorezeptoren des Hypothalamus angeregt wird (wie auch – bei Hypohydratation – durch mangelnde Reizung der im Mündungsgebiet der Lungenvenen befindlichen Volumenrezeptoren, die normalerweise die Sekretion dieses Hormons hemmen), u. es kommt dadurch eine Steigerung der Wasserpermeabilität der Epithelmembranen der distalen Tubuli u. der Sammelrohre zustande, was zu einer Zunahme der Wasserrückresorption (= Antidiurese = Harnkonzentrierung) führt; bei Hyposmolarität u./oder Hyperhydratation erfolgt dagegen Wasserdiurese. Die Volumenregulation, die Aufrechterhaltung des EZF-Volumens bzw. der Isovolämie, erfolgt durch Variierung der Aldosteron-gesteuerten Natriumionen-Ausscheidung: Hypovolämie bzw. Hypotension bewirken über Volumen- bzw. Barorezeptoren im juxtaglomerulären Apparat Absonderung von Renin u. nachfolgende Angiotensinbildung u. damit – neben Vasokonstriktion u. Blutdruckanstieg – Anregung der Absonderung von Aldosteron (u. damit eine Steigerung der Rückresorption von Natriumionen in der Niere); die resultierende Hyperosmolarität der EZF führt über Osmoregulation zu Antidiurese, bis Isovolämie erreicht ist; bei Hypervolämie erfolgt dagegen vermehrte Na^+-Ausscheidung u. Wasserdiurese. – Störungen des W.-E.-H. manifestieren sich als Dehydratation bzw. Hyperhydratation. [E] water and electrolyte balance.

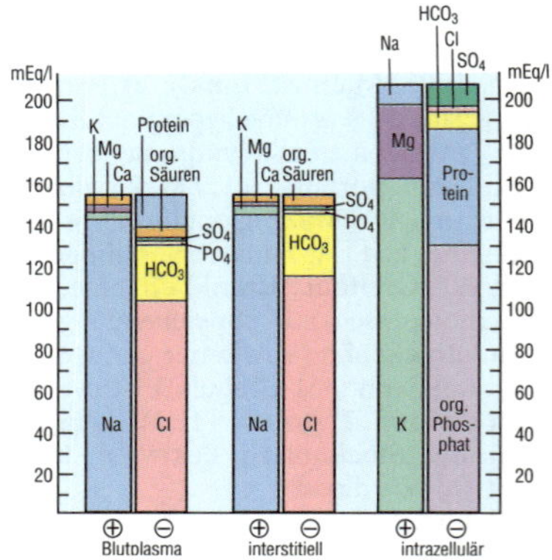

Elektrolytkonzentration des Körperwassers [34]

Wasserhaushalt: die der Erhaltung der Isoosmie dienenden Vorgänge der Wasseraufnahme u. -abgabe sowie der Regulation der Körperwassermenge u. -verteilung im Rahmen des ↗Wasser-Elektrolyt-Haushaltes. Das Gesamtkörperwasser (ca. 60% bzw. – Frauen – 55% des Körpergewichts [KG]) setzt sich zusammen aus Intra- u. Extrazellularwasser (40 bzw. ca. 20% des KG); letzteres umfaßt das Plasma- (4%) u. das interstitielle W. (16%) einschließlich des transzellulären (2,5%). Da die Aufnahme präformierten Wassers der Nahrung u. das aus Nahrungsverwertung resultierende Oxidationswasser nicht für ausgeglichene Wasserbilanz ausreichen, ist stets Wasserzufuhr nötig, allgemein als Trinkwasserzufuhr (diese wird reguliert von Durstmechanismen des Hypothalamus, dessen Osmorezeptoren durch Hypohydratation erregt werden). Bei alten Patienten ist das Durstgefühl meist nur gering ausgeprägt, in Kombination mit verminderter Konzentrationsfähigkeit der Niere kommt es daher häufig zu einer Dehydratation. Das auszugleichende minimale Wasserbilanzdefizit beträgt z.B. bei 70 kg KG u. einer Nahrung mit 300 g KH, 100 g Eiweiß, 100 g Fett u. 156 mval Kochsalz (liefert ca. 780 ml H_2O/d) etwa 920 ml H_2O/d, da der minimale Wasserverlust etwa 1700 ml/d beträgt (resultierend aus Harn, Stuhl, Perspiratio insensibilis [ohne Berücksichtigung der Schweißbildung] mit etwa 760/100/840 ml H_2O-Verlust/d). E water balance.

Wassermangelexsikkose: hypertone ↗Dehydratation; Mangel an Körperwasser (extra- wie auch – v.a. – intrazellulär) mit entsprechender Konzentrationshypernatriämie als Folge mangelhafter Wasserzufuhr (d.h. als Durstexsikkose) oder aber nach übermäßigen Flüssigkeitsverlusten. Symptome: Durst, Trockenheit der Haut u. Schleimhäute, verminderte Speichelbildung, Oligurie, Durstfieber, Unruhe, Delir (bis hyperosmolares Koma), später Abfall des Herzminutenvolumens u. Blutdrucks, Nierenversagen. E hypertonic dehydration.

Wasserretention: ↗Flüssigkeitsretention. E water retention.

Wassertreten: KNEIPP* Anwendung als Umhergehen oder – im Sitzen – Fußebewegen in kaltem Fußbad (bis Mitte Unterschenkel); anschließendes Warm- u. Trockengehen. E water treading.

WBE: ↗**W**eiß**brot**einheit.

Wechselwirkung: »Phänomen der veränderten Arzneimittelwirkung« (i.S. von Synergismus u. Antagonismus, Verzögerung u. Beschleunigung, qualitative u. quantitative Abwandlung etc.) bei gleichzeitiger oder aufeinanderfolgender Gabe verschiedener Mittel. Die Änderung erfolgt pharmakodynamisch oder -kinetisch (durch Änderung der Absorption, Verteilung im Organismus, Biotransformation u. Ausscheidung) oder über Stoffwechselbeeinflussung. Ursprünglich Begriff für alle Nebenwirkungen. Die Zahl potentieller W. (= Interaktionen) steigt mit der Zahl der verordneten Medikamente. E interaction.

Weichteilrheumatismus: symptomatologischer Sammelbegriff für schmerzhafte, funktionsbeeinträchtigende krankhafte Zustände in den Weichteilen des Bewegungsapparates einschließlich peripherer Neuropathien. E soft tissue rheumatism.

Weißbroteinheit, WBE: 20 g Weißbrot als Umrechnungs- u. Berechnungs-Einheit der Diabetikerdiät; entspricht einer »Menge von insgesamt 12 g an Monosacchariden, verdaulichen Oligo- u. Polysacchariden sowie Sorbit u. Xylit« (d.h. grob 12 g KH als »Broteinheit«). E bread exchange.

Wernicke* (KARL W., 1848–1905, Nervenarzt, Berlin, Breslau, Halle) **Aphasie:** totale sensorische ↗Aphasie. E Wernicke's aphasia. – **W.* Phänomen:** Pupillenstarre bei Belichtung der ausgefallenen, Pupillenreaktion bei Belichtung der intakten Netzhauthälfte bei Hemianopsie. – **W.* Prädilektionsparese:** ↗Hemiplegie Typ W.-MANN; mit Beugehaltung des Unterarms u. Streckstellung des Beines (mit dessen Im-Kreis-Herumführen = Zirkumduktion beim Gehen). E W.-Mann hemiplegia. – **W.* Syndrom:** ↗Pseudoencephalitis haemorrhagica superior. E W.'s encephalopathy; W.'s syndrome.

Wesensänderung: allmähliche, dauerhafte Veränderung persönlichkeitseigener Charakteristika ohne stärkere Einbuße an intellektuellen Fähigkeiten, u. zwar infolge eines krankhaften Hirnprozesses (= »organische W.«) oder einer hormonalen Störung (z.B. bei Akromegalie) sowie bei chronischem Alkoholismus; z.B. als epileptische W., als traumatische Demenz, endokrines ↗Psychosyndrom. – Als epileptoid-hypophrene W. bei Schlafmittelsucht (äußert sich in Merkmalen der Epilepsie u. nörglerischer Apathie [Hypophrenie]). E personality change.

Wickel: Umwickeln des ganzen Körpers (»Ganz-W.«) oder eines Körperteils (Fuß-, Hand-W.) mit einem feuchten Tuch, das mit einem trockenen Tuch oder einer Wolldecke abgedeckt wird; je nach Wassertemperatur u. Ausmaß als wärmeentziehende, -stauende oder -zuführende Maßnahme. Wirkung wird durch Zusätze (Salz, Essig, Kräuter, Senfmehl etc.) verstärkt. – vgl. Packung. E wet pack.

Widerstandshochdruck: arterielle Hypertonie infolge erhöhten Arteriolenwiderstandes. Es bestehen mäßig erhöhte systolische u. stark erhöhte diastol. Blutdruckwerte (bei erhöhtem Mitteldruck u. normaler oder verminderter Amplitude). Die essentielle Hypertonie ist stets ein W., die renale, endokrine u. neurogene meist ein W. (oft infolge gleichzeitiger Sklerose der großen Arterien als Widerstands-Elastizitäts-Hochdruck). [E] hypertension due to vascular resistance.

Windkesselhochdruck, Elastizitätshochdruck: systolischer Hochdruck infolge Abnahme der Gefäßelastizität durch sklerotischen Umbau.

Wirbelbruch: Sammelbegriff für Wirbelkörper-, Wirbelbogen-, Wirbelfortsatzfraktur (evtl. deren Kombinationen als Folge direkter, mit axialer Stauchung verbundener Gewalteinwirkung auf die Wirbelsäule oder/u. einer übermäßigen Wirbelsäulenstreckung bzw. -beugung, evtl. auch -verdrehung [Hyperextension, -flexion; Torsion]); i.e.S. der Wirbelkörperbruch (evtl. mit Bandscheibenbeteiligung, auch als Kreuzbeinbruch); führt zu Wirbeldeformierung (z.B. Keilform, Plattwirbel, Zertrümmerung, Deck- u. Grundplatteneindellung), Wirbelsäuleninstabilität u. zu Blutungen (v.a. vor die Wirbelsäule = prävertebrales Hämatom, d.h. hinter Rachen, Mittelfell u./oder Bauchfell; dadurch Schluck-, Atemstörung bzw. paralytischer ↗Ileus); evtl. – durch Luxation oder Fragmentverschiebung – Rückenmarkkompression (bis zu kompletter ↗Querschnittslähmung); bei offener Fraktur (z.B. als Schußverletzung) Gefahr der Infektion des Zentralnervensystems. – Auch als Randleistenabbruch, Randzacken- oder als pathologische Fraktur (letztere – als Wirbelkörperkollaps – evtl. akut zu völliger Verformung führend, z.B. bei Knochenatrophie). Behandlung z.B. durch Wirbelkörperaufrichtung, RAUCHFUSS* Schwebelage, GLISSON* Schlinge, SCHANZ* Verband, Lagerung auf harter Unterlage (evtl. Gipsbett) sowie operativ insbesondere bei Instabilität der Hinterkante. [E] vertebral fracture.

Wirbelsäulendeformität: aus Wirbelanomalien, -erkrankungen (Wirbelsäulenaffektionen) resultierende WS-Fehlform; z.B. vermehrte oder am falschen Ort auftretende ↗Lordose u./oder ↗Kyphose; als (Kypho-)Skoliose, Gibbus; auch als Flach-, Rundrücken. Führt evtl. zu »spondylogenen« statokinetischen Beschwerden, neurologischen Krankheitsbildern (z.B. Radikulitis, Vertebralsyndrome). [E] spinal deformity.

Wismut, Bismutum, Bi: Halbmetallelement mit Atomgewicht 208,980 u. OZ 83; 3-, auch 2- u. 5wertig. Sein Isotop ^{206}Bi dient als biochemischer Tracer. Organische u. anorganische Bi(III)-Verbindungen werden – nach Fortfall als Syphilismittel – nur noch als Treponemizide u. als Komponente von Antazida, Wund- u. Hautmitteln, früher in Brandsalben u. -binden verwendet, anorganische Salze auch in Bleich-, Decksalben. [E] bismuth.

Wundbehandlung: ↗Wundversorgung. [E] wound treatment. – **W., verbandlose:** W. stark absondernder Wunden durch Dauerspülung mit Antibiotika-haltiger oder antiseptischer Flüssigkeit. – Ferner, als offene W. i.e.S., open-air-treatment (mit Laminarströmung entkeimter Luft über die Wunde). [E] open w. t.; air-dressing w. t.

Wundheilung: in Phasen ablaufende, mit dem Schluß der Oberfläche (Epithelisierung) endende Ausfüllung einer Wunde durch Gewebe. Durch Blutgerinnung Bildung einer Fibrinpolymere enthaltenden, später festhaftenden, außen erhärtenden Wundmembran, gefolgt – in der Reinigungsphase – von Auflösung der infolge Sauerstoffmangels untergehenden geschädigten Zellen (Autolyse), von Phagozytose u. Fasernauflösung durch Isohisto- u. Fibrinolysine, wobei Azidose u. die resultierende Quellung u. Permeabilitätszunahme der Kapillarendothelien (mit Einströmen von Lymphe u. mobilen Zellen) auslösend wirken. In der alkalotischen Assimilations- oder Aufbauphase erfolgt Wundgranulation, d.h. Bildung von Kapillarsprossen, argyrophilem Retikulum, Bindegewebe u. kollagenen Fasern. Abschließend Vernarbung u. Epithelisierung. Störungen möglich durch örtliche Umstände (z.B. Hämatom, Serom, Nekrosen, Infektion) oder durch systemische Funktionsstörungen (z.B. bei Hypoproteinämie, Vitaminmangel, Immuninsuffizienz, Strahlenschaden). [E] wound healing.

Wundliegen: ↗Dekubitus. [E] bedsore.

Wundtoilette: operative Wundherrichtung als definitive ↗Wundversorgung einer nicht primär zu verschließenden Wunde. Entfernen geschädigten Gewebes (Wundrandausschneidung u. ↗Débridement), ggf. auch von Knochensplittern, Fremdkörpern, Schmutzpartikeln (evtl. Ausspülen), Öffnen von Wundtaschen, evtl. Lagekorrektur der Wundränder (z.B.

durch wundferne Situationsnaht). E wound toilet.

Wundversorgung: i.e.S. die erstmalige Behandlung einer unfallbedingten = Gelegenheitswunde. E wound care. – **W., definitive:** endgültige, stets nur ärztlich erfolgende W.; erfolgt bei nicht zu großer u. nicht infektionsverdächtiger Wunde als **primäre W.,** d.h. als FRIEDRICH* Wundversorgung (unter Mitversorgung verletzter Nerven, Gefäße, Knochen, Muskeln etc.) u. mit nachfolgender Wundnaht (»Primärnaht«), evtl. ergänzt durch Antibiotikagaben, Ruhigstellung, Tetanusprophylaxe. – Die W. infizierter, infektionsverdächtiger (z.B. auch größerer bzw. verschleppter) oder durch Komplikationen belasteter Wunden erfolgt durch Wundtoilette, ggf. ergänzt durch Wundrandausschneidung, Wundtascheneröffnung, Gegeninzision(en), Drainage, Tamponade, Verband, Ruhigstellung, Antibiotikagaben, Tetanusprophylaxe; bei guter Wundheilung evtl. später Nahtverschluß. Die W. für dieses Vorgehen ungeeigneter (z.B. sehr großer bzw. über 10 bis 12 Stunden alter) Wunden erfolgt konservativ, d.h. mit wundreinigenden, granulations- u. epithelisierungsfördernden Mitteln. – Bei Brandwunden besonderes, dem Verbrennungsgrad gemäßes Vorgehen: Kaltwasser-Anwendung; Brandblaseneröffnung, evtl. -abtragung; Antibiotika; bei drittgradiger Verbrennung auch verbandlose ↗Wundbehandlung; evtl. Hauttransplantation. – **W., provisorische:** vorläufige, v.a. dem Schutz vor weiterer Infektion u. der Vermeidung weiteren Blutverlustes dienende W.; stets unter Verzicht auf Manipulationen in/an der Wunde. Bedecken mit sterilem, evtl. antiseptischem Verband u. ggf. Blutstillung durch Kompressionsverband oder Blutleere, dann Ruhigstellung/Lagerung.

Wurzelkompressionssyndrom: durch mechanischen Druck auf die Spinalnervenwurzel ausgelöstes Krankheitsgeschehen. – s.a. Bandscheibensyndrom. E radicular compression syndrome. – **W., lumbales:** ↗Lendenwirbelsäulensyndrom. E lumbal r. c. s. – **W., vertebrokardiales:** vorderes Brustwandsyndrom. E neurocirculatory anterior chest syndrome.

Wurzelsymptome: aus der Irritation (z.B. durch Kompression bei Bandscheibenprolaps) oder Entzündung (Radikulitis) bzw. sonstigen krankhaften Veränderungen der Spinalnervenwurzel resultierende Störungen der segmentalen Motorik, Sensibilität u./oder der Reflexe, aus deren Gesamtheit ein mehr oder minder charakteristisches ↗Wurzelsyndrom resultiert. E radicular symptoms.

Wurzelsyndrom: s.u. Wurzelsymptom; typisch z.B. als ↗Zervikal-, Zervikobrachialsyndrom, zervikale Migräne, ↗Lendenwirbelsäulensyndrom, Kaudasyndrom; s.a. Wurzelkompressionssyndrom. E radicular syndrome; radiculopathy.

XY

Xanthelasma: rötliche oder strohgelbe, bis fingernagelgroße, z.T. streifenförmige, scharf begrenzte Einlagerungen in der Haut; flach erhaben (= **X. planum**), ganz selten höher (= **X. tuberosum**); häufig Symptom einer Fettstoffwechselstörung (Hypercholesterinämie, Diabetes mellitus). – Am häufigsten an den Lidern (= X. palpebrarum, ↗Abb.), v.a. am inneren Augenwinkel. [E] xanthelasma.

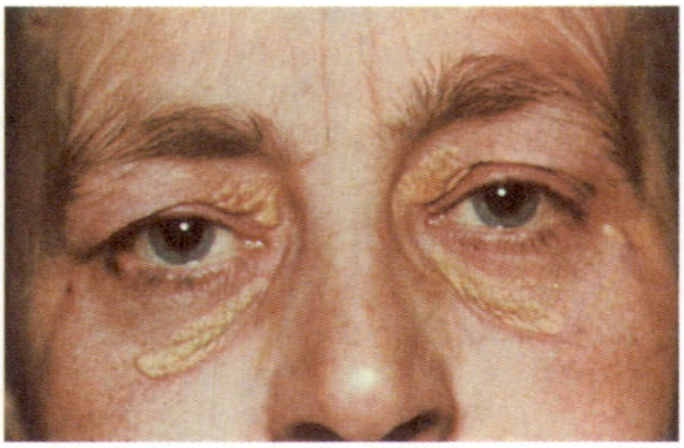

Xanthelasmen in der Lidhaut [46]

Xanthinoxidasehemmer: bei Hyperurikämie therap. genutzter Hemmstoff der Xanthinoxidase; v.a. das Allopurinol. [E] xanthinoxidase inhibitor.

Xanthop(s)ie, Gelbsehen: Chromatopsie mit gelbl. Tönung aller gesehenen Gegenstände; v.a. bei bestimmten Vergiftungen (z.B. Pikrinsäure, Santonin, Herzglykoside), Leberfunktionsstörung (mit Ikterus). [E] xanthopsia.

Xantinolnicotinat: nicotinsaures Theophyllin-Derivat; ein Lipidsenker. [E] xantinol nicotinate.

Xantocillin: Antibiotikum aus Penicillium notatum; lokale Anw. v.a. an Auge, Haut, Rachen. [E] xantocillin; xanthocillin.

Xerodermie, Xerosis cutis: trockene, etwas stärker gefurchte, evtl. diskret schuppende Haut; z.B. bei Ichthyosis simplex, Hyperparathyreoidismus, SJÖGREN* Syndrom, im Alter, bei Vitamin-A-Mangel, allg. Austrocknung, in den Tropen bei Lepra, Pellagra, Onchozerkose. [E] xerodermia.

Xerophthalmie: Trockenheit des äußeren Auges als Hauptsymptom (zus. mit Hemeralopie) des Vitamin-A-Mangels (aber auch als Trachomfolge): Lidbindehaut glanzlos mit weißl. Flecken (BITOT* Fl.), bei Xerosis squamosa mit psoriasiformem Elastizitätsverlust u. Faltenbildung u. evtl. Verödung der Konjunktivalsäcke; Hornhautoberfläche diffus matt u. bei offener Lidspalte sofort trocken, behaftet mit zähem, reichlich Xerosebakterien enthaltendem Sekret (»Xerosekeratitis«). Gefahr der Keratomalazie u. Erblindung. [E] xerophthalmia.

Xerose, Xerosis: abnorme Trockenheit oberflächlicher Gewebe, z.B. des Auges (↗Xerophthalmie), der Haut (↗Xerodermie), der Schleimhäute des Mundes (↗Xerostomie), der oberen Luftwege, der Harnblase, der Scheide (bei Hormonstörungen, chronischer u. seniler Kolpitis). [E] xerosis.

Xerostomie: Trockenheit der Mundschleimhaut bei Hyposalivation, Aptyalismus; i.e.S. (Extremform) die ZAGARI* Krankheit mit Einrissen (evtl. Lippenrhagaden), festhaftenden Schleimfetzen, Heiserkeit; z.B. nach Atropin-Medikation, bei allg. Dehydratation (Schwitzen, Erbrechen, Diarrhöen, Fieber), SJÖGREN* Syndrom, im Senium. [E] xerostomia.

Yohimbin: $C_{21}H_{26}N_2O_3$, ein Indol-Alkaloid in Rauwolfia-Spezies, Hauptwirkstoff in der Yohimbe-Rinde. Therap. Anw. als Antihypertensivum (α-Rezeptorenblocker) u. bei Potenzschwäche, lokal als ophthalmologisches Anästhetikum. [E] yohimbine.

Z

Zahnprothese: s.u. Prothese; s.a. Total-, Teilprothese. E dental prosthesis.

Zahnradphänomen: durch erhöhten Muskeltonus bedingtes ruckart. (»sakkadierendes«) Nachgeben einer passiv bewegten Gliedmaße (Störung der reziproken Antagonisteninnervation) bei extrapyramidalen Krankheiten (v.a. Parkinsonismus). E cogwheel phenomenon.

Zehenbrand: Gangrän der Zehen infolge arterieller Durchblutungsstörung der unteren Gliedmaßen; v.a. bei Diabetes mellitus, als Raucherbein. E gangrene of toes.

zentral, centralis**:** im Mittel-, Kernpunkt gelegen; *anat* das Zentralnervensystem betreffend. E central. – **z. Venendruck,** ZVD**:** der Blutdruck in beiden Hohlvenen u. den Venae brachiocephalica u. subclavia; entspricht weitgehend dem im re. Herzvorhof. Ist erhöht z.B. bei verminderter Herzleistung, Hypervolämie, Hindernis in der zentralen Strombahn, erniedrigt bei Hypovolämie (bei hämorrhagischem ↗Schock). Messung erfolgt »blutig« über zentralen Venenkatheter (z.B. Kavakatheter) mit angeschlossenem Manometer (d.h. Ablesen der Höhe der Flüssigkeitssäule über dem mittels Thoraxschublehre bestimmten Nullpunkt [Bezugspunkt; liegt etwa bei ⅖ des Thoraxdurchmessers unterhalb des Brustbeins]). E c. venous pressure (= CVP).

Zentralarterienverschluß: eine plötzliche (embolische oder thrombot.) Lichtungsverlegung der Arteria centralis retinae mit schlagartiger, irreversibler Erblindung dieses Auges. Charakterist. Fundusbild: milchige Netzhauttrübung mit kirschrotem Fleck in der Makula, fadendünne Netzhautarterien mit fragmentierter Blutsäule (↗Abb.). E central retinal artery occlusion.

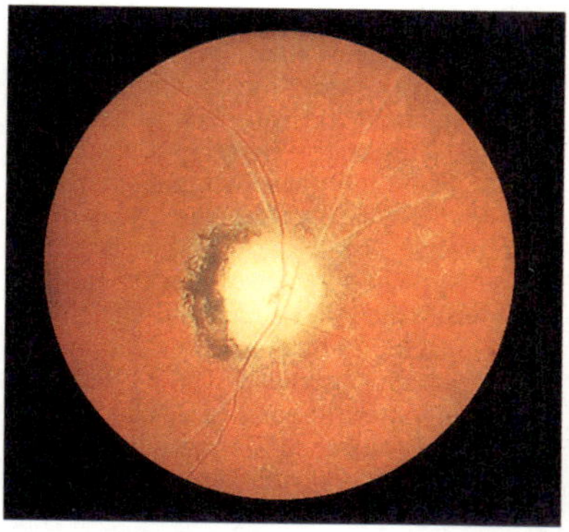

Retinale Optikusatrophie nach **Zentralarterienverschluß** [65]

Zentralskotom: ↗Skotom im Netzhautmittenbereich; bei Erkrankung des Sehnervs oder der Makula. E central scotoma.

Zentralvenenthrombose: Thrombose der Netzhautzentralvene. Fundusbild: dicke, geschlängelte Netzhautvenen, flächenhafte oder streifige Blutungen (Apoplexia retinae), später weißliche Degenerationsherde, Papillenödem, Sekundärglaukom (↗Abb.). E central venous thrombosis.

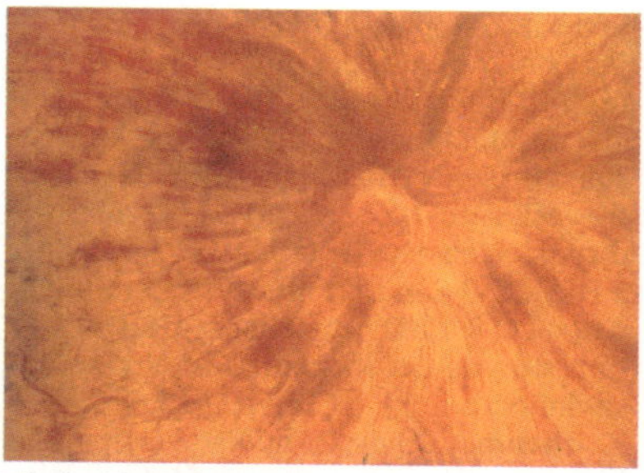

Frische **Zentralvenenthrombose** (rechtes Auge): unscharf begrenzte Papille, radiäre Blutungen [65]

Zerebralarteriensklerose, zerebrale Gefäßsklerose: die Arteriosklerose der Hirngefäße u. ihre Folgezustände (z.B. Apoplexie, Enzephalomalazie, Hirnatrophie). Führt z.B. zu Schwindel, Leistungsminderung, Pseudobulbärparalyse, Parkinsonismus, Persönlichkeitsabbau, ↗Demenz, Durchgangssyndromen. [E] cerebral arteriosclerosis.

zerebrovaskulär: die Hirnblutgefäße betreffend. [E] cerebrovascular. – **z. Insuffizienz:** Hirndurchblutungsmangel; als ↗Hirnischämie, transitorisch-ischämische Attacke, Hirnapoplexie (↗Apoplexia cerebri); v.a. bei Lichtungseinengung der Hirngefäße (Aa. carotis, basilaris, cerebri..., vertebralis) einschließlich der Ischämie bei entsprechendem Anzapfsyndrom. Die Diagnose stützt sich außer auf einschlägige klinische, neurologische u. kardiovaskuläre Symptome auf die Resultate der Computertomographie, Ultraschalldiagnostik (DOPPLER* Prinzip), Angiographie, EKG. [E] c. insufficiency.

Zerssen* Depressivitätsskala: psychometrisches Selbstbeurteilungsverfahren in der Depressionsdiagnostik; über 16 Items werden ängstlich-depressive Stimmungen erfaßt.

Zervikalsyndrom, Halswirbelsäulen-Syndrom: durch Halswirbelsäulenerkrankungen, -verletzungen bzw. Schleudertrauma der HWS bedingtes ↗Vertebralsyndrom. Als akutes (durch Bandscheibenprolaps, Subluxation der Atlantookzipitalgelenke), v.a. aber als chronisches Z., u. zwar als neuroradikuläres Z. (mit Spinalnervenwurzelreizung; bei Schwäche der WS-Bänder u. sekundärer Osteophytenbildung), als funikuläres Z. (mit Irritation von Rückenmarksträngen; führt zu dumpfen Schmerzen in der unteren Körperhälfte, evtl. Beinschwäche, Blasenstörungen), als muskulotendinotisches Z. (bei Reizzustand örtlicher Muskelansätze), als vegetativ-vaskuläres Z. (↗Zervikobrachialsyndrom). Nach dem Irritationsort bezeichnet z.B. als C-8-Syndrom (Reizung der Spinalwurzel C 8; führt zu ellenseitiger Funktionsstörung der kleinen Muskeln u. Sensibilitätsstörung). [E] cervical syndrome. – **Z., rheumatisches:** Z. infolge Perispondylitis der HWS. [E] rheumatoid spondylopathic c. s. – **Z., sympathisches hinteres:** BARRÉ*-LIÉOU* Syndrom. [E] Barré-Liéou syndrome.

Zervikobrachialsyndrom: neuralgiform-neurovaskuläres, d.h. durch Nervenreizzustände u. Durchblutungsstörungen, evtl. auch Lähmungen im Hals-Schulter-Arm-Bereich gekennzeichnetes ↗Zervikalsyndrom infolge Irritation/Schädigung des Plexus cervicalis/brachialis u. der örtlichen Blutgefäße (einschließlich ihrer sympathischen Geflechte); z.B. das HORNER*, ERB*, KOFFERATH*, DUCHENNE*-ERB*, Quadranten-Syndrom. [E] cervicobrachial syndrome.

Zink, Zincum, Zn: »unedles« Schwermetall mit Atomgewicht 65,37 u. OZ 30; zweiwertig. Natürliche Isotope: ^{64}Zn, $^{66-68}$Zn, ^{70}Zn sowie – radioaktiv – ^{63}Zn u. ^{65}Zn (beide β-, γ-Strahler; HWZ 38 m bzw. 245 d). – Essentiell für alle Lebewesen, beim Menschen wichtig für Wachstum u. Reifung, Kohlenhydrat-, Lipid-, Protein-, Porphyrin-, DNS-, RNS- u. Hormon-Stoffwechsel (im Insulin enthalten), Säure-, Basen-, Enzym-Haushalt (als Metalloprotein, Aktivator). Der Bedarf (10–15 mg/d) wird im allgemeinen durch die Nahrung gedeckt. – Zinkmangel bewirkt unter anderem Zwergwuchs, Hypogonadismus, Milz-, Lebervergrößerung, Hyperkeratosen, Dermatitis, Anorexie; wirkt sich u.U. negativ aus auf nephrotisches Syndrom, Mukoviszidose, Zöliakie, Leberzirrhose, Leukose, regionale Enteritis. Der Zinkgehalt im Blutplasma ist erhöht z.B. bei Hyperthyreose, essentieller Hypertonie, Polyzythämie, Perniziosa, erniedrigt bei Diabetes, atrophischer Leberzirrhose, Infekten, Myokardinfarkt. Im Blut gebunden als wasserlösliche Proteinkomplexe (davon sind die mit α_2-Makroglobulin, Transferrin, Porphyrinen u. IgG wichtig für den Zn-Austausch). – *toxik* während reines metallisches Zn praktisch ungiftig ist, tritt akute Vergiftung auf z.B. nach Einatmen von Zinkdampf bei Schmelzarbeiten (Gießfieber) oder von Zinkoxid, nach Resorption zur Wundbehandlung verwendeten Zinkchlorids, nach Aufnahme von Zn-Acetat mit sauren Speisen aus Zinkgefäßen; Symptome (außer möglicher Verätzung): metallischer Geschmack, Speichelfluß, Übelkeit, Erbrechen, Kopfschmerzen, Hyperperistaltik (Leibschmerzen,

Durchfälle), beschleunigte Atmung, Kreislaufschwäche (bis Schock), Delir, Koma. – s.a. Zink... [E] zinc.

Zinkleimverband: halbsteifer – an empfindl. Hautstellen gepolsterter – Kompressionsverband aus handelsüblichen Zinkleimbinden oder aus Mullbinden, die nach Anlegen mit erwärmter Gelatina Zinci bestrichen werden (»**gestrichener Z.**«). – Bei Unterschenkelvarikose (auch als UNNA* Pastenschuh) u. -thrombose. [E] Unna's paste dressing.

Zinkoxid: ZnO; wenig lösliches, schwach alkal. Pulver (bei hohen Temperaturen verdampfend, sublimierend [Flores Zinci]). Anw. z.B. in Zinkpaste, -salbe, -schüttelmixtur u. anderen Hautmitteln (auf der Haut gut deckend, austrocknend, adstringierend, entzündungswidrig), als Zn-Kautschuk-Pflaster (Collemplastrum Zinci), als bakteriostatisch, anästhesierend u. antiphlogistisch wirksamer Zusatz in zahnmedizinischen Mitteln; MAK: 5 mg/m^3. [E] zinc oxide.

Zinkpaste, Pasta Zinci: Salbe mit ↗Zinkoxid. [E] zinc (oxide) paste.

Zinksalbe, Unguentum Zinci: Externum aus Zinkoxid u. Wollwachsalkoholsalbe (1 + 9). [E] zinc (oxide) ointment.

Zipperlein: ↗Podagra. [E] podagra.

ZNS: **Z**entral**n**erven**s**ystem. [E] CNS. – **ZNS-Atrophien, systematische:** Krankheiten mit Atrophie bestimmter ZNS-Bahnen u. -Gebiete; z.B. als Gehirnerkrankungen die PICK* Krankheit (mit Stirnhirnatrophie), HUNTINGTON* Chorea (Striatumatrophie), Paralysis agitans (Nucleus-niger-Atrophie); als Rückenmarkserkrankungen die spastische Spinalparalyse (bei Atrophie der Pyramidenbahn), die nukleäre Muskelatrophie, die myatrophe Lateralsklerose, die FRIEDREICH* Ataxie u. die neurale Muskelatrophie.

Zoster, Herpes zoster, Zona: die Gürtelrose; akute Hautkrankheit als Rezidiv (Reaktivierung des Virus) bzw. Reininfektion einer Infektion mit Varicella-Zoster-Virus bei verminderter Immunität (z.B. maligne Erkrankungen, immunsuppressive Therapie, aber auch natürliches Nachlassen der Immunität im Alter); meist in Form eines einseitigen, auf das Versorgungsgebiet eines Spinalnervs beschränkten bläschenförmigen Ausschlags (Exanthem) auf rotem Grund, hervorgerufen durch Befall des entsprechenden Spinalganglions. Begleitet von gel. äußerst schmerzhaften Neuralgien des betroffenen Bereichs, die z.T. – wie auch Fieber, Appetitlosigkeit, Gliederschmerzen u. Brennen am Ort des späteren Auftretens – als Vorboten (Prodromi) vorkommen, aber auch noch nach Abklingen der Hauterscheinungen bestehenbleiben können. Am häufigsten im Brustkorb- (= Z. intercostalis; ↗Abb.) u. Lendenbereich sowie als Z. ophthalmicus u. Z. oticus. Komplikationen sind z.B. Zosterenzephalitis (Enzephalitis mit diskreten lymphozytären Infiltraten), Zostermeningitis (durch Übergreifen von den Ganglien auf die Meningen), Zostermyelitis (Myelitis infolge Übergreifens auf das Rückenmark). [E] herpes zoster; zoster; zona; shingles. – **Z. corneae:** s.u. Z. ophthalmicus. [E] h. z. of the cornea. – **Z. duplex:** beidseitiger Zoster. – **Z. gangraenosus:** Z. mit gangränösem Blasengrund. – **Z. generalisatus:** Z., der nach meist zunächst segmentärer Form die ganze Körperdecke u. die inneren Organe einschließlich des Gehirns erfaßt; bei zu Kachexie führenden Krankheiten sowie unter immunsuppressiver u. zytostatischer Therapie. [E] generalized h. z. – **Z. haemorrhagicus:** Z. mit blutigem Blaseninhalt. [E] hemorrhagic h. z. – **Z. necroticans:** Schwerstform des Z. mit dunkelbraun-rotem Schorf nach Nekrotisierung des Blasengrundes. – **Z. ophthalmicus:** Z. des 1. Trigeminusastes (Ramus ophthalmicus). Beginnt mit heftigen, halbseitigen Kopfschmerzen u. prallem Lidödem; nach etwa 1 Wo. Bläschenausschlag an Stirn, Nasenwurzel, behaarter Kopfhaut; oft auch Konjunktivitis, Hornhautbeteiligung (= Z. corneae; mit Hornhautödem, -hypästhesie, Keratitis mit Bläschen- u. – hartnäckiger – Geschwürsbildung, Hornhauttrübungen); ungünstigenfalls Iritis/Zyklitis mit Steigerung des Augendrucks, Optikusneuritis. [E] gasserian ganglionitis. – **Z. oticus:** Z. mit Ausbreitung im Gebiet der Hirnnerven VII u. VIII (evtl. auch V, IX u. X); mit typischen Schmerzen, Bläschen im Ohr- u. angrenzenden Gesichtsbereich, evtl. auf Gaumen, Zunge übergreifend; oft auch Hör-, Vestibularis-, Geschmacksstörung, Fazialislähmung, Trigeminusausfälle. [E] Ramsay Hunt syndrome. – **Z., symptomatischer:** Z. bei Leukämie, Karzinom etc.

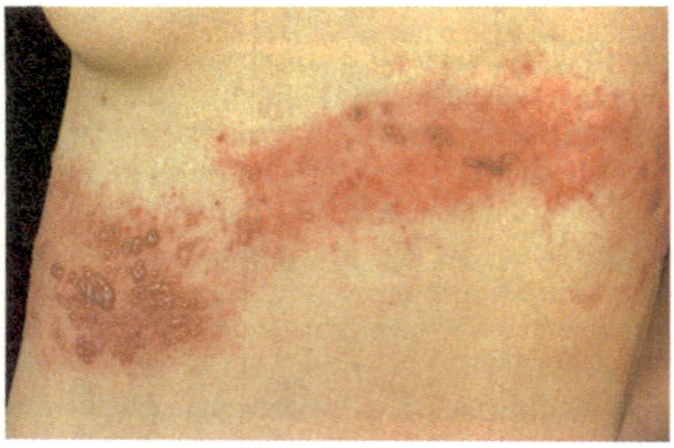

Thorakaler **Herpes zoster** (H. RASOKAT, Universität Köln) [9]

Zuckeraustauschstoffe: Zuckeralkohole, Fructose. [E] sugar substitutes.

Zungenbelag: meist grau-weißlicher Belag des Zungenrückens infolge ungenügender mechan. Reinigung beim Kauakt; s.a. Tab. Besteht aus Speiseresten, verhornten Spitzen der Sekundärpapillen, Leukozyten u. Bakterien; tritt auf z.B. bei ungenügender Nahrungsaufnahme, Breikost, Stomatitis. – Bräunlicher Z. (»verbrannte Zunge«) bei Urämie, Bauchtyphus.

Zungenbeläge [4]

Grunderkrankung	klinische Symptome	Besonderheiten
unspezifische Mundinfektionen	weißliche Beläge (Hornschuppen)	verbunden mit verminderter Nahrungsaufnahme bei Gastritis u. Enteritis u. bei fieberhaften Infektionen
Mundsoor	weißliche, membranartige, schwer abwischbare Flecken mit roten Rändern	Nachweis von Candida albicans im Abstrich
Scharlach	schmierig-weißer Belag mit geröteter Zungenspitze u. Zungenrändern	Angina, Exanthem, Nachweis von β-hämolysierenden Streptokokken im Rachenabstrich
Diphtherie	grau-weißlicher membranöser Belag, süßlich-faul riechend	schlecht abwischbarer Belag, leicht blutende Unterlage; Allgemeinsymptome
Typhus	grauweiße Zunge mit hochroten Rändern	Infektion durch Salmonella typhi; Allgemeinsymptome
Urämie	braun-schollig belegte Zunge	Niereninsuffizienz

Zungenröte: abnorm intensiv rote Zunge, u. zwar mit Papillenatrophie (↗MOELLER*-HUNTER* Glossitis) oder mit Schwellung der Zungenpapillen (↗Erdbeerzunge) oder ohne Papillenveränderungen (z.B. bei Leberzirrhose, Vitamin-B_2-Mangel [Magenta-Zunge]); leuchtend rot bei Polyzythämie.

ZVD: ↗**z**entraler **V**enen**d**ruck. [E] CVP.

Zweizellenbad: hydroelektrisches Bad (niederfrequenter Gleichstrom) unter Verwendung von 2 Arm- oder Fußbadewannen, jeweils als mono- oder bipolares Bad.

Zwerchfellhochstand: Stand der Zwerchfellkuppe bei Atemmittellage oberhalb der hinteren Bereiche der 10. Rippe. Einseitig z.B. bei Zwerchfellähmung, Relaxatio diaphragmatica u. bei gleichseitigen Lungen-Pleura-Erkrankungen (z.B. Atelektase, Schrumpfung, nach Lungenresektion), doppelseitig z.B. bei Fettsucht, im letzten Schwangerschaftsdrittel, bei raumforderndem Prozeß im oberen Bauchhöhlenbereich. Führt zu Einschränkung der Zwerchfellatmung, breitem u. tiefem Thorax, Aortenkonfiguration des Herzens. [E] diaphragmatic elevation.

Zwerchfelltiefstand: Stand der Zwerchfellkuppen bei Atemmittellage unterhalb der hinteren Bereiche der 10. Rippe. Einseitig z.B. bei einer ausatmungsbehindernden Ventilstenose großer Bronchien (einschließlich Fremdkörperaspiration), doppelseitig (u. mit abgeflachten Kuppen, eingeschränkter Bewegung), konstitutionell bei allgemeiner Asthenie, bei chronischem Bronchialasthma u. chron. Emphysem. [E] phrenoptosis.

Zwischenhirnsyndrome: Syndrome bei verletzungs-, entzündungs-, neoplasmabedingter Störung des Zwischenhirns. – Symptome: Polyurie u. Polydipsie (neurohormonaler Diabetes insipidus), Hyperglykämie, Hyperthermie, Hypertonie, Leukozytose u. Polyglobulie, Labilität des Hormon- u. Wasserhaushalts (u. des Körpergewichts), periodische, dranghafte Hyperkinesien im Wechsel mit Depressionen, Schlaf-Wach-Umkehr, stark wechselnde

Libido, evtl. Demenz. E diencephalic syndromes. – **Z., enzephalographisches:** neuroradiologisches Basalgangliensyndrom. E diencephalic syndromes.

Zyanose, Blausucht: bläuliche Verfärbung der Haut u. Schleimhäute infolge relativer Vermehrung reduzierten Hämoglobins im Kapillarblut (> 5 g/100 ml; Blut dunkel; Sauerstoffdefizit > 6,7 Vol.-%), i.w.S. auch durch Vorhandensein abnormer (dunkler) Hämoglobinverbindungen wie Met-, Sulfhämoglobin. E cyanosis. – **Z., autotoxische:** STOKVIS*-TALMA* Syndrom. E autotoxic c. – **Z., dissoziierte:** an den einzelnen Körperpartien unterschiedliche Z., z.B. eine Z. der Beine u. des li. Armes bei der Aortenisthmusstenose mit offenem Ductus arteriosus. E dissociated c. – **Z., graue:** zentrale Z. mit grauem Kolorit. E grey c. – **Z., periphere:** Z. der Kreislaufperipherie bei ↑Ischämie (z.B. bei Endangiitis obliterans) oder venöser Stase (z.B. bei Varikose, Thrombose, Einflußstauung) oder deren Kombination; s.a. Akrocyanosis, Zyanose, dissoziierte; gleichzeitig meist kühle Haut. E peripheral c. – **Z., schwarze:** tiefe Z. bei Pulmonalsklerose. E black c. – **Z., zentrale:** Z. mit allgemeiner Hypoxie bei Gasaustauschstörung in der Lunge (= »pulmonale Z.«), bei zentralem Rechts-links-Shunt, bei vermindertem Sauerstoff-Partialdruck der Atemluft, bei Herzinsuffizienz u./oder Kreislaufversagen (↑Schock, Myokardinfarkt; meist als graue Z.); Haut relativ wärmer als bei peripherer Z.; bei Chronizität häufig auch Trommelschlegelfinger, -zehen, Uhrglasnägel, Polyglobulie. E central c.

Zyklothymie: 1) zyklothymes Temperament: (E. KRETSCHMER) besondere Temperamentsform, v.a. bei Pyknikern. Kennzeichen: sinnfrohe Harmonie mit der sozialen Umwelt, Weltoffenheit, soziale Kontaktfähigkeit, expansiver Tätigkeitsdrang u. Realismus, Schwanken der Stimmung zwischen Heiterkeit (Hypomanie) u. Traurigkeit; psychomotorisches Tempo schnell u. beweglich oder aber langsam u. behäbig. **2)** (K. SCHNEIDER) manisch-depressive Erkrankung. E cyclothymia.

Zystalgie: Blasenneuralgie. – Als selbständiges Krankheitsbild die funktionelle ödematöse Zervikozystalgie v.a. älterer Frauen mit Symptomen der Blasenneurose, z.T. mit Blasenhalspolypen. E cystalgia.

Zystitis, Cystitis: akute oder chronische, unspezifische oder spezifische Entzündung der Harnblasenschleimhaut, evtl. mit Beteiligung tieferer Wandschichten u. des paravesikalen Bindegewebes u. des Peritonealüberzuges (= Para- bzw. Perizystitis). Infektionsweg: urethrogen-aszendierend (z.B. bei Gonorrhö, nach Harnblasenkatheterismus), deszendierend (bei Pyelonephritis, Erregerausscheidung durch die Niere), hämatogen-lymphogen (bei Fokalinfekt, Parametritis etc.); die Entwicklung wird begünstigt durch Kälteschäden, Fremdkörper, Harnstauung; Erreger: meist Escherichia coli, seltener Staphylo-, Strepto-, Gonokokken, Mykobakterien, Trichomonaden. Kardinalsymptome: Pollakisurie, Strangurie, evtl. Bakteri-, Py-, Hämaturie. E cystitis. – **C. acuta:** meist infektiöse (primäre oder sek. Form), aber auch allergische oder strahlenbedingte (= radiogene) Z. (letztere evtl. als Blasenfrüh-, -spätreaktion) mit Rötung (evtl. auch petechialer Blutung) u. ödematöser Schwellung der Blasenmukosa, v.a. des Blasenhalses, Trigonums u. der Blasenrückwand, gefolgt von Epithelabschilferung (bei der leichtesten Form, dem Desquamationskatarrh = **C. catarrhalis,** als Hauptsymptom), Leukozytenauswanderung, (Mikro-)Hämaturie; meist rasch abklingend, evtl. aber zu Beginn schwerere Zystitisformen. E acute catarrhal c. – **C. chronica:** langzeitig u. in Schüben (= rezidivierend) verlaufende Z., meist auch tiefere Schichten der Blase betreffend; z.B. bei chronischer Harnstauung, Pyelonephritis. Schleimhaut samtartig verdickt, evtl. mit Blutextravasaten, Pigmentierungen, Belägen, Geschwüren, Leukoplakien. Evtl. zu Schrumpfblase führend. E chronic c. – **C. colli,** Zystokollitis: Z. des Blasenhalses, i.e.S. der Trigonumspitze (= Uvula vesicae). – **C. cystica:** chronische Z. (v.a. an Trigonum, Harnleitermündung) mit Zystenbildungen in der Schleimhaut. E cystic c. – **C. emphysematosa:** Z. mit Bildung von Gaszysten in der Schleimhaut (meist in Lymphgefäßen), v.a. durch CO_2-bildende Colibazillen u. Gasbranderreger. – **C. fibrinosa:** Z. mit Bildung von Fibrinmembranen über geschwürig veränderter

Schleimhaut. – **C. follicularis:** C. nodularis. – **C. gangraenosa:** Z. mit Ablösung nekrotischer Schleimhautlappen u. tieferer (Hinter-)Wandschichten infolge schwerer örtlicher Zirkulationsstörung, Verätzung, schwerer Allgemeininfektion; evtl. kompliziert durch Blutung, Blasentamponade; später evtl. Schrumpfblase, Pyelonephritis. – **C. granularis:** Z. mit Granulationsbildungen in Geschwürsbereichen, z.B. bei Blasentuberkulose. – **C. haemorrhagica:** Z. mit petechialen oder diffusen Blutungen u. Ekchymosen; evtl. mit Hämaturie; z.B. infolge chemischer Reizung, nach Strahlentherapie (v.a. mit Kobalt). – **C. intermuralis** s. **interstitialis:** Z. mit kleinzelliger Infiltration der Schleimhaut u. Blasenwandmuskulatur u. nachfolgender Wandverhärtung durch Bindegewebswucherung (Schrumpfblasenbildung). [E] interstitial c. – **C. nodularis:** Z. mit Knötchenbildung durch lymphatische Herde. – **C. (pseudo)membranacea:** Z. mit Nekrotisierung auch tieferer Wandschichten u. Bildung lockerer oder festhaftender, durch Inkrustation mit harnsauren Salzen gelblich verfärbter Schorfe (C. incrustans), blutiger Infiltration u. – nach Membranlösung – flächenhafter Geschwürsbildung. – **C. phlegmonosa:** fortschreitend alle Wandschichten durchdringende u. zu deren Einschmelzung führende Z., häufig auch mit Beteiligung paravesikaler Strukturen u. des Bauchfells (»Panzystitis«); Perforationsgefahr! – **C. proliferans:** Z. mit ungleichmäßig verteilten granulomatösen Wucherungen u. Beteiligung tiefer Wandschichten. – **Z., radiogene:** Z. als Strahlenschaden; s.a. C. acuta. – **C. simplex:** C. acuta. – **C. trigoni:** akute oder chronische Z. des Blasendreiecks, z.B. als Begleitzystitis bei Harnretention. – **C. tuberculosa:** Blasentuberkulose; zumeist an den Harnleitermündungen beginnend. – **C. vegetans:** Z. als umschriebene, gutart. Neoplasie (meist papillär oder polypös).

Zytostatika: Substanzen, die den Eintritt der Kern- u./oder Plasmateilung (Karyo- bzw. Zytokinese) verhindern oder erheblich verzögern bzw. ihren Ablauf unterbrechen, stören. Sie greifen entweder in die Reduplikation oder Transkription der DNS oder in die Ausbildung u. Trennung deren Trägerstrukturen ein u. führen zu teilungsstörenden Chromosomenaberrationen oder unterdrücken die Ausbildung bzw. stören die Funktion des Spindelapparates (u. sind fast stets mutagen). I.w.S. auch Substanzen, die die Bereitstellung der für die Nucleoproteinsynthese oder die Spindelfunktion notwend. Energie verhindern. [E] cytostatics.

Quellenverzeichnis der Abbildungen, Schemata und Tabellen

[1] O. Adam in Med. Klin. 78 (1983) 186

[2] G. Adler: Morbus Crohn – Colitis ulcerosa; Berlin 1993

[3] Bartels/Bartels: Physiologie, 2. Aufl.; München 1983

[4] Becker/Naumann/Pfaltz: Hals-Nasen-Ohren-Heilkunde, 2. Aufl.; Stuttgart 1983

[5] Becker/Witte in Chirurgie der Gegenwart, Bd. 5; München 1978

[6] Benninghoff: Anatomie, Bd. 2, 13./14. Aufl.; München 1985

[7] Bernbeck/Sinios: Vorsorgeuntersuchungen des Bewegungsapparates im Kindesalter; München 1975

[8] Christophers/Ständer: Praxis der Haut- und Geschlechtskrankheiten, 4. Aufl; München 1986

[9] Classen/Diehl/Kochsiek: Innere Medizin; München 1991

[10] H. U. Debrunner: Orthopädisches Diagnostikum, 4. Aufl.; Stuttgart 1982

[11] Forth/Henschler/Rummel: Pharmakologie und Toxikologie, 5. Aufl.; Mannheim 1987

[12] I. Füsgen: Der ältere Patient, 2. Aufl.; München 1966

[13] Gauer/Kramer/Jung: Physiologie des Menschen, Bd. 6, 2. Aufl; München 1975

[14] Gerok/Hartmann/Pfreundschuh/Philipp/Schuster/Seybrecht (Hrsg.): Klinik der Gegenwart (Handbuch der Medizin im Lose-Blatt-System), 2 Bde.; München

[15] F. Grosse/Brockhoff: Pathologische Physiologie, 2. Aufl.; Berlin 1969

[16] K. D. Grosser: Kardiologische Erkrankungen; München 1985

[17] E. Grundmann: Spezielle Pathologie, 7. Aufl.; München 1986 —

[18] E. Grundmann (Hrsg.): Spezielle Pathologie. Farbatlas der makroskopischen u. mikroskopischen Pathologie; München 1986

[19] T. U. Hausamen: Erkrankungen des Verdauungstraktes; München 1984

[20] Heberer/Köle/Tscherne: Chirurgie, 5. Aufl.; 1986

[21] Heberer/Rau/Löhr: Aorta u. große Arterien; Berlin 1966

[22] Heintz/Losse: Arterielle Hypertonie; Stuttgart 1969

[23] Hennemann/Voss: Hämatologische Erkrankungen; München 1981

[24] Hexal Lexikon Gastroenterologie; München 1995

[25] Hollender/Lehnert/Wanke: Akute Pankreatitis; München 1983

[26] A. M. Holschneider: Elektromanometrie des Enddarms, 2. Aufl.; München 1983

[27] J. H. Holzner: Arbeitsbuch Pathologie, Bd. 2, 4. Aufl.; München 1985

[28] K. Jahnke in Handbuch der inneren Medizin, Bd. 7/II A, 5. Aufl.; Berlin 1975

[29] H. Junghanns in Klinik der Gegenwart, Bd. 9; München 1982

[30] H. Kasper: Ernährungsmedizin u. Diätetik, 5. Aufl.; München 1985

[31] D. Klaus: Nephrologische Erkrankungen; München 1983

[32] Kleinschmidt/Raptis: Fortschritte auf dem Gebiet der Antibiotika- u. Immuntherapie; München 1982

[33] G. Klima: Schilddrüsen-Sonographie; München 1989

[34] K. Kramer: Arbeitsbuch Physiologie, Bd. 2; München 1980

[35] H. Kremer: Sonographische Diagnostik innerer Erkrankungen; München 1982 — **[36]** 3. Aufl.; 1988

[37] Kremling/Lutzeyer/Heintz: Gynäkologische Urologie u. Nephrologie, 2. Aufl.; München 1982

[38] Krück/Kaufmann/Bünte/Gladt-

KE/TÖLLE (Hrsg.): Therapie-Handbuch, 2. Aufl.; München 1987 — [39] 3. Aufl.; 1989
[40] LEIBER/OLBRICH: Die klinischen Syndrome, 6. Aufl.; München 1981
[41] Lexikon Angiologie/Kardiologie; München 1992
[42] K. LINDNER: Lehrbuch der Augenheilkunde; München 1952
[43] LOHMANN/SCHUBERT/SCHUBERT: Symptome u. Diagnostik innerer Krankheiten, 3. Aufl.; München 1984
[44] K. LÜDERS in Med. Klin. Prax. 78 (1983) 706
[45] MARGHESCU/LUBACH, Euromed 1978, 9
[46] G. MEHRLE: Augenheilkunde für Krankenpflegeberufe, 5. Aufl.; München 1991
[47] H.-J. MERTÉ: Augenärztl. Fortbildung, Bd. 5/1; München 1977
[48] MISCHO-KELLING/ZEIDLER: Innere Medizin und Krankenpflege; München 1989
[49] MSD-Manual der Diagnostik und Therapie, 3. Aufl.; München 1984
[50] OBERDISSE/KLEIN/REINWEIN: Die Krankheiten der Schilddrüse, 2. Aufl.; Stuttgart 1980
[51] J. E. OSTADAL: Biopsie und Punktion, 2. Aufl.; München 1974
[52] OSTLER/DAWSON/OKUMOTO: Color Atlas of Infectious and Inflammatory Diseases of the External Eye; München 1987
[53] G. PAAL: Therapie der Hirndurchblutungsstörungen; Weinheim 1984
[54] H.-H. PETER (Hrsg.): Klinische Immunologie (Innere Medizin der Gegenwart, Bd. 9); München 1991
[55] U. H. PETERS in Umsch. Wiss. u. Tech. 22 (1968) 693
[56] PETRIDES/WEISS/LÖFFLER/WIELAND: Diabetes mellitus, 5. Aufl.; München 1985
[57] PITZEN/RÖSSLER: Kurzgefaßtes Lehrbuch der Orthopädie, 15. Aufl.; München 1984
[58] W. PÖLDINGER: Kompendium der Psychopharmakotherapie; Basel 1982
[59] RASSNER/STEINERT: Dermatologie. Lehrbuch und Atlas, 4. Aufl.; München 1992
[60] M. REIFFERSCHEID: Chirurgie, 4. Aufl.; Stuttgart 1977
[61] W. REMMELE: Pathologie, Bd. 3; Berlin 1984
[62] G. RIECKER in Handbuch der inneren Medizin, Bd. 9/II, 5. Aufl.; Berlin 1984
[63] E. W. RUSSI in Schweiz. Rundschau Med. (Praxis) 74 (1985) 207
[64] SAUER/WILMANNS: Internistische Therapie maligner Erkrankungen, 3. Aufl.; München 1991
[65] SAUTTER/STRAUB/TURSS/ROSSMANN: Atlas des Augenhintergrundes, 3. Aufl.; München 1984
[66] G. SCHETTLER: Innere Medizin, 6. Aufl.; Stuttgart 1984
[67] SCHILLER/COCKEL/HUNT: Farbatlas der gastrointestinalen Endoskopie; München 1987
[68] M. SCHIRMER: Einführung in die Neurochirurgie, 6. Aufl.; München 1984
[69] E. u. F. W. SCHMIDT: Grundfragen der Enzymdiagnostik; Mannheim 1970
[70] H. SCHMIDT//MATTHIESEN (Hrsg.): Spezielle gynäkologische Onkologie I (Klinik der Frauenheilkunde und Geburtshilfe, Bd. 11), 3. Aufl.; München 1991
[71] A. SCHREY: Die koronare Herzkrankheit, 3. Aufl.; München 1983
[72] SCHÜTZ/CASPERS/SPECKMANN: Physiologie, 16. Aufl.; München 1982
[73] E.-G. SCHULTZE: Meeresheilkunde; München 1973
[74] P. SEFRIN: Notfalltherapie im Rettungsdienst, 3. Aufl.; München 1985
[75] W. SIEGENTHALER: Klinische Pathophysiologie, 5. Aufl.; Stuttgart 1982
[76] C.-S. SO: Der Herzinfarkt im Elektrokardiogramm; München 1972
[77] C.-S. SO: Elektrokardiographie; München 1983
[78] H. STERZ: Kardiologische Diagnostik; München 1966
[79] R. STROHAL: Manuelle Therapie bei Wirbelsäulenerkrankungen, 2. Aufl.; München 1976
[80] M. H. WEBER in Klinik der Gegenwart, Bd. 3; München 1982

[81] L. WICKE: Atlas der Röntgenanatomie, 3. Aufl.; München 1985
[82] G. H. WILLITAL: Definitive chirurgische Erstversorgung, 4. Aufl.; München 1982
[83] WIRTZFELD/BAEDEKER: Rhythmusstörungen des Herzens, 2. Aufl.; München 1976
[84] WOLFF/WEIHRAUCH: Internistische Therapie, 6. Aufl.; München 1986
[85] R. X. ZITTEL: Differentialdiagnose chirurgischer Erkrankungen; München 1968